J. W. Rohen
E. Lütjen-Drecoll

Funktionelle Histologie

3. Auflage

Funktionelle Histologie

**Kurzgefaßtes Lehrbuch der Zytologie,
Histologie und mikroskopischen Anatomie des Menschen
nach funktionellen Gesichtspunkten**

Johannes W. Rohen

Prof. Dr. med. Dr. med. h. c.
Anatomisches Institut
der Universität Erlangen-Nürnberg

und

Elke Lütjen-Drecoll

Prof. Dr. med.
Vorstand des Anatomischen Institutes (Lehrstuhl II)
der Universität Erlangen-Nürnberg

Dritte, neubearbeitete und verbesserte Auflage

Mit 354 Abbildungen und 24 Tabellen

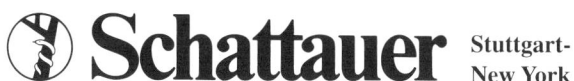 **Schattauer** Stuttgart-
New York

Prof. Dr. med., Dr. med. h. c. Johannes W. Rohen
Prof. Dr. med. Elke Lütjen-Drecoll
Anatomisches Institut II der
Universität Erlangen-Nürnberg
Universitätsstr. 19
91054 Erlangen

Die Deutsche Bibliothek – CIP-Einheitsaufnahme

Rohen, Johannes W.:
Funktionelle Histologie : kurzgefaßtes Lehrbuch der Zytologie,
Histologie und mikroskopischen Anatomie des Menschen nach
funktionellen Gesichtspunkten ; mit 24 Tabellen / Johannes W.
Rohen und Elke Lütjen-Drecoll. - 3., neubearb. und verb. Aufl.
- Stuttgart ; New York : Schattauer, 1996
   ISBN 3-7945-1727-X
NE: Lütjen-Drecoll, Elke:

© 1996 by F. K. Schattauer Verlagsgesellschaft mbH, Lenzhalde 3, 70192 Stuttgart, Germany

Printed in Germany

Umschlaggestaltung: Bernd Burkart
Satz und Druck: Mayr Miesbach, Druckerei und Verlag GmbH, Am Windfeld 15, D-83714 Miesbach

Gedruckt auf chlor- und säurefrei gebleichtem Papier.

ISBN 3-7945-1727-X

Vorwort zur dritten Auflage

Der Studierende muß heute mehr denn je mit seiner Zeit haushalten, hat sich doch das Wissen in nahezu allen Grundlagenfächern stark ausgeweitet, so daß in der Kürze der Zeit, die für die vorklinischen Fächer zur Verfügung steht, kaum noch das Nötigste erarbeitet werden kann. Wir haben uns daher bemüht, den Stoff zu raffen, Hinweise auf physiologische und biochemische Zusammenhänge auf das Wesentlichste zu beschränken und vor allem auch den Bildteil zu vereinfachen. Das Kapitel über Nervensystem und Sinnesorgane wurde stark gekürzt, da diese Tatsachen besser in der Neuroanatomie besprochen werden sollten. Die bisher verstreut im Text untergebrachten klinischen Hinweise wurden jetzt in eigenen kleinen Absätzen zusammengefaßt und zum Teil wesentlich erweitert.

Insgesamt hat sich aber an Aufbau und Ziel des Buches grundsätzlich nichts geändert. Hauptanliegen ist nach wie vor, beim Studierenden ein Verständnis für die funktionellen Zusammenhänge zu wecken, das u. E. für das

spätere klinische Studium wichtiger ist als eine auswendig gelernte Summe von Einzelheiten. Um jedoch die Examensvorbereitungen zu erleichtern, wurden am Ende eines jeden Kapitels Zusammenfassungen eingefügt, die den Wissensstoff in konzentrierter Form übersichtlich zur Darstellung bringen.

Wir hoffen, daß das Buch auch in der jetzt vorliegenden, gekürzten Fassung den Leser für die Welt der mikroskopischen und submikroskopischen Strukturen, die für den Aufbau der funktionellen Systeme des menschlichen Organismus so grundlegend sind, begeistern kann, und daß die geistige Arbeit mit diesem (in vieler Hinsicht äußerst spannenden) Stoff in der späteren klinischen Tätigkeit ihre verdienten Früchte tragen wird.

Erlangen, Michaeli 1995
J. W. Rohen
E. Lütjen-Drecoll

Danksagung

Allen Freunden und Mitarbeitern, die uns bei der Fertigstellung dieses Lehrbuches geholfen haben, möchten wir auch an dieser Stelle unseren herzlichen Dank aussprechen. Unser Dank gilt insbesondere den wissenschaftlichen Mitarbeitern, die das Manuskript kritisch durchgesehen und zahlreiche Anregungen für Verbesserungen und Korrekturen gegeben haben. Auch den Mitarbeitern, die die neuen Zeichnungen hergestellt haben, gilt unser herzlicher Dank: In der Reihenfolge des Alphabets: Herr Anton Atzenhofer, Frau Evelyn Freiberger und Frau Christiane Wittek. Ganz besonders herzlichen Dank schulde ich Frau Annette Gack, die nicht nur einige neue Zeichnungen und Schemata angefertigt, sondern auch ganz wesentlich an der Gestaltung des Layouts mitgewirkt hat. Die Abbildungsnachweise sind auf Seite XII zusammengestellt.

Bei der Herstellung der Mikrophotos hat uns Herr Marco Gößwein mit seiner großen photographischen Erfahrung wirkungsvoll unterstützt. An den Computerarbeiten und der Fertigstellung des Manuskriptes sowie des Sachverzeichnisses haben sich in dankenswerter Weise Frau E. Glas und Frau L. Köhler mit viel Sachkenntnis, Fleiß und Ausdauer beteiligt.

Nicht zuletzt danken wir auch diesmal wieder dem Schattauer Verlag, unter Leitung von Herrn Dieter Bergemann, und seinen Mitarbeitern für die weitreichende Unterstützung und Beratung bei der Drucklegung und Herausgabe dieses Buches.

Erlangen, Michaeli 1995
J. W. Rohen
E. Lütjen-Drecoll

Vorwort zur ersten Auflage

An ausgezeichneten Lehrbüchern der Histologie und mikroskopischen Anatomie fehlt es heute nicht. Wenn dennoch ein neues Buch über diesen Gegenstand erscheint, bedarf es einer ausführlichen Begründung.

Die dem vorliegenden Buch zugrundeliegenden Gedanken gehen auf langjährige Unterrichtserfahrungen zurück. Im Unterricht tauchte immer wieder das Bedürfnis auf – ähnlich wie in der funktionellen Anatomie – auch in der Histologie die funktionellen Gesichtspunkte stärker zur Geltung zu bringen. Wegen der schier unübersehbaren Fülle der wissenschaftlich erarbeiteten Tatsachen ist es jedoch einzelnen Autoren kaum noch möglich, ein derartiges Lehrbuch abzufassen. Obwohl unsere Vorarbeiten schon lange zurückliegen, haben wir deshalb doch viele Jahr gezögert, eine »Funktionelle Histologie« herauszubringen. Nachdem aber die »Funktionelle Anatomie des Menschen« nunmehr schon in der 3. Auflage vorliegt und die Studierenden bzw. Freunde unseres Unterrichtssystems immer wieder nach einer Ergänzung und Vertiefung der funktionellen Morphologie bis in den mikroskopischen Bereich hinein verlangten, haben wir schließlich doch gemeinsam diese Aufgaben aufgegriffen und zu bewältigen versucht.

Die meisten der heute benützten Histologiebücher sind ja weitgehend deskriptiver Natur, d. h. die wissenschaftlich erarbeiteten Tatsachen werden mehr oder weniger beziehungslos nebeneinander gestellt und aufzählend, manchmal sogar lexikonartig, abgehandelt. Obwohl zwar die Grundgliederung des Stoffes funktionell ist, insofern man der Beschreibung die größeren Funktionssysteme (Digestions-, Respirations-, Exkretions- oder Nervensystem) zugrundelegt, fehlt jedoch eine konsequentere Durchführung des Funktionsgedankens meist weitgehend. Wir haben uns daher bei unserer Darstellung bemüht, die Funktionsgliederung auch *innerhalb* der genannten Organsysteme beizubehalten und die histologischen Tatsachen in ihren natürlichen, durch die Funktion bestimmten Ordnungen, abzuhandeln. Dadurch werden die Sinnzusammenhänge deutlicher erkennbar und die Einzeltatsachen erscheinen nicht mehr als zufälliges Merkmal, sondern als ein notwendiges Glied in der Kette übergeordneter Systeme.

Freilich sind an vielen Stellen unsere Kenntnisse über den Aufbau solcher funktioneller Gliederungen bzw. funktioneller Systeme noch sehr lückenhaft. Wir glauben aber, daß sich heute in der Ära der Elektronenmikroskopie und Histochemie doch schon eine »Funktionelle Histologie« in ihren Grundelementen – wenn auch erst skizzenhaft und vielleicht stellenweise auch etwas zu allgemein – darstellen läßt, d. h. daß die elementaren Funktionssysteme innerhalb der Organe und Gewebe faßbar und damit auch lehrbar geworden sind. Die dem Buch zugrundegelegte Idee geht auf die Beobachtung zurück, daß jede lebende, morphologisch darstellbare Struktur von zwei Seiten geprägt wird, nämlich einmal von der energetischen und einmal von der informativen Seite. Daraus ergeben sich zwanglos die beiden großen elementaren Funktionssysteme des Organismus, nämlich das Nervensystem (Informationswechsel) und das Digestionssystem (Stoffwechsel) mit all ihren zugehörigen Untergliederungen. Das Transportsystem (Blutkreislauf etc.) nimmt zwischen beiden eine vermittelnde und harmonisierende Stellung ein. Damit liegen dem Organismus drei elementare Funktionssysteme zugrunde, die praktisch alle Detailstrukturen bestimmen.

Es kann zu einer beeindruckenden Überraschung werden, wenn man feststellt, daß letztlich in jeder Ebene der Histologie, von der Einzelzelle bis zu den übergeordneten Organsystemen, diese dreifache Elementargliederung wiederzufinden ist. Sie mußte daher der funktionellen Zytologie, Histologie und Organologie zugrundegelegt werden und hat sich in den verschiedenen Ebenen immer wieder von neuem bestätigt.

Da der Lernende bei dieser Methode der Beschreibung funktioneller Systeme die einzelnen histologischen Tatsachen nicht isoliert sondern in ihrem jeweiligen Funktionszusammenhang kennenlernt, fällt auch das Erinnern an Einzeltatsachen nicht so schwer, wie wenn diese nur mnemotechnisch oder abstrakt auswendig gelernt werden. Im Gegenteil, vielfach sucht man förmlich nach weiteren Tatsachen, die den einmal erfaßten Systemzusammenhang vertiefen und die gewonnenen funktionellen Aspekte erweitern können, um auch sicher zu sein, daß die betreffende Grundidee wirklich richtig ist. So strebt eine echte »Funktionelle Histologie«, die sich freilich hier zunächst noch etwas unvollkommen präsentiert, naturgemäß in allen Bereichen über sich hinaus und sucht den Anschluß an die Nachbarfächer (Physiologie, Biochemie, Pharmakologie u. a.). Vielleicht wird sich eines Tages aber auch dieser Rahmen bis in die Pathologie und klinische Medizin erweitern lassen, denn es ist ja schlecht vorstellbar, daß die aufgezeigten Prinzipien nur für die normalen Strukturen von Bedeutung sind, nicht aber auch für die Krankheitslehre und Therapie Geltung haben sollen.

Bei der hier gegebenen Darstellung erschien uns allerdings eines noch von besonderer Wichtigkeit, nämlich die Abbildungen so anzulegen, daß immer die jeweilige Dimension erkennbar bleibt. Dem Studierenden fällt es oft außerordentlich schwer, Details aus der elektronenmikroskopischen in die lichtmikro-skopische Dimension zu übersetzen und umgekehrt. Es erschien daher aus didaktischen Gründen besonders wichtig, die jeweiligen Dimensionen genau zu beachten und die histologischen Strukturen in stufenweisen Vergrößerungen zu beschreiben, so daß der Lernende die Einzelstrukturen im Gedächtnis nach Belieben wieder verkleinern bzw. vergrößern kann und damit am Ende auch praktische Erfahrungen für die lichtmikroskopische Analyse eines Schnittes gewonnen hat. Jeder Blick durch das Mikroskop kann dann eine Fülle von Assoziationen hervorrufen, die sich aus dem gedanklichen Vergleich der verschiedenen Dimensionen ergeben und die dann auf die verschiedenen funktionellen Zusammenhänge bezogen werden können. Man kann dann einer lichtmikroskopischen Struktur bereits ihre funktionelle Wertigkeit ansehen oder aus lichtmikroskopisch kaum erkennbaren Einzelheiten auf die zugrundeliegenden feinstrukturellen Organellen schließen. Auf diese Weise kann Histologie schießlich zu einem anregenden, ja spannenden Lehrstück über das Wesen des menschlichen Organismus werden, das sich – sollte unser System Schule machen und sich weiter vervollkommnen – eines Tages einmal lesen wird wie ein »Roman« – ein großer und aufregender Roman vom Leben und Wesen des am höchsten organisierten Organismus, nämlich des Menschen, und somit letztlich auch ein Lehrstück zur Selbsterkenntnis des Menschen selbst.

Erlangen, Weihnachten 1981
J. W. Rohen
E. Lütjen-Drecoll

Inhaltsverzeichnis

Abbildungsnachweise

Die Zeichnungen wurden nach Vorlagen der Autoren von folgenden Zeichnern hergestellt (in alphabetischer Reihenfolge):

1. *Herr A. Atzenhofer:* Abb. 7, 9, 30, 47, 53, 58, 61, 71, 83, 97, 100, 102, 104, 107, 112, 126, 166, 191, 197, 203, 205, 206, 210, 215, 217, 237, 252, 255, 261, 274, 282, 288, 291, 297, 302, 313, 316, 324, 336.
2. *Frau E. Freiberger-Ott:* Abb. 4, 11, 16, 19, 23, 36, 37, 40, 44, 45, 54, 60, 66, 69, 74, 77, 88, 139, 145, 160, 209, 214, 220, 234, 238, 240, 243, 250, 259, 264, 318.
3. *Frau A. Gack:* Abb. 23B-D, 88, 122, 153.
4. *Frau B. Klose-Baison:* Abb. 176, 179, 182, 207, 330, 338, 341, 348, 352, 353.
5. *Herr H. Troeger:* Abb. 50.
6. *Frau Ch.Wittek:* Abb. 2B u. C, 3, 14, 20, 33, 34, 38, 39, 48, 56, 73, 79, 86, 87, 95, 115, 117, 128, 131, 134, 135, 150, 184, 199, 225, 226, 229, 242, 246, 253, 254, 260, 268, 271, 277, 283, 284, 285, 295, 325, 326, 337, 346

Abkürzungen

DNA	= Desoxyribonukleinsäure	rER	= rauhes endoplasmatisches Retikulum
ATP	= Adenosintriphosphat		
l. m. und LM	= lichtmikroskopisch und Lichtmikroskopie	NS	= Nervensystem
		RNA	= Ribonukleinsäure
e. m. und EM	= elektronenmikroskopisch und Elektronenmikroskopie	EZR	= Extrazellulärraum
		A.	= Arteria
ER	= endoplasmatisches Retikulum	V.	= Vena
		N.	= Nervus

Funktionelle Zytologie

A Grundbegriffe und Methoden

1 Allgemeines

Bereits einzellige Lebewesen (Protozoen) zeigen alle Elementarfunktionen, die der Organismus zum Leben braucht: Stoffwechsel (Stoffaufnahme und -ausscheidung, Stoffverarbeitung), Atmung, Zirkulation sowie Reizaufnahme und -beantwortung (Informationsaustausch). Das Protoplasma dieser Organismen hat in Verbindung mit dem Zellkern die Fähigkeit zu allen wesentlichen Grundfunktionen, ohne daß schon spezielle Organsysteme vorhanden sind. Erst bei den höheren Organismen, die sich aus vielen Zellen zusammensetzen (Metazoen), differenzieren sich für diese Elementarfunktionen eigene Organsysteme, wodurch die Regenerationskraft eingeschränkt und eine Arbeitsteilung notwendig wird. Dieser Prozeß führt bei Wirbeltieren zur Entwicklung hochspezialisierter und einseitig differenzierter Zellsysteme, deren Arbeitsfähigkeit dann von der Eingliederung in übergeordnete Systeme abhängig wird. Die Einzelzelle kann dann nicht mehr isoliert betrachtet werden. Sie ist nur ein Glied in einer Kette von Beziehungen und Systemen; ändern sich diese, ändern sich auch Form und Funktion der zugehörigen Zellen.

Vom funktionellen Standpunkt aus ist der Metazoen-Organismus ein Schachtelsystem mehrerer großer Funktionssysteme, in die die Organe und Gewebe in hierarchischer Abstufung eingegliedert sind. Die Zellen – zusammen mit dem sie umgebenden extrazellulären Material – bilden die unterste Stufe dieser Ordnung und sind Gegenstand der **Zellenlehre** oder **Zytologie** (Abb. 1). Kleinere Baueinheiten sind für sich allein nicht mehr lebensfähig. Die Zelle ist das letzte teilungs- und lebensfähige Bauelement des Organismus. Die Organellen einer Zelle sind zwar häufig noch teilungsfähig und können auch unter In-vitro-Bedingungen oft noch ihre Funktionen erfüllen, gehen jedoch außerhalb der Zelle zugrunde.

Zellen sind immer zu Gruppen oder Zellverbänden zusammengeschlossen, die als

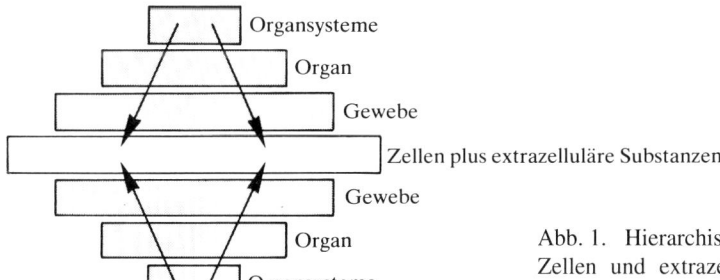

Abb. 1. Hierarchischer Aufbau des Organismus. Zellen und extrazelluläre Materialien sind immer eingegliedert in übergeordnete Funktionssysteme.

Gewebe bezeichnet werden. Mit der Struktur der Gewebe beschäftigt sich die **Gewebelehre (Histologie).** Gewebe wiederum sind innerhalb eines Organismus für sich allein auch nicht auf Dauer funktionsfähig, sondern in übergeordnete Systeme eingegliedert, und zwar entweder in räumlich abgegrenzte Organe (Leber, Niere usw.) oder in übergreifende Organsysteme (z. B. Nervensystem, Zirkulationssystem). Damit beschäftigt sich die **mikroskopische Anatomie.** Jedes Organ besteht aus einem spezifischen Gewebe, das die jeweiligen Organleistungen hervorbringt *(Parenchym)*, sowie aus zusätzlichen Gewebsgruppen, die Hilfsfunktionen erfüllen (Bindegewebe, Gefäße, Nerven).

Im hierarchischen Aufbau des Organismus lassen sich auf jeder Ebene bestimmte elementare Grundfunktionen wiederfinden. Dabei handelt es sich auf der einen Seite um die Stoffwechselfunktionen, d.h. um Prozesse, die mit dem Stoff- oder Energieumsatz des Körpers zu tun haben und auf den sich die Stoffwechselorgane, wie z.B. das Digestionssystem (Darmtrakt, Leber, Pankreas usw.), und in gewisser Hinsicht auch die Ausscheidungsorgane (Nieren, Genitalorgane usw.) spezialisiert haben. Auf der anderen Seite handelt es sich um die Informationsprozesse, die besonders in den Sinnesorganen, im Nervensystem und den endokrinen Organen dominieren. Hier geht es im Gegensatz zu den Stoffwechselprozessen nicht um energiefordernde oder -bildende Stoffprozesse, sondern um den Austausch von Informationen (Signalen), durch die die Ordnung der körperlichen Funktionen zustande kommt. Stoff- bzw. Energiewechsel auf der einen Seite und Informationswechsel auf der anderen Seite sind funktionell etwas völlig Verschiedenes. Es handelt sich in vielfacher Hinsicht um *polare* Funktionsprozesse, die zwar voneinander abhängig, aber ihrem Wesen nach ganz gegensätzlich (polar) sind. Informationsaustausch setzt stabile Strukturen voraus und geht meist mit Abbau und Energieverbrauch einher. Im Stoffwechsel dominieren dagegen die Aufbauprozesse und die Strukturveränderungen. Alles befindet sich im Fluß. Das einseitige

Überwiegen der »informativen« Prozesse müßte zum Abbau und Zelltod, das der Stoffwechselprozesse zu Strukturverlust und Zellwucherungen führen. Es bedarf also einer dritten, zwischen beiden polaren Grundfunktionen vermittelnden Elementarfunktion, die in regelmäßigen Abständen das Übergewicht der einen oder anderen Grundfunktion verhindert, woraus sich zwangsläufig eine periodische oder rhythmische Arbeitsweise ergibt. Diese Elementarfunktion wird im Organismus vornehmlich von den Organen des Transport- und Verteilungssystems wahrgenommen (Herz-Kreislauf-System, Atmungssystem, Lymphgefäß- und Immunsystem). Durch das Blutgefäßsystem werden die Nährstoffe im Körper verteilt und dadurch die Stoffwechselprozesse unterhalten. Andererseits werden aber auch die aus den Abbauprozessen stammenden Endprodukte durch das Blutgefäßsystem abgepuffert und den Ausscheidungsorganen zugeführt. Im Atmungsprozeß wechseln Sauerstoffaufnahme und Kohlensäureausscheidung in rhythmischem Wechsel miteinander ab. Das Immunsystem garantiert die Integrität der Körpersubstanzen, sichert damit aber auch die Funktion der Informationsorgane, so daß es im weiteren Sinne auch in diesen elementaren Funktionsbereich gehört.

Die drei hier nur andeutungsweise charakterisierten Elementarfunktionen lassen sich nun interessanterweise sowohl im Bereich der Zellen als auch der Gewebe, Organe oder Organsysteme, wenn auch in unterschiedlicher Form, wiederfinden. Damit ergibt sich eine funktionelle Grundgliederung, die das Verständnis der morphologischen Verhältnisse, auch im mikroskopischen und zytologischen Bereich, wesentlich erleichtern kann und die wir daher allgemein den nachfolgenden Darstellungen zugrunde legen wollen.

Unter »Funktioneller Histologie« verstehen wir daher den Versuch, die einzelnen histologischen Strukturen aus den genannten übergeordneten Elementarfunktionen, für die sich im Organismus drei große Funktionssysteme herausgebildet haben, verständlich zu machen.

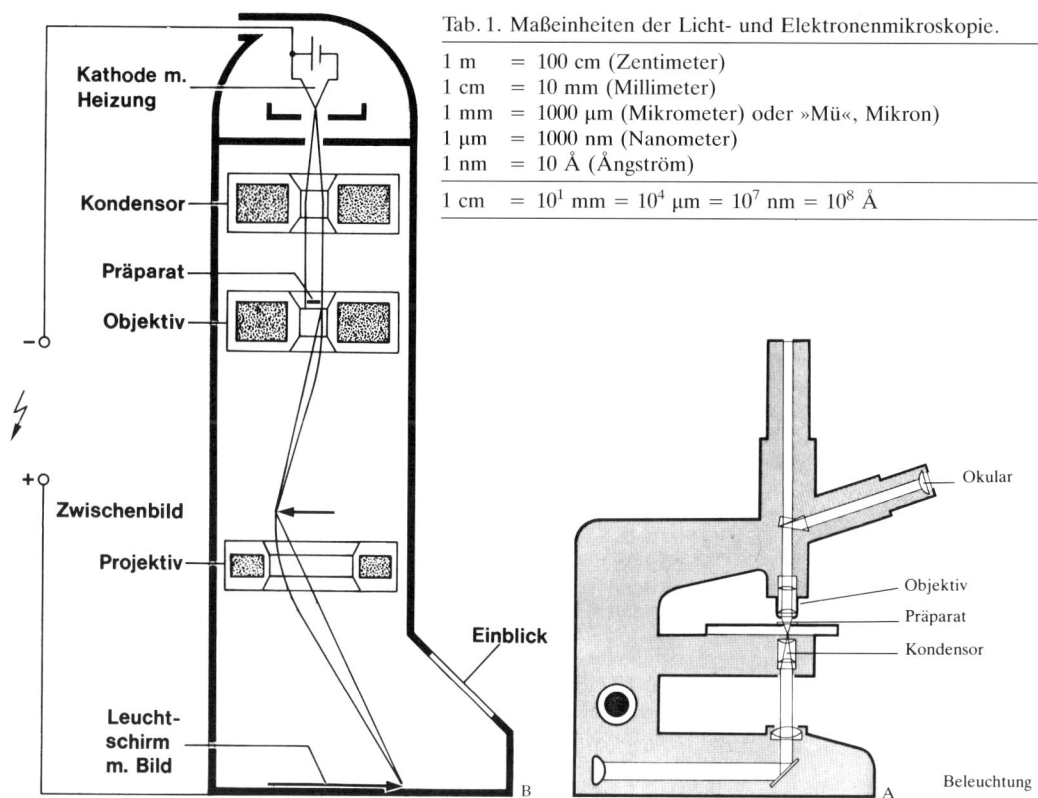

Tab. 1. Maßeinheiten der Licht- und Elektronenmikroskopie.

1 m	=	100 cm (Zentimeter)
1 cm	=	10 mm (Millimeter)
1 mm	=	1000 µm (Mikrometer) oder »Mü«, Mikron)
1 µm	=	1000 nm (Nanometer)
1 nm	=	10 Å (Ångström)
1 cm	=	10^1 mm = 10^4 µm = 10^7 nm = 10^8 Å

Abb. 2A u. B. Aufbau eines Lichtmikroskops (A) im Vergleich mit einem Transmissionselektronenmikroskop (B) (stark vereinfacht). Beim Elektronenmikroskop werden Elekronenstrahlen, beim Lichtmikroskop Lichtstrahlen zur Abbildung verwendet.

2 Untersuchungsmethoden

Die Methoden der histologischen Untersuchung organismischer Strukturen haben sich in den letzten Jahrzehnten so stark verfeinert, daß heute schon Makromoleküle sichtbar gemacht werden können. Die mikroskopische Anatomie begann mit der Entdeckung der Zelle als Elementarbaustein des Organismus durch Schleiden und Schwann mit Hilfe eines einfachen Mikroskops (um 1838).

Lichtmikroskopie (LM). Beim üblichen Durchlichtmikroskop (Abb. 2A) wird mittels eines Kondensors eine Lichtquelle in einem Objektiv abgebildet, wobei zwischen Kondensor und Objektiv das histologische Präparat in den Strahlengang der Lichtquelle eingescho-

ben wird. Das Objektiv entwirft ein vergrößertes Zwischenbild des Präparates im Tubus, das dann mit dem Okular als Lupe vergrößert betrachtet wird. Durch unterschiedliche Lichtabsorption in verschiedenen Gewebsbestandteilen entsteht das mikroskopische Bild. Mit dem Lichtmikroskop erreicht man eine Auflösung von etwa 0,2 Mikrometer (µm) und eine brauchbare Vergrößerung bis 1500fach.

Für die l. m. Untersuchung müssen die Gewebsproben zunächst fixiert werden. Unter *Fixation* versteht man das Verzögern der Autolyse und Fäulnis, hauptsächlich durch die Denaturierung der Eiweißbestandteile bei möglichster Schonung der Gewebsstrukturen. Dies erreicht man durch eine Reaktion der Proteine mit vorzugsweise Aldehydlösungen, aber auch mit Alkoholen, Schwermetallen oder Säuren. Danach wird das Gewebswasser des Probenstückchens entweder direkt durch hydrophile, polymerisierende Kunststoffe ersetzt oder zuerst durch ein amphoteres Intermedium und dieses dann wiederum durch Paraffin oder einen hydrophoben Kunststoff ausgetauscht. Nach dem Aushärten des Einbettmediums können Schnitte verschiedener Dicke (bei Paraffin meist bis zu 4, bei Kunststoffen bis 0,5 µm dünn) mit Stahl- oder Glasmessern hergestellt werden. Brauchbare histologische Schnitte lassen sich aber auch ohne vorherige Einbettung in Kunststoff oder Paraffin dadurch gewinnen, daß man die Gewebsproben einfriert und in gefrorenem Zustand mit einem Gefriermikrotom schneidet. Derartige Gefrierschnitte können sowohl von fixiertem als auch unfixiertem Gewebe hergestellt werden.

Die histologischen Schnitte werden in der Regel gefärbt. Der **Färbevorgang** beruht entweder darauf, daß verschiedene Gewebsstrukturen einen Farbstoff unterschiedlich gut binden, oder daß sie aus einem Farbstoffgemisch die einzelnen Farben unterschiedlich aufnehmen, oder daß bestimmte Strukturen einen Farbumschlag hervorrufen (Metachromasie). Die Ursachen für das jeweilige Färbeverhalten sind oft nicht klar definierbar, jedoch kann als allgemeine Regel gelten, daß saure Strukturen basische Farbstoffe (basophiles Verhalten) und basische Strukturen saure Farbstoffe (azidophiles Verhalten) binden. Um die gefärbten Schnitte haltbarer zu machen und um bessere optische Resultate zu erzielen, legt man den Schnitt auf ein Objektträgerglas und bedeckt ihn mit einem flachen Glasplättchen (Deckglas). Der Zwischenraum wird mit einem polymerisierenden Harz luftdicht abgeschlossen.

Einen entscheidenden Schritt weiter kam die Mikroskopie in den 30er Jahren durch die Konstruktion des Elektronenmikroskops durch Knoll und Ruska, bei dem die optischen Linsen durch magnetische Linsenfelder und der Lichtstrahl durch den Elektronenstrahl ersetzt werden (*Ultramikroskopie, Elektronenmikroskopie*) (Abb. 2B).

Transmissionselektronenmikroskopie (TEM). Anders als bei dem LM wird das Bild im TEM nicht durch Lichtabsorption im histologischen Schnitt erzeugt, sondern durch Streuung der durchtretenden Primärelektronen (Abb. 2B). Die Streukraft von Elementen ist dabei der Größe ihrer Kernladung ungefähr proportional, so daß Elemente höherer Ordnungszahl im EM-Bild dunklere Bereiche, Elemente niedrigerer Ordnungszahl hellere Bereiche hervorbringen. Da bei biologischen Präparaten der natürliche Eigenkontrast aufgrund der im Körper vorkommenden Elemente sehr gering ausfällt, werden die Schnitte meist kontrastverstärkend vorbehandelt. Die Auflösung liegt etwa bei 0,2 nm, die Vergrößerung üblicher Geräte bei 2000- bis 250 000fach.

Für die TEM sind prinzipiell die gleichen Schritte zur Vorbereitung des Gewebes erforderlich wie bei der LM, nämlich Fixation, Einbettung und Schneiden. Da jedoch im TEM autolytische Vorgänge des Gewebes wie auch Gewebszerstörungen durch die Probenbehandlung, selbst bei den riesigen Vergrößerungen, eher sichtbar werden, zudem der Elektronenstrahl nur Schnitte mit einer Dicke von maximal 30-80 nm zu durchdringen vermag, sind die qualitativen Anforderungen an die Präparation wesentlich höher, so daß bei der TEM nicht nur bessere Fixationslösungen und härtere Kunststoffe, sondern auch exaktere Schneidegeräte mit Glas- oder Diamantmessern erforderlich sind.

Eine neue Dimension hat die Rasterelektronenmikroskopie erschlossen, bei der besonders Oberflächenstrukturen sowohl bei schwachen als auch bei sehr hohen Vergrößerungen in äußerst plastischer Weise zur Darstellung gebracht werden können.

Raster- oder Scanning-Elektronenmikroskopie (REM oder SEM). Bei diesem Vorgehen wird die Oberfläche eines Präparates durch einen stark gebündelten Elektronenstrahl zeilenweise abgetastet. Die entstehenden Sekundärelektronen werden seitlich aufgefangen (weswegen REM-Bilder stets wie im Seitenlicht betrachtet erscheinen) und auf einer Bildröhre synchron als Bild wiedergegeben. Dabei erscheinen Präparatestellen mit stärkerer Emission von Sekundärelektronen heller, Stellen mit schwächerer Emission bzw. gegen den abtastenden Elektronenstrahl abgeschirmte Stellen dunkler. Diese besondere Art der Bildentstehung verlangt absolut trockene und elektrisch leitende Objekte, weswegen die Präparationsmethoden für die REM stark von den vorher besprochenen Methoden abweichen. An die Fixation schließt sich das vollständige Entwässern bzw. Trocknen der Präparate an. Danach erfolgt die Herstellung der elektrischen Leitfähigkeit durch ein Überziehen des Präparates mit einem möglichst feinen Oberflächenfilm aus Metall (meist Gold). Dies wird mittels Metalldämpfen (Bedampfen) oder Kathodenzerstäubern (Besputtern) erreicht.

Histochemie. Durch die Anwendung chemischer (Histochemie, Topochemie) und immunologischer Methoden (Immunhistochemie, Immunzytologie) ist weiterhin eine stoffliche Analyse der Gewebe möglich. Mit bestimmten chemischen Reaktionen können z. B. einzelne Stoffe oder Stoffklassen (Eisen, Lipide, Glykogen u. a.) nachgewiesen werden. Besondere Bedeutung haben solche histochemischen Verfahren für die Lokalisation von Enzymen. Empfindliche Enzyme können nur in Gefrierschnitten oder gefriergetrockneten Präparaten nachgewiesen werden. Bei der Gefriertrocknung wird nach raschem Einfrieren das Gewebe im Hochvakuum getrocknet, so daß die flüssige Phase der Einbettung entfällt und die Enzyme an Ort und Stelle liegenbleiben.

Enzymhistochemische Nachweismethoden haben gegenüber histochemischen Methoden den Vorteil, daß sie auch Aussagen über die Aktivität der Enzyme ermöglichen, während histochemisch nur die Stoffe als solche nachgewiesen werden.

Immunhistochemie und Immunzytochemie. In den 50er Jahren gelang es Coons und Kaplan, das gerade expandierende Wissen um immunologische Vorgänge für die Mikroskopie nutzbar zu machen, indem sie Antikörper an Farbstoffe koppelten, welche unter Bestrahlung mit UV-Licht fluoreszierten. Damit konnte das Vorhandensein Antikörper-bindender Epitope an Zelloberflächen l.m. gezielt demonstriert werden.

Dieses Prinzip hat auch heute noch seine Gültigkeit, auch wenn die Verfahren inzwischen vielfach modifiziert worden sind. Erster Schritt ist immer die Immunreaktion eines Antikörpers mit einem Antigen. Dann wird meist ein weiterer Antikörper eingesetzt, für den der erste Antikörper wiederum als Antigen dient. Je nach gewünschter Empfindlichkeit der Nachweisreaktion kann dieses »Sandwich«-Verfahren mehrmals wiederholt werden. Der zuletzt eingesetzte Antikörper ist an einen Hilfsstoff gekoppelt, der zur Sichtbarmachung des gebundenen Antikörpers dient. Diese Markersubstanzen sind üblicherweise Fluoreszenzfarbstoffe wie Fluorescein (LM), elektronendichte Partikel wie kolloidales Gold (EM) oder Enzyme wie Peroxydase (LM und EM). Der Vorteil der immunhistochemischen Methoden liegt darin, daß auf elegante Weise die jeweils gewünschte Struktur spezifisch zur Darstellung gebracht werden kann.

Histoautoradiographie. Während mit den immunhistochemischen und zytochemischen Methoden zwar die Lokalisation bestimmter Gewebselemente, zum Teil sogar die Aktivität bestimmter Enzyme nachgewiesen werden kann, lassen sich die prozessualen Veränderungen dadurch nicht erfassen. In dieser Hinsicht haben Untersuchungsmethoden mit radioaktiv markierten Substanzen, wie die Histoautoradiographie oder die Positronen-emissionstomographische Spektroskopie (PET-S), wesentliche neue Aufschlüsse ergeben. Bei der Autoradiographie werden radioaktiv markierte Substanzen verwendet, die entweder in die von der Zelle selbst synthetisierten Stoffe eingebaut oder im Gewebe umgesetzt werden. Mit Hilfe von Spezialfilmen, mit denen die Schnitte solcher Gewebe überzogen werden, kann man dann den Ort der Strahlung anhand von Silbernitratniederschlägen (»Silberkörner«) und damit die Lokalisation der verwendeten Substanzen histologisch sichtbar machen. Zur Markierung wird besonders häufig radioaktiver Wasserstoff (^{3}H) oder Kohlenstoff (^{14}C) benutzt. ^{3}H-Thymidin wird z. B. bei der Replikation der DNS während der Mitose in die DNS eingebaut, so daß sich dadurch proliferierende Zellen, die sich zur Zeit der Thymidininjektion in der S-Phase befinden, histoautoradiographisch zur Darstellung bringen lassen. Durch gezielte Markierung bekannter Substanzen kann nicht nur der Verbleib dieser Substanzen im Organismus, sondern auch ihre Beteiligung an bestimmten Stoffwechselprozessen und die Geschwindigkeit des Umsatzes festgestellt werden.

Zell- und Gewebekulturen. Die Aufklärung wichtiger Lebensprozesse verdanken wir auch Untersuchungen an *lebenden* Geweben in vitro. Zellen oder Zellgruppen (Gewebe) können nämlich auch außerhalb des Organismus in geeigneten Medien bei Körpertemperatur am Leben gehalten werden. Isolierte Einzelzellen breiten sich auf der Unterlage in einer Schicht aus (Monolayer-Kulturen), so daß ihre Bewegungen, Zellteilungen oder Zellreaktionen bzw. ihre spezifischen Zelleistungen direkt am lebenden Gewebe beobachtet werden können. Durch die chemische Analyse des Kulturmediums kann z. B. die Syntheseleistung der kultivierten Zellen untersucht und mit dem morphologischen Aussehen der Zellen verglichen werden. Bei den sog. Organkulturen werden verschiedene Zellgruppen in ihrem natürlichen Verband unter Kulturbedingungen gehalten und in bezug auf ihre funktionellen Reaktionen analysiert. Leider verändern sich jedoch die Zellen in Form und Funktion außerhalb des Organismus oft rasch, so daß Aussagen über das Verhalten von kultivierten Zellen in vivo oft nur mit großen Einschränkungen möglich sind. Hochdifferenzierte Zellsysteme beginnen in der Kultur häufig zu entdifferenzieren, so daß nach längerer Kulturdauer dann nur noch elementare zytologische Reaktionsmechanismen ablaufen. Durch gezielte Veränderungen in der Zusammensetzung des Mediums oder durch gleichzeitige Kultivierung zugehöriger Zellgruppen (sog. Ko-Kulturen) lassen sich jedoch häufig die Entdifferenzierungsvorgänge verhindern und Ergebnisse erzielen, die den Verhältnissen innerhalb des Organismus mehr entsprechen. Eine wesentliche Rolle spielt auch die extrazelluläre Matrix, auf der die Zellen wachsen, denn Zellen bilden immer mit ihrer Umgebung – auch in vitro – eine funktionelle Einheit.

Zellfraktionierung. Wesentliche Aufschlüsse über die Funktion einzelner Zellelemente (Zellorganellen) verdanken wir den Methoden der Zellfraktionierung, die im wesentlichen auf dem Prinzip beruhen, daß die einzelnen Zellfragmente oder Organellen ein verschiedenes spezifisches Gewicht haben und daher in einer Ultrazentrifuge bei verschiedenen Sedimentationsgeschwindigkeiten voneinander getrennt werden können. Die Zellkerne besitzen z. B. ein relativ hohes spezifisches Gewicht und sedimentieren daher schon bei verhältnismäßig geringen Umdrehungszahlen sehr rasch (Kernfraktion); die Mitochondrien- und Mikrosomenfraktionen benötigen höhere Drehzahlen und längere Zeiten (30–60 Min.). Durch eine Dichtegradientenzentrifugation ist schließlich auch die morphologische und biochemische Analyse kleinerer Zellbestandteile (Membranfragmente, Ribosomen, Mitochondrienfragmente usw.) möglich, wobei mit Hilfe von vorausgehenden Markierungen auch der Ablauf einzelner Stoffumsätze verfolgt werden kann.

B Elementarstrukturen der Zelle

Die **funktionelle Grundgliederung** des Organismus wird bereits in der frühen Embryonalentwicklung sichtbar, wenn sich als Anlage für das spätere Informationssystem (Nervensystem, Haut) das Ektoderm, als Anlage für das spätere Stoffwechselsystem (Digestionstrakt, Leber usw.) das Entoderm ausdifferenziert. Das zwischen beiden auftretende, mittlere Keimblatt enthält die Anlagen für die Binde- und Stützgewebe sowie für die Bewegungs- und Transportprozesse innerhalb des Organismus (Muskulatur, Knochen, Blut, Herz, Gefäße usw.). Diese Gewebe zeichnen sich durch eine große Plastizität und Regenerationsfähigkeit aus. Sie bilden den Hauptteil der Körpermasse und spielen auch für die Austauschvorgänge in den Flüssigkeitsräumen des Körpers eine entscheidende Rolle. Setzt man das Körpergewicht gleich 100%, so beträgt der Gesamtwassergehalt des erwachsenen Körpers rund 60%. Davon befinden sich 30-40% im Intrazellulärraum, d. h. innerhalb der Zellen und etwa 20% im Extrazellulärraum, d.h. zwischen den Zellen im interstitiellen Gewebe (Zwischengewebe, Bindegewebe, Blut). Der Wassergehalt des Blutes macht davon rund 4%, der des interstitiellen Gewebes selbst 16% aus. Bei Säuglingen ist der Wassergehalt des Organismus noch wesentlich größer (ca. 75%) als bei Erwachsenen. Im Alter nimmt er kontinuierlich ab.

Der Flüssigkeitstransport zwischen den verschiedenen Kompartimenten des Körpers ist eine Hauptaufgabe der aus dem mittleren Keimblatt hervorgehenden Gewebe, vor allem der Derivate des embryonalen Bindegewebes (Mesenchym). Bei ihnen spielen daher auch die Zwischensubstanzen, d.h. die extrazellulären Materialien (Fasern, Grundsubstanz), sowie die Grenzflächen der Blut- und Lymphgefäße funktionell die Hauptrolle. Demgegenüber dienen Nervensystem und Haut vor allem dem Informationsaustausch mit der Umwelt oder innerhalb des Organismus selbst. Die äußere Haut besitzt daher einen Abschluß, der aus mehreren Zellagen besteht und dadurch die Flüssigkeitsräume des Körpers nach außen abdichten kann. Das aus dem Ektoderm hervorgegangene Nervensystem bildet Zellen aus, die durch ihre zum Teil sehr langen und zahlreichen Fortsätze Kontakte untereinander sowie auch mit den zu innervierenden Zellen aufnehmen und dadurch den Informationsaustausch und die nervösen Regelungen innerhalb des Organismus ermöglichen. Für das Stoffwechselsystem bildet sich dagegen embryonal aus dem Entoderm ein Rohr aus, das durch sein starkes Längenwachstum für die Stoffaufnahme die erforderlichen großen, inneren Oberflächen entwickelt und von einer dünnen, einschichtigen, für Resorptionsprozesse spezialisierten Zellage ausgekleidet wird.

Die Größen- und Formunterschiede der Zellen, die die drei Keimblätter bilden, sind anfangs nicht sehr beträchtlich. Erst mit der Ausdifferenzierung der drei großen Funktionssysteme und ihrer Organe entwickeln sich auch die charakterisierten Strukturunterschiede auf zellulärer Ebene, die schließlich sogar bis in den molekularen Bereich hineinreichen. Dennoch läßt sich für alle Zellformen ein allgemeiner Bauplan beschreiben, da eine Zelle nicht lebensfähig ist, wenn sie nicht eine bestimmte Grundausstattung an Zellorganellen und Strukturen aufweist.

Jede **Zelle** ($\emptyset$ ca. 10–50 µm) besteht aus einem Zellkern *(Nucleus)* und einem Zelleib *(Zytoplasma, Grundplasma, Hyaloplasma, Protoplasma)*. Das Zytoplasma setzt sich hauptsächlich aus Proteinen und Wasser zusammen, die eine kolloidale Lösung *(Zytosol)* und damit für alle Stoffwechselprozesse eine plastische, bei Stoffumsätzen leicht veränderliche Grundstruktur bilden. Je nach der funktionellen Situation können sich die Proteine zu größeren Komplexen zusammenlagern und dadurch ein intrazelluläres Gerüstwerk formieren, in dessen Maschen sich die Zellorganellen einfügen können. Die im Zytoplasma auftretenden spezifischen Differenzierungsprodukte (z. B. Muskelfibrillen) bezeichnet man als *Metaplasma*, die im Zytosol gebildeten oder gespeicherten Stoffwechselprodukte als *Paraplasma* (Sekretgranula etc.). Da im Zellkern vornehmlich die Chromosomen (DNS und Nukleoproteine) enthalten sind, die den größten Teil der genetischen Information enthalten, spiegelt sich in dieser Elementargliederung auch die allgemeine Polarität der großen Funktionssysteme wider. Die beiden Hauptkompartimente (Kern und Zytoplasma) werden jeweils von Membranen abgeschlossen (Karyolemm und Zytolemm oder Plasmalemm) und dadurch, wenn auch nicht vollständig, voneinander getrennt.

Die eigentlichen Funktionsprozesse (Stofftransporte, Syntheseleistungen, Zellatmung u. a.) spielen sich aber zwischen den beiden Elementarkompartimenten ab und sind daher eher mit denjenigen Prozessen vergleichbar, die im Gesamtorganismus vom Transport- und Verteilungssystem geleistet werden. Innerhalb der Zellen bilden sich für diese Aufgaben spezielle *Organellen* aus (endoplasmatisches Reticulum, Mitochondrien, Mikrotubuli, Golgi-Apparat usw.). Sie sollten nachfolgend im Zusammenhang mit den jeweiligen Elementarfunktionen besprochen werden.

1 Stoffwechselprozesse der Zelle und zugehörige Strukturen

Jede Zelle, gleichgültig ob sie sich in einem Gewebsverband oder frei im Bindegewebe befindet, muß sich gegenüber ihrer Umgebung abgrenzen und damit gewissermaßen ihren eigenen »Lebensraum« behaupten, um die für sie spezifischen Funktionsprozesse leisten zu

können. Diese Abgrenzung kommt einmal durch die Zellmembran zustande. Aber auch innerhalb der Zelle entstehen durch Membransysteme isolierte Kompartimente, in denen Stoffprozesse unterschiedlichster Art ablaufen können. Der Zellkern wiederum hat einen etwa 10fach höheren Salzgehalt als das Zytoplasma und muß sich deshalb durch eine Kernmembran vom Grundzytoplasma abgrenzen. Das Zytoplasma seinerseits hat wiederum eine höhere Substanzdichte als die umgebende, relativ wasserreiche Grundsubstanz des Extrazellulärraums. Die hohe Konzentration von Stoffen innerhalb der Zelle bzw. in ihren verschiedenen Kompartimenten führt natürlich zu einem erheblichen osmotischen und onkotischen Druckgefälle gegenüber dem Extrazellulärraum. In der außerorganismischen Natur würden solche Gradienten durch Stoffbewegungen rasch ausgeglichen. Das Leben besteht aber gerade darin, diese Ungleichgewichte aufrechtzuerhalten. Die Zelle kämpft gewissermaßen ständig gegen das onkotische bzw. osmotische Druckgefälle an, um das Eindringen von Wasser in das oder den Austritt von Stoffen aus dem Zytoplasma zu verhindern. Dies geschieht durch energieverbrauchende Prozesse, in der Hauptsache durch Ionenpumpen, die an den Grenzflächen der verschiedenen Kompartimente, d. h. an den Membranen lokalisiert sind. Stirbt eine Zelle ab, lösen sich die Membranen auf, die ionalen und stofflichen Ungleichgewichte gleichen sich aus und folgen den physikalisch-chemischen Gesetzen der äußeren Natur. Der Energieumsatz erlischt.

Bei den zellulären Stoffumsätzen können im allgemeinen drei verschiedene Grundvorgänge unterschieden werden. Erstens sorgen die Ionenpumpen bzw. die Austauschprozesse an den Membransystemen für die Erhaltung der Mikrokompartimente, was Energie verbraucht. Der zweite Elementarvorgang besteht in einer kontinuierlichen Erneuerung der die Zelle aufbauenden Stoffe, insbesondere der in den Membranen gelegenen Proteine und Lipide, aber auch der DNS des Zellkernes und anderer, zur Struktur gehöriger Substanzen.

Dieser intrazelluläre Stoffumsatz wird auch *Erhaltungsstoffwechsel* genannt *(Strukturerhaltung)*. Durch ihn bleibt die Zelle während ihrer individuellen Lebensdauer in der Lage, ihre spezifischen Aufgaben im Rahmen der jeweiligen Funktionssysteme zu erfüllen. Der dritte Grundvorgang betrifft schließlich die spezifischen Leistungen der Zelle, die je nach der Stellung der Einzelzelle im System unterschiedlich differenziert ist (z. B. Kontraktilität bei Muskelzellen, Sekretbildung bei Drüsenzellen, Informationsübertragung bei Nervenzellen usw.). Die hierfür nötigen Energieumsätze machen den *Betriebsstoffwechsel* aus.

Für die Durchführung dieser drei Grundvorgänge braucht die Zelle Energie, die sie aus dem Abbau der drei Grundnährstoffe (Eiweiße, Kohlenhydrate und Fette) gewinnt. Diese Stoffe werden jedoch im Organismus nicht einfach mit Hilfe des eingeatmeten Sauerstoffs, wie in einer Art Verbrennungsmotor »verbrannt«, sondern über komplizierte Abbauvorgänge auf Elementarbausteine (Acetyl-CoA) reduziert, die ihrerseits dann über den Zitratzyklus – die große »Drehscheibe des Stoffwechsels« – H_2-Ionen freisetzen. Diese Ionen kommen schließlich in der sog. biologischen Oxydation in vielen kleinen Einzelschritten mit Hilfe der Atmungsenzyme der Zelle (Cytochrome) mit Sauerstoff (O_2) in Kontakt, so daß Wasser entsteht und Energie verfügbar wird. Die Hauptaufgabe des O_2, den wir einatmen, ist daher nicht die Oxydation der aufgenommenen Nahrungsstoffe, sondern das in der Zelle deponierte Cytochrom in einem oxydierten Zustand zu erhalten, so daß der Elektronentransport von Proteinen bei der Zellatmung nicht zum Stillstand kommt. Die Energie, die bei der vergleichsweise »inneren Knallgasreaktion« frei wird, wird aber nicht – wie bei einer Wärmemaschine – als Ganzes freigesetzt, sondern in viele, kleine »Paketchen« abgepackt und gespeichert, so daß sie dann bei Bedarf für die verschiedenen Zelleistungen eingesetzt werden kann. Das Molekül, das die Energie speichert, ist das Adenosintriphosphat (ATP). Ein Glukosemolekül liefert bei seinem Abbau zu CO_2 und

H_2O schließlich 36-38 Moleküle ATP. Wird dann ATP in Adenosindiphosphat (ADP) und Phosphor gespalten, kann die gespeicherte Energie für spezifische Zelleistungen verwendet werden. Die von der Zelle gespeicherte Energie kann aber nun ihrerseits auch wieder für die Synthese der Ausgangsstoffe (Kohlenhydrate, Fette, Eiweißkörper) verwendet werden, so daß ein Kreislauf entsteht zwischen Abbau und Aufbau, in dem nicht nur die Stoffe selbst, sondern auch die Energie zirkuliert. Bei diesen Umsätzen geht immer ein Teil der Energie als Wärme verloren (bei 1 Mol H_2O etwa 130 kJ). Wahrscheinlich ist es hauptsächlich dieser Energieverlust, der durch die Nahrungsstoffe ausgeglichen werden muß, während sich das System sonst mehr oder weniger im Gleichgewicht befände und eine Art Perpetuum mobile darstellen würde. Das ATP spielt bei diesen Stoff- und Energieumsätzen eine Schlüsselrolle. Reichert sich z. B. zu viel ATP in der Zelle an, wirkt es hemmend auf die Einschleusung von Acetyl-CoA in den Zitratzyklus und damit letztlich hemmend auf die Zellatmung; wird dagegen zuviel Energie verbraucht, wird durch das ADP der geschilderte »Stoffkreislauf« angekurbelt und die biologische Oxydation in der Zelle gefördert, so daß dann am Ende wieder mehr ATP gebildet wird.

1.1 Mitochondrien als Energiespeicher und Atmungsorgane der Zelle

Diejenigen Zellorganellen, die für den Energie- und Stoffumsatz der Zellen die größte Bedeutung haben, weil sie ATP sowie Enzyme der Atmungskette (Cytochrome, Dehydrogenasen usw.) in hoher Konzentration enthalten, sind die Mitochondrien (Abb. 3-5). Man hat die Mitochondrien daher auch als die »Kraftwerke« der Zelle oder geordnete Multienzymsysteme bezeichnet. Zahl, Größe und Struktur der Mitochondrien (Länge etwa 5-6 μm, $\varnothing$ 0,1-0,5 μm), sind immer ein Ausdruck für den Umfang der in der Zelle ablaufenden, energiefordernden Prozesse sowie für die Intensität der Zellatmung. Die Mitochondrien

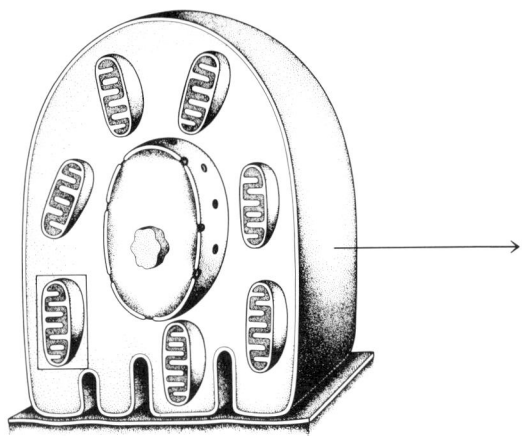

Abb. 3. Feinstruktur der Mitochondrien vom Crista-Typ (Schema).

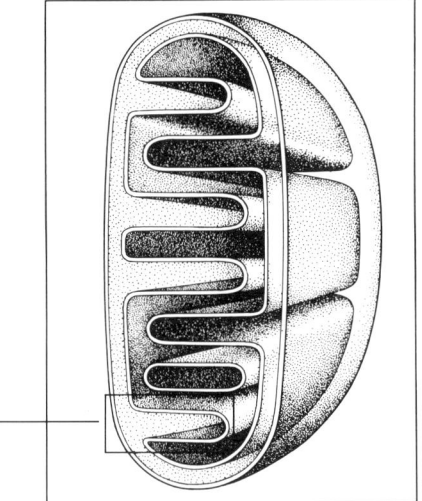

Abb. 4. Struktur der Crista mitochondrialis mit Elementarpartikeln (Oxysomen).

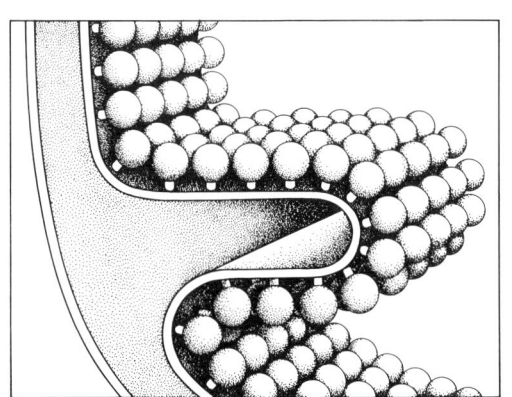

können im Extremfall ein Viertel bis ein Drittel des gesamten Zellvolumens ausmachen (Eine Leberzelle enthält durchschn. 2500 Mitochondrien.) E. m. läßt sich an den meist ovoiden oder stäbchenförmigen Mitochondrien eine äußere Membran und eine durch Faltenbildung um ein Vielfaches größere, innere Membran unterscheiden (Abb. 4). Die äußere Membran, die sehr lipidreich ist, schließt das Mitochondrium gegen das Zytoplasma ab und umfaßt den äußeren Stoffwechselraum des Organells, der reichlich ATP enthält. Die innere Membran ist hochspezialisiert und gliedert den inneren Stoffwechselraum durch Oberflächenvergrößerungen in Form von kammartigen Leisten *(Cristae)*, gewundenen Schläuchen *(Tubuli)*, Prismen oder Sacculi in ein kompliziertes System von Spalträumen auf (Interkristae-Raum, Intertubuli-Raum, innerer Stoffwechselraum).

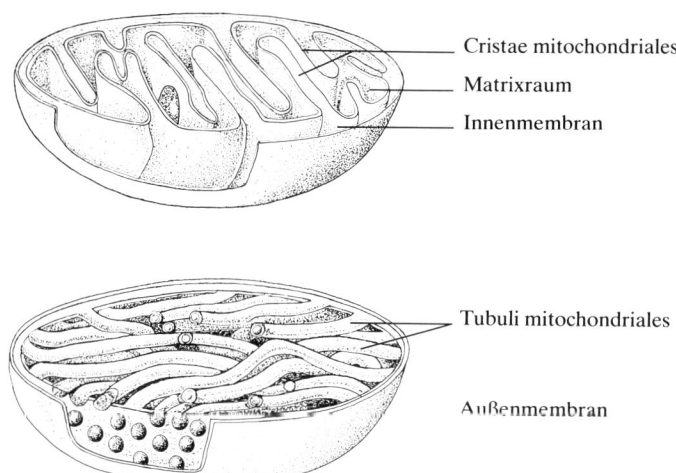

Cristae mitochondriales

Matrixraum

Innenmembran

Tubuli mitochondriales

Außenmembran

Abb. 5. Vergleich eines Mitochondriums vom Crista-Typ (oben) mit einem Mitochondrium vom Tubulus-Typ (unten). Die Außenmembranen unterscheiden sich in ihrer Struktur von den Innenmembranen. Die Innenmembranen umschließen den inneren, die Außenmembranen den äußeren Stoffwechselraum.

Dementsprechend unterscheidet man Mitochondrien vom Crista-Typ, vom Tubulus-Typ oder Sacculus-Typ (Abb. 5 u. 6). Die innere Membran und die im Interkristae-Raum gelegene feingranuläre Matrix enthalten die Enzyme des Zitronensäurezyklus sowie die der biologischen Oxydation. Die Enzyme für die Zellatmung sind als Multienzymkomplexe in Gruppen zusammengeschlossen, die e. m. als gestielte *Elementarpartikel* an der Innenseite der inneren Membran sichtbar gemacht werden können (Abb. 4). Diese besitzen einen die Enzymkomplexe beherbergenden, kugeligen Kopf und einen Stiel, der in der Innenmembran durch kleine Fußplatten verankert ist. Die biologische Oxydation führt zur Bildung von ATP, das dann jederzeit vom Mitochondrium aus ins Zytoplasma übertreten kann. Werden die oxidativen Phosphorylierungsprozesse stimuliert, d. h. der Energieumsatz intensiviert, vergrößern sich die Mitochondrien, die Zahl der Cristae nimmt zu, die Matrix im inneren Stoffwechselraum wird dichter und der äußere Stoffwechselraum größer. Bei höchster Aktivität verformen sich schließlich die Cristae und gehen in die Tubu-

lus-Form über. Der »normale Crista-Typ« spiegelt vermutlich mehr einen indifferenten, relativ inaktiven Zustand wider. Die gelegentlich unterschiedenen »hellen« und »dunklen« Mitochondrien sind daher nur als Ausdruck verschiedener funktioneller Aktivitäten zu werten. Bei Sauerstoffmangel oder Intoxikationen können die Mitochondrien quellen und schließlich zerfallen.

Die *Lebensdauer* der Mitochondrien ist begrenzt (durchschnittlich 10–20 Tage). Abgestorbene Mitochondrien werden meist von Lysosomen aufgenommen und dort enzymatisch abgebaut (**Autophagie**). Bei ständig erhöhten Energieumsätzen kommt es zur Vergrößerung der Mitochondrien, eventuell aber auch zu einer Mitochondrienvermehrung. Da die Mitochondrienmatrix nicht nur Ribosomen für die Eiweißsynthese, sondern auch eine eigene DNS enthält, können sich die Mitochondrien, ohne das Genom des Kerns in Anspruch zu nehmen, ähnlich wie die Zelle als Ganzes teilen und dadurch vermehren. Die Tatsache, daß die Mitochondrien ihre Vermehrung und Strukturierung selbst steuern können, und daß sie im Gegensatz zu anderen Zellorganellen

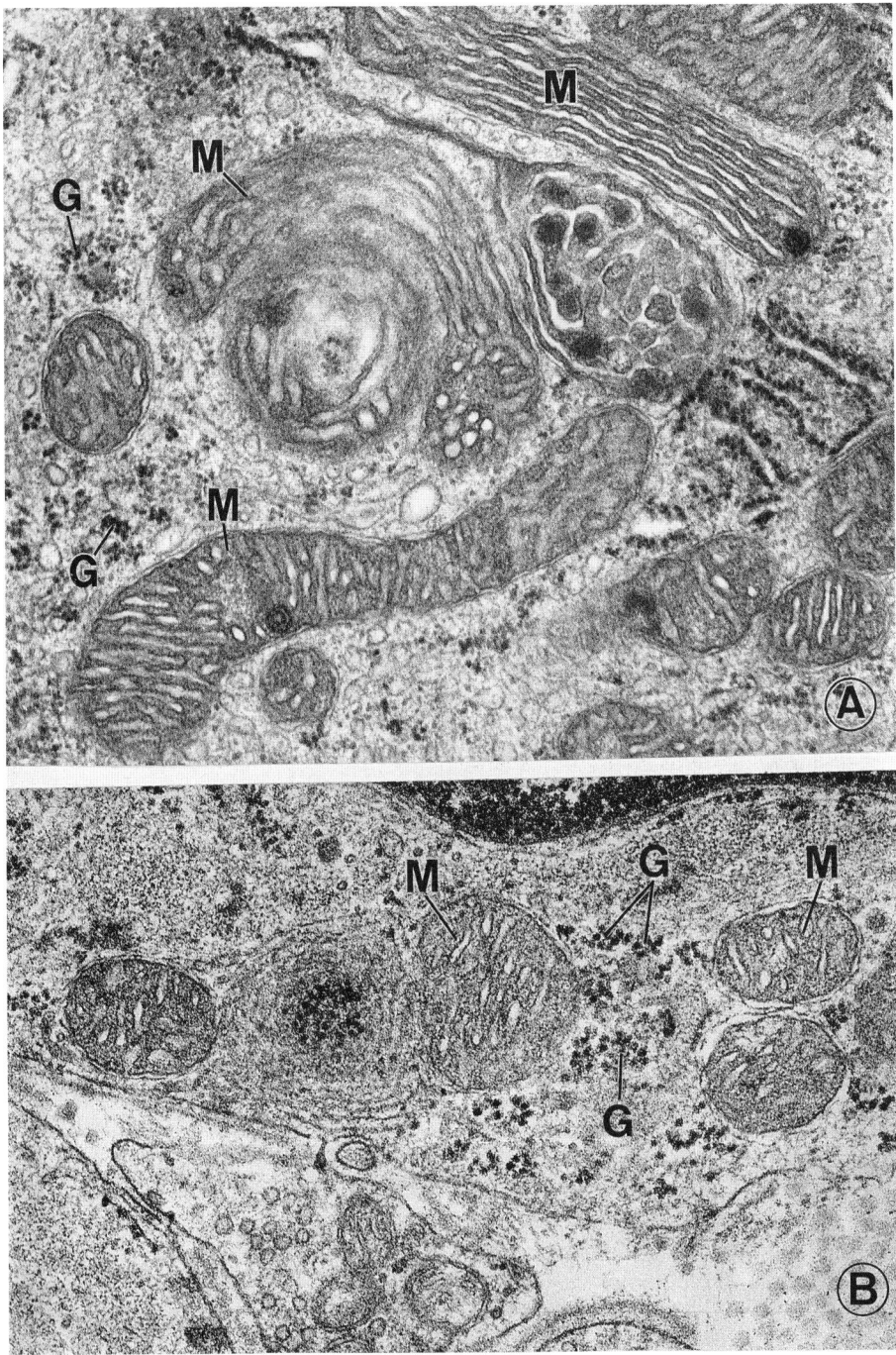

Abb. 6. E. m. Aufnahmen von Mitochondrien verschiedenen Typs. A = Mitochondrien vom Tubulustyp (M) aus der Nebennierenrinde (50000×); B = Mitochondrien vom Crista-Typ (M) in Ziliarmuskelzellen (66000×); G = Glykogenpartikel.

eine äußere und innere Membran mit unterschiedlicher Struktur besitzen, hat zu der Hypothese geführt, daß die Mitochondrien ähnlich wie die Chloroplasten der Pflanzenzellen in einem frühen Evolutionszustand der Erde von außen in die Zellen eingewandert sind, und sich nun dort wie nützliche, »domestizierte Symbionten« verhalten.

1.2 Stoffwechselleistungen und Stofftransporte

Die Zelle muß sich einerseits gegenüber ihrem Umfeld abgrenzen, andererseits muß sie aber auch aus der Umgebung Stoffe aufnehmen, um die verschiedenen Stoffwechselleistungen durchführen zu können. Diese Doppelheit der Funktionen ist nur möglich durch die Entwicklung einer selektiv permeablen Zellmembran (Zytolemm, Plasmalemm), die zwar einerseits eine Diffusionsbarriere darstellt, andererseits aber doch für bestimmte Stoffe mit Hilfe gerichteter oder auch aktiver Transportprozesse durchlässig sein muß. Im zellulären Bereich ist die freie Diffusion gelöster Teilchen äußerst selten. Lediglich O_2 und CO_2 diffundieren im Gewebe auf direktem Wege, d.h. der Richtung der abnehmenden Konzentration folgend. Für die Atemgase stellen die Gewebe daher homogene Diffusionsräume dar. Wasser würde zwar auch frei diffundieren, ist aber meist an höhermolekulare Stoffe (Proteine) gebunden und kann nicht frei zwischen den verschiedenen Kompartimenten zirkulieren. Jede Wasseranreicherung würde zur Quellung der Zelle und zum Ödem führen. Eine Reihe von Stoffen ist in der Lage, die Zellmembran relativ leicht zu passieren, ohne daß dies aufgrund der Molekülgröße primär zu erwarten wäre. Man spricht hier von erleichterter Diffusion (faciliated diffusion) und stellt sich einen »Carrier«-Mechanismus vor, wobei die betreffende Substanz mit Hilfe eines »Schleppers« (Carriers) durch die Membran hindurchgeschleust werden soll. In den meisten Fällen wird jedoch die zu transportierende Substanz durch aktive, energieverbrauchende Transportprozesse durch die Zellmembran hindurchgebracht. Dies ist zwar auch eine Art Carrier-Mechanismus, nur mit dem Unterschied, daß die Zelle selbst die dafür nötige Energie aufbringen muß. Für alle diese zum Teil sehr unterschiedlichen Transportprozesse stellt die Zellmembran eine ideale Konstruktion dar, durch die einerseits die Stoffpassage ermöglicht, andererseits aber auch die Abgrenzung gegenüber dem Umfeld aufrechterhalten werden kann.

Die **Zellmembran** ist eine äußerst dünne Lipoproteinmembran ($\varnothing$ 7,5-10 nm), die sich in eine äußere (B-Seite) und innere Lamelle (A-Seite) ($\varnothing$ je 2,5 nm) aufspalten läßt und im wesentlichen aus Phospholipiden und Proteinen mit Kohlenhydratseitenketten aufgebaut ist (Abb. 7). Phospholipide bestehen aus einer polaren Kopfgruppe und zwei apolaren Fettsäureketten. In der Zellmembran bilden die Phospholipide einen bimolekularen Film aus zwei Lamellen, bei dem die hydrophilen (polaren) Lipidanteile nach außen, die hydrophoben apolaren Fettsäureketten nach innen gerichtet sind. Die Steifigkeit der beiden Lamellen wird durch ein neutrales Lipid (Cholesterol) verstärkt. Bei einer Erhöhung der Temperatur beginnen die Fettsäureanteile zu schwingen, die Membran wird ungeordneter und flüssiger (Fluidisierung), durch Abkühlung werden die Moleküle rigider und geordneter, d.h. die Membran verfestigt sich. Schon daraus läßt sich ersehen, wie wenig die Zellmembran eine starre Wand darstellt. Es handelt sich vielmehr um ein äußerst bewegliches, labiles Gebilde, das ständig zwischen flüssig und halbfest hin und her pendelt (sog. Fluid-mosaic-Modell). In die zweischichtige Membran sind Proteinmoleküle eingelagert, die sich aber – wie Eisschollen auf dem Wasser – zwischen den Phospholipidmolekülen hin- und herbewegen. Sie tragen einerseits zur Festigkeit bei, vor allem wenn sie die Membrandoppellamelle als Ganzes durchsetzen (integrale Proteine, Strukturproteine), andererseits dienen sie aber auch dem Transport und den Lebensprozessen der Zelle. Die außen an der Zellmembran anliegenden Proteine werden Ektoproteine, die

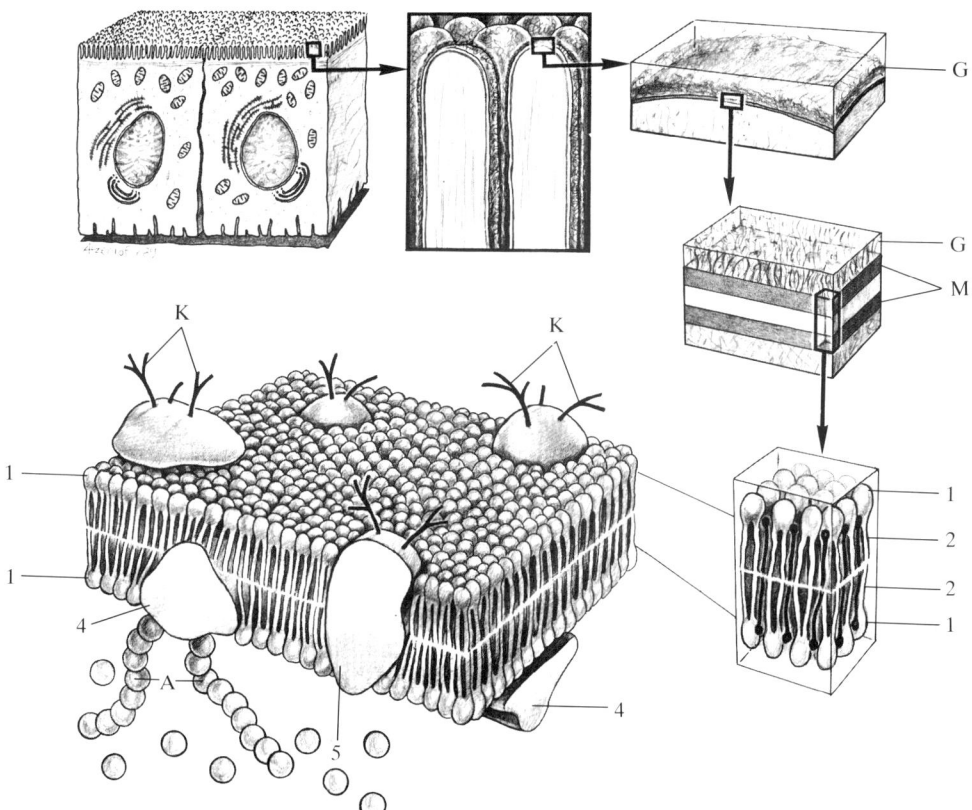

Abb. 7. Molekularer Aufbau der Zellmembran, dargestellt in stufenweisen Vergrößerungen. Die Membran besteht im wesentlichen aus einer Doppellamelle aus Phospholipiden, in die Proteinmoleküle eingelagert sind. Die hydrophilen Kopfgruppen der Phospholipide (1) sind nach außen, die hydrophoben (2) nach innen gerichtet. Die Proteine lagern sich entweder nur außen (Ektroproteine, 3) oder nur innen (Endoproteine, 4) in die Lipiddoppelschicht ein, oder durchsetzen sie ganz (integrale Membranproteine) (5). Häufig sind an die Proteine Kohlenhydratketten (K) gebunden (Glykoproteine). Die Glykoproteine bilden auch den an der Zelloberfläche nachweisbaren Glykokalix-Saum (G). Die Endoproteine können sich mit Aktinmolekülen (A) verbinden, so daß Aktinfilamente entstehen. Nach Osmiumfixierung erscheint bei e. m. Vergrößerungen die Lipiddoppellamelle als dunkle Doppelschicht (M).

innen angrenzenden *Endoproteine* genannt; beide zusammen bilden die Gruppe der peripheren Membranproteine. Die Ektoproteine besitzen häufig Kohlenhydratketten (Glykoproteine), deren Verzweigungsmuster für jede Zelle charakteristisch ist. Die **Glykoproteine** stellen entweder Enzyme, Transportproteine oder Rezeptorproteine dar. Gerichtete Ionentransporte erfolgen in der Regel nicht direkt durch die Zellmembran, sondern durch Ionenkanäle, die sich in den Transportpro-

teinen befinden und von diesen kontrolliert werden.

Glykocalix. Die Phospholipide der äußeren Membranlamelle besitzen ebenso wie die Glykoproteine Kohlenhydratseitenketten, stellen also *Glykolipide* dar. Zusammen mit den Oligosaccharidketten der Ektoproteine entsteht auf diese Weise an der Zelloberfläche ein wasser- und kohlenhydratreicher Film (Glykocalix), an dem aufzunehmende Stoffe haften können, der aber auch für die Zellerkennung

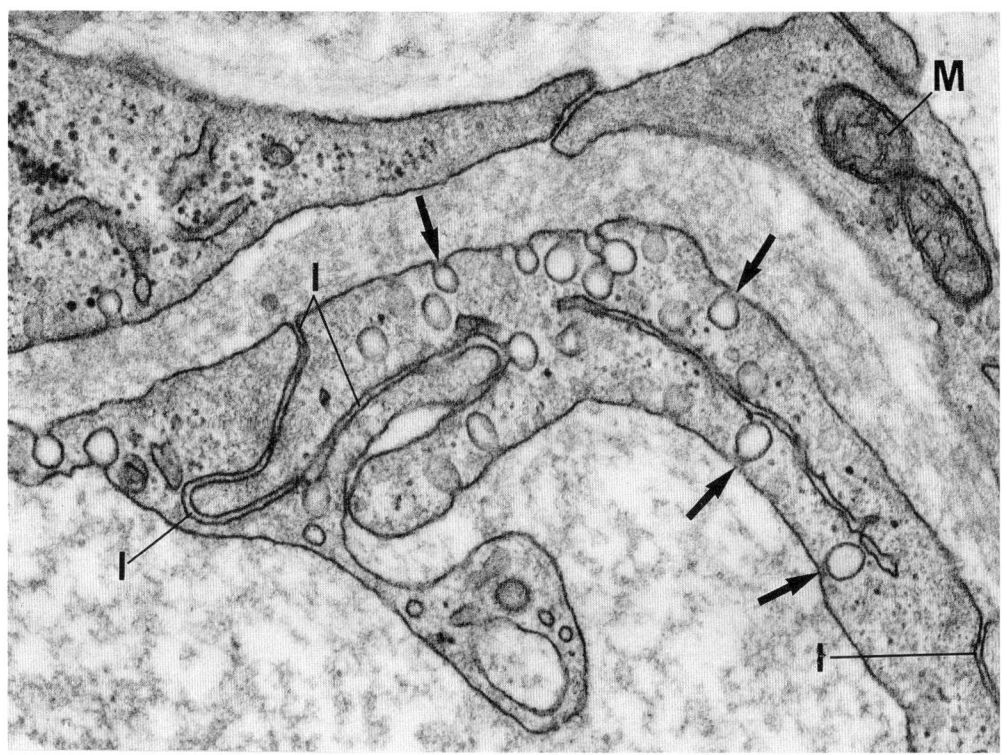

Abb. 8. E. m. Aufnahme von Gefäßendothelzellen mit zahlreichen Pinozytosevesikeln (Pfeile) (Innenwand des Sinus venosus sclerae, Affenauge, 72000×). I = Interzellularspalten; M = Mitochondrien.

und die Zellpolarität von Bedeutung ist. Auch bei der Bildung der Basallamina und der Zellhaften spielt die Glykocalix eine wichtige Rolle.

Endozytose. Eine Grundvoraussetzung für die in der Zelle ablaufenden Stoffwechselvorgänge ist zunächst einmal die Stoffaufnahme selbst. Diese kann entweder durch Abschnürung kleiner Bläschen oder durch Diffusion bzw. erleichterte Diffusion erfolgen, wobei die in der Zellmembran lokalisierten integralen Proteine von Bedeutung sind. Für spezifische Stoffe (z.B. Hormone) sind in der Zellmembran Rezeptorproteine vorhanden, an denen sie zunächst anhaften, um dann im Zellinneren eine spezifische Reaktion auszulösen. Die Endozytose kommt in ganz verschiedenen Formen vor. Im allgemeinen unterscheidet man die **Pinozytose** (Mikropino-zytose für kleine Moleküle: ∅ bis 150 nm, und Makropinozytose für größere Moleküle: ∅ bis 1 μm) von der **Phagozytose**, bei der Partikel mit ∅ über 1 μm in die Zelle inkorporiert werden. Am weitesten verbreitet ist die **Mikropinozytose**. Dabei schnüren sich von der Zellmembran kleine Bläschen (∅ 50-150 nm) ab, wobei die Bildung der Bläschen durch Clathrinmoleküle (180000 MG) eingeleitet wird. Clathrinmoleküle, die elektronenmikroskopisch darstellbar sind, so daß die Bläschen wie mit einer Haut überzogen erscheinen *(coated vesicles)*, verschwinden aber bei der Verlagerung der Pinozytosebläschen ins Innere der Zelle relativ rasch. Durch Mikropinozytose (Abb. 8 und 9) gelangen hauptsächlich Ionen, gelöste Stoffe, Wasser und kleinere Moleküle ins Zellinnere. Durch wiederholte Pinozytosevorgänge können ganze Bläschenreihen ent-

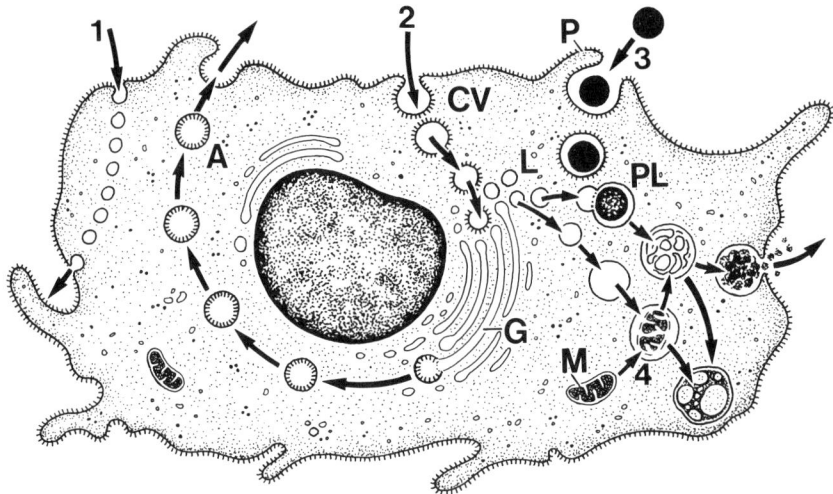

Abb. 9. Verschiedene Transportmechanismen in der Zelle. 1 = Zytopempsis. Durchschleusung kleiner Flüssigkeitsbläschen durch die Zelle. 2 = Bildung von »Coated vesicles« (CV). Aus dem Golgi-Komplex (G) entstehen neue Vesikel, die zur Zellmembran hinwandern und dort in die Membran inkorporiert werden. Man beachte die »Umstülpung« der Membranen im Golgi-Feld! 3 = Phagozytose. Durch Zellfortsätze (P) eingeschleuste Partikel gelangen in größere Vesikel (Phagosomen), die mit Lysosomen (L) zu Phagolysosomen (PL) verschmelzen. Diese können ihren Inhalt nach außen entleeren (Exozytose) oder in der Zelle ablagern (z.B. als Lipofuszingranula). 4 = Autophagie. Zellbestandteile (z.B. Mitochondrien, M) können in Lysosomen aufgenommen und dort abgebaut werden.

stehen, die – wie z.B. bei Gefäßendothelien – die ganze Zelle durchsetzen und sich gegebenenfalls an der gegenüberliegenden Zellwand wieder entleeren (Zytopempsis, Transzytose) (Abb. 9).

Die Membran der Pinozytosevesikel stammt von der Zellmembran und vereinigt sich nach der Ausschleusung des Bläscheninhaltes durch Exozytose wieder mit der Zellmembran an einer anderen Stelle (Rezirkulation von Zellmembranabschnitten).

Die Inkorporation von größeren Molekülen oder Fremdelementen (z.B. Bakterien) erfolgt durch den etwas andersartigen Prozeß der **Phagozytose.** Dazu sind nur amöboid-bewegliche und zur Pseudopodienbildung befähigte Zellen in der Lage. Voraussetzung für diese Vorgänge ist die Haftung der Moleküle oder Partikel an der Zelloberfläche (Glykocalix) und die Ausbildung eines Zellfortsatzes (Pseudopodium), der sich dann wie ein Arm um die einzuschließenden Elemente herumlegt,

mit der gegenüberliegenden Zellmembran verschmilzt und auf diese Weise ein größeres Bläschen (Phagosom) erzeugt, das sich dann ins Zellinnere verlagert. Innerhalb des Zytoplasmas können dann die Phagosomen mit speziellen Zellorganellen (Lysosomen), verschmelzen (Abb. 9).

Die **Lysosomen** sind die eigentlichen Verdauungsorganellen der Zelle. Es handelt sich um membranumschlossene Vesikel ($\varnothing$ 0,2-0,5 µm), die mit Verdauungsenzymen (saure Hydrolasen, Phosphatasen, Katalasen) angefüllt sind. Solange diese Enzyme noch nicht aktiviert sind, spricht man von *primären Lysosomen.* Verschmilzt ein Phagosom mit einem Lysosom, dessen Enzyme inzwischen aktiviert sind *(sekundäres Lysosom)*, entsteht eine größere Vakuole, die als *Phagolysosom* bezeichnet wird. Die phagozytierten Stoffe kommen nun mit den lysosomalen Enzymen in Kontakt und werden abgebaut. Aus der Ingestionsvakuole ist dadurch eine Digestionsvakuole geworden. Ist die Verdauungsarbeit geleistet, verkleinert sich das Phagolysosom wieder, da die für die Zelle brauchbaren Stoffe ins Zytoplasma oder in andere Partialräume übergetreten sind. Die unverdaulichen Reste bleiben entweder in Form stark kondensierter *Restkörper (Residualkörper)* in der Zelle liegen oder werden durch Exozytose ausgeschieden. Das vielfach als Alterspigment bezeichnete *Lipofuszin*, das sich vermehrt in alternden Zellen findet, ist vermutlich ein derartiges lysosomales Stoffwechselendprodukt (Abb. 9).

Die hohe digestive Kapazität der Lysosomen kann aber nicht nur für die Verarbeitung extrazellulärer Stoffe eingesetzt werden, sondern auch für den Abbau zelleigener Elemente. Diese »Selbstverdauung« von Zellbestandteilen (**Autophagie**) spielt bei der Regeneration und beim Umsatz von Zellorganellen und Membranen eine große Rolle. Auch zum Abbau überschüssiger Drüsensekrete oder bei der Zellverkleinerung kann die Zelle Autophagieprozesse ingangsetzen. Schließlich können Primärlysosomen ihren Inhalt auch durch Exozytose nach außen entleeren und damit extrazelluläre Verdauungsvorgänge einleiten, wie z. B. beim Abbau von Knochensubstanz oder beim Umbau der Genitalorgane nach einer Schwangerschaft.

Da die lysosomalen Verdauungsenzyme ihr Wirkungsoptimum generell in einem stark sauren Milieu haben, grenzen sich die Lysosomen durch eine besonders stabile, relativ dicke Membran gegen das Zytoplasma ab. Diese Membran besitzt innen einen Glykocalix-Überzug und ist dadurch vor Selbstverdauung geschützt.

Zellen, die sich im Organismus auf die Phagozytose von Fremdstoffen spezialisiert haben sind vor allem die neutrophilen Granulozyten des Blutes (Mikrophagen) und die Makrophagen des Bindegewebes (Abb. 10). Sie zeichnen sich dadurch aus, daß sie immer zahlreiche Pseudopodien und Lysosomen besitzen sowie amöboid beweglich sind.

Peroxisomen. Heute noch weitgehend rätselhafte Zellorganellen sind die Peroxisomen (0,3-0,5 μm große Granula), die hauptsächlich Oxidasen enthalten und aus verschiedenen Substraten Wasserstoffperoxyd bilden und dieses durch Katalasen beseitigen können. Im Gegensatz zu den Lysosomen besitzen die Peroxisomen nur eine einschichtige Membran. Sie sind an verschiedenen Stoffwechselreaktionen der Zelle beteiligt, wie z. B. am Fettsäureabbau und an bestimmten Entgiftungsreaktionen (Alkohol). Man findet sie daher besonders zahlreich in den Leberzellen. Manche Autoren sehen in diesen Organellen Teil eines primitiven Energiebildungssystems.

1.3 Proteinsynthese in der Zelle – ER

Ein wichtiger Teil der zellulären Stoffwechselleistungen besteht in der Erhaltung der eigenen Strukturen und Stoffe. Da das Zytoplasma und die verschiedenen Membranen der Zellorganellen hauptsächlich aus Proteinen bestehen, ist die Zelle in starkem Umfang damit beschäftigt, Proteine zu synthetisieren, die dann entweder von der Zelle selbst verwendet oder nach außen abgegeben werden. Die durch Endozytose in die Zelle gelangten Aminosäuren oder Peptide können hier zu Proteinen synthetisiert werden. Bei den intrazellulären Erneuerungsvorgängen werden ständig zelleigene Proteine zu Aminosäuren abgebaut, die sofort wieder in der Zelle zu Proteinen resynthetisiert werden können. Dieser Erhaltungsstoffwechsel macht einen großen Teil der Lebensprozesse auf zellulärer Ebene aus, andererseits produzieren Zellen aber auch Proteine (z. B. Drüsensekrete) für spezifische Zelleistungen. Diese Produkte werden dann aus der Zelle ausgeschleust und greifen andernorts in das Funktionsgeschehen ein.

Für alle diese Umsätze benötigt die Zelle ein eigenes Kompartiment, das in Form des **endoplasmatischen Retikulum** (ER) vorliegt (Abb. 11). Bei e. m. Vergrößerung erscheint das ER als ein kompliziertes System häufig parallel angeordneter Membranen, die entweder in Form von Tubuli oder abgeplatteten Säckchen angeordnet sind und sich durch eine

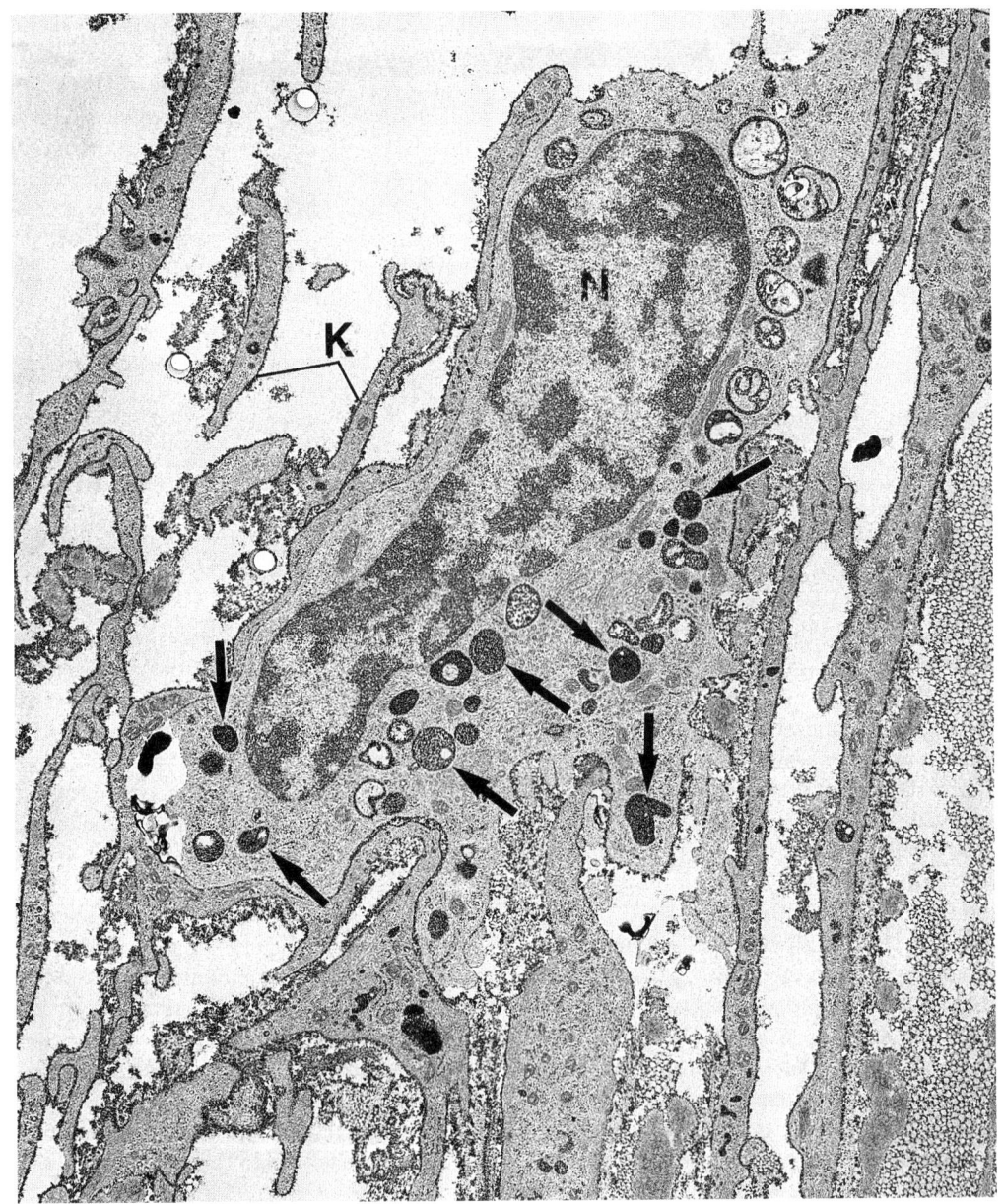

Abb. 10. E. m. Aufnahme von einem Makrophagen mit großem, chromatinreichem Zellkern (N), zahlreichen Lysosomen und Phagolysosomen. Das Gewebe wurde mit kationischem Ferritin behandelt, das phagozytiert wurde und jetzt in Form tiefschwarzer Granula in den Vesikeln (Pfeile) liegt (13 500×). Ferritin haftet auch an den Zellmembranoberflächen.

auffallende Plastizität auszeichnen (Abb. 12 u. 13). So können die Hohlräume des ER miteinander verschmelzen, sich in Form von Bläschen vom Gesamtsystem ablösen oder lokal zu Zisternen erweitern. Die Plastizität der ER-Membranen beruht u. a. darauf, daß sie

Peroxysomen

Lysosomen

Pinozytosevesikel

Glattes ER

Rauhes ER

Zellkern mit Nucleolus

Basalmembran

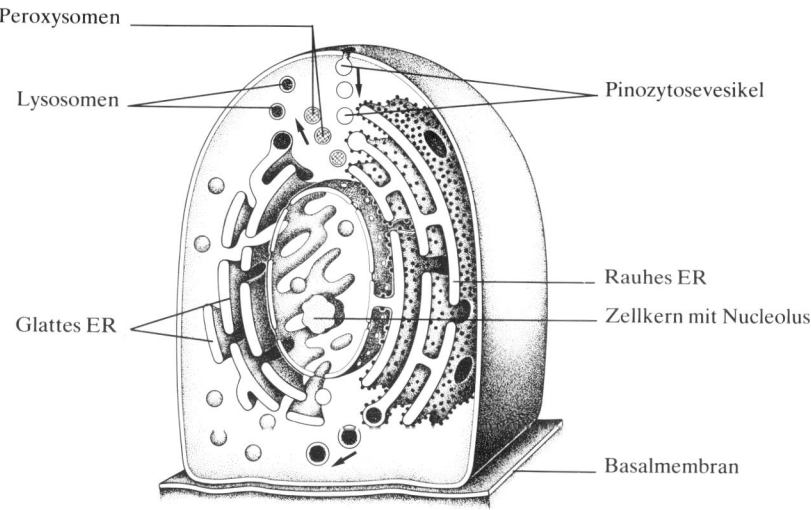

Abb. 11. Schema über den räumlichen Aufbau des endoplasmatischen Retikulums (links glattes ER; rechts rauhes ER mit Ribosomenbesatz. Man beachte die Beziehungen des ER zu den verschiedenen Formen von intrazellulären Vesikeln.

sehr viel dünner sind als die der Lysosomen oder der Zellmembran und eine charakteristische Asymmetrie aufweisen, so daß man eine zytoplasmatische und eine zisternale Seite unterscheiden muß. Die von diesen Membranen umschlossenen Räume (d.h. die Mikrokompartimente des ER) enthalten die verschiedenartigsten Stoffe, die entweder hier vorübergehend gespeichert oder aber von hier aus in andere Zellkompartimente, meist mit Hilfe kleiner Vesikel (Transportvesikel) transportiert werden (Abb. 11).

Das Kompartiment des ER ist ein universell nutzbarer Stoffwechselraum, der verschiedensten Funktionen dient und dessen Erscheinungsbild sich ständig wandelt. In enger Zusammenarbeit mit dem unten zu besprechenden Informationssystem der Zelle, insbesondere den **Ribosomen**, entstehen hier sowohl die zelleigenen als auch die sezernierten Proteine. Ribosomen ($\emptyset$ 30 nm) sind elektronendichte Granula, die aus einer größeren (60 S) und einer kleineren (40 S) Untereinheit zusammengesetzt sind und aus Proteinen sowie vor allem Ribonukleinsäuren (ribosomale oder r-RNA) bestehen (Abb. 15). Beim *rauhen*

oder **granulären ER**, das vor allem Proteine synthetisiert, sind die ER-Membranen außen dicht mit Ribosomen besetzt (Abb. 11-16). In Drüsenzellen kann sich das proteinreiche Sekret in den Binnenräumen des ER so stark ansammeln, daß große Zisternen entstehen. Der Informationsaustausch mit dem Zellkern sowie die sekretorischen Prozesse machen eine Verbindung des ER-Kompartiments mit dem Zellkern einerseits, sowie dem Extrazellulärraum andererseits, erforderlich. Das ER-Membransystem ist daher das einzige Zellorganell, das mit beiden Kompartimenten in direkter Verbindung steht. Um den Zellkern herum bildet das ER eine nahezu vollständige Hülle, so daß zwischen Kernmembran und ER-Membran ein schmaler Spaltraum, die perinukleäre Zisterne, ausgebildet wird (Abb. 11 u. 14).

Das ribosomenfreie, *glatte* oder **agranuläre ER,** das häufig aus schlauchförmigen Membrankonvoluten besteht, dient der Synthese von Steroidhormonen, als Stoffspeicher oder als Ort für Stoffumsätze und Entgiftungsvorgänge. Es ist nahezu in jeder Zelle, wenn auch häufig nur in geringer Ausprägung, vorhanden.

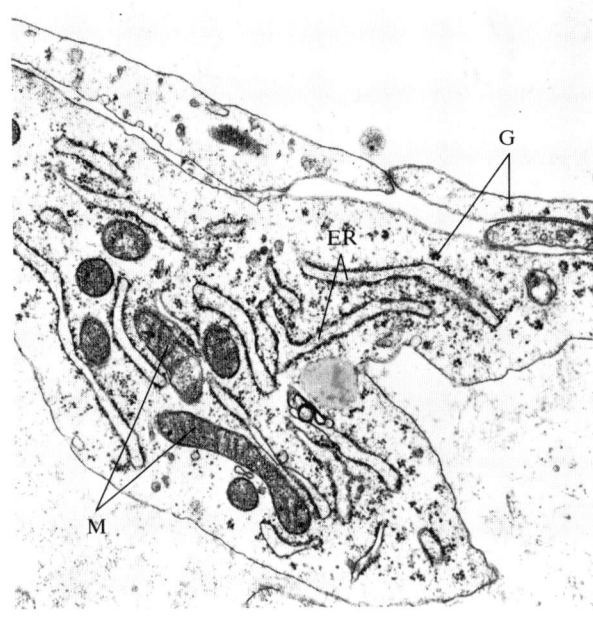

Abb. 12. E. m. Aufnahme einer in vitro gezüchteten Bindegewebszelle mit rauhem, endoplasmatischen Retikulum (ER) ohne Zisternen (9000×). M = Mitochondrien; G = Gkykogengranula.

Informationsgesteuerte Proteinbiosynthese. Eine der wichtigsten Stoffwechselleistungen der Zelle ist sicher die Synthese von Proteinen, die entweder der Erhaltung der zelleigenen Strukturen, d. h. dem Ersatz der eigenen Organellen und Membransysteme oder der Bildung spezifischer Proteine für andere Funktionen, wie z.B. die Synthese proteinhaltiger Enzyme, Wirkstoffe oder Sekrete, d.h. dem »Export« aus der Zelle heraus, dienen. Die in den Basensequenzen der DNA gespeicherten Informationen werden zunächst von der Boten-RNS (m-RNA) abgeformt. Morphologisch beobachtet man dabei häufig eine lokale Auftreibung an den Chromosomen (»Puffs«), wodurch offenbar die *Transskription* erleichtert wird. Die m-RNA-Stränge (auch »Informationsstränge« genannt) werden dann durch Kernporen ins Zytoplasma eingeschleust. Werden die zu bildenden Proteine im Rahmen des Erhaltungsstoffwechsels für die Zelle selbst benötigt, lagern sich die Ribosomen im Zytoplasma an die m-RNA an und bilden dadurch *Polysomen.* An den Ribosomen findet die Proteinsynthese statt, wobei die mit der spezifischen Aminosäure beladenen t-RNA-Moleküle mit der m-RNA reagieren. Da die Antikodons der t-RNA mit den Kodons der m-RNA in Verbindung treten müssen, hängt die fehlerfreie »Übersetzung« des genetischen Codes maßgeblich von der spezifischen Bindung an bestimmte t-RNA-Moleküle ab. Die Aneinanderreihung der Aminosäuren zu Proteinmolekülen vollzieht sich nun an der Oberfläche der Ribosomen bzw. mit Hilfe der Ribosomen in der Weise, daß das Basensequenzmuster der m-RNA wie eine Matrize wirkt, die von den Ribosomen »nur abgerollt« zu werden braucht, um dadurch das Basensequenzmuster in das Aminosäurensequenzmuster zu übertragen. Man hat die Ribosomen daher auch als die »Nähmaschinen« der Eiweißmoleküle bezeichnet (Abb. 15). Die auf diese Weise synthetisierten zelleigenen Enzyme und Strukturproteine wandern dann direkt zu den Orten ihres Bedarfs.

Während die Proteinsynthese für den Erhaltungsstoffwechsel eine ubiquitäre Zelleistung darstellt, muß die Synthese exportabler Proteine und anderer Sekrete als eine Spezial-

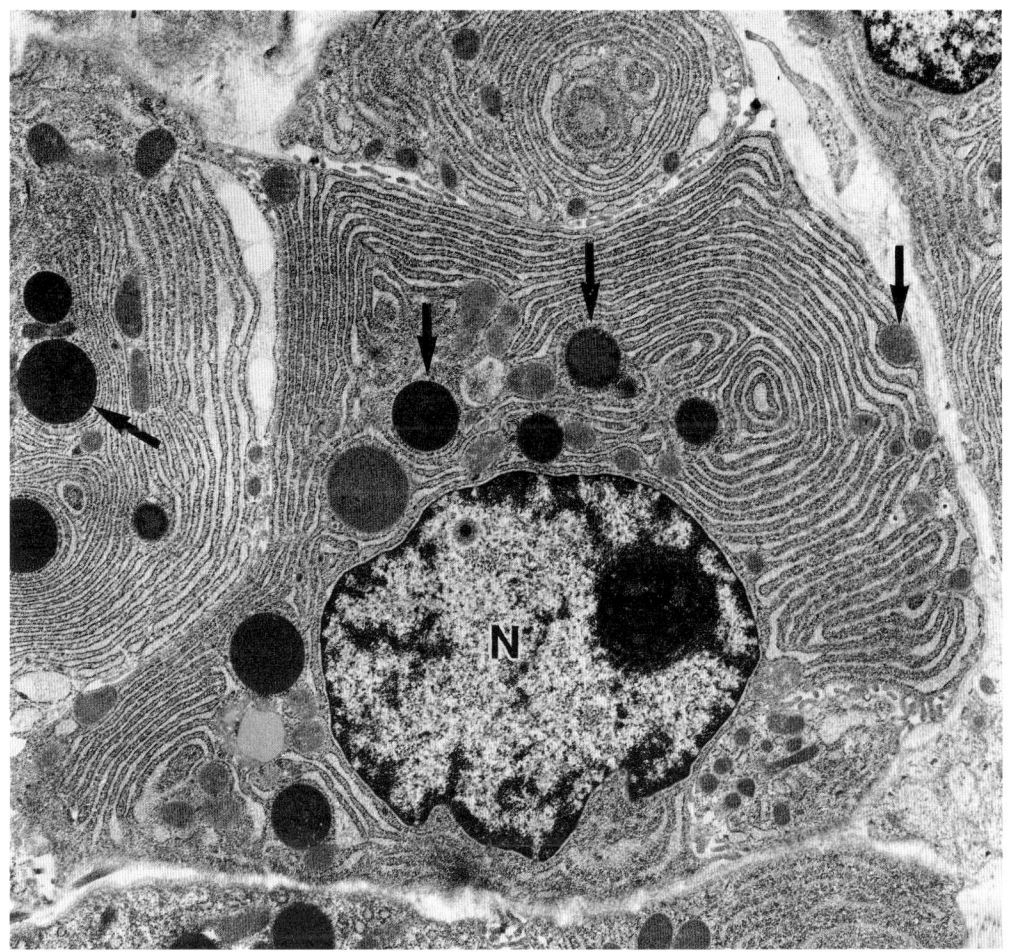

Abb. 13. E. m. Aufnahme von exokrinen Pankreaszellen, die mit rER vollständig ausgefüllt sind (11000×). Im ER treten verschiedentlich Zisternen auf, die mit Sekret angefüllt sind. Pfeile: Vorstufen von Sekretgranula. Der Zellkern (N) besitzt einen stark vergrößerten Nucleolus.

funktion dazu besonders differenzierter Zellen (Drüsenzellen etc.) angesehen werden. Diese produzieren dann die jeweiligen Stoffe nicht mehr für sich selbst, sondern sozusagen für den »Export«, wobei das Produkt auf verschiedene Art aus der Zelle ausgeschleust werden kann (Sekretionsmodus, s. S. 67). Die Grundvorgänge bei der Biosynthese exportabler Proteine sind die gleichen wie beim Erhaltungsstoffwechsel, jedoch benötigt die Zelle hierfür zusätzlich noch die verschiedenen Membransysteme (ER, Golgi-Apparat), in denen die

Ausreifung und Anreicherung des Sekretes erfolgt (Abb. 14 u. 15).

Die mit Hilfe der Ribosomen des rauhen ER gebildeten Polypeptidketten werden zunächst innerhalb des ER-Kompartimentes angesammelt, wobei sich zisternenartige Erweiterungen im ER bilden können. Die im Zisternenraum angereicherten Proteine, die ja häufig Vorstufen hochaktiver Enzyme oder Hormone darstellen, sind damit zunächst vom übrigen Zytoplasma durch die ER-Membran getrennt. Auch die Vorstufen der Gerüstproteine (Kolla-

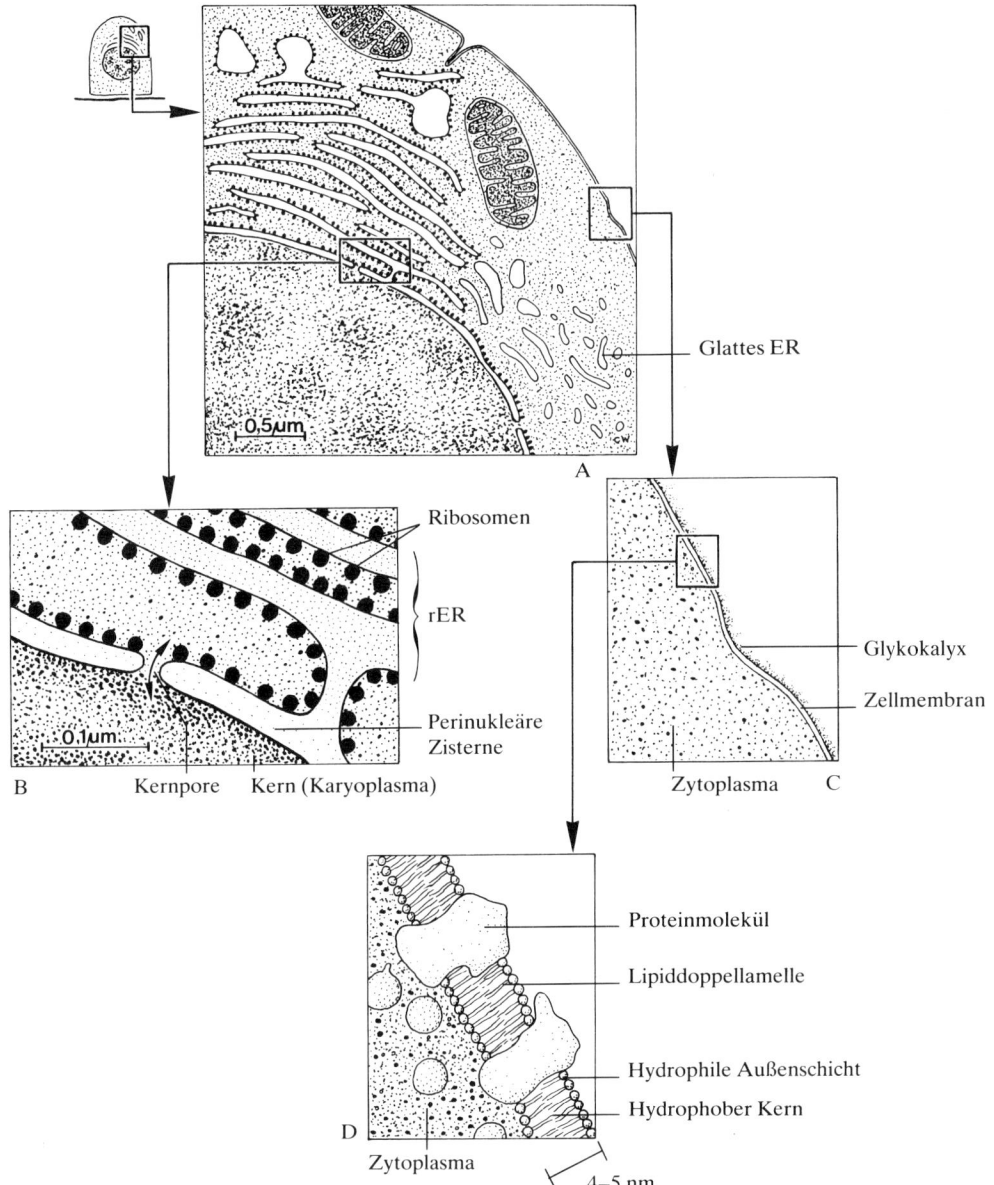

Abb. 14. Struktur des endoplasmatischen Retikulums (ER) und der Zellmembran (Zytolemm) in stufenweisen Vergrößerungen. Das ER steht durch die perinukleäre Zisterne mit dem Kernkompartiment in Verbindung.

gen etc.) entstehen im rauhen ER, bevor sie mit Hilfe von Transportvesikeln aus der Zelle ausgeschleust werden. Das mit Ribosomen besetzte ER stellt damit in diesem Funktionszusammenhang das eigentliche »Arbeits-Plasma« dar, das man meist mit dem Oberbegriff **Ergastoplasma** bezeichnet (Abb. 15).

Drüsensekrete, aber auch die Verdauungsenzyme der Lyosomen, bilden sich in Form eines Prosekrets zunächst im Ergastoplasma,

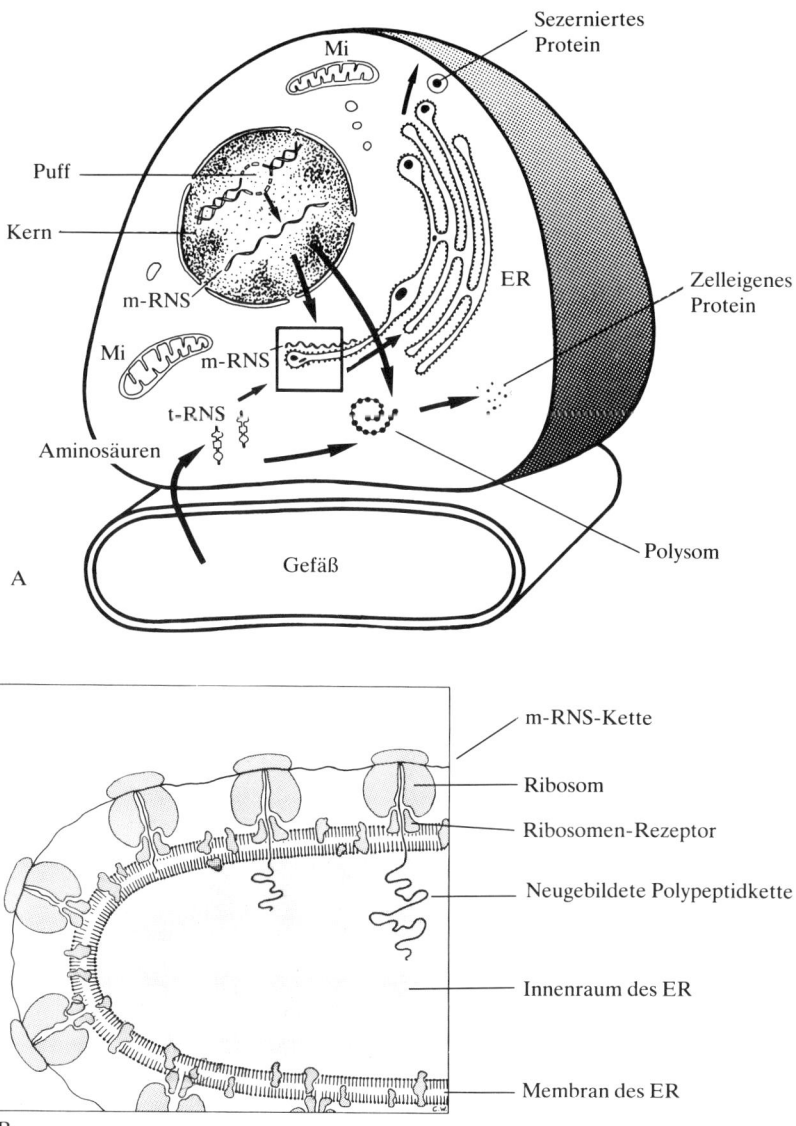

Abb. 15. Schema über die strukturellen Veränderungen in der Zelle im Verlauf der Proteinbiosynthese. A – Übersicht. Mi = Mitochondrien; m-RNS = Messenger RNS; t-RNS = Transter-RNS; B = Ausschnittvergrößerung aus dem ER (siehe Rechteck) (nach Sabatini und Kreibich).

von wo aus sie dann mit Hilfe von Transportvesikeln zum Golgi-Apparat transportiert werden. Hier erfolgt schließlich die Ausreifung und meist auch die Eindickung des Sekretes (Kondensation), häufig auch die Ankopplung bestimmter Kohlenhydratketten (Glykosylie-

rung). Außerdem findet im Golgi-Apparat auch die »Verpackung« des Sekretes in Spezialmembranen statt (Abb. 15). Im Golgi-Apparat bilden sich also schließlich die typischen Sekretgranula, die sich von den Sacculi ablösen und im apikalen Zytoplasma anreichern. Während die abgeschnürten Lysosomen im Zytoplasma liegenbleiben, wandern die Sekretgranula unter Beteiligung von Mikrotubuli an die Zelloberfläche, wo sie mit der Zellmembran verschmelzen und ihren Inhalt nach außen entleeren (Abb. 15). Das rauhe ER (Ergastoplasma) dient also vornehmlich der Proteinsynthese, der Golgi-Apparat dagegen mehr der Tansformation von Membranen für die »Verpackung« der spezifischen Sekrete sowie der Glykolysierung.

2 Informationssystem der Zelle

Ähnlich wie im Gesamtorganismus Nervensystem und Sinnesorgane existieren, um durch den Austausch von Informationen den Ablauf der Stoffwechselprozesse zu regeln und die Transportvorgänge zu steuern, besitzt auch die Zelle ein eigenes Informations- und Steuerungssystem, das auch auf zellulärer Ebene einen funktionellen Doppelaspekt hat. Einerseits enthält der *Zellkern (Nucleus)* die Chromosomen, deren DNS-Fäden in kodierter Form die genetischen Informationen enthalten (insgesamt als *Genom* bezeichnet), so daß diese dadurch zum zentralen Steuerungsorgan für alle intrazellulären Stoffwechselvorgänge werden; andererseits entwickeln die Zellmembranen – den Sinnesorganen vergleichbar – spezifische Oberflächenstrukturen, die für den Informationsaustausch zwischen den Zellen und die Informationsaufnahme von großer Bedeutung sind. Hormone oder andere Wirkstoffe werden von denjenigen Zellen, auf die diese Stoffe einwirken sollen, durch bestimmte Strukturelemente der Zellmembran »erkannt«, die man bezeichnenderweise *Rezeptoren* nennt. Auch die Zellen untereinander »erkennen« sich als zum gleichen Organismus gehörig durch die charakteristische Konfiguration ihrer Oberflächenmembranen. Auf Stoffe, die zu diesen Strukturen nicht passen und daher als körperfremd »empfunden« werden, reagiert der Organismus mit immunologischen Abwehrmaßnahmen.

Zwischen diesen beiden polaren Prozeßebenen, den Membranvorgängen einerseits und dem Informationsgeschehen andererseits, bedarf es nun einer Vermittlung, die – ähnlich wie im Nervensystem, das über afferente und efferente Leitungsbahnen verfügt – auch innerhalb der Zelle in 2 Richtungen, nämlich einmal vom Zellkern zum Zytoplasma und einmal von der Zelloberfläche zum Zellinnern vonstatten gehen muß. Die vom Zellkern ausgehende Informationsvermittlung übernehmen sog. Botenstoffe, die im Gegensatz zum Kern nicht DNA, sondern RNA (Ribonukleinsäuren) enthalten *(Boten-RNA, Messenger-RNA, m-RNA)*. Auch von den Rezeptoren der Zellmembran zum Zellinneren wird die Informationsübertragung durch spezielle Stoffe vermittelt, die man hier als »second messenger« (z. B. zyklisches AMP oder GMP) bezeichnet.

Nach der heutigen Informationstheorie bedeutet Information etwa dasselbe wie »quantifizierbare Ordnung«. Im lebendigen Fluß der chemischen und biophysikalischen Prozesse, die für den zellulären Stoffwechsel charakteristisch sind, entsteht durch die intrazellulären Membransysteme eine komplizierte Gliederung in Partialräume, durch die diese Prozesse geordnet und damit zusammenhängend auch gesteuert werden können. In diesem Sinne gehören auch die intrazellulären Membransysteme und die dadurch erreichte Kompartimentierung eigentlich zum Informationssystem der Zelle. Die Aufgliederung des Grundplasmas in verschiedenwertige Partialräume schafft innerhalb der Zelle ein Ordnungssystem, durch das die Vielzahl der Stoffwechselprozesse nebeneinander ablaufen und geregelt werden können.

Damit besteht das Informationssystem der Zelle funktionell aus 3 Teilen: 1. aus der Zellmembran mit ihren Rezeptoren, die die Verbindung zur extrazellulären Umgebung herstellen, 2. aus dem Zellkern, der die genetischen Informationen in den DNA-haltigen Chromosomen gespeichert hat, und 3. aus den zwischen beiden vermittelnden Botenstoffen (m-RNA, c-AMP) sowie den zugehörigen Membransystemen und Kompartimenten, die in der Zelle selbst entwickelt werden.

2.1 Zellkern als Informationszentrum

Der **Zellkern (Nucleus),** der sich durch einen im Vergleich zum Plasma etwa 10fach höheren Salzgehalt auszeichnet, grenzt sich durch eine mit Poren ausgestattete, relativ undurchlässige Membran (Karyolemm) vom Zytoplasma ab und beherbergt die Chromosomen, das oder die Kernkörperchen (Nucleolus, Nucleoli), verschiedene Enzymsysteme, die zur Synthese der RNA benötigt werden, sowie Hilfsproteine für den Aufbau der Chromosomen und den Transport der RNA und schließlich noch eingewanderte Proteine (Rezeptormoleküle etc.). Der Zellkern hat einen eigenen Ionenhaushalt und nimmt sehr schnell Na^+-, Ca^{++}- u. a. Ionen, wahrscheinlich durch Vermittlung bestimmter Trägerproteine aus der Umgebung auf und reichert sie im Kernraum an. Experimentelle Untersuchungen haben gezeigt, daß der Kern fast immer von außen – z. B. durch vom Zytoplasma eingewanderte Proteine – zur Aktivität, d. h. zur RNA-Synthese und damit zur Informationsabgabe, angeregt wird.

Das **Karyolemm** ist daher eine wichtige Grenz- und Austauschfläche, die aus 2 Membranen besteht, der Innenmembran (Ø 7–8 nm), die dem Zellkern angehört, und der Außenmembran, die zum ER zu rechnen ist, und die perinukleäre Zisterne (Ø 2–7 nm) begrenzt. Durch die Partialräume des ER ist die Kernhülle praktisch mit allen Innenräumen der Zelle, sogar mit der Oberflächenmembran, verbunden. Die Kernhülle wird von zahlreichen Poren durchsetzt, deren Durchmesser 40 bis 100 nm beträgt, und deren Zahl je nach Kerngröße zwischen 1000 und 20 000 schwanken kann. Jede Pore besteht aus einem Ring mit 8 kleinen Granula (Anulus) und einem zentralen Granulum, das besonders stabil zu sein scheint *(Porenkomplex).* Wahrscheinlich dient das Zentralgranulum den Mikrotubuli des Spindelapparates bei der Zellteilung als Ansatzpunkt. Die Kernporen sind die Durchtrittstellen für die relativ großen RNA-Moleküle sowie die verschiedenen Proteine, die in das Kernplasma *(Karyoplasma, Karyo-lymphe)* ein- bzw. auswandern. Bei aktiven Zellen, z. B. bei intensiver Proteinbiosynthese, sammeln sich diese Moleküle an der Kernmembran im Bereich der Porenkomplexe an und lassen sich als Verdichtungen hier deutlich erkennen.

Die genetische Information sitzt in einem dünnen, spiralig gewundenen DNA-Faden (Doppelhelix), der einerseits wieder um kugelförmige Proteinmoleküle *(Histone)* herumgewickelt ist (Abb. 16). Beide zusammen bilden den etwa 10 nm dicken Chromosomenfaden, der sich bei starker Spiralisierung, wie sie z. B. bei der Zellteilung auftritt, so stark verdichten kann, daß er l. m. sichtbar wird. Während der Arbeitsphase zwischen 2 Zellteilungen (Intermitose, Interphase) liegen die Chromosomen im Kernsaft meist in entspiralisierter Form vor, so daß sie als solche nicht zu erkennen sind. Dennoch bleiben einzelne Abschnitte der Chromosomenfäden auch im Interphasenkern stark spiralisiert und rufen dadurch Verdichtungen hervor, die sich färberisch wegen ihrer basophilen Eigenschaften gut zur Darstellung bringen lassen *(Chromozentren).* Die Basophilie erklärt sich durch den hohen Gehalt an Nukleinsäuren und ruft eine intensivere Anfärbbarkeit in diesen Zonen des Kerns hervor. Das histologisch meist sehr unregelmäßig erscheinende Färbungsbild des Kernes beruht damit auf der ungleichmäßigen Verteilung der Chromozentren *(Chromatingerüst),* d. h. der spiralisierten bzw. entspiralisierten Chromosomenabschnitte. Da diese aber wiederum Ausdruck unterschiedlicher Funktionen sind, läßt sich in gewisser Weise aus dem Chromatingerüst auch auf die Zellaktivität schließen; die entspiralisierten Chromosomenabschnitte sind nämlich diejenigen Bereiche, in denen die primären Genprodukte, nämlich die m-RNA-Moleküle, entstehen (sog. *Euchromatin).* Diese Moleküle enthalten ein getreues Matrizenbild des in den DNA-Fäden vorhandenen genetischen Kodes, d. h. der jeweiligen Basensequenzen, und bringen diese Informationen, indem sie durch die Kernporen ins Zytoplasma wandern, zu den mehr unspezifischen RNA-Strukturen, wie z. B. den Ribosomen des ER.

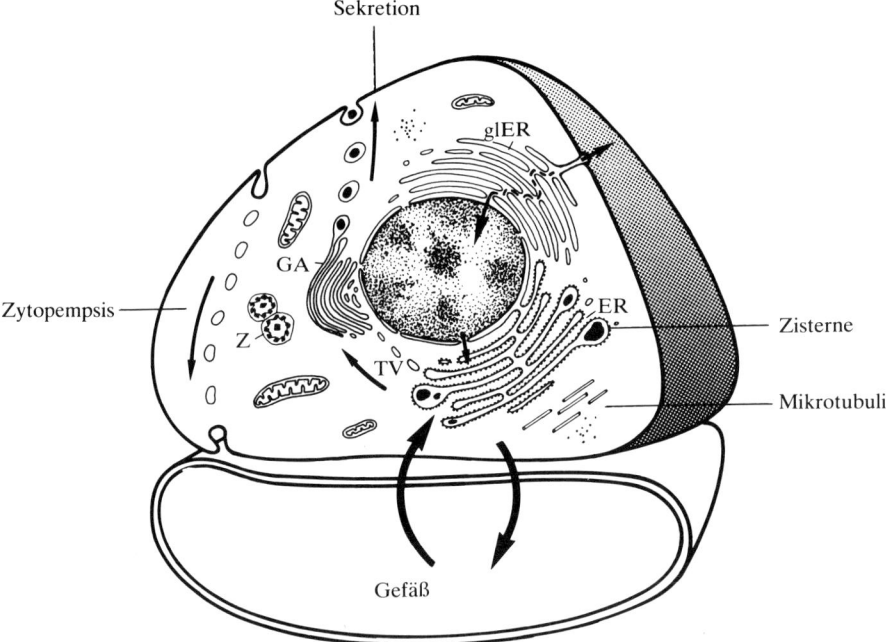

Abb. 16. Vorgänge bei der Synthese von Proteinen, die von der Zelle nach außen abgegeben werden. Die im ER synthetisierten Proteine werden durch Transportvesikel (TV) zum Golgi Apparat (GA) gebracht und dort in Sekretgranula verpackt. glER = Glattes endoplasmatisches Retikulum; Z = Zentriolen.

Die ribosomale RNA, die für die Informationsübertragung direkt keine Rolle spielt, wird vornehmlich in den spiralisierten Chromosomenabschnitten hergestellt, die man auch als *Heterochromatin* bezeichnet (Abb. 17). Dieses kommt besonders reichlich im **Nucleolus** vor. Die Nucleoli sind damit diejenigen Orte, an denen die Ribosomen entstehen. Die aus dem Zytoplasma stammenden Proteinmoleküle, die für den Aufbau der Ribosomen benötigt werden, sammeln sich im Bereich des Kernkörperchens an den entsprechenden Chromosomenabschnitten an, die für die r-RNA-Bildung bestimmt sind und werden hier – meist zuerst in Untereinheiten (Präribosomen) – synthetisiert. Je intensiver die Ribosomenproduktion abläuft, um so größer wird der Nucleolus. Oft entwickeln sich in aktiven Zellen auch 2 und 3 Nucleoli. Man kann also an Form und Verteilung des Chromatinmaterials, insbesondere des Kernkörperchens, bereits in der histologischen Dimension auf die Zellaktivität schließen (Abb. 17C u. D).

Heterochromatin kommt bei den *Geschlechtschromosomen* besonders reichlich vor, so daß diese Chromosomen stark spiralisiert bleiben und daher verdichtet erscheinen. Man kann sie an der Kernwand oder als trommelschlegelartige Ausstülpungen des Kerns (Drumsticks) bereits l.m. erkennen *(Sex-Chromatin, Barr-Körper)* und daher zur Geschlechtsdiagnose heranziehen. Geschlechtschromatin in Form von Kernmembranverdichtungen oder gestielten Kernfortsätzen finden sich regelmäßig bei weiblichen Organismen, deren Zellkerne zwei X-Chromosomen enthalten, nicht dagegen bei männlichen, wo die Geschlechtschromosomen aus einem X- und einem Y-Chromosom bestehen.

2.2 Informationsübertragung von der Zellmembran ins Zellinnere

Im Rahmen des Informationssystems der Zelle spielt die Zellmembran eine wichtige Rolle. An dieser Grenzfläche zum Extrazellulärraum bzw. zu den Nachbarzellen vollzieht sich die Informationsaufnahme sowie der Informationsaustausch mit der Mikroumgebung, wodurch sich die Einzelzelle harmonisch in die übergeordneten Funktionssysteme des Organismus einordnet. Wie dargestellt, besteht die

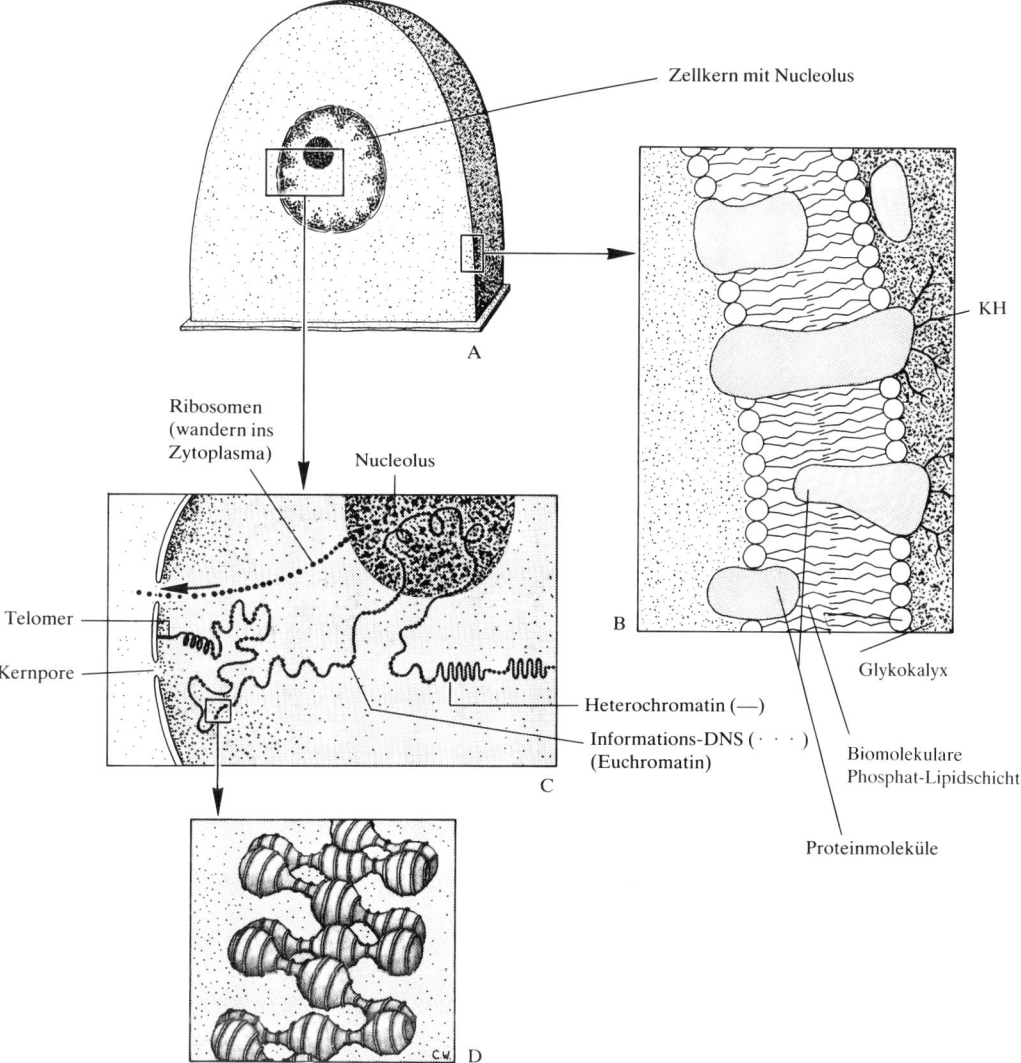

Abb. 17. Feinstruktur von Zellkern und Zellmembran (modif. nach Koecke). A = Übersicht; B = Molekularer Aufbau der Zellmembran. Die größeren Proteinmoleküle (z. T. Rezeptoren) überragen die Membran und besitzen an ihrer Oberfläche Kohlenhydratseitenketten, die die Glykokalix mit aufbauen; C = Aufbau eines Chromosoms, das z. T. in den Nucleolus hineinragt und mit seinem Telomer an der Kernhülle befestigt ist. D = Bau eines Chromosomenfadens. Der DNA-Faden ist spiralig um die kugelförmigen Histonkomplexe herumgewickelt.

Zellmembran aus einer doppelten bimolekularen Phospholipidschicht, in die globuläre Proteine verschiedener Größe mosaikartig eingelagert sind (Abb. 7 u. 9). Ein Teil der Lipide und Proteine besitzt einen spezifischen Kohlenhydratanteil (Glykolipide, Glykoproteine), der immer nach außen vorragt und der Zellmembran eine asymmetrische Struktur verleiht. Diese Zuckerreste ragen »wie verzweigte Antennen« in den Extrazellulärraum vor und ermöglichen es den Zellen, sich gegenseitig zu »erkennen«. Auch finden Hormone oder andere Wirkstoffe (sog. Membranliganden) wahrscheinlich mit Hilfe dieser Kohlenhydratanteile die für sie spezifischen, in der Zellmembran lokalisierten Proteine, die daher als Rezeptoren bezeichnet werden. Man darf sich aber die Zellmembran nicht als eine starre Wand mit einem gleichbleibenden Besatz von Rezeptormolekülen vorstellen, vielmehr verfügt die Zelle hinsichtlich Zahl und Anordnung dieser Rezeptormoleküle über eine erstaunliche Plastizität. Wird z. B. ein Hormon oder ein Transmitter in einer Überdosis angeboten, vermindert sich die Zahl der Rezeptoren (möglicherweise ein Selbstschutzmechanismus). Umgekehrt vermehrt sich ihre Zahl, wenn zu wenig Wirkstoffe vorhanden sind. Die Zellmembran kann also gewissermaßen die Signale aus ihrer Mikroumgebung dadurch »wahrnehmen«, daß sie die Wirkstoffe (Liganden) an ein bestimmtes Molekül chemisch bindet, eben das Rezeptormolekül. Diese Bindung zwischen Rezeptormolekül und Ligand ist hochspezifisch und löst im Zellinneren durch die Vermittlung bestimmter Überträgerstoffe wiederum spezifische Wirkungen auf das intrazelluläre Informationssystem aus (Triggermechanismus), wodurch dann letztlich der Zellstoffwechsel regulativ beeinflußt wird.

Man kann die Zellmembran daher als einen echten Gegenspieler des Zellkerns und des dort lokalisierten Genoms auffassen. Die Zellmembran hat die Funktion des Informationsaustausches mit der Umgebung, der Zellkern dient dagegen nicht als Informationsspeicher und Steuerungsorgan.

Die Wirkung der Membranliganden auf die intrazellulären Systeme hängt nun sehr wesentlich davon ab, ob die jeweiligen Wirkstoffe lipophil oder hydrophil sind (Abb. 18). Steroidhormone z. B. sind lipophil und durchdringen die Zellmembran unmittelbar, um innerhalb der Zelle mit einem Rezeptor zu reagieren. Dieser Hormonrezeptorkomplex wirkt dann auf die DNA im Zellkern, was die Bildung von m-RNA und anschließend die Proteinsynthese im Zytoplasma anregt.

Eine Reihe anderer Wirkstoffe ist jedoch hydrophil und kann daher die Zellmembran nicht ohne weiteres passieren (z. B. Katecholamine, Glukagon, Peptidhormone). Sie werden daher bereits in der Zellmembran an einen Rezeptor gebunden, was dann auf enzymatischem Wege (z. B. durch Adenylzyklase) die Bildung von zyklischem AMP aus ATP auslöst (Abb. 18). Das c-AMP, das auch als »second messenger« bezeichnet wird, wirkt dann über eine Aktivierung von Proteinkinasen auf verschiedene Transport- und Stoffwechselsysteme der Zelle ein, kann aber nach neueren Befunden auch in den Zellkern eindringen und hier die DNA-vermittelten Informationssysteme direkt aktivieren. Wahrscheinlich kann das c-AMP aber auch rückläufig die Permeabilität der Zellmembran beeinflussen und damit gewissermaßen die »Schleusentore« für den Stoffzustrom regulieren.

2.3 Informationsvermittelnde Systeme

Die Informationsübertragung vom Zellkern zum Zytoplasma erfolgte – wie dargestellt – durch m-RNA (Abb. 14). Je nach dem Informationsgehalt, den die Basensequenzen der DNA ausdrücken, werden im Zellkern an den DNA-Strängen 3 verschiedene Typen von RNA-Molekülen gebildet: 1. die Boten- oder Messenger-RNA, 2. die ribosomale RNA und 3. die Transfer-RNA.

Die *Messenger-RNA (m-RNA)* enthält die eigentliche Information für die Reihenfolge der Aminosäuren eines bestimmten Proteins. Sie wandert durch die Kernporen ins Zytoplas-

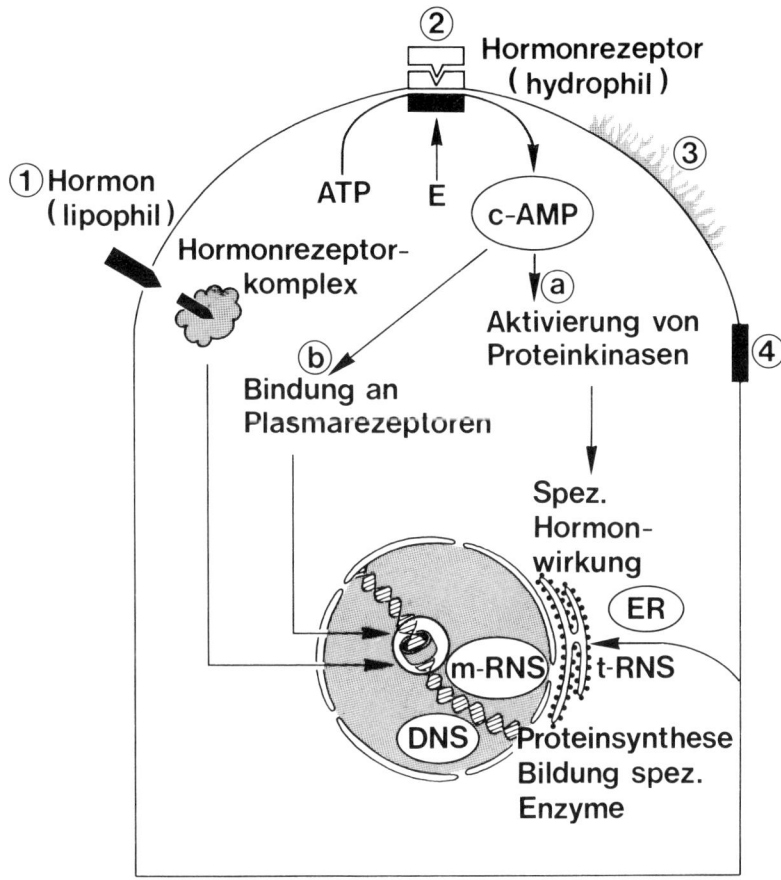

Abb. 18. Informationsvermittelnde Systeme der Zelle. Einwirkungen von außen können auf verschiedene Weise zustandekommen: 1. Lipophile Hormone wirken mit Hilfe eines Hormonrezeptorenkomplexes direkt auf die DNA (z. B. Steroidhormone). 2. Hydrophile Hormone wirken durch Vermittlung eines sekundären Messengers (c-AMP) über die Aktivierung von Proteinkinasen (a) wie z. B. Insulin, Glukagon oder Peptidhormone (ACTH) oder über die Bindung an Plasmarezeptoren (b) wie z. B. die gonadotropen Hormone der Hypophyse. E = Enzym (Adenylzyklase), das ATP in ADP und cAMP spaltet; 3. Glykocalix (antigene Gruppen z. B. Blutgruppen-bestimmende Substanzen an Erythrozyten). 4. Membranrezeptoren für Transmittersubstanzen, z. B. Acetylcholin.

ma ein und setzt dort an den Ribosomen die Proteinbiosynthese in Gang. Die ribosomalen RNA-Moleküle werden in die Ribosomen eingeschlossen, enthalten keine Informationen und erfüllen aber wichtige Hilfsfunktionen bei der Proteinsynthese. Wie erwähnt, entstehen sie vornehmlich im Bereich des Nucleolus.

Die im Zellkern lokalisierten Chromosomen besitzen also prinzipiell 2 Arten von

Genen: einmal solche, die zur Herstellung von m-RNA und damit spezifischer Proteine verwendet werden, und einmal solche, die zur Herstellung von r-RNA und t-RNA dienen, die nur Hilfsfunktionen bei der Informationsübertragung ins Zytoplasma erfüllen und nicht selbst Informationen, die in eine spezifische Aminosäuresequenz übersetzt werden können, enthalten. Die Richtung dieser Prozesse geht zentrifugal vom Zellkern ins Zytoplasma. Umgekehrt (zentripetal) werden die an der Zelloberfläche mit Hilfe sog. Rezeptormoleküle aufgefaßten Informationen durch relativ unspezifische Messenger (second messenger, c-AMP etc.) auf das Stoffwechselsystem der Zelle übertragen und beeinflussen dieses sowie auch eventuell die chromosomalen Prozesse damit mehr von außen.

3 Transport- und Bewegungssysteme der Zelle – Golgi-Apparat und Zytoskelett

3.1 Golgi-Apparat

Bei allen genannten Prozessen von Zellmembraneinstülpungen und Vesikelbildungen sowie bei den intrazellulären Stoffwechselvorgängen nimmt der *Golgi-Apparat* eine zentrale Stellung ein (Abb. 19). Im Golgi-Feld liegt der zentrale Umschlagspunkt, wo sich Elemente mit Außenmembrancharakter in typische, intrazelluläre Membranen umwandeln können, was besonders bei der Bildung der Lysosomen von Bedeutung ist. Der Golgi-Apparat hat aber auch mit allen anderen Kompartimenten der Zelle, insbesondere mit dem endoplasmatischen Retikulum (ER) Verbindungen.

Charakteristisch für die Struktur des Golgi-Apparates sind die gebogenen, stapelweise aufeinanderliegenden, abgeplatteten und glattwandigen Säckchen (*Sacculi,* meist 3 bis 12), die an ihren beiden Enden häufig bläschenförmig erweitert und untereinander durch Querbrücken (Tubuli) verbunden sind (Abb. 19, 21 u. 22). Ein Membrankonvolut dieser Art (auch **Diktyosom** genannt) liegt meist in einer bestimmten Region der Zelle (Golgi-Feld), häufig in Kernnähe und bildet nicht selten mit benachbarten *Golgi-Apparaten* einen ausgedehnten Organellenkomplex (**Golgi-Komplex**). An jedem Stapel von Golgi-Membranen läßt sich eine konvexe »Außenseite« (unreifer

Pol, Cis-Seite) und eine konkave oder »Innenseite« (reifer Pol, Trans-Seite) unterscheiden (Abb. 20). Im Bereich der Außenseite zeigen die Membranen mehr die Struktur der (dünnen) ER-Membranen, auf der Innenseite dagegen mehr die der (dickeren) Zellmembran. Durch Isotopenmarkierungen ließ sich zeigen, daß innerhalb des Golgi-Apparates in der Tat eine Transformation der Membranen stattfindet, die man vielleicht als eine Art Umkehrung (außen-innen) charakterisieren kann. Außen(Cis)- und Innen(Trans)-Seite stehen mit den Membranen des ER in Verbindung und bilden daher häufig Einzelvesikel; die Mitte des Golgi-Systems besteht demgegenüber vornehmlich aus den abgeplatteten Sacculi. Nach neueren Ergebnissen muß man sich vorstellen, daß sich an der konvexen Cis-Seite ständig dünnwandige Vesikel, die aus dem ER stammen oder Transportvesikel sind, anlagern, im mittleren Bereich des Golgi-Apparates dann zu Sacculi ausdifferenzieren und schließlich in der Innenzone (Trans-Seite) zu dickwandigeren Bläschen werden, die durch ihre Verbindungen mit dem ER mit spezifischen Enzymen oder Sekreten angefüllt sind. Derartige Bläschen, deren Membranen in Struktur und Dicke der Zellmembran gleichen, sind z. B. die Lysosomen, die daher immer an der Innenseite oder den Rändern des Golgi-Apparates auftreten (Abb. 20).

Der Golgi-Apparat ist also ein Zentrum für den Membranumsatz innerhalb der Zelle und der wesentlichste Entstehungsort für die Transport- und Membranvesikel. Die Endozytose müßte zu einem Membranverlust, die Exozytose zu einem Membranüberschuß führen, würde nicht durch die im Golgi-Feld stattfindenden Membrantransformationen immer wieder neues Membranmaterial produziert, daß dann für die verschiedenen Vesikelformen und die Zellmembran zur Verfügung stünde (s. Abb. 9). Der Golgi-Apparat ist auch der Ort, wo die im ER synthetisierten Proteine kondensiert und umgebaut, z. T. auch mit Kohlenhydratseitenketten versehen, also zu Glykoproteinen werden. Auch die Glykosilierung der Lipide zu Glykolipiden erfolgt im Golgi-

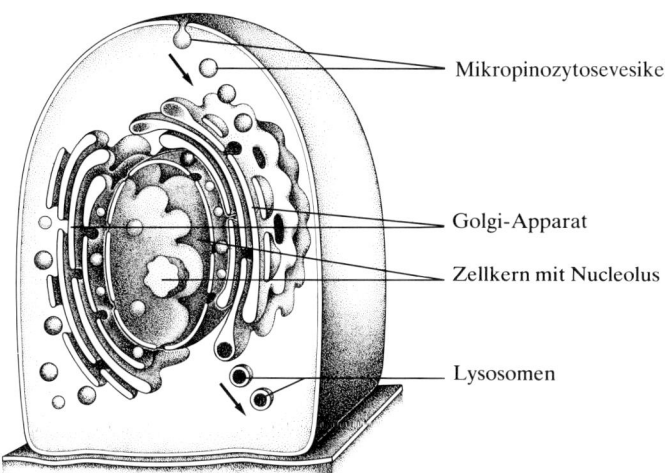

Abb. 19. Struktur des Golgi-Apparates. Rechts unten: Lysosomen, die sich aus den Golgi-Säckchen ab-schnüren. Rechts oben: Verschmelzen von Mikropinozytosevesikeln mit den Golgi-Membranen.

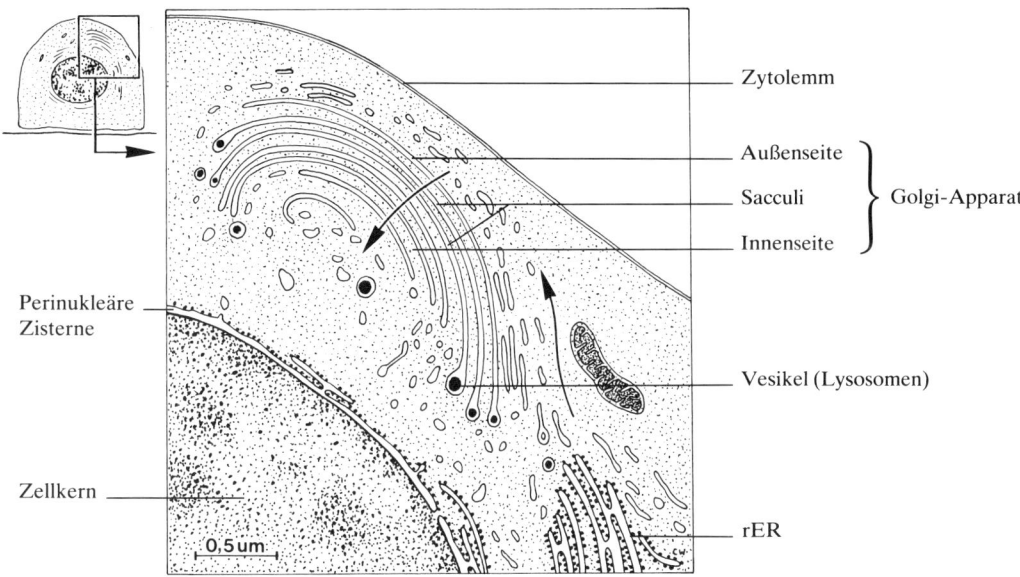

Abb. 20. Aufbau des Golgi-Apparates. Der senkrechte Pfeil deutet die Flußrichtung der Membransysteme von der Außenseite (unreifer Pol, Form- oder Cisseite) zur Innenseite (Reifungspol, Sekretions- oder Transseite), der schräge Pfeil (rechts) die Verbindungen mit dem rER an (22 500×).

Apparat. Bei der Bildung von Drüsensekreten z. B. ist das Golgi-System also nicht nur an dem Membranumsatz (Bildung, Transport und Entleerung der Sekretgranula), sondern auch am Drüsensekret selbst beteiligt.

3.2 Zytoskelett und Bewegungsvorgänge in der Zelle

Eine wichtige Rolle bei intrazellulären Trans-port- und Bewegungsvorgängen spielen nicht

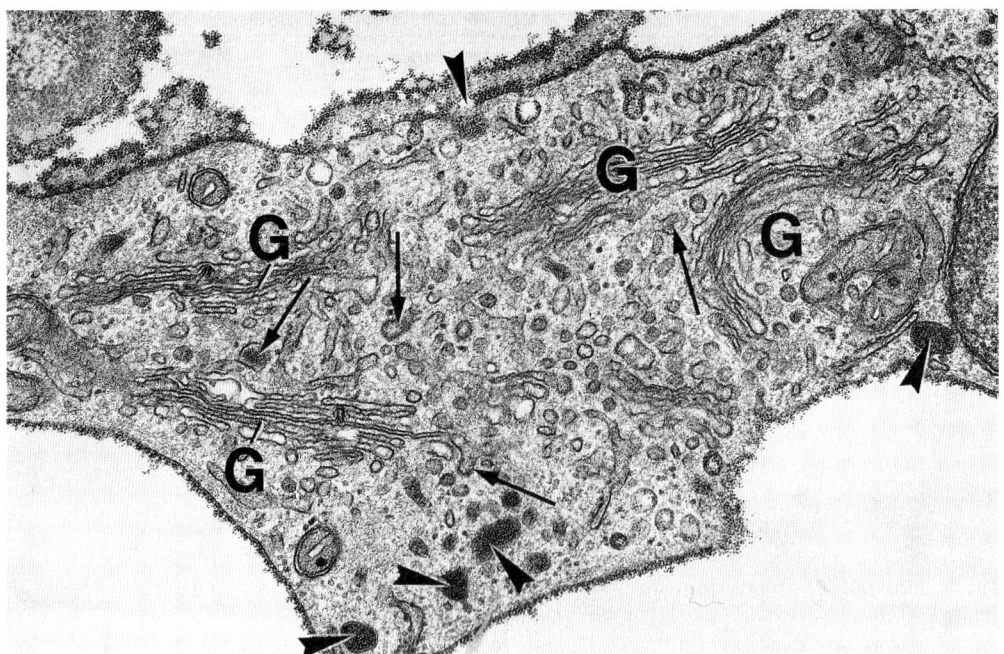

Abb. 21. E.m. Aufnahme einer Trabekelzelle aus dem Auge nach Behandlung mit kationisiertem Ferritin (3800×). Man beachte die zahlreichen Golgi-Felder (G) und die Lysosomen (Pfeile). Ferritin haftet an der Zellmembran, von der sich Ferritin-haltige Vesikel abgeschnürt haben (Pfeilköpfe).

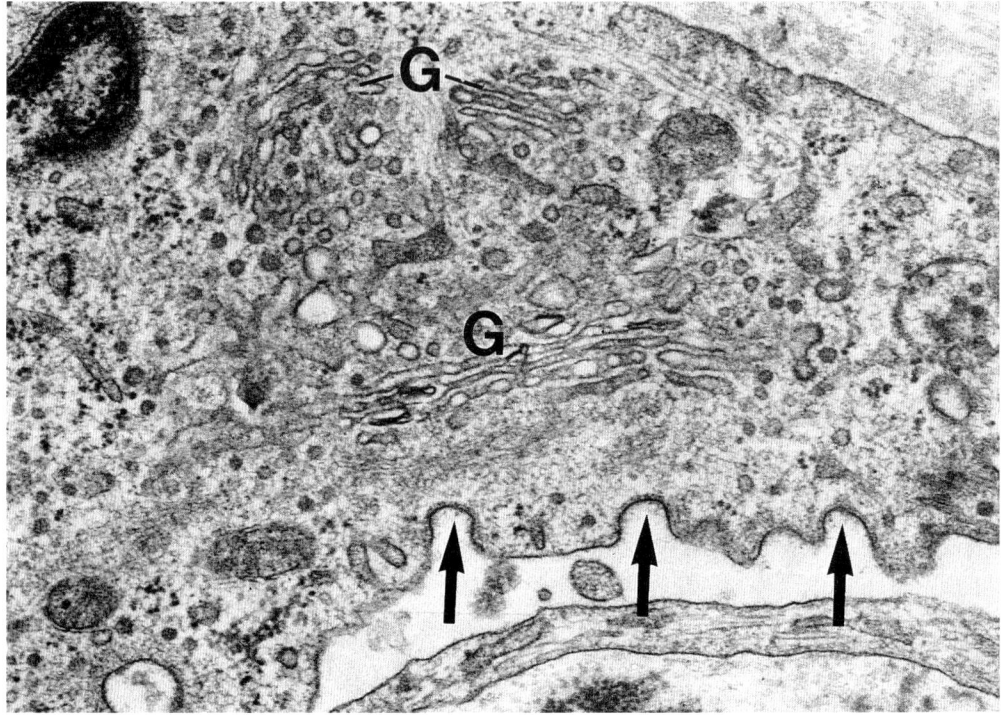

Abb. 22. E.m. Aufnahme von einer in vitro gezüchteten Trabekelzelle des menschlichen Auges (46 000×). Von der Zellmembran entwickeln sich mehrere »coated vesicles« (Pfeile). G = Golgi-Felder.

nur die Transportvesikel, sondern auch die verschiedenen Elemente des Zytoskeletts (Mikrotubuli, Mikrofilamente und Intermediärfilamente). Die **Mikrotubuli** sind kleine, röhrchenartige Gebilde, die je nach Bedarf aus einem im Zytoplasma gelösten globulärem Protein (Tubulin) gebildet und wieder aufgelöst werden können (Abb. 23). Tubulin setzt sich aus 2 Untereinheiten (Monomeren) zusammen, dem α- und β-Tubulin (MG je 50000), die eine sehr ähnliche Aminosäurensequenz aufweisen. Normalerweise besteht ein Fließgleichgewicht zwischen Aufbau und Abbau der Mikrotubuli aus den im Zytoplasma gelösten Untereinheiten. Indem sich Moleküle an dem einen Ende der Tubuli ablösen, am andern wieder anhängen (sog. Tretmühl-Mechanismus), können sich diese Filamente im Zytoplasma verlagern. Ist das eine Ende irgendwo fixiert, verlängern sich die Mikrotubuli, wie das z. B. bei der Bildung der Mitosespindel der Fall ist. Die meisten Mikrotubuli sind mit Zusatzproteinen (MAP = microtubuli associated protein) verbunden, die wahrscheinlich die Mikrotubuli-Aggregation regulieren und die Wechselwirkungen mit anderen Zellkomponenten beeinflussen. Diese und andere Proteine sind in einem in der Nähe des Zellkerns gelegenen Organisationszentrum angereichert, von dem die Mikrotubuli-Bildung ausgeht und in dem die Mikrotubuli verankert sind. Im Zentrum dieser Zone liegen zwei Zentriolen, die als das Mikrotubuli-Organisationszentrum angesehen werden.

Die **Zentriolen** (Zentralkörperchen, Zentrosomen) kommen immer in etwa der Zweizahl vor (Diplosom). Es handelt sich um zylinderförmige, relativ stabile, kleine Röhrchen von etwa 0,3 μm Länge und 0,1 μm Dicke, die in der Regel aufeinander senkrecht stehen. Jedes Zentriol besteht aus 9 Triplett-Mikrotubuli, die in gleichmäßigem Abstand angeordnet und durch Querbrücken miteinander verbunden sind (Abb. 23).

Die Zentriolen können sich durch Anlagerung von Tubulin-Molekülen verlängern und dann teilen, was z. B. bei der mitotischen Zellteilung stattfindet. Die Bildung der Mikro-

tubuli, die das Zytoskelett oder die Mitosespindel aufbauen, geht aber nicht direkt von den Zentriolen aus, sondern von der umgebenden Zone des Zytoplasmas (*perizentriolärer Bereich),* den wir oben als Organisationszentrum bezeichnet haben. Innerhalb dieses Zentrums stellen die Zentriolen jedoch eine Art »Oberorganisationszentrum« dar, von dem letztlich die Impulse zur dynamischen Strukturierung des Zytoplasmas und seiner Bewegungsvorgänge ausgeht. Bei der Zellteilung wandern die beiden Zentriolenpaare, die durch Verdoppelung entstanden sind, an die beiden Zellpole und organisieren von dort aus die aus Mikrotubuli bestehende Spindel. Da die spätere Zellteilungsebene immer senkrecht zur Spindelachse orientiert ist, wird die Migrationsrichtung und spätere Lokalisation der neugebildeten Zellen, d. h. die zelluläre Architektur des Gewebes weitgehend von den Zentriolen bestimmt. Die Zentriolen müssen also als die formbestimmenden Organellen innerhalb der Transport- und Bewegungssysteme der Zelle angesehen werden, die ihre richtungsgebenden Einflüsse (auf noch unbekannte Art) über einen ständigen Auf- und Abbau von Mikrotubuli realisieren. Zentriolen und Mikrotubuli tragen daher ganz wesentlich zur Aufrechterhaltung der Gestalt und zu den gestaltlichen Veränderungen der Zelle bei.

Aus den Zentriolen gehen aber auch stabile Strukturen hervor, wie z. B. Kinozilien, die für Bewegungsvorgänge im Umfeld der Zellen verantwortlich sind.

Die **Kinozilien** wachsen immer von einem an die Zelloberfläche gewanderten Zentriol aus, indem sich apikal Tubulinmoleküle anlagern und dadurch die Mikrotubuli peripherwärts verlängern (Abb. 23 u. 24). Dadurch erklärt sich, daß die Kinozilien immer annähernd den gleichen Feinbau aufweisen wie die Zentriolen selbst (9 Mikrotubulikomplexe in der Peripherie und 2 zentrale Tubuli, das ist das 9:2-Muster). An die peripheren Mikrotubuli lagern sich ATPase-Moleküle an, die durch Spaltung von ATP Energie freisetzen, die für die Verbiegung der Zilien benötigt wird. Die peitschenartigen, schlagenden Bewegungen der Kinozilien, z. B. beim Flimmer-epithel der Atemwege, beruhen auf einem Gleitmechanismus der Mikrotubuli, der dem Kontraktionsmechanismus der intrazellulären, kontraktilen Filamente von Muskelzellen nicht unähnlich ist. Die Koordination der Bewe-gungsrichtung aller Zilien einer Zelle geht wahrscheinlich von den Zentriolen aus, die apikal im Zytoplasma an der Wurzel der Zilien lokalisiert sind und als Basalkörperchen be-

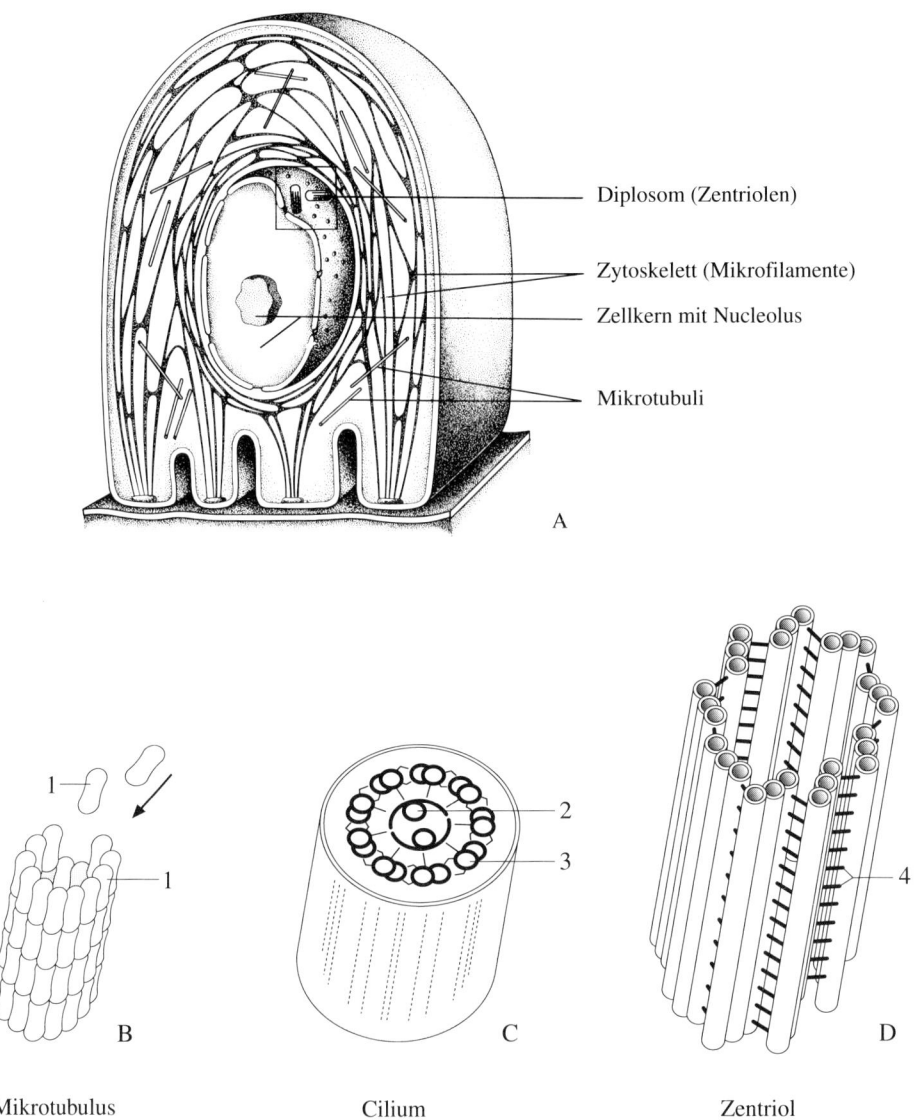

Diplosom (Zentriolen)

Zytoskelett (Mikrofilamente)

Zellkern mit Nucleolus

Mikrotubuli

A

1

1

B

Mikrotubulus

2

3

C

Cilium

4

D

Zentriol

Abb. 23. Elemente des Zytoskeletts. A = Netzwerk der Mikrofilamente (z. B. Aktinfilamente) im Zytoplasma mit lokalen Verdichtungen (Areae densae oder dense bands und dense bodies). B = Mikrotubulus. Dieser be-steht aus Tubulindimeren, die Protofilamente (1) (Ø 5 nm) bilden. 13 Protofilamente in ringförmiger An-ordnung gruppieren sich zu einem Mikrotubulussegment (Ø 24 nm). C = Cilium. Im Zentrum bilden zwei Mikrotubuli den Achsenfaden (Axonema) (2). Dieser ist von neun Mikrotubuli-Dubletten (3) umgeben, die durch Dynein-Moleküle miteinander verbunden sind (2:9 Muster). D = Zentriol. Dies besteht aus neun Mikro-tubuli-Triplets, die durch Proteinbrücken (4) untereinander verbunden sind.

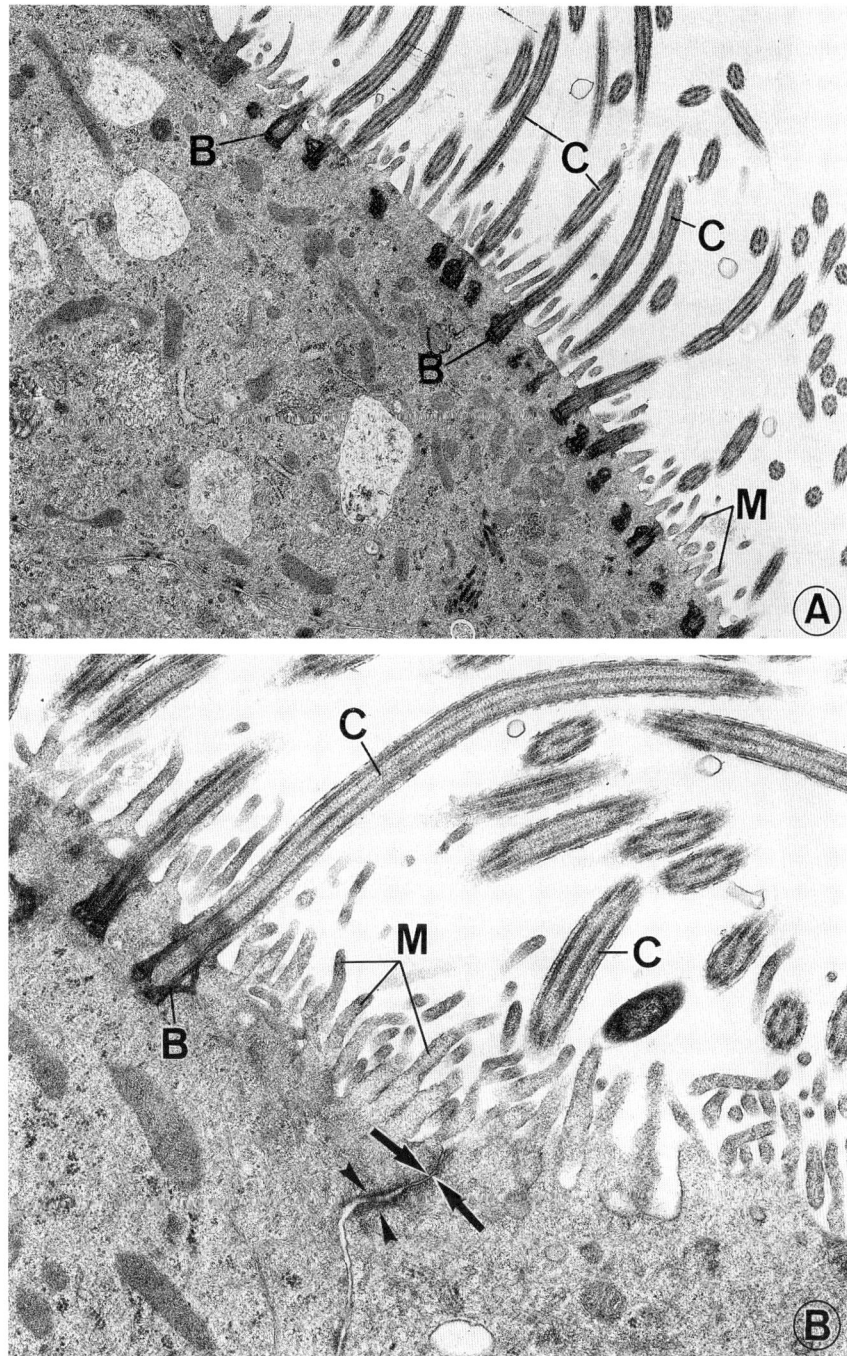

Abb. 24. E.m. Aufnahmen vom apikalen Bereich einer Flimmerepithelzelle (Respirationsepithel, Kaninchen) (A = 13 300×; B = 22 800×). Die Kinozilien (C) wurzeln in den Basalknötchen (B), dazwischen liegen kurze Mikrovilli (M). Die Interzellularspalten sind durch Zonulae occludentẹs (Pfeile) abgedichtet und durch Desmosomen (Pfeilköpfe) fixiert.

zeichnet werden *(Kinetosom).* Diese sind mit büschelartigen »*Wurzelfüßchen*« im apikalen Zytoplasma verankert. Zilien dieser Art treten auch an Sinneszellen, an epithelialen Oberflächen sowie bei den Spermien auf, meist jedoch mit funktionell bedingten Variationen ihrer Struktur.

Zellelemente für Zellstruktur, Kontraktilität und Zellbewegung. Die Zellform wird im wesentlichen durch ein feinstes, dreidimensionales **Mikrotrabekelgitter,** das mit allen anderen Elementen des Zytoskeletts in Verbindung steht, aufrechterhalten. Die Mikrotrabekel bestehen aus einer Vielzahl von Proteinen, die z. T. auch in anderen Elementen des Zytoskeletts vorkommen (Aktin, Tubulin usw.).

Ein wichtiges Stützgerüst der Zelle bilden die **Intermediärfilamente,** die sich vom Zellkern aus durch das ganze Zytoplasma erstrecken und auch mit Zellmembranverdichtungen (z. B. Desmosomen) in Verbindung stehen (Abb. 25B). Sie sind etwas dicker als die Mikrofilamente und etwas dünner als die Mikrotubuli (daher Intermediärfilamente) (Ø 8–10 nm). Sie bestehen aus Polypeptidketten, wobei drei der Ketten, die im Sinne einer α-Helix umeinandergewunden sind, einen Faden bilden. Daher sind die Intermediärfilamente sehr stabil. Man unterscheidet je nach Molekulargewicht und Proteinzusammensetzung heute fünf Klassen (z. B. Keratin, Vimentin, Desmin, nukleäres Laminin).

Für die Kontraktilität sind die **Mikrofilamente (Aktinfilamente)** sowie **Myosin** am wichtigsten. Kontraktilität ist eine allgemeine Eigenschaft des lebendigen Protoplasmas und beruht auf der Fähigkeit von Proteinaggregaten, sich zusammenzuziehen. Aber schon die einfache amöboide Zellbewegung der Protozoen setzt die Existenz spezifischer, kontraktiler Filamente voraus. Bei Amöben existiert z. B. ein feines Netz aus Aktin- und Myosinfilamenten, durch deren Zusammenwirken die Fließbewegung bei der Pseudopodienbildung und damit die Fortbewegung zustande kommt.

Aktinfilamente kommen in jeder Zelle vor und sind feine, einzelne, vernetzte oder gebündelte Fäden (Abb. 25A). Jedes Aktinfilament besteht aus zwei helikal umeinander gewundenen Einzelfäden (Ø 5–7 nm), die entweder mit Myosin assoziiert oder nicht assoziiert sein können.

Myosin ist ein Polypeptid, das aus einem stäbchenförmigen Abschnitt besteht, der an einem Ende zwei bewegliche Köpfe besitzt. Diese können mit den Aktinfäden in Verbindung treten. Meist haften mehrere der dünnen Aktinfilamente an den etwas dickeren Myosinfäden und gleiten bei der Kontraktion unter Energieverbrauch an diesen vorbei. Die Energie wird durch die enzymatische Spaltung von ATP gewonnen, wobei die Aktivität des Enzyms ATPase von der Anwesenheit und Menge der Ca^{++}-Ionen abhängig ist. Bei der amöboiden Bewegung eines Protozoons kontrahiert sich das noch unregelmäßig angeordnete Netz dieser Aktin-Myosin-Filamente in einem bestimmten Bereich (Kontraktionszone) und setzt das relativ flüssige Zytoplasma unter Druck, so daß dieses nach vorne ausweicht (Druck-Fluß-Mechanismus).

Ähnlich einfache Mechanismen existieren im Metazoenorganismus auch noch bei den amöboid beweglichen Blut- und Bindegewebszellen (Makrophagen, Leukozyten, Fibroblasten) sowie bei zahlreichen Epithelzellen, die Hohlräume mit wechselnden Ober-

Zellformen	Intermediärfilamente
Epithelzellen (Epidermis)	Zytokeratine
glatte und quergestreifte Muskulatur	Desmin
Gliazellen (Astrozyten)	saures Gliafaserprotein (GFAP)
Nervenzellen	Neurofilamente
Zellkerne	nukleäres Laminin
verschiedene Mesenchymderivate (Bindegewebszellen)	Vimentin

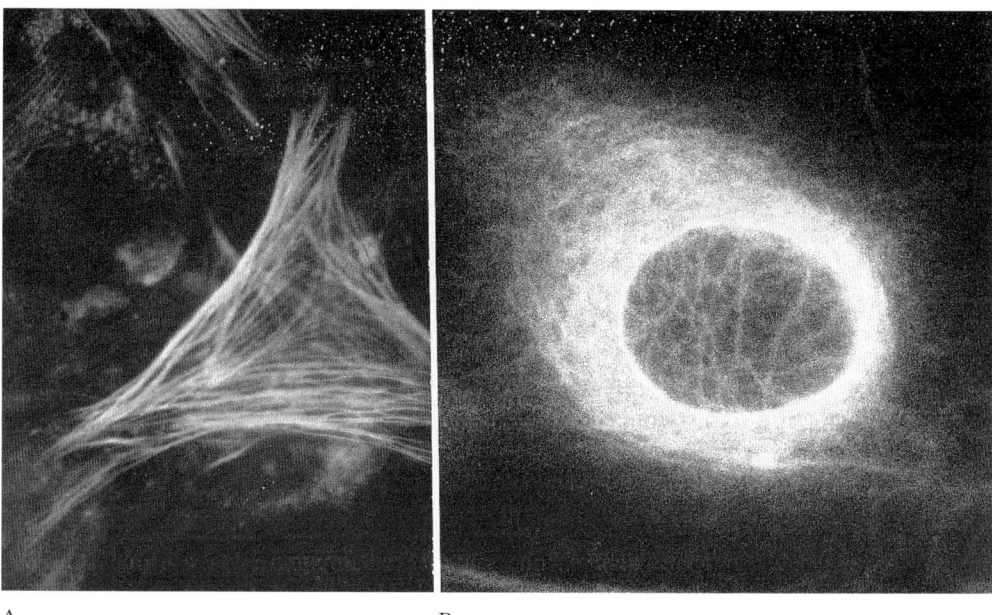

A   B

Abb. 25. Immunfluoreszenzmikroskopische Darstellung von intrazellulären Filamentsystemen durch Fluo-
rescein-gekoppelte Antikörper bei in vitro gezüchteten Zellen. A = Aktinfilamente in Trabekelzellen aus
Rinderaugen (Präparat PD. Dr. C. Flügel) (500×); B = Intermediärfilamente (Vimentin) in menschlichen
Ziliarmuskelzellen (Präparat PD. Dr. E. Tamm) (1000×).

flächen bedecken. Die Beweglichkeit vieler
pseudopodienartiger Mikrovilli beruht auf der
Differenzierung besonderer, kontraktiler Fila-
mentkomplexe. So besitzen z. B. die Epithelzellen der Dünndarmschleimhaut an ihrer
Oberfläche etwa 1 μm lange Mikrovilli, die im
Innern etwa 40 quervernetzte Aktinfilamente
enthalten. Diese sind an der Spitze der Mikrovilli jeweils an der Zellmembran verankert und
basal innerhalb der Epithelzelle durch ein
querverlaufendes Filamentgerüst (terminal
web), in dem Myosin- und Aktinfilamente vorkommen, verspannt.

   In glatten und quergestreiften Muskelzellen
sowie auch in myoepithelialen Zellen, die sich
ganz auf die Kontraktilität spezialisiert haben,
kommen schließlich höher organisierte Filamentsysteme vor, die aber immer noch auf
denselben Grundmechanismen aufbauen. Hier
sind die Aktin- und Myosinfilamente parallel
zueinander angeordnet und formieren sich zu
kontraktilen Fibrillen (**Myofibrillen**). Die

Aktinfilamente sind jetzt an periodisch auftretenden, membranartigen Strukturen innerhalb
der Myofibrillen verankert und ragen in die
Zwischenräume der parallel angeordneten
Myosinfilamente hinein. Dadurch können die
Aktinfilamente in die Zone der Myosinfilamente hineingezogen werden und die Myofibrille als Ganzes verkürzen. Dies ist dann
der am höchsten differenzierte Kontraktionsmechanismus, der damit wiederum auf einem energieverbrauchenden Gleitmechanismus spezieller Filamentsysteme beruht.

4 Funktionelle Grundgliederung der zellulären Systeme

Betrachtet man die scheinbar so komplizierte
Organisation der Zellen mit ihren vielen Organellen und Kompartimenten unter übergeordneten funktionellen Gesichtspunkten, so ergibt

sich überraschenderweise eine ähnlich funktionelle Dreigliederung, wie wir sie bereits vom Gesamtorganismus her kennen.[1]

Stoffwechselsystem und Informationssystem sind einander polare Funktionssysteme, zwischen die sich das Atmungs- und Zirkulationssystem als vermittelndes und ausgleichendes Element einschieben. Im Stoffwechselsystem des Gesamtorganismus kann man drei elementare Funktionsprozesse unterscheiden, nämlich die Stoffaufnahme, die Stoffverarbeitung und die Ausscheidungsprozesse. In ähnlicher Weise findet man auch innerhalb des Nervensystems drei Grundvorgänge, nämlich die Informationsaufnahme (Rezeptoren, afferente Systeme), die Informationsverarbeitung (zentrales NS, afferente und efferente Verschaltungen) sowie die Reizbeantwortung (efferente Systeme). Das Kreislaufsystem gliedert sich wiederum in das die Strömungen ordnende, kontraktile Herz, die zentrifugal oder zentripetal gerichteten Gefäße und das periphere Kapillarnetz, wo dann der Stoff- und Gasaustausch mit dem Gewebe erfolgt.

Da es sich hier um biologische Elementarvorgänge handelt, ist es nicht verwunderlich, daß sich in der Zelle, dem elementarsten Baustein des Körpers, diese Grundgliederung wiederfindet. Das zentrale Organell des Stoffwechselsystems der Zelle ist das endoplasmatische Retikulum. Hier erfolgt die Verarbeitung der durch Endozytose oder gerichtete Membranprozesse aufgenommenen Stoffe. Hier werden Lipide, Proteine oder spezifische Zellprodukte (Drüsensekrete usw.) synthetisiert und gegebenenfalls in bläschenförmigen Erweiterungen (Zisternen) angereichert. Die zentrale Stellung des ER geht auch daraus hervor, daß es einerseits mit dem Zellkern durch die perinukleäre Zisterne, andererseits aber auch mit allen anderen Kompartimenten der Zellen, vor allem dem Golgi-Apparat, verbun-

den ist. Für den Stoffabbau sind die *Lysosomen,* die alle wichtigen Verdauungsenzyme enthalten, verantwortlich. Da sie aber auch die in der Zelle selbst anfallenden Produkte, wie z. B. unbrauchbare Membranreste, überschüssiges Drüsensekret, zugrundegegangene Organellen usw. abbauen können, stellt die Lysosomenpopulation gewissermaßen das Exkretionssystem der Zelle dar (Tab. 2).

Das Atmungssystem der Zelle wird von den *Mitochondrien* (Chondriom) repräsentiert. Die Mitochondrien enthalten alle für die biologische Oxydation notwendigen Enzyme, die Elemente des Zitratzyklus und der Energiespeicherung in Form von ATP. Die Mitochondrien sind die eigentlichen Kraftwerke der Zelle, die den Sauerstoff veratmen und Energie in Form von ATP speichern können.

Demgegenüber können der *Golgi-Apparat,* die Transportvesikel, die Mikrotubuli und Mikrofilamente gewissermaßen als das Kreislauf- und Bewegungssystem der Zelle angesehen werden. Verschiedentlich ist der Golgi-Apparat auch als »Kommandozentrale« für den makromolekularen Verkehr innerhalb der Zelle bezeichnet worden. Fast alle Molekülarten passieren zu irgendeinem Zeitpunkt ihrer Entwicklung das Golgi-Feld. Im ER synthetisierte makromolekulare Stoffe (Lipide, Proteine) werden bei der Passage durch den Golgi-Apparat stofflich verändert, z. B. im Sinne einer Glykolysierung, Sulfatierung oder einer partiellen Proteolyse. In den »molekularen Verkehrsnetzen«, durch die die Makromoleküle in die verschiedenen Kompartimente verteilt werden, nimmt der Golgi-Apparat eine zentrale Stellung ein, worauf auch die polare Struktur mit der Cis- und Transseite hinweist. Die durch die Zelle wandernden Vesikel erreichen alle irgendwann das Golgi-Feld, wo ihre Membranen gegebenenfalls umgebaut oder verändert werden, was für die Rezirkulation der Zellmembranabschnitte und Vesikelmembranen von großer Bedeutung ist. Zusammen mit den Transportvesikeln und den Mikrotubuli existiert damit in der Zelle ein Mikrozirkulationssystem, dessen »Gefäßstraßen« sich aber ständig um- und neubilden.

---

[1] Vgl. Rohen, J. W.: Funktionelle Anatomie des Menschen. 8. Aufl. Schattauer, Stuttgart, New York 1994.

Tab. 2. Übersicht über die wichtigsten **Organellen** der drei elementaren **Funktionssysteme der Zelle**

	Funktion	**Organellen**
Stoffwechselsystem	Stoffaufnahme Digestion Stoffumsatz, Speicherung Exkretion Zellatmung Energiespeicherung	Endozytosevesikel, Phagosomen Lysosomen Endoplasmatisches Retikulum Restkörper Mitochondrien
Transport- und Verteilungssystem	Zytoskelett, zellulärer Bewegungsapparat Stofftransport Membranumsatz	Mikrofilamente, Mikrotubuli, Zentriolen Transportvesikel Golgi-Apparat
Informationssystem	Zellmembran mit Rezeptoren, Zellkern	Genom-abhängige Steuerungsvorgänge

Wird die in der Zelle angereicherte Energie für Bewegungsvorgänge (amöboide Bewegung, Zellwanderungen, Zellverformungen) eingesetzt, treten die Mikrofilamente (Aktin- und Myosinfilamente) sowie die anderen Elemente des *Zytoskeletts* in Funktion. Pseudopodien sind gewissermaßen kleine Gliedmaßen, die sich in die Umgebung vorschieben und evtl. den Zelleib als Ganzes nach sich ziehen. Kompliziertere Zellformen benötigen, um ihre Architektur aufrechtzuerhalten, eine Art von »passivem Bewegungsapparat«, der in Form von Mikrofilamenten des Zytoskeletts vorliegt (z. B. Epidermiszellen, Nervenzellen).

Als Informationssystem der Zelle kann man sich die Gesamtheit der für die Kompartimentierung verantwortlichen Membransysteme und die mit der DNA und RNA zusammenhängenden Strukturen vorstellen. Die *Zellmembran* mit ihren vielfach verschiedenen Rezeptormolekülen stellt dabei die nach außen gewandte Kontaktfläche mit der Zellumgebung dar, den Sinnesorganen des Nervensystems vergleichbar. In den Chromosomen des *Zellkerns* sind die DNA-Moleküle, die Träger der genetischen Information, untergebracht. Erreicht die Zelle, etwa durch ein Hormon, einen übergeordneten Steuerungsimpuls, so verarbeitet der Zellkern entsprechend der in ihm gespeicherten Information diesen Reiz und beantwortet ihn gegebenenfalls mit einer Stimulation der Stoffsynthese im Zytoplasma, wobei die m-RNA und t-RNA als »efferente Informationsträger« fungieren. Hier gilt, wie auch im Nervensystem des Gesamtorganismus, daß der Informationsaustausch, wo immer wir ihn auch antreffen, nur Regelungs- und Steuerungsaufgaben erfüllt und sich damit lediglich bestimmter Zeichen und Signale bedient, daß er aber niemals direkt etwas mit den Stoffprozessen selbst zu tun hat. Das Informationssystem schafft lediglich die Ordnungsstrukturen (Information ist ja eigentlich gleich Ordnung), in denen dann die Stoffprozesse ablaufen können. Dies ist im Kleinen nicht anders als im Großen. Die zeitliche Ordnung durch Regelung der »molekularen Verkehrsströme« besorgen dann die zwischen Informations- und Stoffwechselsystem eingeschalteten Organellen des Transport- und Verteilungssystems, d. h. der Golgi-Komplex, die Transportvesikel, die Mikrotubuli und Zentriolen. Damit spiegelt die Zelle bis in ihre kleinsten Strukturelemente hinein, wenn auch in äußerst reduzierter Form, schließlich doch die dreigliedrige Struktur des Gesamtorganismus wider.

5 Wachstum und Regeneration

Die Struktur der Zellen, aber auch die der Gewebe und Organe, ist nichts Statisches. Vielmehr werden die Zellen innerhalb ihrer Funktionssysteme – wie Markierungsversuche gezeigt haben – in regelmäßigen, erstaunlich kurzen Zeitabständen ausgetauscht. Alte Zellen sterben ab und neue treten an ihre Stelle. Diese Zellerneuerung *(zelluläre Regeneration)* ist ein allgemeines, biologisches Phänomen von grundlegender Bedeutung. In manchen Organen, wie z. B. in der Darmschleimhaut beträgt die Lebensdauer einer einzelnen Epithelzelle nicht mehr als 36–48 Stunden; in anderen Systemen ist sie meist länger. Hautepithelzellen leben z. B. durchschnittlich 26–33 Tage, Uterusepithelzellen 5–6 Tage. Die Uterusschleimhaut wird alle 28 Tage abgestoßen und regeneriert.

Die Zellen befinden sich also in einem ständigen Umsatz, nirgends herrscht Ruhe, sondern ein ständiger, lebendiger Fluß. Das gilt auch für die Organe mit Zellkonstanz, d. h. für diejenigen Organe, deren Zellen sich postnatal nicht mehr teilen können, wie z. B. für die Nervenzellen oder die Skelettmuskelfasern. Hier findet zwar keine Erneuerung ganzer Zellen statt, dennoch werden aber die Inhalte dieser Zellen, d. h. die die Zellen aufbauenden Substanzen ständig erneuert. Diese sog. *intrazelluläre Erneuerung* ist ebenfalls ein äußerst dynamischer und rasch ablaufender Vorgang. Die Halbwertszeiten für Proteine, die für die Strukturerhaltung der Zellen benötigt werden, liegen z. B. bei Nervenzellen des Mäusegehirns bei 2–9 Tagen, bei menschlichen Skelettmuskelfasern bei 13–33 Tagen und beim Herzmuskel von Affen bei 8–18 Tagen.

Man sieht also, daß sich der gesamte Organismus in einem ständigen Umbau befindet. Von Intensität und Umfang dieses Umbaus macht man sich normalerweise keine rechten Vorstellungen. Es wäre vergleichsweise so, wie wenn man bei einem Haus ununterbrochen die Bausteine aus den Mauern entfernen und durch neue ersetzen würde. Äußerlich bliebe das Haus das Gleiche, aber die stoffliche Zusammensetzung würde ständig erneuert. Der Organismus kompensiert die natürlichen Abbau- und Alterungsvorgänge mit Hilfe dieser zellulären und intrazellulären Regenerationsvorgänge. Diese stellen damit eine kontinuierliche »innere Verjüngung« dar. Würden nur diese Prozesse vorhanden sein, würde der Organismus praktisch nie altern. Aus bisher nicht geklärten Gründen bleiben aber bei diesen Erneuerungsprozessen immer Reste zurück, die nicht wieder in den »Kreislauf des Lebens« zurückfinden und als »Stoffwechselschlacken« liegenbleiben. Im Erwachsenenalter halten sich Aufbau- und Abbauprozesse die Waage (Abb. 26). Im höheren Alter können aber die Erneuerungsvorgänge die Abbauprozesse nicht mehr voll kompensieren, so daß immer mehr Organellen und Zellen absterben. In besonders beanspruchten Zellen (z. B. Herzmuskelzellen) treten Restkörper in Form von Pigmenten als sog. Alterspigment (Lipofuszin) auf. Auch werden im Alter die Stoffumsätze langsamer. Im Kindesalter überwiegen noch die Aufbauvorgänge, woraus sich differenzierte Zellvermehrungen und damit Wachstum ergibt. Das bedeutet jedoch nicht, daß es während des Wachstums keine Abbauvorgänge gibt. Im Gegenteil, während der embryonalen und postnatalen Entwicklung spielt der Zelltod für die Ausgestaltung und Differenzierung der Organe eine große Rolle, weil erst dadurch die gestaltlichen Veränderungen innerhalb der Organsysteme erreicht werden können; ähnlich wie der Bildhauer bei seiner Plastik immer wieder Substanz wegnehmen muß, um die Form auszugestalten. Nur dominieren während der Entwicklung und in der Jugend die Aufbauprozesse so stark und laufen so rasch ab, daß man die gleichzeitig stattfindenden, lokalisierten Degenerationsvorgänge nicht bemerkt.

Wachstum bedeutet also nur das Überwiegen derjenigen Lebensprozesse, die zur Neubildung von zellulären und extrazellulären Elementen führen, womit immer auch eine Differenzierung des neugebildeten Gewebes und dessen Eingliederung in die hierarchische Ordnung des Organismus verbunden ist. Bleibt

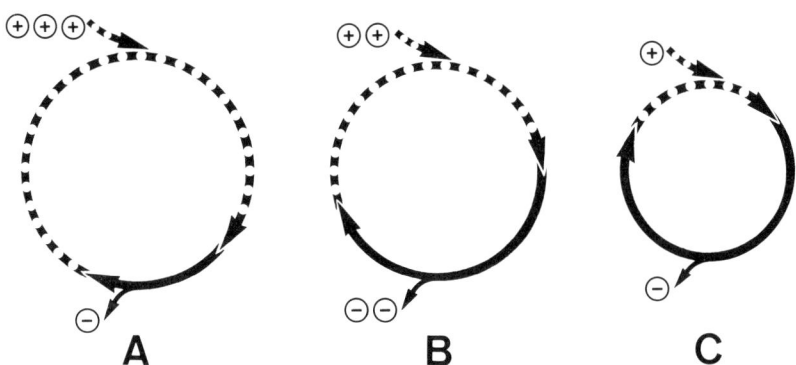

Abb. 26. Schema zur Darstellung der systematischen Verknüpfung von Aufbauprozessen (+) (punktierte Linien) und Abbauprozessen (−) (ausgezogene Linien), A im kindlichen, B im erwachsenen und C im alternden Organismus. Durch die Größe der Kreise soll die unterschiedliche Umsatzgeschwindigkeit zum Ausdruck kommen.

diese Differenzierung aus, d. h. entartet das Wachstum, entstehen Tumoren oder Mißbildungen. Regeneration bedeutet demgegenüber Ersatz zerstörten oder verlorengegangenen Gewebes an einzelnen Stellen, wobei der Grad der Differenzierung des Regenerates durchaus verschieden sein kann.

Das Zellwachstum setzt sich aus 3 Elementarprozessen zusammen: 1. der Zellteilung, durch die eine Vermehrung der für die Gewebsbildung notwendigen Zellen zustandekommt; 2. der Zellbewegung, durch die die neugebildeten Zellen an ihren späteren Wirkungsort gelangen und 3. der *Zelldifferenzierung,* die letztlich die Voraussetzung für die Aufnahme der spezifischen Funktionen darstellt. Besonders klar ist diese Stufenfolge an der Darmschleimhaut erkennbar, da hier die genannten 3 Prozesse räumlich und zeitlich voneinander getrennt ablaufen (Abb. 27). Am Dünndarm bildet die Schleimhaut zur Vergrößerung ihrer luminalen Oberfläche fingerförmige Ausstülpungen (Zotten) sowie drüsenartige Einsenkungen *(Krypten).* Am Boden der Krypten zeigen die Zellen einen lebhaften Umsatz, so daß hier immer zahlreiche *Zellteilungen* zu finden sind. Interessanterweise bleibt immer eine der beiden durch Teilung entstandenen Zellen am Boden der Krypten liegen und differenziert sich nicht weiter,

während sich die andere Zelle im Kryptenepithel nach aufwärts verschiebt, im Laufe von 1–2 Tagen die Zottenspitze erreicht *(Zellbewegung)* und dabei zunehmend ausdifferenziert *(Zelldifferenzierung),* um schließlich an der Zottenspitze abgestoßen zu werden (Zelltod). Die nicht in den Zellfluß übergehende Zelle (Stammzelle) stellt das Wachstumspotential für weitere Zellteilungen dar, die also *bivalente* oder *differenzielle Teilungen* sind und daher nie zu einer exponentiellen Zellvermehrung führen können. Exponentielle Zellvermehrungen gibt es nur beim Tumorwachstum. Fast überall im Organismus finden bivalente Zellteilungen statt, so daß immer ein »Zellpool« existiert, von dem aus Regenerations- und Erneuerungsprozesse starten können.

5.1 Generationszyklus (Zellzyklus)

Die Zellregeneration läuft immer nach einem gleichen Grundschema ab, dessen Einzelelemente jedoch variieren können (Abb. 28). In den Krypten der Darmschleimhaut finden sich zahlreiche Stammzellen, die nach relativ kurzer Zeit erneut wieder in ein Teilungsgeschehen eintreten. Der Pool ständig proliferierender Zellen ist also relativ groß. In anderen Organen ist dieser Pool kleiner oder fehlt ganz,

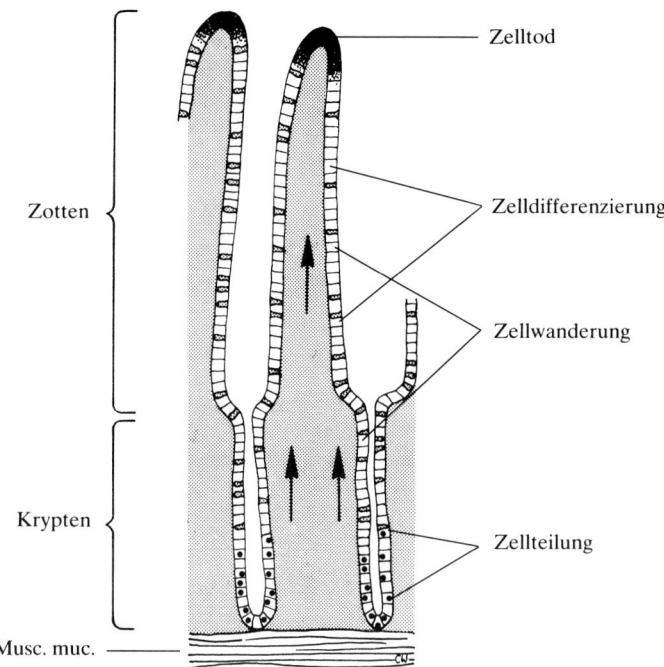

Zotten

Krypten

Musc. muc.

Zelltod

Zelldifferenzierung

Zellwanderung

Zellteilung

Abb. 27. Elementarprozesse bei der Regeneration eines Gewebes am Beispiel der Darmschleimhaut. Musc. muc. = Lamina muscularis mucosae. Die am Boden der Krypten neugebildeten Zellen wandern zur Zottenspitze (Pfeile), wo sie dann absterben.

wie z. B. bei den Nervenzellen. Die nicht proliferationsaktiven Zellen befinden sich in der sog. G_0-Phase, aus der sie nur durch besondere Reize wieder herausgeholt und in den normalen Zellzyklus eingeschleust werden können (Abb. 29). Dieser Zyklus beginnt damit, daß die Stammzelle sich vergrößert (G_1-Phase) (G steht für Gap = Zwischenraum, Spalt), ihre spezifischen Zelleistungen einstellt, dann durch Synthese von DNA und den zugehörigen Proteinen ihre Chromosomen verdoppelt (S- oder Synthesephase) und schließlich über eine Zwischenphase (G_2), in der sich vor allem die Teilung der Zentriolen und die Anreicherung von Energieträgern abspielt, in die eigentliche Zellteilung (Mitose- oder M-Phase) übergeht (Abb. 28). Für diesen Zell- oder Generationszyklus benötigt die Zelle von der S-Phase bis zur Beendigung der Mitose etwa 12–14 Std. Die Zeitdauer der G_1-Phase ist variabel. Wie Untersuchungen an der Leber gezeigt haben (Abb. 29), verlängert sich im

Alter vor allem die S-Phase, so daß der Zellzyklus langsamer wird. Gleichzeitig nimmt in diesem Organ auch die Zahl derjenigen Zellen zu, die nicht mehr in den Generationszyklus eintreten (sog. »non-growth-fraction«), also aus dem Zyklus herausfallen. Entfernt man jedoch einen Teil der Leber (bis zu $^3/_4$ des Organs können bei der Ratte entfernt werden und wieder regenerieren!), so beschleunigt sich anfangs der Zellzyklus wieder, die S-Phase wird kürzer und die Mitosen folgen rascher aufeinander. Später stellt sich jedoch die altersgerechte (längere) Generationszeit wieder ein. Erstaunlicherweise werden aber dabei die Zellen der »non-growth-fraction«, d. h. die bereits aus dem Zellzyklus herausgefallenen Zellen, wieder neu in den Generations-Zylus eingeschleust, so daß sich der Proliferationspool wieder vergrößert und die normalerweise nicht mehr proliferierende Zellgruppe (ngf) zahlenmäßig verkleinert (Abb. 29). In gewisser Hinsicht bedeutet das eine echte »Ver-

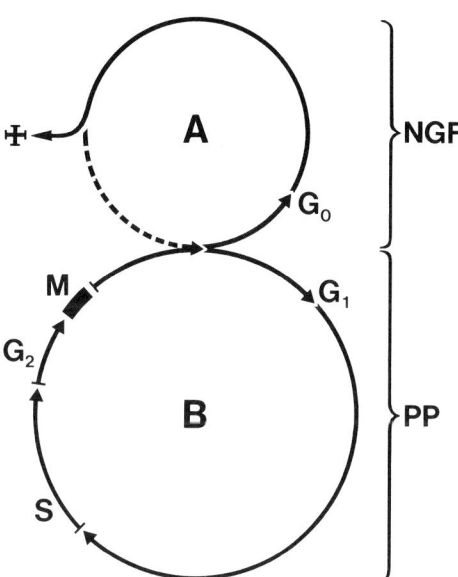

Abb. 28. Schema des Generationszyklus (Zellzyklus). Proliferierende Zellen (pp = proliferating pool) treten nach einer variierenden Zeitspanne in die Synthese- und G_2-Phase ein, um sich dann mitotisch zu teilen (M). Aus diesem Zyklus (B) scheren aber immer auch Zellen aus (G_0), die ihre Proliferationsfähigkeit verlieren (NGF = Non-growth-fraction), später entweder absterben oder – allerdings oft erst nach massiven Reizen (z. B. Gewebsverluste, Teilhepatektomie) – erneut wieder von A in B, d. h. in den Generationszyklus übertreten.

jüngung« des Organs, die durch wiederholte Teilresektionen sogar noch gesteigert werden kann. Allerdings ist die regenerative Kapazität der Leber außergewöhnlich hoch. Die meisten anderen großen Organe (Nieren, Herz, Gehirn) befinden sich nach Abschluß des Körperwachstums im Zustand einer postmitotischen Zellkonstanz, so daß nach Teilzerstörungen (z. B. nach Infarkten) keine Regeneration der Parenchymzellen mehr erfolgt.

5.2 Zellteilung und Zelldifferenzierung

Man kann Zellen daran hindern, in einen Mitosezyklus einzutreten, wenn man ihre Proteinsynthese blockiert. Offensichtlich werden vor der Zellteilung bestimmte Proteine gebildet, die für die Mitose notwendig sind. Normalerweise nimmt die Zellmasse vor einer Teilung etwa um das Doppelte zu, wofür rund 20 Std. benötigt werden. Die Zelle tritt erst dann in die Synthese-, G_2- und M-Phase des Generationszyklus ein, wenn genügend Bausteine für diese Phasen vorhanden sind.

Mitose (indirekte Zellteilung). Mitose im engeren Sinne ist nur die Kernteilung. Die Zellteilung als Ganzes wird als *Zytokinese* bezeichnet. Mit der G_2-Phase endet die Zwischenphase zwischen 2 Zellteilungen *(Interphase)*. Die anschließende **Prophase**, mit der die Mitose beginnt, ist vor allem dadurch charakterisiert, daß die Chromosomen sich stark spiralisieren und kondensieren *(Spirem)*. Die Chromosomen, die sich in der vorangegangenen S-Phase repliziert haben, bestehen jetzt jeweils aus 2 Schwesterchromatiden, die an einer charakteristischen Stelle durch ein *Centromer* verbunden sind. Gleichzeitig mit der Chromosomenkondensation lösen sich der Nucleolus und das Zytoskelett auf. Die bei der Auflösung der zytoplasmatischen Mikrotubuli freiwerdenden Tubulinmoleküle werden vermutlich dazu benutzt, später den Spindelapparat aufzubauen. Die Mitosespindel entsteht zunächst in der Nähe des Zellkerns aus Fasern, die aus Mikrotubuli und Mikrotubuli-assoziierten Proteinen aufgebaut sind *(Polfasern)*. Sie richten sich strahlenartig auf die beiden Zentriolenpaare aus, die als die eigentlichen

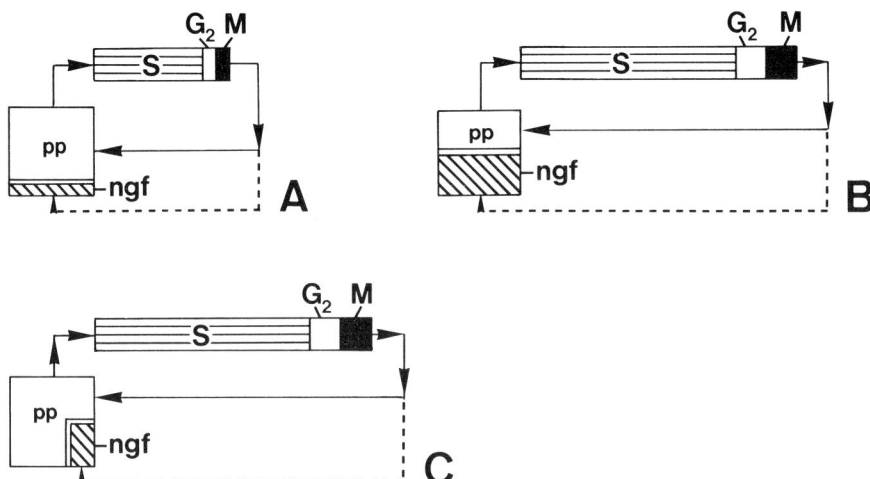

Abb. 29. Schema des Generationszyklus von Leberzellen bei jungen (A) und alten (B) Ratten. Im Alter verlängert sich vor allem die S-Phase und der Proliferationspool (pp) wird kleiner. Nach Stimulation der Zellregeneration, z. B. durch eine Teilhepatektomie (C), vergrößert sich der Pool wieder und die Non-growth-fraction (ngf) wird kleiner (nach Stöcker).

Mitosezentren anzusehen sind. Gegen Ende der Prophase (Abb. 30–32) werden die Bündel polarer Mikrotubuli, die l. m. als Polfasern erscheinen, immer länger und schieben dadurch die beiden Mitosezentren an der Kernoberfläche entlang auseinander, so daß schließlich eine bipolare Mitosespindel entstanden ist (Abb. 30).

Mit der relativ plötzlichen Auflösung der Kernmembran beginnt die **Prometaphase.** Jetzt können sich die Polfasern der Mitosespindel bis in den Kernbereich verlängern und mit den Chromosomen in Kontakt kommen. Im Bereich der Centromeren sind inzwischen durch eine weitere Gruppe von Mikrotubuli die sog. *Kinetochorfasern* entstanden, die mit den Polfasern in Wechselwirkung treten. Durch die Interaktionen von Pol- und Kinetochorfasern bekommen die vorerst noch unregelmäßig herumliegenden Chromosomen eine Orientierung relativ zur Spindelachse, so daß die Kinetochorfasern jeweils in Richtung der Mitosezentren zeigen und die Chromosomen in der Ebene senkrecht zur Spindelachse

zu liegen kommen (spätere Metaphasenplatte). Die Prometaphase, die etwa 10–20 Min. dauert, ist eine Zeit hektischer Aktivität, in der die Spindelfasern die Chromosomen gewissermaßen »einzufangen« und in der Metaphasenplatte anzuordnen versuchen.

In der jetzt folgenden **Metaphase** ordnen sich nun die Chromosomen so an, daß alle Zentromeren in einer Ebene (Äquatorialebene) liegen. Mit großer Wahrscheinlichkeit sind es die Kinetochorfasern, die die Chromosomen in der Mitte zwischen den beiden Spindelpolen festhalten und dafür sorgen, daß ihre Längsachse im rechten Winkel zur Spindelachse zu liegen kommt. Die Anordnung der Chromosomen in der Äquatorialplatte der Mitosespindel dauert relativ lange (etwa 1 Std.).

Plötzlich (wie auf ein Signal) beginnt dann die **Anaphase,** indem sich die beiden entgegengerichteten Kinetochorfaserpaare trennen und ihre zugehörigen Chromatiden zu den Polen hinziehen. Dabei verkürzen sich die Kinetochorfasern, während gleichzeitig die Polfasern der Spindel länger werden und

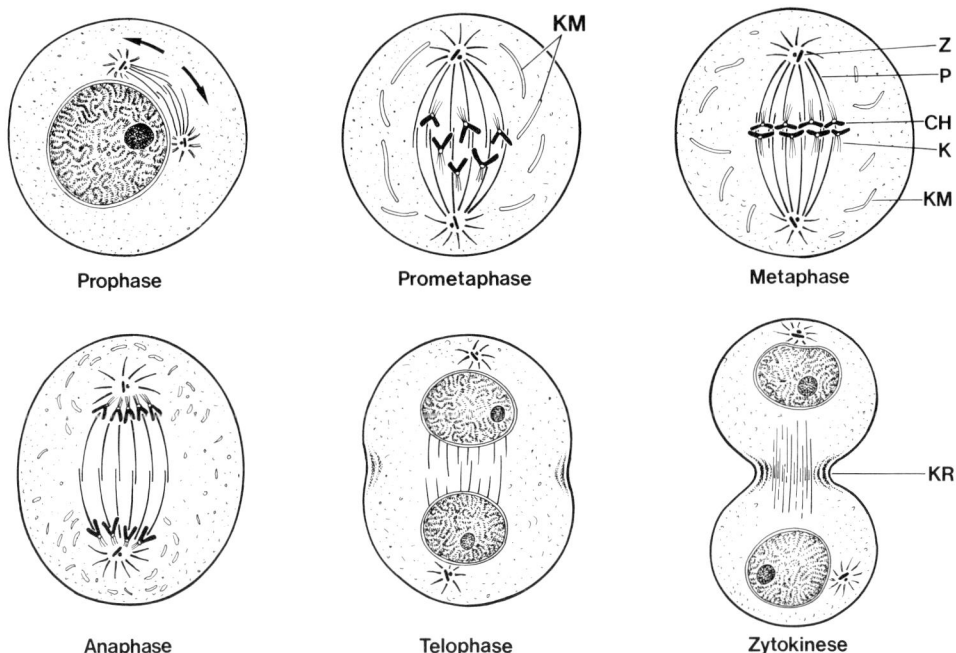

Abb. 30. Schema der sechs Mitosephasen. Ch = Chromosomenpaare; P = Polfasern; K = Kinetochorfasern; KM = Kernmembranreste; KR = Kontraktiler Ring; Z = Zentriolen.

dadurch die Pole auseinanderdrücken. Man nimmt an, daß bei diesen Bewegungsvorgängen ein ähnlicher Gleitmechanismus eine Rolle spielt wie bei den Kinozilien. Die Anaphase dauert nur wenige Minuten. In der Schlußphase der Zellteilung **(Telophase)** konstituiert sich der Zellkern neu. Sobald die Tochterchromatiden die Spindelpole erreicht haben, verschwinden die Kinetochorfasern. Die Kernmembran-Bruchstücke ordnen sich wieder um die Chromosomen herum zu einem vollständigen Karyolemm an. Anschließend setzt sofort die RNA-Synthese und damit die Neubildung des Nucleolus ein. Gleichzeitig beginnt die Entspiralisierung der Chromosomen, so daß wieder die für den Interphasenkern typische Kernstruktur auftritt.

Zytokinese. An die Mitose schließt sich unmittelbar die Zellteilung an. Die Zellmembran wird in der Mitte zwischen den beiden Tochterkernen rechtwinklig zur Spindelachse nach innen gezogen (Furchung). Die Teilungsfurche wird durch die Kontraktion eines hauptsächlich aus Aktinfilamenten bestehenden Ringes bewirkt, der sich wie ein Gürtel *(kontraktiler Ring)* in der Mitte der Zelle an die Innenseite der Zellmembran anlagert und schon in der frühen Anaphase entwickelt ist. Nach der Zellteilung löst sich der kontraktile Ring wieder auf. Durch die Zytokinese hat sich die Zelloberfläche beträchtlich vergrößert, da ja aus einer Zelle zwei entstanden sind. Daher steigt vor der Zellteilung die Membransynthese stark an.

Nach der Teilung **(Postmitose)** setzt die Neubildung spezifischer Zellstrukturen (Membraneinfaltungen, ER usw.), d. h. die Zelldifferenzierung und Wiederaufnahme der spezifischen Zellfunktionen ein. Die neugebildete Zelle muß sich dann auch in das hierarchische Gefüge übergeordneter Systeme eingliedern, was meist durch eine Zellbewegung zum Ort der spezifischen Zelleistung geschieht. Damit schließt sich an die Zellteilung immer auch eine Neuordnung der Zellokalisation an, die von der Struktur und den funktionellen Gegebenheiten, d. h. den übergeordneten Systemen, abhängig ist. Die Dauer der Phase, in der die neu ins Gewebe eingeordnete Zelle ihre spezifische Funktion ausübt *(Interphase)* ist sehr variabel und hängt vom System als Ganzem ab. Demgegenüber können die Zellteilungsphasen (S-M-Phasen) mehr als zelleigene, zeitlich relativ konstante, fast automatisch ablaufende Prozesse angesehen werden. Erst nach dem Einbau der Zelle in den Gewebsverband und nach Erreichen ihrer spezifischen Lokalisation setzt die »ortsgerechte« Funktion der Zelle wieder ein.

Mitose-Index. Die Dynamik des Zellumsatzes in einem Gewebe läßt sich durch den Mitose-Index quantifizieren. Dabei wird die Anzahl der Mitosen bezogen auf die Anzahl der Zellen des Gewebes bestimmt.

5.3 Sonderformen der Mitose und funktionelle Anpassungen

Kernteilung und Zytoplasmateilung sind zwar normalerweise gekoppelt, stellen aber weitgehend unabhängige Prozesse dar. Daher muß nicht zwangsläufig auf eine Kernteilung auch eine Zellteilung folgen. Stoffwechselmäßig hochaktive Zellen verdoppeln oder vervielfachen sogar ihr chromosomales Material ohne eine regelrechte Kern- und Zellteilung durchzuführen. Man spricht dann von **Endomitosen.** Dabei kann es zur Ausbildung sichtbarer Chromosomen, auch zur Spiralisierung kommen. Meist sind jedoch diese Vorgänge l. m. nicht erkennbar. So besitzen z. B. viele Leberzellen solche durch Endomitose entstandenen, vergrößerten (tetraploide oder polyploide) Zellkerne. Die kontinuierlichen Erfordernisse

des Stoffwechsels lassen den Zellen gewissermaßen »keine Zeit«, eine vollständige Mitose mit nachfolgender Zellteilung durchzuführen.

Amitose. Die Zelle kann aber auch, ohne ihren Arbeitsrhythmus zu unterbrechen, durch eine *Amitose* (direkte Zellteilung) eine Zellvermehrung erreichen (Abb. 33). Dabei handelt es sich um eine Kernteilung ohne Auflösung der Kernmembran und ohne daß Chromosomen sichtbar werden. Der amitotischen Kernteilung geht immer eine Vermehrung des chromosomalen Materials, d. h. eine S-Phase, voraus. Findet nur eine Kernteilung, nicht aber eine Zellteilung statt, entstehen Riesenzellen mit mehreren Kernen, die man als *Plasmodien* bezeichnet, z. B. Osteoklasten und Chondroklasten (Abb. 33). Diese Zellen haben eine hohe Stoffwechselaktivität und repräsentieren gewissermaßen auf engem Raum konzentrierte »Zellverbände«.

Zellen, bei denen es nur darauf ankommt, möglichst rasch und viel Zytoplasma und Zellorganellen zu produzieren, wie das z. B. bei den Knochenmarksriesenzellen (Megakaryozyten) der Fall ist, vermehren ihr Kernmaterial durch Endomitose, lassen es aber nicht zu (amitotischen) Kernteilungen kommen. Dadurch entstehen polyploide Riesenzellen mit unregelmäßig gelappten riesigen Zellkernen und einem organellenreichen, ebenfalls riesigen Zelleib, von dem sich, z. B. bei den Megakaryozyten kontinuierlich einzelne Kompartimente als Thrombozyten abschnüren.

Wenn nicht so sehr erhöhte Stoffwechselleistungen wie bei den endomitotisch vergrößerten Leberzellkernen im Vordergrund stehen, sondern bestimmte strukturelle Zellleistungen, wie bei den quergestreiften Muskelfasern, entwickeln sich Zellverbände, die durch Verschmelzen mehrerer, mitotisch entstandener Einzelzellen entstehen. Hier sind die im Zyto-

Abb. 31. A–C. E.m. Aufnahme von einem Lymphozyten im Beginn der Prophase (A = 20 800×), (B u. C = 30 000×). In der Nachbarschaft der beiden Zentriolen (C), die immer senkrecht aufeinanderstehen, also entweder längs- oder quergetroffen sind, entstehen Bündel von Mikrotubuli (Mi), die späteren Polfasern. N = Chromosomenmaterial des Kerns; M = Mitochondrien.

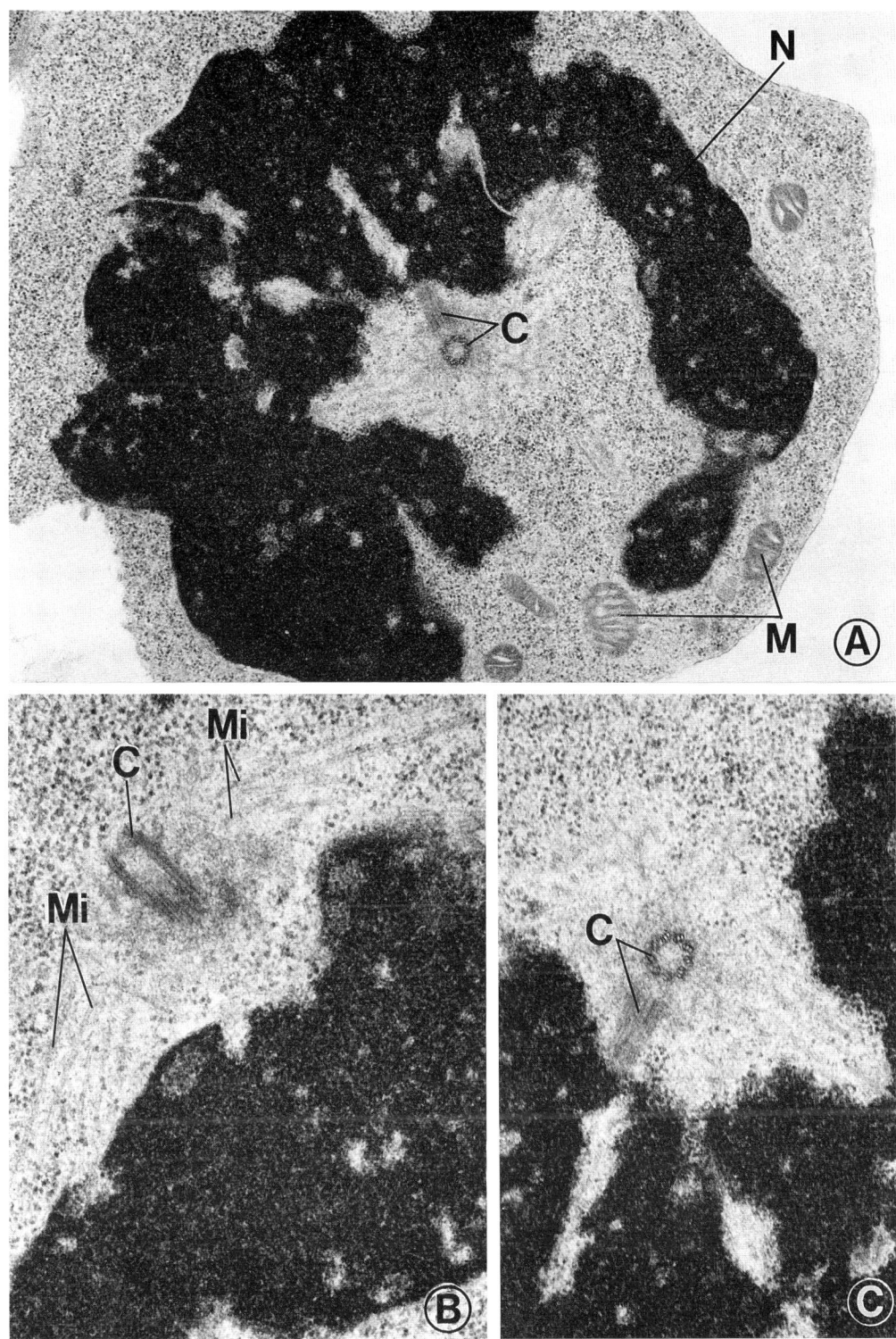

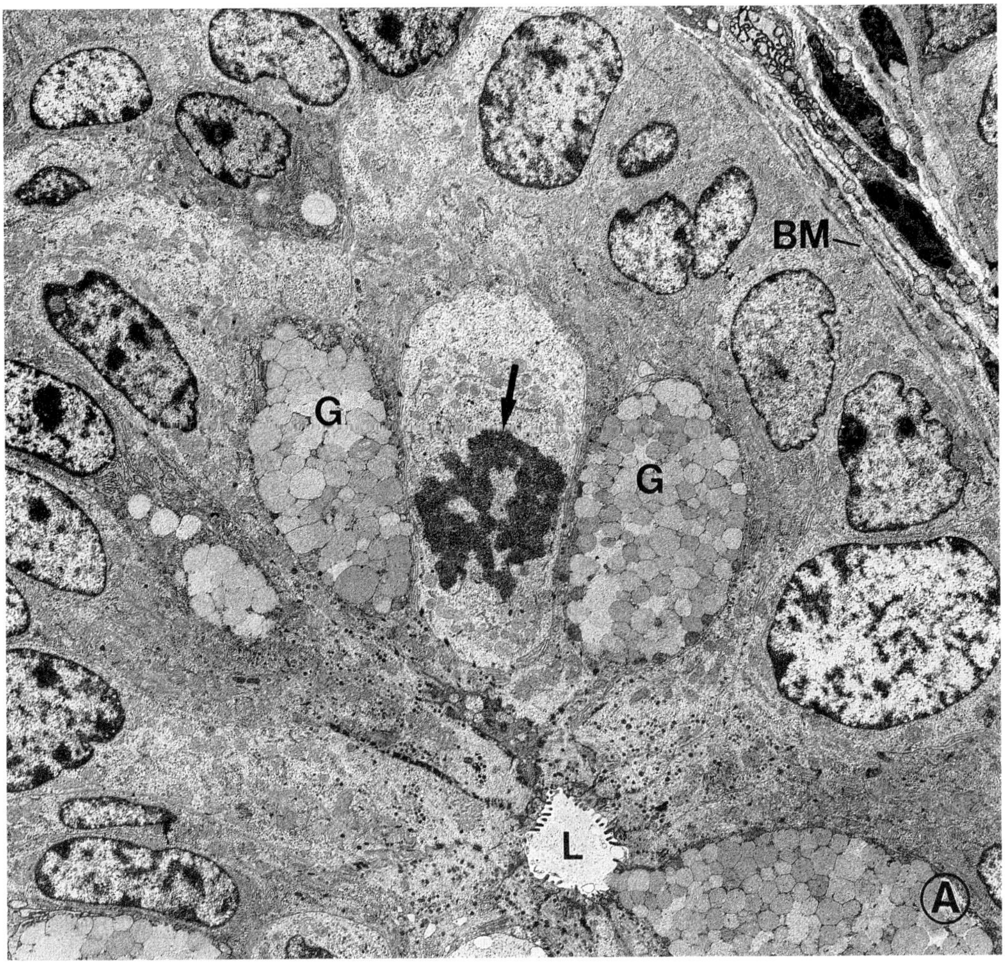

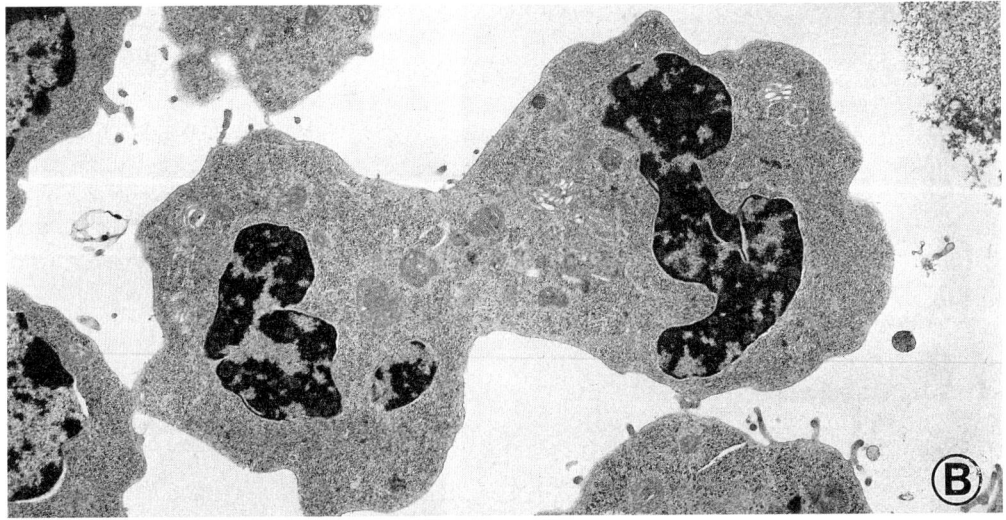

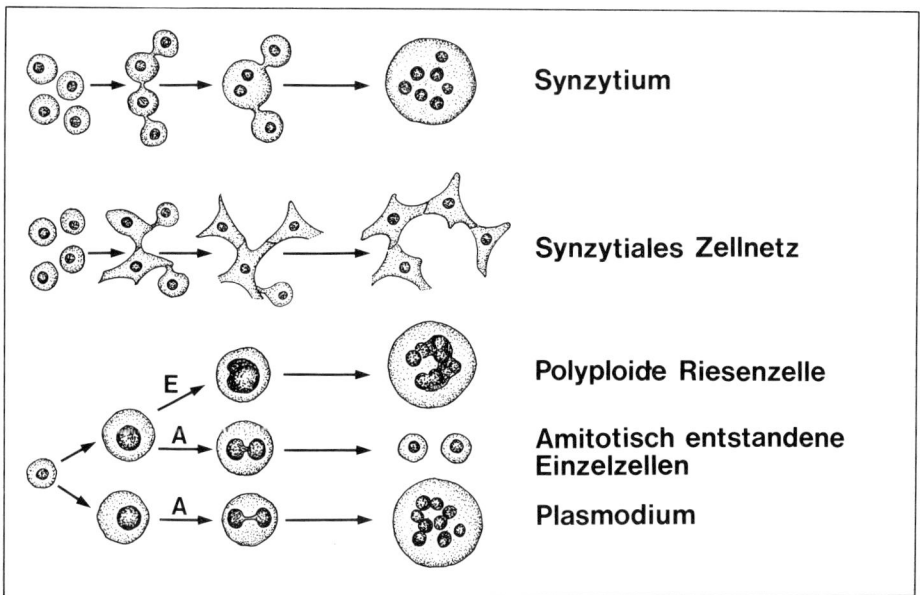

Synzytium

Synzytiales Zellnetz

Polyploide Riesenzelle

Amitotisch entstandene
Einzelzellen

Plasmodium

Abb. 33. Sonderformen der Zellvermehrung. Beide oberen Reihen: durch Zellverschmelzung (oben) oder Zell-
verbindungen (darunter) entstehen Synzytien. Untere drei Reihen: durch Endomitosen (E) oder Amitosen (A)
entstehen Kernvergrößerungen, die entweder zur Bildung von polyploiden Riesenzellen oder von Plasmodien
führen. Endomitotisch vergrößerte Kerne können sich auch durch Amitose (A) teilen und dadurch wieder
Einzelzellen bilden.

plasma auftretenden Strukturen (z. B. die kontraktilen Fibrillen) die Hauptsache. Solche,
durch Verschmelzen von Zellen entstandene
»Zellverbände« oder Riesenzellen nennt man
Synzytien. Von den synzytialen Riesenzellen
sind die funktionellen Synzytien abzugrenzen,
bei denen Einzelzellen durch Zellfortsätze miteinander in Verbindung treten, zwischen denen
Nexus existieren, so daß ein einheitlicher Funk-
tionsverband entsteht wie z. B. bei der Herzmuskulatur oder dem retikulären Bindegewebe
(synzytiales Zellnetz) (Abb. 33).

Meiosen. Nur die Reifung und Differenzierung der Geschlechtszellen fällt aus diesen
Zusammenhängen heraus. Hier geht es nicht
um spezielle Funktionsprozesse innerhalb des
Organismus, sondern um die Vorbereitung des
Fortpflanzgeschehens, d. h. um die Erhaltung
der Art.

Damit sich nicht durch die Verschmelzung
der Geschlechtszellen von Generationen zu Generationen der Chromosomensatz verdoppelt,
müssen die Gameten vor der Befruchtung ein
Stadium durchlaufen, in dem der diploide Chro-

◀ Abb. 32. A u. B. E. m. Aufnahmen von mitotisch sich teilenden Zellen. A = Querschnitt durch eine Krypte des
Dickdarms (2300×). Zwischen 2 Becherzellen (G) liegt eine Epithelzelle im Stadium der Prophase; BM =
Basallamina; L = Lumen der Krypte; B = Lymphozyt im Stadium der Teilung (Telophase, Zytokinese)
(8200×).

mosomensatz haploid, d. h. das genetische Material, auf die Hälfte reduziert wird. Beim Menschen finden unmittelbar vor der Ausreifung der Geschlechtszellen zu befruchtungsfähigen Spermatozyten bzw. Oozyten kurz hintereinander 2 Zellteilungen statt, von denen die erste als Reduktionsteilung, die zweite als Äquationsteilung zu bezeichnen ist. Zu Beginn dieser beiden Reifeteilungen verdoppelt sich zunächst der diploide Chromosomensatz wie vor jeder Mitose durch einen Replikationsprozeß, so daß dann jeweils 4 Chromosomen vorhanden sind. Diese lagern sich dann eng aneinander (Chromosomenpaarung) und bilden dadurch *Tetraden.* Diese Tetradenbildung ist für das ganze Geschehen von zentraler Bedeutung, da nämlich in diesem Stadium die 4 Chromosomen besonders eng zusammenliegen und häufig verkleben, so daß ein Faktorentausch und damit eine Neu- oder Umverteilung des genetischen Materials möglich wird (Crossing-over; Stückaustausch usw.).

Bei den anschließenden beiden Reifeteilungen werden zuerst die homologen Chromosomen, d. h. väterliche und mütterliche Chromosomen, getrennt (Reduktionsteilung) und dann die einzelnen replizierten, »neuen« Chromosomen wie bei einer Äquationsteilung auseinandergezogen, so daß dann die Gameten nur noch einen haploiden Chromosomensatz besitzen. Die Meiosen sind also atypische Zellteilungen, die nicht der Regeneration eines körpereigenen Gewebes, sondern der Weiterentwicklung der Stammeslinie dienen. Die Zellen isolieren sich aus dem Gewebsverband des Organismus und müssen durch Hilfszellen am Leben erhalten werden. Hier geht der Funktionsprozeß über den Einzelorganismus hinaus und führt zu Spezialdifferenzierungen, die erst bei den Fortpflanzungsorganen genauer beschrieben werden sollen.

Zelltod. In nahezu jedem Gewebe sterben regelmäßig Zellen ab und werden durch neue ersetzt. Absterbende Zellen erkennt man an der Verdichtung des Zellkerns **(Pyknose)** sowie an der Schwellung und Vakuolisierung des Zytoplasmas **(Nekrose).** Nach Rupturierung der Zellmembran entlädt sich der Zell-

inhalt ins Zwischengewebe und ruft hier unter Umständen Entzündungserscheinungen hervor.

Eine ganz andere Form des Zelltodes ist die **Apoptose.** Hier ist das Absterben der Zelle vorprogrammiert. Zellkern und Zytoplasma verdichten sich und werden von Makrophagen ohne Rest phagozytiert. Dieses »sang- und klanglose« Verschwinden der Zellen spielt bei embryologischen Formbildungsprozessen (z. B. beim Nervensystem) sowie beim Tumorwachstum eine große Rolle. Die Ursachen für den apoptotischen Zelltod sind noch nicht geklärt.

Klinische Hinweise. Normalerweise befinden sich die Volumina von Zellkern und Zytoplasma in einer konstanten Relation zueinander *(Kern-Plasma-Relation).* Die Zelle ist dadurch an die örtlichen funktionellen Erfordernisse gut angepaßt. Die durch einseitige Verschiebungen dieses Gleichgewichts zustandekommenden Sonderformen der Zellen (Plasmodien, Synzytien, Riesenzellen usw.) haben wir besprochen. Aber auch schon die normale Zelle kann sich wechselnden funktionellen Verhältnissen anpassen, wobei die Kern-Plasma-Relation reversibel in gewissen Grenzen verschoben wird. Eine bekannte Erscheinung ist die Vergrößerung der Skelettmuskulatur bei einem Muskeltraining. Dabei vergrößern sich die Muskelfasern, die Zahl der kontraktilen Fibrillen (Myofibrillen) nimmt zu, nicht jedoch die der Zellelemente selbst **(Hypertrophie).** Umgekehrt kann sich durch Nichtgebrauch die Muskulatur verkleinern **(Inaktivitätsatrophie),** wobei zunächst die Zahl der Muskelfasern unverändert bleibt. Gehen jedoch bei einer Atrophie auch Zellen zugrunde, spricht man von einer **numerischen Atrophie.** Ständig erhöhte Anforderungen an ein Gewebe können jedoch auch zu einer echten Zellvermehrung führen **(Hyperplasie),** bei der normalerweise die Struktur der neugebildeten Zellen gleichbleibt. Es kommt jedoch auch vor, daß die erhöhte proliferative Aktivität gewissermaßen »umschlägt« und dann zur Entwicklung andersartiger Zellen führt, was man als **Metaplasie** bezeichnet. Metaplastische Zellumwandlungen sind häufig Vorstufen tumoröser Entartungen. Meist entstehen durch Metaplasie aus höher differenzierten Zellen einfacher strukturierte Zellen *(indirekte Metaplasie),* wie z. B. im Atemtrakt bei chronischen Entzündungen oder bei Rauchern stellenweise aus dem hochdifferenzierten Respirationsepithel ein einfaches, mehrschichtiges Plattenepithel hervorgehen kann. Normalerweise kommen im Organismus metaplastische Zellumwandlungen nur selten vor. Sie stehen meist im Dienste der Stoffspeicherung, wie z. B. bei der Umwandlung von Retikulumzellen in Fettzellen *(direkte Metaplasie).* Wenn die Fettzellen ihre Fetttropfen ausgeschleust haben, werden sie wieder zu Retikulumzellen. Hier liegt also ein reversibler Prozeß vor. Vielfach gehen aber auch die metaplastischen Umwandlungsvorgänge in pathologische Prozesse über.

6 Zusammenfassung

Zellen bilden immer mit ihrer Umgebung (Grundsubstanz, Fasern) spezifische funktionelle Einheiten. Jede Zelle enthält eine Reihe von Organellen, ohne die sie ihre Funktionen nicht erfüllen kann. Sie grenzt sich durch eine Zellmembran von der Umgebung ab, nimmt andererseits aber durch membranständige Rezeptormoleküle und Ionenkanäle Verbindungen mit der Umgebung auf.

Zellmembran (Zytolemm, Plasmalemm) – Dicke 7,5–10 nm. Dreischichtenbau durch eine äußere (B-Seite) und innere Lamelle (A-Seite) sowie eine Mittelschicht (erscheinen im EM als »Doppelmembran«). Aufbau aus Phospholipiden, die einen bimolekularen Film

bilden, und eingelagerten Proteinen (Ekto- und Endoproteine sowie integrale, die Membran ganz durchsetzende Proteine), die Enzyme, Transportproteine oder Rezeptorproteine darstellen. Die Polysaccharidseitenketten der Glykolipide und Glykoproteine bilden die Glykocalix an der Membranoberfläche – wichtig für Zellerkennung (Antigenwirkung) und Zellkontakte (Übergang in Basallaminae und Zellhaften).

Zellorganellen

Mitochondrien (durchschn. Länge 2–5 μm, Dicke 0,5 μm) besitzen eine lipidreiche Außenmembran und eine zur Oberflächenvergrößerung gefaltete Innenmembran mit Elementarpartikeln. Mitochondrien-Typen: 1. Crista-Typ mit blattartig gefalteten Innenmembranen (Cristae mitochondriales); 2. Tubulus-Typ mit röhrenförmigen Tubuli mitochondriales, die stellenweise säckchenartige Erweiterungen bilden können (Sacculusform).

Mitochondrien sind geordnete Multienzymsysteme für die Prozesse der biologischen Oxidation und der Energiegewinnung (Zitronensäurezyklus und Atmungskette). Energie wird in Form von ATP gespeichert. Mitochondrien besitzen ein eigenes genetisches System in Form einer mitochondrialen DNA, m- und t-RNA.

Endoplasmatisches Retikulum *(ER)* – intrazelluläres Membransystem für Stoffwechselprozesse. Beim rauhen (granulären) ER sind die ER-Membranen außen mit Ribosomen besetzt (Ø 15-20 nm). **Ribosomen** bestehen aus 2 Untereinheiten, enthalten zu 40% Ribonukleinsäuren und dienen der Proteinsynthese. Man unterscheidet Polyribosomen (Polysomen) – freie, in Gruppen zusammenliegende Ribosomen – und membrangebundene Ribosomen am ER. Das glatte (agranuläre) ER hat keine Ribosomen. Es besteht aus Tubuli oder Bläschen und dient der Steroid- oder Glykogensynthese. Es hat auch Speicherfunktionen.

Golgi-Apparat (Diktyosom) – besteht aus Stapeln glattwandiger Membranen (Sacculi), die im Golgi-Feld dicht zusammenliegen. Die konvexe (äußere), unreife oder Cis-Seite nimmt Bläschen u. a. vom ER auf (Aufnahme-Seite), die konkave (innere), reife oder Trans-Seite gibt differenzierte Bläschen (z. B. Lysosomen) ab. Funktion: Verknüpfung von Proteinen mit Kohlenhydraten zu Glykoproteinen oder Proteoglykanen, Sulfatierung von Glykoproteinen, Glykolisierung von Lipiden zu Glykolipiden, »Umstülpung« von Membranen innerhalb des »Recycling«-Systems der verschiedenen Membranelemente der Zelle, Bildung von Lysosomen.

Lysosomen – membranumschlossene Vesikel (Ø 0,2–0,5 μm) mit hydrolytischen Enzymen für katabole Stoffwechselvorgänge. Primäre Lysosomen sind enzymatisch inaktiv, sekundäre Lysosomen enthalten abzubauendes Material und aktive Enzyme. Autophagosomen verdauen körpereigene Elemente

Tab. 3. Übersicht über die **Phasen der Zellteilung** (Generationszyklus)

Phasen	Strukturveränderungen	Funktionelle Veränderungen	Zeitdauer
G_1	Zellvergrößerung	Synthese spez. Proteine	variabel ($\sim$20 Std.)
S	Reduktion spez. Zellorganellen	DNS-Synthese, Chromosomenverdoppelung	8–10 Std.
G_2	Teilung der Zentriolenpaare Anreicherung von Energieträgern	Vorbereitung der Mitose, Proteinsynthese	1–2 Std.
1. Prophase (Spirem)	Kondensation in den Chromosomen Bildung der Mitosespindel, Auflösung d. Nucleolus	Auflösung zytoplasm. Mikrotubuli Aufhören spez. Zellfunktionen	$^1/_2$–1 Std.
2. Prometaphase	Auflösung der Kernmembran Bildung von Kinetochorfasern Verlagerung der Chromosomen in der Zellmitte	»Einfangen« und ordnen der Chromosomen durch die Polfasern Kontakte mit Kinetochorfasern	10–20 Min.
3. Metaphase (Monaster)	Gruppierung der Chromosomen in der Metaphasenplatte, Kinetochore zeigen polwärts	Ordnung und Fixation der Chromosomen im Zentrum der Spindel	1 Std.
4. Anaphase (Diaster)	Chromatiden verlagern sich an die Pole	Kinetochorfasern verkürzen sich Polfasern verlängern sich	wenige Minuten
5. Telophase (Dispirem)	Entspiralisierung der Chromosomen Neubildung von Kern und Nucleolus	RNS-Synthese Rekonstruktion der Kernmembran	10–20 Min.
6. Zytokinese	Auftreten der Teilungsfurche und des kontraktilen Ringes, Mittelkörper	Zellmembransynthese; Kontraktion der Actin-Myosinfilamentbündel	mehrere Stunden
Restitutionsphase	Zelldifferenzierung, Neubildung spezieller Zellstrukturen	Neueinsetzen der speziellen Zellleistungen	

(auch Zellorganellen), Heterophagosomen von außen aufgenommenes Material. Residualkörper enthalten nicht abbaubares Material (z. B. Lipofuszingranula).

Zytoskelett – besteht aus verschiedenen Faserelementen: 1. Mikrotubuli (Ø 14 nm), lange, starre Röhrchen aus globulären Proteinen (Tubulin), die Zilien, Zentriolen und Spindelfasern bilden können; 2. Mikrofilamente, dünne Fäden (Ø 5–7 nm), meist in Form von Aktinfilamenten, die mit Myosin zusammen kontraktile Myofibrillen bilden können; 3. Intermediärfilamente (Ø 8–10 nm) als mechanisches Stützgerät für viele Zellen spezifisch, z. B. Neurofilamente (Nervenzellen), Vimentin (Retikulumzellen). Desmin (Muskelzellen); 4. Mikrotrabekelgitter, ein feines dreidimensionales Netz, das mit allen anderen Elementen das Zytoskelett in Verbindung steht.

Zellkern – ist von einer porenhaltigen Kernmembran (Nukleolemm) umgeben, die eigentlich aus 2 Membranen mit dem dazwischenliegenden perinukleären Raum besteht. Der Kern beherbergt die Chromosomen, die aus DNA und Proteinen (Histonen) bestehen und entweder stark spiralisiert (Heterochromatin) oder entspiralisiert (Euchromatin) sein können. Sex-Chromatin (drum stick) nur in weiblichen Zellen – eines der beiden X-Chromosomen, das stark aufgeknäuelt bleibt.

Kernkörperchen (Nucleolus) enthält reichlich ribosomale RNA – Ausdruck der Proteinsyntheseaktivität einer Zelle.

Generationszyklus – gliedert sich in die Interphase (Funktionsstadium zwischen 2 Zellteilungen) und die Mitosephase mit anschließender Zytokinese. Die Interphase umfaßt die G_1-Phase (Vorbereitungsphase), die S-Phase (DNA-Synthese, Chromosomenverdoppelung) und die G_2-Phase (RNA- und Proteinsynthese, Zentriolenteilung). Die Mitose besteht aus 6 Abschnitten (vgl. Tab. 3) und mündet in die Zytokinese und Zelldifferenzierung ein. Amitose = Zellteilung ohne Auflösung der Kernmembran und Chromosomenteilung. Endomitose = eine mitotische Zellteilung nach der Chromosomenverdoppelung (S-Phase) unterbleibt – Ausbildung polyploider Riesenzellen mit großen Kernen und zahlreichen Nucleoli (z. B. Megakaryozyten des Knochenmarkes).

Funktionelle Histologie

Innerhalb des Organismus sind die Zellen zu Zellverbänden zusammengeschlossen, in denen bestimmte Funktionen vorherrschen. Zellgruppen mit gleicher Funktion nennt man *Gewebe*. Organe bestehen immer aus mehreren Geweben mit unterschiedlicher Funktion. Die Gewebelehre *(Histologie)* befaßt sich mit dem Aufbau der Gewebe. Gliedert sich eine Zelle aus dem Funktionszusammenhang aus, wird sie zur Tumorzelle, die um so bösartiger wächst, je undifferenzierter sie ist, d. h. je mehr sie den Zusammenhang mit dem jeweiligen funktionellen System verloren hat. Die funktionelle Grundgliederung der verschiedenen Gewebsformationen läßt sich schon in der Embryonalentwicklung erkennen. Als erstes grenzt sich der in Bildung begriffene Organismus gegen seine Umwelt durch geschlossene Zellverbände ab, nämlich durch Ektoderm und Entoderm. Aus dem Ektoderm gehen die äußere Körperbedeckung (Haut) und das Nervensystem hervor, d. h. Organe, die dem Informationsaustausch dienen. Das Entoderm bildet die Anlage des Darmkanals und des Respirationstraktes. Es grenzt damit die nach innen verlagerte Umwelt (Darmlumen, Luftraum des Atemtraktes) gegen die Innenwelt des Organismus ab. Geschlossene Zellverbände, die innere oder äußere Oberflächen bedecken, nennt man *Epithelien*. Epithelien stellen aber keineswegs nur passive Grenzschichten dar, sondern vermitteln auch den Stoffaustausch zwischen Außen- und Innenwelt, wie z. B. im Bereich des Darmrohres oder des Atemtraktes. Ein Spezialfall einer epithelialen Struktur stellt das Nervensystem dar, das sich aus der Epithelbedeckung des Embryos (Ektoderm) entwickelt, später aber nicht den Stoffaustausch, sondern den Austausch von *Informationen* vermittelt.

Durch die epithelialen Abgrenzungen können sich nun zwischen den Epithelschichten Gewebe entwickeln, die die eigentliche Körpersubstanz repräsentieren und in der Embryonalentwicklung aus dem mittleren Keimblatt (Mesoderm) hervorgehen. Das Mesoderm liefert das embryonale Bindegewebe *(Mesenchym),* aus dem sich die meisten der die Körpermasse ausmachenden Stützgewebe (Knochen, Knorpel, Bindegewebe) und die Muskulatur differenzieren. Die Derivate des Mesenchyms spielen für die Stoffwechselvorgänge des Körpers eine wichtige Rolle, da sie im Gegensatz zu den membranähnlichen Epithelien keine Grenzflächen mehr bilden, sondern einen mit Substanzen und Fasern ausgefüllten Interzellularraum *(Interstitium)* entwickeln, in dem sich nun alle Stoffumsätze abspielen. In die Grundsubstanz, die die Interzellularräume ausfüllt, lagern sich Fasern verschiedener Art (z. B. Kollagenfasern des Bindegewebes) oder auch Kalksalze (Knochen) ein. Die Stoffwechselvorgänge im Interstitium würden jedoch bald zum Erliegen kommen, wenn nicht durch eine dritte, elementare Gewebsgruppe, nämlich das Blut und das zum Gefäßsystem gehörende Endothelgewebe, eine Zirkulation der Stoffe innerhalb des Körpers, d. h. ein Austausch von Substanzen zwischen den verschiedenen Kompartimenten und Gewebsgruppen ermöglicht würde und damit das innere Milieu konstant erhalten werden könnte.

Charakteristischerweise kann das Endothel, das die Innenauskleidung der Gefäße bildet, sowohl in geschlossener (epithelartiger) Form als auch in netzförmig verzweigter, d. h. »bindegewebsähnlicher« Gestalt auftreten. Als Endothel der Gefäßwand, als Mesothel bei der Auskleidung von Körperhöhlen und als Re-

Tab. 4. Vergleichende Übersicht über die drei **Hauptfunktionssysteme des menschlichen Organismus** in der zytologischen und histologischen Dimension.

Hauptfunktionssysteme des Organismus	Zytologische Dimension (Zelle)	Histologische Dimension (Gewebe)	Gewebe mit Organcharakter
Informationssystem	Zellmembran mit Rezeptoren, Zellkern	Epithelgewebe, Drüsengewebe	Nervengewebe
Atmungs- und Transportsystem	Mitchondrien, Vesikel, Golgi-Apparat, Mikrotubuli	Endothel, Mesothel	Blut, Gefäße
Stoffwechselsystem	Zytoplasma, ER, Lysosomen, Zytoskelett	Mesenchymderivate (Bindegewebe, Fettgewebe, Knorpel, Knochen, Muskulatur)	Lymphatisches Gewebe

tothel (retikuläres Endothel) in der Wandung offener Gefäßstrecken innerhalb verschiedener Organe (Milz, Leber) bestimmt dieses Gewebe den Stoffaustausch zwischen den verschiedenen Kompartimenten des Organismus. Im Blut, das als ein verflüssigtes Gewebe angesehen werden kann, zirkulieren verschiedene Zellformen, die auch das Gefäßsystem verlassen können, wie umgekehrt vom Interstitium aus Substanzen und Zellen ins Gefäßsystem übertreten und dann ausgeschieden oder woanders hintransportiert werden können. Das Blutgefäßsystem hat also eine harmonisierende Mittlerrolle zwischen den beiden großen, elementaren Gewebsformationen, den epithelialen, oberflächenbedeckenden und informationenvermittelnden Geweben einerseits (Epithelien, Nervengewebe) und den Binde-, Stütz- und Muskelgeweben andererseits, die vornehmlich Stoffwechselfunktionen erfüllen.

1 Epithelgewebe

Epitheliale Zellverbände sind geschlossene Zellverbände ohne interstitielles Bindegewebe, die entweder innere oder äußere Körperoberflächen bedecken. Sie sitzen auf einer dünnen, l. m. homogen erscheinenden Basalmembran, die den Stoffaustausch mit dem angrenzenden, gefäßhaltigen Bindegewebe (Stroma) vermittelt und als mechanische Verankerung dient. Jede Epithelformation stellt damit eine Grenzschicht dar, die nach zwei Seiten hin (polar) orientiert ist, einmal nach außen oder zum Lumen hin, zum anderen nach innen oder zum Stroma hin. Aus dieser doppelten Beziehung lassen sich zwanglos die drei Hauptgruppen von Epithelien ableiten (Abb. 34): 1. Epithelien, die einen Übertritt von Substanzen von außen nach innen zulassen, d. h. durchlässig sind oder über Transportmechanismen verfügen, durch die ein Stofftransport in basaler oder apikaler Richtung erfolgen kann (Resorptionsepithelien), und Epithelien, die ihrerseits Stoffe (Sekrete) produzieren und nach außen (exokrin) oder nach innen (endokrin) abgeben *(Drüsenepithelien)*. Beide Gruppen können unter dem Oberbegriff der Resorptions- und Sekretionsepithelien zusammengefaßt werden; 2. Epithelien, die innerhalb des Organismus körperfremde oder körpereigene Elemente (z. B. Staubpartikel, Drüsensekrete) transportieren *(transportierende Epithelien, Gangepithelien)*. 3. Epithelien, die den Organismus gegenüber Innen- oder Umwelt abgrenzen und ein Ein-

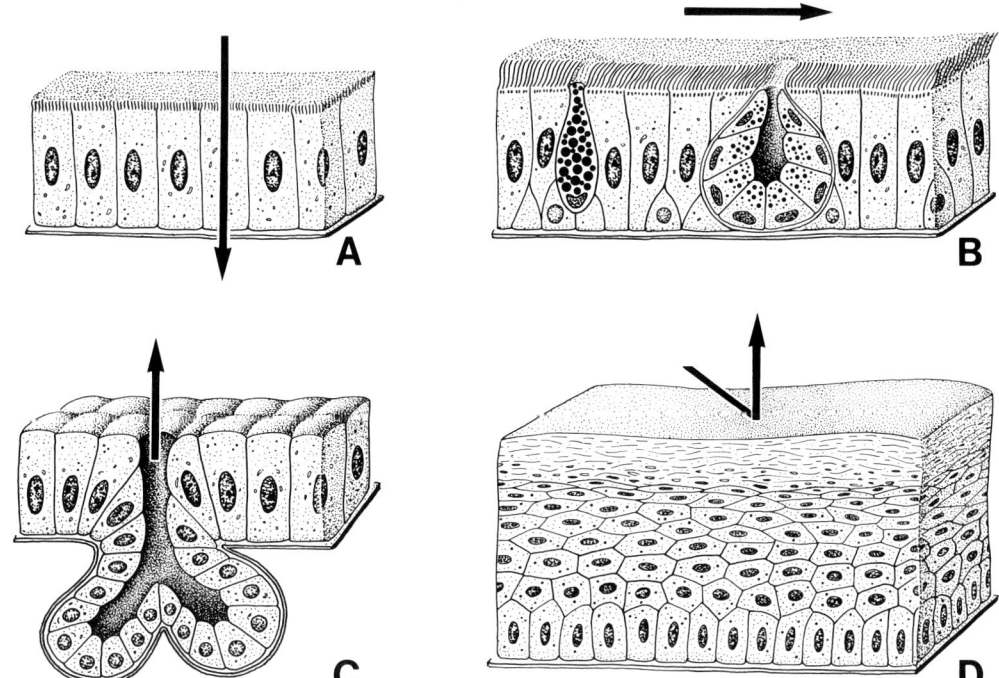

Abb. 34. Hauptformen des Epithels. 1. Resorptionsepithelien (A), spezialisiert auf transzelluläre Transporte von oder zum Gewebe, und sekretorische Epithelien, spezialisiert auf die Bildung und Absonderung von Sekreten (C). 2. Transportierende Epithelien und Gangepithelien für Partikel- oder Sekrettransporte (z. B. Respirationsepithel) (B). 3. Schutzepithelien zur Abdeckung von Oberflächen (D) (vgl. Tab. 5).

dringen von Stoffen ins Gewebe verhindern, d. h. relativ undurchlässig sind (Schutzepithelien) (Tab. 5, Abb. 34).

1.1 Allgemeine Strukturelemente epithelialer Zellverbände

Eine wesentliche Voraussetzung für die geschilderte polare Differenzierung der epithelialen Grenzschichten ist der feste Zusammenhalt und der lückenlose Kontakt der Zellen untereinander. Charakteristisch für alle Epithelien ist daher die Ausbildung spezifischer Zellkontakte (Haftplatten), die nicht nur für die mechanische Haftung der Zellen, sondern auch für die Richtung der Stoffprozesse an den Grenzflächen von Bedeutung sind.

Zellkontakte (Junktionen). Der mechanische Zusammenhalt der Epithelzellen wird hauptsächlich durch **Desmosomen** *(Maculae und Zonulae adhaerentes)* erreicht (Abb. 35 u. 36). Im Bereich dieser Haften verbreitert sich der Interzellularspalt auf 25–35 nm. Der Spalt ist mit adhäsiven Glykoproteinen (hauptsächlich Desmogleine und Desmoplakine) angefüllt, die die angrenzenden Zellmembranen zusammenhalten. Auch die Zellmembranen sind in dieser Zone verdickt und durch zahlreiche, intrazytoplasmatische Fibrillen (Tonofilamente, Tonofibrillen) verstärkt. Die Gürteldesmosomen (Zonulae adhaerentes) laufen als gleichbreites Band um die Zelle herum, während die Punktdesmosomen (Maculae adhaerentes) auf einen umgrenzten, rundlichen Bereich beschränkt sind. Bei den Punktdesmosomen (Maculae adhaerentes) konzentriert

Tab. 5. **Funktionelle Gliederung der Epithelien.**

1a	Resorptionsepithel	Stoffaufnahme, Resorption	Stoffwechselfunktionen
1b	Drüsenepithel	Stoffabgabe, Sekretion	
2.	Transportierende Epithelien, Gangepithelien	Sekretstrombewegung (Partikeltransport, Reinigung)	Transport- und Schutz-funktion
3.	Schutz-epithel { Übergangs-epithel, unverhorntes Plattenepithel, Hautepithel	Schutz gegen Harn Abgrenzung von Schleimhäuten Abdeckung der Körperoberfläche	Schutzfunktion (Abdichtung innerer oder äußerer Oberflächen)

sich die Zugbelastung auf einen begrenzten Membranbezirk, der daher besonders stabil ist, während die Zonulae adhaerentes mehr flächenhafte Kontakte rings um die Zelle herum herstellen und daher weniger ausdifferenziert sind (Abb. 36). Bei Zylinderepithelzellen, die starken mechanischen Veränderungen unterworfen sind, wie z. B. bei den Darmepithelien mit ihren beweglichen Zotten, entwickeln sich in der Regel in den apikalen Zellabschnitten reihenweise mehrere Desmosomentypen nebeneinander, die l. m. als bienenwabenartiges Gitter (sog. **Schlußleistennetz**) erscheinen. Punktdesmosomen sind auch besonders zahlreich im Oberflächenepithel der Haut (Epidermis), das ein mehrschichtiges Plattenepithel darstellt und dessen Zellen durch Desmosomen zusammengehalten werden. Desmosomale Strukturen können auch an den basalen Grenzflächen der Zellen auftreten, wenn die Epithelien mechanisch beansprucht werden. Da den Zellen basal keine Nachbarzellen gegenüberliegen, entwickeln sich hier nur Halbdesmosomen (Hemidesmosomen), die dann an der Basalmembran haften. Hemidesmosomen finden sich besonders zahlreich an den Basalzellen der Epidermis.

Schrankenfunktion und polare Differenzierung des Epithels. Die Desmosomen sorgen zwar für den mechanischen Zusammen-halt der Epithelzellen untereinander, behindern dadurch aber nicht den notwendigen Saftstrom in den Interzellulärspalten. Da die Epithelien Grenzflächen darstellen, würde sich das angrenzende Körpergewebe an der Oberfläche durch Flüssigkeitsverluste gewissermaßen »verbluten«, wenn diese Spalten nicht lumenwärts abgedichtet würden. Andererseits wäre aber auch ein gerichteter Stofftransport durch das Epithel hindurch nicht möglich, wenn die Interzellularspalten nicht apikal weitgehend verschlossen wären. Die Abdichtung der Interzellularspalten kommt durch eine besondere Form von Haftplatten zustande, die man als **Zonulae occludentes** (*Verschlußkontakte oder tight junctions*) bezeichnet. Im Bereich der Zonulae occludentes verschmelzen die beiden Außenlagen benachbarter Zellmembranen hauptsächlich durch transmembranöse Proteine so miteinander, daß der Interzellularspalt an dieser Stelle verschwindet und apikal verschlossen wird (Abb. 36 u. 39). Die Verschmelzungszone ist jedoch in der Regel keine breite, bandförmige Fläche, sondern besteht aus einem Netz feiner »Fusionslinien«. Innerhalb der Gruppe der Verschlußkontakte gibt es morphologische und funktionelle Unterschiede. So unterscheidet man durchlässige (leaky junctions) von weniger durchlässigen Zonulae occludentes sowie streifenförmige (Fasciae),

Abb. 35. E.m. Aufnahmen von interzellulären Haften. A = Dünndarmepithel mit Mikrovilli (Affe 40 000×). 1 = Zonula occludens; 2 = Zonula adhaerens; 3 = Interzellularspalt; M = Mitochondrien; B = Macula adhaerens (Desmosom) im Bereich von Epithelzellen des Magens (168 000×).

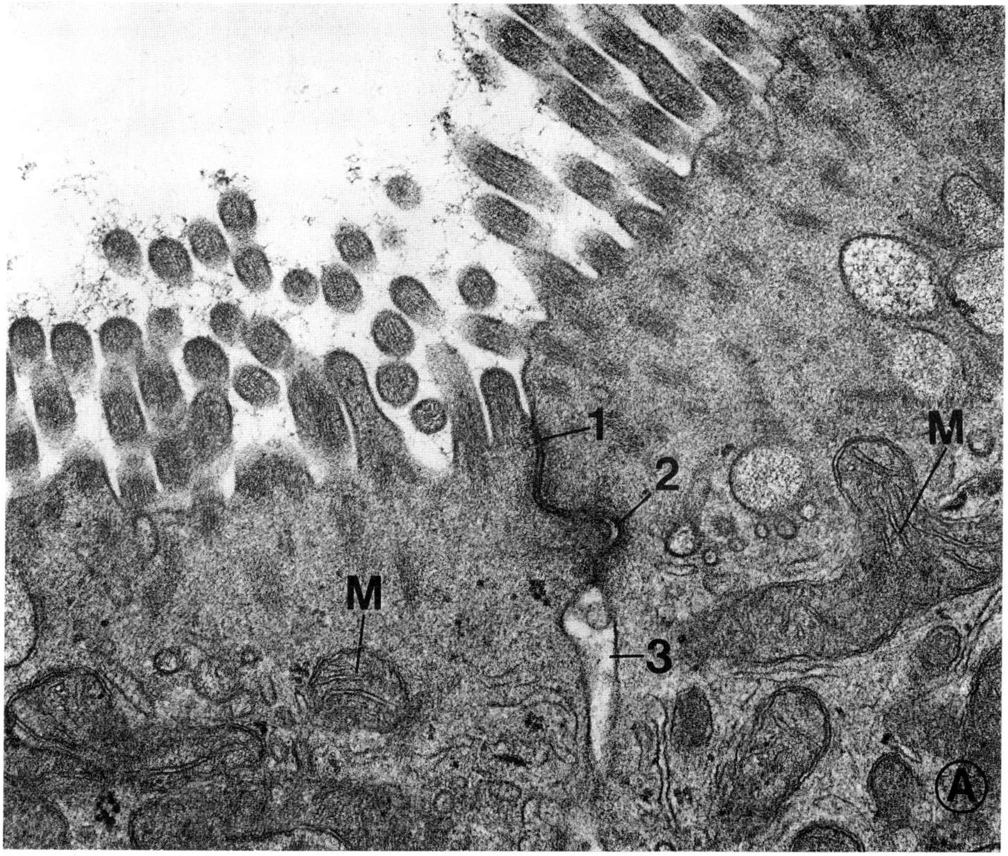

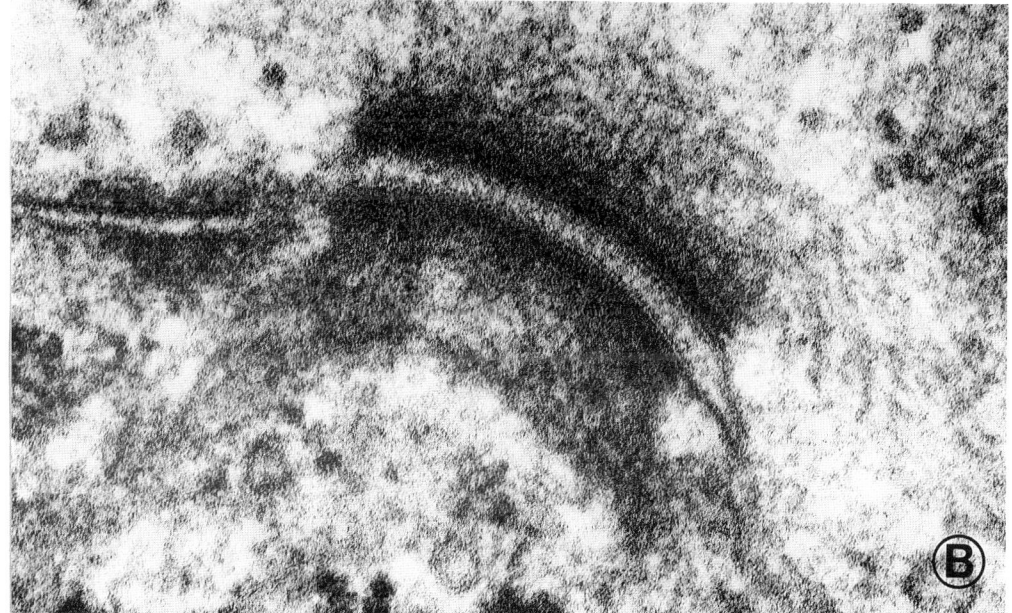

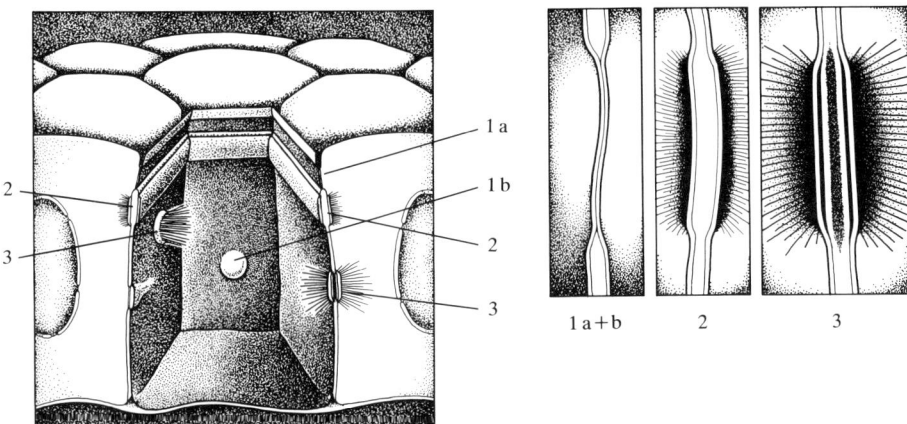

Abb. 36. Verschiedene Formen von Haften zwischen Epithelzellen (modif. nach Krstic). Aus dem Epithelverband ist eine Zelle herausgelöst worden, um die unterschiedlichen Haftstrukturen zeigen zu können. Ausschnittvergrößerungen (etwa 63000×): 1a = Zonula occludens, 1b = Macula occludens (tight junction); 2 = Zonula adhaerens; 3 = Macula adhaerens (Desmosom) mit Tonofilamenten.

fleckförmige (Maculae) und gürtelförmige Haften (Zonulae occludentes). Durch den Verschluß der apikalen Interzellularspalten kommt auch die polare Orientierung der Epithelzellen zustande, d. h. die Differenzierung in apikale und basale Oberflächen. Zonulae occludentes bilden sich immer im apikalen Bereich der Zellen (gegenüber der Basalmembran) aus, unabhängig davon, in welche Richtung der Substanz- oder Flüssigkeitsstrom durch die Zelle geht.

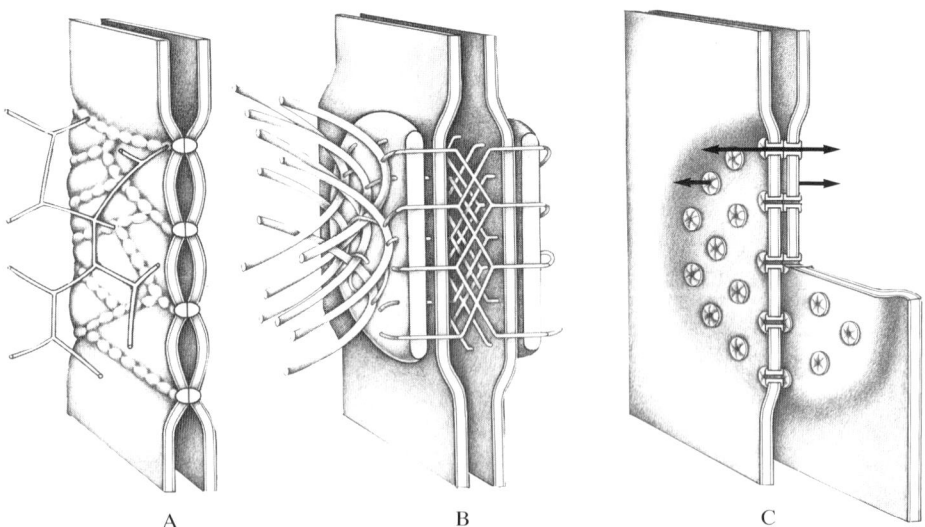

Abb. 37. Ultrastruktur verschiedener Formen von Haftplatten. A = Zonula occludens (tight junction) mit Fusionslinien und anhaftenden Intermediärfilamenten; B = Macula adhaerens (Punktdesmosom) mit anhaftenden Tonofilamenten (Desmosom); C = Nexus (gap junction) mit feinen transzellulären Kanälchen.

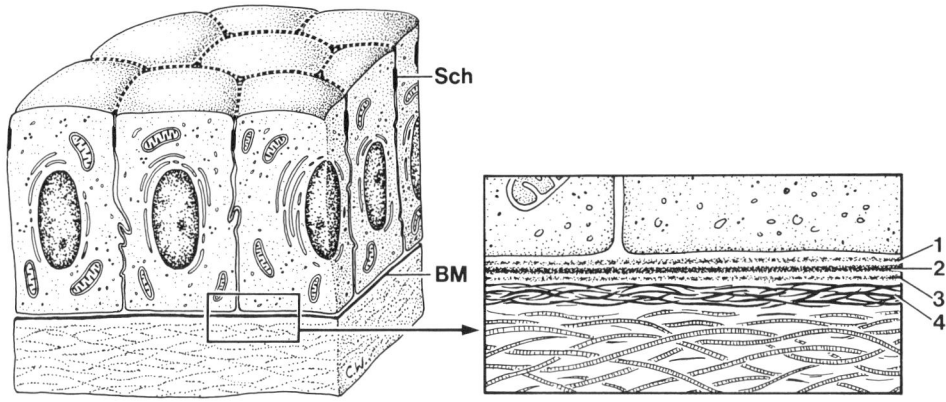

Abb. 38. Aufbau einer Basalmembran nach e.m. Befunden. BM = Basalmembran (1–4): Basallamina (1–3): 1 = Lamina rara externa; 2 = Lamina densa; 3 = Lamina rara interna; Übergangsschicht zum Stroma (4): 4 = Lamina fibroreticularis; Sch = Schlußleistennetz.

Die apikale Abdichtung der Interzellular-spalten durch Zonulae occludentes bildet in verschiedenen Organen das morphologische Korrelat für die sog. Schranken, durch die z. B. Stoffe, die im Gefäßsystem zirkulieren und aus den Kapillaren in das Stroma gelangt sind, nicht durch das Epithel hindurchtreten können, wie z. B. im Gehirn (Blut-Liquor-Schranke), im Auge (Blut-Retina-Schranke) oder im Ho-den (Blut-Testis-Schranke).

Nexus. Die zu einer Epithelformation zu-sammengeschlossenen Zellen arbeiten immer kooperativ zusammen, d. h., sie stellen biolo-gisch eine funktionelle Einheit dar. Wodurch kommt dieses funktionelle Zusammenwirken eigentlich zustande? Diese Frage war lange Zeit nicht zu beantworten, bis man spezifische Haftstrukturen entdeckte, die *Nexus (Maculae communicantes oder gap junctions),* die offen-sichtlich für den interzellulären Informations-austausch sorgen. Die Nexus sind kleine, rundliche Membranareale, in deren Bereich die transmembranösen Proteine so angeord-net sind, daß kleine Kanälchen oder Poren (Konnexonen) entstehen, die die beiden an-einandergrenzenden Zellmembranen vollstän-dig durchsetzen und damit Wege für den Durchtritt von Ionen und kleineren Molekülen eröffnen (Abb. 37). Die Nexus dienen der elektrischen Koppelung und dem Stoffaus-tausch zwischen benachbarten Zellen, so daß das Epithel hinsichtlich seiner metabolischen Aktivität als Ganzes arbeiten und reagieren kann.

Eine derartige funktionelle Koordination zwischen den Einzelzellen ist besonders bei den Resorptionsepithelien (z. B. Saumepithel des Dünndarms), den glatten Muskelzellen und bei Zylinderepithelzellen mit beweglichen Zilien (Kinozilien an der luminalen Ober-fläche) wichtig. Nexus kommen aber überall vor. Sie fehlen nur bei Skelettmuskelfasern und Blutzellen.

Basalmembran. Alle Epithelien sitzen einer Basalmembran auf, an der sie mecha-nisch verankert sind (Abb. 38). Die Basalmem-branen werden von den Epithelzellen selbst produziert, sind aber nicht nur als stützende Unterlage für das Epithel von Bedeutung, son-dern dienen den Zellen und auch bei der zellulären Regeneration als Verschiebefläche – eine unumgängliche Voraussetzung für die Strukturerhaltung des jeweiligen Organs.

Die Basalmembranen bestehen aus einer dünnen, l. m. nicht sichtbaren *Basallamina* (Abb. 38) und einer weiteren unterschiedlich dicken Faserschicht *(Lamina fibroreticularis),* in die reichlich Proteoglykane sowie Kollagenfasern vom Typ III eingelagert sind (Abb. 38). In der Basallamina, die sich in eine Lamina rara ext. u. int. sowie eine Lamina densa untergliedern läßt (Abb. 38), finden sich noch Kollagen vom Typ IV, Laminin und Fibronektin. Die in den Basalmembranen vorkommenden Proteolgykane und Glykoproteine sorgen einerseits für die Haftung der Epithelzellen auf ihrer Unterlage, erlauben andererseits aber auch gewisse Gleit- oder Verschiebebewegungen.

> **Klinischer Hinweis.** Strukturveränderungen der Basalmembranen spielen bei vielen Erkrankungen eine Rolle. Kommt es z. B. bei Entzündungen zum Verlust von Basalmembranen, kann sich das zugehörige Epithel nicht regelrecht regenerieren, so daß die Organstruktur in diesem Bereich zerstört wird. Bei der Zuckerkrankheit (Diabetes mellitus) verdicken sich die Basalmembranen oft sehr stark, vor allem im Bereich der Gefäße, was schwere Durchblutungsstörungen bzw. Gewebsschäden hervorrufen kann.

1.2 Funktionelle Epitheldifferenzierungen

1.2.1 Resorptions-
und Sekretionsepithelien

Zu den Resorptionsepithelien im weiteren Sinne rechnen wir alle Epithelformationen, deren Hauptaufgabe in dem aktiven oder passiven Transport von Stoffen durch die Epithellamelle hindurch entweder in apikaler oder basaler Richtung besteht. Im einfachsten Fall, wie z. B. im Bereich der Lungenalveolen, wo der Gasaustausch zwischen der Alveolarluft und dem Blut erfolgt, besteht die Epithellamelle nur aus einer äußerst dünnen, aber geschlossenen Zellage. Das dünne, einschichtige **Alveolarepithel** erlaubt eine rasche Diffusion der Atemgase vom Alveolarlumen ins Blut oder umgekehrt. Durch Zellmembraneinfaltungen kann die für die Transporte zur Verfügung stehende Oberfläche vergrößert und der Transport erleichtert werden. Die Vermehrung der Zellorganellen und die Vergrößerung der Membranoberflächen führt dann zwangsläufig zu einer Vergrößerung der Zellen selbst, so daß die aktiv transportierenden Epithelien meist kubisch oder hochzylindrisch (isoprismatisch) sind. Apikal bilden sich Zonulae occludentes aus, wodurch das Epithel dann polarisiert wird (Abb. 39). Der transzelluläre Stoff- und Flüssigkeitstransport kann mit Hilfe pinozytotischer Bläschen erfolgen. Bei den flüssigkeitstransportierenden Epithelien wird aber in der Regel ein aktiver Na-Ionen-Transport als Schrittmacher benützt. Die Zelle pumpt mit Hilfe aktiver, membranständiger Ionenpumpen Na-Ionen in die Interzellularspalten, wodurch Wasser und Elektrolyte angesaugt werden. Da basal zwischen den Epithelzellen meist keine Zonulae occludentes vorhanden sind, erweitern sich hier die Interzellularspalten und ermöglichen auf diese Weise den raschen Abstrom der Flüssigkeit ins Stroma. Nicht selten sind basal auch erweiterungsfähige Zellmembraneinfaltungen vorhanden, wie z. B. bei den Nierentubuli, wo basal ein Membranlabyrinth ausgebildet ist, das von mehreren Zellfortsätzen benachbarter Epithelzellen gebildet wird und sich beträchtlich erweitern kann *(basales Labyrinth).* In der Regel sind in oder an diesen Membranen auch die für diese Transporte notwendigen Enzyme lokalisiert (z. B. Na-K-ATPase, Carboanhydrase usw.). Häufig vergrößern die Transportepithelien auch ihre apikale Zelloberfläche durch Zytoplasmafortsätze, die man als Mikrovilli bezeichnet und die in den verschiedensten Formen auftreten können (Abb. 39).

Das sicher am höchsten differenzierte Resorptionsmittel stellt das **Darmepithel** dar, das für die gesamte Stoff- und Flüssigkeitsaufnahme des Organismus verantwortlich ist. Es ist einschichtig und besteht aus schlanken, zylindrischen (isoprismatischen), 8–10 µm hohen Zellen, die an ihrer Oberfläche einen dichten

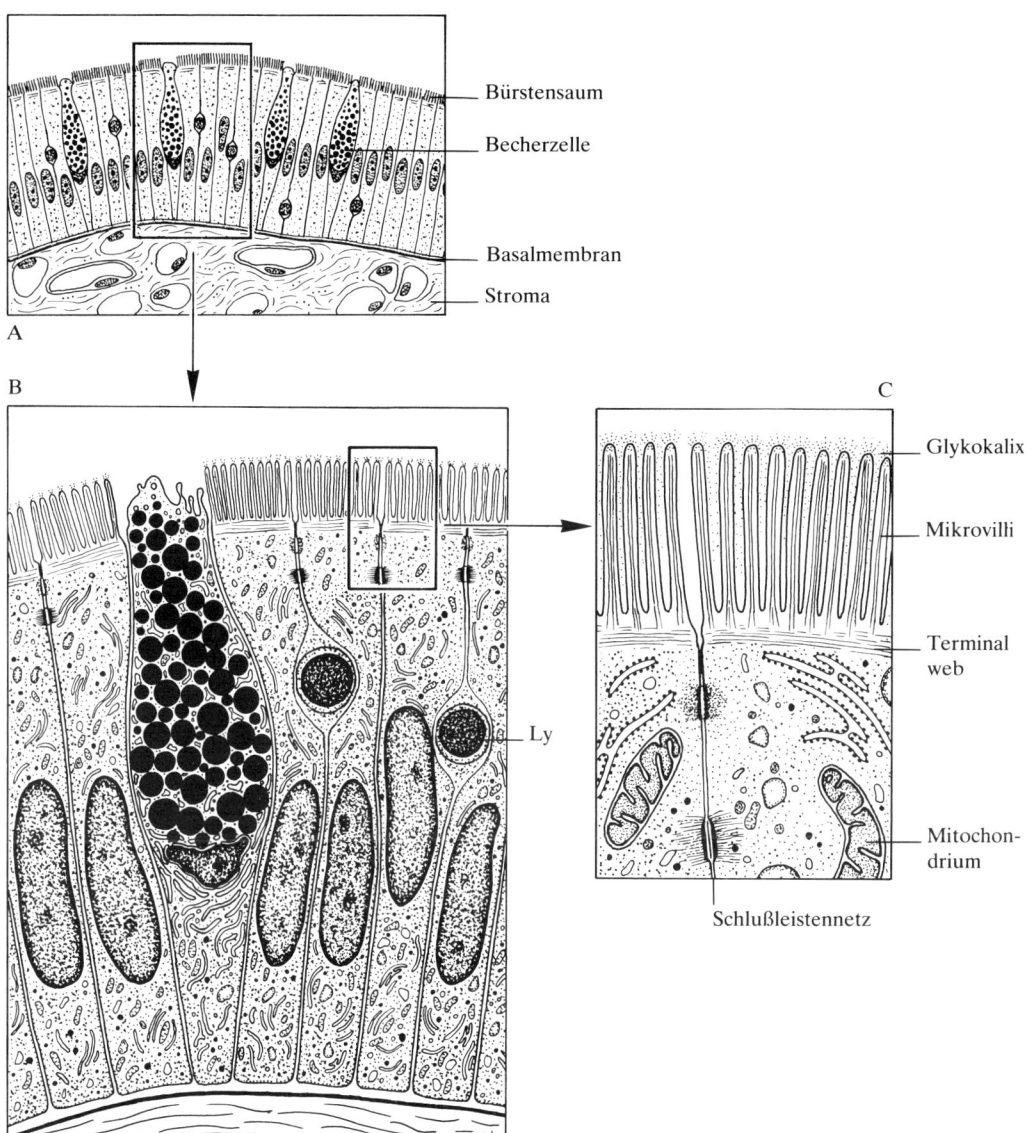

Abb. 39. Aufbau des Respirationsepithels (einschichtiges Zylinderepithel des Dünndarms). Ly = Durchwandernder Lymphozyt. A = Übersicht (390×); B = Ausschnittvergrößerung (etwa 1500×); C = Apikaler Zellbereich mit Mikrovilli und Schlußleistennetz bestehend aus Zonula occludens, Zonula adhaerens und Macula adhaerens (von oben nach unten) (5000×).

Besatz von 1–2 μm langen Mikrovilli besitzen. Die **Mikrovilli** stehen so dicht, daß sie l. m. als Saum erscheinen (*Bürstensaum* oder *Resorptionssaum*) (Abb. 39). Die Oberfläche der Mikrovilli ist von einer dünnen Schicht von Glykoproteinen und Glykolipiden *(Glykocalix)* überzogen, an denen die zu resorbierenden Stoffe hängenbleiben. Die Länge der *Mikrovilli* spiegelt die Intensität der Resorptionsprozesse wider. Die Mikrovilli enthalten auch kontraktile Filamente, mit denen sie Mikrobewegungen ausführen können, wodurch die Resorption verbessert werden kann. In den Mikrovilli sind auch die wichtigsten für die Resorption nötigen Enzyme oder Transportproteine lokalisiert, so daß sich der Bürstensaum l. m. immer besonders intensiv anfärbt. An der Zelloberfläche zwischen den Mikrovilli bilden sich oft Pinozytosevesikel, mit deren Hilfe Stoffe ins Zellinnere eingeschleust werden. Da viele dieser Resorptions- und Bewegungsprozesse aktiver Natur sind, d. h. energieverbrauchende Prozesse darstellen, finden sich im apikalen Zytoplasma in der Regel zahlreiche Mitochondrien. Die apikalen Abschnitte der Zellwände sind durch Zonulae occludentes abgedichtet, um das unkontrollierte Eindringen von Substanzen in die Interzellulärspalten zu verhindern (Darmschranke). Der mechanische Zusammenhalt der Epithelzellen untereinander wird durch 2–3 nacheinander angeordnete Zonulae und Maculae adhaerentes (Desmosomen) gewährleistet. Der dadurch gebildete Haftapparat erscheint l. m. als **Schlußleistennetz** (Abb. 39). E. m. erkennt man, daß die Haften im apikalen Zellbereich immer in gleicher Anordnung differenziert sind, am weitesten apikal die Zonulae occludentes, dann die Zonulae adhaerentes und dann die Maculae adhaerentes oder Desmosomen (Abb. 39). Die letzten gehen regelmäßig Verbindungen mit dem Filamentsystem (Terminalgespinst oder terminal web) ein, das den apikalen Bereich des Zytoplasmas durchzieht und mit den Aktinfilamenten der Mikrovilli in Verbindung steht.

1.2.2 Drüsenepithel, Drüsengewebe

Der Resorption von Stoffen geht meist die Sekretion bestimmter Sekrete (Enzyme, Wirkstoffe, Flüssigkeit) voraus, durch die die Stoffe überhaupt erst resorbierbar werden. Sekretion und Resorption gehören also funktionell zusammen und sind die Grundlage für die Stoffwechselleistung der betreffenden Epithelformationen. Grundsätzlich hat fast jedes Epithel die Fähigkeit, sekretorisch tätig zu sein oder einzelne, sekretorisch aktive Zellen oder Zellgruppen auszubilden (intramurale Drüsen, einzelne Drüsenzellen oder endoepitheliale Drüsen). Steht die Sekretionsleistung ganz im Vordergrund, reicht die epitheliale Oberfläche nicht mehr aus und die Zellen sprossen ins angrenzende Stroma ein, wo sie dann schlauchförmige, alveoläre oder bäumchenartige Drüsenkörper bilden. Wo größere Mengen an Sekret gebildet werden müssen, wie z. B. im Verdauungstrakt, entwickeln sich dann mächtige Drüsenkörper außerhalb des Epithels (extramurale Drüsen), deren Ausführungsgänge daher immer an dem Ort der ursprünglichen Entstehung des Drüsenkörpers ausmünden.

In funktioneller Hinsicht können die Drüsen in 2 große Gruppen eingeteilt werden, je nachdem, ob das Sekret nach außen abgegeben (exokrine Drüsen) oder nach innen über das Gefäßsystem im Körper verteilt wird (endokrine Drüsen oder Hormondrüsen). Die exokrinen Drüsen produzieren Schleim, Enzyme oder Wirkstoffe, die direkt oder durch ein Ausführungsgangsystem in die zugehörigen epithelialen Räume abgesondert werden. Die sekretorischen Zellen formieren sich am Beginn des Ausführungsgangsystems zu alveolären oder azinösen Zellhaufen, die als Drüsenendstücke bezeichnet werden (Abb. 40). Den endokrinen Drüsen fehlt das Ausführungsgangsystem. Die in Haufen oder Strängen angeordneten Drüsenzellen sondern ihre Wirkstoffe (Hormone) unmittelbar ins Blutgefäßsystem ab. Die exokrinen Drüsen gehören funktionell mehr zum Stoffwechselsystem, während die endokrinen Drüsen dem Informationssystem zugerechnet werden müssen. Der Informationsaustausch kann innerhalb des Organismus entweder durch nervöse Signale oder durch spezielle Wirkstoffe (Hormone) erfolgen. Die Erregungsausbreitung auf nervösem Wege erfolgt schnell, ist aber nur von kurzer Dauer. Der für die Lebensprozesse äußerst wichtige Informationsaustausch wird daher durch das System der Hormonwirkungen ergänzt, das länger dauernde und umfassendere, den Gesamtorganismus betreffende

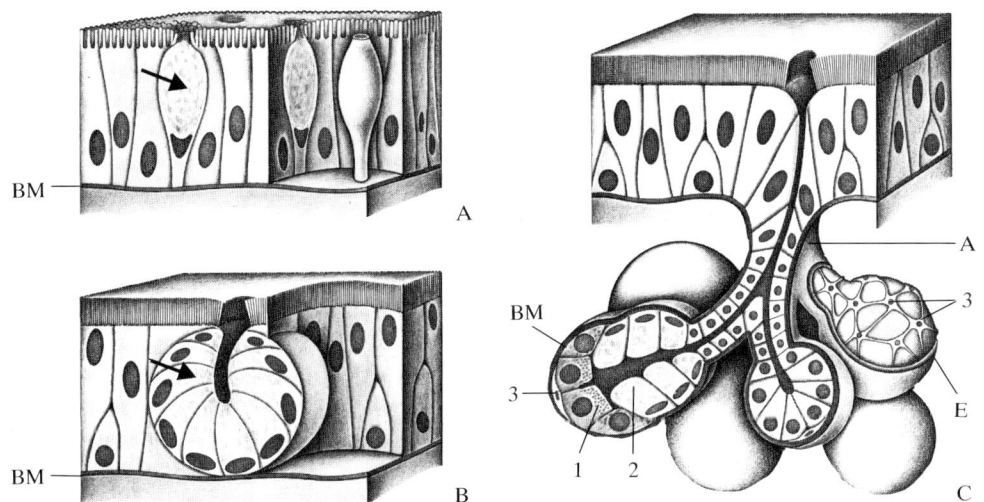

Abb. 40. Verschiedene Formen exogener Drüsen am Beispiel des Respirationsepithels. A = Intraepitheliale Drüsenzellen (Becherzellen, Pfeil); B = Endoepitheliale Drüse (Ansammlung von schleimproduzierenden Zellen, Pfeil); C = Extramurale seromuköse (gemischte) Drüse unter dem Epithel. 1 = Seröser Halbmond; 2 = Muköses Endstück; 3 = Korbzellen. A = Ausführungsgang; BM = Basalmembran; E = Drüsenendstücke.

Effekte auszulösen in der Lage ist. Da die Verteilung der Hormone über den Blutkreislauf erfolgt und damit unabhängig von der Lokalisation der endokrinen Drüsen ist, bedürfen diese keines Ausführungsgangsystems. Zwar entstehen einige endokrine Drüsen, ähnlich wie exokrine Drüsen, vom Epithel aus, d. h. entwickeln zunächst Ausführungsgänge, bilden aber diese Gänge später wieder zurück (Schilddrüse, Hypophysenvorderlappen).

Zellveränderungen bei der Sekretion. Produzieren exo- oder endokrine Drüsenzellen ein eiweißreiches Sekret, so differenziert sich – meist im basalen Zellbereich – ein ausgedehntes, mit Ribosomen besetztes ER aus, das häufig Erweiterungen (Zisternen), in denen Vorstufen des Sekrets enthalten sind, aufweist (Abb. 41, 42). Die basalen Abschnitte der Zellmembran besitzen Einfaltungen, zwischen denen Mitochondrien liegen, wodurch der Antransport der Stoffe zum ER aktiv gefördert werden kann. Die im ER synthetisierten Proteine werden dann mit Hilfe von Transportvesikeln zum Golgi-Komplex gebracht und

Exokrine Drüsen	Endokrine Drüsen
Gl. lacrimalis	Epiphyse (Gl. pinealis)
Gl. sublingualis	Hypophysis cerebri (Adenohypophyse)
Gl. submandibularis	Gl. thyroidea
Gl. parotidea	Gl. parathyroidea
Pancreas	Inselorgan des Pancreas
Prostata	(Langerhans-Inseln)
Vesicula seminalis	Nebenniere (Gl. suprarenalis)
Gl. bulbourethralis	Keimdrüsen
Gll. vestibulares	
Schleimhautdrüsen	
Hautdrüsen	

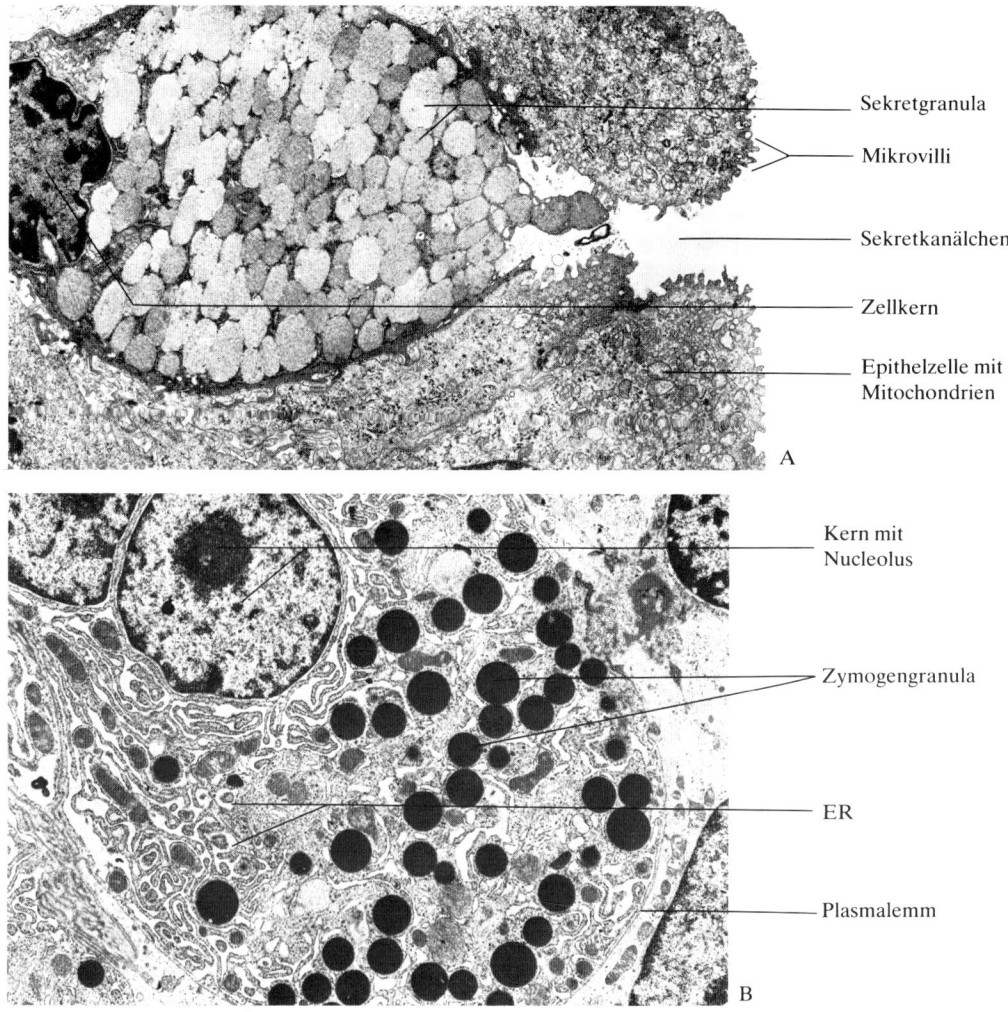

Sekretgranula

Mikrovilli

Sekretkanälchen

Zellkern

Epithelzelle mit
Mitochondrien

A

Kern mit
Nucleolus

Zymogengranula

ER

Plasmalemm

B

Abb. 41. E.m. Aufnahmen von verschiedenen Drüsenzellen. A = Becherzelle, die gerade mit der Ausschleusung des Sekrets beginnt (Conjunctiva, 7000×); B = Exokrine Drüsenzelle des Pankreas mit zahlreichen Sekretgranula und reichlich ER (5600×).

dort gegebenenfalls zu Glykoproteinen oder Proteoglykanen umgeformt und als membranumschlossene Sekretgranula verpackt. Von dem in Kernnähe gelegenen Golgi-Apparat schnüren sich ständig zunächst kleine Granula ab, die sich dann apikalwärts verlagern und dabei zunehmend elektronendichter werden *(Sekretgranula)* (Abb. 41 u. 42). Durch die apikale Ansammlung von Sekretgranula wird dieser Zellbereich azidophil, wogegen der basale Zellabschnitt durch das rauhe ER l.m. mehr basophil erscheint. Diese Farbunterschiede sind bei den serösen Drüsenendstücken sehr deutlich, fehlen aber bei den mukösen Endstücken. Die schleimproduzierenden Drüsenzellen besitzen nämlich in der Regel wesentlich weniger ER, jedoch häufig ein ausgeprägtes Golgi-System. Das Zytoplasma ist meist mit großen, wenig elektronendichten Granula angefüllt, die den Raum zwi-

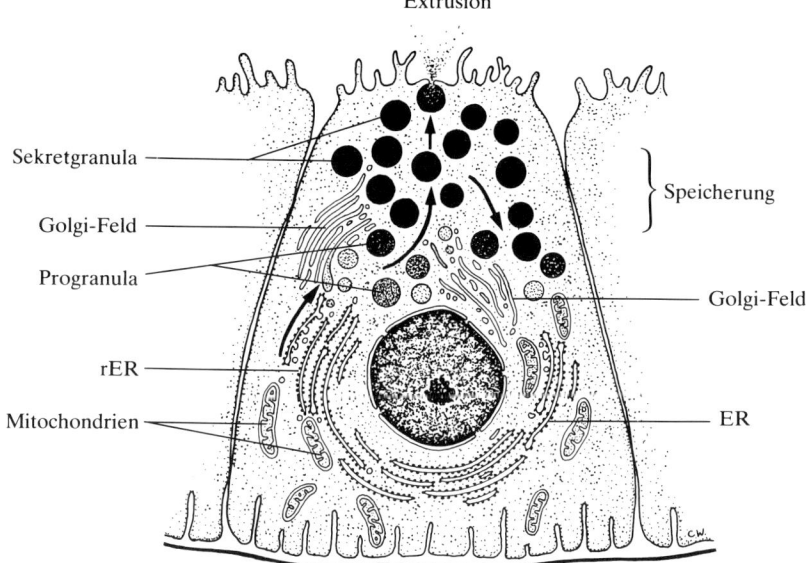

Abb. 42. Schema über die feinstrukturellen Veränderungen in einer exokrinen Drüsenzelle bei der Bildung und Ausschleusung ihres Sekretes (nach Fawcett).

schen Zellkern und apikaler Zellmembran weitgehend ausfüllen.

Die sekretorische Aktivität der Zellen läßt sich außer an der Zahl der Sekretgranula auch an der Größe und Färbbarkeit des Zellkerns ablesen. Da der Nucleolus an der Bildung der Ribonukleotide beteiligt ist, vergrößert sich in aktiven, proteinsynthetisierenden Zellen der Nucleolus stark. Oft treten auch mehrere Nucleoli auf. Durch Einstrom von Flüssigkeit und vermehrten Stoffaustausch zwischen ER und Zellkern vergrößert sich der Kern und wird heller *(funktionelle Kernschwellung)*.

Ausschleusung des Sekrets. Bei den exokrinen Drusen erfolgt die Abgabe des Sekretes immer apikal, aber auf sehr verschiedene Art und Weise. Bei den Haarbalgdrüsen, die ein teigiges, talgartiges Sekret produzieren, ist das Sekretionsprodukt so zähflüssig, daß es nicht mehr mit Hilfe von Sekretgranula aus der Zelle ausgeschleust werden kann. Die Zelle wandelt sich daher als Ganzes in das Sekret um und geht dabei zugrunde **(holokriner Sekretionsmodus).** Die Drüsenzellen »vertal-

gen« als Ganzes, was zur Folge hat, daß sie ständig von einer basalen Regenerationszone aus nachgebildet werden müssen. Bei der schrittweise vor sich gehenden »Vertalgung« der Zellen wird der Kern nach einer anfänglichen Vergrößerung schließlich pyknotisch und verschwindet. Dann lösen sich auch die Zellmembranen auf, so daß am Ende die ganze Zelle zum Sekret geworden ist.

Bei den meisten Drüsen, vor allem den serösen Speicheldrüsen, erfolgt die Freisetzung der Sekretgranula nach einem **ekkrinen** (oder **merokrinen) Modus.** Dabei bleibt die Zelle als solche erhalten. Statt dessen wird das Sekret in membranumschlossenen Vesikeln, die sich vom Golgi-Apparat abschnüren, konzentriert. Die sekretorischen Granula wandern dann zur apikalen Zellmembran. Trifft die Zelle dann ein extrazelluläres Signal, etwa durch ein Hormon, das an entsprechenden Rezeptoren der Zelloberfläche bindet und im Zytoplasma eine Erhöhung der Konzentration an freiem Ca^{2+} verursacht, wird der Vorgang der Exozytose der Sekretgranula in Gang gesetzt. Die Vesikelmembran verschmilzt mit der Zellmembran

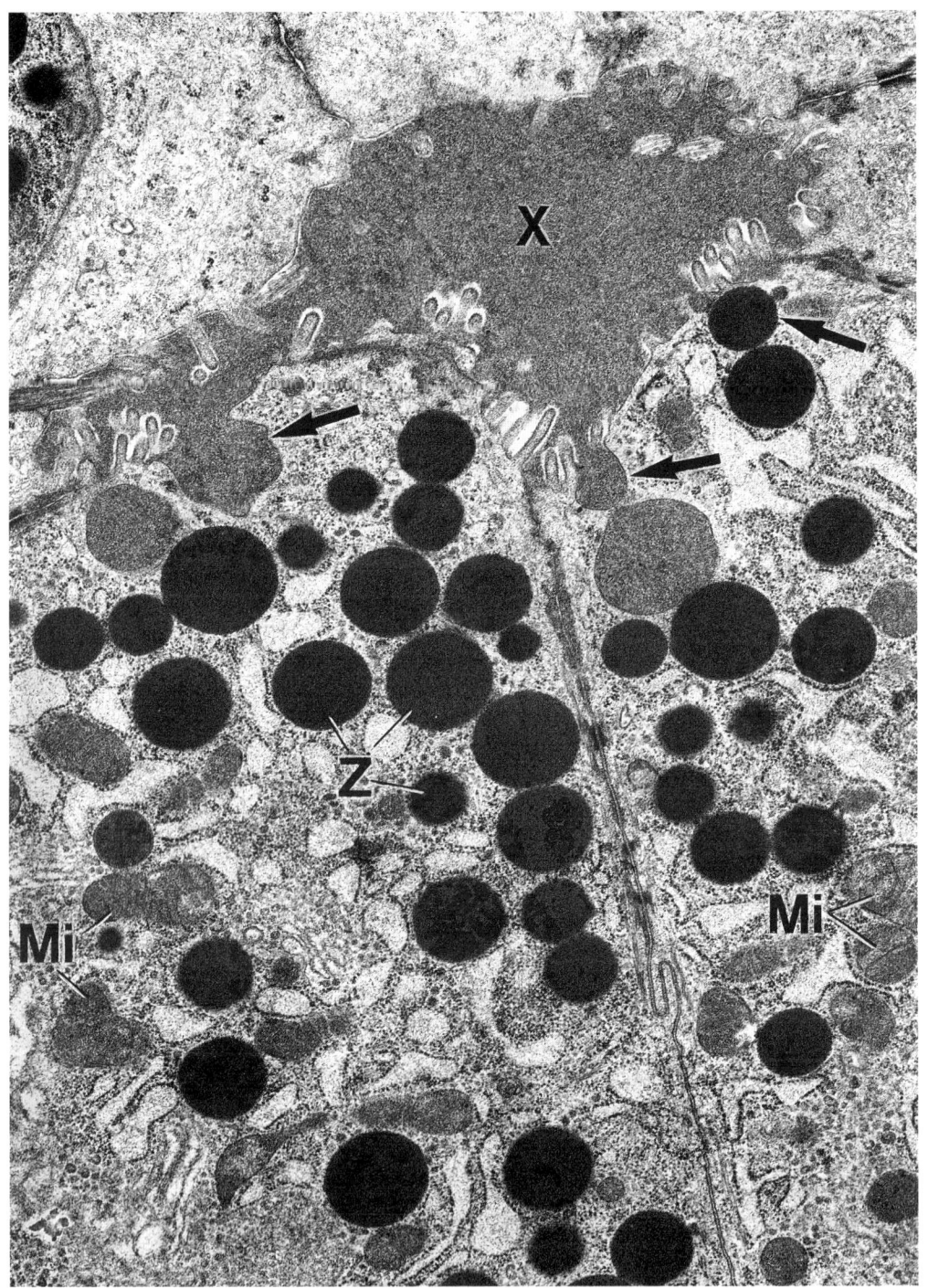

Abb. 43. E.m. Aufnahme vom apikalen Zellbereich exokriner Azinuszellen des Pankreas (Affe, 6000×). Verschiedene Stadien der Sekretausschleusung sind erkennbar (Pfeile). X = Sekretgefülltes Lumen des Azinus; Mi = Mitochondrien; Z = Zymogengranula.

(Membranfusion) und der Vesikelinhalt wird nach außen entleert. Die vorübergehend in die Zellmembran eingebaute Vesikelmembran wird später selektiv durch Endozytose wieder zurückgewonnen, um erneut über den Golgi-Apparat für neue Sekretgranula verwendet zu werden (Rezirkulation der Membranen). Dieser Membrankreislauf kann bei hochaktiven Drüsenzellen sehr intensiv sein.

Eine Mittelstellung zwischen dem ekkrinen (merokrinen) und holokrinen Sekretionsmodus nimmt die **apokrine Sekretionsform** ein. Sie kommt vor allem bei den Duftdrüsen der Achselhaut, den Moll-Drüsen der Augenlider und den Gehörgangsdrüsen vor. Ein besonderes Kennzeichen der apokrinen Drüsen ist das heterogene Erscheinungsbild der Drüsenzellen und ein Geflecht glatter Muskelzellen, das die Drüsenendstücke umgibt. Die apokrinen Drüsen sind hauptsächlich an den Körperöffnungen lokalisiert und für den körpereigenen Geruch verantwortlich, was bei Tieren für die Arterkennung und das Sexualverhalten von großer Bedeutung ist. Die inaktiven Zellen erscheinen l. m. abgeflacht und besitzen einen dunklen, kleinen Kern. Die sekretorisch aktiven Zellen vergrößern sich stark und zeigen apikal oft riesige, kolbenartige Vorwölbungen, die sich als Ganzes abzuschnüren scheinen. Daher stammte die Bezeichnung apokrin. E. m. Untersuchungen haben jedoch gezeigt, daß auch hier Sekretvesikel gebildet werden, die durch Membranfusion nach außen entleert werden, also im Grunde auch eine ekkrine Sekretionsform vorliegt. Bei der sekretorischen Zellvergrößerung vergrößert sich auch der Zellkern beträchtlich. Histologisch läßt sich daher allein schon an Form und Größe des Zellkerns die sekretorische Aktivität ablesen.

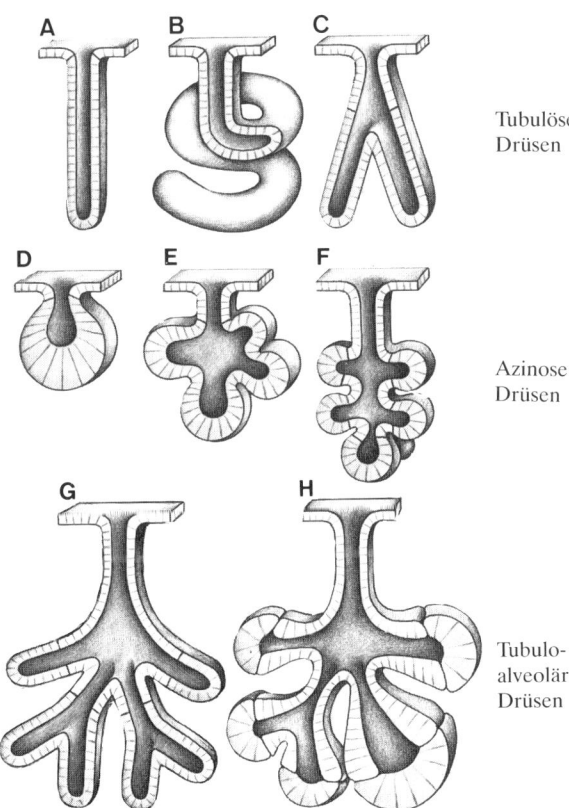

Tubulöse Drüsen

Azinose Drüsen

Tubulo-alveoläre Drüsen

Abb. 44. Verschiedene Formen exokriner Drüsen. Sezernierende Drüsenabschnitte (Endstücke) grau markiert.

Drüsenformen. Formal lassen sich an den exokrinen Drüsen einfache und zusammengesetzte Drüsen unterscheiden (Abb. 44). Die **einfachen,** entweder schlauchförmigen (tubulösen) oder beeren- bzw. bläschenförmigen (azinösen bzw. alveolären) **Drüsen** gehören gewissermaßen noch zum Epithel. Ihnen fehlt ein eigentliches Ausführungsgangsystem (Abb. 44 A u. D). Die Zellen können das an der Epheloberfläche benötigte Drüsensekret durch das von ihnen selbst gebildete, schlauchförmige oder alveoläre Lumen nach außen entleeren. Dabei können die Zellen des Drüsenschlauches, wie z. B. bei den Fundusdrüsen des Magens, durchaus in verschiedener Form differenziert sein. Die abzusondernden Mengen des meist enzymreichen, dünnflüssigen Sekretes sind so gering, daß ein komplizierter Drüsenkörper mit einem eigenen Ausführungsgangsystem nicht gebildet zu werden braucht. Steigt die Menge des Sekrets, wie etwa bei den ekkrinen Schweißdrüsen, verlängert sich der tubulöse Drüsenschlauch und knäuelt sich auf (tubulöse Knäueldrüsen, Abb. 44 B). Wird das Sekret schleimhaltig und dadurch zähflüssiger, treten verzweigte Drüsenschläuche auf, wie etwa im Zervixteil des

Uterus oder im Pylorusgebiet des Magens (Abb. 44 C).

Einfache azinöse Drüsen gibt es bei Säugern nicht, nur die kompliziertere Form kommt vor, z. B. bei den holokrinen Talgdrüsen (Abb. 44 F).

Die großen extramuralen Drüsen des Körpers (Speicheldrüsen, Darmdrüsen, Geschlechtsdrüsen) sind **zusammengesetzte, tubuloalveoläre Drüsen,** deren Drüsenkörper meist weitab von der Ausmündungsstelle des Ausführungsganges lokalisiert ist (Abb. 44 G u. H). Die Entwicklung derartiger Drüsen steht einmal im Zusammenhang mit der Notwendigkeit einer Vermehrung der Sekretmenge (produzieren doch die großen Speicheldrüsen z. B. pro Tag oft mehr als 1000 ml eines dünnflüssigen, enzymreichen Sekretes), zum zweiten aber auch mit der Notwendigkeit, das Sekret durch ein differenziertes Ausführungsgangsystem zu modifizieren und den jeweiligen funktionellen Gegebenheiten anzupassen. So kann durch spezifische Transportprozesse in den Ausführungsgängen das Sekret eingedickt bzw. verflüssigt werden. Von den Gangzellen können zusätzliche Stoffe gebildet und dem Sekret beigemischt werden. Das Ausführungs-

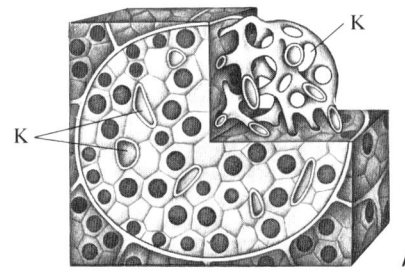

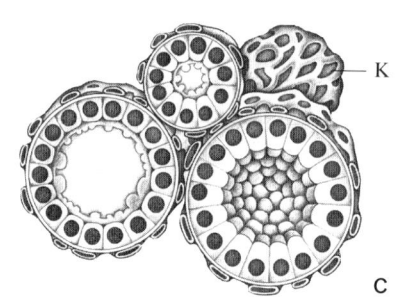

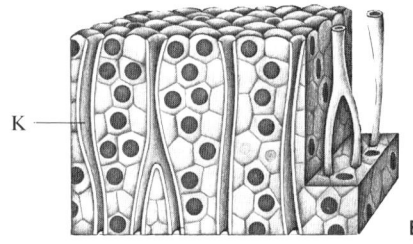

Abb. 45. Verschiedene Formen endokriner Drüsen. A = Endokrine Drüse, die nur aus Zellhaufen besteht (z. B. Inselorgan des Pankreas); B = Endokrine Drüse, die Zellstränge bildet (z. B. Nebennierenrinde); C = Endokrine Drüse, die Follikel bildet (z. B. Schilddrüse); K = Kapillaren.

gangsystem ist also hier kein passives Ableitungssystem, sondern ein die Drüsenzellen ergänzendes, aktives Zellsystem.

Endokrine Drüsen. Ähnlich wie bei den exokrinen können auch bei den endokrinen Drüsen drei Differenzierungsstufen unterschieden werden. Die erste Stufe stellen die einzelnen, verstreut im Epithel liegenden, endokrinen Zellen dar. Die zweite umfaßt die gruppenweise zusammenliegenden, endokrin sezernierenden Zellen, die im Bindegewebe verschiedener Organe beobachtet wurden (z. B. die Leydig-Zellen im Hoden). Die dritte Differenzierungsstufe wird schließlich bei den in sich abgeschlossenen, extramuralen, endokrinen Drüsenorganen (Schilddrüse, Nebennieren usw.) erreicht. Morphologisch ist für alle endokrinen Organe immer die enge Beziehung zum Gefäßsystem charakteristisch, während die exokrinen Drüsen auf das Ausführungsgangsystem hin orientiert sind (Abb. 45).

1.2.3 Transportierende Epithelien, Respirationsepithel und Gangepithelien

Die zweite große Gruppe der Epithelien dient weniger dem Stoffaustausch zwischen Lumen und Stroma, als vielmehr der Abschirmung und dem Transport zwischen verschiedenen Regionen (transportierende Epithelien). So wird z. B. das Sekret der großen Drüsen an anderer Stelle produziert als es gebraucht wird, so daß Ausführungsgänge für dessen Transport notwendig werden. Der Gasaustausch in der Lunge erfolgt in den Alveolen, weit entfernt

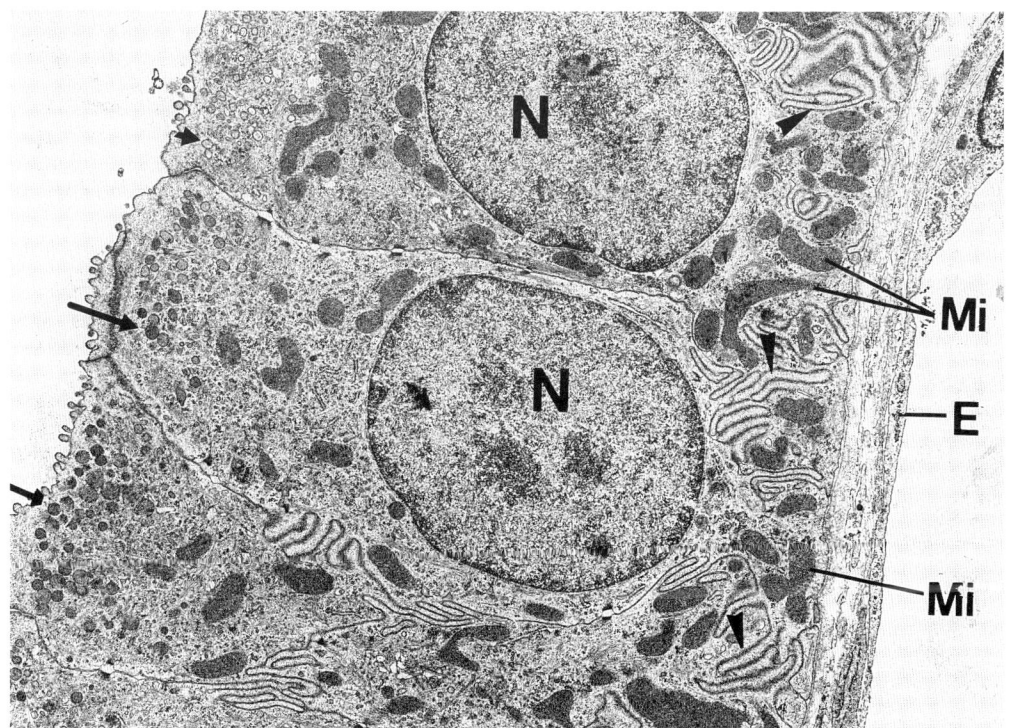

Abb. 46. E. m. Aufnahme eines Streifenstückes aus der Gl. submandibularis (Ratte, 6000×). Im apikalen Zytoplasma sind zahlreiche kleine Sekretgranula zu erkennen (Pfeile). Basal finden sich ausgeprägte Zytolemm-Einfaltungen (Pfeilköpfe), zwischen denen Mitochondrien (Mi) liegen. Das angrenzende Kapillarendothel (E) ist sehr dünn. N = Zellkerne.

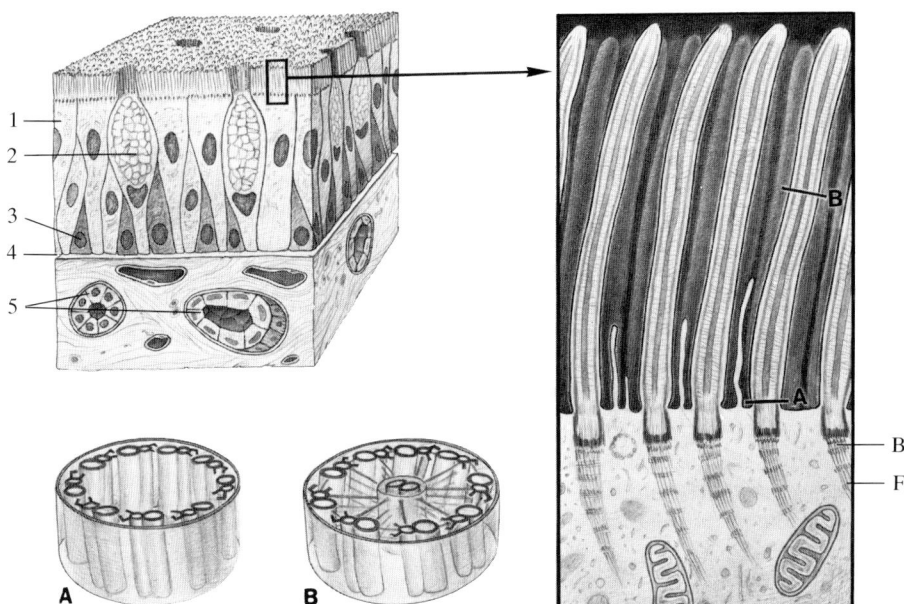

Abb. 47. Struktur des Respirationsepithels und der Kinozilien. A u. B = Querschnitte durch eine Kinozilie in verschiedenen Höhen. Die Kinozilien wurzeln in den Basalknötchen (B), die mit Wurzelfäden (F) im Zytoplasma verankert sind. 1 = Flimmerzelle; 2 = Becherzelle; 3 = Basalzelle; 4 = Basalmembran; 5 = Seromuköse Drüsen.

von den Nasenöffnungen. Die Luft muß daher durch ein kompliziertes Gangsystem (Bronchien, Bronchiolen) zu den atmenden Oberflächen hingebracht werden. Das Bronchialsystem wird von einem spezialisierten Gangepithel, dem *Respirationsepithel,* ausgekleidet, das neben der Luftleitung auch die bemerkenswerte Fähigkeit der Selbstreinigung besitzt, indem es an seiner Oberfläche schlagende Zilien (Kinozilien) ausgebildet hat *(Flimmerepithel).* Die meisten transportierenden Epithelien sind einschichtig und bestehen aus wenig differenzierten, kubischen oder zylindrischen (isoprismatischen) Zellen. Nimmt aber der Gang selbst noch Einfluß auf den Ganginhalt, wie z. B. bei den Sekretrohren der großen Speicheldrüsen, oder nimmt er an den biologischen Rhythmen der zugehörigen Organe teil, wie z. B. im Bereich der Geschlechtsorgane, bilden sich entsprechende Spezialstrukturen aus. Das Gangepithel des Nebenhodens beispielsweise wird 2reihig, d. h.

alle Zellen sitzen auf der Basalmembran wie bei einschichtigen Epithelien, aber nicht alle erreichen die Oberfläche. Es gibt daher neben den Zylinderepithelzellen noch kleine Basalzellen, die keinen Kontakt mit der Oberfläche haben und regenerierende Nachschubzellen sind.

Respirationsepithel. Eine besondere Form transportierender Epithelien stellen die Flimmerepithelien dar. Diese bilden apikal bewegliche Zilien (Kinozilien) aus, durch deren koordinierte, schlagende Bewegungen ein an der Oberfläche befindlicher Sekretfilm in einer vorgegebenen Richtung bewegt werden kann (Abb. 48).

Das Respirationsepithel der Atemwege ist ein mehrreihiges Zylinderepithel, bei dem zwar alle Zellen auf der Basalmembran aufsitzen, aber nicht alle Zellen die Oberfläche erreichen (Abb. 47). Die hohen, zylinderförmigen Flimmerzellen sind an ihrer Oberfläche mit einem dichten Besatz von **Kinozilien** ausgestattet. Die Reihe der im apikalen Zyto-

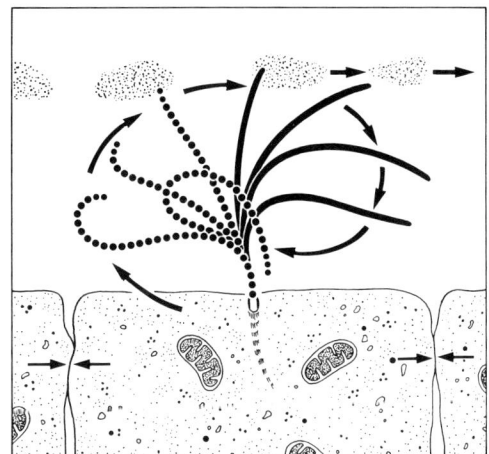

Abb. 48. Bewegungsmodus einer Kinozilie (Schema). Die schnelle Vorwärtsbewegung ist durch dunkle, die langsame Rückwärtsbewegung durch punktierte Linien charakterisiert. Kurze Pfeile = Lage der Zonulae occludentes.

plasma, meist in gleicher Höhe, lokalisierten Basalkörperchen der Kinozilien (Basalknötchenreihe) stellt sich l.m. als eine feine, dunkle Linie dar – ein wichtiges Unterscheidungsmerkmal gegenüber anderen epithelialen Oberflächenstrukturen (z. B. Bürstensaum). Die Basalkörperchen (Kinetosomen) sind Zentriolen, die sich mit feinen Wurzelfüßchen im apikalen Zytoplasma verankern und lumenwärts das Flimmerhaar (Kinozilie) aus sich hervorgehen lassen (Abb. 24, 47 u. 48). Der etwa 5–10 µl lange Zytoplasmafortsatz der Zilie enthält basal 9 peripher gelegene Mikrotubuli-Dubletten, die in Höhe der apikalen Zellmembranen durch das Hinzutreten eines zentralen Fibrillenpaares ein 9+2-Muster aufbauen; d. h., es liegen jetzt peripher 9 Mikrotubuli-Dubletten und in der Mitte 2 zentrale Mikrotubuli (Abb. 47). Die peripheren Mikrotubuli besitzen seitlich kleine abgewinkelte Proteinarme (Dynein), die auch reich an ATP-asen sind. Bei den peitschenartigen Zilienbewegungen (Abb. 48) finden ähnliche molekulare Gleitbewegungen zwischen den einzelnen Filamentpaaren statt wie bei den Myofibrillen der Muskulatur. An der Spitze der Zilien befindet sich eine negativ geladene, feine »Bürstenkrone«, die für die Haftung des Sekretfilms von Bedeutung ist. Die Bewegungen der etwa 200–250 Zilien einer Epithelzelle führen eine

koordinierte Schlagbewegung in Stromrichtung des Sekretfilmes aus, wobei die Vorwärtsbewegung etwa viermal schneller ist als die Rückwärtsbewegung. Die peitschenartigen Schläge der Zilien (Frequenz etwa 20/Sek.) erfolgen vorwärts mit »gestrecktem«, rückwärts mit »gebogenem Arm«, so daß sich die Zilie bei der Rückwärtsbewegung gewissermaßen stark gekrümmt unter dem Sekretfilm hindurchzieht, um dann wieder mit ganzer Kraft, gerade aufgerichtet, vorwärtszuschlagen (Abb. 48). Die Zilienbewegungen verbrauchen Energie in Form von ATP, das im Bereich der winkligen Arme der Mikrotubuli-Dubletten lagert. Für den Energienachschub sorgen Mitochondrien, die daher immer sehr zahlreich im apikalen Drittel der Flimmerepithelzellen zu finden sind (Abb. 49).

Der an der Oberfläche lokalisierte Schleimfilm wird von den meist sehr zahlreich im Epithel vorhandenen **Becherzellen** gebildet (Abb. 47). Im Respirationsepithel finden sich häufig auch korbartige Ansammlungen von Becherzellen, die größere Mengen von Schleim absondern können *(endoepitheliale Drüsen)*. Darüber hinaus kommen in der Respirationsschleimhaut der Atemwege immer auch kleine Pakete seromuköser Drüsen vor, die unter dem Epithel im Stroma liegen und ihr gemischtes Sekret mit kürzeren oder längeren Ausfüh-

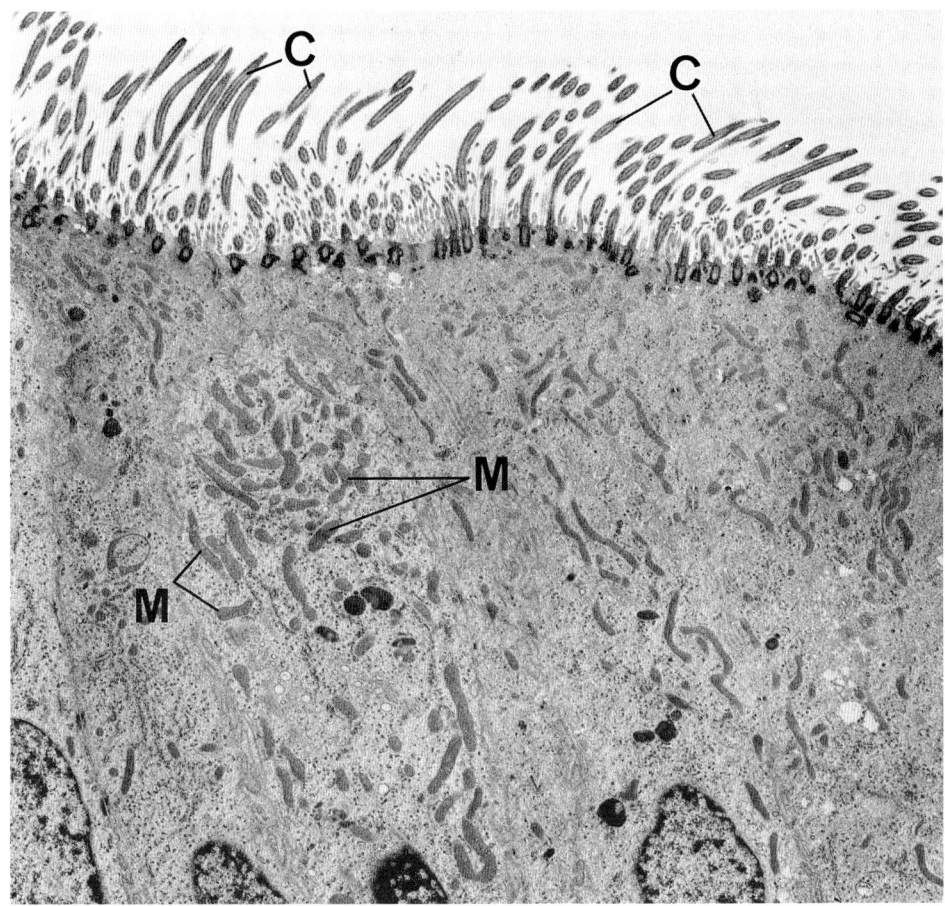

Abb. 49. E. m. Aufnahme vom Respirationsepithel des Kaninchens (5500 ×). Man beachte den Kinozilienbesatz (C), die Basalknötchenreihe sowie die zahlreichen, langgestreckten Mitochondrien (M).

rungsgängen an die Epitheloberfläche abgeben.

Die Flimmerzellen nützen sich je nach den funktionellen Gegebenheiten in unterschiedlichen Zeitspannen ab und werden abgestoßen. Vermutlich werden sie aus dem Pool der kleinen, keilförmigen **Basalzellen** regeneriert, die die Epitheloberfläche nicht erreichen, der Basalmembran breit aufsitzen und relativ undifferenziert erscheinen. Die Basalmembran ist auffallend dick und glatt, so daß sich die Epithelzellen bei den regenerativen Zellverschiebungen auf der Membran leicht verschieben können.

1.2.4 Schutzepithelien

Die Struktur der Schutzepithelien ist wesentlich davon abhängig, mit welchen Elementen die epitheliale Oberfläche in Berührung kommt, d. h., wogegen sich der Körper schützen muß. Das Epithel der äußeren Haut *(Epidermis)* ist nicht nur mechanischen Belastungen, sondern auch Temperatur- und Feuchtigkeitsveränderungen sowie Strahlungen ausgesetzt. An den inneren Körperoberflächen, wie z. B. in den Atemwegen, kommt das Epithel mit der ventilierten Luft oder in den Harnwegen mit der stark hypertonen

Harnflüssigkeit in Kontakt. Die Unterschiede im Aufbau der Schutzepithelien erklären sich weitgehend aus den jeweiligen funktionellen Beziehungen.

Bei der **Epidermis** dominieren die mechanischen Belastungen. Das Epithel ist daher sehr widerstandsfähig, mehrschichtig und relativ dick (Pflasterepithel, mehrschichtiges Plattenepithel) (Abb. 50). Die oberflächennahen Zellschichten flachen sich ab, schichten sich übereinander und sterben unter zunehmender Verhornung ab *(Keratinisation)*. Da-

durch entsteht eine Hornschicht *(Stratum corneum)*, die das Epithel nach außen abdichtet und die darunterliegenden Zellschichten schützend überdeckt. Die an der Oberfläche von der Hornschicht abschilfernden Zellen werden von der Basis her regeneriert (Halbwertzeit etwa 13–15 Tage). Die eigentliche Matrix dafür ist die basale Zellschicht, die aus hohen, zylindrischen Zellen besteht und sich der Basalmembran und damit dem ernährenden Stroma unmittelbar anlagert *(Stratum basale)*. Die durch Mitosen neu gebildeten Zellen schieben

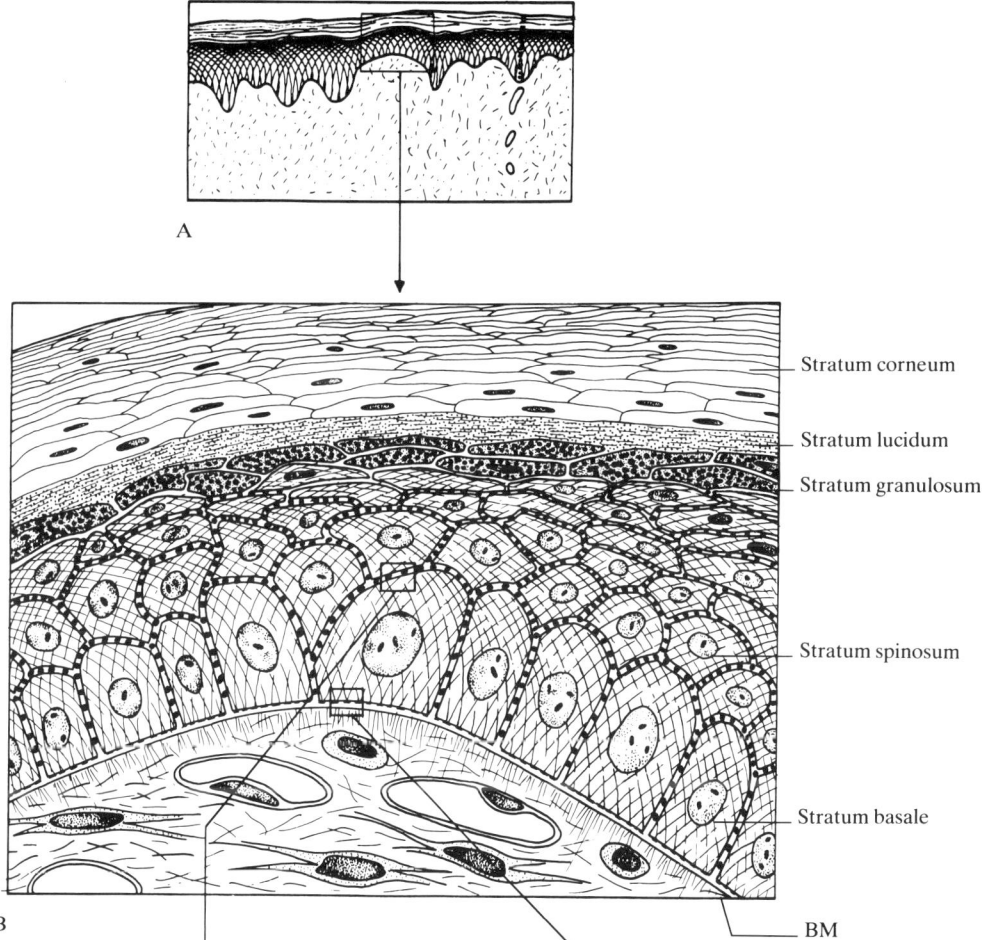

Abb. 50. Bau des mehrschichtigen, verhornenden Plattenepithels. Man beachte die Architektur der Tonofilamente im Stratum basale und spinosum. A = Übersicht (etwa 250×); B = Ausschnittvergrößerung (etwa 1900×); 1 = Interzelluläre Desmosomen; 2 = Hemidesmosomen an der Grenze zur Basalmembran.

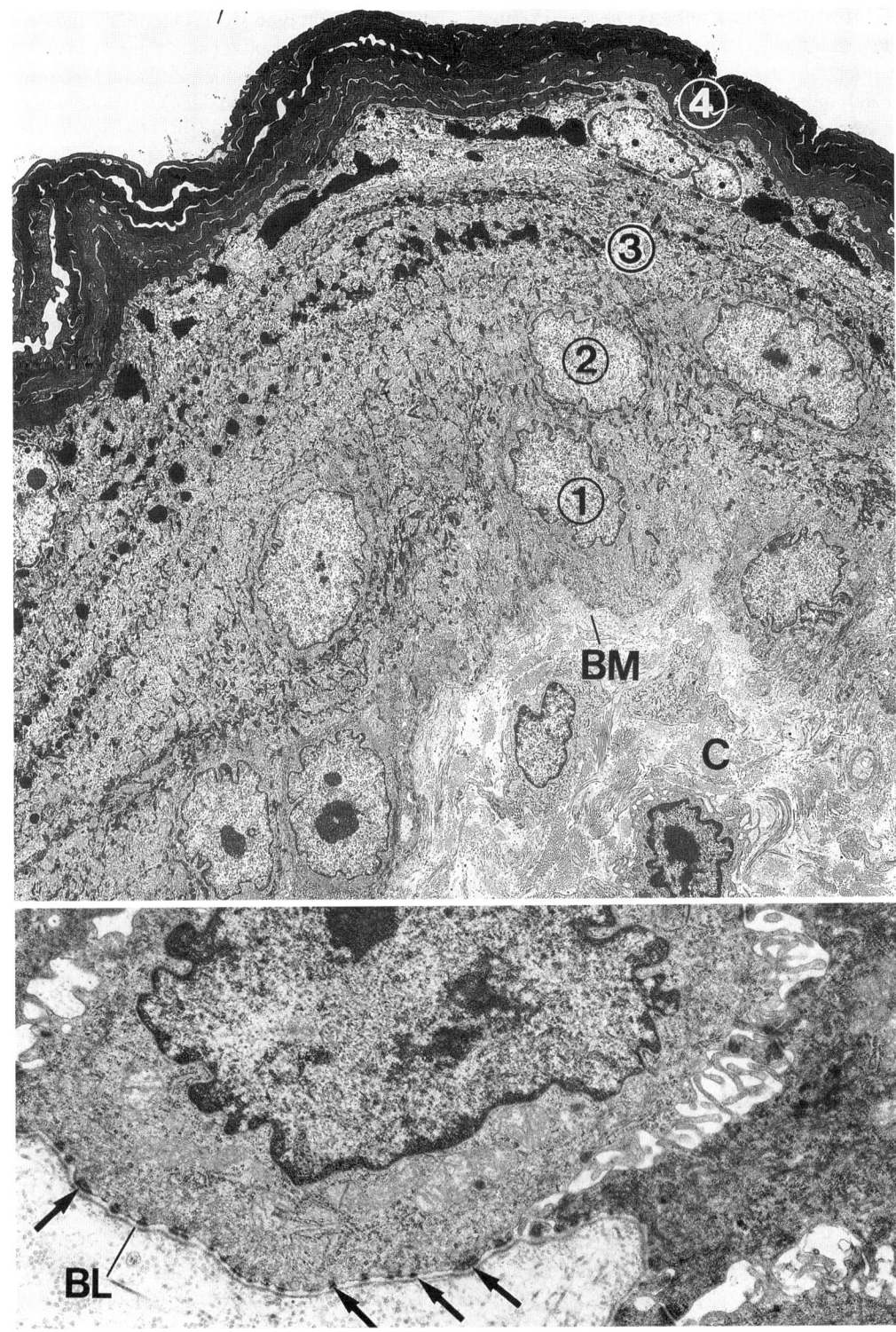

sich dann oberflächenwärts vor und nehmen dabei eine mehr polyedrische Gestalt an (Stratum spinosum).

Da das Epithel selbst gefäßfrei ist, muß der Saftstrom durch die Interzellulärspalten erfolgen, die überall gleich breit sind und normalerweise keine Erweiterungen zeigen (Abb. 51). Würde dieses System feinster Spalträume nicht durch die Hornschicht abgedichtet, würden große Flüssigkeitsverluste an der Hautoberfläche auftreten.

Die ständige Regeneration und der lebhafte Saftstrom scheinen auf den ersten Blick mit den mechanischen Anforderungen nicht vereinbar zu sein. Wie kommt es, daß sich bei stärkeren Belastungen die Hornschicht nicht von der Keimschicht ablöst, d. h., der Verbund der Zellen erhalten bleibt, obwohl sich ständig neugebildete Zellen an die Oberfläche schieben und das Zellgefüge dadurch dauernd verändert wird? Wie die Elektronenmikroskopie gezeigt hat, kommt die Festigkeit des Plasterepithels durch ein sehr regelmäßiges System trajektoriell angeordneter Tonofibrillen und Desmosomen zustande. Die Fibrillen (hauptsächlich Keratin) liegen intrazellulär, bilden aber über die Zellgrenzen hinweg große, sich überkreuzende, trajektorienartig angeordnete Bögen, die oberfächenwärts flacher werden und in der Hornschicht enden (Abb. 50). Die Desmosomen überbrücken in regelmäßigen Abständen die Interzellulärspalten und verankern die Keratinfilamente an der Zellmembran. Schiebt sich eine Zelle in eine andere Schicht vor, lösen die Desmosomen ihre Kontakte. Das Fibrillensystem wird kurzzeitig an dieser Stelle unterbrochen, um sich anderenorts durch neue desmosomale Verknüpfungen wieder in das Fasersystem einzuschalten. Das Ganze funktioniert also ähnlich wie ein System von Druckknöpfen. Trotz innerer Verschieblichkeit bleibt die Festigkeit gewahrt. Lichtmikroskopisch können die Desmosomen in Form kleiner, knöpfchenartiger Verdickungen gerade noch wahrgenommen werden (Interzelluärbrücken, Bizzozero-Körperchen). Isolierte, aus dem Verband herausgelöste Zellen des Stratum spinosum zeigen häufig noch stachelartige Fortsätze als Reste dieser Desmosomen; daher die Bezeichnung »Stachelzellschicht« (Stratum spinosum). Stratum spinosum und Stratum basale werden zusammen als *Stratum germinativum* (Keimschicht) bezeichnet, da letztlich von hier die Regeneration des Schutzepithels ausgeht.

Verhornung. Die für die Abdichtung des Stratum germinativum so wichtige Verhornung beginnt mit der Einlagerung basophiler Keratohyalinkörnchen in die an das Stratum germinativum angrenzende Schicht langgestreckter Zellen *(Stratum granulosum)* (Abb. 51). In der daran anschließenden Zellschicht verschwinden diese Körnchen, und die Zellkerne verlieren ihre Färbbarkeit, so daß eine l. m. homogen erscheinende Schicht entsteht *(Stratum lucidum)*, die die Interzellulärspalten abdichtet. Vermutlich haben sich diese Zellen mit dem aus dem Keratohyalin entstandenen »Eleidin« diffus durchtränkt, so daß diese Schicht stärker lichtbrechend wird und homogener erscheint als die Nachbarschichten. Ein deutlich abgrenzbares Statum lucidum kommt jedoch nur an Hautstellen vor, die mechanisch stark belastet sind und ein sehr dickes Epithel tragen (Handflächen, Fußsohlen). Die Abdichtung der oberflächlichen Zellagen gegen Flüssigkeitsverluste aus den Interzellularspalten wird letztlich durch spezielle Lipide erreicht, die von den Zellen des Stratum spinosum und granulosum abgesondert werden. E. m. findet man in diesen Zellen lamellierte Granula, die bipolare Lipide und Enzyme enthalten. Diese Substanzen gelangen in die Interzellularspalten der oberflächlichen Zellschichten, die dadurch verkleben.

Abb. 51. E. m. Aufnahmen vom mehrschichtigen, verhornten Plattenepithel der Haut (Mensch, A = 2200 ×), B = 13 700 ×). BL = Basallamina; BM = Basalmembran; C = Corium (Stratum papillare der Lederhaut). Schichten der Epidermis: 1 = Stratum basale; 2 = Stratum spinosum; 3 = Stratum granulosum; 4 = Stratum corneum.

Die relative Dicke des mehrschichtigen Plattenepithels macht eine ausreichende Ernährung – allein durch Diffusion von der Basis her – unmöglich. Es entwickeln sich daher finger- oder leistenförmige *Bindegewebspapillen*, die von unten her in das Epithel vordringen und meist Kapillarschlingen enthalten. Dadurch werden die Diffusionsstrecken zwischen den Gefäßen und Epithelzellen erheblich verkürzt und die Austauschvorgänge verbessert.

Kutane Schleimhaut. Schleimhäute, die mechanisch stark belastet werden (Mundhöhle, Oesophagus, Vagina) besitzen ebenfalls ein mehrschichtiges Plattenepithel, das aber nicht verhornt. Da diese Schleimhäute immer feucht gehalten werden, ist eine Abdichtung der Saftspalten durch ein Stratum corneum nicht erforderlich. Zur Entwicklung eines Stratum granulosum und lucidum kommt es also nicht. Die oberflächliche Deckschicht *(Stratum superficiale)* dient der Verankerung der Filamentsysteme und besteht aus flachen, schollenartigen Zellen, die nach und nach abgestoßen werden. Im übrigen ist die Struktur des Stratum basale und spinosum die gleiche wie bei der Epidermis.

Übergangsepithel. Wird eine Epithelformation über längere Zeit mit der hypertonen, salzreichen Harnflüssigkeit benetzt, entwickelt sich ein Schutzepithel eigener Art, das Übergangsepithel (Abb. 247). Dieses findet sich daher nur in den ableitenden Harnwegen. Das Übergangsepithel besteht aus mehreren Lagen unregelmäßig geformter Zellen, die in besonderem Maße gegeneinander verschieblich sind (mehrschichtiges Epithel). An der Oberfläche liegen große Deck- oder Schirmzellen, die häufig zwei oder drei Kerne enthalten und intensiver als die übrigen Zellen anfärbbar sind. Sie bilden eine wirksame Schutzschicht gegen den Harn, da ihre Oberflächenmembran durch Einlagerung von Glykoproteinen krustenartig verdickt ist. Wechselnden Füllungszuständen der Harnorgane kann sich das Übergangsepithel in erstaunlichem Maße anpassen. Die Dehnbarkeit der oberflächlichen Schirmzellen wird dadurch erreicht, daß im

apikalen Teil ihres Zytoplasmas zahlreiche Falten und Vesikel vorhanden sind, die abschnittsweise die gleiche Membranstruktur besitzen wie die Oberflächenmembran der Zellen selbst. Bei starken Dehnungen werden diese »Reservemembranen« einfach in das Zytolemm eingeschleust und damit deren Oberfläche vergrößert. Bei starker Dehnung ordnen sich die Zellen statt übereinander mehr nebeneinander an, bleiben jedoch immer vollständig von den Deckzellen mit ihrer versteiften, ektoplasmaartigen Oberfläche bedeckt, so daß nirgends Harn in die Interzellulärspalten eindringen kann.

1.3 Zusammenfassung

Alle Epithelien ruhen auf einer Basalmembran und sind immer geschlossene Zellverbände, denen Gefäße und interzelluläres Bindegewebe fehlt (Ausnahme: Stria vascularis des Innenohres) (Abb. 52 u. 53). Sie bedecken innere oder äußere Oberflächen und stellen damit Grenzflächen dar. Die oberflächennahen Zellabschnitte der einschichtigen oder mehrreihigen Epithelien sind in der Regel durch Zonulae occludentes verbunden, wodurch die Interzellularspalten lumenseitig verschlossen werden (Schrankenfunktion des Epithels). Der mechanische Zusammenhalt der Zellen, besonders der mehrschichtigen Epithelien, kommt durch Zonulae oder Maculae adhaerentes (Desmosomen) zustande, die mit einem intrazellulären System von Mikrofilamenten (Zytoskelett) verknüpft sind. Die funktionelle und elektrotonische Koppelung der Epithelzellen kommt durch Nexus (gap junctions) zustande. Die apikalen Oberflächen der einschichtigen oder mehrreihigen Epithelien sind je nach Funktion der betreffenden Grenzflächen mit Spezialeinrichtungen versehen. Mikrovilli bilden sich zur Oberflächenvergrößerung bei den Resorptionsepithelien (Darmepithel), Kinozilien bei den Gangepithelien (Eileiter, Samenwege) oder beim Respirationsepithel (Atemwege). Bei den mehrschichtigen Plattenepithelien bilden die oberfläch-

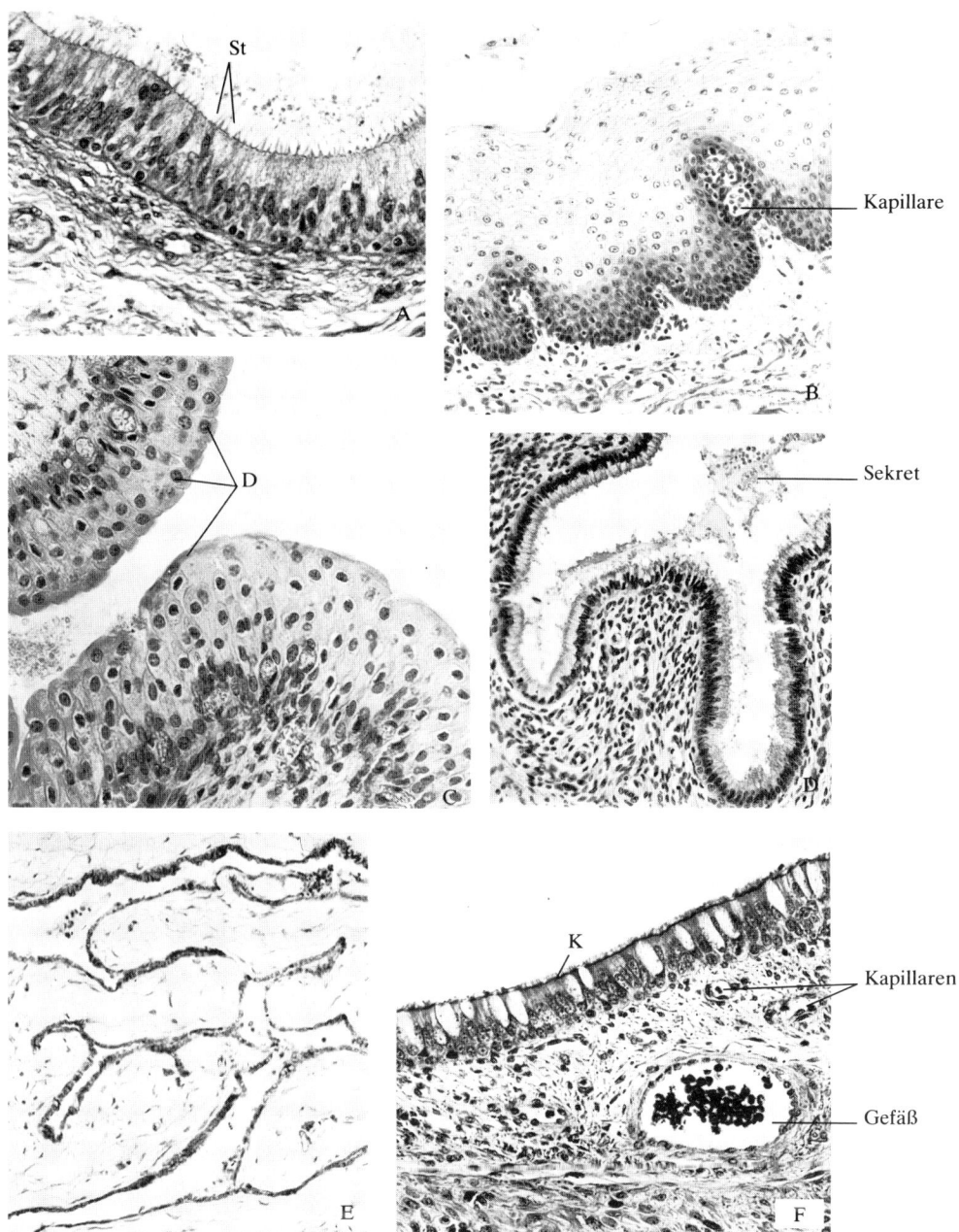

Abb. 52. Histologische Schnitte durch verschiedene Epithelformationen. D = Deckzellen; K = Kinozilien; St = Stereozilien. A = Zweireihiges Zylinderepithel mit Stereozilien (Ductus epididymidis, 210×); B = Mehrschichtiges, nichtverhornendes Plattenepithel (Mundhöhle, 210×); C = Übergangsepithel (Ureter, 210×); D = Einschichtiges Zylinderepithel (Cervix uteri, 135×); E = Plattes bis kubisches Epithel (Rete testis, 75×); F = Mehrreihiges Zylinderepithel mit Kinozilien (Nasenschleimhaut, 210×).

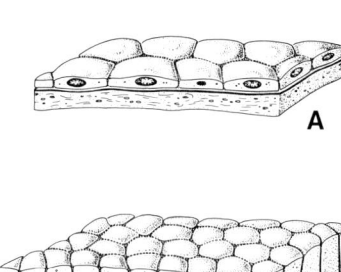

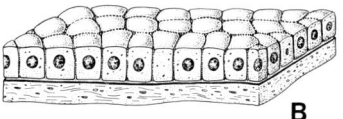

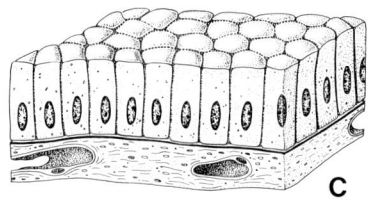

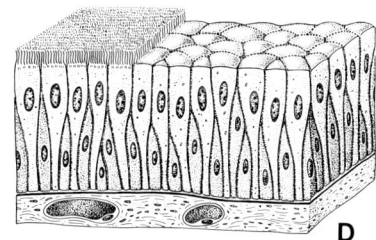

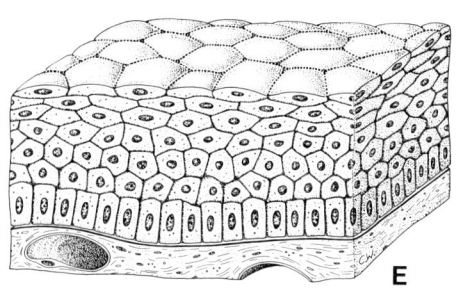

Abb. 53. Verschiedene Formen von Epithelien. A = Einschichtiges Plattenepithel; B = Einschichtiges kubisches Epithel; C = Einschichtiges Zylinderepithel; D = Mehrreihiges Zylinderepithel; E = Mehrschichtiges Plattenepithel.

lichen, verhornenden oder nichtverhornenden Zellplatten selbst den schützenden Abschluß und schaffen durch die von ihnen gebildeten Lipide, die in den Interzellularraum abgegeben werden, eine schützende Permeabilitätsbarriere gegen Flüssigkeitsverlust.

Einschichtiges Plattenepithel setzt sich aus niedrigen, flächenhaft ausgedehnten Zellen zusammen. Die Zellgrenzen bilden – von der Fläche betrachtet – ein polygonales bis hexagonales Muster.

Vorkommen: Lungenalveolaren, Rete testis, Schaltstücke der Ausführungsgänge von Speicheldrüsen und Pankreas, äußeres Blatt der Bowman-Kapsel in der Niere. Manche Autoren rechnen auch das Gefäßendothel und das Serosaepithel (Mesothel) zu den Plattenepithelien.

Einschichtiges kubisches oder **zylindrisches (isoprismatisches) Epithel** unterscheiden sich vor allem durch die Zellhöhle.

Vorkommen: Magen-Darm-Kanal, Ausführungsgänge der Drüsen, extrahepatische Gallenwege, Nebenhodengänge. Das Keimepithel des Ovars ist ein aus dem Peritoneum hervorgegangenes, einschichtiges, kubisches Epithel. Das einschichtige Zylinderepithel von Dünn- und Dickdarm ist durch einen Mikrovilli-Besatz (Bürstensaum) charakterisiert (Resorptionsepithel).

Zweischichtiges, kubisches Epithel ist sehr selten.

Vorkommen: Ausführungsgänge der ekkrinen und apokrinen Schweißdrüsen, in Übergangszonen zwischen einschichtigen und mehrschichtigen oder mehrreihigen Epithelien.

Mehrschichtiges Zylinderepithel ist ebenfalls sehr selten. Es ist strukturell sehr instabil und findet sich praktisch nur in Übergangszonen zwischen verschiedenen Epithelarten (Conjunctiva, weicher Gaumen, Kehlkopfschleimhaut, Cervix uteri). Meist liegen 2–3

Tab. 6. Einteilung und Vorkommen verschiedener **Epithelformen.**

	Form	Vorkommen	Funktion
Einschichtige Epithelien	Einschichtiges Plattenepithel	Alveolarepithel der Lunge, Schaltstücke der Drüsen, Rete testis	Gaswechsel Transportfunktion
	Einschichtiges, kubisches (isoprismatisches Epithel	Keimepithel des Ovars, Linsenepithel, Drüsenausführungsgänge, intrahepatische Gallengänge	Abgrenzung entsprechender Kompartimente
	Einschichtiges Zylinderepithel	Sekretrohre der Drüsen, Magen-Darm-Kanal, Gallenblase, extrahepat. Gallengänge (Ductuli efferentes Nebenhoden)	Resorptionsepithel Sekretableitung
Zweischichtige Epithelien	Zweischichtiges, kubisches Epithel	Ausführungsänge der Schweißdrüsen	Sekretableitung
Mehrreihige Epithelien	Zweireihiges, prismatisches oder Zylinderepithel	Tuba uterina, Ductus deferens, Ductus epididymidis	Keimzelltransport und -ernährung
	Mehrreihiges, prismatisches oder Zylinderepithel	Respirationstrakt (Nase, Trachea, Bronchien)	Respirationsepithel
Mehrschichtige Epithelien	Mehrschichtiges, prismatisches oder Zylinderepithel	Conjunctiva, Gaumen, Larynx, Zervix	Übergangsform zwischen 2 Epithelformationen
	Mehrschichtiges, unverhorntes Plattenepithel (Pflasterepithel)	Mundhöhle, Ösophagus, Vagina, Analkanal, Conjunctiva, Labium vocale	kutane Schleimhaut, mechan. Schutz
	Mehrschichtiges, verhorntes Plattenepithel (Pflasterepithel)	Haut, äußerer Gehörgang	Schutzfunktion
	Übergangsepithel	Nierenbecken, Ureter, Harnblase, prox. Urethra	Chem. Schutz vor Harnflüssigkeit

Zellagen übereinander, wobei die oberflächliche Zellschicht aus länglichen, zylindrischen Zellen besteht.

Zwei- und **mehrreihige Zylinderepithelien** sind weit verbreitet und meist hoch differenziert. Im Nebenhodengang und Ductus deferens entwickeln sich apikal Büschel von Stereozilien, in die die Spermienköpfe eintauchen können. Die Epithelzellen zeigen häufig Strukturunterschiede, z. B. besitzt das Tubenepithel (Tuba uterina) verschiedene Zelltypen. Die Flimmerzellen tragen apikal Kinozilien (wichtig für den Eitransport), die sekretorischen Zellen haben keine Kinozilien.

Mehrreihiges Zylinderepithel mit Kinozilien (Respirationsepithel) kommt vor in den Atemwegen (Nasenhöhle, Larynx, Bronchialbaum). Es ist immer daran zu erkennen, daß nicht alle Zellen die Oberfläche erreichen und neben schlanken, hohen Zylinderzellen auch kleine, oft dunklere Basalzellen vorkommen.

Die **mehrschichtigen Plattenepithelien** bestehen mindestens aus 3, meist mehreren, übereinandergelagerten Zellschichten, die von basal her regenerieren *(Stratum basale)*, in den mittleren Schichten (durch Desmosomen) fest verbunden sind *(Stratum spinosum)* und oberflächenwarts verhornen *(Stratum corneum)* oder nicht verhornen *(Stratum superficiale)*. Beim verhornenden Plattenepithel *(Pflasterepithel)* der äußeren Haut (Epidermis) treten in den oberflächlichen Lagen der Stachelzellschicht als Vorstufen zur Verhornung Keratohyalinkörnchen auf *(Stratum granulosum)*. Zur Abdichtung der Interzellularspalten werden spezielle Lipide abgesondert, wodurch die oberflächlichen Zellplatten miteinander verkleben. Unverhorntes, mehrschichtiges Plattenepithel kommt in mechanisch beanspruchten Schleimhäuten vor (Mundhöhle, Pharynx, Oesophagus, Vagina, Stimmlippen), kann aber auch metaplastisch aus Zylinderepithelien hervorgehen.

Übergangsepithel – mehrschichtiges Epithel, das je nach Dehnungszustand verschieden dick sein kann. Charakteristisch sind immer die großen, oft zweikernigen Deck- oder Schirmzellen, die das Epithel lumenwärts abdichten und apikal eine verdichtete Zellmembran aufweisen. L. m. ist eine Basalmembran meist nicht erkennbar.

Vorkommen: praktisch nur in den harnableitenden Wegen (Pelvis renalis, Ureter, Harnblase, Urethra).

2. Nervengewebe

Das Nervengewebe hat sich ganz auf die Funktionen des Informationswechsels spezialisiert. Es entwickelt sich während der Embryonalentwicklung durch Abfaltung aus dem Ektoderm. Das embryonale Neuralrohr hat ursprünglich rein epithelialen Charakter. Es liefert alle Gewebsgruppen des späteren Nervensystems und zwar sowohl die des zentralen als auch die des peripheren Nervensystems (NS). Bei diesem Entwicklungsprozeß löst sich zwar der epitheliale Zellverband mehr und mehr auf, die Zellen behalten jedoch durch Ausbildung von z. T. außerordentlich langen Fortsätzen stets ihre räumlichen Kontakte untereinander bei. Das adulte Nervensystem stellt schließlich ein Netzwerk von hochdifferenzierten Zellen dar, deren Fortsätze in komplizierter Weise miteinander verknüpft sind und die die Fähigkeit besitzen, nervöse Informationen in Form von frequenzmodulierten Signalen zu leiten und zu verarbeiten.

Aus der Entwicklungsgeschichte ergibt sich, daß die *Form der Nervenzellen* weitgehend vom Entstehungsort abhängt. Die aus dem Neuralrohr ausgewanderten, embryonalen Nervenzellen *(Neuroblasten)*, die die Spinalganglien bilden, senden z. B. zwei Fortsätze aus, wovon der eine rückläufig wieder ins Rückenmark (RM) einwächst, während der andere nach peripher auswächst, um mit den jeweiligen Erfolgsorganen (Haut, Muskulatur) Kontakt aufzunehmen. Dadurch entstehen *bipolare Nervenzellen*, die aber später dadurch *pseudounipolar* werden, daß sich jeweils die beiden Fortsätze einer Zelle aneinander anlagern und dann scheinbar nur noch ein Fortsatz vorhanden ist.

In etwas anderer Weise verläuft der Entwicklungsprozeß im ventralen Bereich des embryonalen Neuralrohres. Hier bleiben die Neuroblasten zunächst an Ort und Stelle liegen, so daß sich die vom Zellkörper auswachsenden Fortsätze nur innerhalb des Neuralrohres verzweigen können. Auf diese Weise entstehen *multipolare Nervenzellen*, die mehr durch ein sternförmiges Verzweigungsmuster ihrer Fortsätze charakterisiert sind. Einer dieser Fortsätze wächst jedoch bis in die Peripherie aus und stellt den Kontakt mit dem Erfolgsorgan, z. B. den Muskelzellen, her. Er leitet die Erregungen in zentrifugaler (effereﬂter) Richtung, d.h. vom Zellkörper *(Peri-karyon)* zum Erfolgsorgan und wird daher als Neurit oder Axon bezeichnet. Die anderen, vom Zellkörper ausgehenden Fortsätze *(Den-driten)* leiten die Erregungen in zentripetaler Richtung, d.h. von der Peripherie zur Zelle hin, afferent zum Zellkörper (Perikaryon). Im Bereich der Sinnesorgane kommen auch *uni-polare Nervenzellen* vor. Diese haben sich in einseitiger Weise auf die Reizaufnahme spe-zialisiert, sind also Rezeptorzellen, die sich durch einen spezifisch differenzierten Fortsatz auszeichnen, der die Reize aufnehmen und in kodierter Form an die nachgeschalteten Zellen weitergeben kann.

Nervenzelle (Neuron). Die Nervenzelle (Ganglienzelle) mit all ihren Fortsätzen bildet das funktionelle Bauelement des NS, das **Neuron,** das nicht nur in funktioneller, sondern auch in trophischer, genetischer und morpho-logischer Beziehung eine Einheit darstellt. Da das Neuron seine Funktion einseitig auf den Informationswechsel ausgerichtet hat, spielen die Membranprozesse die dominierende Rolle. Während bei den Zellen mit dominierenden Stoffwechselleistungen (Drüsenzellen, Leber-zellen) die wesentlichsten Prozesse im Zellin-neren, d.h. im Zytoplasma, ablaufen, spielen bei den Nervenzellen die Veränderungen an den Zellmembranen die Hauptrolle. Die Ner-venzellen zeigen zwar auch einen intensiven Stoffwechsel und eine auf Hochtouren laufen-de Proteinbiosynthese; diese dient aber nicht der Produktion von Drüsensekreten, sondern zum einen der Erhaltung der hochdifferenzier-ten, zeitlebens fast unveränderten Zellstruktur, zum andern der Produktion der für die Erre-gungsübertragung wichtigen Stoffe. Für die Erregungsleitung spielen die Nervenfasern (Neuriten, Dendriten), für den Stoffwechsel die Zellkörper (Perikaryon) die Hauptrolle (Abb. 54). Das Zytoplasma der Perikarien ist daher weitgehend ausgefüllt mit einem ribo-somenreichen endoplasmatischen Retikulum, mit Golgi-Komplexen, Mitochondrien und an-deren Zellorganellen. Der Zellkern ist in der Regel sehr groß, bläschenförmig und hetero-chromatinarm. Ein oder zwei große Nukleolen

treten deutlich hervor. Allein dies sind mor-phologische Hinweise auf einen intensiven Eiweißstoffwechsel. Bei der für die LM erfor-derlichen Präparation verklumpen meist die ER-Membranen und bilden intensiv basophile, schollenartige Zytoplasmaareale (**Nissl-Schol-len**), die dem Zellkörper ein fleckförmiges, marmoriertes Aussehen (Tigroid) verleihen. Je länger die Zellfortsätze werden, um so volu-minöser wird auch das Perikaryon mit seinem Ergastoplasma, muß doch von hier aus der ge-samte Proteinumsatz des Neurons bewältigt werden. Neurone, die stoffwechselmäßig aktiv sind, zeigen daher Perikarien mit zahlreichen, intensiv anfärbbaren Nissl-Schollen (Ergasto-plasma), während erschöpfte Zellen blaß und ER-arm erscheinen. Nach einer Nervenfaser-durchtrennung kommt es zur Auflösung der Nissl-Schollen (Tigrolyse).

Axoplasmatischer Fluß. Um die im Peri-karyon synthetisierten Proteine (Glykoprotei-ne, Lipoproteine, Proteoglykane usw.) dahin zu transportieren, wo sie benötigt werden, bildet sich ein lebhafter Zytoplasmastrom innerhalb des Neurons aus, der sowohl in zentrifugaler als auch zentripetaler Richtung vonstatten geht und bei dem die in den Fort-sätzen reichlich vorhandenen Mikrotubuli und Neurofilamente eine wichtige Rolle spielen.

2.1 Leitungsfunktion des Nervengewebes – Nervenfasern und Schwann-Zellen

Das Erregungsleitungsgeschehen basiert auf den Besonderheiten der Nervenzellmembra-nen. Normalerweise entwickeln diese Mem-branen ein negatives Membranpotential von 80 bis –90 mV, was durch eine relativ hohe, intrazelluläre K^+-Ionenkonzentration bei we-sentlich geringerer Na^+-Ionenkonzentration erreicht wird. Im umgebenden Extrazellulär-raum (EZR) herrschen umgekehrte Konzen-trationsverhältnisse. Hier ist die Na^+-Ionen-konzentration etwa $10\times$ höher als die K^+-Io-nenkonzentration. In den Zellmembranen der Perikarien oder Axone befinden sich nun aber bestimmte Proteinmoleküle, die als Kanäle

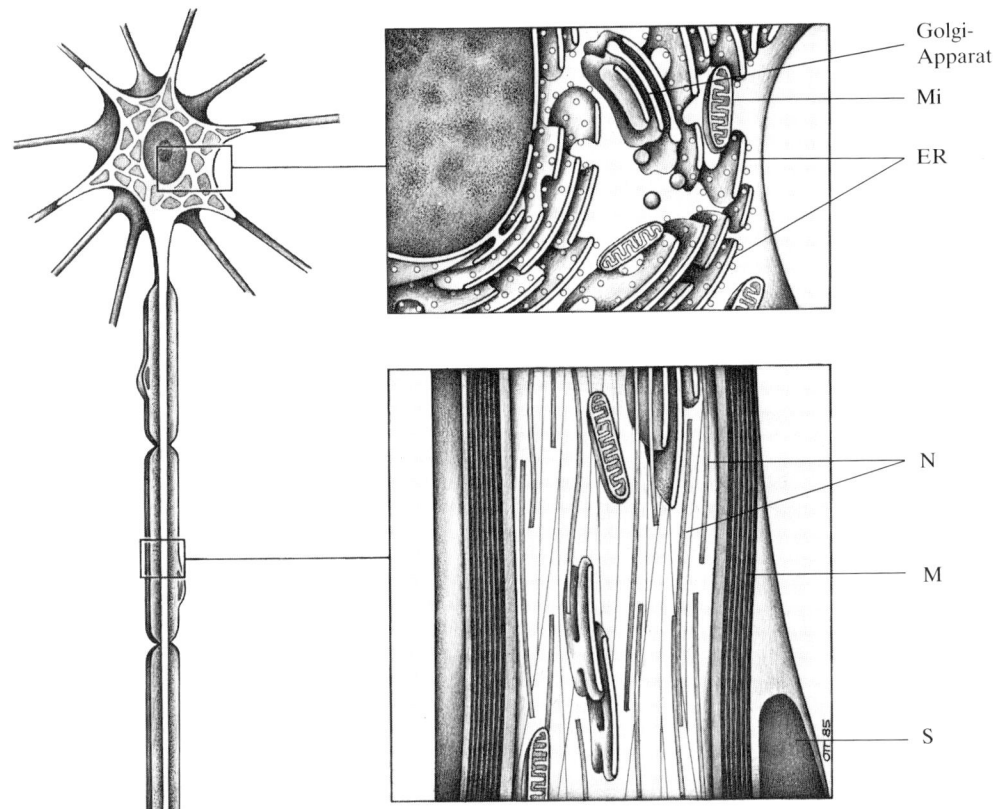

Golgi-
Apparat

Mi

ER

N

M

S

Abb. 54. Bau eines Neurons am Beispiel einer multipolaren Ganglienzelle. Oben = Ausschnitt aus dem Perikaryon mit rauhem ER (Nissl-Schollen) und Mitochondrien (Mi). Unten = Axon mit Neurotubuli (N), Neurofilamenten und Markscheide (M). S = Kern einer Schwann-Zelle.

wirken und entweder K- oder Na-Ionen mit Hilfe sog. K- oder Na-Pumpen durchschleusen können. Im Ruhezustand sind diese Kanäle geschlossen. Bei der nervösen Erregung öffnen sich jedoch diese Kanäle, die Na-Ionen gelangen ins Zellinnere, und die K-Ionen strömen aus. Dadurch bricht an der betreffenden Stelle das Membranpotential zusammen, so daß ein »Aktionspotential« entsteht. Mit Hilfe der innerhalb der Membran gelegenen Ionenpumpen können aber die Na-Ionen rasch wieder nach außen und die K-Ionen nach innen transportiert werden, so daß sich das ursprüngliche negative Ruhepotential wiederherstellt.

Der geschilderte Membranprozeß bewirkt eine lokalisierte Entladung, die sich entlang der Axonmembranen ausbreiten kann. Ein die Nervenzelle treffender Reiz kann zu rasch aufeinanderfolgenden Membranentladungen führen, die als Signale verwendet werden. Derartige Signale können durch Außenweltreize entstehen, können aber auch Antworten auf Signale anderer Nervenzellen sein, so daß schließlich Signalketten entstehen, die von einer Zelle zur anderen wandern, bis sie schließlich am Erfolgsorgan effektiv werden.

Die Erregungsausbreitung, d. h. die Leitungsgeschwindigkeit hängt von der Dicke der Nervenfaser ab. Dicke Nervenfasern leiten schneller als dünne. Die Riesenaxone der Tintenfische erreichen Leitungsgeschwindigkeiten bis zu 20 m/Sek. Bei den Wirbeltieren

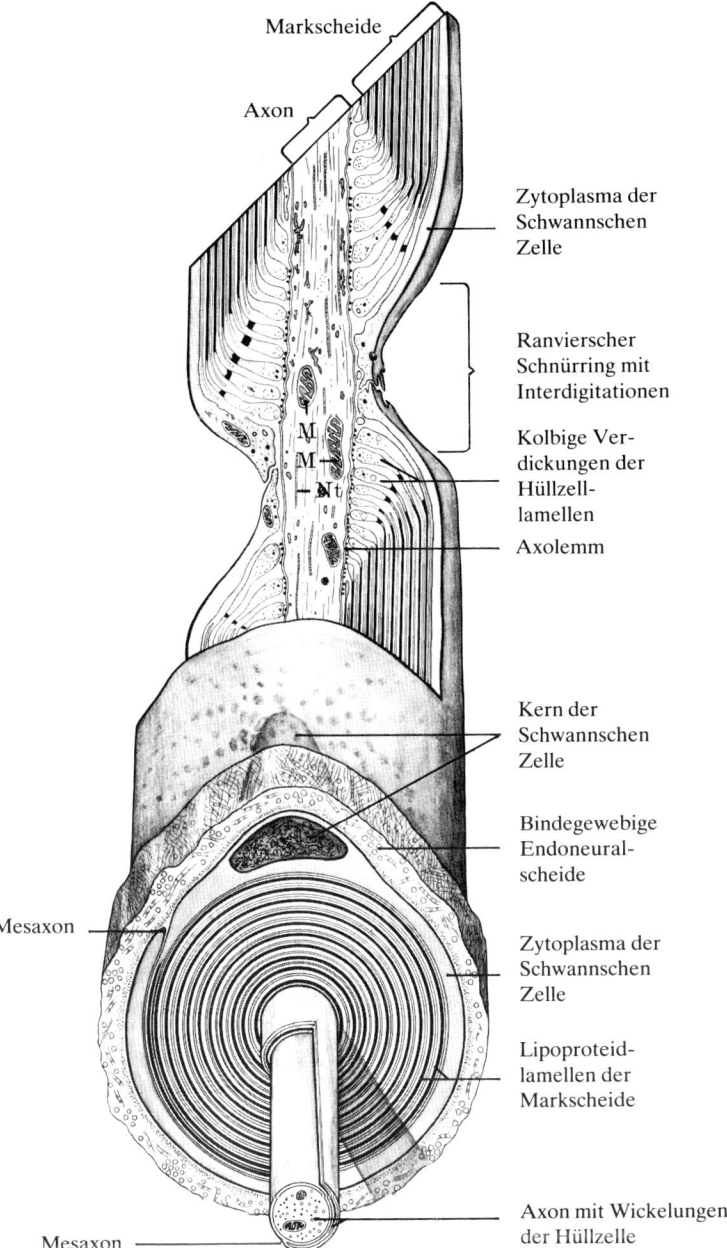

Markscheide

Axon

Zytoplasma der
Schwannschen
Zelle

Ranvierscher
Schnürring mit
Interdigitationen

Kolbige Ver-
dickungen der
Hüllzell-
lamellen

Axolemm

Kern der
Schwannschen
Zelle

Bindegewebige
Endoneural-
scheide

Zytoplasma der
Schwannschen
Zelle

Lipoproteid-
lamellen der
Markscheide

Axon mit Wickelungen
der Hüllzelle

Mesaxon

Mesaxon

Abb. 55. Aufbau einer markhaltigen Nervenfaser. Man beachte die Verzahnung der Schwannschen Hüll-
zelle im Bereich des Ranvier-Schnürringes (Interdigitationen) sowie die regelmäßigen Wickelungen der
Schwann-Zelle um das Axon, zwischen die sich die Myelinlamellen eingelagert haben. M = Mitochondrien;
Nt = Neurotubuli.

reichen diese Leitungsgeschwindigkeiten aber nicht mehr aus. Um zu höheren Geschwindigkeiten zu kommen, hat die Natur hier eine entscheidende Erfindung gemacht. Die schnellleitenden Nerven werden nämlich mit einer Isolierschicht umhüllt, die die Depolarisation nur auf bestimmte, nicht isolierte Regionen beschränkt (Abb. 55). Die Isolierschicht ist die Mark- oder Myelinscheide, die von Hilfszellen (Schwann-Zellen) auf die Axone abgelagert wird und in regelmäßigen Abständen unbedeckte Axonabschnitte freiläßt (**Ranvier-Schnürringe**), die die Herde elektrischer Aktivität darstellen. Hier sind praktisch alle Na^+-Kanäle konzentriert, während die mit der Markscheide bedeckten Axonmembranabschnitte keine Na^+-Kanäle besitzen. Wird nun an einem Schnürring ein Aktionspotential ausgelöst, pflanzt sich das Signal entlang dem Axon »springend« von Schnürring zu Schnürring, d.h. wesentlich schneller fort als bei den marklosen Nerven, bei denen sich die Erregung kontinuierlich fortpflanzt (**saltatorische Erregungsleitung**). Je größer die »Sprünge« sind, um so schneller ist die Erregungsleitung (maximal 60–120 m/Sek.). Die Abstände zwischen 2 Schnürringen *(internodale oder interanuläre Segmente)* bestimmen damit die Leitungsgeschwindigkeit, die ihrerseits wieder mit der Dicke der Markscheide korreliert ist. Die Leitungsgeschwindigkeit ist bei dünnen, markarmen Nervenfasern (B-Fasern) relativ langsam (3–15 m/Sek.). Die marklosen Nervenfasern (C-Fasern) leiten sogar nur mit Geschwindigkeiten zwischen 0,5 und 2 m/Sek. Man kann daher aus dem Faserquerschnitt (d.h. Axon plus Markscheide) unmittelbar auf die Leitungsgeschwindigkeit schließen.

Markscheidenbildung. Die Markscheide entsteht in enger Wechselwirkung zwischen Neuron und Zellen einer nichtnervösen Zellpopulation, die man als Neuroglia bezeichnet. Die Entwicklung der Markscheide beginnt damit, daß sich das Axon in das Zytoplasma einer benachbarten Gliazelle (Schwann-Zelle, Lemnozyt) hineinschiebt, was wahrscheinlich ein aktiver Vorgang seitens der Schwann-Zelle ist, und die Gliazellmembran dadurch eine Art »Meso« bildet (**Mesaxon**) (Abb. 56). Im Verlaufe der weiteren Entwicklung wird nun dieses Meso mehrfach um das Axon herumgewickelt, wobei die inneren Membranen der Duplikatur miteinander verkleben, die äußeren dagegen nicht. Im Bereich der verklebten Membranen lagern sich reichlich Lipide (Cholesterin, Glykolipide und Phospholipide) ein, so daß dann das Axon in dichter Folge von Lipid- und Proteinlamellen umschlossen ist, die in äußerst regelmäßiger, fast kristalliner Architektur aufeinander folgen. Die markarmen Fasern (B-Fasern) bleiben in den Anfangsstadien dieser Entwicklung stehen, so daß hier nur wenige Wicklungen ausgebildet werden. Die dicken A-Fasern dagegen besitzen zahlreiche (manchmal bis zu 100) solcher Lipoproteinlamellen. Bei den sehr langsam lei-

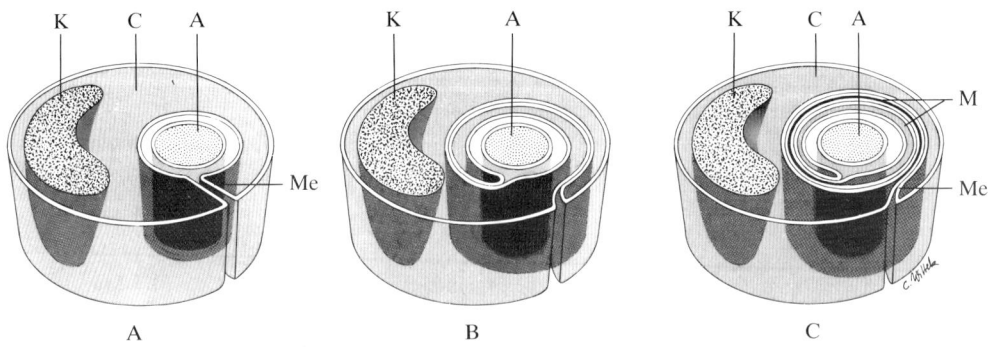

Abb. 56. Drei Entwicklungsstadien einer Markscheide. Axon (A) eines peripheren Nerven. C = Zytoplasma der Schwann-Zelle; K = Kern der Schwann-Zelle; M = Lipoproteinlamellen der Markscheide; Me = Mesaxon.

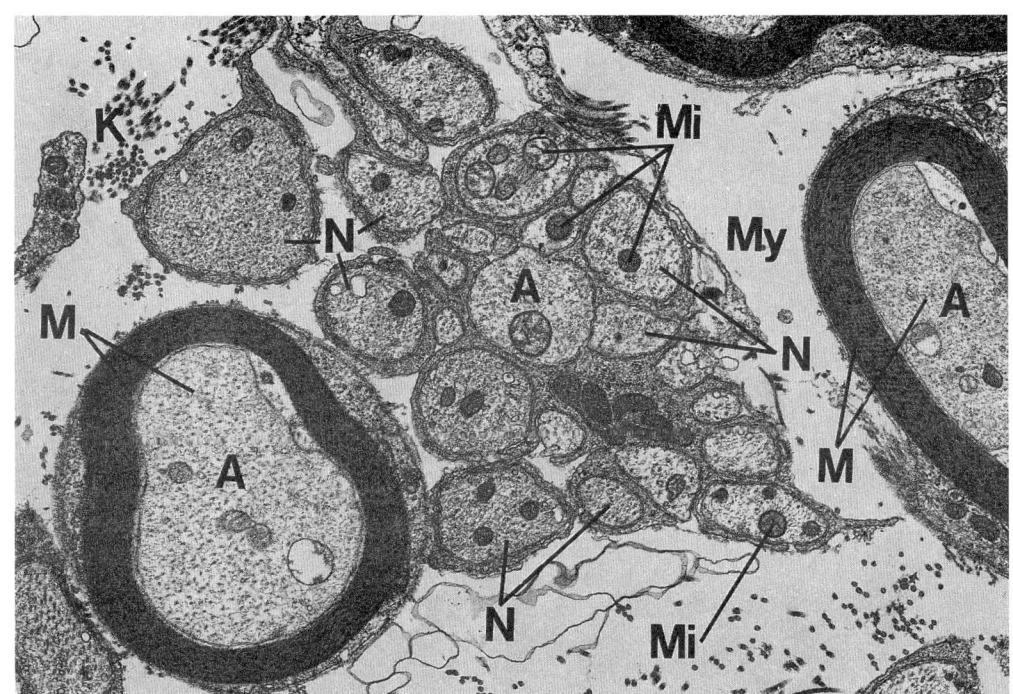

Abb. 57. E. m. Aufnahme von markhaltigen (M) und marklosen (N) Nervenfasern in einem peripheren Nerven (12000×). A = Axone; K = Kollagene Fasern; Mi = Mitochondrien; My = Myelinscheiden.

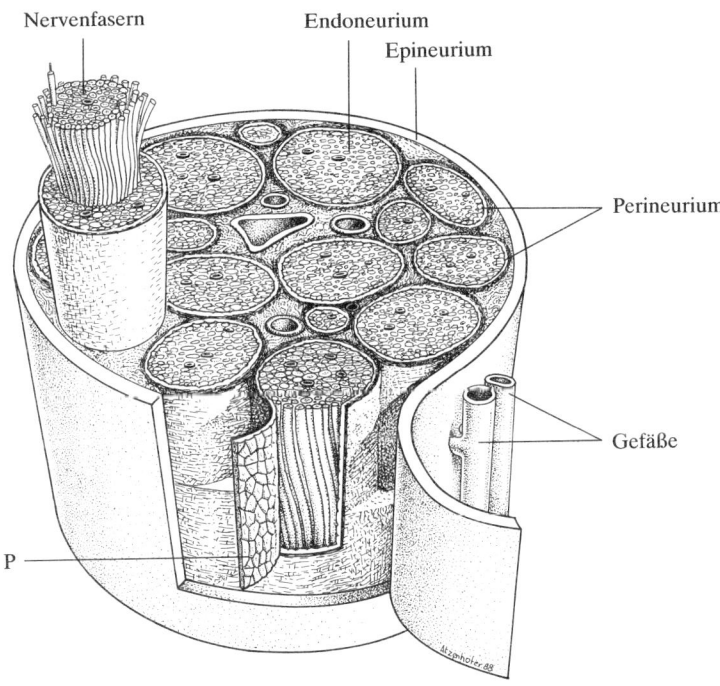

Abb. 58. Aufbau eines peripheren Nerven. Man beachte die epithelartige Abgrenzung der Perineural-scheide.

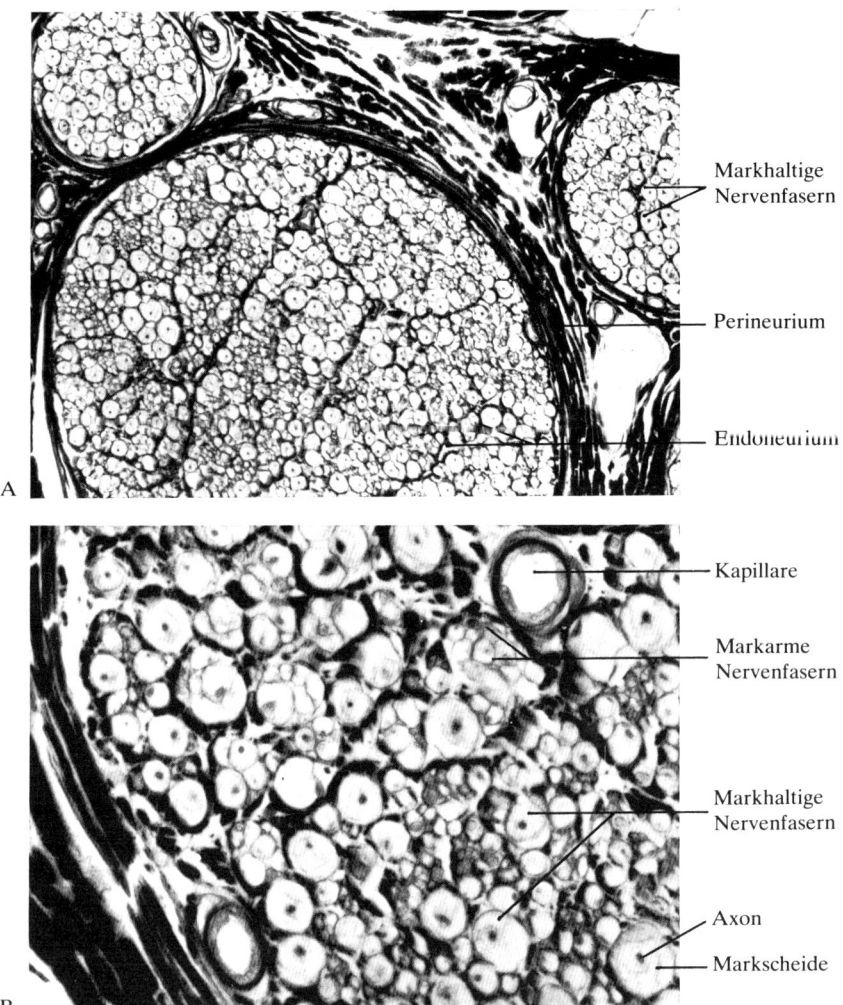

Abb. 59. Histologischer Schnitt durch einen peripheren Nerven (Querschnitt durch den N. ischiadicus, A = 160×; B = 540×)

tenden C-Fasern bleibt die Entwicklung der Markscheiden aus. Es werden zwar Mesaxone, aber keine Lipoproteinlamellen gebildet. Postmortal oder durch die in der Histologie verwendeten Fixationsmittel zerfallen die Lipoproteinschichten der Markfasern meist sehr rasch, so daß die regelmäßige Architektur der Markscheiden verlorengeht und statt dessen nur noch ein wabenförmiges, unregelmäßiges Gitterwerk *(Neurokeratingerüst)* übrigbleibt (Abb. 68 A).

Periphere Nerven. Im Bereich der peripheren Nerven finden sich immer Axone mit verschiedenen Durchmessern, entsprechend den Funktionssystemen, zu denen sie gehören. Die Axone werden zu Bündeln zusammengefaßt, die durch Bindegewebe voneinander abgegrenzt sind. Jedes Axon besitzt eine bindegewebige Hülle, die als Endoneuralscheide bezeichnet wird (Abb. 58). Die Gesamtheit des relativ lockermaschigen, endoneuralen Bindegewebes **(Endoneurium),** das auch die ver-

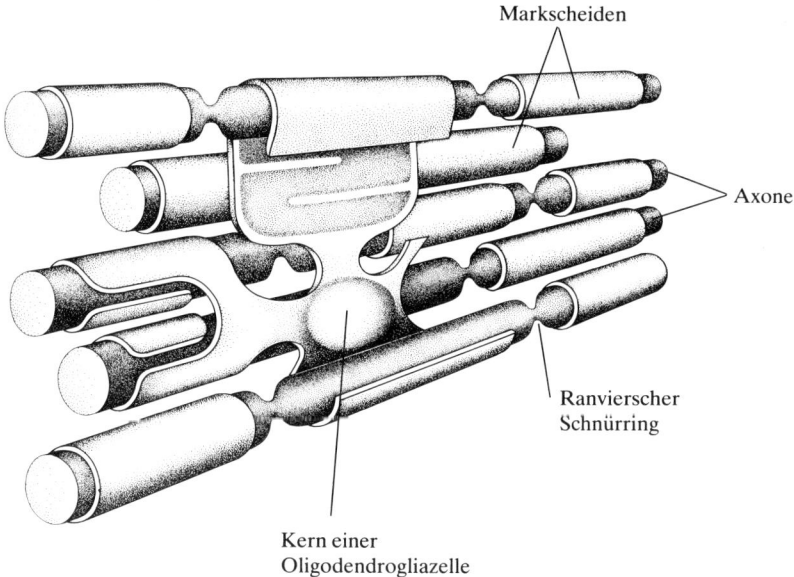

Markscheiden

Axone

Ranvierscher
Schnürring

Kern einer
Oligodendrogliazelle

Abb. 60. Schema zur Darstellung der Markscheidenentwicklung im ZNS. Eine Oligodendrogliazelle bildet durch lappenartige Fortsätze breitflächige Wickelungen um die Axone herum, aus denen die Markscheiden hervorgehen. Eine Gliazelle beteiligt sich im ZNS immer an der Bildung mehrerer Markscheiden (modif. nach Morell u. Norton).

sorgenden Blutgefäße beherbergt und meist eine Gruppe von 50–100 Axonen umschließt, wird von einer festen, derbfaserigen Bindegewebsscheide umhüllt, dem **Perineurium** (Abb. 58 u. 59). Diese Hüllschicht wird innen von einer geschlossenen, epithelartigen Zellschicht ausgekleidet, die in gewisser Hinsicht Schrankenfunktion hat. Innerhalb eines Perineuralschlauches entwickelt sich ein leichter, interstitieller Überdruck, der den axoplasmatischen Fluß innerhalb der Axone unterstützt. Die Perineuralscheide grenzt außerdem die Axone vom umgebenden Bindegewebsraum des Gesamtnerven ab und verhindert dadurch mögliche Mitreaktionen mit dem Interstitium der Organe. Durch die Perineuralscheide bleibt daher auch in der Peripherie das Nervengewebe funktionell vom EZR, d.h. vom Organgewebe getrennt. Die einzelnen, durch das Perineurium abgegrenzten Nervenbündel, werden schließlich durch lockermaschiges Bindegewebe, in dem Fettgewebe, Blutgefäße und Lymphgefäße untergebracht sind, zu größeren Bündeln, die

dann den eigentlichen peripheren Nerven darstellen, zusammengefaßt **(Epineurium).** Das Epineurium bildet zwar kapselartige Hüllen für den Gesamtnerven, aber keine zellulär begrenzte, abdichtende Schranke mehr aus.

Zentrale Nervenfasern. Im zentralen Nervensystem existieren Nerven dieser Art nicht. Die einzelnen Bahnen sind nicht durch Bindegewebe getrennt. Den Axonen fehlt eine Endoneuralscheide, obwohl Markscheiden vorhanden sind. Die Markscheiden werden im ZNS nicht von individuellen Schwann-Zellen, sondern von einer anderen Art Gliazellen, den **Oligodendrogliazellen** *(Oligodendrozyten)* gebildet, die immer *mehrere* Axone einscheiden und mit ihren Fortsätzen unregelmäßiger gestaltet sind (Abb. 60). Schwann-Zellen kommen im ZNS nicht vor. Dennoch treten auch im ZNS an den Markscheiden Schnürringe auf, so daß die Erregungsleitung auch hier saltatorisch verläuft. Der Feinbau der Markscheiden selbst unterscheidet sich nicht wesentlich von dem peripherer Axone.

2.2 Erregungsübertragung, Synapsen

Zum Zwecke der Signalübertragung bildet die Nervenzelle an ihren Endformationen Synapsen aus, in deren Bereich die nervöse Erregung auf das angrenzende Neuron oder das Erfolgsorgan übergehen kann. Das Axon entspringt am Perikaryon mit einem konisch verbreiterten *Initialsegment* (Ursprungskegel), das kein Ergastoplasma und keine Markscheide besitzt. Erst in einiger Entfernung vom Zellkörper beginnt die Markscheide, die erst kurz vor den Endverzweigungen an den synaptischen Endformationen aufhört. Das Axon besitzt meist zahlreiche Seitenäste *(Paraxone)*, die mit anderen Paraxonen synaptische Kontakte eingehen können (axoaxonale Synapsen). Axonendigungen an den Perikarien bilden axosomatische, an den Dendriten axodendritische Synapsen.

Jede **Synapse** ist dadurch charakterisiert, daß die Membranen von zwei oder mehreren Zellelementen bis auf einen schmalen Spaltraum (synaptischer Spalt, Ø etwa 20 nm) miteinander in Kontakt kommen (Abb. 61). Die Erregungsübertragung erfolgt auf chemischem Wege mit Hilfe von Überträgerstoffen (Transmitter). Diese sind in Vesikel *(synaptische Bläschen)*, die in großer Zahl innerhalb des Zytoplasmas der terminalen Axonanschwellungen vorkommen, eingeschlossen. Beim Eintreffen einer Erregung verschmilzt die Vesikelmembran mit der Zellmembran *(präsynaptische Membran)* und entleert ihren Inhalt in den synaptischen Spalt. Der Transmitter löst dann an der gegenüberliegenden

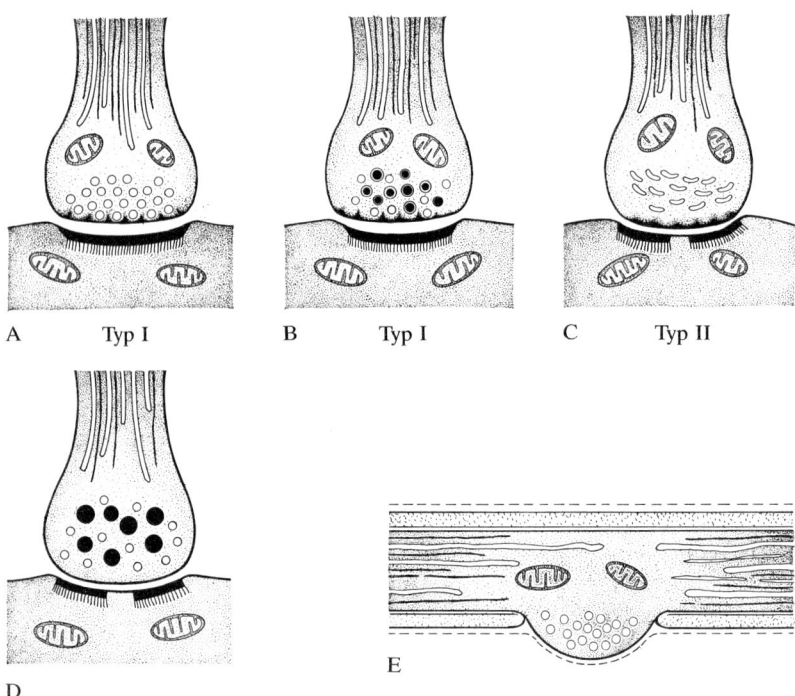

Abb. 61. Schema verschiedener Synapsenformen. A = Axosomatische Synapse. Exzitatorische cholinerge Synapse, Typ I nach Gray; B = Axosomatische Synapse. Exzitatorische, adrenerge Synapse, Typ I nach Gray; C = Axosomatische Synapse. Inhibitorische Synapse, Typ II nach Gray; D = Peptiderge Synapse mit unterschiedlich großen, z.T. elektronendichten Granula; E = Synapse »en passant« eines peripheren autonomen Nerven z.B. im Bereich glatter Muskulatur.

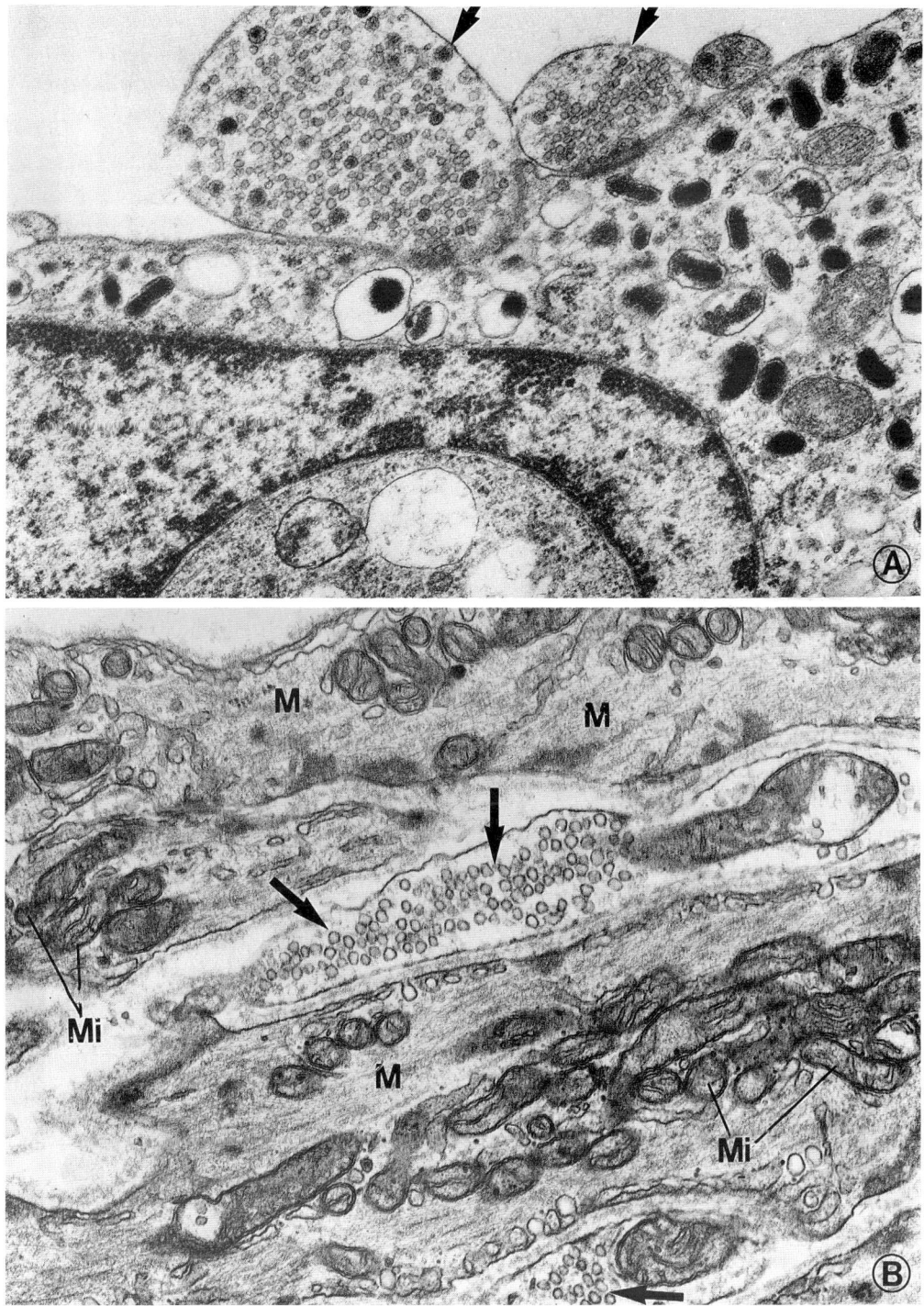

Abb. 62. Verschiedene Formen von Synapsen. E. m. Aufnahmen (A = 30000×; B = 24500×). A = Synaptische Endigungen von autonomen Nerven an einer Nebennierenmarkzelle (Pfeile). Man beachte die zahlreichen, synaptischen Bläschen. B = Synapse »en pasant« in einem autonomen Nerven innerhalb des Ziliarmuskels im Auge. Pfeile = Synaptische Bläschen; M = Ziliarmuskelfasern; Mi = Mitochondrien.

sub- oder *postsynaptischen Membran* eine Depolarisation und damit eine nervöse Erregung aus (exzitatorisch wirkende Synapsen) (Typ I nach Gray) (Abb. 61A u. B). Die inhibitorisch wirkenden Synapsen sind in bezug auf die synaptischen Membranen »symmetrisch« gebaut, d.h. prä- und postsynaptische Membranen sind in etwa gleich dick, jedoch ist der Synapsenspalt etwas schmäler (Typ II nach Gray) (Abb. 61C). Die **synaptischen Bläschen** zeigen verschiedene Formen und Größen. Die acetylcholinhaltigen Vesikel *(cholinerge Synapsen)* sind klein und haben immer die gleiche Größe ($\varnothing$ 40 nm) (agranuläre Vesikel). Die katecholaminhaltigen Vesikel *(aminerge Synapsen)* sind ebenfalls klein ($\varnothing$ 40-60 nm), besitzen aber einen osmiophilen Kern mit einem schmalen, hellen Saum (granuläre Vesikel). Peptiderge Synapsen enthalten häufig größere Vesikel, die einen dunklen Kern aufweisen und meist unterschiedlich groß sind (Abb. 61D). Weitere Transmitter sind Dopamin, Serotonin, Gamma-Aminobuttersäure (GABA) sowie auch zahlreiche Neuropeptide, die sowohl Hormone als auch Transmitter darstellen, wie z.B. Somatostatin, Endorphine u. Enkephaline.

Im Bereich des peripheren, autonomen NS treten synaptische Strukturen aber nicht nur an den Nervenendigungen, sondern auch im Verlauf der Axone auf. Die Axone bilden – oft mehrmals hintereinander – knopfartige Verdickungen (**Varikositäten**), in denen sich synaptische Bläschen, meist zusammen mit Mitochondrienansammlungen finden (Synapsen »en passant«) (Abb. 61E u. 62). Die Entleerung dieser Vesikel erfolgt dann nicht in einen synaptischen Spalt, sondern unmittelbar ins Interstitium des betreffenden Gewebes, d.h. in die Umgebung der zu innervierenden Zellen (glatte Muskelzellen, Drüsenzellen usw.). Das Gewebe wird dadurch gewissermaßen in ein »Bad« von Wirkstoffen getaucht, dessen Konzentration von der Menge der gleichzeitig entleerten synaptischen Vesikel abhängt. Bei diesen Prozessen fehlt der direkte Membran-Membrankontakt mit dem Erfolgsorgan.

2.3 Stoffwechselfunktionen des Nervengewebes – Nervenzellkörper und Oligodendrogliazellen

Die Mechanismen der Erregungsleitung und Erregungsübertragung an den z.T. außerordentlich langen Zellfortsätzen der Neurone führen zu einer Reihe von Besonderheiten hinsichtlich der Stoffwechselfunktionen des Nervengewebes. Die Überträgerstoffe machen im Bereich der Synapsen einen kontinuierlichen Recycling-Prozeß durch. Ein Teil dieser Stoffe geht aber verloren und muß im Perikaryon neu synthetisiert und dann zu den Synapsen transportiert werden. Auf der anderen Seite erfordern auch die aktiven Ionentransporte an den Axon- und Zellmembranen einen beträchtlichen Energieumsatz, der wiederum einen intensiven Erhaltungsstoffwechsel nach sich zieht. Die ja oft riesige Nervenzelle hat einen erheblichen Verschleiß an Strukturproteinen, die ständig ersetzt werden müssen, ohne daß dabei das räumliche Gefüge der Fortsätze untereinander verändert werden darf. Im Darmepithel erfolgt die Strukturerhaltung durch eine ununterbrochene Zellerneuerung. Dieser Weg ist im NS nicht gangbar, da die Form der Zellen unverändert bleiben muß. Die Strukturerhaltung kann daher nur durch ein mosaikartiges Auswechseln der Membranproteine und eine kontinuierliche Resynthese aller Zellbestandteile erfolgen. Wie erwähnt, sind im Zytoplasma des Perikaryons alle für die Synthese von Proteinen wichtigen Zellorganellen (ER, Golgi-Komplexe, Mitochondrien) reichlich vorhanden. Die im Ergastoplasma gebildeten Proteine, Transmitterstoffe oder Enzyme gelangen dann mit Hilfe des **axoplasmatischen Stromes** bis in die periphersten Fortsätze der Nervenzelle (Abb. 63). Dieser Transport erfolgt sowohl in zentrifugaler als auch zentripetaler Richtung, wobei sich eine langsamere und eine schnellere Strömung unterscheiden läßt. Die Massenbewegung des axonalen Grundzytoplasmas einschließlich größerer Vesikel und Mitochondrien erfolgt relativ langsam (1 bis 2 mm/Tag). Spezifische Proteine und Überträgerstoffe

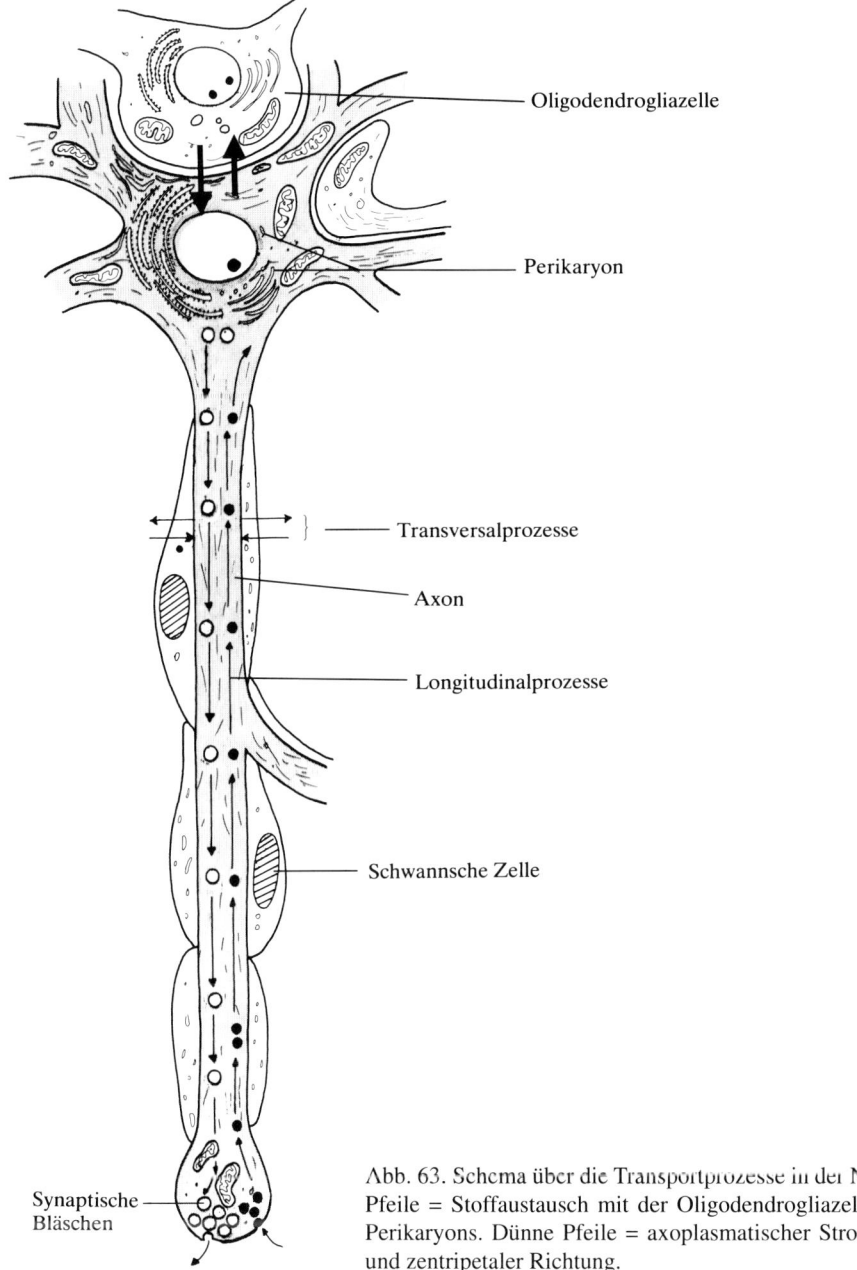

Abb. 63. Schema über die Transportprozesse in der Nervenzelle. Dicke Pfeile = Stoffaustausch mit der Oligodendrogliazelle im Bereich des Perikaryons. Dünne Pfeile = axoplasmatischer Strom in zentrifugaler und zentripetaler Richtung.

wandern dagegen rascher (50 bis 200 mm/ Tag). Die in den Nervenzellen besonders zahlreich vorkommenden Mikrotubuli *(Neurotubuli)* und Neurofilamente stellen Leitstrukturen für den axoplasmatischen Transport dar.

Oligodendrogliazellen. Der Antransport der Baustoffe für die Proteinsynthese (Aminosäuren etc.) innerhalb der Nervenzellen sowie der Antransport der Energielieferanten (Glukose, O_2) erfolgt im NS nicht wie in

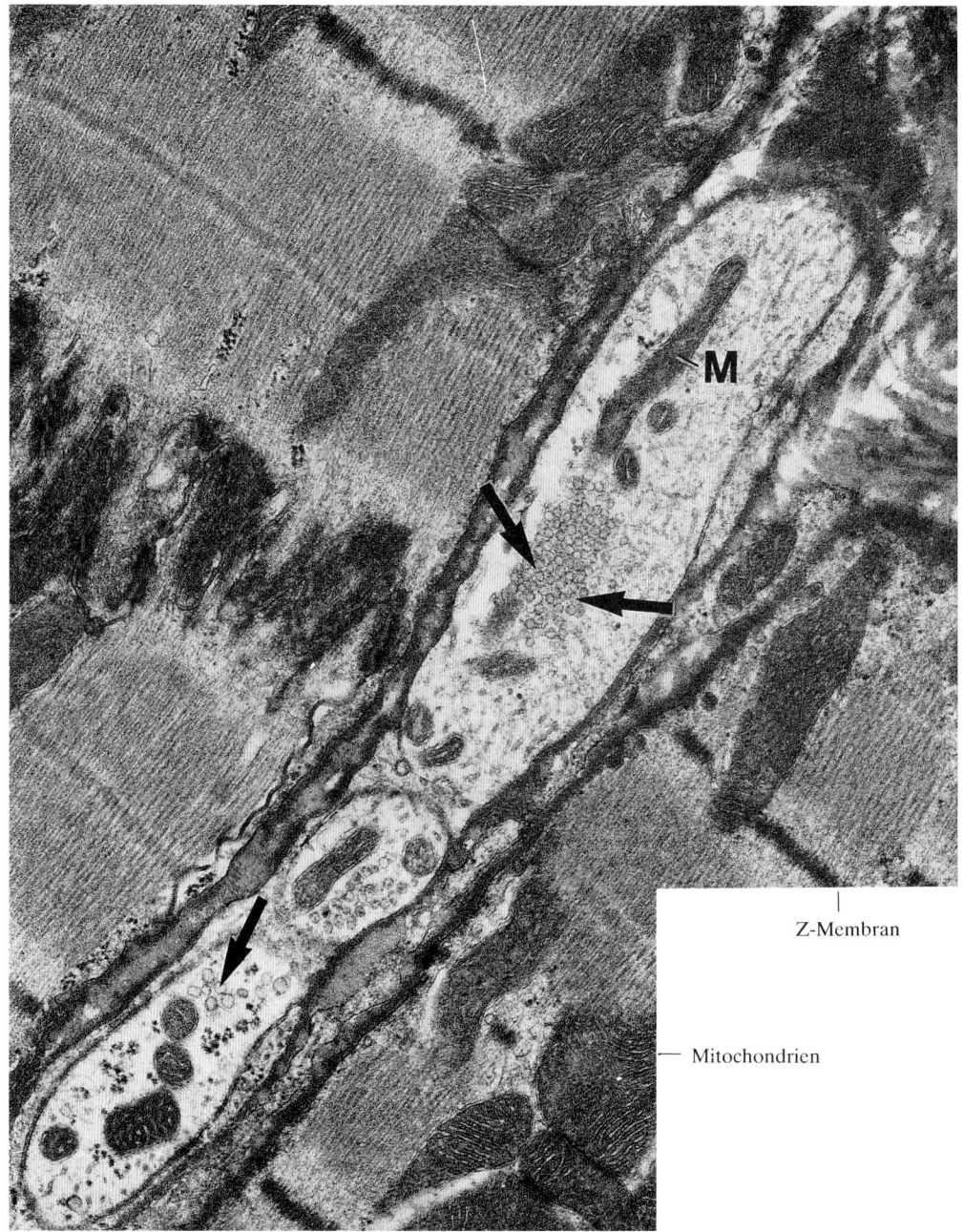

M

Z-Membran

Mitochondrien

Abb. 64. Peripherer, autonomer Nerv mit synaptischen Vesikeln (Pfeile) innerhalb der Herzmuskulatur. M = Mitochondrium (23 300 ×).

anderen Organen über den Extrazellulärraum, sondern mit Hilfe von Zellen. Die dem Perikaryon anliegenden *Oligodendrogliazellen* stellen der Nervenzelle die notwendigen Bausteine für die Stoffwechselleistungen der Neurone zur Verfügung (Abb. 60 u. 67). Die Oligodendrogliazellen zeichnen sich daher durch einen besonderen Reichtum an Zellorganellen aus (rauhes ER, Mitochondrien, Lysosomen usw.). Bei den peripheren Ganglien fin-

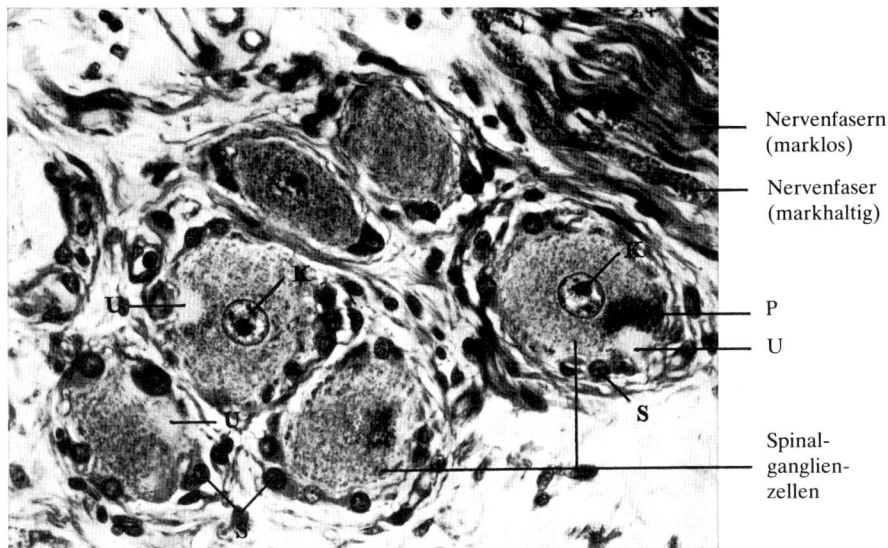

Abb. 65. Histologischer Schnitt durch ein Spinalganglion des Menschen mit 6 pseudounipolaren Ganglienzellen (400×). Man beachte die geschlossene Lage der Satellitenzellen. K = Zellkern; U = Ursprungskegel;
P = Pigmentgranula (Lipofuszin); S = Mantel- oder Satellitenzellen (Glia).

det man regelmäßig einen Mantel von Oligodendrozyten um die Ganglienzellen herum, die
man als *Satellitenzellen* oder *Mantelzellen*
bezeichnet (Abb. 65). Dieser Zellmantel ist bei
den pseudounipolaren Spinalganglienzellen
in der Regel geschlossen, bei den peripheren
Ganglienzellen des autonomen NS dagegen
weniger zellreich und nicht ganz geschlossen.

2.4 Stoff- und Flüssigkeits-
transport im Nervengewebe –
Astroglia, Hortega-Glia

Die Nervenzellen können ihr negatives Membranpotential und damit ihre Erregungs- und
Leitfähigkeit nur dadurch aufrechterhalten,
daß die Na-Ionenkonzentration in ihrer Umgebung etwa 10mal größer ist als in den Zellen
selbst. Bei der K-Ionenkonzentration ist es
umgekehrt. Daraus ergibt sich zwangsläufig,
daß das Nervengewebe ein konstantes, extrazelluläres Milieu, d.h. einen konstanten Ionengradienten, braucht, um seine Funktion als
Informationsvermittler erfüllen zu können. Ein

größerer Extrazellulär- oder Bindegewebsraum (EZR) mit wechselnden Ionen- und Vo-
lumenverhältnissen, wie er bei allen übrigen
Organen vorhanden ist, würde die Funktion
des NS unmöglich machen. Aus diesen Zusammenhängen lassen sich 2 morphologische
Grundtatsachen im Aufbau des NS verstehen:
1. die Existenz einer auxiliären, nichtnervösen
Zellformation, die diejenigen Aufgaben übernimmt, die bei anderen Organen das extrazelluläre Bindegewebe erfüllt – das sind in
diesem Funktionszusammenhang vor allem
die *Astrozyten* – und 2. die maximale Reduktion des EZR, der nur noch in Form feinster
Spalträume vorhanden ist und insgesamt nicht
mehr als 10–15% des Gesamtvolumens des
ZNS ausmacht.

Blut-Hirn-Schranke und Stofftransport.
Der für den Energieumsatz der Nervenzellen
notwendige Stoffaustausch wird von den Oligodendrogliazellen besorgt, während die Flüssigkeitsbewegungen durch die *Astroglia* vermittelt wird. Die **Astrozyten** bilden lange
Fortsätze, die einerseits mit dem Nervengewebe in Kontakt treten, andererseits aber auch die

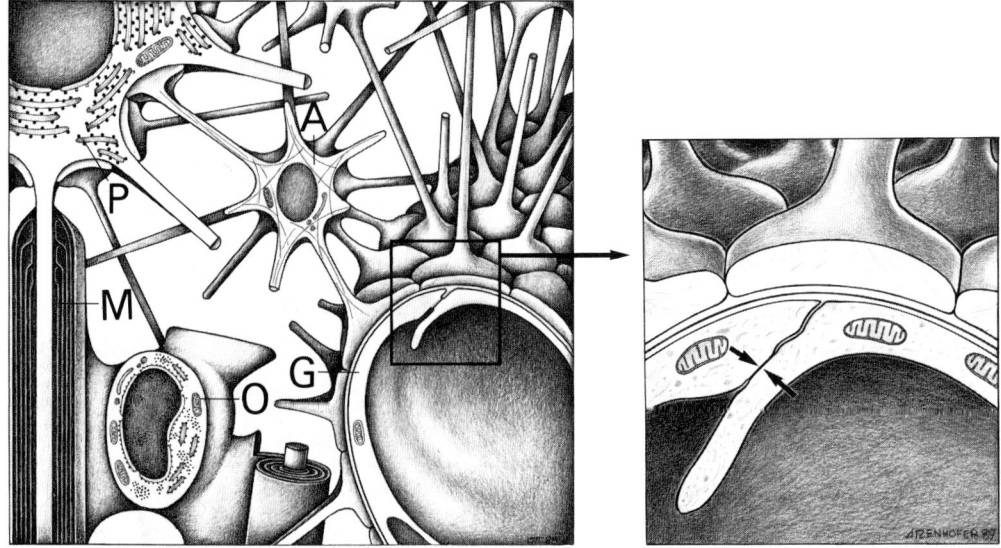

Abb. 66. Architektur der Neuroglia und Bau der Blut-Hirn-Schranke. Die Astrozyten (A) senden zahlreiche Gliafüßchen zur Gefäßwand (G). Die Blut-Hirn-Schranke liegt in Höhe der Zonulae occludentes (Pfeile) der Gefäßendothelzellen (s. Ausschnittvergrößerung). Die Oligodendrogliazellen (O) bauen die Markscheiden (M) der zentralen Axone auf. P = Perikaryon einer Nervenzelle mit ER.

Blutgefäße bzw. die perivaskulären Bindegewebsräume abdichten, indem sie mit verbreiterten Füßchen eine gliöse Grenzmembran aufbauen, die entweder die Hirnoberfläche bedeckt *(Membrana limitans gliae superficialis)* oder die intrazerebralen Gefäßräume gegenüber dem Hirngewebe abgrenzt *(Membrana limitans gliae perivascularis)* (Abb. 66). Diese zytoplasmatische Grenzschicht der Astrozyten hat wahrscheinlich eine Schrankenfunktion. Es ist lange bekannt, daß Stoffe, die im Blut zirkulieren, nicht ohne weiteres in das Gehirn übertreten können. Die die Nervenzellen schützende Stoffwechselschranke liegt im Bereich der Gefäßwände und der Gliagrenzmembranen. Die Hirnkapillaren besitzen nicht nur eine sehr dicke und mehrfach aufgesplitterte Basalmembran, sondern auch zahlreiche Zonulae occludentes, die die Interzellularspalten zwischen den Kapillarendothelien abdichten. Im Blut zirkulierende Substanzen können daher nicht ohne weiteres durch die Interzellularspalten hindurchtreten. Sie können nur ins Nervengewebe übertreten, wenn sie transzel-

lulär, d.h. durch die Kapillarendothelzellen hindurchgeschleust werden. Der große Reichtum der Kapillarendothelien des ZNS an Mitochondrien erklärt sich wohl vornehmlich daraus, daß viele dieser Transportvorgänge aktiver Natur sind, d.h. unter Energieverbrauch vonstatten gehen. Flüssigkeit, die durch die Kapillarwand diffundiert, darf aber nicht ins Nervengewebe eindringen, da sonst die Ionengradienten des EZR zusammenbrechen würden. Die Astrozyten dichten mit ihren verbreiterten, stempelartigen Füßchen die Kapillarwand vollständig ab und transportieren mit Hilfe ihrer Fortsätze nur so viel an Flüssigkeit und wasserlöslichen Stoffen (z.B. Glukose) zu den Nervenzellen bzw. zu den Oligodendrogliazellen, als für den jeweiligen Stoffwechsel erforderlich ist (Abb. 66). Innerhalb des NS erfolgt der Stofftransport damit immer *transzellulär* und nicht interzellulär wie bei den übrigen Organen mittels des extrazellulären Bindegewebes. Die Astrozyten unterhalten entlang ihrer Fortsätze einen ständigen, relativ intensiven Flüssigkeitstransport, der nicht nur

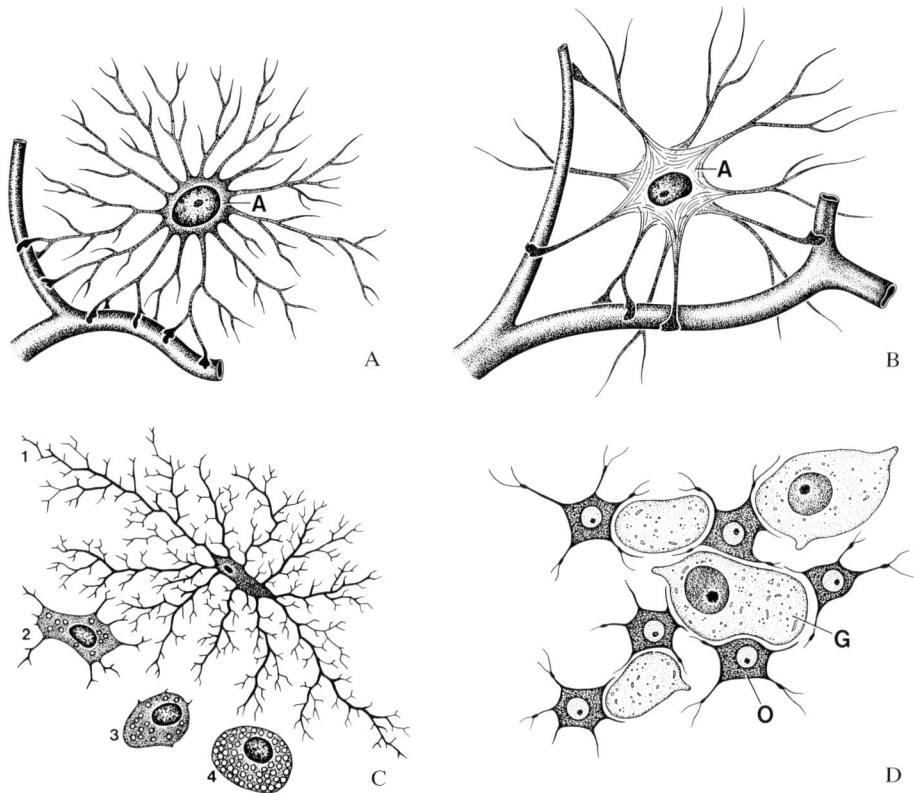

Abb. 67. Verschiedene Formen von Gliazellen. A = Protoplasmatischer Astrozyt; B = Faserastrozyt mit Gliafüßchen an der Gefäßwand; C = Hortega-Glia (Mikroglia) in verschiedenen Funktionsstadien der Phagozytose (1–4); 4 = Schaumzelle; D = Oligodendroglia (O) in enger Nachbarschaft von Ganglienzellen (G).

für die Stoffwechselvorgänge innerhalb der Nervenzellen, sondern auch für die Aufrechterhaltung der hohen Salz- und Stoffkonzentration im Nervengewebe selbst von großer Bedeutung ist. Die Astrozyten, die den Hauptteil der Gliazellen des ZNS bilden, sorgen also gewissermaßen für die laufende »Entwässerung« des Nervengewebes. Schädigungen der astrozytären Transportleistungen führen daher rasch zu einer Schwellung des Nervengewebes (intrazelluläres Hirnödem), die bei dem in der Schädelkapsel untergebrachten Gehirn, dessen Volumenvergrößerung äußerst begrenzt ist, tödlich sein kann.

Da der Umsatz in der grauen Substanz, in der vor allem Nervenzellen untergebracht sind,

am größten ist, sind die Astrozyten hier zytoplasmareich und relativ voluminös (*zytoplasmatische Glia, Kurzstrahler*). In der weißen Substanz, die hauptsächlich aus Nervenfasern besteht, erfüllen die Astrozyten vornehmlich Stützfunktionen. Ihre Fortsätze sind länger und stärker verzweigt. Im Zytoplasma treten vermehrt Mikrofilamente auf (*Langstrahler, Faserglia*).

Mesoglia. Der gesamte Stofftransport verläuft im NS durch Vermittlung von Zellen, so daß der Ionenaustausch im EZR nicht gestört wird. Gelangen aber dennoch Stoffwechselendprodukte oder Fremdelemente in den EZR, müssen diese abtransportiert oder immunologisch abgewehrt werden. Diese *Abräum-*

und *Abwehrfunktionen* übernehmen Mikroglia- oder **Hortega-Zellen**, die während der Embryonalentwicklung mit den Blutgefäßen in das NS eingewandert sind *(Mesoglia)* (Abb. 67C). Diese Zellen stammen nicht aus dem Neuralrohr, sondern sind Monozytenabkömmlinge aus dem Knochenmark. Sie sind amöboid beweglich und besitzen in hohem Maße die Fähigkeit zur Phagozytose. Wird Nervengewebe lokal zerstört, wandern die Hortega-Zellen rasch in großer Zahl an den Ort der Schädigung, phagozytieren die Gewebetrümmer oder Fremdpartikel und wandern dann ins Gefäßsystem ab. Dabei ziehen sie ihre Fortsätze ein, kugeln sich ab und erscheinen – mit Phagolysosomen vollgestopft – schaumig und rund *(Schaumzellen, Fettkörnchenzellen)*. Zurückbleibende Gewebslücken werden anschließend durch Gliawucherungen (Astroglia) geschlossen. Das Gliagewebe hat seine Regenerationskapazität behalten, während das spezifische Nervengewebe nach der Geburt im Bereich des ZNS nicht mehr regenerationsfähig ist.

2.5 Zusammenfassung

Nervengewebe setzt sich aus erregungsleitenden Zellen (Nervenzellen, Ganglienzellen, Neurozyten) und nichtleitenden Elementen (Gliazellen) zusammen.

Nervenzellen (Ganglienzellen) besitzen Dendriten (Erregungsleitung zum Zellkörper hin) und Neuriten oder Axone (Erregungsleitung vom Zellkörper weg), die vom Perikaryon oder Soma (Nervenzellkörper) ausgehen. Die Perikarien sind oft sehr groß ($\varnothing$ bis 100 µm) und sind das Stoffwechselzentrum der Zelle (Reichtum an rauhen ER = Nissl-Substanz, Mitochondrien und Golgi-Feldern). Die Nervenzellen können unipolar (nur ein

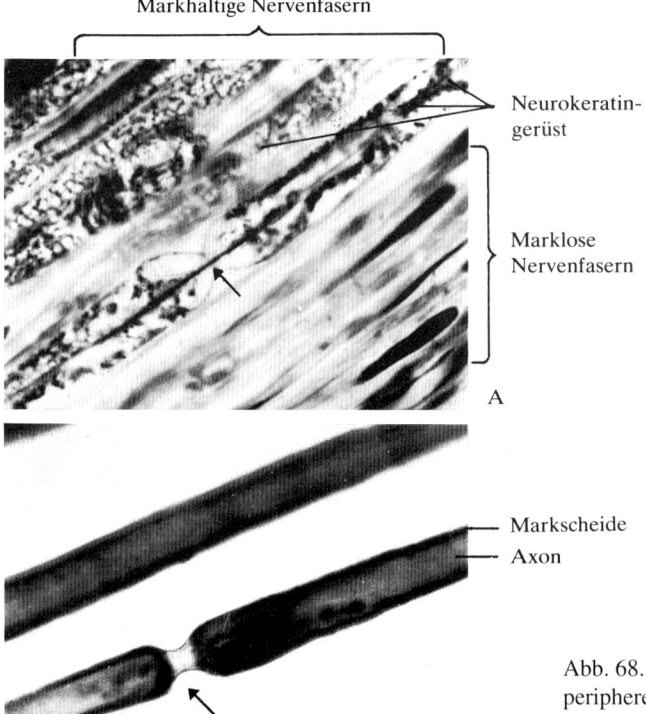

Markhaltige Nervenfasern

Neurokeratingerüst

Marklose Nervenfasern

A

Markscheide

Axon

B

Abb. 68. Histologischer Schnitt durch einen peripheren Nerven (540×). Pfeil = Ranvier-Schnürring. B = Zupfpräparat von markhaltigen Nerven mit Ranvier-Schnürring (700×).

Fortsatz), bipolar (zwei Fortsätze), pseudo-unipolar (sekundär nur ein Fortsatz, z. B. Spinalganglienzellen) oder multipolar (viele Fortsätze, z. B. motorische Vorderhornzellen) sein.

Der **Neurit (Axon)** entspringt am Perikaryon mit dem Initialsegment (Ursprungskegel), wo keine Nissl-Schollen mehr vorhanden sind. Markhaltige Fasern (A-Fasern, $\varnothing$ 3–20 μm) besitzen eine Markscheide (Myelinscheide), die aus Lipoproteinen (Phosphatide, Cholesterin) aufgebaut ist und von den umhüllenden Schwann-Zellen gebildet wird. Die Markscheide ist an den Ranvier-Schnürringen unterbrochen. Die Erregungsleitung springt von Schnürring zu Schnürring (saltatorische Erregungsleitung). Diese Axonstrecke wird nur von einer Schwann-Zelle umhüllt (interanuläres Segment). Je länger dieses Segment und je dicker die Nervenfaser ist, um so schneller ist die Erregungsleitung (5–120 m/Sek.). In histologischen Präparaten ist die Markscheide meist zerfallen (Neurokeratingerüst, Abb. 68). Bei den marklosen Fasern (C-Fasern, $\varnothing$ 0,3–1 μm) verlaufen meist mehrere Axone in einer Schwann-Zelle, l. m. an den zahlreichen Zellkernen und dem Fehlen der Markscheiden erkennbar. Die markarmen, langsam leitenden Fasern (B-Fasern, $\varnothing$ 1–3 μm) zeichnen sich durch dünne, l. m. nicht erkennbare Markscheiden aus. *Mesaxon* ist die Zellmembranduplikatur der Schwann-Zelle, die in die Markscheide übergeht.

Im Axoplasma erfolgt der Transport der Stoffe vom und zum Zellkörper (**axoplasmatischer Fluß**, Longitudinaltransport) (Abb. 63). Im rauhen ER der Perikarien läuft eine intensive Proteinsynthese für Transmitter, Enzyme und Strukturproteine ab, die mit Hilfe der Mikrotubuli peripherwärts transportiert werden. Auch Mitochondrien und andere Zellorganellen wandern im Axon vom Zellkörper zu den Terminalorganen. Retrograder Transport = Rücktransport von Stoffwechselendprodukten, Vesikeln u. a. zum Zellkörper.

Neuroglia. Die nicht erregungsleitenden Zellelemente sind die Gliazellen (s. Tab. 7). Wichtig für Flüssigkeits- und Elektrolyttransporte *(Astrozyten)*, für den Stoffaustausch zwischen Gefäßsystem und Nervenzelle

Tab. 7. **Gliaformen** und zugehörige Gewebselemente.

Zugehörige Gewebselemente	Gliagewebe	Lokalisation	Funktion
Gefäßsystem, Bindegewebe	Mikroglia, Hortega-Glia (Mesoglia)	Ubiquitär, amöboid	Phagozytose, Abräumfunktion, Stoffwechsel
EZR	Astroglia (Lang- und Kurz-strahler)	Gliagrenzmembranen, Verbindung Gefäß-system und NS	Flüssigkeitstransport, Blut-Hirn-Schranke, Stützfunktion
Nervenzellkörper	Oligodendroglia	Perikarien, zentrale Nervenfasern	Stofftransport zur Nervenzelle, zentrale Markscheiden, ZNS
Nervenfasern	Schwannsche Glia	Periphere Nerven-fasern, Neurolemm	Markscheiden peripherer Nerven, Unterstützung des axoplasmatischen Transports
Nervenendigungen	Teloglia, interstitielle Zellen	»Terminalretikulum« Rezeptor- und Synap-senbereich	Regulation der Synapsenfunktion

(Oligodendroglia) und für die Bildung der Markscheiden (*Schwann-Zellen*, Neurolemm). Die *Mesoglia* (Hortega-Glia) stammt aus Stammzellen des Knochenmarks (Monozyten) und hat Makrophagen-Funktion. Die morphologische Grundlage der Blut-Hirn-Schranke sind die Zonulae occludentes der Hirngefäßendothelien.

3. Mesenchymderivate (Binde-, Muskel- und Stützgewebe)

3.1 Funktionelle Bedeutung der Binde- und Stützgewebe

Die Epithelien bedecken innere oder äußere Körperoberflächen und stellen in gewisser Hinsicht das strukturgebende (informative) Element bei den Geweben dar. Das mesenchymale Bindegewebe und die aus ihm hervorgehenden Gewebe (Fett-, Stütz- und Muskelgewebe) füllen dagegen den Innenraum des Körpers aus und bilden damit die eigentliche Körpermasse. So wie das Zytoplasma die

eigentliche Zellsubstanz darstellt, in der alle Stoffwechselvorgänge und Energieumsätze ablaufen, bilden die Mesenchymderivate mit ihren geformten und ungeformten Zwischensubstanzen die eigentliche Körpersubstanz, in der die hauptsächlichsten Stoffwechselprozesse ablaufen. Muskulatur, Fettgewebe, Knochen und Bindegewebe bilden nicht nur gewichtsmäßig den eigentlichen »Körper«. In ihnen wird auch die im Stoffwechsel gewonnene Energie entweder gespeichert und materiell festgelegt (z. B. als Knochensubstanz oder in Form von Fett oder Fasermaterial), oder verbraucht, d. h. in Bewegung umgesetzt, wie z. B. in der Muskulatur.

In diesem Zusammenhang nimmt das *Fettgewebe* eine Mittelstellung ein. Einerseits kann es sich rasch aus dem undifferenzierten mesenchymalen Bindegewebe entwickeln und dann große Mengen von energiereichen Substanzen (Fetten) speichern, andererseits kann es diese Substanzen auch ebenso rasch wieder freisetzen und dadurch die gespeicherte Energie verfügbar machen, wobei es sich morphologisch in den Ausgangszustand zurückver-

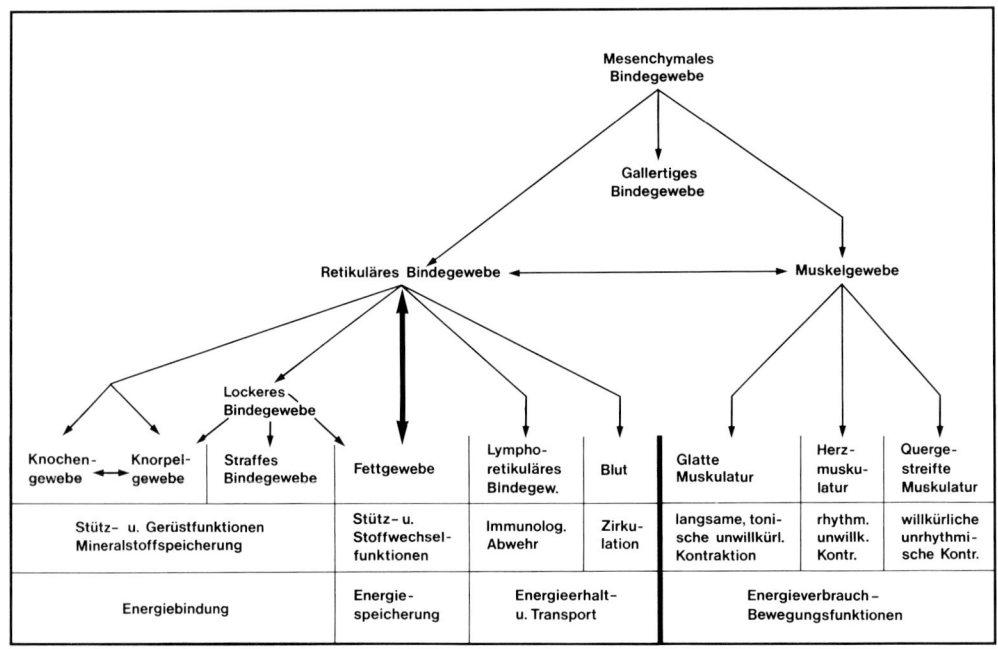

wandelt. Das *Muskelgewebe* spezialisiert sich auf den Kontraktionsvorgang und verbraucht dabei die zugeführte Energie. Die *Stützgewebe* (Knorpel, Knochen, Bindegewebe) lagern im zwischenzelligen Raum (Interstitium) Fasern der verschiedensten Art, festere Substanzen oder Kalksalze ab, wodurch die aus dem Stoffwechsel stammende Energie substanziell gebunden und in Form von Strukturelementen fixiert wird. Damit liegen die Stütz- und Muskelgewebe, wenn auch diametral entgegengesetzt, jeweils am Ende der Stoffwechselwege. Die Aufbau- oder Abbauprozesse des Stoffwechsels schlagen sich entweder in Substanzbildung oder in Bewegungen um. Während bei den epithelialen Gewebsgruppen, besonders beim Nervengewebe, der Extrazellulärraum (EZR) stoffwechselmäßig kaum von Bedeutung ist – im Gegenteil, das Ionenmilieu muß, um den Ablauf der Erregungsprozesse nicht zu stören, möglichst konstant bleiben – laufen bei den aus dem embryonalen Bindegewebe hervorgegangenen Gewebsgruppen (Bindegewebe, Knorpel, Knochen) die wesentlichen Prozesse der Stoff- oder Energiebindung bzw. Freisetzung über den EZR ab. Auch der nötige Flüssigkeitstransport erfolgt über den EZR, dessen Volumen daher einem ständigen Wechsel unterliegt. Über die Grund- und Zwischensubstanz des Bindegewebes geht auch der gesamte Stoff- und Flüssigkeitsaustausch mit dem Organparenchym vonstatten. Die Zwischensubstanz befindet sich in einem labilen Sol/Gel-Zustand, der sich jederzeit nach der festen oder flüssigen Phasenseite hin verschieben und damit verschiedenen Funktionszuständen anpassen kann.

Für das Funktions- und Differenzierungsgeschehen sind mithin zwei Bauelemente dieser Gewebsformationen von elementarer Bedeutung, nämlich: 1. die Zellen und 2. die Zwischensubstanz mit den in ihr abgelagerten Strukturelementen. Die energieverbrauchenden Prozesse (Ionenpumpen, Bewegungen) spielen sich mehr in den Zellen ab, die energiebindenden (substanzbildenden) Prozesse wie Faserbildung, Substanzablagerungen usw. dagegen mehr in der Zwischensubstanz.

Mesenchym und Mesenchymderivate. Das Ausgangsgewebe für alle Differenzierungsformen der genannten Gewebe ist das *Mesenchym* oder embryonale Bindegewebe. Es besteht aus verzweigten, netzförmig zusammenhängenden, relativ undifferenzierten Zellen und einer homogen erscheinenden, wasserreichen Zwischensubstanz, die den Extrazellulärraum ausfüllt und als Grundsubstanz bezeichnet wird (Abb. 69).

Aus diesem undifferenzierten Bindegewebe kann sich z. B. *Muskelgewebe* entwickeln, indem die Mesenchymzellen ihre Fortsätze einziehen und in ihrem Zytoplasma kontraktile Fibrillen (Myofibrillen) ausbilden. Die primitivste Form von Muskelgewebe besteht aus verzweigten Zellen, die formal noch den Charakter von Mesenchymzellen besitzen, sonst aber schon Myofibrillen enthalten und dadurch kontraktil sind (netzförmige Muskulatur). Die höher differenzierten Muskelzellen entwickeln sich zu langgestreckten Zellen mit einer wesentlich größeren Zahl von Myofibrillen und Zellorganellen (glatte und quergestreifte Muskulatur).

Bei den substanz- und energiebindenden Geweben handelt es sich vor allem um die faserreichen Bindegewebsarten, um Knorpel- und Knochengewebe, die ebenfalls aus dem embryonalen Bindegewebe hervorgehen. Bei ihrer Bildung lagern sich Fibrillen verschiedener Art und Dichte im EZR ab und verfestigen dadurch das Zwischengewebe. Die Vorstufen des Fasermaterials werden von den Mesenchymzellen gebildet, die sich entsprechend zu großen, proteinsynthetisierenden Zellen *(Fibroblasten)* umformen. Die Fibroblasten sind oft noch verzweigt, was auf ihre Herkunft aus dem mesenchymalen Gewebsverband hinweist. In ihrem Zytoplasma differenzieren sich ER, Mitochondrien und Ribosomen, d. h. Organellen, die für die Proteinsynthese erforderlich sind. In ähnlicher Weise können aus den Mesenchymzellen auch die organellenreichen Knochenbildner *(Osteoblasten)* oder Knorpelbildner *(Chondroblasten)* hervorgehen. Diese Zellen produzieren eine für dieses Stützgewebe spezifische

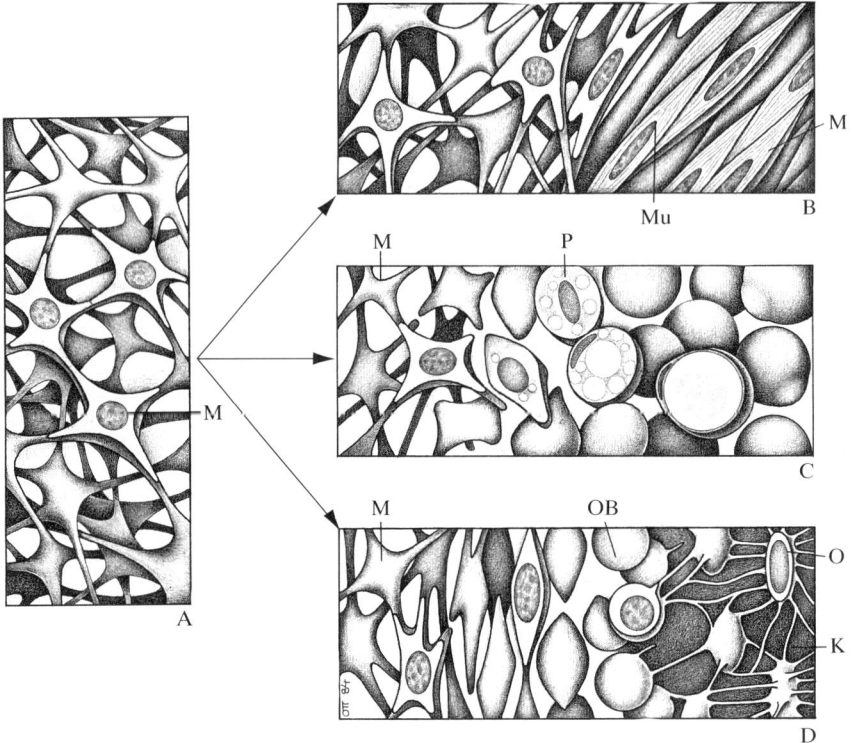

Abb. 69. Differenzierung verschiedener Binde- und Stützgewebe aus dem Mesenchym (Bild A), das aus stern-förmigen, netzartig zusammenhängenden Zellen (M) besteht. B = Glatte Muskulatur (Mu); C = Fettgewebe; Plurivakuoläre (P) und univakuoläre Fettzellen (F); D = Knochengewebe. Differenzierung knochenbildender Zellen (Osteoblasten, OB) zu Osteozyten (O), die innerhalb der Knochensubstanz (K) liegen.

Grundsubstanz, die beim Knorpel z. B. beson-ders viel Chondroitinsulfate, beim Knochen neben Faserelementen auch Mineralien, z. B. Apatitkristalle enthält. Hier läuft der Stoff-wechsel also in eine Faser- und Grundsub-stanzproduktion aus, durch die die Zwischen-substanz so fest und widerstandsfähig wird, daß diese Gewebe als Gerüststrukturen dienen können (Abb. 69).

Funktionelle Bedeutung und Zusammen-setzung der Grundsubstanz. Das zwischen den Zellen gelegene interstitielle Gewebe be-steht beim Embryo noch weitgehend aus einer ungeformten, l. m. homogen erscheinenden, flüssigkeitsreichen Grundsubstanz, die den Stoffaustausch zwischen den Zellen und Ge-weben vermittelt. Die Flüssigkeit des intersti-tiellen Gewebes (beim Menschen insgesamt

etwa 10–12 l) ist aber keineswegs eine frei zir-kulierende Flüssigkeit, sondern vielmehr an die Proteoglykane der Grundsubstanz gebun-den. Durch die Grundsubstanz bekommt das interstitielle Gewebe auch eine Barriere- bzw. Schutzfunktion für das angrenzende Paren-chym. Die chemische Zusammensetzung der Grundsubstanz ist – je nach den funktionellen Gegebenheiten (Stoffaustausch, Abgrenzung etc.) – örtlich sehr verschieden. Die in der Grundsubstanz vorkommenden Proteoglykane sind hauptsächlich saure *Glykosaminoglykane,* die an Proteine gebunden sind (Chondroitin-sulfat-, Dermatansulfat-, Heparansulfat- und Keratansulfat-Proteoglykane). Die im Körper am häufigsten vorkommenden sulfatierten Glykosaminoglykane sind die Chondroitin-sulfate, die je nach Polymerisationsgrad der

Grundsubstanz eine mehr oder weniger große Festigkeit verleihen. Sie sind besonders reichlich im Knorpel vorhanden (daher der Name). Eine wichtige Gruppe der Glykosaminoglykane stellt die *Hyaluronsäure* dar, die nicht sulfatiert ist und besonders viele Wassermoleküle binden kann. Sie kommt besonders reichlich im Glaskörper des Auges, in der Nabelschnur und in der Gelenkflüssigkeit vor. Durch ihr hohes Wasserbindungsvermögen wird das betreffende Gewebe gelatinös und weniger fest, was die Diffusion erleichtert und die Barrierefunktion einschränkt.

Die zweite große Komponente der Grundsubstanz sind die Strukturglykoproteine, bei denen es sich um konjugierte Proteine handelt, die kovalent gebundene Kohlenhydrate aus ein oder mehreren Monosacchariden enthalten. Sie sind in den Basallaminae, in der Glykokalix, an den Zelloberflächen sowie auch innerhalb der Grundsubstanz vorhanden. Da sie sich durch Veränderungen ihrer Seitenketten an ihre Umgebung anpassen können, spielen sie bei der Differenzierung der verschiedenen Bindegewebsarten und Regulation der Morphogenese des Bindegewebes (z. B. bei der Kalzifikation des Knochengewebes) als »Informations-Makromoleküle« eine wichtige Rolle.

Zwischen Zelloberfläche und Umgebung vermitteln besondere Mediatorstoffe, im Bindegewebe vor allem das *Fibronektin*, ein hochmolekulares Protein (Molekulargewicht ca. 500000). Durch das Fibronektin haften die Zelloberflächen mit der umgebenden Grundsubstanz und ihren Faserelementen (z.B. Kollagen), aber auch untereinander zusammen. Funktionell wichtige Glykoproteine sind auch noch Laminin und Thrombospondin. **Laminin** (MG ≈ 1 Mio) kommt vor allem in den Basallaminae der Epithelien vor. Es spielt nicht nur für die Struktur der Epithellamelle eine Rolle, sondern sorgt auch für deren Funktionserhaltung. So wandeln sich Epithelzellen z.B. in Fibroblasten um, wenn sie in der Gewebekultur ohne Laminin und Basallaminae gezüchtet werden.

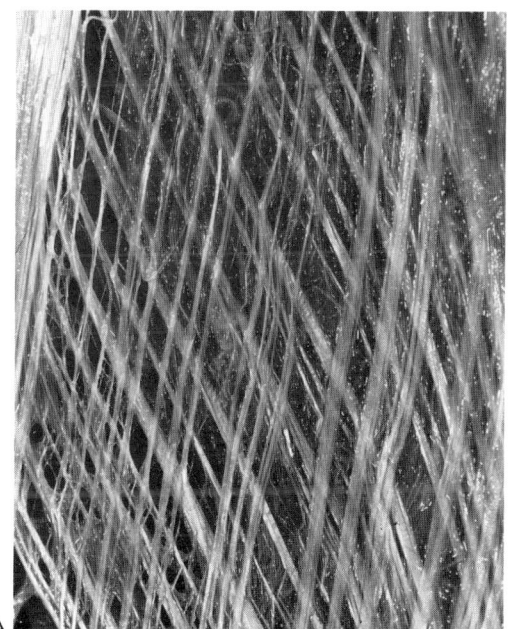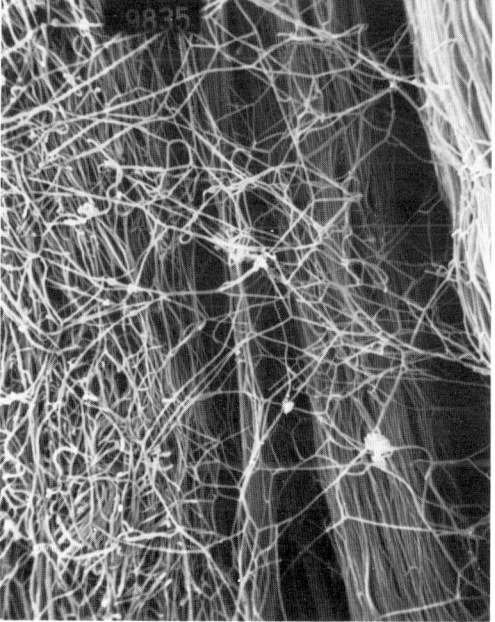

Abb. 70. Straffes, gitterartig angeordnetes, kollagenes Bindegewebe aus der Fascia lata (A) und lockermaschiges, retikuläres Bindegewebe aus dem Stimmband (Raster-e.-m. Aufnahmen (5000×), freundlicherweise von Herrn Prof. B. Tillmann, Kiel, zur Verfügung gestellt).

Thrombospondin (MG 450 000) findet sich besonders reichlich in Thrombozyten, wo es bei der Thrombusbildung eine Rolle spielt. Es kommt aber auch im Gewebe vor, wo es mit Kollagen, Heparin und Fibronektin Verbindungen eingehen kann. Es wird hauptsächlich von Fibroblasten, Gefäßendothelien und glatten Muskelzellen gebildet.

Faserarten der Binde- und Stützgewebe. Je nach der funktionellen Beanspruchung der Gewebe entwickeln sich in der Grundsubstanz verschiedene Faserelemente. Die kollagenen Fasern zeichnen sich durch eine hohe Zugfestigkeit, d.h. eine geringe Dehnbarkeit aus, weshalb sie besonders in den Stützgeweben (Knorpel, Sehnen, Knochen) differenziert sind. Etwa 20–30% des gesamten Körperproteins ist Kollagen. Die elastischen Fasern sind demgegenüber außerordentlich stark dehnbar. Bis über das Doppelte ihrer Ausgangslänge lassen sich elastische Fasern reversibel dehnen.

Die **kollagenen Fasern** treten in der Regel in Form von Bündeln auf, die l. m. meist haarlockenartig gewellt erscheinen. Diese Bündel lassen sich in Einzelfasern zerlegen, die wiederum aus zahlreichen, eng aneinanderliegenden Fibrillen bestehen. Wie bei einem Schiffstau sind die einzelnen Fibrillen (0,3–0,5 nm) ihrerseits wieder aus Mikrofibrillen (20–200 nm) zusammengesetzt, die aus spiralig umeinandergewickelten (helikalen) Molekülen (Tropokollagen) von durchschnittlich 300 nm Länge bestehen und durch Wasserstoffbrücken quervernetzt sind (Abb. 70 u. 71). Dadurch wird eine außerordentlich hohe Zugfestigkeit erreicht. Die reversible Dehnungsfähigkeit einer kollagenen Faser beträgt nur etwa 5%, d. h. sie ist praktisch nicht dehnbar.

Das kleinste Strukturelement des Kollagens, das *Tropokollagen,* ist ein relativ steifes Fädchen, dessen helikal gewundene Polypeptidketten sich in ihren Aminosäuresequenzen sowie in ihrer Glykolysierung unterscheiden.

Im allgemeinen unterscheidet man heute 12 Kollagenfasertypen, die sich in vier Gruppen zusammenfassen lassen (Tab. 8). Die erste Gruppe umfaßt die faserbildenden Kollagene (Typ I, II, III, V und XI), die zweite Gruppe die Fibrillen-assoziierten Kollagene (FACIT) (Typ IX und X), die dritte die Basalmembran-Kollagene (Typ IV) und die vierte Gruppe schließlich die kurzkettigen, nicht faserbildenden Kollagene (Typ VI, Typ VIII und Typ X). Bei den letzten ist das Tropokollagen nur 100 nm lang, während es bei den faserbildenden Kollagenen (z. B. Typ I) etwa 300 nm lang ist.

Die häufigste im Körper vorkommende Form ist das Typ I-Kollagen. Hier sind zwei α_1-Ketten und eine α_2-Kette zu einer linksdrehenden Tripelhelix verbunden (Abb. 71) Bei anderen Typen ist die Zusammensetzung des Tropokollagens anders (Tab. 8). Die nichthelikalen Enden der Moleküle sind von Molekül zu Molekül um $1/4$ ihrer Länge versetzt, wodurch das elektronenmikroskopische Querstreifungsmuster von 67 nm zustande kommt. Die meisten kollagenen Faserbündel enthalten mehrere Fasertypen, so kommen z. B. in der Lederhaut Typ I, Typ II und Typ V vor, im Knorpel Typ II und Typ XI. Gelegentlich findet man auch Fibrillen mit größeren Querstreifungsperioden (100–120 nm), die dann als long-spacing-collagen oder Gitterkollagen bezeichnet werden (Abb. 72 C). Keine Querstreifung findet sich beim Typ IV-Kollagen, das vor allem in den Basalmembranen vorkommt und bei den sog. Verankerungsfibrillen (Typ VII), deren Moleküle fibrilläre und globuläre Abschnitte besitzen und die Basalmembranen mit den angrenzenden Bindegewebsstrukturen verbinden.

Wachstum und Größe der kollagenen Fibrillen werden vor allem durch assoziierte Proteoglykane reguliert, wobei Dermatansulfat- und Chondroitinsulfatproteoglykane die größte Rolle spielen. Art und Umfang der Quervernetzung bestimmt letztlich die Dehnungsfestigkeit. Sie scheint im Alter größer zu werden, was bei vielen degenerativen Erkrankungen eine Rolle spielt.

Mit den üblichen histologischen Färbemethoden lassen sich die verschiedenen Kollagenarten nicht voneinander unterscheiden. Eine gewisse Differenzierung läßt sich durch

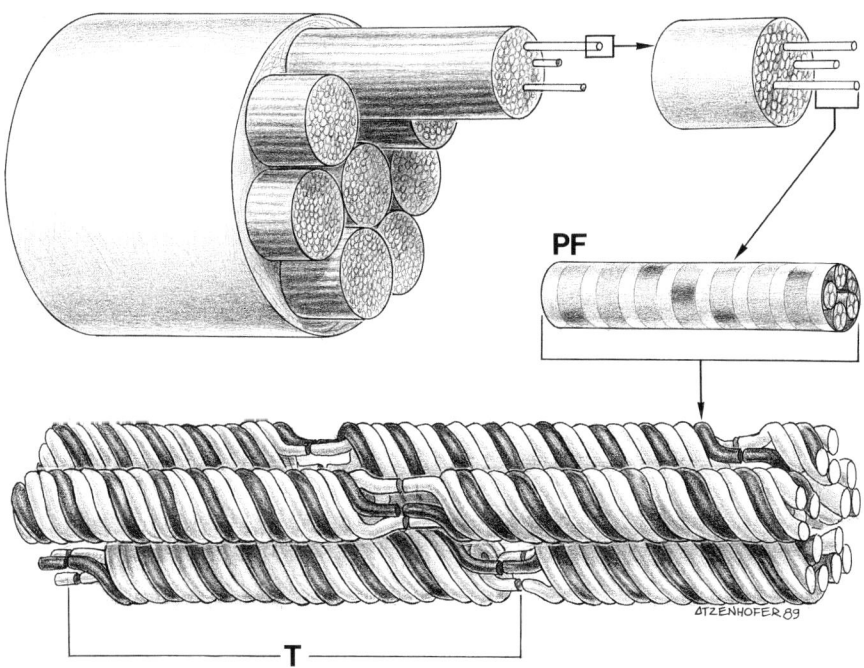

Abb. 71. Molekularer Aufbau eines Kollagenfaserbündels in stufenweisen Vergrößerungen. Jedes Bündel enthält zahlreiche Einzelfasern (Kollagenfibrillen, Ø 0,3–0,5 nm), die letztlich aus 20–200 nm dicken Primärfilamenten oder Mikrofibrillen (PF) bestehen. Diese enthalten mindestens 5 sich überlappende Kollagenmolekülketten, die (bei Typ-I-Fasern) ihrerseits wieder aus je zwei α_1-Ketten (hell) und einer α_2-Kette (dunkel) bestehen (Tropokollagen (T)). Die spiralig umeinander gewickelten 3 Ketten (Tripelhelix) weichen an den Enden etwas auseinander, so daß hier Reaktionen mit anderen Molekülen möglich sind. Diese nichthelikalen Zwischenbereiche sind etwas gegeneinander verschoben, wodurch das e. m. Querstreifungsmuster der Kollagenfasern (Abb. 72 B) zustandekommt.

Behandlung mit Silbersalzen erzielen. Die verhältnismäßig dicken kollagenen Fasern vom Typ I und II färben sich dabei bräunlich an, während die dünneren Typ III-Fasern ein feines, scharf gezeichnetes Netzwerk bilden. Man hat diese Fasern daher als Silberfibrillen oder retikuläre Fasern (Gitterfasern, argyrophile Fibrillen) bezeichnet (Abb. 70). Die retikulären Fasernetze bilden hauptsächlich die Grundlage des lymphoretikulären Bindegewebes. Im Gegensatz zu den Typ I-Fasern, bei denen funktionell die Zugfestigkeit im Vordergrund steht, ermöglicht das Gitterfasernetz eine starke gewebliche Verformbarkeit. Das interstitielle Bindegewebe wird durch das in eine homogene Matrix eingebettete retikuläre Netz aus Typ III-Fasern zum wichtigsten form-

bildenden und formerhaltenden Element der großen parenchymatösen Organe.

Die **elastischen Fasern** (Ø 0,5–1,0 nm) zeichnen sich im Gegensatz zu den kollagenen Fasern vor allem durch ihre große Dehnbarkeit aus (reversible Dehnbarkeit bis 150% der Ausgangslänge). Charakteristisch für die elastischen Fasern ist ihre Neigung Netze oder Membranen zu bilden. L. m. fällt das starke Lichtbrechungsvermögen auf. Bei e. m. Vergrößerungen erkennt man zwei verschiedene Bestandteile: 1. einen homogen erscheinenden Faserkern (aus *Elastin*), der aus kollagenähnlichen Proteinen besteht, die aber eine andersartige Aminosäuren-Zusammensetzung haben als Kollagen, d. h. wenig Hydroxyprolin, gar kein Hydroxylysin, dagegen sehr viel Alanin

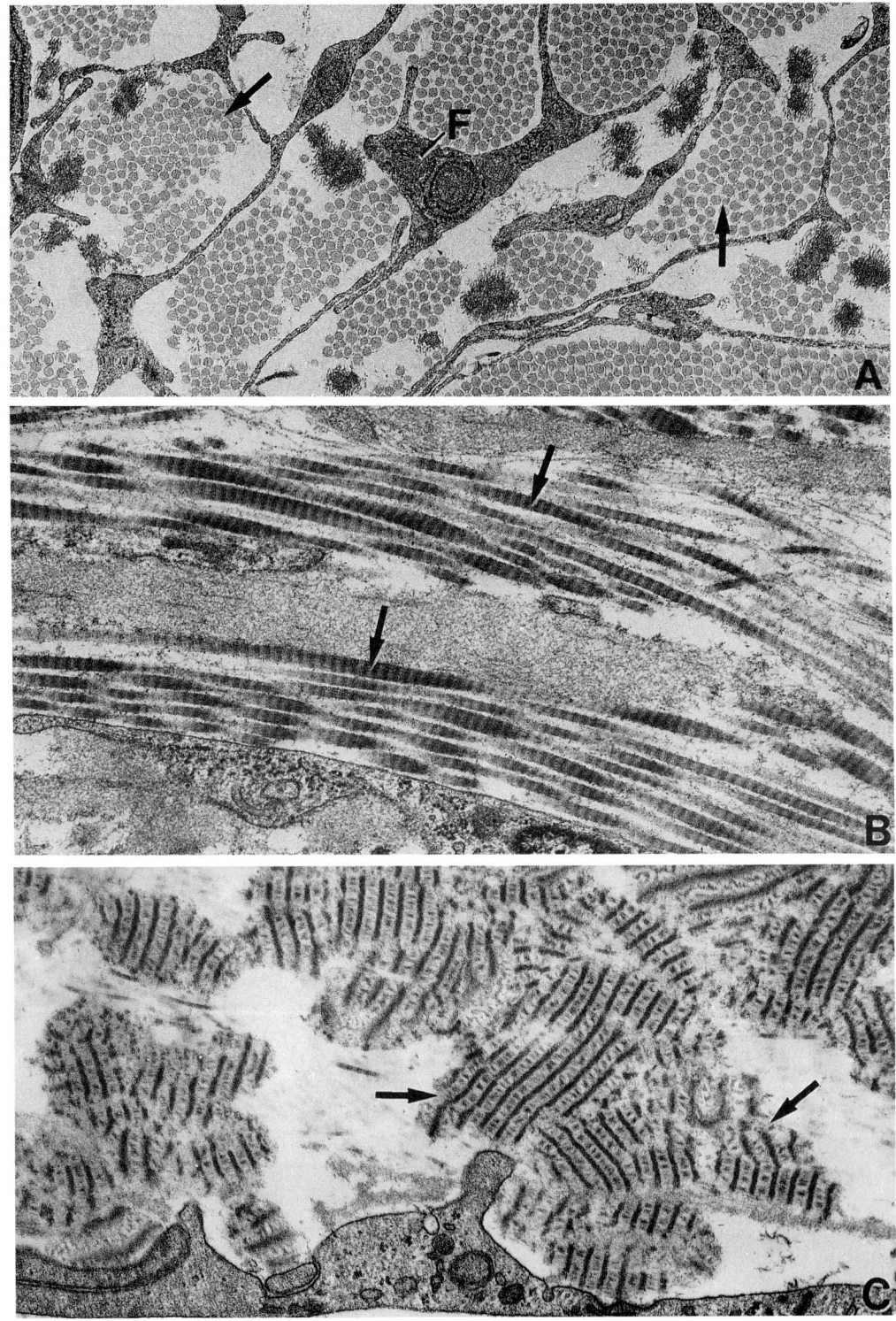

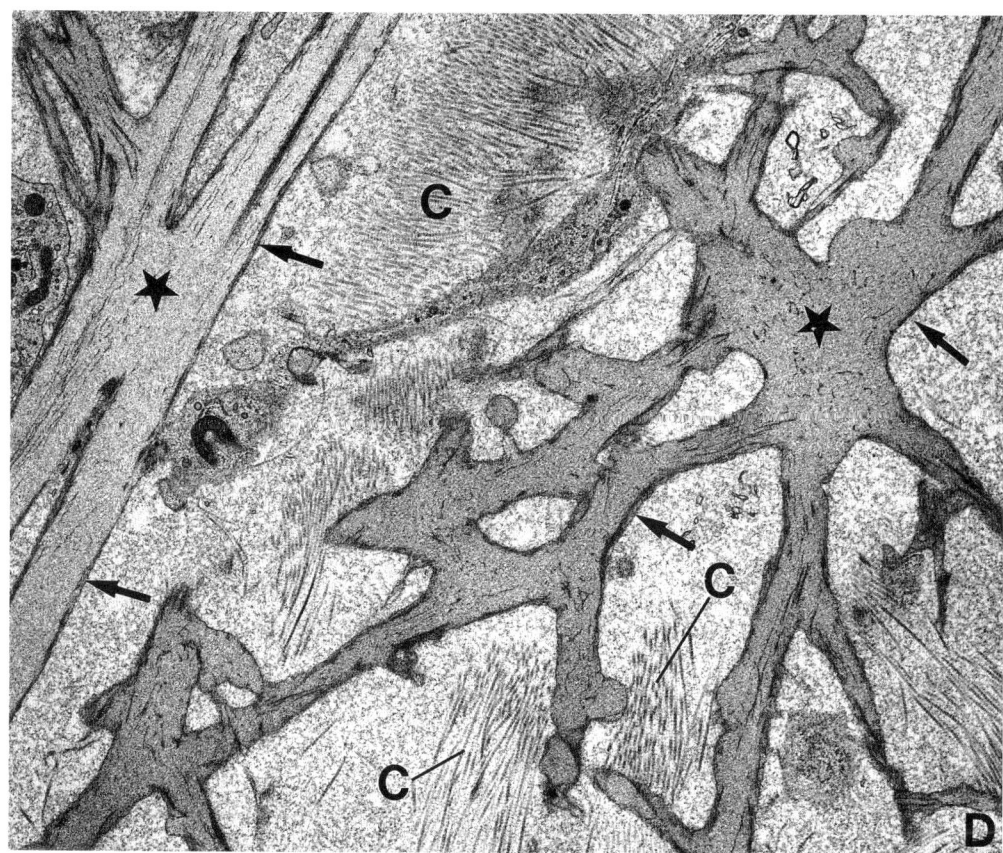

Abb. 72. E.m. Aufnahmen von kollagenen und elastischen Fasern. A = kollagene Fasern im Querschnitt (17700×); F = Fibroblast mit ER; B = Kollagene Fasern im Längsschnitt (42000×). Man beachte die regelmäßige Querstreifungsperiodik von 67 nm. C = »Gitterkollagen« oder »long-spacing collagen«, mit einer Periodik von 100–120 nm (Trabekelwerk des Auges; 20400×); D = Elastische Fasernetze (*), Bruch-Membran des Auges (20000×). Man beachte den homogen erscheinenden Kern aus Elastin und die elektronendichte Hülle aus mikrofibrillärem Fibrillin (Pfeile); C = Kollagene Fasern.

sowie 2 sonst nicht vorkommende Aminosäuren (*Desmosin* und Isodesmosin) enthalten, und 2. eine schmale Randzone (Hülle) von Mikrofibrillen, die aus dem mikrofibrillären Glykoprotein *Fibrillin* bestehen. Die Elastizität der elastischen Fasern bzw. Fasernetze beruht darauf, daß die im Kern verknäuelt zusammenliegenden Polypeptidmoleküle bei der Dehnung parallel ausgerichtet werden und bei der Retraktion dann wieder in die Ausgangslage zurückschnellen. Die elastischen Fasern sind daher wichtige Strukturelemente in allen Organen mit hoher, häufig wechselnder Dehn-

barkeit, wie z.B. in den Blutgefäßen, in den Lungen, den Hohlorganen (Harnblase, Gallenblase) und in der Haut. In Verbindung mit glatten Muskelzellen können sie elastischmuskulöse Systeme bilden, durch die die Wandspannung von Hohlorganen (z.B. Aorta, Oesophagus) auch aktiv verändert werden kann.

Zelluläre Elemente des Bindegewebes. Im Bindegewebe kommen verschiedene Zellarten vor, die sich nach drei großen Funktionsgruppen ordnen lassen. Einmal befinden sich Grundsubstanz und Fasern in einem ständigen

Tab. 8. Übersicht über die wichtigsten **Kollagenfasertypen** (nach K. von der Mark, aus E. Lütjen-Drecoll und J. W. Rohen, Basic Aspect of Glaucoma Research III, 1993, Schattauer Verlag, Stuttgart).

Faserbildendes Kollagen				
Typen	**Molekular-gewicht**	**Zusammen-setzung**	**Vorkommen**	**Strukturbesonderheiten**
Typ I	95000	$2\,\alpha_1$, $1\,\alpha_2$	Haut, Knochen, Cornea, Sclera	quergestreifte Mikrofibrillen (MF)
Typ II	95000	$3\,\alpha_1$	Knorpel, Glaskörper, Nabelstrang	quergestreifte Mikrofibrillen (MF)
Typ III	95000	$3\,\alpha_1$	Retikuläres Bindegewebe, Haut, Placenta	quergestreifte und nichtgestreifte MF
Typ V	105000	je $1\,\alpha_1$, α_2 und α_3	Haut, glatte Muskulatur, Placenta, Cornea Stroma	Heterofibrillen zusammen mit Typ I
Typ XI	105000	je $1\,\alpha_1$, α_2 und α_3	hyaliner Knorpel, Glaskörper	Heterofibrillen zusammen mit Typ II
FACIT-Kollagen (fibril associated collagens with interrupted tripelhelix)				
Typ IX	60–120000	α_1, α_2 und α_3	Knorpel, Glaskörper	verknüpft mit Typ II-Fasern
Typ XII	220000	$3\,\alpha_1$	Perichondrium, Sehnen, Bänder	verknüpft mit Typ I-Fasern
Basalmembran-Kollagen				
Typ IV	150–160000	$2\,\alpha_1$, $1\,\alpha_2$	Basalmembranen, Linsenkapsel	unregelmäßiges Netzwerk (»chicken-wire«)
Kurzkettige Kollagene				
Typ VI	140–240000	α_1, α_2 und α_3	Haut, Ligamenta, Knorpel, Trabekelwerk des Auges	»beaded« filaments
Typ VIII	64000	?	Endothelzellen, Descemet-Membran	hexagonales Muster
Typ X	66000	$3\,\alpha_1$	hypertroph. Knorpel	hexagonales Muster
Andere Kollagenarten				
Typ VII	150000	$3\,\alpha_1$	Epidermis, Cornea-Epithel	Ankerfibrillen

Umbau, der hauptsächlich von Fibroblasten und Fibrozyten (Aufbau) sowie von Histiozyten und Makrophagen (Abbau) unterhalten wird. Zum zweiten spielen sich im Bindegewebe auch Gerinnungs- und Lysevorgänge ab, da die Grundsubstanz, um den Stoffaustausch nicht zu gefährden, in einem labilen Sol/Gel-Zustand gehalten werden muß (Mastzellen). Eine dritte Funktionsgruppe bilden schließlich die immunologischen Abwehrvorgänge, die überall auch im Bindegewebe auftreten können, und bei denen die aus dem Blut stammenden Lymphozyten und Plasmazellen eine Rolle spielen.

Faserbildung und -abbau. Die Vorstufen der Bindegewebsfasern werden von **Fibroblasten,** großen ergastoplasmareichen Zellen gebildet. Sie zeichnen sich außer durch ihr ausgeprägtes ER auch durch den Besitz von Golgi-Komplexen, Mitochondrien, Vesikeln und Granula aus (Abb. 73). Alle Bindegewebsfasern erfahren ihre definitive Ausreifung erst im Bindegewebe selbst, also extrazellulär. Als Vorstufen des Kollagens werden im rauhen ER

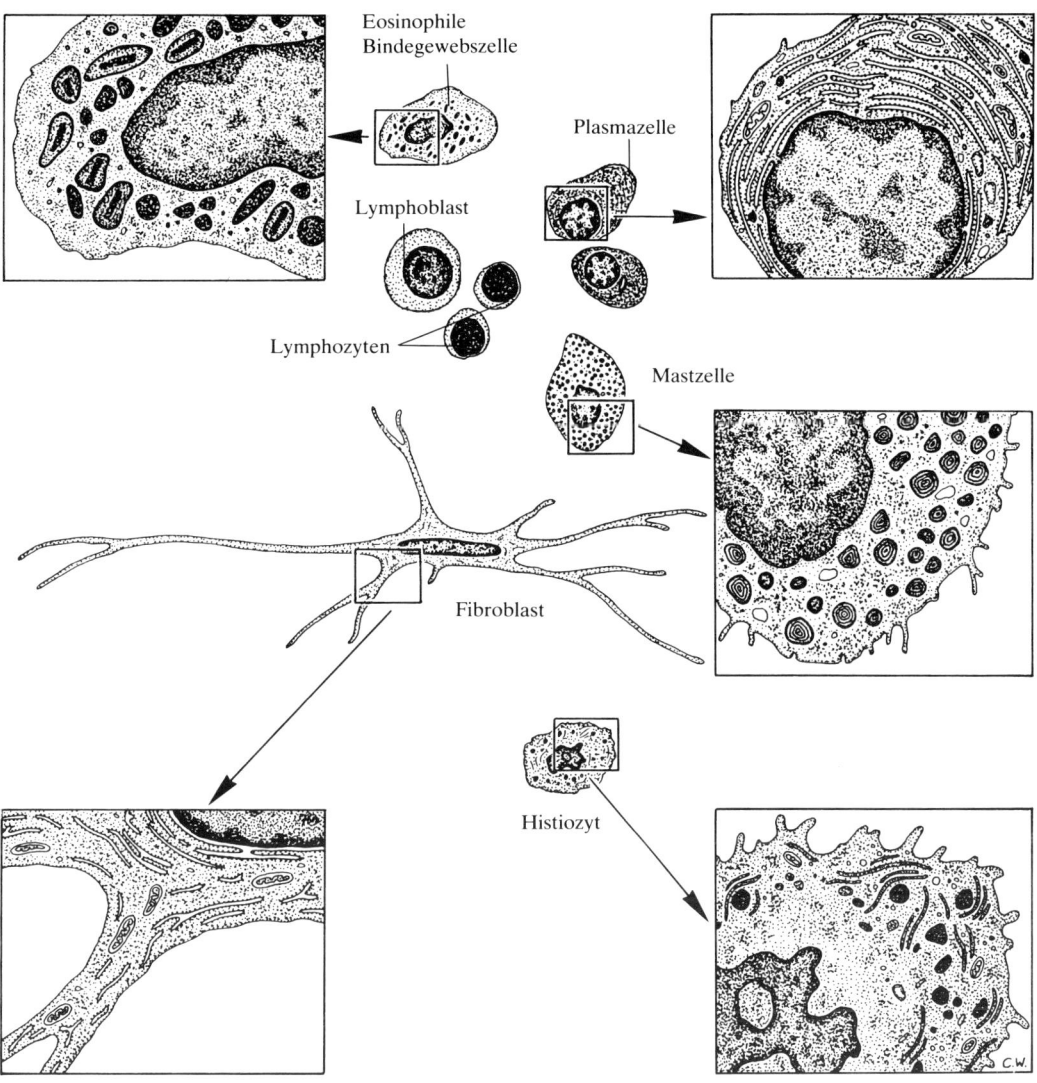

Abb. 73. Struktur der wichtigsten Bindegewebszellen. Man beachte die spezifischen Granula, die im Zytoplasma auftreten, sowie die unterschiedliche Ausbildung des ER.

der genannten Zellen zunächst Prokollagenmoleküle gebildet, die länger sind als normal, weil sie am Ende ein zusätzliches, nicht helikales Peptid, sog. *Registerpeptid,* besitzen, das eine Fibrillenbildung innerhalb der Zellen verhindert. Die Prokollagenmoleküle gelangen dann vom ER über den Golgi-Apparat in spezifische Vesikel, die an die Oberfläche der

Zelle wandern und ihren Inhalt durch Exozytose in den Extrazellulärraum abgeben. Dort werden die Registerpeptide enzymatisch abgespalten, wodurch Tropokollagenmoleküle entstehen, die durch Aggregation und seitliche Vernetzung zu Mikrofibrillen werden und sich schließlich zu kollagenen Fasern zusammenschließen. Kommt die Syntheseleistung zum Stillstand, verkleinern sich die Zellen und werden inaktiv. Sie werden jetzt als **Fibrozyten** bezeichnet. Aus ihnen können aber jederzeit wieder aktive, faserbildende Fibroblasten hervorgehen.

Die Strukturelemente des Bindegewebes unterliegen einem ständigen Umsatz. Außer Fibroblasten und Fibrozyten, die für die Bildung von Grundsubstanz und Fasern verantwortlich sind, kommen daher in den Binde- und Stützgeweben immer auch Zellen vor, die an den Abbauvorgängen beteiligt sind. Am Faserabbau beteiligen sich Zellen, die über eine hohe Phagozytose- und Endozytosekapazität verfügen, nämlich Histiozyten und Makrophagen. Die **Histiozyten** werden auch als »ruhende Wanderzellen« bezeichnet. Sie kommen ubiquitär im Bindegewebe vor und stellen kleine Zellen mit leicht basophilem Zytoplasma und rundlichem, manchmal etwas eingebuchtetem Kern dar. Demgegenüber sind die meist größeren **Makrophagen** organellenreich, enthalten immer zahlreiche Lysosomen, Phagolysosomen und Vesikel sowie Mitochondrien, ER und Golgi-Membranen. In der Regel besitzen sie langgestreckte Zellfortsätze und Mikrovilli. Die Histiozyten und Makrophagen des Bindegewebes gehören zur selben Zellpopulation und stammen von Monozyten ab.

Grundsubstanz. Auch die Grundsubstanz des Bindegewebes, in die die Fasern eingebettet sind, wird ständig umgesetzt, wobei der labile Sol/Gel-Zustand der bindegewebigen Matrix erhalten bleiben muß, um den Stoffaustausch mit dem Organgewebe oder Epithel nicht zu gefährden. Die Grundsubstanzbildung erfolgt ebenfalls durch Fibroblasten. Eine Verfestigung oder Gerinnung kann durch Mastzellen, die gerinnungshemmende Substanzen enthalten, verhindert werden. Diese relativ großen Zellen (Ø 15–20 μm) besitzen große metachromatische Granula mit Heparin und Histamin und finden sich besonders zahlreich in der Wand der Körperhöhlen (Bauchhöhle, Gelenke) sowie in der Nähe der Blutgefäße.

Die Funktion der oft sehr zahlreich vorkommenden **eosinophilen Bindegewebszellen** ist noch nicht restlos geklärt. Man spricht ihnen meist eine Funktion im Zusammenhang mit immunologischen Abwehrvorgängen zu.

Klinischer Hinweis. Ansammlungen freier Zellen im Bindegewebe weisen fast immer auf pathologische Prozesse hin. Bei chronischen Entzündungen treten vermehrt Lymphozyten, bei akuten Entzündungen Granulozyten und Makrophagen auf. Traumatische Gewebsschädigungen führen zu Gewebszerfall, wobei die Gewebstrümmer hauptsächlich von den amöboid beweglichen Makrophagen und Monozyten phagozytiert und beseitigt werden. Bei allergischen Entzündungen kommt es häufig zur Freisetzung von Histamin aus den Mastzellen, wodurch Spasmen der glatten Muskulatur (z. B. der Bronchien) oder Gefäßerweiterungen mit Ödembildung hervorgerufen werden können. Ausgelöst wird eine überstürzte Freisetzung von Histamin und Heparin aus Mastzellen oder Histiozyten vor allem dann, wenn der Organismus ein zweites Mal mit einem Allergen (d. h. einer antigenen Substanz) in Berührung kommt, was gegebenenfalls sogar zu einem lebensgefährlichen anaphylaktischen Schock führen kann.

3.2 Binde- und Stützgewebe

Die Binde- und Stützgewebe machen den Hauptteil der Körpermasse aus. Das Knochensystem gibt dem Körper den Halt und ermöglicht zusammen mit Muskeln und Gelenken, die Bewegungen im dreidimensionalen Raum. Das Bindegewebe bildet kapselartige Umhüllungen um Muskeln und Organe. Es verdichtet sich im Bereich des Bewegungsapparates zu Faszien, Sehnen und Aponeurosen, die für den Bewegungsablauf unerläßlich sind. Innerhalb der Organe bildet das Bindegewebe ein inneres Strukturgerüst, das die versorgenden Gefäße und Nerven beherbergt, den Stoffaustausch ermöglicht und den mechanischen Zusammenhalt der empfindlichen parenchymatösen Ge-

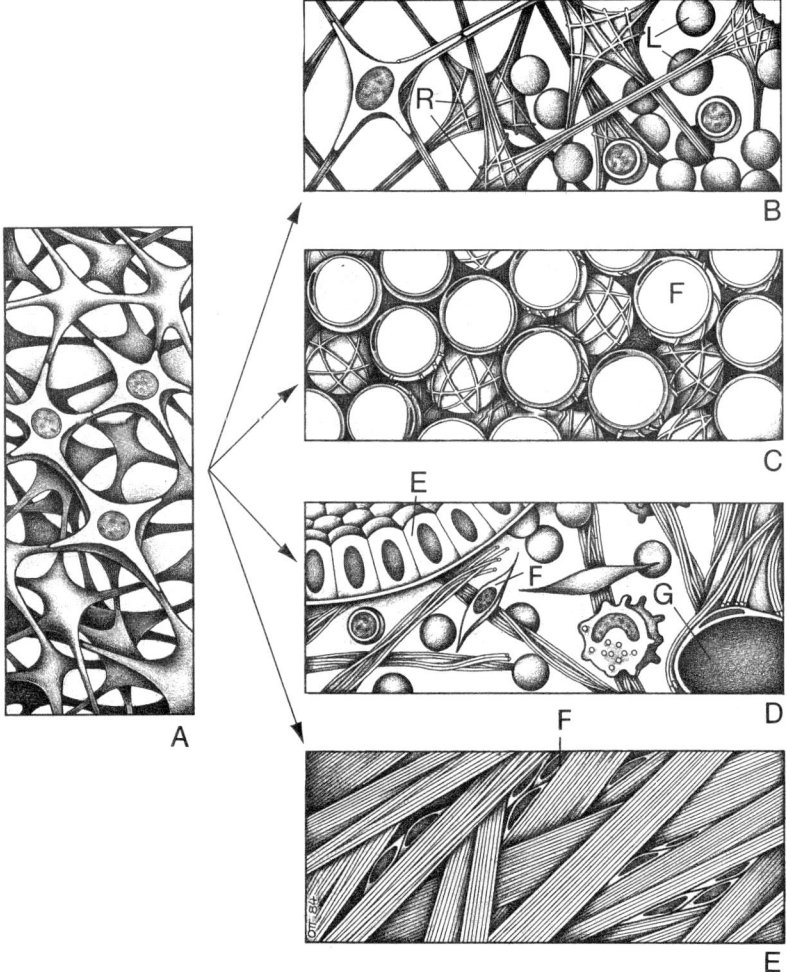

Abb. 74. Differenzierung verschiedener Gewebsarten aus dem Mesenchym. A = Embryonales Bindegewebe (Mesenchym); B = Retikuläres Bindegewebe mit eingelagerten Lymphozyten (L); R = Retikulumzellen mit retikulären Fasernetzen; C = Fettgewebe (univakuoläre Fettzellen, F); D = Lockeres Bindegewebe, hier angrenzend an das Epithelgewebe (E); F = Fibroblast; G = Gefäß; E = Straffes Bindegewebe (z. B. im Bereich von Faszien); F = Fibrozyt.

webe gewährleistet. Im Rahmen des Immunsystems wird es selbst zum Parenchym, indem es Organe wie Lymphknoten, Milz oder Knochenmark ausbildet, die vornehmlich aus einem lockermaschigen Zellretikulum bestehen, in das die Spezialzellen für die Immunreaktionen (Lymphozyten, Plasmazellen, Makrophagen) eingelagert sind. Die Vielfalt der Bindegewebsarten ist daher außerordentlich groß. Außerdem zeichnen sich alle Binde-

gewebsarten dadurch aus, daß sie ineinander überführbar sind, wenn sich die lokalen funktionellen Bedingungen verändern. Diese erstaunliche Wandelbarkeit erklärt sich dadurch, daß alle Binde- und Stützgewebe embryonal aus einem plastischen und entwicklungspotenten Ur-Gewebe hervorgegangen sind, dem **Mesenchym,** das sich in den verschiedensten Richtungen aus- und umdifferenzieren kann (Abb. 74).

3.2.1 Bindegewebsarten

Mesenchymales (embryonales) Bindegewebe ist im erwachsenen Organismus kaum noch anzutreffen. Am meisten hat das **retikuläre Bindegewebe** noch den Charakter des Mesenchyms bewahrt. Es besteht aus weitmaschig vernetzten Retikulumzellen und einer relativ undifferenzierten Grundsubstanz, in der als versteifendes Gerüstwerk retikuläre Fasern auftreten, die sich zum Teil eng an das zytoplasmatische Zellnetz anlagern (Abb. 74 B). Dadurch erreicht das retikuläre Bindegewebe eine größere Formkonstanz. In den interzellulären Maschenräumen finden sich zahlreiche freie Zellen, vor allem Histiozyten, Fibroblasten, Makrophagen und Lymphozyten. Das retikuläre Bindegewebe bildet die strukturelle Grundlage der lymphatischen Organe (Tonsillen, Milz, Lymphknoten). Es lagert zahlreiche Spezialzellen des Immunsystems, vor allem Lymphoblasten, Lymphozyten und Plasmazellen ein, die sich an bestimmten Stellen in Form von rundlichen Knötchen *(Lymphfollikeln)* ansammeln und dadurch dieser Gewebsformation das Gepräge geben *(lymphoretikuläres Bindegewebe)*.

Das **gallertige Bindegewebe** zeichnet sich vor allem dadurch aus, daß in die Zwischenräume des retikulären Grundgerüstes reichlich Glykosaminoglykane, vor allem Hyaluronsäure, eingelagert worden sind. Dadurch wird das hohe Wasserbindungsvermögen und die relativ große Steifigkeit dieser sonst stoffwechselmäßig wenig aktiven und seltenen Bindegewebsformation erreicht. In der Nabelschnur und in der Zahnpulpa dient das gallertige Bindegewebe der Stabilisierung der Gefäße.

Das **lockere** oder **interstitielle Bindegewebe** ist weit verbreitet. Es liefert das bindegewebige Stroma der Organe, deren innere Gliederung meist durch das Bindegewebsgerüst bestimmt wird. Es bildet das Leitgewebe für die Gefäße und Nerven. Es enthält nur wenig Fasern, aber reichlich Grundsubstanz, so daß die Stoffaustauschvorgänge dominieren.

Anders sind die Verhältnisse bei den eigentlichen Stützgeweben (Knorpel, Knochen, straffes Bindegewebe), bei denen die mechanischen Aufgaben im Vordergrund stehen. Hier nimmt die plastische und wandlungsfähige Grundsubstanz zugunsten des Fasergewebes ab. Die Zellen passen sich in Form und Anordnung den jeweiligen Strukturen an und werden zu differenzierten Knochen- oder Knorpelzellen.

Das **straffe, faserige Bindegewebe** findet sich vor allem in den Organkapseln, den Sehnen, Faszien und Aponeurosen sowie im Periost und Perikard. Es besteht überwiegend aus kollagenen Fasern, die sich meist funktionsgerecht (trajektoriell) anordnen (Abb. 74 E). Am häufigsten findet man eine Scherengitterarchitektur. Dabei ordnen sich die Faserbündel in regelmäßig kreuzenden Winkeln an, die den funktionellen Beanspruchungen entsprechen. Die *Sehnen* bzw. *Aponeurosen* bestehen hauptsächlich aus parallel geordneten, dicht zusammenliegenden kollagenen Faserbündeln. Dazwischen kommen elastische Fasern vor, die sich meist zu Netzen anordnen und die kollagenen Fasern raffen können, so daß die Sehnenfasern im histologischen Präparat meist gewellt erscheinen. Die *Sehnenzellen* haben nur wenig Raum zwischen den Faserbündeln und nehmen daher eine kantige, prismenartige Form an. Im Schnitt sehen sie flügelförmig verzweigt aus *(Flügelzellen)*.

Allgemein läßt sich feststellen, daß, je größer der Faseranteil einer Bindegewebsformation wird, um so geringer wird der Grundsubstanz- und Zellanteil, womit dann auch der Stoffumsatz zurückgeht. Zwischen beiden Extremen dieser Differenzierungsreihe, d. h. dem lockermaschigen, undifferenzierten, entwicklungsfähigen und zellreichen retikulären Bindegewebe einerseits und dem straffen, faserreichen, zellarmen Bindegewebe andererseits, nimmt das Fettgewebe eine Mittelstellung ein.

Auch das **Fettgewebe** entsteht aus einer retikulären Vorstufe, indem die Retikulumzellen Fetttröpfchen einlagern und sich dadurch abkugeln. Bleiben die Tröpfchen im Zytoplasma voneinander isoliert, spricht man von *pluri-*

vakuolärem Fettgewebe, verschmelzen sie miteinander, von *univakuolärem Fettgewebe.* Da die fertige Fettzelle ganz mit Fett ausgefüllt ist, rückt der Kern mit dem restlichen Zytoplasma an den Rand der Zelle und nimmt eine halbmondförmige Gestalt an *(Siegelringzelle)* (Abb. 74 C). Das retikuläre Fasergerüst verdichtet sich korbartig um die einzelnen Fettzellen herum und sorgt damit für den innergeweblichen Zusammenhalt.

Im Rahmen des Energiehaushaltes erfüllt das Fettgewebe 3 wichtige Aufgaben. Einmal können hier relativ schnell energiereiche Substanzen gespeichert und andererseits aber auch bei Bedarf wieder mobilisiert werden (Fettdepots). Vor allem das subkutane Bindegewebe der Haut kann große Mengen von Fett aufnehmen (z. B. Bauchhaut). Besonders bemerkenswert erscheint die Fähigkeit des Fettgewebes, sich nach der Entspeicherung wieder in retikuläres Bindegewebe zurückzuverwandeln. Eine Sonderform des Fettgewebes ist das **braune Fettgewebe,** dessen Zellen plurivakuolär sind und einen rundlichen, zentral gelegenen Kern sowie reichlich Glykogen und auffallend viele kristareiche Mitochondrien enthalten. Das gut vaskularisierte, braune Fettgewebe dient vornehmlich der Wärmeregulation z. B. bei Winterschläfern während der kritischen Phasen des Winterschlafes. Es kommt aber auch beim Menschen, hauptsächlich im Rumpfbereich (Nierenlager), vor.

3.2.2 Knorpel als druckelastisches Gewebe

Das embryonale Bindegewebe differenziert sich zu Knorpelgewebe, wenn es wechselnden Druckbelastungen ausgesetzt wird. Die Mesenchymzellen kugeln sich dann ab und werden zu ergastoplasmareichen **Chondroblasten.** Diese produzieren eine kapselartige Hülle, die dann durch konzentrische Wickelungen von kollagenen Fasern verstärkt und durch Einbau von Proteoglykanen gefestigt wird. Gegen die Oberfläche des Knorpels biegen die kollagenen Faserbündel arkadenförmig um und gehen in einen tangentialen Ver-

lauf über (Tangentialfaserschicht, Abb. 75). Hier liegen auch die Knorpelzellen **(Chondrozyten)** meist in einer tangentialen Anordnung vor und bilden zusammen mit dem angrenzenden, meist lockeren, retikulären Bindegewebe die Knorpelhaut **(Perichondrium),** aus der jederzeit durch *appositionelles Wachstum* neues Knorpelgewebe entstehen kann. Der Knorpel wird aber erst dadurch zu einem spezifischen Stützgewebe, daß sich in das geschilderte kollagene Fasergerüst auch genügende Mengen von hochmolekularen Glykosaminoglykanen (vor allem Chondroitinsulfaten und Hyaluronsäure) einlagern und so die Zwischensubstanz zu einer festen, homogenen, glasig oder hyalin erscheinenden, schneidbaren Masse umformen, in der die kollagenen Fasern l. m. dann nicht mehr erkennbar, d. h. maskiert sind. Daher bezeichnet man diese Form des Knorpels als **hyalinen Knorpel** (Abb. 76).

Durch die trajektorielle Faserarchitektur können Druckbelastungen, die einseitig auf die Knorpeloberfläche einwirken, innerhalb des Knorpels so verteilt werden, daß die Knorpelkugeln mit ihren Zellen allseitig belastet werden, d. h. einseitige, ungleichmäßige Druckbelastungen werden in allseitige, hydrostatische Drucke umgewandelt und dadurch gewebsunschädlich gemacht (Abb. 75). Die kugeligen Zellen mit ihren Faserwickelungen sind damit nicht nur die strukturellen Baueinheiten des Knorpels, sondern auch die eigentlichen Funktionsstrukturen. Sie werden daher **Chondrone** genannt (Abb. 75 u. 76). Meist liegen mehrere Zellen in einer Knorpelhöhle *(Lakune),* die von einem faserarmen, reichlich Proteoglykane enthaltenden und daher stark basophilen *Knorpelhof* umgeben ist. Der Knorpelhof markiert die Grenze eines Chondrons oder *Territoriums.* Die Knorpelglykosaminoglykane werden von den Knorpelzellen selbst produziert und reichern sich in der Umgebung der Chondrone an. Da die Substanzen dem Gewebe l. m. eine starke *Basophilie* verleihen, läßt sich die Aktivität der Knorpelzellen histologisch an der Ausdehnung der basophilen Höfe leicht erkennen. Durch ständige Neubildung von Fasern und Knorpel-

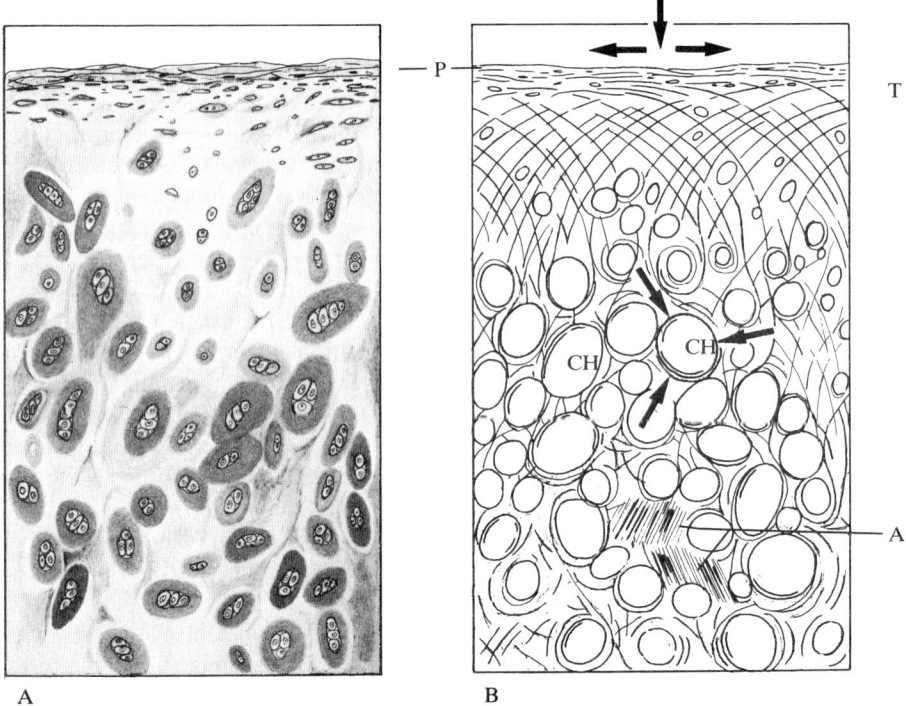

Abb. 75. Aufbau des hyalinen Knorpels (etwa 95×). A = Zellbild. Darstellung der Chondrone und Territorien (dunkel). Das Knorpelwachstum erfolgt entweder von außen durch appositionelles Wachstum vom Perichondrium (P) oder von innen durch interstitielles Wachstum. B = Darstellung der kollagenen Fasersysteme im Knorpel (schematisch). Die Pfeile deuten die Hauptbelastungsrichtungen an. Einseitiger Druck oder Zug auf die Tangentialfaserzone (T) des Perichondriums (P) werden in allseitigen, hydrostatischen Druck auf die Chondrone (CH) umgewandelt. A = Asbestfasern.

grundsubstanz im Inneren der Knorpel rücken die Chondrone während der Entwicklung zunehmend auseinander *(interstitielles Wachstum)*. Innerhalb der Knorpelhöhlen sind die Zellen zunächst noch teilungsfähig, so daß die Zellzahl der Chondrone während des Wachstums größer wird (bis zu 8 Zellen können aus einem Chondroblasten hervorgehen). Das interstitielle Wachstum hört jedoch nach Abschluß des Körperwachstums auf.

Da der Knorpel normalerweise keine Blutgefäße besitzt, muß die Ernährung ausschließlich durch Diffusion erfolgen. Der Knorpel ist daher als ein bradytrophes (schwer ernährbares) Gewebe aufzufassen. Da beim interstitiellen Wachstum die Chondrone mit ihren Territorien im Laufe des Lebens allmählich

immer weiter auseinanderrücken, werden die Diffusionswege länger, so daß sich im höheren Alter Stoffwechselstörungen einstellen, die zu einem Verlust an spezifischen Proteoglykanen und auch Knorpelzellen führen. Dadurch färbt sich vor allem die zwischen den **Territorien** und Chondronen gelegene Grundsubstanz, die man als interterritoriale Substanz bezeichnet, weniger intensiv basophil an. Im Bereich dieser heller erscheinenden **Interterritorien** können dann auch die kollagenfaserigen Wickelungen wieder sichtbar, d. h. demaskiert werden (Asbestfasern), was nicht selten mit Auslösungsvorgängen und Kalkablagerungen in der Knorpelgrundsubstanz einhergeht (Abb. 75 B). Höheren Druckbelastungen ist dieses stoffwechselträchtige Gewebe nicht

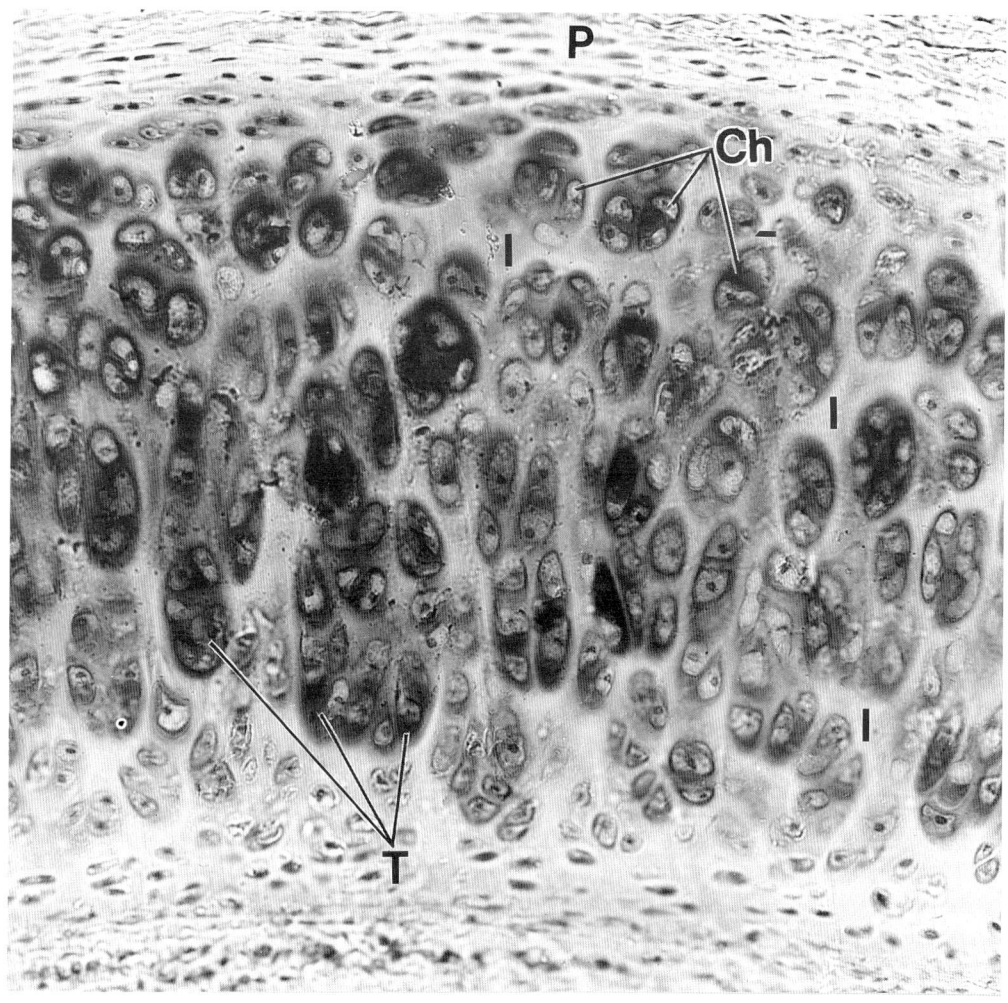

Abb. 76. Histologischer Schnitt durch den hyalinen Knorpel der Trachea (315×). Ch = Chondrone jeweils mit mehreren Knorpelzellen; I = Interterritoriale Substanz; P = Perichondrium mit Tangentialfaserzone; T = Territoriale Zonen (intensiver gefärbt).

gewachsen, so daß das Skelett bei höher differenzierten, meist auch wesentlich größeren Wirbeltieren nicht mehr aus Knorpel, sondern aus Knochen gebildet wird. Im Laufe der Evolution wird daher das Knorpelskelett durch ein Knochenskelett ersetzt. Die auch in der Ontogenese zunächst noch in Form von hyalinem Knorpel angelegten Skelettelemente werden embryonal weitgehend in Knochen umgebaut (*enchondrale Ossifikation*). Hyaliner Knorpel findet sich beim Erwachsenen im Bereich des

Bewegungsapparates nur noch an den Gelenkenden (Gelenkknorpel), am Thorax (Rippenknorpel), im Respirationstrakt (z.B. Trachea) sowie beim jugendlichen, noch wachsenden Organismus in den Epiphysenfugen.

Spezielle Knorpelarten. Der hyaline Knorpel ist vornehmlich an Druckbelastungen angepaßt. Treten zusätzlich auch Zugbelastungen auf, entsteht **elastischer Knorpel.** Bei dieser Knorpelart enthält die Grundsubstanz außer kollagenen Fasern noch ein reiches Netz ela-

stischer Fasern, das vor allem die Biegungs-
beanspruchungen abbaut. Auch sind die
Chondrone meist kleiner und unregelmäßiger
verteilt. Nicht selten enthalten sie nur 1 oder
2 Zellen. Diese Knorpelart kommt z. B. in der
Ohrmuschel, der Epiglottis und den kleinen
Bronchien vor, wo die Biegungsbeanspru-
chungen überwiegen. Die Knorpelelemente
der Trachea und des Kehlkopfes bestehen
jedoch hauptsächlich aus hyalinem Knorpel.

Wird Bindegewebe nicht nur auf Druck,
sondern gleichzeitig auch auf wechselnden
Zug beansprucht, bildet sich **Faserknorpel**
aus. Dies ist die primitivste Knorpelart, die im
Grunde nichts anderes darstellt als ein verknorpeltes Bindegewebe. Die knorpelige Umwandlung läßt sich leicht an der beginnenden
Einlagerung basophiler, metachromatischer
Proteoglykane (Chondroitinsulfate) in die
Grundsubstanz erkennen. Die Menge dieser
spezifischen Knorpelsubstanzen ist aber noch
so gering, daß die kollagenen Faserbündel dadurch nicht vollständig maskiert werden, und
damit deren Verlaufsrichtung, die meist in der
Hauptzugrichtung liegt, noch erkennbar bleibt.
Die Knorpelzellen des Faserknorpels sind
länglich bis oval und liegen verstreut zwischen
den Faserbündeln. Zur Ausbildung größerer,
rundlicher Chondrone kommt es meist nicht.
Faserknorpel findet sich hauptsächlich in den
Zwischenwirbelscheiben und den Disci bzw.
Menisci der Gelenke.

3.2.3 Knochen als Stütz- und Speichergewebe

Das Knochengewebe entsteht ebenfalls aus
dem mesenchymalen (embryonalen) Bindegewebe. Durch die Einlagerung von Kalk-
salzen in die Grundsubstanz, die reichlich
kollagene Fasern enthält, erreicht das Knochengewebe eine besonders hohe Festigkeit.

Der **Geflecht-** oder **Faserknochen** ist die
primitivste Form dieses Stützgewebes. Er
stellt in gewisser Hinsicht nur ein verknöchertes Bindegewebe dar und tritt überall dort auf,
wo Bindegewebe über längere Zeit gleichzei-

tig auf Zug und Druck beansprucht wird. Unter
solchen Bedingungen differenzieren sich die
Mesenchymzellen zu knochenbildenden Zellen **(Osteoblasten),** die eine zunächst noch
unverkalkte Vorstufe des Knochengewebes,
das Osteoid, absondern (Abb. 77).

Das **Osteoid** besteht aus kollagenen Faserbündeln und einer spezifischen proteoglykan-
reichen Grundsubstanz, die beide von Osteoblasten produziert werden. Die kollagenen
Fasern des verknöchernden Bindegewebes
ordnen sich in Richtung der Hauptspannungs-
linien an und werden dann durch den Einbau
von anorganischen Substanzen, hauptsächlich
Kalziumphosphat und Kalziumkarbonat mit
geringen Beimengungen von Natrium-, Ma-
gnesium- und Fluorsalzen versteift. Die Kal-
ziumphosphatverbindungen treten in Form des
Hydroxylapatits auf, das nadelförmige Kristalle bildet, die von einem Hydratmantel, der für
die Mobilisierung von Kalziumionen aus dem
Knochen von größter Bedeutung ist, umgeben
sind. E. m. Beobachtungen haben gezeigt, daß
die Apatitkristalle parallel zu den kollagenen
Fasern angeordnet sind, d. h. daß im Knochen,
ähnlich wie in der Technik beim Eisenbeton,
ein *Verbundbau* vorliegt. Durch die Mineralisation der Grundsubstanz ergibt sich eine enorme Festigkeit, da die kollagenen Fasern wie
bei Flächenpressungen nicht mehr gegeneinander verschieblich sind.

Zwischen den mineralisierten Faserbündeln
liegen die Knochenzellen **(Osteozyten),** meist
reihenweise hintereinander, in kleinen, man-
delkernförmigen Ausnehmungen. Diese Zellen
behalten jedoch durch lange Zytoplasmafortsätze einen Kontakt untereinander, so daß
der Faserknochen immer von einem feinen,
zytoplasmatischen Netzwerk durchzogen ist.

Im Gegensatz zum Knorpel, der in der Regel gefäßlos bleibt, gelangen bei der *Knochenentwicklung* aus dem Bindegewebe *(desmale
Ossifikation)* von vornherein Blutgefäße und
mesenchymales Bindegewebe in die Zwischenräume der Knochenbälkchen, von wo aus
dann jederzeit wieder Knochenan- und abbauprozesse in Gang gesetzt werden können. Der
Knochenabbau erfolgt durch **Osteoklasten –**

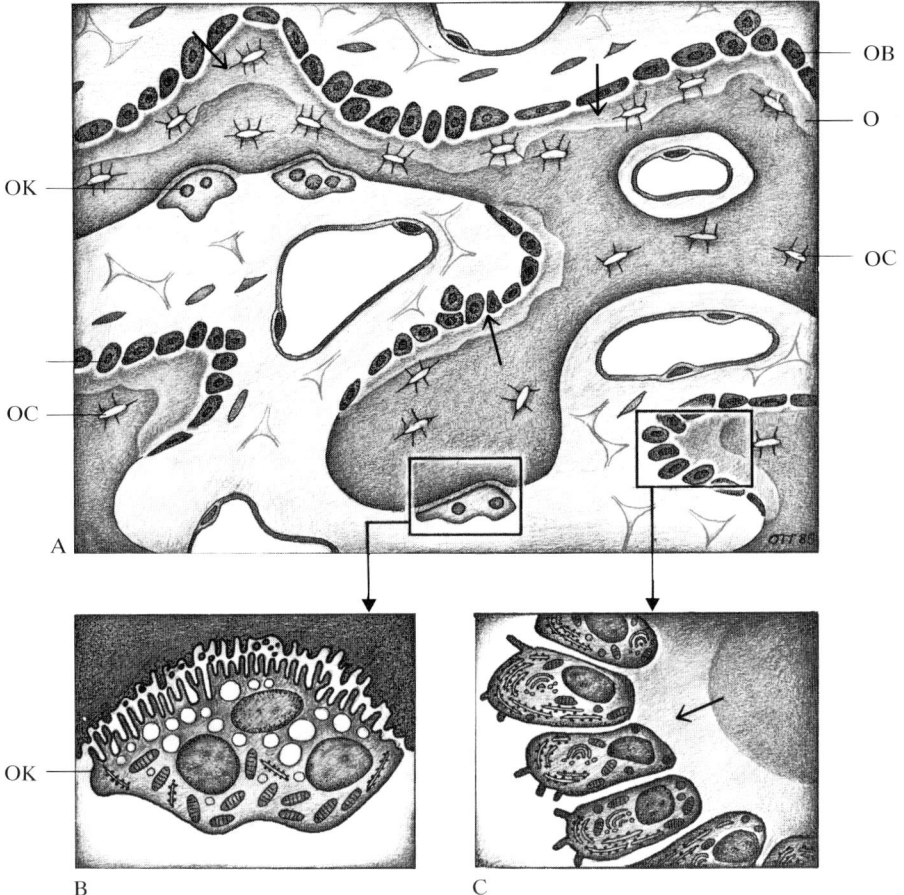

Abb. 77. Desmale Ossifikation. Direkte Verknöcherung aus dem Bindegewebe. Die epithelartigen Zellreihen der Osteoblasten (OB) bilden zunächst einen unverkalkten Knochen (Osteoid, O). Der Knochenabbau erfolgt durch mehrkernige Riesenzellen mit zahlreichen Lysosomen und einem knochenseitig entwickelten Bürstensaum (Osteoklasten, OK). OC = Osteozyten.

große, mehrkernige Riesenzellen, die wahrscheinlich durch Verschmelzung von Monozyten entstehen und damit auch zur Population der Makrophagen gehören (Abb. 77 u. 78). Sie liegen meist in kleinen Knochenvertiefungen *(Howship-Lakunen)* (Abb. 77). Die enge Verbindung zwischen dem Gefäßbindegewebe einerseits und dem Knochengewebe andererseits, sichert zeitlebens die Möglichkeit von Umbau- und Umgestaltungsprozessen, so daß der Knochen wie kein zweites Gewebe des Körpers, funktionell anpassungs- und regenerationsfähig ist.

Normalerweise besteht ein Gleichgewicht zwischen Anbau- und Abbauprozessen im Knochen, so daß der Knochen immer den aktuellen funktionellen Beanspruchungen angepaßt ist.

Lamellenknochen. Der Faserknochen, der embryonal zuerst angelegt wird, wird nach der Geburt nach und nach durch Lamellenknochen ersetzt. Die um ein Vielfaches höhere Festigkeit des Lamellenknochens wird durch das Bauprinzip des **Osteons** erreicht. Jedes Osteon besteht aus einer Anzahl konzentrischer Knochenlamellen **(Havers-Lamellen),** und einem

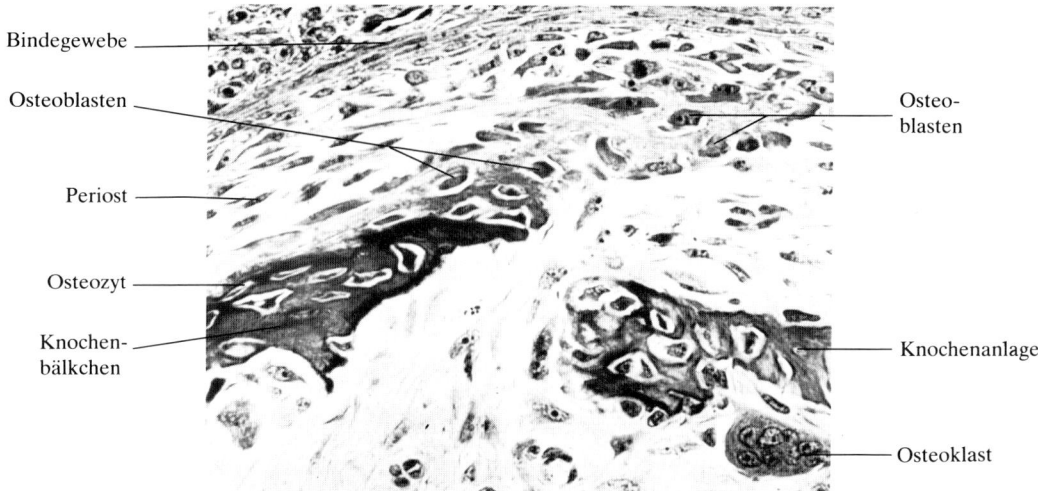

Bindegewebe

Osteoblasten

Periost

Osteozyt

Knochen-
bälkchen

Osteo-
blasten

Knochenanlage

Osteoklast

Abb. 78. Histologischer Schnitt durch eine Verknöcherungszone. Enchondrale Ossifikation. Der vielkernige Osteoklast hat sich etwas aus der Howship-Lakune herausgelöst. Die Spongiosabälkchen enthalten z. T. noch Knorpelzellen (375×).

im Zentrum gelegenen Kanal (Canalis centralis oder **Havers-Kanal**), der mit einem lockeren Bindegewebe, das Blutgefäße und Nerven sowie zahlreiche freie Zellen beherbergt, angefüllt ist (Abb. 79). Die Lamellen bestehen aus parallel verlaufenden, kollagenen Fasern und Grundsubstanz, in die die Apatitkristalle eingelagert sind. Von Lamelle zu Lamelle verlaufen die kollagenen Fasern zur Längsachse des Osteons in einem anderen Neigungswinkel, innerhalb ein und derselben Lamelle jedoch parallel zueinander (Abb. 79). Dadurch entsteht eine Struktur, wie sie ähnlich auch beim Sperrholz vorhanden ist, bei dem die einzelnen Platten mit wechselnder Streichrichtung aufeinandergeleimt werden. Bei Zug- oder Druckbelastung des Knochens ergeben sich durch diese Anordnung »versteifende Flächenpressungen«, die den Knochen in allen Richtungen besonders widerstandsfähig machen.

Die Festigkeit bezieht sich jedoch nur auf die mechanischen Aufgaben des Knochengewebes. Wie alle aus dem Bindegewebe hervorgegangenen Gewebe hat aber das Knochengewebe auch einen bedeutenden Anteil am Stoff- und Energiehaushalt des Körpers,

und dies um so mehr, als der Knochen sich durch eine große Plastizität und Umbaufähigkeit auszeichnet. Diese Eigenschaften hängen mit den zellulären Elementen sowie mit dem Einbau des Gefäß- und Bindegewebes zusammen. Ähnlich wie der Faserknochen wird auch der Lamellenknochen in regelmäßiger Weise von **Osteozyten** durchsetzt (etwa 700–900 Zellen/mm^3); und zwar liegen die Knochenzellen immer zwischen zwei Lamellen, d. h. in konzentrischen Ringen um den Zentralkanal eines Osteons herum (Abb. 79 u. 80). Ihre langgestreckten, bevorzugt radiär verlaufenden Zellfortsätze stehen miteinander in Verbindung, wobei an vielen Stellen Membrankontakte in Form von Nexus (gap junctions) vorhanden sind. Durch dieses System der Zellfortsätze kann ein Austausch von Ionen und kleinen Molekülen, d. h. ein Saftstrom durch das gesamte Osteon hindurch, unterhalten werden, der nicht nur für die Stoffaustauschvorgänge im Knochen selbst, sondern auch für den Mineralhaushalt des Organismus von großer Bedeutung ist. Die von den Gefäßen des Havers-Kanals antransportierten Stoffe können sowohl in zentrifugaler als auch zentripetaler Richtung durch dieses Netzwerk zyto-

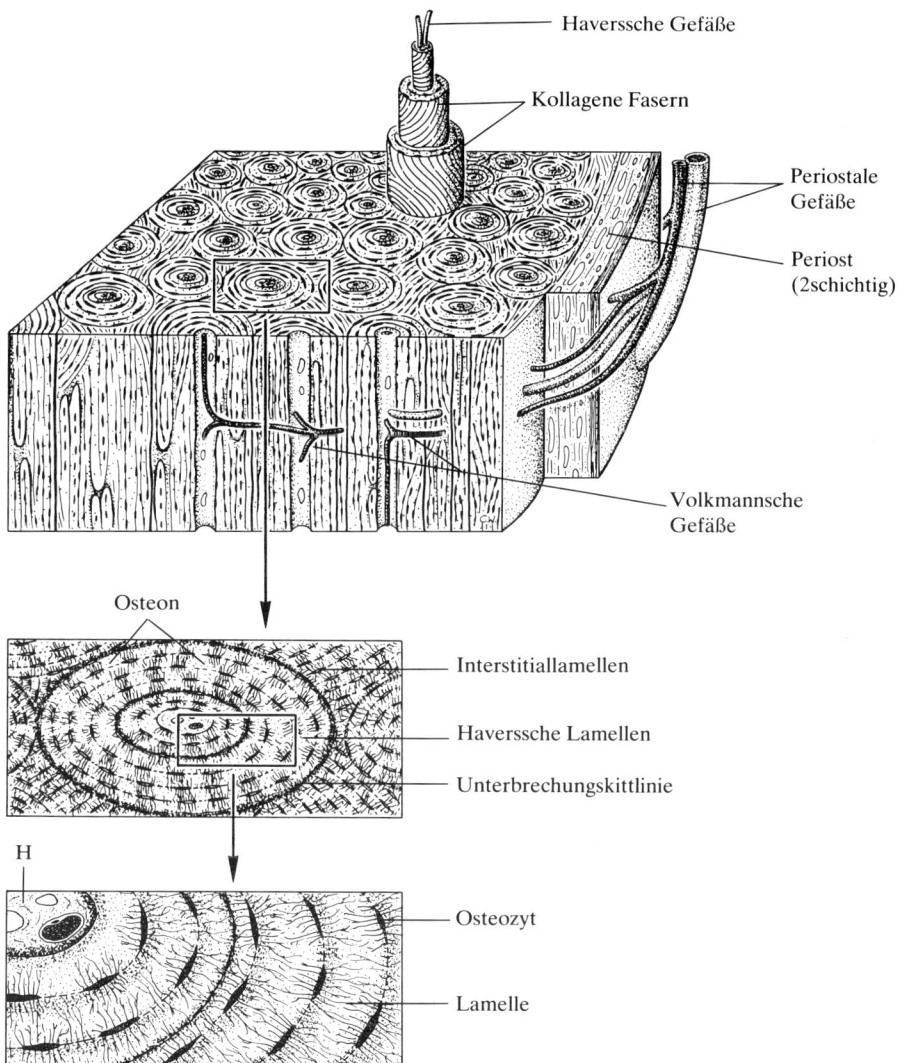

Abb. 79. Aufbau des Lamellenknochens. Die Lamellen enthalten kollagene Fasern mit unterschiedlicher Verlaufsrichtung (s. herausgezogener Zylinder oben). Zwischen den Lamellen liegen die Osteozyten, die jedoch durch radiär ausgerichtete Zellfortsätze miteinander verbunden sind. (Erster Ausschnitt etwa 100×, zweite Ausschnittvergrößerung etwa 250×).

plasmatischer Fortsätze zu jeder Stelle der Knochensubstanz hingelangen. Die Havers-Gefäße stehen wiederum mit denjenigen Gefäßen in Verbindung, die in kleinen, quer durch die Osteone hindurchziehenden Kanälchen gelegen sind und als **Volkmann-Kanäle** bezeichnet werden. Auf diese Weise ist der ganze Knochen von Gefäßen durchzogen, die außen wiederum mit denen des Periosts und innen mit denen des Knochenmarks in Verbindung stehen. Somit stellt der Lamellenknochen ein außerordentlich gut vaskularisiertes Gewebe dar, das in intensiver Weise am Stoffwechsel des Gesamtorganismus teilnimmt. Benötigt

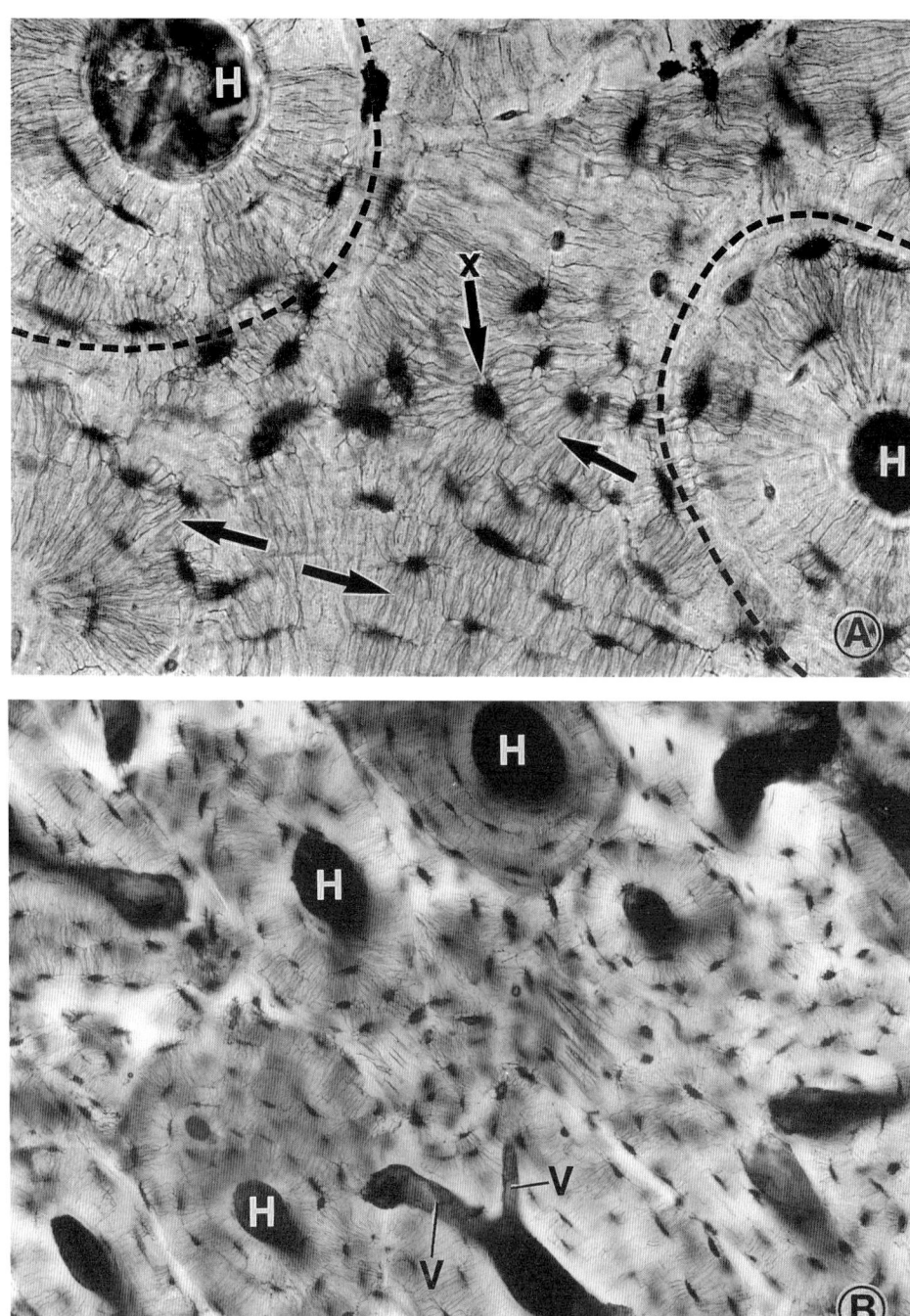

Abb. 80. Struktur des Lamellenknochens. A = Knochenschliff (200×). Die Grenzen eines Osteons sind markiert; B = Histologischer Schnitt durch die Compacta eines Röhrenknochens (150×). Man beachte die unterschiedliche Größe der Havers-Kanäle (H) und das dichte Netz der radiär verlaufenden Zellfortsätze der Osteozyten (Pfeile). Pfeil mit Stern = Osteozyt; V = Volkmann-Kanäle.

der Organismus z. B. Ca- oder Phosphationen, so wird durch Osteoklasten, eventuell auch durch Osteoblasten, Knochengewebe abgebaut und Kalzium bzw. Phosphate mobilisiert.

Umgekehrt kann bei Überschüssen dieser Substanzen im Blut durch Aktivierung von Osteoblasten und Knochenanbau das Gleichgewicht wiederhergestellt werden. Normalerweise

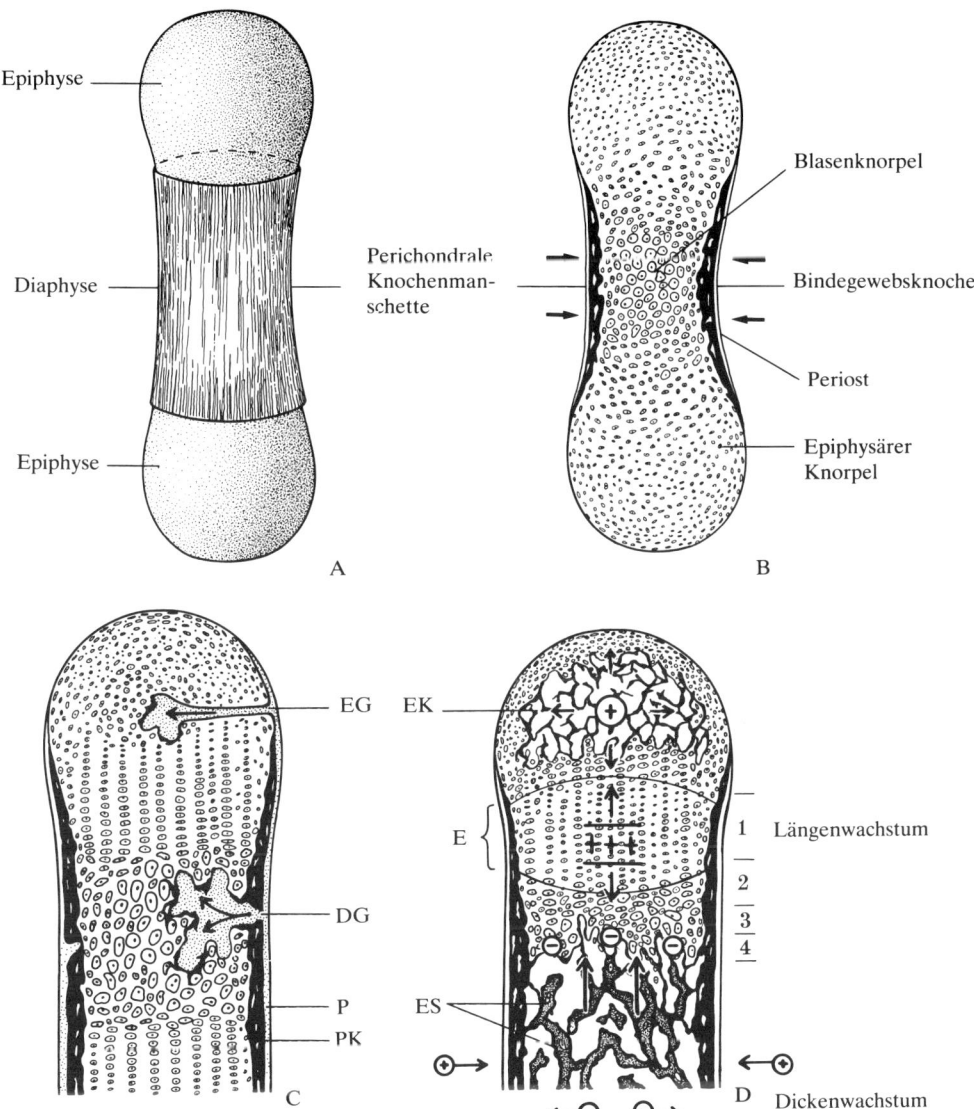

Abb. 81. Ablauf der Ossifikation im Bereich der langen Röhrenknochen. A = Bildung der perichondralen (periostalen) Knochenmanschette; B = Entwicklung von Blasenknorpel im Bereich der Diaphyse; C = Beginn der chondralen Ossifikation mit dem Einwachsen eines diaphysären (DG) und später auch epiphysären (EG), gefäßreichen Mesenchymsprosses in das Knorpelgewebe; P = Periost; PK = Periostale Knochenmanschette; D = Bildung der Epiphysenfuge (E), des epiphysären Knochenkerns (EK) und der chondralen Knochenspongiosa (ES); 1–4 = Zonengliederung: 1 = Vermehrungszone; 2 = Blasenknorpel; 3 = Verkalkungszone; 4 = Resorptionszone, Übergang in Ossifikationszone.

wird der Kalzium- und Phosphorspiegel im Blut, der für viele biologische Reaktionen im Körper von grundlegender Bedeutung ist, konstant gehalten. An dieser Regelung sind viele Faktoren beteiligt, insbesondere aber Hormone der Nebenschilddrüse (Parathyrin) und der Schilddrüse (Kalzitonin).

Das Knochengewebe reagiert aber auch erstaunlich empfindlich auf Änderungen der funktionellen Beanspruchung. An Stellen er-

höhter Druck- und Zugbelastung wird Knochen angebaut, an weniger belasteten Stellen abgebaut. Durch derartige Umbauvorgänge bleiben immer wieder Teilstücke abgebauter Osteone zwischen den normalen Osteonen liegen. Derartige Lamellenbruchstücke heißen **Schaltlamellen** oder **Interstitiallamellen.** Je mehr solcher Schaltlamellen in einem Knochenelement angetroffen werden, um so lebhafter waren die funktionellen Umbauvor-

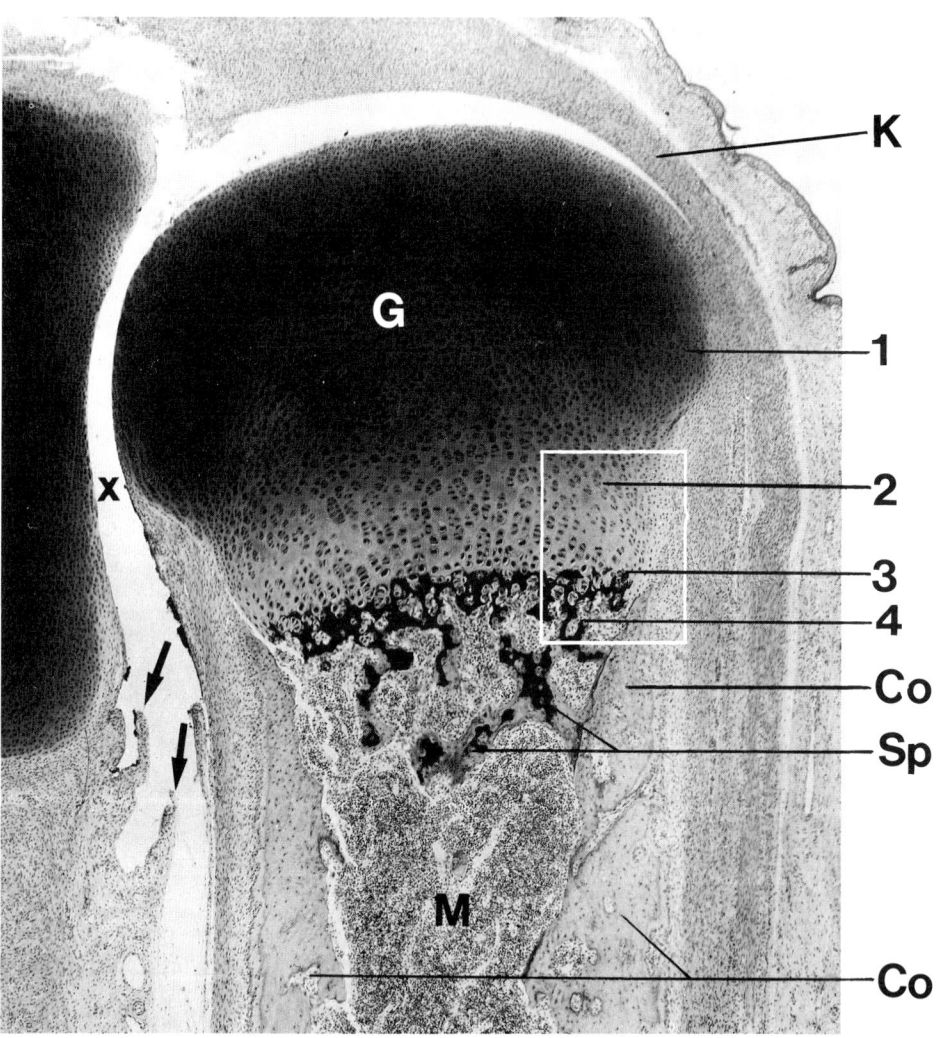

Abb. 82 A. Längsschnitt durch einen Fingerknochen. Enchondrale Ossifikation (Übersicht, 40×). x = Gelenkspalt; Pfeile = Synovialzotten; Co = Compacta (periostaler Knochen); G = Gelenkkopf (knorpelig); K = Gelenkkapsel; M = Knochenmark; Sp = Spongiosa; Zonengliederung s. Abb. 82 B.

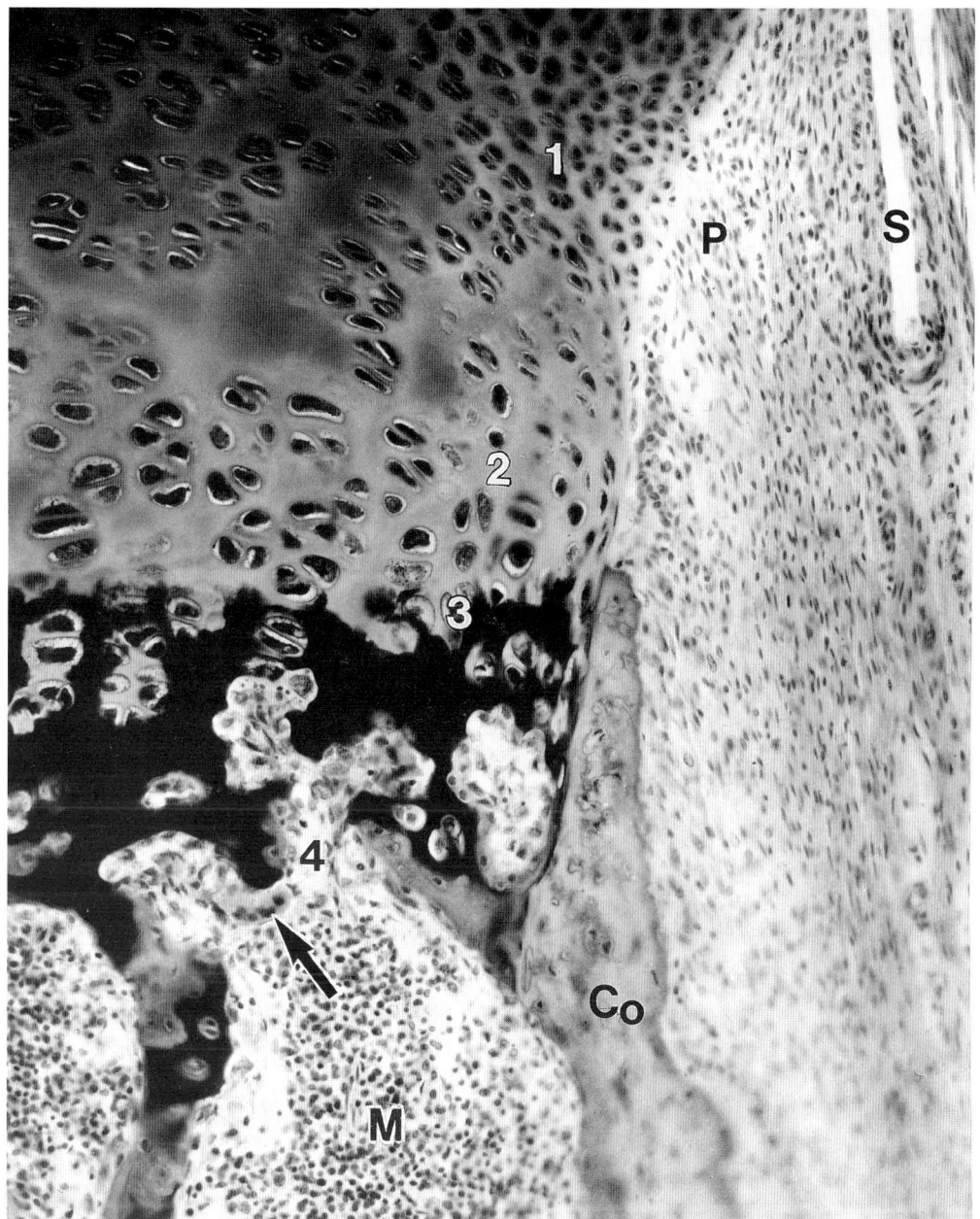

Abb. 82 B. Chondrale Ossifikation. Längsschnitt durch die epiphysäre Knochenbildungszone (Ausschnitt-vergrößerung aus Abb. 82 A) (160×). Zonengliederung der Knochenbildungsregion: 1 = Übergang der Vermehrungszone des Epiphysenknorpels in Säulenknorpel; 2 = Blasenknorpel; 3 = Übergang Verkalkungs-zone in Resorptionszone; 4 = Verknöcherungszone. Pfeil = Osteoklast; Co = Compacta; P = Perichondrium; M = Knochenmark; S = Synovia, Gelenkhöhle.

gänge. Man spricht dann von einem Brekzienbau, ein Begriff, der aus der Geologie stammt. Der funktionelle Umbau ist im Bereich der Spongiosa am intensivsten, da sich die Spongiosabälkchen immer trajektoriell ausrichten. Die Kompakta hat demgegenüber einen mehr konstant bleibenden Aufbau. Sie wird außen und innen durch relativ dicke Lagen kompakter Lamellen abgeschlossen *(äußere* und *innere Generallamellen),* die außen an das Periost, innen an das Knochenmark angrenzen.

Periost. Der Schutz des Knochens, die Knochenregeneration und die vaskuläre bzw. nervöse Versorgung des Knochens geht von der Knochenhaut (Periost) aus. Das Periost besteht aus 2 Schichten, einer äußeren, faserreichen Lamelle *(Stratum fibrosum)* und einer inneren, gefäß- und zellreichen Lamelle oder Kambiumschicht *(Stratum osteogenicum).* Die fibroblastenähnlichen Zellen der Kambiumschicht sind außerordentlich proliferationsfreudig und können sich jederzeit in Osteoblasten umwandeln und damit Knochenumbauvorgänge in Gang bringen. Auch bei der Knochenbruchheilung geht die Regeneration des Knochens von dieser Schicht aus. In der fibrösen Schicht überwiegen die kollagenen Fasern, die z. T. in den Knochen einstrahlen und dort verankert sind (Sharpey-Fasern). Das Periost ist auch reich an Nervenfasern, so daß Verletzungen sehr schmerzhaft sein können – ein biologischer Schutz für das gefäßreiche, blutbildende Knochenmarkgewebe.

Die inneren Oberflächen des Knochens werden von einem **Endost** ausgekleidet, das aber keineswegs mit dem Periost verglichen werden kann. Es handelt sich nicht um eine abziehbare, faserreiche Membran, sondern nur um eine dünne Lamelle abgeflachter Bindegewebszellen, die ohne scharfe Grenze in das retikuläre Bindegewebe des Knochenmarks übergeht.

Knochenentwicklung (Ossifikation). Die Knochenbildung erfolgt während der Embryonalentwicklung auf zweierlei Art: Entweder produziert das mesenchymale Bindegewebe direkt und ohne Zwischenstufen Knochen, der dann als Bindegewebsknochen bezeichnet

wird, oder es entwickelt sich zuerst ein Knorpelmodell des zu bildenden Skelettelementes, das dann sekundär verknöchert. Im ersten Fall handelt es sich um eine direkte (desmale Ossifikation), im zweiten um eine indirekte Verknöcherung *(enchondrale oder chondrale Ossifikation).*

Bei den langen Röhrenknochen beginnt die **chondrale Ossifikation** zuerst in der Diaphyse; und zwar lagert das Perichondrium auf das embryonale Knorpelelement zunächst eine röhrenförmige Knochenlamelle ab, die direkt aus der Kambiumlamelle der Knorpelhaut hervorgeht, also Bindegewebsknochen darstellt (**perichondrale** bzw. später **periostale Knochenmanschette).** Nach Bildung der Knochenmanschette nennt man das Perichondrium Periost. Durch die dicker werdende Manschette treten innerhalb des Knorpelstückchens gewebsmechanische Veränderungen auf, die dazu führen, daß der diaphysäre Knorpel degeneriert. Die Knorpelzellen werden groß und blasig, die Zwischensubstanz wird spröde und verkalkt (**Blasenknorpel**) (Abb. 81 u. 82).

Dies wird zum auslösenden Reiz für das umgebende, mesenchymale, gefäßreiche Bindegewebe, in das Innere der Diaphyse einzudringen und den verkalkten Blasenknorpel mit Hilfe mehrkerniger Riesenzellen (**Chondroklasten**) aufzulösen. Das eingedrungene Mesenchym vermehrt sich anschließend rasch, so daß der neugeschaffene Raum, die *primäre Knochenmarkshöhle,* immer größer wird. Der Knorpel wird jedoch nicht vollständig resorbiert, vielmehr bleiben netzartig zusammenhängende Knorpelbälkchen erhalten, auf die sich die aus dem Mesenchym hervorgegangenen Osteoblasten ansiedeln und hier schichtweise eine zunächst noch unverkalkte Knochensubstanz, das **Osteoid,** abscheiden. Die chondrale Ossifikation führt also zunächst zur Bildung von spongiösem Knochen. Mitte der Schwangerschaft beginnt das primäre Knochenmark auch Blut zu bilden und wird dadurch zum *sekundären Knochenmark.*

Durch die periostale Knochenmanschette gerät das epiphysäre Knorpelstückchen zunächst unter eine Zugspannung, die die Knorpelzellen in Richtung der Diaphyse ausrichtet. Die neugebildeten Knorpelzellen schieben sich dadurch in radiären, säulenartigen Reihen (**Säulenknorpel**) zur Diaphyse hin vor, wo sie sich in Blasenknorpelzellen umwandeln. Der Blasenknorpel wird dann von dem weiter vordringenden Knochenmarksmesenchym bis auf die stehenbleibenden Knorpelreste abgebaut, die dann wieder die Grundlage für die chondrale Knochenbildung abgeben. So wird der durch den Mesenchymsproß eingeleitete Ossifikationsprozeß dadurch weiter aufrechterhalten, daß sich neues Knorpelmaterial zur Diaphyse hinschiebt und dieses Material vom Knochenmark aus, d. h. also vom Mesenchym aus, durch Chondroklasten wieder abgebaut wird. Dieser Prozeß unterhält das Längenwachstum und führt zur Bildung der folgenden, schichtweise übereinanderliegenden **Zonen** (Abb. 81 u. 82):

1. *Vermehrungszone (Proliferationszone)* = starke Wachstumsaktivität der Knorpelzellen, die sich säulenartig anordnen (Säulenknorpel).
2. *Verkalkungszone* = die Knorpelzellen vergrößern sich und werden blasig (Blasenknorpel), die Grundsubstanz verkalkt.
3. *Resorptionszone* = Auflösung der Knorpelgrundsubstanz durch Chondroklasten; es bleiben aber bälkchenförmige Knorpelreste übrig.
4. *Ossifikationszone* = Bildung verzweigter Knochenbälkchen mit Osteoblastensäumen, die Knorpelreste enthalten. Entstehung der enchondralen Spongiosa.

Schließlich dringen auch in die beiden Epiphysen mesenchymale Gewebssprosse ein und lösen den Knorpel auf (**epiphysärer Knochenkern**). Die Knochenbildung vollzieht sich hier genauso wie im Bereich der Diaphyse. Vom ursprünglichen Knorpelmodell bleibt letztlich nur noch ein schmaler Knorpelsaum an den Enden der Skelettelemente als Gelenkknorpel sowie eine scheibenförmige Knorpelzone zwischen den diaphysären und epiphysären Knochenkernen übrig, die **Epiphysenfuge,** von der das Längenwachstum weiter unterhalten wird. Hört die Vermehrung des Knorpels in der Epiphysenfuge auf, vereinigen sich die von beiden Seiten aufeinander zuwachsenden Ossifikationszonen miteinander und das Längenwachstum sistiert.

Der Prozeß des *Dickenwachstums,* der vom Längenwachstum weitgehend unabhängig ist, beruht demgegenüber mehr auf dem Wachstum der periostalen Knochenmanschette, ist also bindegewebiger Natur. Durch Anbau von außen und Abbau von innen kann der zentrale Markraum vergrößert werden; überwiegt der Anbau von außen, kommt es zu einer Verdickung des Knochenschaftes.

Der Modus der **desmalen Ossifikation** dominiert hauptsächlich im Bereich des Kopfes (Schädeldach, Gesichtsskelett, Clavicula). Meist geht hierbei der Knochen aus häutchenartigen Vorstrukturen direkt aus dem Bindegewebe hervor, wobei sich die Mesenchymzellen zu Osteoblasten umwandeln und direkt Knochensubstanz abscheiden. Die gebildeten Knochenschüppchen werden in der Regel an der einen Seite durch Osteoklasten abgebaut und an der anderen durch Osteoblasten angebaut *(Dickenwachstum).* Die Osteoblasten liegen meist in epithelähnlicher Formation reihenweise nebeneinander (Abb. 77 u. 82), unmittelbar auf den schmalen unverkalkten, osteoiden Säumen, die sich durch ihre intensivere Färbbarkeit vom eigentlichen Knochengewebe gut unterscheiden lassen. Bei den Schädeldachknochen wird das Wachstum durch lebhafte Proliferationsprozesse unterhalten, die im Bereich der Suturen liegen. Die Schädelnähte haben daher dieselbe Funktion wie die Epiphysenfugen der langen Röhrenknochen, d. h. sie stellen Wachstumsfugen dar *(Größenwachstum).*

Im allgemeinen hat aber die Entstehungsweise des embryonalen Knochens nichts mit der histologischen Struktur zu tun. Embryonal entwickelt sich – gleichgültig, ob durch desmale oder chondrale Ossifikation entstanden – zunächst immer nur ein geflechtartiger oder Faserknochen. Später bildet sich dann der Faserknochen in Lamellenknochen um. Nur an den Knochenvorsprüngen (Apophysen, Tubercula etc.), an denen sich Bänder oder Sehnen verankern, sowie im Bereich der Zahnalveole bleibt der Faserknochen zeitlebens erhalten.

3.3 Muskelgewebe

Im Gegensatz zu den Geweben des passiven Bewegungsapparates (Bänder, Sehnen, Knochen, Knorpel), die Energie in Form von Substanz binden, verbraucht das Muskelgewebe die vom Stoffwechsel bereitgestellten, energiereichen Substanzen und setzt bei der Kontraktion Energie in Bewegung um. Jede zur Kontraktion befähigte Zelle enthält kontraktile Filamente (Aktin- und Myosinfilamente), die sich bei den höchst differenzierten, quergestreiften Muskelfasern zu äußerst regelmäßig gebauten, periodisch strukturierten Fibrillen *(Myofibrillen)* zusammenfügen. Die glatte oder Eingeweidemuskulatur ist einfacher gebaut und arbeitet wesentlich langsamer. Aber auch hier ist das Zusammenwirken von Aktin- und Myosinfilamenten für die Kontraktilität verantwortlich.

Die ursprünglichste Form von Muskelzellen stellen verzweigte, untereinander zusammenhängende Zellen dar, in deren Zytoplasma kontraktile Filamente auftreten. Solche Zellen treten bei Drüsen und Epithelien als **Myoepithelzellen** auf, die aber, im Gegensatz zu den anderen Muskelzellen, aus dem Epithel entstehen. Sie haben eine sternförmige Gestalt und hüllen z. B. die Endstücke seröser Drüsen wie ein Korbgeflecht ein *(Korbzellen)* (Abb. 83 A). In ihrem Zytoplasma entwickeln sich kontraktile Filamente, die aber noch keine bevorzugte Ausrichtung besitzen.

3.3.1 Glatte Muskulatur

Erst bei der *glatten Muskulatur,* die hauptsächlich in den Gefäßwänden, den Eingeweiden und Hohlorganen vorkommt, formieren sich die Zellen zu Gewebsverbänden mit einer dominierenden Wirkungsrichtung. Die glatten Muskelzellen sind langgestreckte, spindelförmige Zellen (Länge 30–200 µm, Ø 5–10 µm) mit einem zentral gelegenen, längsovalen Kern, in dessen Umgebung die wichtigsten Zellorganellen (ER, Mitochondrien usw.) gelegen sind (Abb. 83). Da die **Aktin-** und **Myosinfilamente** innerhalb des Zytoplasmas nicht sehr regelmäßig angeordnet sind, fehlt den glatten Muskelzellen die für die Skelettmuskulatur typische Querstreifung. Die Verkürzung kommt durch ein Gegen- und Übereinandergleiten der Myofilamente zustande, die jedoch um ein Vielfaches langsamer abläuft als bei der quergestreiften Muskulatur. Die glatte Muskulatur ist daher besonders geeignet für tonische, energiesparende Halteleistungen. Die glatten Muskelzellen verhalten sich bei Dehnung wie viskoelastische Körper und besitzen eine hohe Plastizität, so daß sie sowohl im verkürzten als auch gedehnten Zustand vollkommen entspannt sein können. Diese plastische Nachgiebigkeit spielt besonders bei den Hohlorganen mit wechselnder Füllung (Harnblase, Gallenblase, Uterus) eine Rolle.

Die kontraktilen Filamente bilden ein gitterartiges Netzwerk, das aus dünnen Aktinfilamenten (Ø 4–8 nm), dickeren Myosinfilamenten (Ø 15 nm) und Intermediärfilamenten vom Desmin-, aber auch Vimentin-Typ besteht. Unregelmäßig verteilt finden sich zwischen diesen Filamenten Verdichtungen (**Areae densae,** dense bodies), an denen die Aktinfilamente verankert sind. Ähnliche Verdichtungszonen treten auch an den Zellmembranen auf (dense bands), die ebenfalls der Fixation der Aktinfilamente dienen (Abb. 83). Myosinfilamente sind in unregelmäßigen Abständen zwischen die Aktinfilamente eingefügt, so daß bei der Kontraktion hier ein ähnlicher Gleitmechanismus ablaufen kann wie bei den quergestreiften Muskelfasern. Ausgelöst wird die Kontraktion entweder myogen durch spontane Erregungen bestimmter Schrittmacherzellen oder neurogen durch Transmitterstoffe, die von den umgebenden autonomen Nervenfasern freigesetzt werden. In beiden Fällen werden die Zellmembranen der zugehörigen

Muskelzellen durch den Einstrom positiver Ionen (vor allem Ca^{++}) depolarisiert, wobei die Ca-Ionen entweder im Zytoplasma aus dem ER (sarkoplasmatisches Retikulum) ausgeschleust oder von außen aus dem Interstitium mit Hilfe kleiner Bläschen **(Caveolae)** ins Zellinnere eingeschleust werden. Die plötzliche Erhöhung der Ca-Ionenkonzentration im Zytoplasma führt zur Kontraktion der Myofilamente, die durch desmosomale Kontakte auf Nachbarzellen oder durch Mikrofibrillen auf das interstitielle Bindegewebsgerüst der betreffenden Muskelbündel übertragen wird. Die Erregungsausbreitung erfolgt über besondere niederohmige Membrankontakte (Nexus oder gap junctions), von wo aus die Membran-Depolarisation auf die Nachbarzelle überspringen kann. Die von autonomen Nervenfasern freigesetzten Überträgerstoffe (hauptsächlich Acetylcholin, Adrenalin, Noradrenalin) erreichen die Zellmembranen der glatten Muskelzellen »per diffusionem«, wirken aber nur

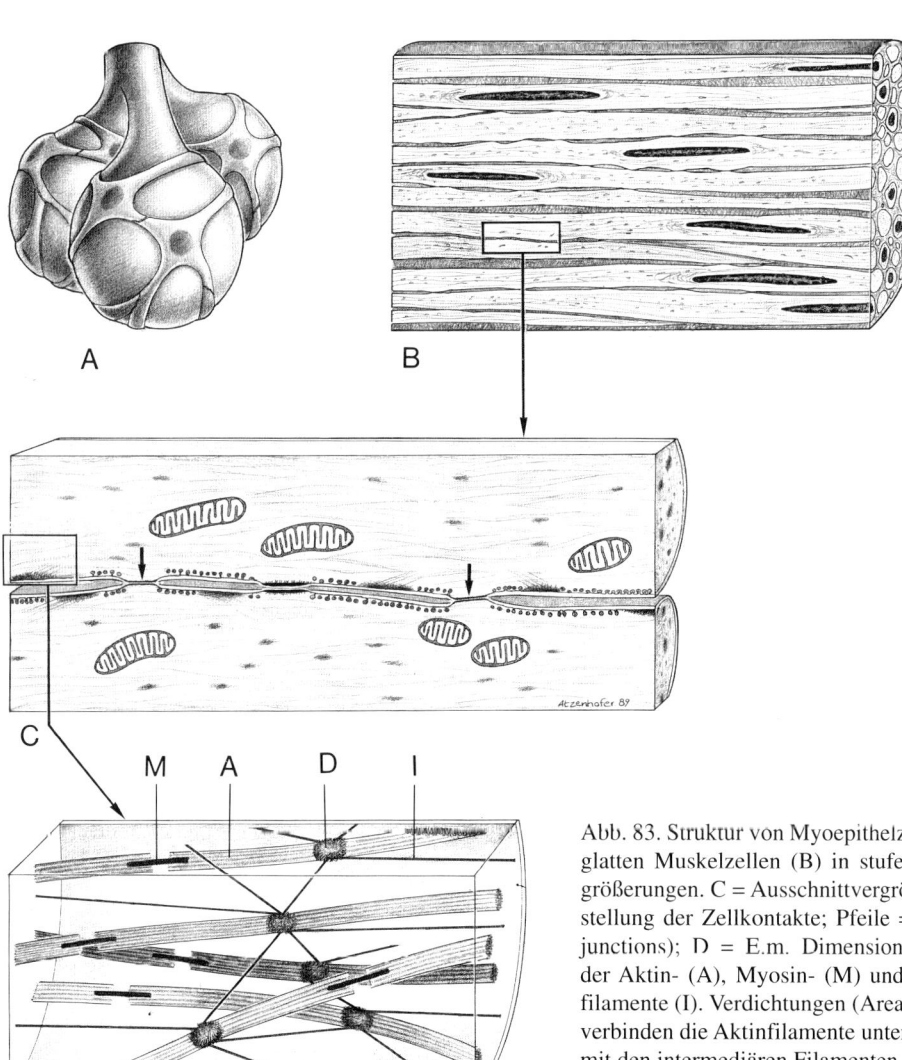

Abb. 83. Struktur von Myoepithelzellen (A) und glatten Muskelzellen (B) in stufenweisen Vergrößerungen. C = Ausschnittvergrößerung; Darstellung der Zellkontakte; Pfeile = Nexus (gap junctions); D = E.m. Dimension. Darstellung der Aktin- (A), Myosin- (M) und Intermediärfilamente (I). Verdichtungen (Areae densae) (D) verbinden die Aktinfilamente untereinander und mit den intermediären Filamenten. Man beachte die zahlreichen Caveolae an den Zellmembranen in Abb. C.

dann kontraktionsauslösend, wenn die Effektorzellmembranen auch entsprechende Rezeptoren besitzen.

Wegen ihrer noch relativ geringen Differenzierung bleibt die glatte Muskulatur zeitlebens in hohem Maße regenerationsfähig. Ein besonders eindrucksvolles Beispiel dafür ist der Uterus, dessen Muskulatur sich bei jeder Schwangerschaft außerordentlich vermehrt und anschließend wieder abbaut. Auch in der Wand der Hohlorgane, der Gefäße und des Darmrohres finden ständig Umbau- und Regenerationsvorgänge statt.

3.3.2 Quergestreifte Muskulatur

Um rasche und kräftige Bewegungen hervorzubringen, reichen die Strukturen der glatten Muskulatur nicht mehr aus. Die relativ ungeordneten kontraktilen Filamente, die viskoelastische Plastizität und langsame Kontraktionsweise der glatten Muskelzellen erlauben keine schnellen und zielgerichteten Willkürbewegungen, wie sie im Bereich des Bewegungsapparates für Arbeitsleistungen und Einzelbewegungen benötigt werden. Daher entwickeln sich bei der Skelettmuskulatur höher differenzierte Zellelemente, die sich gegenüber den glatten Muskelzellen vor allem durch drei strukturelle Verbesserungen (oder Weiterentwicklungen) auszeichnen: 1. bilden sich aus embryonalen Muskelzellen (Myoblasten) durch Zellverschmelzungen riesige, vielkernige Synzytien mit zahlreichen, eng gepackt zusammenliegenden und *parallel angeordneten* kontraktilen Filamenten (Myofibrillen) aus, die alle in einer Richtung orientiert sind und dadurch eine gerichtete Kontraktionskraft entfalten. Die die Myofibrillen aufbauenden Myosin- und Aktinfilamente kommen durch die parallele Bündelung jeweils in gleicher Höhe zu liegen, woraus sich das für die Skelettmuskulatur charakteristische Querstreifungsmuster ergibt (quergestreifte Muskulatur). Aus der Einzelzelle ist ein mehrkerniges Synzytium geworden, das jetzt als *Muskelfaser* bezeichnet wird und – trotz eines

Durchmessers von 40–100 μm – bis zu 20 cm lang werden kann (also gegebenenfalls einen Muskel vom Ursprung bis zum Ansatz ganz durchzieht); 2. bilden die Muskelfasern jetzt an ihren Enden Sehnen aus, die am Skelett angreifen oder im Bindegewebsgerüst des Muskels selbst verankert sind, so daß eine gerichtete Bewegung möglich wird; und 3. bekommt jede quergestreifte Muskelfaser jetzt eine eigene Innervation durch einen somatomotorischen (efferenten) Nerven, der mit der Muskelfaser in direkten synaptischen Kontakt tritt (motorische Endplatte). Dadurch wird die zur Verkürzung notwendige Membrandepolarisation der Muskelfaser erheblich beschleunigt. Außerdem kann die Muskelkontraktion im Gesamtsystem abstufbar geregelt werden.

Je nach Zahl der Muskelfasern, die von Nerven zur Kontraktion gebracht werden, variiert die Kraftentfaltung des Muskels. Die Gesamtheit der von einem Nerven innervierten Muskelfasern nennt man *motorische Einheit,* die bei Muskeln mit präziser Einzelleistung sehr klein (z. B. bei den Augenmuskeln nur 1 : 4–8), bei größeren Muskeln jedoch relativ groß sein kann (z. B. beim M. glutaeus maximus 1 : 600–750).

Durch die starke Vermehrung und parallele Bündelung der Myofibrillen im Zentrum des Zytoplasmas (Sarkoplasmas) werden die Zellkerne (oft 100 und mehr) und die übrigen Zellorganellen (Mitochondrien = Sarkosomen, ER = sarkoplasmatisches Retikulum) in die Randzone unter der Zellmembran (Sarkolemm) verdrängt (Abb. 86). Die Myofibrillen gruppieren sich häufig zu Bündeln, wodurch im Querschnitt die Cohnheim-Felderung entsteht.

Trotz dieser hohen Differenzierung behält die quergestreifte Skelettmuskulatur zeitlebens eine große Anpassungs- und Regenerationsfähigkeit bei. Bei starken Beanspruchungen vergrößern sich die Muskelfasern, wobei die Zahl der Myofibrillen zunimmt *(Hypertrophie)*. Der umgekehrte Vorgang führt zur *Muskelatrophie*. Die *Muskelregeneration* geht von undifferenzierten Einzelzellen aus, die sich von den embryonalen Myoblasten herleiten und immer in der Umgebung der Muskelfasern anzutreffen

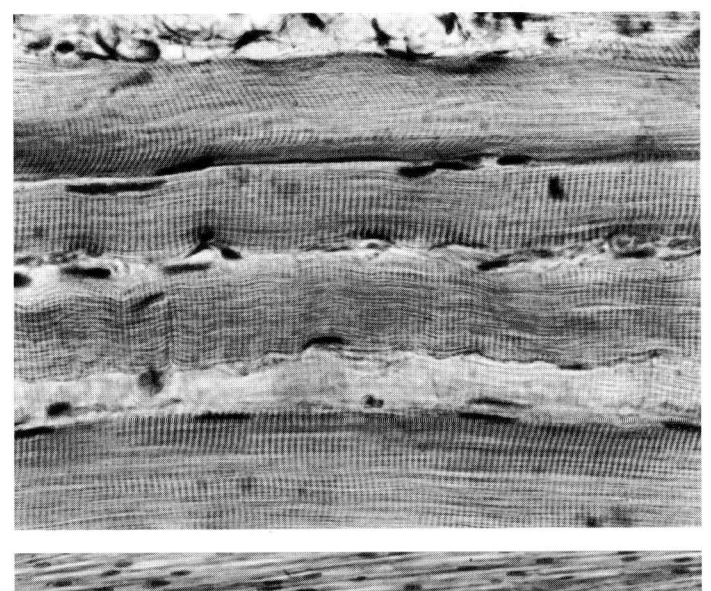

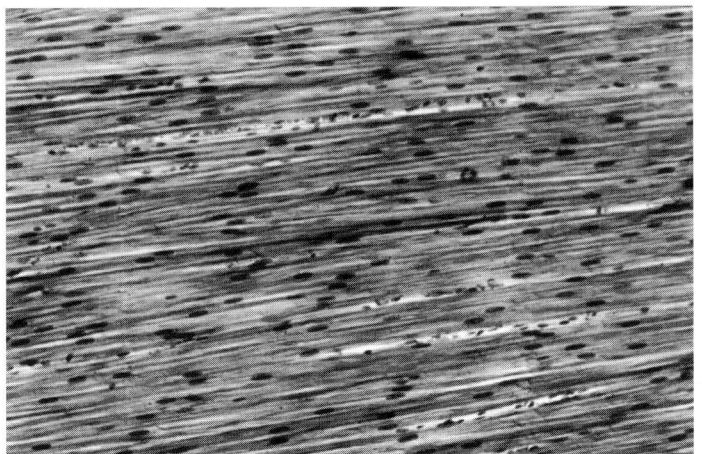

Abb. 84. Histologische Schnitte durch quergestreifte und glatte Muskulatur. A = Quergestreifte Muskelfasern im Längsschnitt (400×); B = glatte Muskelfasern aus dem Dünndarm (200×).

sind *(Satellitenzellen)*. Sie können bei der Regeneration proliferieren und durch Zellverschmelzung neue Muskelfasern ausbilden.

Muskelkontraktion und Dilatation. Die Verkürzung der Muskelfaser wird durch eine Membrandepolarisation an der motorischen Endplatte eingeleitet. Die Nervenfaser, die in der Nähe der Endplatte ihre Markscheide verliert, splittert sich in zahlreiche Endäste auf, die sich – nur noch von der Teloglia umhüllt – dem Sarkolemm eng anlagern. Diese Kontaktstellen haben die Struktur einer Synapse. Die

Nervenendigungen enthalten zahlreiche synaptische Bläschen, deren Inhalt bei der Erregung in den subsynaptischen Spalt entleert wird und dadurch am gegenüberliegenden Sarkolemm eine Depolarisation auslöst. Im Synapsenbereich ist das Sarkolemm zur Oberflächenvergrößerung stark gefaltet *(subneuraler Faltenapparat)*. Es beherbergt verschiedene Enzyme, u. a. zum Abbau der freigesetzten Transmitter (z. B. Acetylcholinesterasen). Im angrenzenden Sarkoplasma *(Sohlenplatte)* finden sich zahlreiche Zellkerne und Mito-

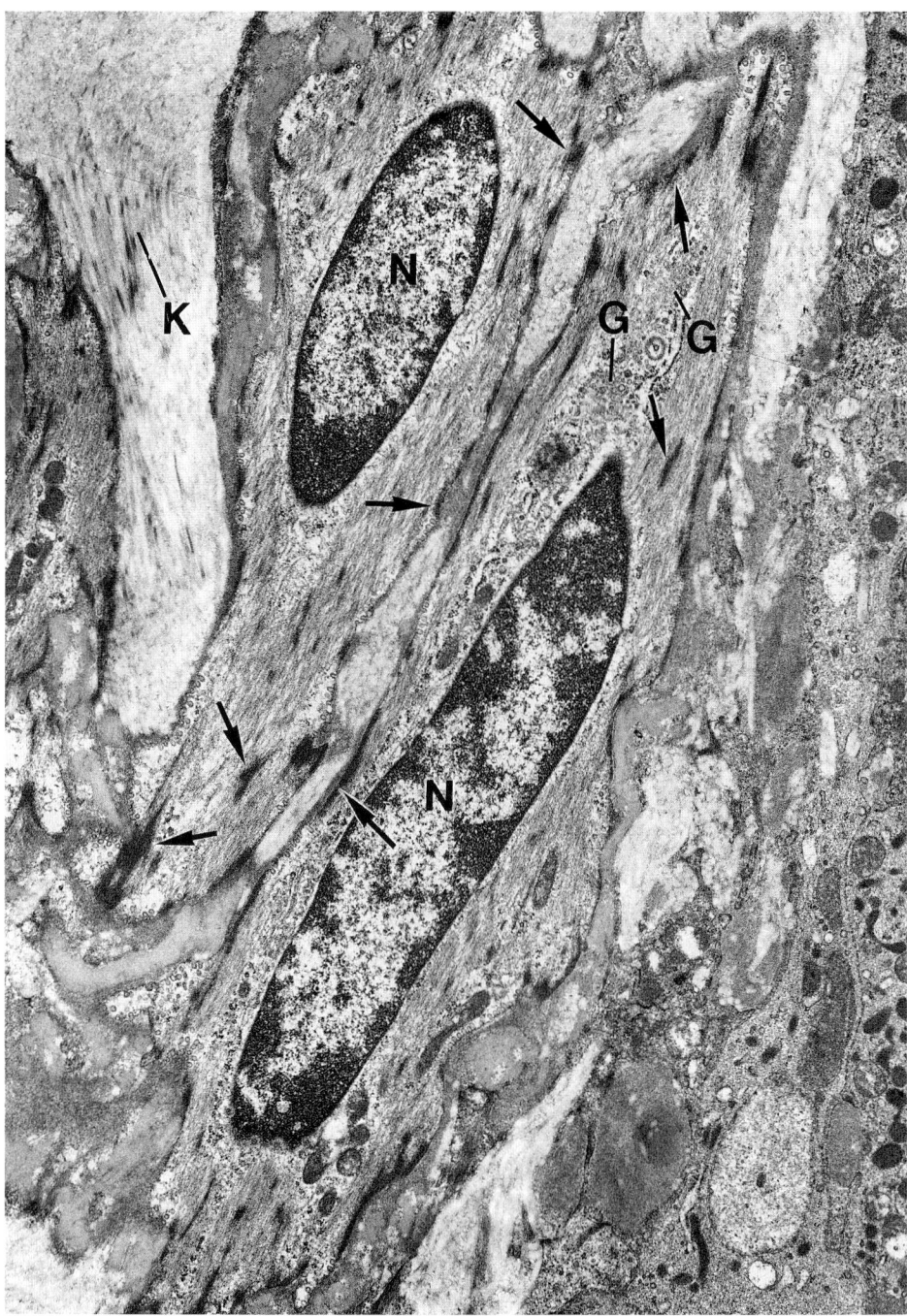

Abb. 85. E.m. Aufnahme von glatten Muskelzellen aus einem Trabekel der Milz (8700×). Man beachte die Verdichtungen an der Zellmembran (dense bands) und im Zytoplasma (dense bodies), an denen die Myofilamente fixiert sind (Pfeile). G = Glykogengranula; K = kollagene Fasern; N = Zellkerne.

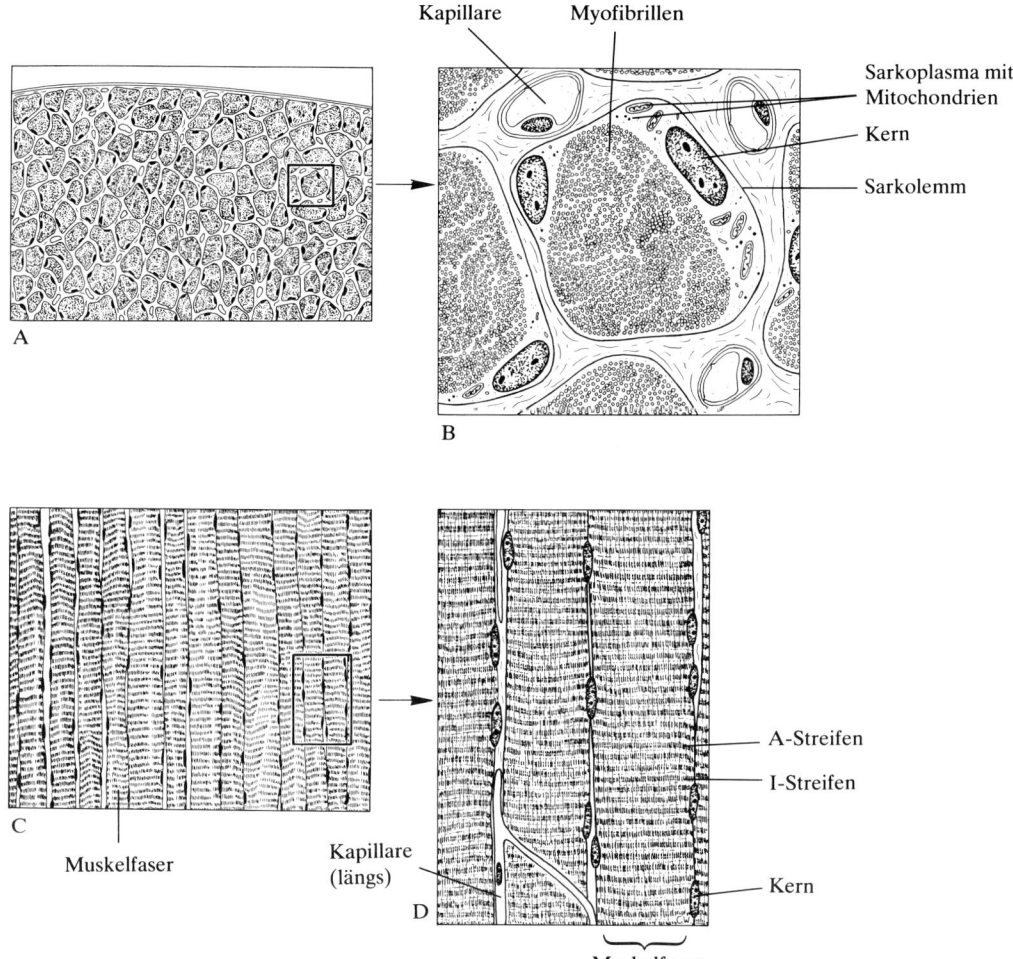

Abb. 86. Aufbau der quergestreiften Muskulatur. A = Skelettmuskelfasern im Querschnitt (300×); B = Ausschnittvergrößerung (ca. 1500×). Man beachte die randständigen Zellkerne und die Myofibrillenfelderung; C = Skelettmuskelfasern im Längsschnitt (ca. 200×); D = Ausschnittvergrößerung (ca. 570×). Die Zellkerne liegen randständig.

chondrien als Energielieferanten. Erreicht die nervöse Erregung die motorische Endplatte, so kommt es an den Membranen des subneuralen Faltenapparates zum Einstrom von Na-Ionen und Ausstrom von K-Ionen und damit zur Membrandepolarisation, die sich dann auf die gesamte Oberfläche der Muskelfaser ausbreitet. Damit aber eine Muskelfaserkontraktion zustande kommen kann, muß die intrazelluläre Ca-Ionenkonzentration ansteigen. Bei der langsam arbeitenden glatten Muskulatur

genügt der Ca-Einstrom vom Interstitium aus; bei der Größe der quergestreiften Muskelfaser würde ein solcher Mechanismus viel zu lange dauern. Das Kalzium wird daher bereits »in Ruhe« in großen Mengen im glatten ER gespeichert, das sich in Form länglicher, vielfach vernetzter Schläuche um die Myofibrillen herumlagert. Es wird als **sarkoplasmatisches Retikulum** und wegen seiner bevorzugten Längsorientierung als **L-System** bezeichnet (Abb. 87 u. 88). Die Membranoberfläche der

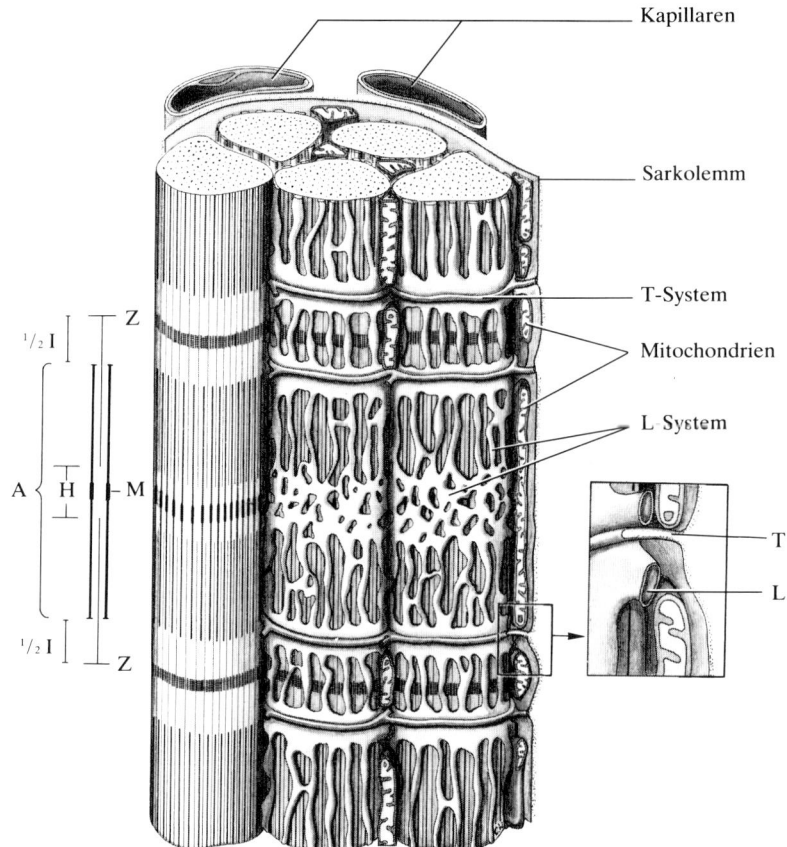

Abb. 87. Feinstruktur einer quergestreiften Muskelfaser. Dargestellt ist ein Ausschnitt mit 5 Myofibrillen sowie den zugehörigen Tubulussystemen (modif. nach Peachey). Das Tubulussystem stellt eine Fortsetzung der Zellmembran dar, während das L-System aus einem modifizierten endoplasmatischen Retikulum hervorgeht. Im Querschnitt erscheinen diese Schläuche häufig als Triade.

Muskelfaser ist jedoch insgesamt viel zu klein, um durch die von der motorischen Endplatte ausgelöste Membrandepolarisation genügend schnell eine Entleerung der Ca-Depots innerhalb des L-Systems bewirken zu können. Daher vergrößert die Muskelfaser ihre Oberfläche, indem sich das Sarkolemm in regelmäßigen Abständen tief ins Innere des Sarkoplasmas einstülpt und lange, röhrenförmige Schläuche bildet, das sog. **T-System (Transversalsystem).** An Stellen, an denen die Schläuche des T-Systems mit dem sarkoplasmatischen Retikulum, d. h. dem L-System, in Kontakt kommen, erweitern sich die ER-

Membranen zu terminalen Zisternen und bilden dadurch einen Komplex von Membranen **(Triaden).** In der Nachbarschaft der Triaden liegen immer große, längsorientierte Mitochondrien vom Crista-Typ (Sarkosomen), die die für die Muskelkontraktion notwendige Energie bereitstellen.

Durch die tief ins Sarkoplasma hineinreichenden Schläuche des T-Systems breitet sich die Depolarisationswelle rasch im Innern der Muskelfaser aus und führt an den benachbarten Membranen des sarkoplasmatischen Retikulums (L-System) zu akuten Permeabilitätsänderungen, so daß die dort gespeicher-

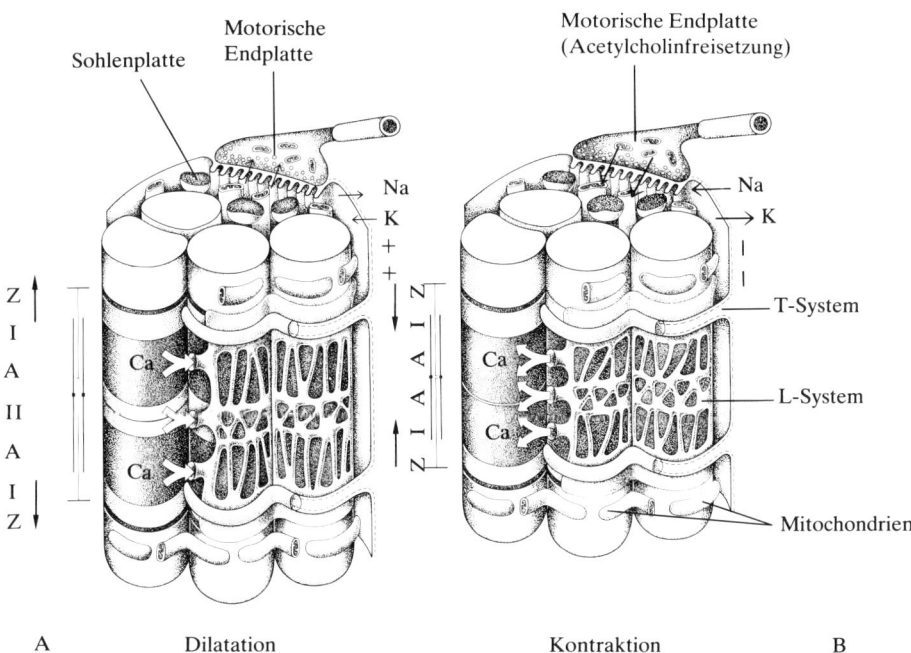

Motorische
Endplatte

Sohlenplatte

Motorische Endplatte
(Acetylcholinfreisetzung)

Na

K

Na

K

T-System

Ca

Ca

L-System

Ca

Ca

Mitochondrien

A   Dilatation   Kontraktion   B

Abb. 88 A u. B. Schema zur Darstellung der feinstrukturellen Veränderungen bei der Muskelkontraktion. Die Membrandepolarisation an der motorischen Endplatte überträgt sich über das T-System auf das sarkoplasmatische Retikulum (L-System), so daß Ca-Ionen ins Zytoplasma übergehen (Pfeile), was zur Muskelkontraktion führt. Bei der Dilatation kehren sich die Prozesse um. Ca-Ionen werden dann in die ER-Schläuche zurücktransportiert (Pfeile).

ten Ca-Ionen ins Sarkoplasma ausströmen, wodurch sich die intraplasmatische Ca^{++}-Konzentration sprunghaft etwa um das Tausendfache erhöht (von 10^{-8} auf 10^{-5} mol/l) (Abb. 88). Dies ist das auslösende Moment für die Kontraktion der Myofibrillen. Um wieder eine Erschlaffung der Muskelfaser zu erreichen, müssen die Ca-Ionen in die Säcke und Schläuche des L-Systems zurücktransportiert werden, wozu Energie erforderlich ist, die durch ATP-Spaltung aus den benachbarten Mitochondrien gewonnen wird.

Kontraktile Filamente (Myofibrillen) und Kontraktionsvorgang. Die für den Kontraktionsvorgang wichtigsten Elemente sind die etwa 0,5–1 μm dicken Myofibrillen. Im Gegensatz zu den Filamentsystemen der glatten Muskelzellen sind bei den quergestreiften Muskelfasern die Myosin- und Aktinfilamente in den Myofibrillen sehr regelmäßig, quasi kristallin angeordnet. Da die Muskelfasern aber sehr lang sind, können die Aktin-Myosin-Filamente nicht von einem Muskelfaserende zum anderen in paralleler Anordnung durchlaufen, ohne zwischendurch Fixationspunkte zu haben. Daher entwickeln sich innerhalb der Myofibrillen in regelmäßigen Abständen Verdichtungszonen, die den dichten Körpern (dense bodies) der glatten Muskelzellen vergleichbar sind und an die sich die Aktinfilamente anheften. Diese Verdichtungszonen bilden die **Z-Streifen** (Zwischenscheiben oder Telophragmata) (Abb. 89 u. 90). Der zwischen zwei Z-Streifen gelegene Abschnitt der Myofibrille bildet die eigentliche funktionelle Einheit, das etwa 3 μm lange **Sarkomer,** das alle für die Kontraktion wichtigen Strukturelemente enthält. In der Mitte eines Sarkomers liegen die etwas dickeren **Myosinfilamente** (Ø 12 nm, Länge 1,6 µm), die im polarisierten Licht doppelbrechend erscheinen, was zur Bezeichnung **A-Streifen** (anisotrope Streifen) geführt hat. Zwischen die Myosinfilamente schieben sich die dünneren **Aktinfilamente** hinein, die an den Z-Streifen befestigt sind (Ø 6 nm, Länge 1,0 µm). Auf diese Weise ergeben sich die isotropen Streifen (**I-Streifen**) der Myofibrillen. Da die Aktinfilamente nicht ganz bis zur Mitte der Sarkomeren zwischen die Myosinfilamente hineinreichen, bleibt innerhalb der A-Streifen noch ein weiterer Streifen übrig, der **H-Streifen** (helle Zone oder Hensen-Streifen), in dessen Mitte durch Proteinquerverbindungen der Myosinfilamente noch eine kleine Verdickung sichtbar wird, der Mittelstreifen (**M-Streifen,** Mesophragma) (Abb. 89 u. 90).

Nach der **Gleitfilamenttheorie** werden bei der Muskelkontraktion die Aktinfilamente zwischen die Myosinfilamente gezogen, ohne sich dabei selbst zu verkürzen. Die Myosinfilamente besitzen rechtwinklig abgeknickte molekulare Köpfchen (Myosinköpfchen), die sich mit den Aktinfilamenten verbinden und durch eine Art Kippbewegung wie mit »Ruderschlägen« die Aktinfilamente zur Sarkomerenmitte hin verschieben können, so daß sich die H- und I-Streifen verschmälern. Dadurch rücken die beiden Z-Streifen aufeinander zu (Abb. 89). Eingeleitet wird dieser Prozeß durch die Bindung von Ca^{++} an Troponin, wodurch eine deblockierende Bewegung der Tropomyosinfäden zustande kommt, die die benötigten Aktinbindungsstellen freilegt, so daß diese mit den Myosinköpfchen in Kontakt treten können. Unter Freisetzung von ADP und P kommt es dann zu einer Drehung der Myosinköpfchen um etwa 45°, wodurch die (dünneren) Aktinfilamente zwischen die dickeren Myosinfilamente gezogen werden und sich die Sarkomere verkürzt (Abb. 91). Da diese Verkürzung in allen Sarkomeren gleichzeitig erfolgt, verkürzen sich die Myofibrillen als Ganzes und dadurch auch die Muskelfasern.

Bei der **Dilatation** werden die Ca-Ionen wieder in das sarkoplasmatische Retikulum zurücktransportiert, so daß die Ca^{++}-Konzentration im Sarkoplasma abnimmt. Die Myosinköpfchen lösen sich von den Aktinfilamenten, so daß diese wieder zurückgleiten können. Wahrscheinlich wird ein Molekül ATP nach erfolgtem »Ruderschlag« wieder an die Myosinköpfchen gebunden, das dann die Energie für die Trennung der Myosinköpfchen von den Aktinfilamenten liefert (Abb. 91).

Die Transportprozesse, durch die auch die Wiederherstellung des ursprünglichen Membranpotentials erfolgt, sind energieabhängige, aktive Prozesse, die ATP verbrauchen. Für die Regeneration des ATP ist Energie erforderlich, die größtenteils aus dem Abbau von Glykogen gewonnen wird. Die nötige Sauerstoffzufuhr erfolgt aus dem Blut der umgebenden Kapillaren, die um die Muskelfasern herum ein dichtes Netz bilden (Abb. 92). Energieumsätze und Energiespeicherung mit den zugehörigen Atmungsvorgängen finden in den Mitochondrien statt, die daher in der quergestreiften Muskelfaser immer einen großen Teil des Zellvolumens einnehmen. Glykogengranula sind als Energiereserve stets in ausreichender Menge im Sarkoplasma vorhanden (Abb. 90), ebenso das sauerstoffbindende und -transportierende Molekül Myoglobin, das, im Gegensatz zum Hämoglobin, nicht aus 4 Monomeren, sondern nur aus einem Monomer besteht. Die rote Farbe der Muskulatur rührt von dem Gehalt an Myoglobin her.

Muskelfasertypen. Innerhalb der quergestreiften Muskulatur gibt es Muskelfasern, die sich durch ihr Kontraktionsverhalten, ihre Ermüdbarkeit und ihren Stoffwechsel etwas unterscheiden. Muskelfasern, die fortwährend arbeiten und Dauerleistungen vollbringen, wie z. B. die autochthonen Rückenmuskeln, zeichnen sich durch einen höheren Gehalt an Myoglobin, viel Sarkoplasma und große ATPase-Aktivität aus (**Typ-I-Fasern,** sog. langsame, rote Fasern). Da die aerobe Energiegewinnung hier im Vordergrund steht, besitzen sie besonders viele und große Mitochondrien. Der Durchmesser dieser Fasern ist meist

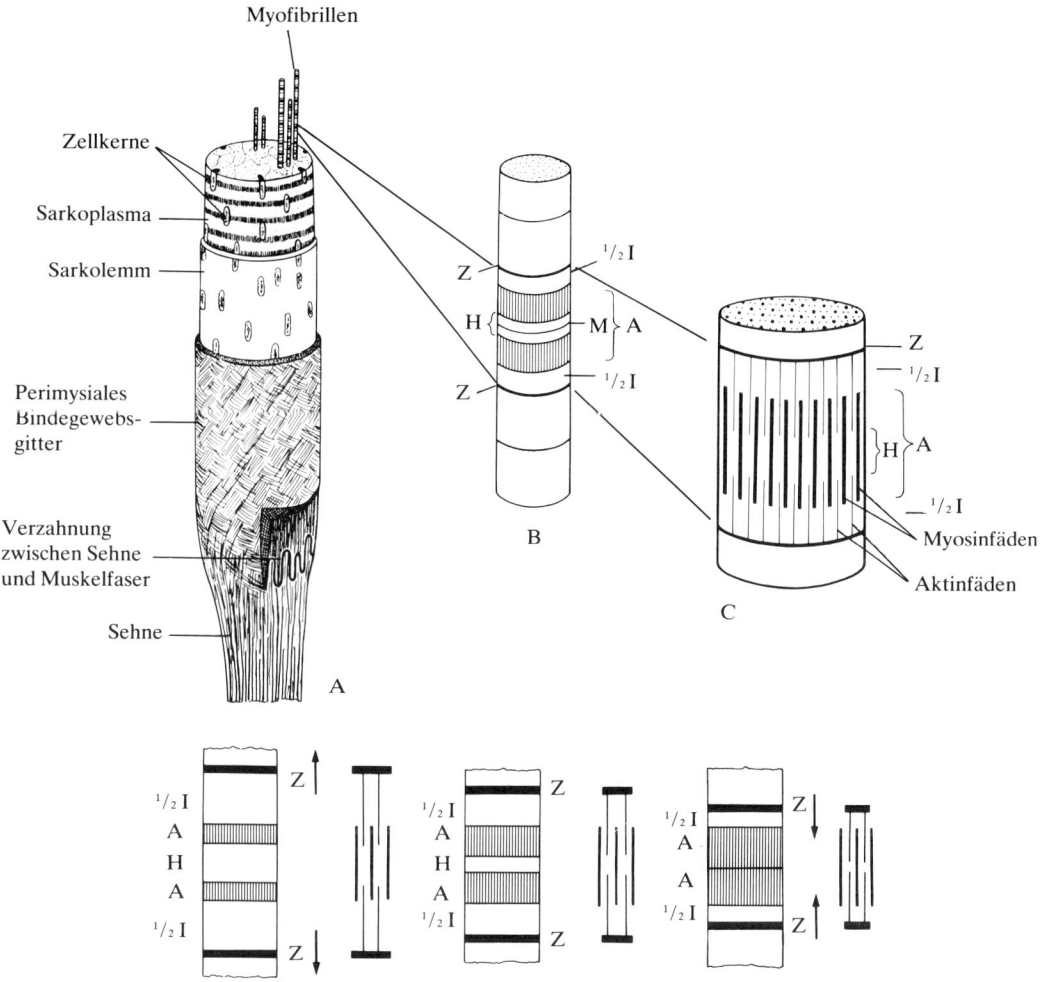

Abb. 89. Aufbau einer quergestreiften Muskelfaser. Die Detailvergrößerungen (B und C) zeigen den Aufbau einer Myofibrille (B) und eines Sarkomers (C) mit ihren Myofilamenten (Aktin- und Myosinfäden), die das charakteristische Querstreifungsmuster bedingen. D = Veränderungen des Querstreifungsmusters bei der Kontraktion. Links: Dilatation; rechts: Kontraktion.

kleiner (40–50 μm) als der der »weißen« Muskelfasern **(Typ-II-Fasern),** deren Durchmesser 80–100 μm beträgt und die weniger Mitochondrien und Myoglobine, aber mehr ER und Myofibrillen enthalten. Die Typ-II-Fasern sind zu schnellen und intensiven Kontraktionen, d. h. zu kurzfristigen Hochleistungen, befähigt, wozu auch die Energiegewinnung durch anaerobe Glykolyse heran-

gezogen werden kann. Je nach der Art der Energiegewinnung, der Anzahl der Mitochondrien und der Enzymaktivitäten hat man bei den Typ-II-Fasern Untergruppen unterschieden. Typ-II-A-Fasern besitzen z. B. relativ viele Mitochondrien und arbeiten mehr aeroboxidativ (»rote, schnelle Fasern«), während die Typ-II-B-Fasern verhältnismäßig wenig Mitochondrien enthalten und mehr anaerob-

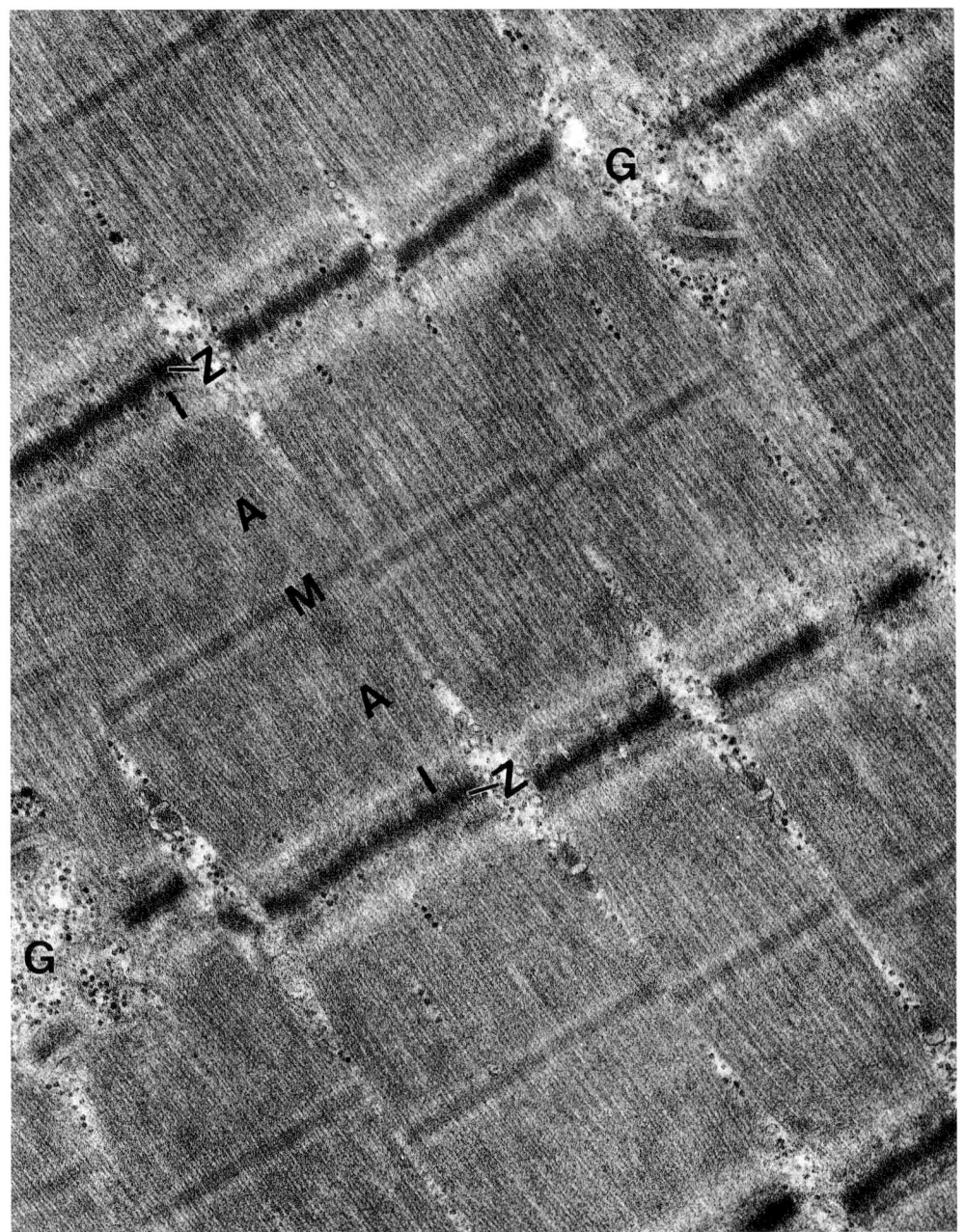

Abb. 90. E.m. Aufnahme von einem quergestreiften Muskel (25700×). Jede Myofibrille besteht aus zahlreichen Filamenten, die jeweils zwischen zwei Z-Streifen ausgespannt sind (= Sarkomer); G = Glykogengranula. Reihenfolge der Streifen: Z-I-A-M-A-I-Z.

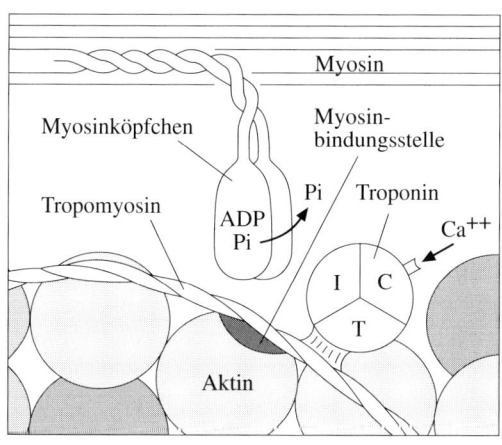

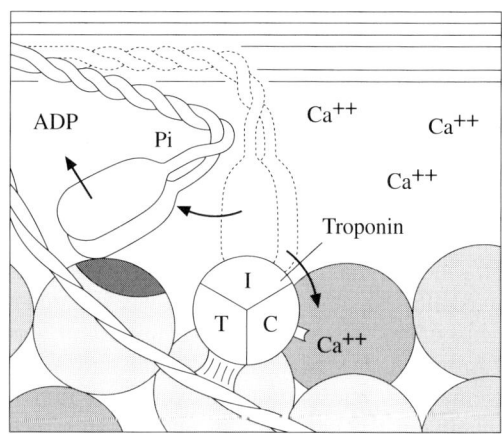

Abb. 91. **Dilatation**   Abb. 92. **Kontraktion**

Molekulare Veränderungen bei der Muskelkontraktion (modifiziert nach W. F. Ganong). Die Muskelkontraktion wird durch die Bindung von Ca^{++} an Troponin eingeleitet. Dadurch wird die Myosinbindungsstelle freigegeben, so daß das Myosinköpfchen das Aktin kontaktiert. Unter Freisetzung von ADP kommt es dann zur Drehung der Myosinköpfchen und zur Gleitbewegung der Aktinfilamente.

glykolytisch eingestellt sind (»weiße, schnelle Fasern«). Die Typ-II-C-Fasern sind Hybrid- oder Übergangsfasern.

Muskel-Sehnen-Übergang und Muskelarchitektur. Die Muskelkontraktion wird erst durch die Verankerung der Muskelfasern am Knochen oder im Bindegewebe der Muskeln durch ihre Sehnen effektiv. Die Myofibrillen sind an den Faserenden, wo die Muskelfasern in ihre Sehnen übergehen, an der Zellmembran durch Membranverdichtungen fixiert. Hier kommt es zu einer starken gegenseitigen Verzahnung der extrazellulären Sehnenfasern mit den intrazellulären Myofibrillen. Die kollagenen bzw. elastischen Fasern der Sehnen setzen die Verlaufsrichtung der intrazellulären Fibrillen fort, ohne daß dabei ein direkter Übergang der Myofibrillen in die Sehnenfasern zustande kommt. Zwischen beide Fibrillensysteme sind immer die verdichteten Zellmembranabschnitte und die Basalmembranen eingeschaltet.

Die einzelnen Muskelfasern werden innerhalb eines Muskels durch Bindegewebe zu Bündeln zusammengefaßt, wodurch der Muskel eine innere Architektur erhält. Die Einzel-fasern werden von einem feinen Bindegewebsmantel (**Endomysium**) umhüllt, der mit einem dichteren Bindegewebe zusammenhängt, das die Einzelfasern zu Bündeln (Primärbündel) zusammenfaßt (**Perimysium internum**). Mehrere dieser Primärbündel bilden schließlich die größeren Sekundärbündel oder Muskelfaserbündel, die auch makroskopisch darstellbar sind und vom **Perimysium externum** umgeben sind. In das Perimysium, das auch die versorgenden Gefäße und Nerven beherbergt, strahlen die Sehnen der Muskelfasern ein und übertragen dadurch ihre Kraft auf die Hauptsehne, die am Ende des Muskels aus der Summe aller inneren Bindegewebselemente hervorgeht. Die Gesamtheit aller Muskelfasern wird vom **Epimysium** umgeben, das mit den Muskelfaszien zusammen die Muskellogen bildet.

3.3.3 Herzmuskulatur

Die Herzmuskulatur nimmt zwischen der quergestreiften Skelettmuskulatur und der glatten Muskulatur in vieler Hinsicht eine

Zwischenstellung ein. Sie muß einerseits Dauerleistungen in einem geordneten zeitlichen Nacheinander erbringen, jede Ermüdung oder Erschöpfung würde lebensbedrohlich sein; andererseits muß sie aber auch schnelle und kräftige Kontraktionen ausführen, um den Kreislauf in Gang zu halten. Aus diesen funktionellen Gegebenheiten lassen sich die morphologischen Besonderheiten der Herzmuskelfasern ableiten. Ähnlich wie die glatte Muskulatur besteht die Herzmuskulatur aus zusammenhängenden, zellähnlichen Einzelelementen, die durch Nexus funktionell miteinander gekoppelt sind und dadurch eine Art **Synzytium** bilden. Die Einzelelemente, die als Herzmuskelzellen bezeichnet werden, sind durchschnittlich 100–150 µm lang (Ø 10–20 µm) und bilden ein zusammenhängendes Muskelgeflecht (Abb. 93). Da die Zellelemente relativ klein sind, behält der Kern seine mittelständige Lage bei. Andererseits differenzieren sich aber parallel angeordnete **Myofibrillen** mit Sarkomeren, so daß die Herzmuskelzellen in gleicher Weise wie die Skelettmuskelfasern quergestreift sind. Auch die übrigen, für quergestreifte Muskelfasern charakteristischen Strukturen, sarkoplasmatisches Retikulum (L-System) als Kalziumspeicher, Mitochondrien und T-System (Abb. 94 u. 95) sind vorhanden. Das L-System ist jedoch kleiner als das der quergestreiften Muskelfasern und enthält weniger Ca-Ionen. Dadurch werden die Diffusionsstrecken größer und die Depolarisationsphasen länger. Dies bedeutet funktionell eine Ökonomisierung des Arbeitsrhythmus. Die transversalen Tubuli (T-System), die vorwiegend in Höhe der Z-Streifen liegen (bei der Skelettmuskelfaser zwischen A- und I-Streifen) sind dagegen weiter und länger, so daß sich die Erregung rascher ausbreiten kann. Da die terminalen Zisternen des L-Systems aber nur an einer Seite der terminalen Tubuli liegen, bilden sich statt Triaden nur Diaden aus, was den Einstrom von Ca-Ionen ins Sarkoplasma verlangsamt. Ein Teil der für die Kontraktionen erforderlichen Ca-Ionen stammt zudem auch gar nicht aus den Schläuchen des L-Systems, sondern ähnlich wie bei

der glatten Muskulatur direkt aus dem Interstitium, von wo es mittels Caveolae-artiger Bläschen ins Zytoplasma transportiert und dann im L-System (ER) gespeichert wird. Substanzen wie Adrenalin, die diesen Ca-Transport intensivieren, fördern damit auch die Kontraktionsleistung des Herzmuskels (Effekt der Sympathikusstimulation).

Eine Besonderheit der Herzmuskulatur stellt auch die mechanische Verankerung der Zellelemente untereinander dar. An den Enden der Herzmuskelzellen verdicken sich die Zellmembranen und bilden eine Kette von Desmosomen (Fasciae u. Maculae adhaerentes), durch die die einander gegenüberliegenden Zellmembranen mechanisch miteinander verbunden sind. Dazwischen liegen Zonulae adhaerentes, wo die Aktinfilamente der Myofibrillen verankert sind, und zahlreiche Nexus zur elektrotonischen Koppelung (Abb. 95 u. 96). Die Membranverdickungen mit den Haftkomplexen und Nexus bilden zusammen die **Disci intercalares,** die l. m. als **Glanzstreifen** erscheinen. Kontrahieren sich die Myofibrillen einer Zelle, so bewegen sie die Disci in Richtung der Verkürzung und ziehen die anschließende Herzmuskelzelle in gleicher Richtung nach. Da die Myofibrillen innerhalb eines Zellelementes nicht immer gleich lang sind, kommt es zu einer treppenförmigen Verlaufsform der Glanzstreifen, wodurch die mechanische Festigkeit des Systems erhöht wird (Abb. 96).

Im Gegensatz zur quergestreifen Skelettmuskulatur besitzt die Herzmuskulatur keine motorischen Endplatten. Die Erregungen gehen vielmehr vom **Reizleitungssystem** aus, das aber kein Nervengewebe, sondern ein modifiziertes Herzmuskelgewebe darstellt und die Fähigkeit zur spontanen Erregungsbildung besitzt *(Autonomie des Herzens)*. Allerdings kann die Spontanrhythmik der Zentren des Reizleitungssystems (RLS) durch das autonome Nervensystem modifiziert werden. Die **Reizleitungsfasern** (Purkinje-Fasern) unterscheiden sich von den normalen Herzmuskelfasern dadurch, daß sie große, zentral liegende Kerne, relativ wenig Myofibrillen, aber viel

Sarkoplasma, in dem auffallend viele Glyko-gengranula liegen, besitzen (Abb. 110). Hier tritt die Funktion der Kontraktilität gegenüber der der Erregungsleitung in den Hintergrund.

Eine weitere Besonderheit der Herzmusku-latur ist ihre Fähigkeit, kreislaufregulatorische Hormone zu bilden. Im Bereich der Vorhöfe wurden Herzmuskelzellen entdeckt, die große, elektronendichte Granula enthalten (**myoen-dokrine Zellen,** Abb. 109). In diesen Granula fanden sich zwei biologisch aktive Peptide, nämlich **Cardionatrin** (ANF) mit natriureti-scher und diuretischer Wirkung und **Cardio-dilatin** mit vasodilatatorischer Wirkung.

Die extrem hohen, ununterbrochenen Ar-beitsleistungen des Herzens erfordern einen intensiven Stoff- und Flüssigkeitstransport, der durch das dichte, weitlumige Kapillarnetz zwischen den Muskelelementen ermöglicht wird. Innerhalb des Sarkoplasmas ordnen sich auffallend große Mitochondrien in großer Zahl dicht um die Myofibrillen herum an. Auch fin-det sich hier relativ viel Glykogen. Im *Alter,* wenn die Leistungsfähigkeit des Herzmuskels sinkt, verarmen die Zellelemente an Organel-len. In der Nachbarschaft der Zellkerne, d.h. im Bereich der spindelförmigen Plasmahöfe, sammeln sich dann braune Pigmentgranula an (Lipofuszingranula).

4 Endothel- und Mesothelgewebe

Die strukturgebenden, epithelialen Zellverbän-de auf der einen Seite und die substanzbilden-den, energieumsetzenden Mesenchymderivate (Binde- und Stützgewebe, Muskulatur) auf der anderen Seite sind nicht für sich allein funk-tionsfähig. Es bedarf einer vermittelnden Gewebsgruppe, die die beiden elementaren, histologischen Funktionsgruppen miteinander in Beziehung bringen und den vermittelnden Ausgleich zwischen beiden schaffen kann. Diese Aufgabe übernimmt in erster Linie das Zirkulationssystem. Die Innenauskleidung der Blut- und Lymphgefäße, das **Endothel,** geht zwar aus dem Mesenchym hervor, besitzt aber die bemerkenswerte Fähigkeit, sich zu ge-

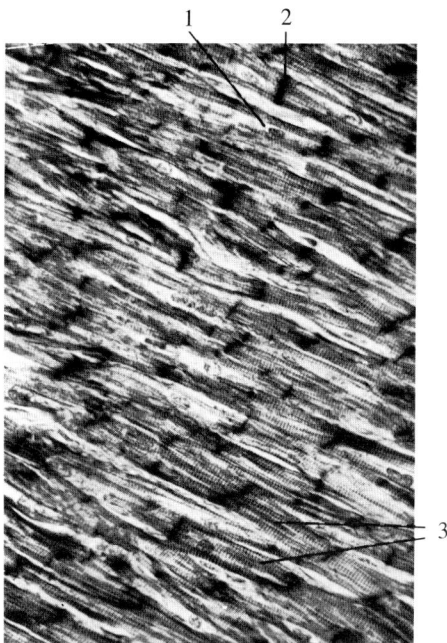

Abb. 93. Histologischer Schnitt durch die Herzmus-kulatur vom Menschen (Längsschnitt, 250×). Man beachte die zentralgelegenen Zellkerne und die deut-lich hervortretenden Glanzstreifen. Die Zellelemente bilden ein zusammenhängendes Geflecht.
1 Zentral gelegener Kern, 2 Glanzstreifen, 3 Herz-muskelfasernetz

schlossenen, epithelähnlichen Zellverbänden zusammenzuschließen und dadurch innerhalb der raumausfüllenden Bindegewebsformatio-nen Hohlräume für den Stoffaustausch zu schaffen (Abb. 97).

Hohlräume dieser Art entstehen z.B. bei der Bildung der Blutgefäße. In der Milz, der Leber und Nebenniere kommen Gefäße vor, deren Wandung nicht geschlossen ist und deren Endothelzellen ihre Herkunft aus Retikulum-zellen noch deutlich erkennen lassen. Auch im Knochenmark findet sich ein retikuläres Zell-netz, aus dem sinusartige Hohlräume durch Aneinanderlagerung ursprünglich verzweigter Retikulumzellen entstehen können (Abb. 97). In den Blutgefäßen mit geschlossener Wan-dung bildet das Endothel eine geschlossene, einschichtige Lage flacher, langgestreckter Zellen, deren längsovaler Kern in der etwas dickeren Zellmitte liegt und die einer Basal-

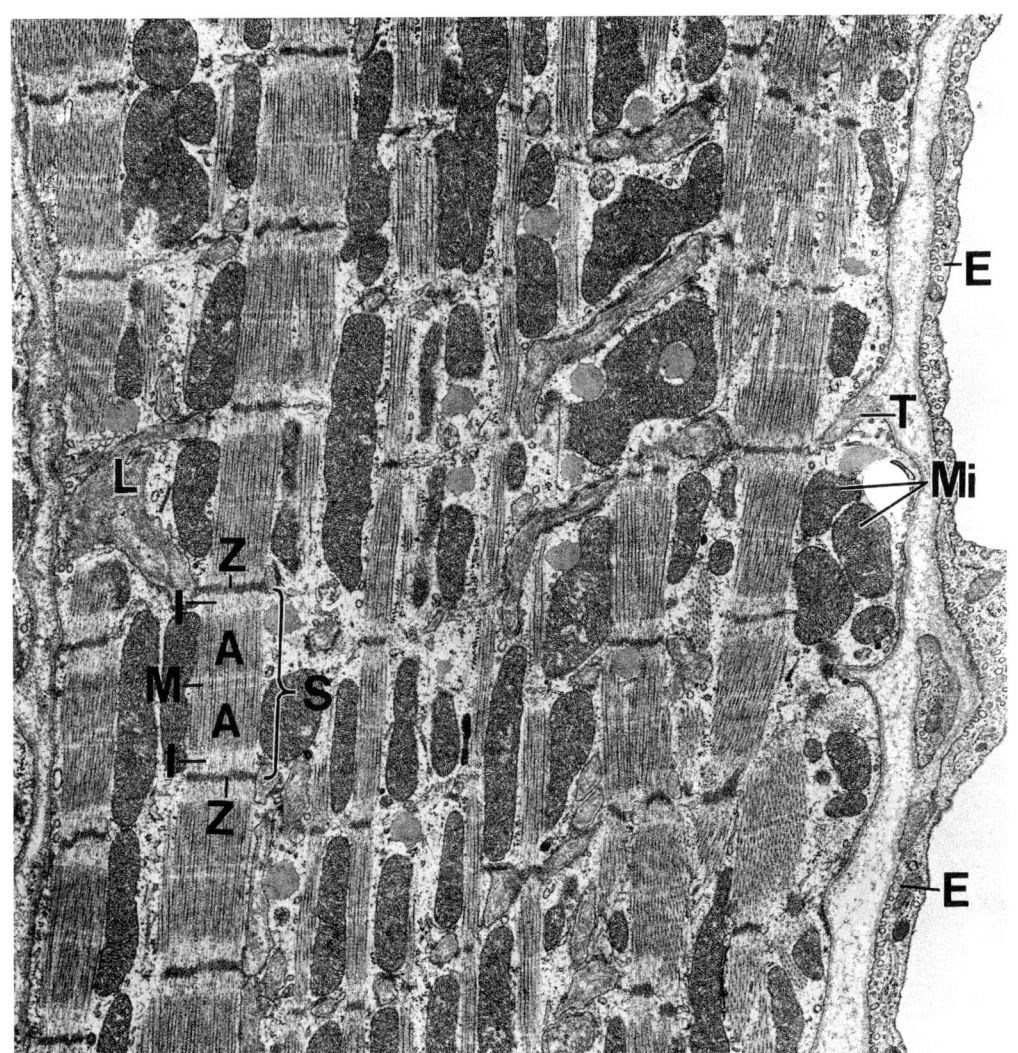

Abb. 94. E.m. Aufnahme von der Herzmuskulatur (Affe, 13300×). Man beachte die zahlreichen, großen Mitochondrien (Mi) und die Feinstruktur der Myofibrillen (S = ein Sarkomer mit A-, I-, M- und Z-Streifen); E = Kapillarendothel; T = transversaler Tubulus; L = sarkoplasmatisches Retikulum (L-System).

membran aufsitzen. Die feinsten Gefäße, die in den Organen für den Stoffaustausch verantwortlich sind, bezeichnet man als Kapillaren (Haargefäße). Sie bestehen oft nur aus einer Endothelzellage und einer Basalmembran.

Ein besonderes Charakteristikum des Endothelgewebes ist seine Anpassungsfähigkeit an geänderte funktionelle Verhältnisse. Der geschlossene Zellverband kann in den offenen übergehen; Fenestrationen können entstehen und wieder verschwinden. Durch Zellproliferationen und Kapillarsprossen können rasch neue Gefäße gebildet werden. Das Endothel ist also ein vielseitiges und anpassungsfähiges Gewebe, das funktionell eine Mittelstellung einnimmt zwischen den meist aus Epithelien hervorgehenden Organgeweben und dem das Interstitium ausfüllenden Binde- und Stützgewebe.

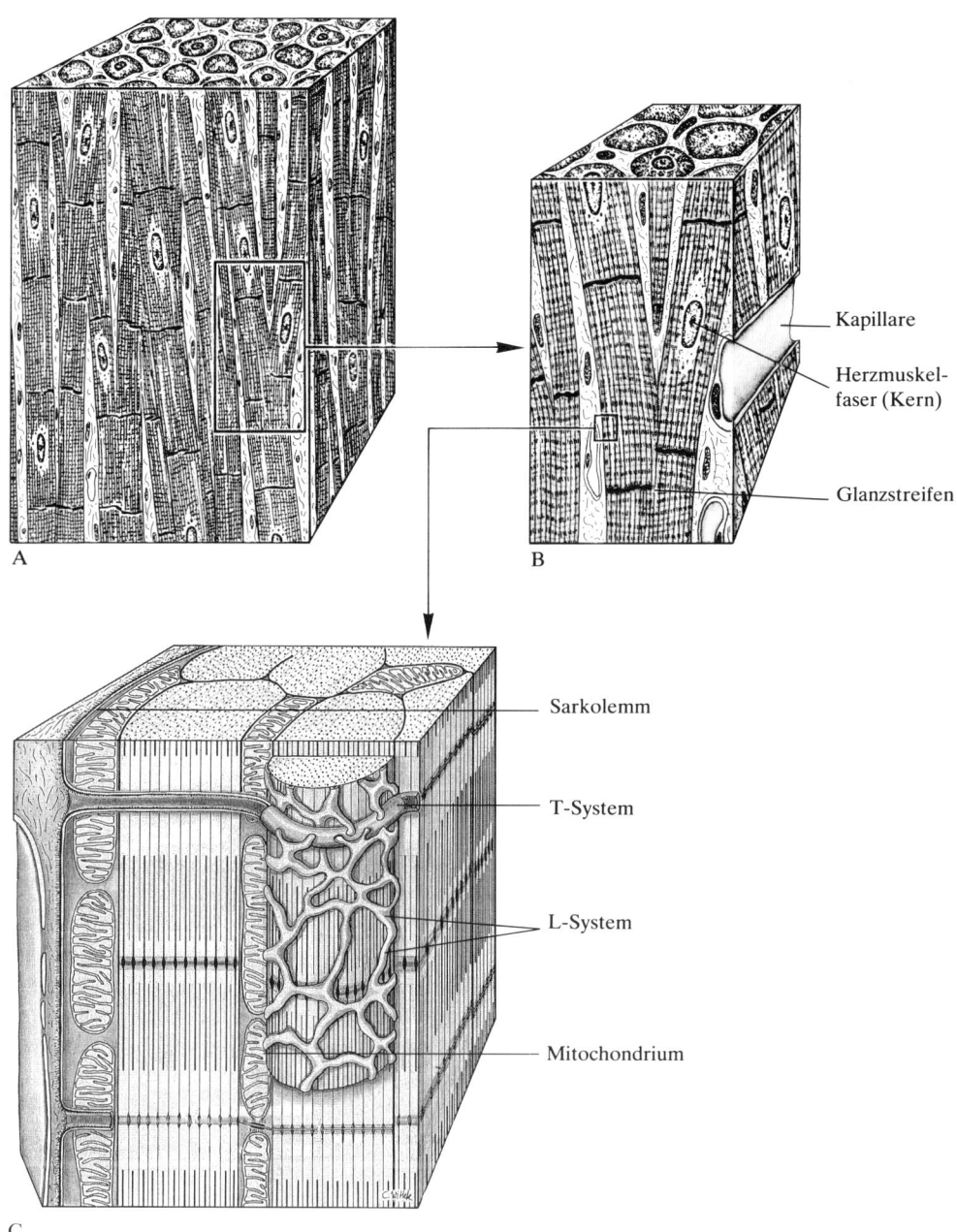

Kapillare

Herzmuskel-
faser (Kern)

Glanzstreifen

A

B

Sarkolemm

T-System

L-System

Mitochondrium

C

Abb. 95. Struktur der Herzmuskulatur in stufenweisen Vergrößerungen. A = l.m. Dimension (ca. 360×). Man beachte besonders die netzartige Verflechtung der quergestreiften Muskelfasern und die zentrale Lage der Zellkerne; B = Ausschnittvergrößerung (ca. 790×). Zwei Muskelfasern mit zentral gelegenem Kern, Myofibrillen und Glanzstreifen sind zu erkennen; C = e.m. Dimension. Unter dem Sarkolemm gelegene Myofibrillen mit T- und L-System sind dargestellt. Man beachte die kristareichen, großen Mitochondrien (ca. 25700×).

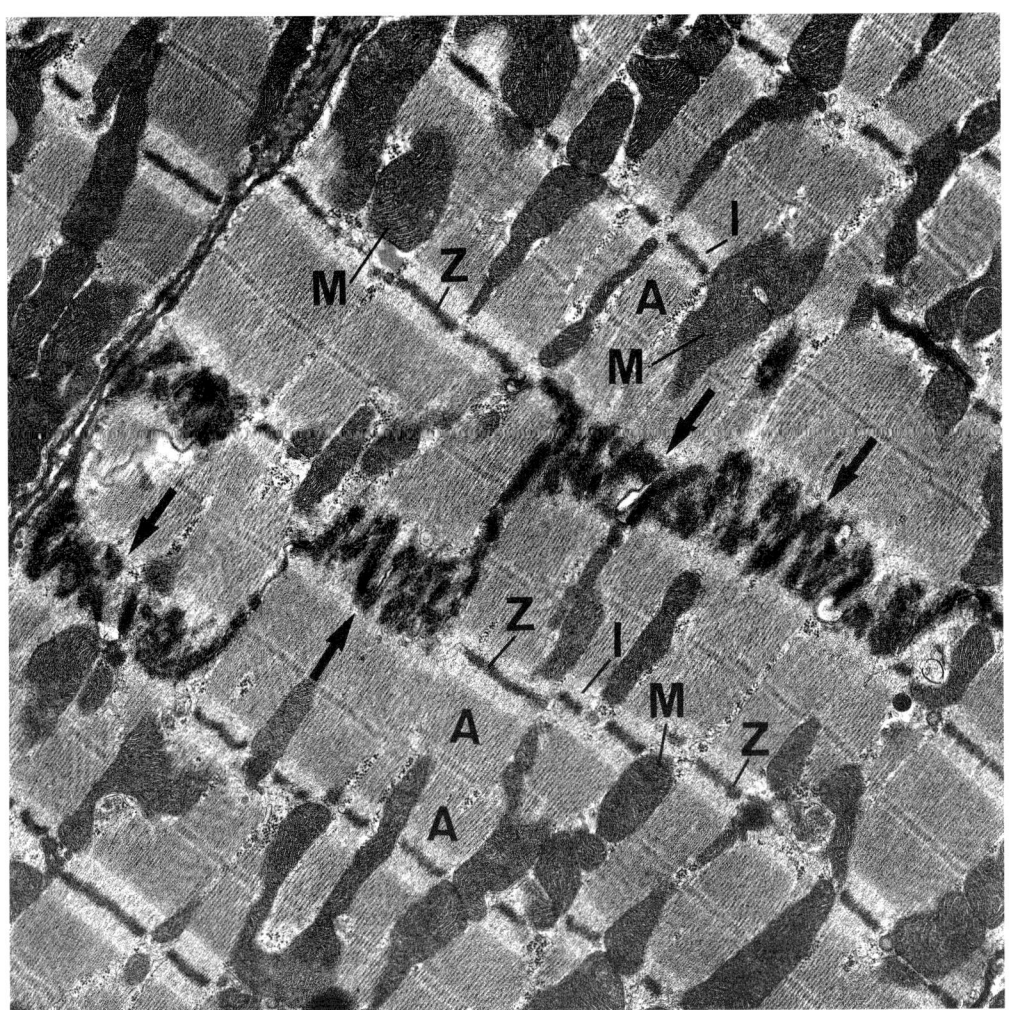

Abb. 96. E.m. Aufnahme von der Herzmuskulatur im Bereich der Glanzstreifen (Disci intercalares) mit mäanderförmig gestalteten Maculae und Zonulae adhaerentes sowie zwischengeschalteten Nexus (Pfeile). A = A-Streifen; M = Mitochondrien; I = I-Streifen; Z = Z-Streifen.

Mesothel. Zu den grenzflächenauskleidenden Geweben muß auch das Mesothel (Serosaepithel) gezählt werden. Dieses ebenfalls sehr plastische und formvariable Gewebe kleidet die Körperhöhlen (Bauchhöhle, Brusthöhle, Herzbeutelhöhle) aus. Das **Serosaepithel** (z. B. vom Peritoneum, Epi- und Perikard oder von der Pleura) besteht aus einer einschichtigen Lage dünner, stark abgeflachter Zellen, die einer Basalmembran aufsitzen und von einer dünnen, bindegewebigen Subserosa getragen werden. Bei der Aufsicht zeigen die Mesothelzellen ein polygonales Aussehen (Abb. 98). Sie können sich charakteristischerweise jederzeit aus den darunterliegenden Fibroblasten oder Retikulumzellen regenerieren, andererseits aber auch umgekehrt aus dem Epithelverband lösen und in Bindegewebszellen umwandeln.

Das Mesothel ist ein für die Biologie der Körperhöhlen außerordentlich wichtiges Gewebe, weil es für den notwendigen Flüssigkeitsaustausch, die Abwehrvorgänge und damit für die »Reinerhaltung« der Körperhöhlen (Infektabwehr) sowie die Gleitfähigkeit der zugehörigen Organe (z. B. Darm) sorgt. Gefäßendothel und Mesothel sind zwar verschiedene Zellpopulationen, funktionell können sie jedoch zu einer Gewebsgruppe zusammengefaßt werden.

5 Zusammenfassung

Binde- und Stützgewebe – sind: Bindegewebe, Fettgewebe, Knorpel und Knochen. Alle gehen aus dem embryonalen Bindegewebe (Mesenchym) hervor und bestehen aus verschiedenen (spezifischen und unspezifischen) Zellpopulationen sowie einem differenzierten interzellulären Gewebe (Grundsubstanz, Fasern, evtl. Mineralsalze).

Bindegewebe (Bdgw.). Man unterscheidet, je nach Differenzierungsgrad: retikuläres Bdgw.; gallertiges Bdgw.; lockeres, kollagenfaseriges Bdgw.; straffes Bdgw. und Sehnengewebe.

Retikuläres Bdgw. besteht aus netzförmig untereinander zusammenhängenden, verzweigten Retikulumzellen, die durch angelagerte retikuläre Fasern stabilisiert werden. In den Maschenräumen lagern sich freie Zellen ein, besonders Lymphozyten, Plasmazellen und Makrophagen (Monozyten) (lymphoretikuläres Bdgw.). *Gallertiges Bdgw.* (Nabelstrang, Zahnpulpa) ist ein retikuläres Bdgw., dessen Interzellularsubstanz besonders reich an Glykoproteinen und Hyaluronsäure ist. *Lockeres Bdgw.* ist das eigentliche Zwischengewebe der Organe und Schleimhäute (interstitielles Bdgw., Stroma, Lamina propria, Submukosa usw.). Kennzeichen: viel Grundsubstanz und freie Zellen, wenig Fasern. *Straffes kollagenes Bdgw.* – hier dominieren die kollagenen Faserbündel, wenig Zellen und Grundsubstanz. Vorkommen: Dermis der

Tab. 9. Übersicht über die **Muskelarten.** (Nach unten zunehmender Differenzierungsgrad.)

Zellart	Kontraktile Elemente	Funktion	Innervation
1 Nichtmuskuläre Zellen	Vereinzelte Aktinfilamente	Zilienbewegung, allgem. Kontraktionsfähigkeit	Autonome, vom NS unabhängige Bewegungen
2 Verzweigte Muskelzellen, myoepitheliale Zellen	Einzelne, ungeordnete Myofibrillen	Ungerichtete allseitige Kontraktion der Zellfortsätze	Hormonelle Beeinflussungsmöglichkeit
3 Glatte Muskelzellen	Nicht quergestreifte Fibrillenkomplexe	Tonische Kontraktionsweise (unwillkürlich)	Vegetative Innervation
4 Herzmuskulatur	Quergestreifte Myofibrillen (locker gepackt)	Tetanische Kontraktionsform mit Refraktärperiode	RLS, Autonomie (indirekte vegetative Innervation)
5 Quergestreifte Muskelzellen	Quergestreifte Myofibrillen (dicht gepackt)	Tetanische Kontraktionsform (willkürlich)	Neuromuskuläre Kontakte (Innervation durch das ZNS)

Haut, Dura mater, Sclera, Muskelfaszien. Das Sehnengewebe ist ein straffes kollagenes Fasergewebe, das mit den Muskelfasern Kontakt bekommt. Die Sehnenzellen (Fibrozyten) liegen in Reihen zwischen den Faserbündeln (»Flügelzellen«). Die einzelnen Sehnenbündel sind von gefäßarmem, lockeren Bindegewebe (Peritendineum int. und ext.), stellenweise auch von einer Sehnenscheide, die aus einer Lamina synovialis, Lamina fibrosa und einem Meso (Mesotendineum) besteht, umgeben.

Fasern des Bdgw.: 1. *Kollagene Fasern* – immer in Bündeln (l.m. meist leicht gewellt), nur bis 5% reversibel dehnbar – bestehen aus Tropokollagenmolekülen, die sich aus zwei Alpha-1- und einer Alpha-2-Peptidkette (Typ-I-Kollagen) zusammensetzen, die spiralig umeinander gewunden sind (Tripelhelix). Durch Quervernetzungen entsteht die Zugfestigkeit. Die Tropokollagenmoleküle sind gegeneinander versetzt, wodurch sich das charakteristische Querstreifungsmuster ergibt (Perioden von 67 nm). Durch unterschiedliche Zusammensetzung der Peptidketten ergeben sich verschiedene Kollagentypen (bisher I–XII). Man unterscheidet faserbildende und nicht faserbildende Kollagene (s. Tab. 8). Der größte Teil umfaßt die Typ-I-Fasern. Typ II kommt vornehmlich im Knorpel vor. Typ III sind retikuläre Fasern, die vor allem im retikulären Bdgw. (Lymphknoten, Milz) auftreten, Typ IV ist in die Basallaminae eingebaut. Typ VII sind Ankerfibrillen zwischen Basalmembranen und Bdgw. 2. *Elastische Fasern* bilden meist Netze, sind stark dehnbar (reversibel 150%), kommen in den Gefäßwänden, Organkapseln und den meisten Bindegewebsarten vor.

Die **Interzellularsubstanz des Bdgw.** besteht aus Fasern, Proteoglykanen, Glykoproteinen, Hyaluronsäure, Wasser und freien Zellen (Fibroblasten, Fibrozyten, Myofibroblasten, Histiozyten, Mastzellen, eosinophile Bindegewebszellen und gelegentlich Pigmentzellen [Melanozyten]). Aus dem Blut stammende Zellen sind Lymphozyten, Plasmazellen, Makrophagen.

Fettgewebe entwickelt sich aus retikulärem

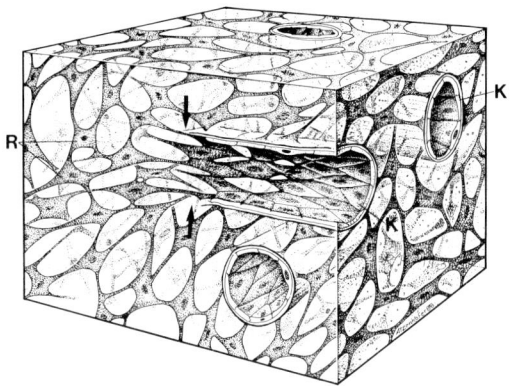

Abb. 97. Schema über die Entwicklung des Gefäßendothels aus dem Mesenchym. Pfeile = Zone der beginnenden Organisation einer Kapillare durch Zusammenschluß von Retikulumzellen (R) zu einer geschlossenen Kapillare (K).

Bdgw. durch Einlagerung von Fetttropfen in Retikulumzellen (**Lipozyten),** die sich dann abkugeln und mit einem stabilisierenden Gitterfasernetz umgeben. Kern und Zytoplasma verlagern sich an den Zellrand (Siegelringform). Nach Entspeicherung des Fettes kann die Zelle wieder zur Retikulumzelle werden. Braunes Fettgewebe ist durch Mitochondrienreichtum charakterisiert (postnatal wichtiges Depot für Wärmebildung, Vorkommen im Bereich des Nierenlagers).

Knorpelgewebe. In der Regel gefäßfreies Stützgewebe, dessen Zwischensubstanz reichlich kollagene Fasern (Typ II u. IX) und Chondroitinsulfat-Proteoglykane (jeweils etwa 40%) sowie wasserunlösliche Proteine enthält (daher die Druckfestigkeit und Schneidbarkeit). Die Knorpelzellen (**Chondrozyten)** liegen in Zellhöhlen (Lakunen) meist zu mehreren und werden von einem stark basophilen Knorpelhof mit zirkulären Faserwickelungen umgeben (funktionelle Einheit des Knorpels – **Chondron**). Die Chondrone bilden intensiv basophile Territorien, zwischen denen die weniger basophilen Interterritorien liegen. Die Bildung des Knorpels erfolgt vom Rand her (Tangentialfaserschicht) durch appositionelles Wachstum oder von innen (interstitielles Wachstum).

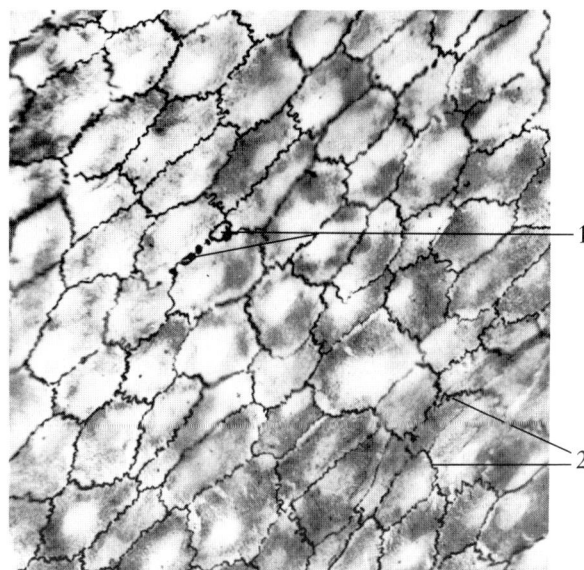

Abb. 98. Häutchenpräparat vom Mesothel nach Silberimprägnation der Zellgrenzen (Silberlinien) (Peritoneum, 280×). Man beachte die interzellulären Stomata. Zellkerne sind nur schattenhaft zu erkennen. 1 = Stomata; 2 = Silberlinien.

Knorpelarten: 1. *Faserknorpel* (Vorherrschen des kollagenen Fasermaterials, verknorpeltes Bdgw.; Vorkommen: Zwischenwirbelscheiben, Menisci, Disci articulares). 2. *Hyaliner Knorpel* (kollagene Fasern sind l. m. normalerweise nicht erkennbar, d. h. durch die Chrondroitin-Proteoglykane maskiert). Im Alter oder bei Degenerationen werden Fasern wieder sichtbar (Asbestfasern). Deutliche Chondrone meist mit mehreren Zellen. Vorkommen: Rippen-, Gelenk-Knorpel, Kehlkopf, Trachea, Nase. 3. *Elastischer Knorpel* – hyaliner Knorpel mit eingelagerten elastischen Fasernetzen. Vorkommen: Ohrmuschel, Epiglottis, Bronchialknorpel.

Knochengewebe. Knochen bildet sich durch Osteoblasten aus mesenchymalem Bindegewebe (desmale Ossifikation) oder durch Umbau von Knorpel (chondrale Ossifikation). Osteoblasten werden in den Knochen eingebaut und dadurch zu Osteozyten, die durch zahlreiche, radiär ausgerichtete Zytoplasmafortsätze miteinander in Verbindung stehen (Straßen des Stoffaustausches!). Die Interzellularsubstanz besteht aus kollagenen Fasern, die schichtweise in Lamellen geordnet sind, aus Grundsubstanz und anorganischen Substanzen (hauptsächlich Kalziumphosphat und Kalziumkarbonat in Form von Hydroxylapatit).

Knochenarten: 1. *Geflechtartiger Knochen* (verknöchertes, faserreiches Bindegewebe, das noch keine lamelläre Gliederung besitzt). 2. *Lamellenknochen* – die funktionelle Einheit ist das **Osteon.** Jedes Osteon besitzt einen gefäßführenden Bindegewebskern (Havers-Kanal), der von zirkulär angeordneten Knochenlamellen umgeben ist (Havers-Lamellen). Zwischen den Lamellen liegen die Osteozyten. Die Lamellen enthalten kollagene Fasern, deren Verlaufsrichtung von Lamelle zu Lamelle wechselt. Die kollagenen Fasern werden von den Apatitkristallen flankiert und dadurch fixiert. Zwischen den Havers-Lamellen liegen die Schaltlamellen, außen und innen in einem Knochenelement die Generallamellen. Das Periost bedeckt den Knochen und führt die Gefäße und Nerven zum Knochenmark sowie zu den Havers-Kanälen. Die perforierenden Gefäße liegen in den Volkmann- Kanälen, die nicht von Lamellen umgeben sind.

Muskelgewebe. Charakteristikum aller kontraktilen Zellen sind die Myofibrillen und Myofilamente. **Zellformen:** 1. *Myoepithelien –*

Epithelzellen mit kontraktilen Filamenten, oft verzweigt und netzartig zusammenhängend (als Korbzellen bei serösen und apokrinen Drüsen). 2. *Myofibroblasten* – kontraktile Bindegewebszellen als Zwischenform zwischen Fibroblasten und glatten Muskelzellen. 3. *Glatte Muskelzellen* – lange spindelförmige Zellen mit zentral gelegenem Kern (Länge 20–30 μm, Ø 3–10 μm). Aktin- und Myosinfilamente liegen zusammen mit Intermediärfilamenten unregelmäßig im Zytoplasma. Aktinfilamente setzen an Zellmembranverdichtungen (dense bands) oder elektronendichten Körpern im Zytoplasma (dense bodies) an. Die Zellen sind durch Nexus (elektrotonisch) und durch Desmosomen (mechanisch) miteinander verbunden. Vorkommen: Gefäßwand (Media), Hohlorgane (Tunica muscularis), Magen-Darm-Kanal, Uterus, Haare (M. arrector pili).

Quergestreifte Muskulatur. Die quergestreifte Skelettmuskelfaser (Ø 10–100 μm, Länge bis 20 cm) ist eine vielkernige Riesenzelle, die durch Verschmelzung zahlreicher Einzelzellen entsteht (Synzytium). Die Kerne liegen unter der Zellmembran (Sarkolemm); die Myofibrillen füllen das Zytoplasma (Sarkoplasma) weitgehend aus; die Mitochondrien (Sarkosomen) liegen in Reihen zwischen den Myofibrillen. Jede Muskelfaser hat einen direkten Kontakt mit einer Nervenendigung (motorische Endplatte), die den Bau einer Synapse aufweist. Das Sarkolemm ist an der Kontaktstelle stark gefaltet (subsynaptischer Faltenapparat). Das Sarkoplasma beherbergt hier zahlreiche Zellkerne und Mitochondrien. Die Kontraktion wird von der motorischen Endplatte durch eine Membrandepolarisation ausgelöst, die sich durch die transversalen Tubuli (= Einstülpungen der Zellmembran, T-System) bis ins Sarkoplasma hinein fortpflanzt und dort den Austritt von Ca^{++}-Ionen aus den hauptsächlich longitudinal verlaufenden Schläuchen des ER (sarkoplasmatischen Retikulums oder L-Systems) bewirkt. Dadurch verkürzen sich die Myofibrillen, indem die Aktinfilamente, die an den Z-Streifen fixiert sind, zwischen die Myosinfilamente gezogen

werden. Querstreifungsmuster: ein Sarkomer (der Abschnitt zwischen zwei Z-Streifen) besteht aus zwei halben I-Streifen (Aktinfilamente, isotrop) und (dazwischen in der Mitte) einem A-Streifen (Myosinfilamente, anisotrop). Die Aktinfilamente reichen nicht ganz bis zur Mitte der Sarkomeren, dadurch entsteht zentral der H-Streifen. Aktin- und Myosinfilamente verkürzen sich nicht, sondern schieben sich ineinander (Kontraktion) oder gleiten wieder auseinander (Dilatation) (Filamentgleittheorie). Streifenfolge: Z-I-A-H-M-H-A-I-Z.

Aufbau eines Muskels: Mehrere Muskelfasern mit dem sie umhüllenden Bindegewebe (Endomysium) bilden ein Primärbündel, das von gefäßführendem Bindegewebe eingescheidet wird (Perimysium internum). Mehrere Gruppen von Primärbündeln bilden makroskopisch erkennbare »Fleischfasern« (Sekundärbündel), die vom Perimysium externum umgeben sind. Epimysium = äußere bindegewebige Umhüllung des Muskels.

Die **Herzmuskulatur** ist quergestreift. Die Struktur der Myofibrillen entspricht der der quergestreiften Skelettmuskelfasern. Unterschiede: Herzmuskulatur besteht aus Zellen mit mittelständigen Kernen. Die Zellelemente hängen durch komplizierte, treppenförmige Haftkomplexe (Glanzstreifen, Disci intercalares) zusammen und bilden ein dreidimensionales Netz. Herzmuskelzellen sind dünner als Skelettmuskelfasern (Ø 10–50 μm, Länge 50–120 μm), aber reicher an Sarkoplasma und Mitochondrien. Motorische Endplatten fehlen. Die Erregung geht vom Erregungsleitungssystem aus (Sinusknoten, AV-Knoten, Purkinje-Fasern), das ein besonders differenziertes Herzmuskelgewebe darstellt (Autonomie des Herzens). Charakteristika: große Zellen mit viel Sarkoplasma, wenigen, randständigen Myofibrillen und viel Glykogen.

Eine Gruppe von Herzmuskelzellen im Vorhof produziert biologisch aktive, natriuretisch und vasodilatatorisch wirkende Peptide (Cardionatrin und Cardiodilatin), die im Sarkoplasma in großen Granula gespeichert werden (myoendokrine Zellen).

Funktionelle Histologie der Organsysteme (Mikroskopische Anatomie)

A Rhythmisches Transport- und Verteilungssystem

Die Systemgruppe mit vorwiegend rhythmischen Funktionsprozessen läßt sich in drei große Funktionssysteme untergliedern: 1. das Zirkulationssystem, 2. das Immunsystem und 3. das Respirationssystem.

Das Kreislaufsystem sorgt für den Stofftransport von und zu den Organen, so daß die Eigenständigkeit der Stoffwechselvorgänge im Gewebe aufrechterhalten werden kann. Es ermöglicht in enger funktioneller Koordination mit dem Respirationssystem den für den Stoffumsatz unentbehrlichen Austausch der Atemgase (Sauerstoff, Kohlensäure) und damit den Energieumsatz innerhalb der Zellen, so daß diese ihre biologischen Funktionen aufrechterhalten können. Das an das Kreislaufsystem angegliederte Immunsystem garantiert insofern die Integrität des Organismus und seiner individuellen Lebensprozesse, als es in der Lage ist, alle von außen eingedrungenen Fremdstoffe (Antigene), aber auch die im Organismus selbst gebildeten, »fremdgewordenen« Elemente (Autoimmunprozesse) unschädlich zu machen. Das Immunsystem wacht damit über alle im Inneren ablaufenden Prozesse sozusagen über das »Selbst« oder »Nichtselbst« im Organismus. Das »rhythmische Funktionssystem« stellt damit keineswegs nur ein Organsystem mit mechanischen Aufgaben (Transport und Verteilung) dar, sondern repräsentiert ein für den Organismus zentrales, übergeordnetes Funktionssystem, das die Aufrechterhaltung der Eigenständigkeit des Organismus ermöglicht, d. h. letztlich die körperliche Grundlage der Individualität darstellt.

1. Zirkulationssystem

Die für den Organismus typischen Lebensprozesse spielen sich hauptsächlich im Parenchym der Organe ab. Von den Flüssigkeitsvolumina des Körpers ist die intrazelluläre Flüssigkeit daher am größten (ca. 30 l). Die Zellen sind aber ohne ein Zwischengewebe (interstitielles Gewebe), das für sie das eigentliche Umfeld darstellt und über das alle Stoffaustauschprozesse laufen, nicht arbeitsfähig. Die funktionelle Bedeutung dieses Kompartiments ist schon aus dem Volumen der interstitiellen Flüssigkeit (10–12 l) ersichtlich (Abb. 99). Damit aber die spezifischen Zelleistungen zustande kommen und der Organismus sein ihm eigenes Leben entfalten kann, sind 1. die Zufuhr von Sauerstoff und Ausscheidung von Kohlensäure (Atmung), 2. die Aufnahme von Nährstoffen (Nutrition) und 3. die Ausscheidung von Stoffwechselendprodukten (Exkretion) notwendig. Alle diese Prozesse müssen über das Interstitium ablaufen, dessen Milieu aber nur dadurch konstant gehalten werden kann, daß es durch das zirkulierende Blut ständig regeneriert und kontrolliert wird. Eine der Hauptaufgaben des Blutes ist daher der Stofftransport von und zum Gewebe sowie die Erhaltung der Konstanz des inneren Milieus – eine der wichtigsten Voraussetzungen für die normale Funktion der Gewebe und Organe. Diese Konstanz (oder Homöostase) betrifft vor allem die Konzentration gelöster Stoffe, den Austausch der Atemgase, die Temperaturverhältnisse und das Säure-Basen-Gleichgewicht (pH). Da die Homöostase nur

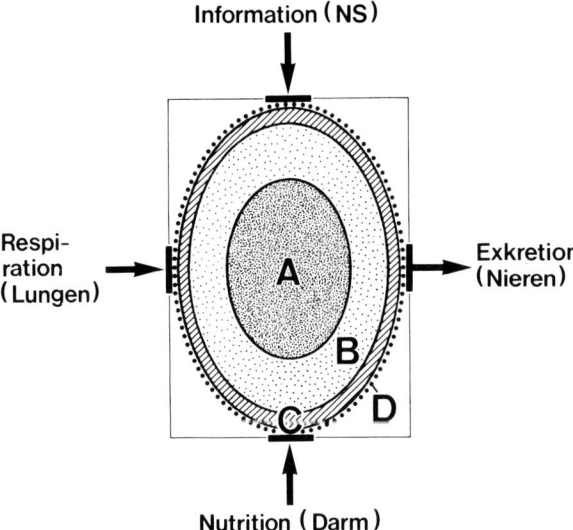

Abb. 99. Schema der verschiedenen Kompartimente und Flüssigkeitsräume des Organismus. A = Zellen (intrazelluläre Flüssigkeit = 30 l); B = interstitieller Raum (extrazelluläre Flüssigkeit = 10–12 l); C = Blut (zirkulierende Flüssigkeit = 4–6 l); D = immunologische Abwehrzone (Lymphsystem).

durch eine ständige Zirkulation des Blutes zu erreichen ist, kann die Blutflüssigkeit (im Vergleich zur intra- und interzellulären Flüssigkeit) relativ gering sein (4–6 l). Die Zirkulation des Blutes ist wiederum nur durch ein differenziertes Röhrensystem möglich (Gefäßsystem), in dessen Zentrum das Herz für die Ordnung der Blutströme, die funktionsbezogene Verteilung der Blutvolumina und den motorischen Antrieb der Blutströmung sorgt.

1.1 Gefäßsystem

Durch das Gefäßsystem, das ein hochdifferenziertes biologisches Röhrensystem darstellt, wird das Blut im Organismus verteilt und zwischen den Organen hin- und hertransportiert. Das Gefäßsystem gibt dem Blut gewissermaßen eine seinen vielfältigen Funktionen angepaßte Gestalt. Ganz allgemein lassen sich am Gefäßsystem drei elementare Funktionsbereiche unterscheiden, nämlich 1. der Bereich, in dem der Gas- und Substanzaustausch mit den Geweben erfolgt, das ist die *Endstrombahn*, in der sich das Gefäßsystem in zahlreiche, dünnwandige Kapillaren aufsplittert und in unmittelbaren Kontakt mit dem Gewebe kommt; 2. die *Leitungsgefäße*, die den Trans-

port des Blutes und der darin enthaltenen Substanzen von und zum Gewebe besorgen (Arterien und Venen); und 3. schließlich das *Herz*, das zwischen beiden Funktionen vermittelt und als ein weiterdifferenziertes Gefäßrohr funktionell zum Zentrum des Kreislaufsystems geworden ist.

1.1.1 Endstrombahn als Austauschregion

Um einen Stoffaustausch in der Endstrombahn zu ermöglichen, muß die Blutströmung relativ langsam und der Blutdruck niedrig sein. Im Kapillargebiet herrscht tatsächlich nur ein Druck von 35–15 mmHg, in den abführenden Venen sogar nur von 10 mmHg oder weniger.

Das Kapillarnetz, das im wesentlichen die morphologische Grundlage der Endstrombahn darstellt, zeigt in jedem Organ eine bestimmte, für dessen Funktion charakteristische Struktur. Organe mit intensivem Stoffwechsel besitzen ein dichtes engmaschiges, stoffwechselträges, »bradytrophes« Gewebe, dagegen ein weitmaschiges Kapillarnetz. In manchen Organabschnitten (Cornea, Herzklappen, Knorpel) fehlen die Gefäße ganz. Hier erfolgt der Stoffaustausch von den Randgebieten aus durch Diffusion.

Trotz der Existenz zahlreicher Spezialformen lassen sich in der Endstrombahn dennoch gewisse allgemeine Strukturprinzipien erkennen (Abb. 100). Das Kapillarnetz wird in der Regel von Arteriolen versorgt, die sich in Metarteriolen oder direkt in Kapillaren aufspalten. Innerhalb des Kapillarnetzes gibt es meist eine bevorzugte Strömungsstraße, die sich aber histologisch nicht von den anderen, in Reserve stehenden Kapillaren unterscheidet. Die Kapillaren schließen sich dann zu den abführenden Venolen zusammen, die in die Venen übergehen (Abb. 100).

Die Hauptaufgabe des Kapillarsystems ist der Stoffaustausch mit dem umgebenden Parenchym. Daher besitzen die **Kapillaren** nur eine äußerst dünne Wandung, die im allgemeinen aus drei Schichten besteht, dem Kapillarendothel (innen), der Basalmembran (sog. Grundhäutchen) und den meist verzweigten, untereinander zusammenhängenden *Perizyten*, die in die Basalmembran eingebettet und kon-

traktil sind. Die für den Stoffaustausch wichtigste Schicht ist das **Endothel.** In Gefäßgebieten, in denen ein lebhafter Stoffaustausch mit dem Parenchym erfolgt, werden die Kapillaren durchlässig. Das Endothel wird stellenweise sehr dünn und bildet *Fenestrationen* aus, die den Stoffdurchtritt erleichtern (z. B. in den endokrinen Drüsen, im Darmtrakt oder im Plexus choroideus der Hirnventrikel). Die Fenster können offen sein und damit echte Poren darstellen, so daß auch größere Moleküle die Blutbahn verlassen können, oder durch dünne Diaphragmen verschlossen sein, wodurch der transkapilläre Transport selektiv auf niedermolekulare Stoffe und Elektrolyte beschränkt wird (Abb. 101B). In bestimmten Organen, wie z. B. im Gehirn, ist aber ein »freier Stoffaustausch« dieser Art nicht sinnvoll. Um das hochempfindliche Nervengewebe zu schützen, entwickelt die Kapillarwand hier ein Barrierensystem, das selektiv arbeitet und von Spezialzellen (Astrogliazellen) unterstützt wird, die

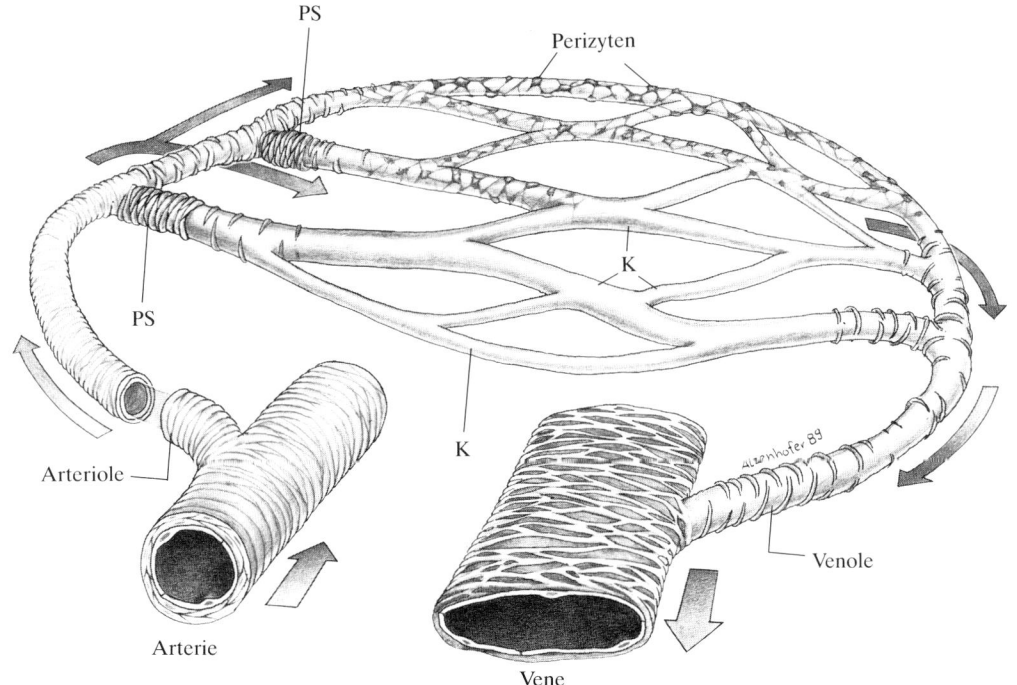

Abb. 100. Aufbau der Endstrombahn. Pfeile = Richtung der Blutströmung; K = Kapillaren, PS = präkapilläre Sphinkteren.

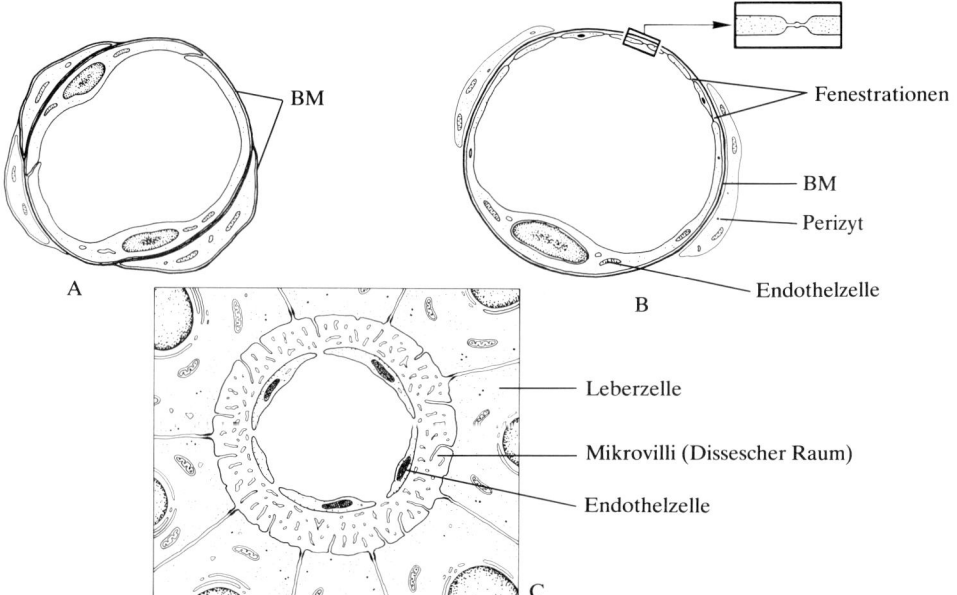

Abb. 101. Drei verschiedene Formen von Kapillaren (nach Bucher). BM = Basalmembran. A = geschlossene Kapillare mit vollständiger Endothelauskleidung (z. B. Gehirnkapillare). B = Endothel mit Fenestrationen. Der Ausschnitt zeigt ein Diaphragma; C = offene Endothelzellschicht, die hier auf den Mikrovilli benachbarter Zellen ruht (Lebersinusoid).

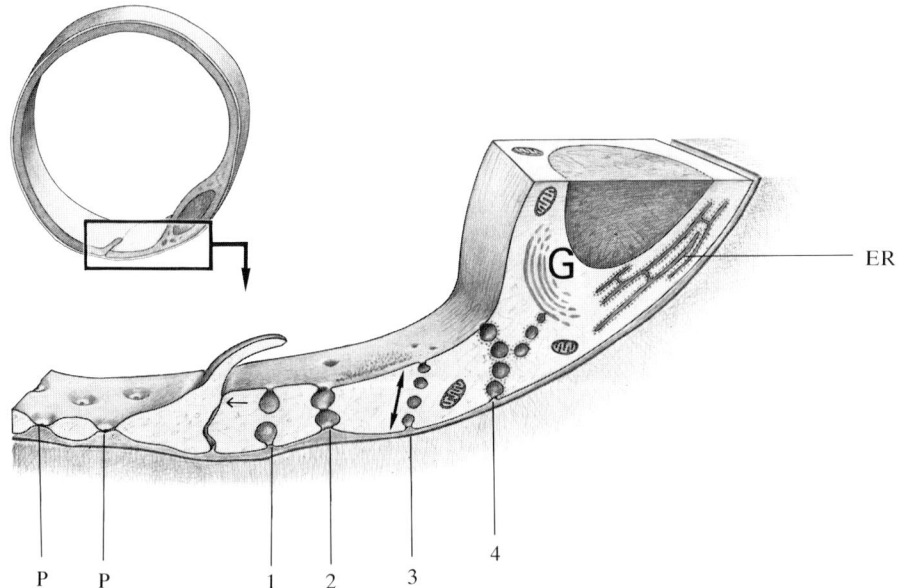

Abb. 102. Transportmechanismen durch das Kapillarendothel. ER = endoplasmatisches Retikulum; G = Golgi-Apparat; P = Endothelporen; Pfeil = Zonula occludens. 1 = Bildung von Pinozytosebläschen; 2 = Verschmelzen von Pinozytosebläschen und Bildung eines transzellulären Kanals; 3 = »Shuttle-Transport«; 4 = Bildung von »coated vesicles« unter Beteiligung des Golgi-Apparates.

nur bestimmte Stoffe an die Nervenzellen weiterleiten und außerdem den gesamten Flüssigkeits- und Ionentransport regeln. In Endstromgebieten dieser Art bildet sich eine mehr geschlossene Endothelschicht aus, die gut ausgebildete Zonulae occludentes und damit Schrankenfunktion besitzt *(Blut-Hirn-Schranke)*. Meist teilt sich bei den *geschlossenen Kapillaren* die Basalmembran in mehrere Lamellen auf, zwischen denen, wie z. B. bei den Hirngefäßen, die Fortsätze der Gliazellen (Gliafüßchen) oder in anderen Regionen Zellfortsätze anderer, zur Zellwand gehöriger Zellen (Perizyten) einschieben (Abb. 101 A u. 104). In Organen, in denen das Blutplasma dagegen direkt mit dem Parenchym in Berührung kommen muß, wie z. B. in der Leber, bilden die Kapillarendothelien keine geschlossene Wand mehr. Es entstehen breite Lücken, die Zellen sind vielfach verzweigt und ruhen auf einem Rasen von Mikrovilli, der von den angrenzenden Parenchymzellen gebildet wird. Oft fehlen hier sogar die Basalmembranen *(offener Kapillartyp)* (Abb. 101 C u. 104). Man bezeichnet diese Art von Kapillaren als Sinusoide (Leber) oder Sinus (Milz).

Kapillarpermeabilität und Transzytose. Die morphologischen Grundlagen der Permeabilität des Kapillarendothels sind heute noch weitgehend ungeklärt. Wahrscheinlich spielen die Interzellularspalten, die durch Zonulae occludentes verschlossen sind, für den Durchtritt von Wasser, Elektrolyten und kleinmolekularen Substanzen die Hauptrolle. Größere Moleküle werden wahrscheinlich transzellulär, d. h. durch das Endothel hindurch, geschleust *(Transzytose)*. Dabei gibt es zwei Möglichkeiten.

Schnürt sich die Zellmembran in Form eines Bläschens ab (Pinozytose) und wandert durch das Zytoplasma hindurch zur adluminalen Seite, so können damit Flüssigkeiten oder makromolekulare Substanzen (z. B. Proteine) durch die Gefäßwand hindurch transportiert werden (Abb. 102).

Um intrazelluläre Umbauprozesse beim »Recycling« der Membranen zu vermeiden, hat sich noch ein zweites Transportsystem ent-

wickelt. Anionen und neutrale Moleküle können nämlich mit Hilfe glatter Vesikel, die nicht aus der Zellmembran, sondern aus dem Golgi-Apparat hervorgehen, direkt von einer Seite zur anderen transportiert werden, ohne daß die glatten Membranen, die nicht die Molekularstruktur der Oberflächenmembranen besitzen, mit dem Zytolemm richtig verschmelzen. Diese mehr oder weniger stabilen Transportvesikel können daher rasch wiederverwendet werden und auf diese Weise ständig zwischen luminalen und adluminalen Zelloberflächen hin und her pendeln (Shuttle-Mechanismus). Durch Fusion solcher Vesikel könnten auch vollständige transzelluläre Kanäle gebildet werden. Eventuell entstehen auch die Fenestrationen einfach durch Verschmelzen solcher Vesikel im Bereich stark verdünnter Endothelabschnitte (Abb. 102).

Das Endothel spielt aber nicht nur bei diesen Transportprozessen, sondern auch in anderen Zusammenhängen eine Rolle. So sind die Endothelzellen in der Lage, mehrere Gerinnungsfaktoren zu synthetisieren, die die Thrombozytenaggregation hemmen und damit die Blutströmung in Gang halten. An ihrer Oberfläche bilden sie einen dünnen, glykoproteinreichen Film, der ebenfalls gerinnungshemmend wirkt. In verschiedenen Kapillargebieten wurden kleine, stäbchenförmige Granula *(Weibel-Palade-Granula)* entdeckt, die eine gerinnungsfördernde Substanz, den v.-Willebrand-Faktor, enthalten. Das Kapillarendothel spielt also auch für die Gerinnungs- und Lysemechanismen eine wesentliche Rolle.

Durchblutungsregulation. Im Bereich der Endstrombahn werden selten alle Kapillaren gleichzeitig voll durchströmt. Wechselnden Füllungszuständen können sich die Kapillarendothelien dadurch anpassen, daß die an den Zellgrenzen ausgebildeten, ins Lumen vorragenden Zytoplasmafortsätze bei Dehnung verstreichen, bei Lumenverkleinerung größer werden und überlappen (Abb. 103). Wichtig für die Durchblutungsregulation im Bereich der Endstrombahn sind vor allem die vorgeschalteten präkapillären Arteriolen. Hier wurden besonders bei den präkapillären Sphinkte-

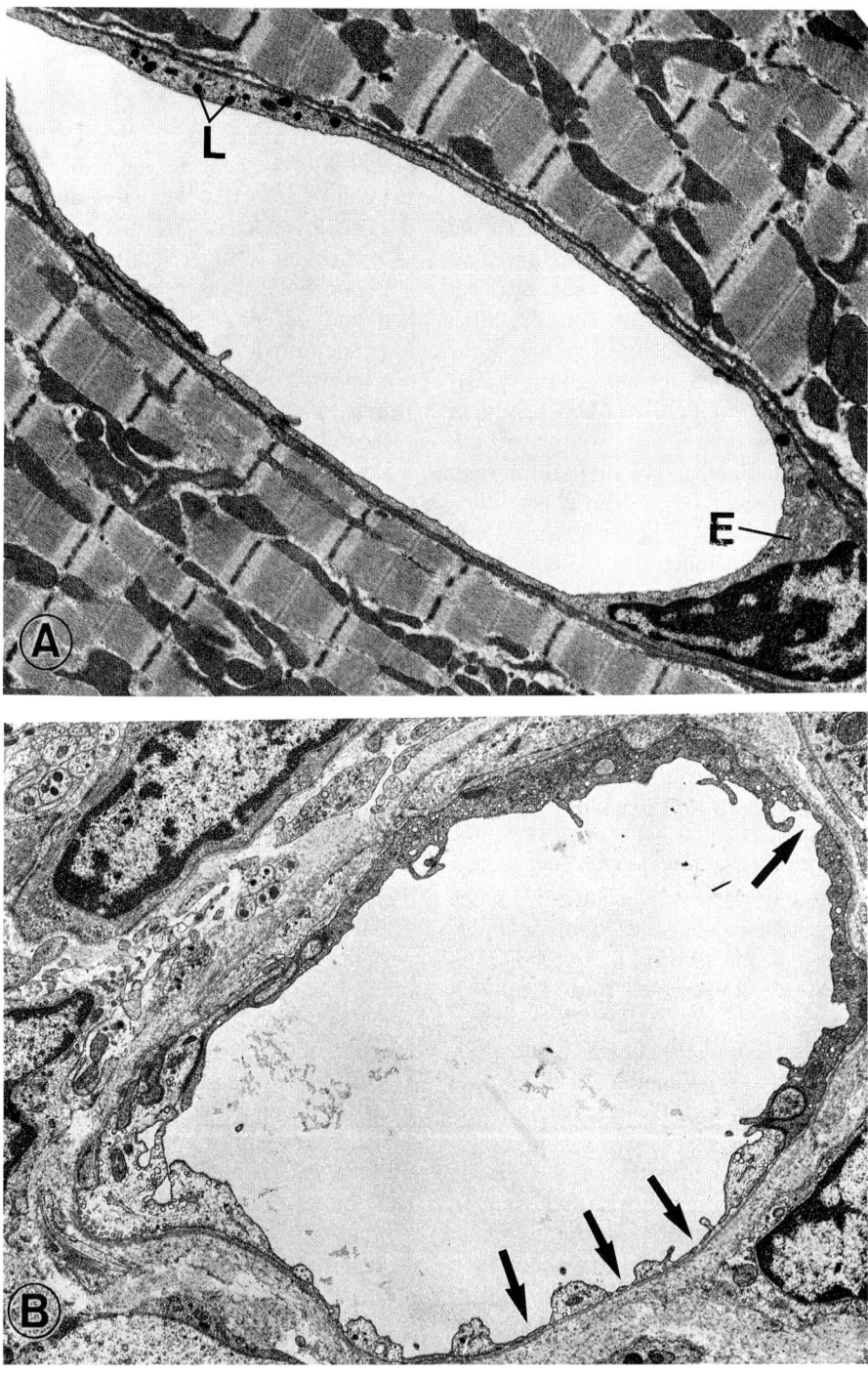

Abb. 103. E.m. Aufnahmen von verschiedenen Kapillartypen. A = geschlossene Kapillare innerhalb eines Muskels (5600×). E = Endothelzelle mit Kern; L = Lysosomen. B = gefensterte Kapillare aus der Nebenniere (6000×). Die Endothelzelle ist streckenweise fenestriert (Pfeile).

ren (Abb. 100) *myoendotheliale Kontakte* zwischen glatten Muskelzellen und Endothelzellen gefunden. Die Endothelzellen enthalten aber auch Enzyme, die vasoaktive Substanzen wie Adrenalin, Bradykinin und Serotonin inaktivieren oder Angiotensin I in Angiotensin II überführen können, so daß die Kapillaren wohl auch selbst an der Durchblutungsregulation beteiligt sind. Für die lokalen Regulationen stehen auch im Endothel gebildete Wirkstoffe wie z. B. Endothelin (vasokonstriktorisch) und NO (vasodilatatorisch) zur Verfügung. Die Hauptregulation geht natürlich vom autonomen Nervensystem aus.

1.1.2 Gefäße als Leitungsbahnen

Die Gefäße sind funktionell auf die Prozesse in der Endstrombahn hinorientiert. Von der zirkulierenden Blutmenge (je nach der allgemeinen Arbeitssituation 4–6 l) befinden sich im Arteriensystem (Hochdrucksystem) nur etwa 0,9 l, während im venösen Gebiet (Niederdrucksystem) rund 3,3 l zirkulieren. Der weitaus größte Teil der Körperflüssigkeit (rund 10 l) befindet sich aber außerhalb des Gefäßsystems im Interstitium, das die Stoffaustauschvorgänge im Gewebe vermittelt. Das interstitielle Bindegewebe wird durch das Lymphgefäßsystem drainiert, das über die Venen wieder an den Blutkreislauf angeschlossen ist. Aus diesen funktionellen Gegebenheiten lassen sich die Besonderheiten im Wandbau der verschiedenen Gefäßabschnitte leicht ableiten.

Allgemeiner Aufbau der Gefäße. Grundsätzlich besteht jedes Gefäß aus drei Schichten, nämlich der Intima (Tunica intima), der Media (Tunica media) und der Adventitia oder Tunica externa (Abb. 106). Die **Intima** setzt sich aus dem *Endothel,* der Basalmembran und einer dünnen Lage von Bindegewebe (subendotheliale Schicht) sowie der Membrana elastica interna zusammen. Im Kapillarbereich steht die Intima vor allem im Dienste des Stoffaustausches zwischen Blut und Gewebe. Sie weist morphologisch hier die höchsten Differenzierungen auf. Im Bereich der größe-

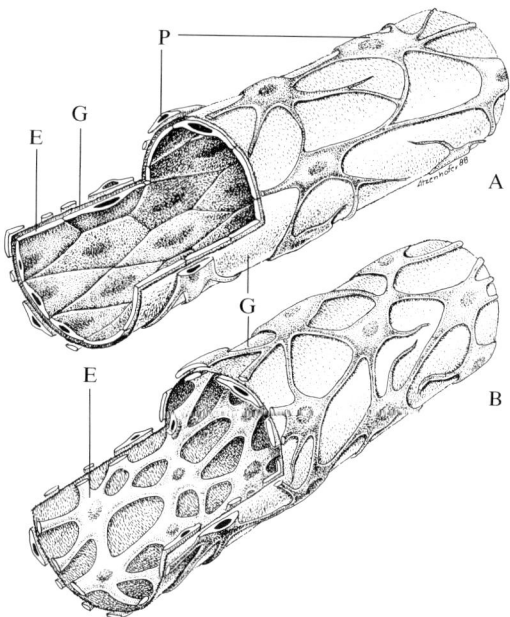

Abb. 104. Wandstruktur von geschlossenen (A) und offenen Kapillaren (B). E = Endothelzellen; G = Grundhäutchen (Basalmembran); P = Perizyten.

ren Arterien stehen mehr die funktionellen Beziehungen zum strömenden Blut im Vordergrund. Die **Media** besteht hauptsächlich aus glatten Muskelzellen, die sich zu zirkulären oder leicht spiralig verlaufenden Bündeln anordnen. Sie sorgt für die Druckerhaltung und Druckregulation und spielt daher im Hochdrucksystem, d. h. bei den Arterien, die Hauptrolle. Die **Adventitia** schließlich setzt sich vor allem aus kollagenen Faserbündeln (vornehmlich Typ I) und elastischen Fasern zusammen. Sie verankert das Gefäß in seiner Umgebung. Diese Schicht ist daher vor allem bei den Gefäßen des Niederdrucksystems (Venen) am besten differenziert (Abb. 108).

Arterien. Die Arterien zeichnen sich durch eine kräftige, geschlossene Media aus, durch die sie zu vergleichsweise starren Röhren werden (Abb. 106). Sie können daher dem hohen, vom Herzen erzeugten arteriellen Druck einen entsprechenden Widerstand entgegensetzen (Hochdrucksystem). Die Arterien müssen aber auch die diskontinuierlich vom Herzen ausge-

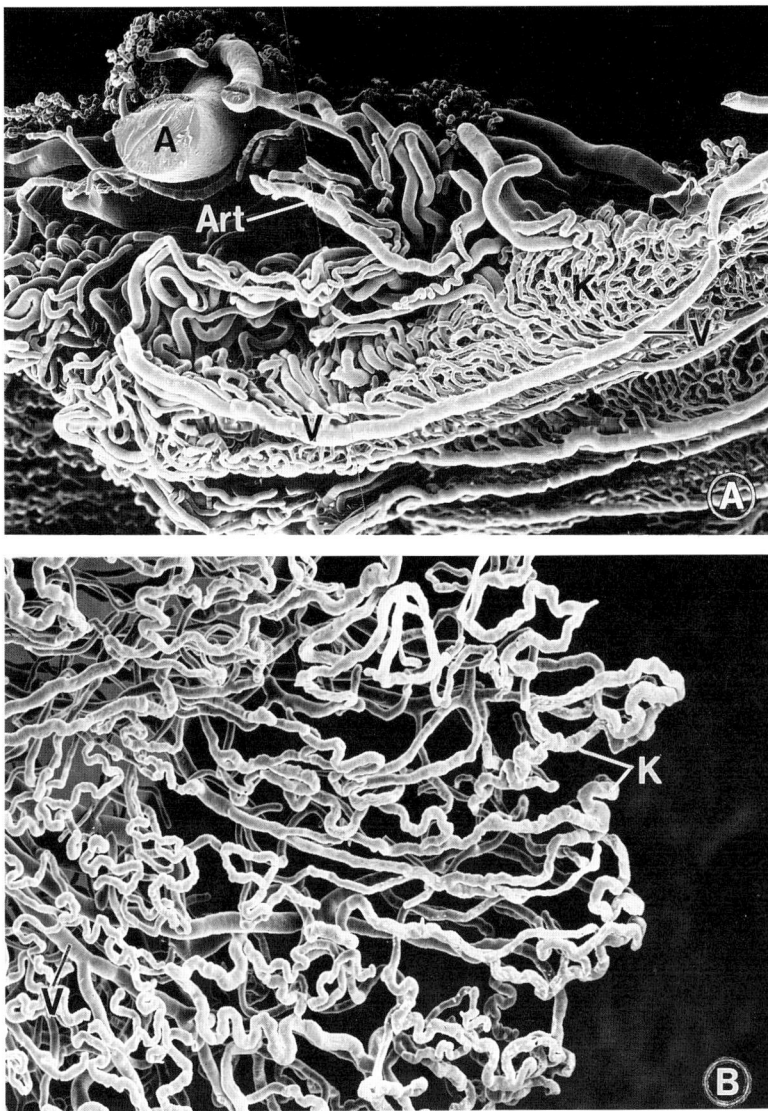

Abb. 105. Raster-.e.m. Aufnahmen von verschiedenen Endstrombahnen. A = Gefäßsystem der Ziliarfortsätze des Auges, Netzkapillaren (K) (40×); B = Gefäßsystem der Synovia des Kniegelenkes, Schlingenkapillaren (119×); A = Arterie; Art = Arteriolen; K = Kapillaren; V = Venolen.

worfenen Blutquanten in eine kontinuierliche Strömung umwandeln, um damit den Druckverlust bis zur Endstrombahn geringzuhalten *(Windkesselfunktion)*. Bei der Verschiebung der Pulswelle kommt es zu einer ständigen Umwandlung von kinetischer in potentielle Energie, die in der Arterienwand vor allem von den elastischen Fasersystemen geleistet wird. Je näher die Arterien dem Herzen sind und je größer die Windkesselfunktion ist, um so größer ist daher auch der Gehalt an elastischen Fasern *(Arterien vom elastischen Typ)*. Peripherwärts nimmt das elastische Material ab und die Muskulatur tritt stärker hervor *(Arte-*

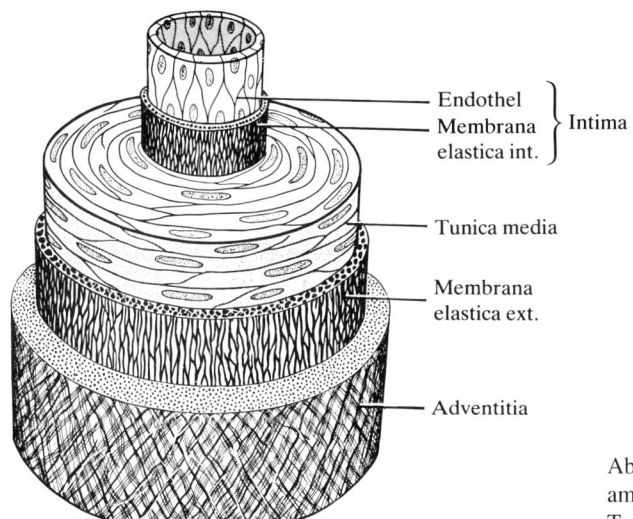

Endothel
Membrana
elastica int.

Intima

Tunica media

Membrana
elastica ext.

Adventitia

Abb. 106. Allgemeiner Aufbau eines Gefäßes am Beispiel einer Arterie vom muskulösen Typ. Man beachte besonders die geschlossene Lage der Mediamuskulatur.

rien vom muskulösen Typ). Das elastische Gewebe konzentriert sich in der Arterienwand besonders in zwei Zonen, einmal an der Innenseite der Muskelschicht als sog. Elastica interna und zum anderen an der Grenze zwischen Media und Adventitia als Elastica externa. Die Elastica interna bildet in der Regel eine gut abgrenzbare, im Querschnitt halskrausenartig gewellte Schicht elastischer Fasern, die vornehmlich in der Längsrichtung des Gefäßes angeordnet und untereinander vernetzt sind (Abb. 106). In der **Aorta** ist die Druckwelle so stark, daß die Elastica interna allein nicht ausreicht, die Windkesselfunktion zu erfüllen. Daher kommt es zu einer starken Entwicklung elastischer Fasernetze in der Media. Diese verdichten sich zu untereinander vernetzten, elastischen Membranen, die bei der menschlichen Aorta etwa 40–70 fenestrierte Lamellen ausbilden, in die glatte Muskelzellen mit eingebaut sind. Damit haben sich hier echte *elastisch-muskulöse Systeme* entwickelt, durch die dann die jeweilige elastische Wandspannung aktiv verändert werden kann.

Die in der **Adventitia** lokalisierten kollagenen Fasersysteme stabilisieren die Gefäßwand als Ganzes und wirken, da kollagene Fasern wenig dehnbar sind, einseitigen Überdehnungen entgegen. Die Adventitia, die außerdem auch elastische Fasernetze und freie Bindegewebszellen (Fibroblasten, Makrophagen) enthält, verankert das Gefäßrohr in seiner Umgebung, was vor allem bei den Venen von Bedeutung ist.

Da bei den größeren Gefäßen mit ihrem komplizierten Wandbau die Versorgung vom strömenden Blut aus durch die Intima hindurch nicht mehr ausreicht, entwickeln sich eigene Wandgefäße (**Vasa vasorum**), die von der Adventitia aus bis zur Media vordringen und die Versorgung bis etwa zur Elastica interna übernehmen. Die Vasa vasorum werden von Nerven begleitet, die einen gefäßeigenen, in der Regel adrenergen Plexus bilden *(Plexus nervorum perivascularis).*

Sperrarterien. Arterien, die Kapillargebieten mit wechselnder Durchblutung vorgeschaltet sind und Regelstrecken für Durchblutungsänderungen darstellen, besitzen häufig kräftige Längsmuskelpolster in der Intima, die entweder die gesamte Zirkumferenz umfassen oder nur stellenweise als isolierte, abgegrenzte Längsfalten ins Lumen vorspringen *(Sperrarterien).* Bei einer Vasokonstriktion mit

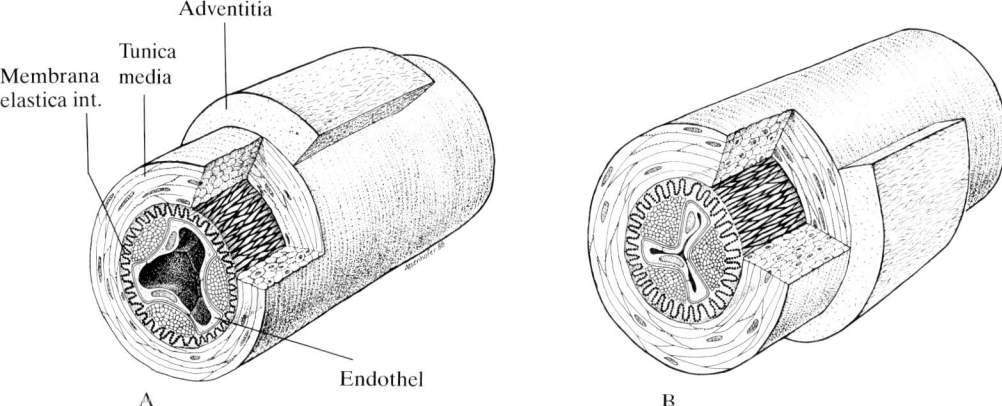

Abb. 107. Sperrarterien in geöffnetem (A) und geschlossenem Zustand (B). In der Intima befinden sich Längsmuskelwülste, durch deren Kontraktion das Gefäßlumen verschlossen werden kann (Sperrwülste).

gleichzeitiger Kontraktion der Längsmuskelbündel kann es zu einem vollständigen Verschluß des Gefäßlumens und damit zur Unterbrechung des Blutstromes kommen (Abb. 107).

Arteriolen. Die Hauptwiderstandsgefäße sind die Arteriolen und die terminalen Arterienäste, deren Durchmesser oft nur noch 80-110 μm beträgt, so daß der Strömungswiderstand stark ansteigt, die pulsierenden Blutdruckschwankungen verschwinden und sich eine mehr kontinuierliche Strömung ergibt. Die Strömungsverlangsamung und der Übergang in eine kontinuierliche Strömung sind für die Stoffaustauschvorgänge im Kapillargebiet außerordentlich wichtig. Die Arteriolen zeichnen sich durch eine ein- bis zweischichtige, geschlossene Lage glatter Muskelzellen aus, die reich innerviert ist, so daß sich die Reaktionslage des autonomen NS unmittelbar auf den Blutdruck und die Durchblutungsverhältnisse der jeweiligen Endstrombahn auswirken kann. Die Elastica interna und die subendotheliale Schicht der Intima fehlen.

Die terminalen Arteriolen gehen oft in *Metarteriolen* über, die nur noch vereinzelte Muskelzellen besitzen und für den Gefäßwiderstand kaum noch eine Rolle spielen. Dagegen treten häufig an den Abgängen der Kapil-

laren sphinkterartige Muskelringe auf *(präkapilläre Sphinkteren)* (Abb. 100). Außerdem finden sich in bestimmten Gebieten auch **arteriovenöse Anastomosen**, durch die die Endstrombahn umgangen, d.h. kurzgeschlossen werden kann. Besonders an den Akren des Körpers (Finger, Nasenspitze, äußeres Ohr, Zehen) differenzieren sich solche Kurzschlußgefäße zu komplizierteren Organen aus *(Glomusorgane*, epitheloidzellige a.-v. Anastomosen), die außer glatten Muskelzellen vor allem große, epitheloide Zellen enthalten, deren Funktion noch nicht geklärt ist.

Venen. Der niedrige Blutdruck und die relativ großen Blutvolumina (85% des zirkulierenden Blutvolumens) auf der venösen Seite machen den Wandbau der Venen verständlich. Die Gefäße des Niederdrucksystems, die auch als Blutspeicher dienen, sind hauptsächlich auf Dehnbarkeit angelegt. Die Muskulatur tritt in der Venenwand zurück, statt dessen beherrscht die Adventitia das Bild. Die Venen besitzen in der Regel keine geschlossene, von den Nachbarschichten abgrenzbare Media mehr, sondern statt dessen lockermaschige Bindegewebsschichten, die sich mit den Muskellagen durchflechten (Abb. 108). Die Dehnbarkeit der Venenwand ist etwa 200mal größer als die der Arterien, was hauptsächlich

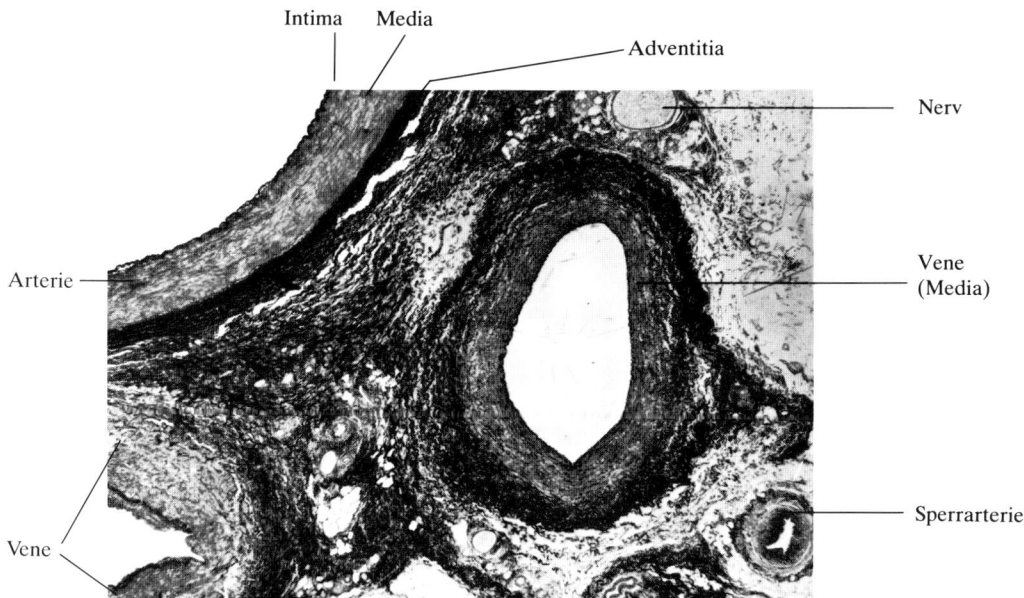

Abb. 108. Histologischer Schnitt durch ein peripheres Gefäß-Nerven-Bündel (Elastikafärbung mit Resorzin-fuchsin, 25×). Links oben ist ein Stück einer Arterie angeschnitten. Man beachte die geschlossene Lage der Media. Die Sperrarterie enthält Längsmuskelpolster in der Intima.

auf dem Fehlen einer geschlossenen Media und einer zusammenhängenden Elastica interna beruht. Häufig treten auch in den Venen, besonders der unteren Körperhälfte, *Venenklappen* auf, die den Blutrückfluß erleichtern und eine Strömungsumkehr verhindern. Bei den Klappen handelt es sich um Duplikaturen der Intima, die ähnlich wie die Taschenklappen des Herzens einen Bindegewebskern besitzen und vollständig von Endothel überzogen sind.

Klinische Hinweise. Die häufigsten pathologischen Veränderungen der Gefäße betreffen die Intima, wo – beginnend in der subendothelialen Schicht – *Arteriosklerose-herde* auftreten können. Die arteriosklerotischen Ablagerungen gehen mit einem Zerfall der Elastika einher und führen durch Lumeneinengungen zu Durchblutungsstörungen und gegebenenfalls zum Untergang der zu versorgenden Organ-

bezirke *(Infarkt)*. Der Elastizitätsverlust der Gefäßwand kann sich auch auf den Blutdruck auswirken. Im Alter, im Streß oder infolge von arteriosklerotischen Veränderungen kommt es häufig zu einer Erhöhung des Blutdrucks *(Hypertonie)*. Ein zu geringer Muskeltonus – besonders der Arteriolen – kann zu einer *Hypotonie* führen.

1.1.3 Herzorgan

Das Herz stellt ein modifiziertes und weiterentwickeltes Gefäßrohr dar, das durch seine Gliederung in Vorhöfe und Kammern die Ordnung der Blutströmungen innerhalb der verschiedenen Kreislaufabschnitte besorgt und durch seine kräftige Muskulatur der Zirkulation einen motorischen Antrieb vermittelt. Es kann daher mit Recht als das funktionelle Zentralorgan des gesamten Kreislaufsystems angesehen werden. Der Bau des Herzens spiegelt die Schichtengliederung der Gefäße wider. Das Endokard entspricht der Intima, das Myokard der Media und das epikardiale Bindegewebe der Adventitia. Die Größe des Herzens und die intensive Motorik führen zur Entwicklung von quergestreifter Muskulatur sowie zu einer weitgehenden Loslösung des Organs aus seiner Umgebung, so daß sich eine Serosa herausbildet, die aus zwei gegeneinander gleitfähigen Blättern besteht, dem Epi- und Perikard (Herzbeutel).

Herzmuskulatur. Die Herzarbeit wird in der Hauptsache vom Myokard der Ventrikel geleistet. Die *Ventrikelmuskulatur* besteht daher aus eng gepackt liegenden, quergestreiften Muskelelementen, die engmaschig vernetzt und nur durch wenig interstitielles Bindegewebe getrennt sind. Die Hauptmasse des Myokards zeigt im rechten Ventrikel eine rechtsspiralige, im linken Ventrikel eine linksspiralige Struktur. Im histologischen Schnitt findet man

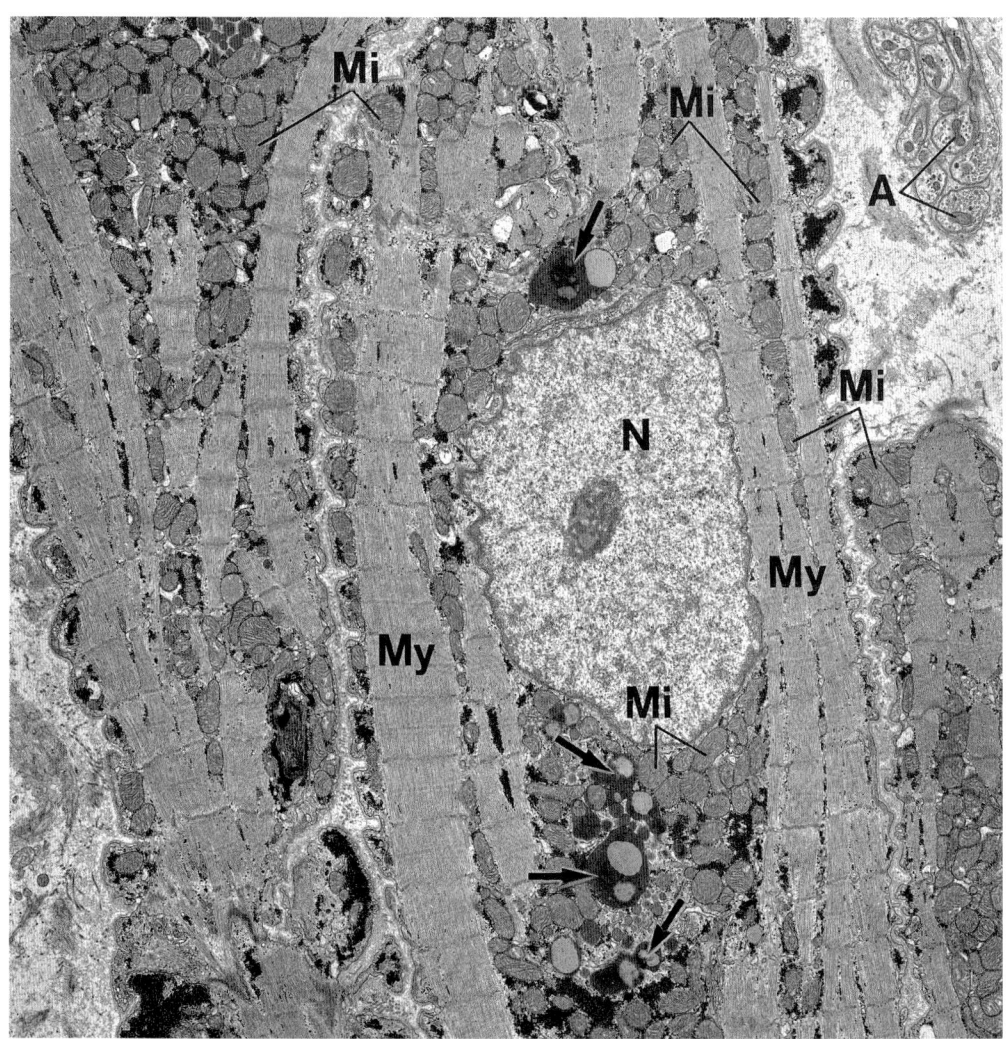

Abb. 109. E.m. Aufnahme von myoendokrinen Zellen des menschlichen Herzmuskels aus dem rechten Vorhof (6350×) (freundlicherweise zur Verfügung gestellt von Herrn Prof. Forssmann, Hannover). In Kernnähe liegen zahlreiche, Hormone enthaltende Granula (Pfeile). A = Axone autonomer Nervenfasern; N = Zellkern; Mi = Mitochondrien; My = Myofibrillen.

daher meist Faserbündel verschiedener Verlaufsrichtungen. Das interstitielle Bindegewebe des Myokards zeichnet sich durch einen besonderen Gefäßreichtum aus; elastische Fasern fehlen weitgehend, da die Herzmuskulatur selbst die wesentlichste elastische Gewebskomponente darstellt. Anders liegen die Verhältnisse im Bereich der *Vorhofmuskulatur*, die stärker dehnbar ist und eine wesentlich schwächere und relativ locker gruppierte Muskulatur besitzt. Sie ist stärker mit elastischen Fasern durchsetzt.

Im Bereich der Vorhöfe wurden neuerdings Muskelfasern entdeckt, die vasoaktive Peptide synthetisieren (**myoendokrine Zellen**). Das Cardionatrin wirkt stark diuretisch und fördert die Na-Ausscheidung durch die Nieren; das Cardiodilatin senkt den Blutdruck und wirkt vasodilatatorisch. Die sekretorisch aktiven Muskelfasern enthalten kleine rundliche, elektronendichte Granula, die meist in Kernnähe liegen ($\varnothing$ = 280 nm) und bei Dehnung der Vorhofwandung ins Blut abgegeben werden (Abb. 109). Durch diese Hormone wirkt das Herz wie eine endokrine Drüse zusammen mit der Niere an der Konstanterhaltung von Blutdruck und Blutnatriumspiegel mit.

Innenauskleidung des Herzens (Endokard). Im Gegensatz zur Intima der Gefäße ist die endokardiale Innenhaut des Herzens hoch differenziert und weist regionale, mit der Funktion zusammenhängende Unterschiede auf. In den Vorhöfen enthält das hier relativ dicke Endokard ein Netzwerk glatter Muskelfasern, wodurch wahrscheinlich die Wandspannung bei den wechselnden Füllungszuständen aktiv verändert werden kann. Im Endokard der Ventrikel fehlen glatte Muskelzellen fast ganz, so daß die subendokardiale Bindegewebslamelle dort relativ dünn ist. Das Endokard wird weitgehend aus dem strömenden Blut ernährt.

Die **Taschen-** und **Segelklappen** sind Endokardduplikaturen, die durch ein festes, kollagenfaseriges Bindegewebsgerüst (Klappenskelett) versteift werden. Endokard und Klappenapparat sind gefäßlos und zählen zu den bradytrophen Geweben.

Herzbeutel (Serosa). Die rhythmischen Kontraktionen des Herzens setzen eine große Gleitfähigkeit des Muskelschlauches gegenüber der Umgebung voraus. Diese wird durch den Herzbeutel, der aus dem **Perikard** und **Epikard**, d. h. einem viszeralen und parietalen Serosablatt besteht, geschaffen. Beide Blätter werden an den einander zugekehrten Flächen von einer einschichtigen Lage flacher bis kubischer Mesothelzellen überzogen. Die Höhe der jeweiligen Zellschichten hängt vom Kontraktionszustand des Herzens ab. Die im Spaltraum (Cavum pericardii) befindliche Flüssigkeit fungiert als Verschiebeschicht und beträgt normalerweise 10–20 ml.

Erregungsbildung und Erregungsübertragung (RLS). Eine Besonderheit der Herzmuskulatur stellt ihre Fähigkeit zur selbständigen, rhythmischen Erregungsbildung dar. Die Erregungen gehen von dem spontan-aktiven *Sinusknoten* aus. Sie breiten sich dann über die Vorhofmuskulatur bis zum *A.-V.-Knoten* und von dort bis zur Ventrikelmuskulatur aus. Bei der Erregungsausbreitung spielen auch die Nexus im Bereich der Glanzstreifen eine wichtige Rolle.

Die Fasern des RLS sind keine Nerven-, sondern spezielle Muskelfasern. Die Endaufzweigungen des RLS werden als **Purkinje-Fasern** bezeichnet. Sie gehen schließlich kontinuierlich in die Herzmuskelfasern über. Die Purkinje-Fasern liegen meist unmittelbar unter dem Endokard und zeichnen sich durch ein helles, strukturarmes Sarkoplasma aus, in dem nur relativ wenige, meist randständige Myofibrillen liegen. Es handelt sich um dicke, locker zusammenliegende Fasern, die nur wenige, weit auseinanderliegende Glanzstreifen besitzen (Abb. 110). Welche Strukturen für die besonderen Fähigkeiten zur Erregungsleitung verantwortlich sind, ist noch nicht restlos geklärt.

1.2 Blut

Das funktionell wichtigste Element des Kreislaufsystems ist zweifellos das Blut. Es ist prak-

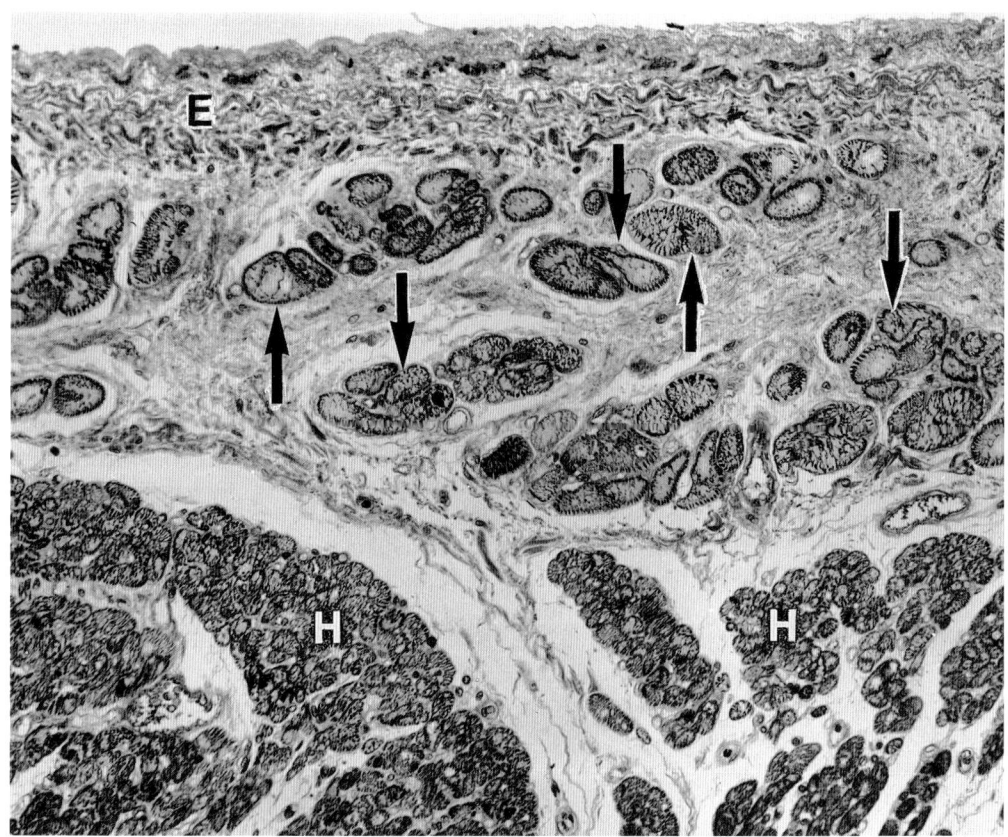

Abb. 110. L.m. Aufnahme der Herzmuskulatur. Querschnitt durch das Endokard (Mensch, 200×). Unter dem Endokard (E) verlaufen zahlreiche Purkinje-Fasern des RLS (Pfeile); H = normale Herzmuskulatur im Querschnitt.

tisch ubiquitär im Organismus verteilt und sichert die Einheit seiner Lebensprozesse. Im Gegensatz zum Nervensystem, dessen Nervenzellen durch ihre langgestreckten, überall miteinander zusammenhängenden Fortsätze direkt mit den Erfolgsorganen in Kontakt treten, wobei dank der hohen Erregungsleitungsgeschwindigkeit der Zeitfaktor kaum eine Rolle spielt, muß das Blut »relativ zeitaufwendig« innerhalb des Gefäßsystems von Organ zu Organ strömen, um die verschiedenen Stoffaustauschvorgänge zu ermöglichen. Im Gegensatz zum NS, dessen Funktionen sich mehr in einem *räumlichen Nebeneinander* abspielen, vollzieht sich damit das prozessuale Geschehen beim Blutgefäßsystem mehr in einem

zeitlichen Nacheinander. Insgesamt stellt das Blut ein äußerst empfindliches Organ dar, in dem sich jede Änderung oder Störung von Organfunktionen sofort »abbildet«, so daß das Blutbild für den Arzt zu einem der wichtigsten diagnostischen Hilfsmittel für die Erkennung von Krankheitsprozessen wird. Eine der erstaunlichsten Eigenschaften des Blutes ist die, alle aus der Peripherie kommenden Einflüsse in sich selbst auszugleichen, so daß das Blut sich gewissermaßen immer im Gleichgewicht befindet. Diese Konstanz seiner inneren Struktur ist eine der wichtigsten Voraussetzungen für die Konstanterhaltung des inneren Milieus im Gesamtorganismus (Homöostase).

Generell lassen sich beim Blut drei elementare Funktionsgruppen unterscheiden: 1. die Transportfunktion für die Atemgase, Wärme und zirkulierende Stoffe, 2. die Abwehrfunktion im Rahmen immunologischer Prozesse und 3. die Schutzfunktion, d.h. die Fähigkeit, durch Gerinnung oder Lysis die Struktur des Gesamtsystems zu erhalten. Diesen Funktionen dienen einerseits die Blutzellen (46% des zirkulierenden Blutes), andererseits aber auch die Elemente der Blutflüssigkeit (Plasma: 54% des zirkulierenden Blutes), wobei interessanterweise jeweils eine bestimmte Zellgruppe mit einer zugehörigen Stoffgruppe im Plasma funktionell zusammenwirkt. Außerhalb des Körpers gerinnt das Blut. Es bleibt eine klare, gelbliche Flüssigkeit zurück, das *Serum*.

1.2.1 Schutzfunktion des Blutes (Blutgerinnung und Formerhaltung des Gefäßsystems)

Das Blut könnte seine Aufgabe als Transportorgan nicht erfüllen, wenn nicht einerseits die

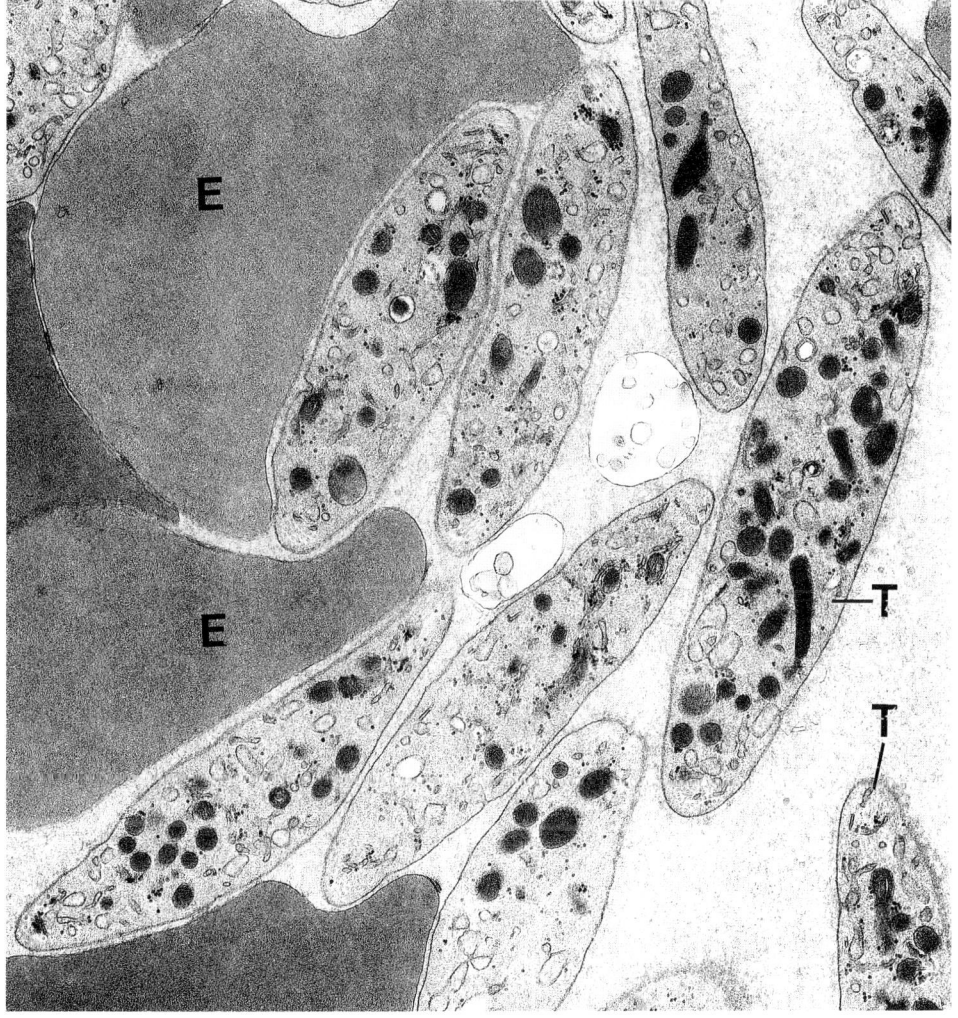

Abb. 111. E.m. Aufnahme von Thrombozyten (T) und Erythrozyten (E) (16200×). Man beachte die unterschiedlichen Granula der Thrombozyten sowie die verschiedenen Formen der Erythrozyten (E).

Wandstruktur der Gefäße, andererseits aber auch die Fließeigenschaften des Blutes erhalten sind. Bei der geringen Blutmenge (4–6 l) kann die Verletzung von Blutgefäßen leicht zu größeren Blutverlusten und damit zu lebensbedrohlichen Zuständen führen. Jede Verletzung der Gefäßwand löst nicht nur eine sofortige, reflektorische Vasokonstriktion, sondern auch einen komplizierten Gerinnungsvorgang aus, bei dem immer 3 Komponenten zusammenwirken müssen, nämlich 1. eine zelluläre Komponente (Blutplättchen oder Thrombozyten), 2. eine Gewebskomponente (aus dem Endothel oder verletzten Gewebe freigesetzte Faktoren) und 3. die Gerinnungsfaktoren des Blutplasmas (Plasmafaktoren, Fibrinogen). Fibrinogen ist ein hochmolekulares Protein, das ständig im Blut zirkuliert und sich in das wasserunlösliche Fibrin umwandeln kann. Das Gefäßendothel besitzt an seiner Oberfläche normalerweise einen dünnen Glykoproteinfilm, der gerinnungshemmend wirkt und die Ausfällung von Fibrin verhindert. Dadurch bleibt die Gleitfähigkeit des strömenden Blutes entlang der Gefäßwand erhalten. Kommt es jedoch zu Gefäßschäden, treten Faktoren auf, die die Gerinnungsmechanismen in Gang setzen und die Thrombozyten zur Aggregation bringen, so daß ein Thrombus entsteht.

Thrombozyten. Die 2–5 μm großen Thrombozyten stellen eigentlich Zellfragmente dar, die keine Zellkerne mehr besitzen, aber in ihrem Zytoplasma zahlreiche, verschiedenartige Granula und Zellorganellen (Mitochondrien, Mikrotubuli usw.) enthalten (Abb. 111). Die Zellorganellen konzentrieren sich auf den zentralen Bereich (Organellenzone, *Granulomer*), während die Randzone heller erscheint *(Hyalomer)* und vornehmlich Mikrotubuli und Filamente (z. B. Actin) beherbergt. Da die Filamente größtenteils an der Zellmembran verankert sind, können sie die scheibchenförmige, längsovale Gestalt der Thrombozyten aufrechterhalten. Bei der Blutgerinnung geht die ovale Grundform verloren. Die Thrombozyten kugeln sich ab und setzen den in der Zellmembran vorhandenen Plättchenfaktor (Faktor 3)

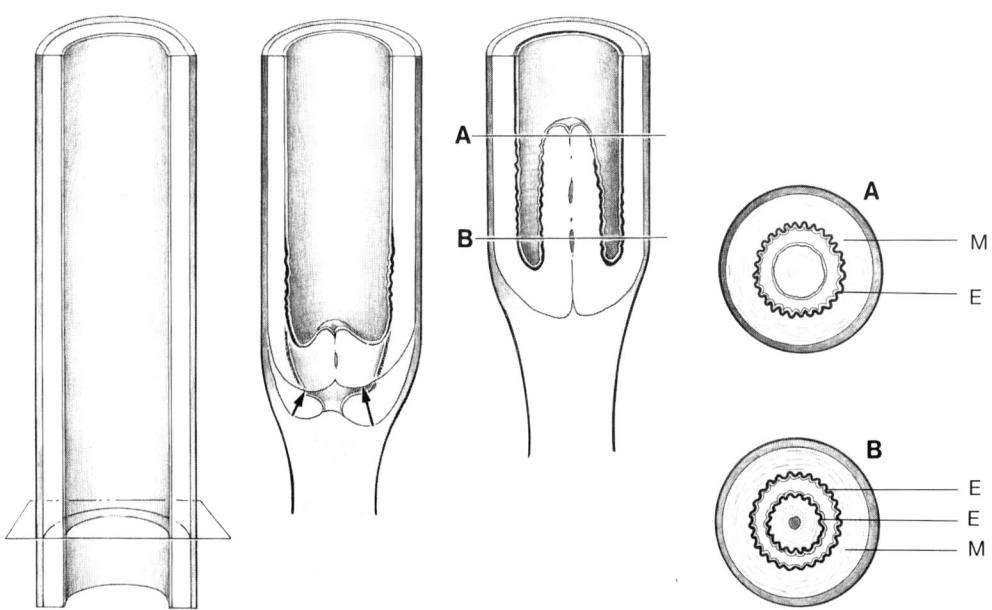

Abb. 112. Spontanverschluß einer Arterie durch Invagination (nach J. Staubesand). Das abgeschnittene Arterienende stülpt sich durch die Elastica interna nach innen ein. E = Elastica int.; M = Tunica media.

frei, der bei der Anwesenheit von Kalziumionen den eigentlichen Gerinnungsvorgang in Gang setzt.

Morphologie des Gerinnungsvorganges. Bei einer Gewebs- oder Gefäßverletzung kommt es normalerweise nach einer kurzen Blutungszeit von 1–3 Minuten zur Blutstillung durch Bildung eines Thrombozytenpfropfes in den eröffneten Gefäßen. Die zunächst reversible Adhäsion der Thrombozyten wird durch Substanzen ausgelöst, die von dem verletzten Gewebe (Gefäßendothel, Bindegewebe, Kollagen) freigesetzt werden. Bei der Adhäsion formen sich die Thrombozyten zu kugeligen Gebilden um, wobei auch mikrovilliartige Fortsätze (Filopodien) gebildet werden können. Die Umformung der Thrombozyten führt zu Oberflächenveränderungen, die eine Entleerung der Granula zur Folge haben (Degranulierung). Die elektronendichten, 0,5–1,5 μm großen Granula enthalten vor allem *Serotonin,* das eine Vasokonstriktion hervorruft und damit den Gefäßverschluß unterstützt. Durch die Entleerung anderer Granula treten Substanzen wie Thromboxan A$_2$, ADP und der neuerdings entdeckte Thrombozyten-Wachstumsfaktor (PDGF = Platelet derived growth factor) ins Gewebe über und lösen vor allem zwei verschiedene Reaktionen aus: 1. werden weitere Thrombozyten aktiviert, an den Pfropf angelagert und ebenfalls degranuliert; 2. wird der in der Thrombozytenmembran vorhandene Plättchenfaktor 3, ein Phospholipoprotein, freigesetzt und damit die Gerinnung eingeleitet (irreversible Thrombozytenaggregation).

Bei der **Blutgerinnung** muß man eine endogene und eine exogene Komponente unterscheiden. Die endogene Gerinnung startet mit der Aktivierung des Faktors XII (Hageman-Faktor) durch Kontakte dieses Faktors mit verletzten Oberflächen (Kollagen, Endothel). Die exogene Gerinnung beginnt mit der Aktivierung von Faktor VII durch Faktoren, die aus dem verletzten Gewebe freigesetzt werden (z.B. Thrombokinase). Schließlich wird aus dem im Blutplasma vorhandenen Prothrombin *Thrombin* gebildet, das eigentliche Schlüsselenzym für die Umwandlung von Fibrinogen in Fibrin. Das

zunächst lösliche (monomere) Fibrin polymerisiert dann rasch unter Mitwirkung des fibrinstabilisierenden Faktors XIII zu langen, unlöslichen Fibrinfäden, die zusammen mit Gewebsresten und Thrombozytenhaufen schließlich den **Thrombus** bilden. Thrombin bewirkt nicht nur die stufenweise Spaltung des Fibrinogenmoleküls, sondern fördert gleichzeitig auch die Thrombozytenaggregation, wodurch der Thrombus an Größe zunimmt. Durch Thrombin wird schließlich auch eine Aktivierung der in den Thrombozyten vorhandenen kontraktilen Proteine (Aktin-Filamente) ausgelöst, so daß sich der Thrombus zusammenzieht und verfestigt. Die Thrombozyten enthalten aber auch Lysosomen, deren proteolytische Enzyme beim Plättchenzerfall freigesetzt werden, wodurch dann die spätere Auflösung des Thrombus eingeleitet und die Strömung wieder freigegeben wird. Der Thrombozyten-Wachstumsfaktor (PDGF) regt schließlich die Fibroblasten des Wundgebietes zur Proliferation an und fördert dadurch die nachfolgenden reparativen Prozesse im Wundgebiet.

Bei größeren Gefäßen reicht die Thrombusbildung zur Blutstillung allein nicht aus. Durch die elastischen Fasernetze der Gefäßwand kommt es nach Durchtrennung größerer Arterien zur Einrollung der peripheren Gefäßenden und damit zur Verlegung des Lumens, wobei ein zusätzlich gebildeter Thrombus den Gefäßverschluß komplettieren kann (Abb. 112).

Fibrinolyse, Antikoagulation. Auch der gegenteilige Prozeß, nämlich die Hemmung der Blutgerinnung bzw. die Auflösung eines Fibringerinnsels, besitzt eine zelluläre und eine plasmatische Komponente. In der Globulinfraktion der Plasmaeiweißkörper findet sich das *Plasminogen* (Profibrinolysin, MG 81000), das durch Blut- oder Gewebsfaktoren (Fibrinolysokinasen) in *Plasmin* (Fibrinolysin) umgewandelt werden kann. Plasmin ist eine Protease, die die unlöslichen Fibrinfäden in lösliche Polypeptide spaltet *(Fibrinolyse).* Diese Polypeptide hemmen die Thrombinwirkung und verhindern damit die weitere Ausfällung von Fibrin. Die Plasminaktivatoren, die Plasminogen in Plasmin umwandeln können,

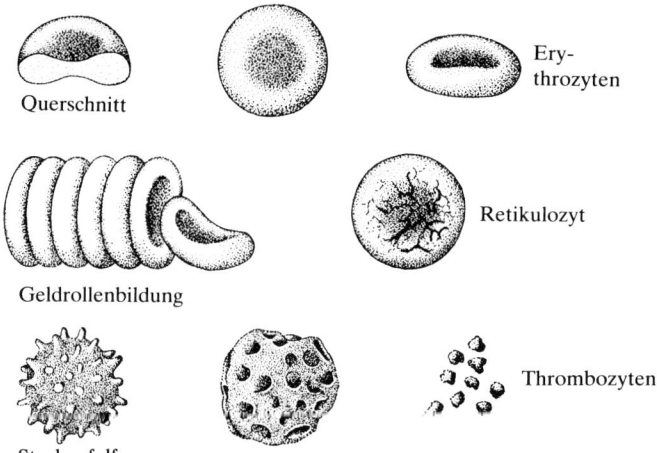

Querschnitt

Ery-
throzyten

Geldrollenbildung

Retikulozyt

Stechapfelform

Thrombozyten

Abb. 113. Schema der roten Blutkörperchen des Menschen. Verschiedene Formen von Erythrozyten, Retikulozyten und Thrombozyten.

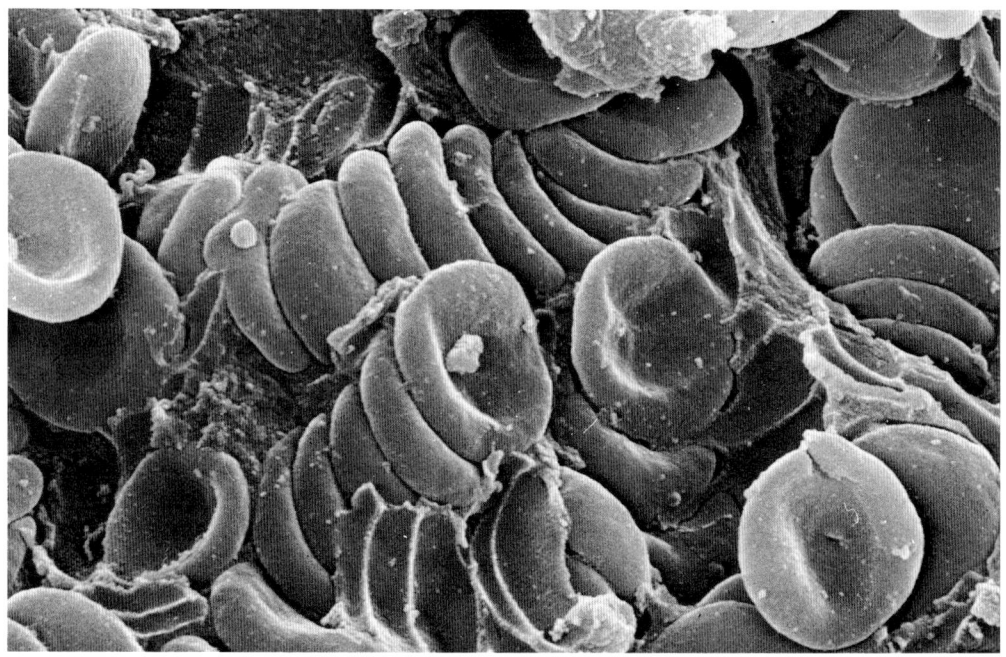

Abb. 114. Raster-.e.m. Aufnahme von Erythrozyten im Lumen eines Gefäßes (4200×). Man beachte die bikonkave Form der Erythrozyten und die Geldrollenbildung.

stammen aus dem verletzten Gewebe (z.B. Urokinase) oder aus dem Blut (z.B. Faktor XIIa). Die wichtigsten Proaktivatoren (u.a. Präkallikrein) sind Lysokinasen, die durch traumatische oder entzündliche Gewebsschäden aus Blutzellen freigesetzt werden. Eine wichtige exogene Lysokinase ist die von Mikroorganismen (Streptokokken) stammende

Streptokinase, die auch therapeutisch zur Behandlung von Thrombosen eingesetzt wird.

Basophile Granulozyten. Bei der zellulären Komponente der Gerinnungshemmung handelt es sich in der Hauptsache um die basophilen Leukozyten, deren basophile Granula vor allem *Heparin* enthalten. Heparin ist ein Glykosaminoglykan mit hohem Sulfatgehalt, das die Inaktivierung von Thrombin beschleunigt und dadurch die Umwandlung von Fibrinogen in Fibrin verhindert. Die im Plasma vorhandenen »Basophilen« sind die kleinsten unter den weißen Blutkörperchen ($\varnothing$ 8–11 μm). Sie kommen auch nur in kleinen Mengen vor (0,5–1%). Die grobschollig, großen Granula, die so zahlreich sind, daß der in der Regel S- oder U-förmige Zellkern l.m. kaum zu erkennen ist, enthalten außer Heparin auch Histamin, einen Stoff, dessen Freisetzung vasomotorische Reaktionen auslöst. Wegen ihres Heparingehaltes färben sich die Granula l.m. metachromatisch an, ähnlich wie die der Mastzellen, so daß die Basophilen auch als die Blutmastzellen bezeichnet wurden. Die Mastzellen des Bindegewebes sind jedoch nicht identisch mit den Basophilen. Sie haben nämlich eine etwas andere Herkunft (entstehen vermutlich aus Monozyten), zeigen einen höheren Gehalt an Heparin und Histamin und besitzen auch eine etwas andere Feinstruktur.

Auch die **eosinophilen Granulozyten** haben eine gewisse Bedeutung für die Antikoagulation. In ihren Granula wurde nämlich Plasminogen gefunden, das thrombolytische Prozesse in Gang setzen kann.

Entwicklung der Zellen des Gerinnungssystems. Die *basophilen Granulozyten* werden zusammen mit den übrigen Granulozyten des Blutes im Knochenmark aus undifferenzierten *Myeloblasten* gebildet. Die Differenzierung in neutrophile, eosinophile und basophile Granulozyten beginnt bei den *Metamyelozyten* durch die Einlagerung spezifischer Granula. Die Stammzelle der Thrombozyten ist der *Megakaryoblast* des Knochenmarks, eine Zelle, die histologisch weitgehend dem Myeloblasten gleicht. Diese vergrößert sich rasch zu einer Riesenzelle (Promegakaryozyt und **Mega-**karyozyt), indem sich der Kern endomitotisch vergrößert, d.h. polyploid wird, und das Zytoplasma große Mengen von rauhem ER und Ribosomen produziert. Durch Bläschenreihen gliedert sich das Zytoplasma in etwa gleich große Zellabschnitte, die dann durch Einreißen dieser Membranstraßen abgetrennt und als Thrombozyten in die Zirkulation eingeschwemmt werden.

1.2.2 Transportfunktion des Blutes. Erythrozyten und Plasmaeiweißkörper

Eine zentrale Aufgabe des Blutes ist der Transport von O_2 und CO_2 mit Hilfe des Hämoglobins, das in hohen Konzentrationen (90%) in den roten Blutkörperchen (Erythrozyten) angereichert ist. Die Erythrozyten sind kernlose, bikonkave, zellähnliche Elemente ($\varnothing$ etwa 7,5 μm, Normozyten) (Abb. 113 u. 114). Durch das in ihrem Plasma angereicherte Hämoglobin sind sie befähigt, in der Lunge Sauerstoff aufzunehmen bzw. diesen an das Gewebe abzugeben, andererseits aber auch Kohlensäure aus dem Gewebe zu binden und in der Lunge wieder freizusetzen. Die Erythrozyten verleihen durch ihren Gehalt an Oxyhämoglobin dem arteriellen Blut eine hellrote, dem venösen Blut durch das deoxygenierte Hämoglobin (Carbaminohämoglobin) eine dunkelrote Farbe. Die relativ geringe Blutmenge (4 bis 6 l, etwa 7 bis 8% des Körpergewichts) und der hohe O_2-Bedarf des Organismus machen es notwendig, daß im zirkulierenden Blut stets eine sehr große Zahl von roten Blutkörperchen mit moglichst großer Oberfläche vorhanden ist. Die Erythrozyten machen daher den Hauptteil der Blutzellen überhaupt aus. Beim Erwachsenen sind in 1 μl Blut bei der Frau etwa 4,6 Mio. und beim Mann 5,1 Mio. roter Blutkörperchen vorhanden (Gesamtzahl 25×10^{12}), deren Oberfläche auf insgesamt 3800 m^2 geschätzt wird. Diese erstaunlich große Oberfläche wird durch die bikonkave Form der Erythrozyten erreicht, deren Mitte

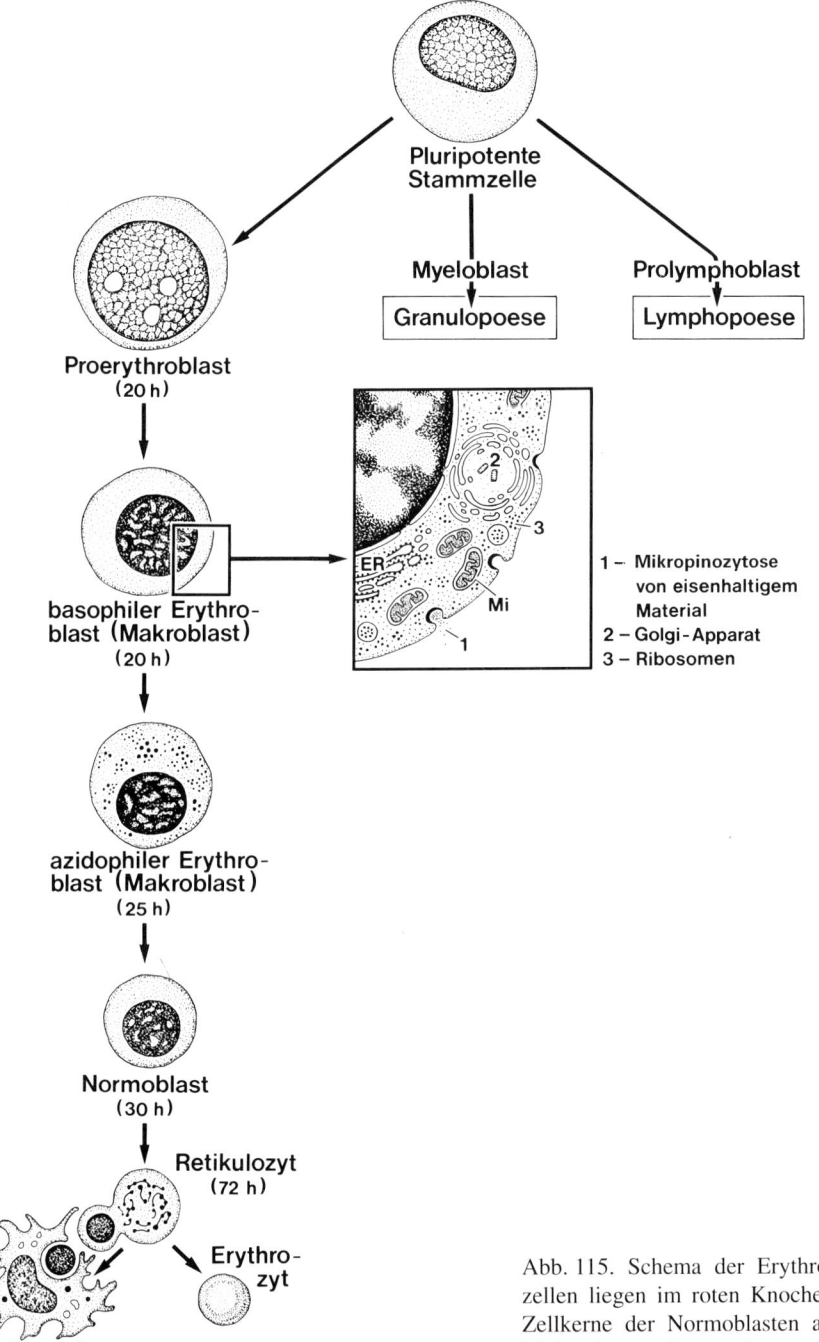

Abb. 115. Schema der Erythropoese. Die Stammzellen liegen im roten Knochenmark, wo auch die Zellkerne der Normoblasten ausgestoßen und von Makrophagen phagozytiert werden.

sich auf 1–1,5 μm verdünnt, während die Randzone 1,8–2,5 μm dick wird (Abb. 113 u. 114). Diese ungewöhnliche Form wird durch ein besonderes Zytoskelett aufrechterhalten, das aus einem Netz von Polypeptidfäden (Spektrin) besteht, die durch Aktinfilamente zusammengehalten und durch ein spezielles Protein (Ankyrin) an der Zellmembran befestigt werden. Wegen dieses Zytoskeletts und wegen des Fehlens eines Zellkerns sind die Erythrozyten auch in hohem Maße flexibel, so daß sie sich mit Hilfe starker Formveränderungen noch in den kleinsten Gefäßen fortbewegen können. Im hypertonen Milieu schrumpfen sie (Stechapfelform), in hypotonen Lösungen quellen sie auf und verdämmern *(Hämolyse)* (Erythrozytenschatten) (Abb. 113). Für die Atmungsfunktion der Erythrozyten ist daher die Konstanterhaltung des Plasma-pH, d.h. das Säure-Basen-Gleichgewicht des Blutes, von ausschlaggebender Bedeutung. Die außerordentlich hohe Pufferkapazität des Blutes kommt einmal durch das Hämoglobin selbst, zum anderen aber auch durch die Plasmaproteine, vor allem die Albumine (60% der Bluteiweißkörper) und die gelösten Bikarbonate zustande, so daß größere Änderungen des pH-Wertes nach der sauren (Azidose) oder alkalischen Seite (Alkalose) vermieden werden und der O_2/CO_2-Transport ungestört vonstatten gehen kann.

Erythropoese. Die Erythrozyten haben als kernlose Zellen nur eine kurze Lebensdauer (100–120 Tage). Die in der Milz zerstörten Erythrozyten müssen daher kontinuierlich regeneriert werden, ein Prozeß, der im Knochenmark vonstatten geht. Rund 0,8% der 25×10^{12} Erythrozyten werden in 24 Stunden durch neue ersetzt. Das bedeutet eine Neubildung von 160×10^6 Erythrozyten pro Minute – eine gewaltige, regenerative Leistung des Knochenmarkes.

Das **Knochenmark** besteht aus einem mesenchymartigen, äußerst regenerationsfähigen, retikulären Bindegewebe, das von sinusartig erweiterten Kapillargeflechten durchsetzt ist und alle Entwicklungsstadien der Blutzellen beherbergt. Die Retikulumzellen (pluripotente Stammzellen) können sich aus dem netzartigen Zellverband herauslösen, abkugeln und zu den dann nur noch unipotenten Stammzellen der roten Blutkörperchen werden. Die Entwicklung der roten Blutkörperchen aus diesen Stammzellen geht im wesentlichen in 3 Stufen vor sich, und zwar von basophilen Stammzellen (Proerythroblasten) über die basophilen, die polychromatischen zu den orthochromatischen Erythroblasten (azidophile Normoblasten) (Abb. 115).

Bei den **Proerythroblasten** handelt es sich um große, basophile Zellen mit bläschenförmigen, chromatinarmen Kernen ($\varnothing$ 14–17 μm). Die nachfolgenden, sich rasch teilenden Makroblasten oder Erythroblasten sind zwar immer noch basophil, zeigen aber einen zunehmend dichter werdenden Kern mit grobscholligem Chromatingerüst. Durch Einlagerung von Hämoglobin werden diese Zellen, die sich noch etwa 3mal mitotisch teilen, zuerst polychromatisch und dann azidophil (Normoblasten, Erythroblasten). Der Grad der Azidophilie entspricht dem Gehalt an Hämoglobin im Zytoplasma. Der Grad der Basophilie ist ein Ausdruck für den noch vorhandenen Gehalt an Ribosomen und ER. In den Übergangsstadien zwischen Makroblasten und Normoblasten finden sich regelmäßig Zellen mit unterschiedlichem Hämoglobingehalt (polychromatische Erythroblasten).

Die **Normoblasten** liegen im Knochenmarksretikulum meist in Nestern um die Gefäße herum. Hier erfolgt die letzte Ausreifung zu den kernlosen Erythrozyten (Normozyten). Durch die zunehmende Verdichtung und Verklumpung des Chromatins kommt es zuerst zu einer Kernpyknose und schließlich zur Ausschleusung des Kerns, der als Ganzes mit einer schmalen Plasmahülle abgeschnürt und von Makrophagen phagozytiert wird. Mit dem Kernverlust erlischt die Fähigkeit der Zelle, Hämoglobin zu synthetisieren.

Bleiben innerhalb des Zytoplasmas noch Reste ribosomaler RNS zurück, die sich l.m. darstellen lassen (Howell-Jolly-Körper), spricht man von unreifen Erythrozyten oder **Retikulozyten**, die aber im Blut, wo sie rund

1% der zirkulierenden roten Blutkörperchen ausmachen, allmählich ausreifen.

> **Klinischer Hinweis.** Bei stark vermehrtem Erythrozytenabbau oder nach Blutverlusten steigt der Retikulozytengehalt des Blutes an, was auf eine »überstürzte« Erythropoese hinweist. Ein besonders wirksamer Reiz für eine Steigerung der Erythropoese ist das Absinken des O_2-Partialdruckes im atmenden Gewebe z. B. bei Lungenerkrankungen oder Aufenthalt in großen Höhen. Dies führt zu einer erhöhten Plasmakonzentration von **Erythropoetin**, einem Glykoprotein, das in der Niere gebildet wird und Bildung und Differenzierung der roten Blutkörperchen im Knochenmark steigert.

Bluteiweißkörper. Erfolgt der Sauerstofftransport hauptsächlich durch das Hämoglobin der Erythrozyten, so der CO_2-Transport überwiegend durch das Blutplasma (vorwiegend in Form von HCO_3^-). Das Blutplasma, vor allem durch seine Bluteiweißkörper, erfüllt wichtige Transportfunktionen. Etwa 60% der Plasmaeiweißkörper sind Transportproteine (Albumine, α-Globulin, Haptoglobulin, Transkortin und Transferrin). Man hat heute etwa 100 verschiedene Plasmaproteine definiert, die, mit Ausnahme des Albumins, alle Glykoproteine sind. Funktionell lassen sich diese Proteine in 3 Gruppen gliedern: 1. *Fibrinogen* (MG 340 000) für den Gerinnungsvorgang, 2. *Globuline* (MG zwischen 200 000 und 20 Mio.) für Immunvorgänge (γ-Globuline) und andere Prozesse (Enzyme, Komplementfaktoren, Inhibitoren usw.) und 3. *Albumine* als Transportproteine. Da Proteine Ampholyte sind, die je nach den Säureverhältnissen H^+- oder OH^--Ionen binden können, haben die Bluteiweißkörper eine hohe Pufferkapazität und tragen entscheidend zur Aufrechterhaltung eines konstanten pH-Wertes im Blut bei – eine wichtige Voraussetzung für den Gasaustausch innerhalb der Gewebe und in der Lunge. Die relativ hohe Viskosität des Plasmas beruht fast ausschließlich auf dem hohen Gehalt an Plasmaproteinen. Da aber die Plasmaproteine wegen ihrer Molekülgröße die Kapillarwand nicht passieren können, entwickelt sich zwischen Interstitium und Blutplasma ein kolloidosmotischer (onkotischer) Druckgradient, der die Wasserverteilung zwischen Gewebe und Blut entscheidend beeinflußt. Eine Abnahme der Albuminkonzentration kann zu einer Wasserretention im Interstitium, d. h. einem interstitiellen Ödem führen, wodurch gegebenenfalls der Gas- und Stoffaustausch zwischen Blut und Gewebe erheblich beeinträchtigt wird.

> **Klinischer Hinweis.** Flüssigkeitsansammlungen im Gewebe *(Ödeme)* entstehen vor allem bei Herzinsuffizienz, wenn der Venendruck, meist zuerst im Unterschenkelbereich und in der Knöchelregion, erhöht ist und der onkotische Druck sinkt.

Die Plasmaproteine sind wegen ihrer großen Oberfläche auch in besonderem Maße befähigt, kleinmolekulare Stoffe zu transportieren (sog. *Vehikelfunktion*). Fettartige, wasserunlösliche Substanzen werden an die lipophilen Gruppen der Plasmaproteine gebunden und so transportiert. Kalzium und andere Ionen werden an die Bluteiweißkörper gebunden, wobei sich immer (pH-abhängig) ein Gleichgewicht einstellt.

1.2.3 Abwehrfunktion des Blutes. Leukozyten und Immunglobuline

Jeder Organismus besitzt eine individuelle Zusammensetzung seiner makromolekularen

Abb. 116. E.m. Aufnahmen von verschiedenen Blutzellen. A = neutrophiler Granulozyt ($9100\times$); B = basophiler Granulozyt ($5200\times$); C = Lymphoblast ($6000\times$); D = eosinophiler Granulozyt ($8000\times$); E = verschiedene Blutzellen; M = Monozyt; L = Lymphozyt; Pfeil = beginnende Umwandlung eines Lymphozyten in eine Plasmazelle.

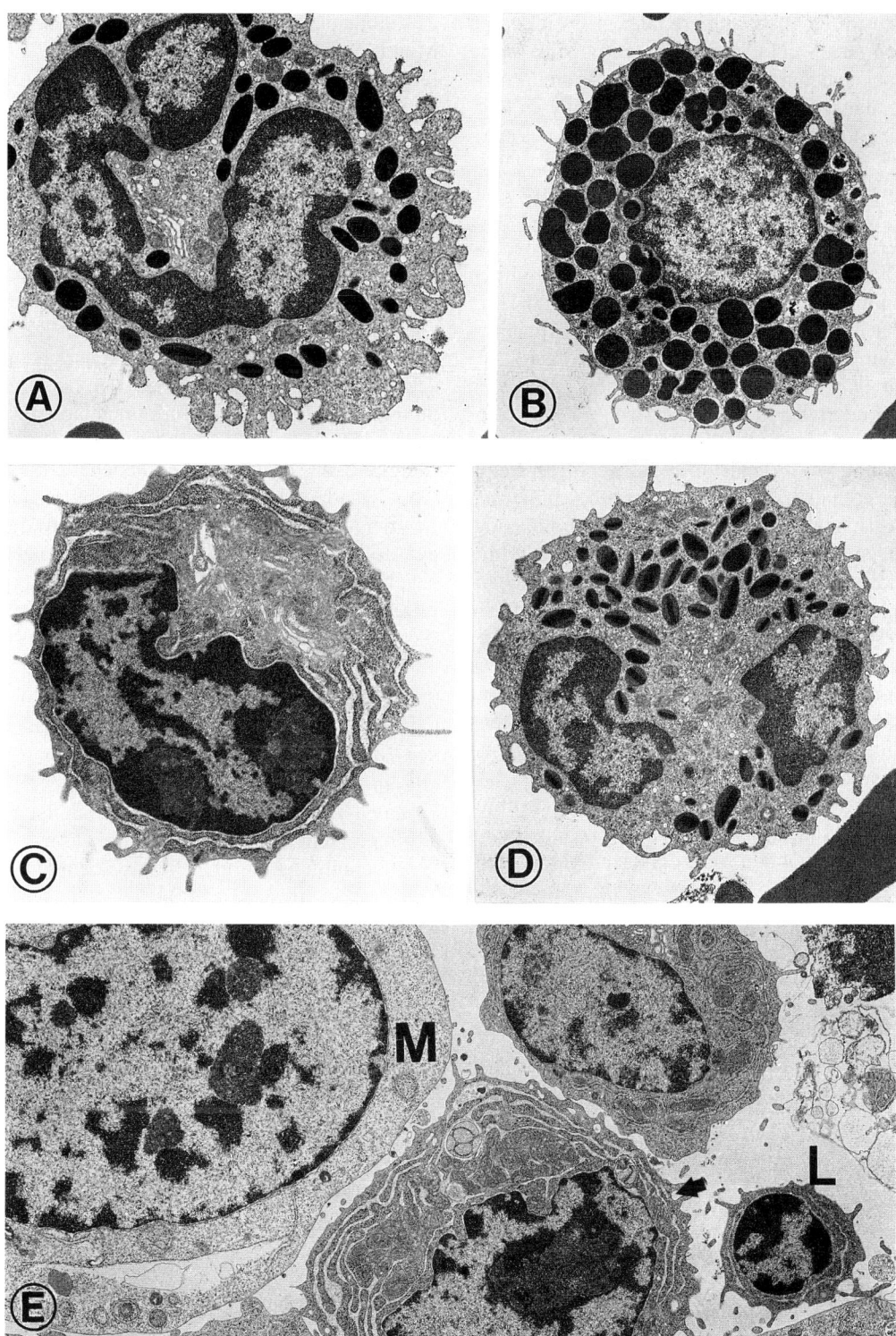

Baustoffe, insbesondere der Eiweißkörper. Von außen ins Gewebe eingedrungene Stoffe eines anderen Organismus, z.B. Fremdproteine, die als Antigene wirken, müssen vom Körper entgiftet werden, um den Bestand des eigenen Organismus nicht zu gefährden. Diese Abwehrvorgänge können entweder durch Phagozytose, d.h. durch eine Art »parenteraler Verdauung« seitens bestimmter Phagenzellen (Granulozyten, Makrophagen), oder durch immunologische Abwehrreaktionen mit Hilfe von Zellen des lymphatischen Apparates (Lymphozyten, Plasmazellen) erfolgen. Die zur *Phagozytose* fähigen Zellen zeichnen sich besonders durch den Besitz zahlreicher Lysosomen aus, die die für eine intrazelluläre Verdauung von Fremdstoffen notwendigen Enzyme enthalten. Das Immunsystem schützt den Organismus gegen antigene Makromoleküle, gegen Mikroorganismen oder Viren. Moleküle, die in der Lage sind, Antigene unschädlich zu machen, nennt man Antikörper. Sie werden von Plasmazellen (Immunozyten), die aus Lymphozyten hervorgehen, gebildet. Die Antikörper gehen mit den Antigenen eine komplexartige Verbindung ein (Antigen-Antikörper-Komplex), die dann für den Organismus unschädlich ist (humorale Abwehr).

Abwehr durch Phagozytose (Granulozyten, Monozyten). Die Granulozyten, die im Gegensatz zu den Makrophagen (Monozyten) auch als Mikrophagen bezeichnet werden, sind originäre Blutzellen. Sie sind amöboid beweglich und können daher jederzeit aus den Gefäßen auswandern, um am Ort der Schädigung spezielle Abwehrvorgänge, entweder durch phagozytotische Prozesse oder durch Freisetzen abbauender Enzyme, in Gang zu setzen. Bei der akuten Entzündung spielen diese Zellen die Hauptrolle. Den größten Teil der Leukozytenpopulation machen die **neutrophilen Granulozyten** aus (etwa 60% aller Leukozyten). Es handelt sich um große, kernhaltige Zellen ($\varnothing$ 9–12 μm), die im Knochenmark gebildet werden. Reife Granulozyten besitzen im

Zusammenhang mit ihrer großen amöboiden Migrationsfähigkeit große, gestaltliche Wandlungsmöglichkeiten, so daß diese Zellen trotz ihrer Größe noch durch 3 μm große Poren der Gefäßwand hindurchtreten können (Diapedese). In der Randzone des Zytoplasmas der Granulozyten befinden sich zahlreiche Aktinfilamente, die bei den Zytoplasmabewegungen, bei der Ausbildung der Mikrovilli und Pseudopodien eine Rolle spielen. Normalerweise bewegen sich die weißen Blutkörperchen im langsamen, erythrozytenfreien Randstrom des Blutes und verlassen erst auf chemische oder physikalische Reize hin die Blutbahn. Ihr Zellkern ist stabförmig, gelappt oder segmentiert, was die amöboide Bewegungsfähigkeit, insbesondere die Diapedese durch Gefäßwandporen, wesentlich erleichtert. Die Segmentation des Kernes nimmt mit dem Alter der Zellen zu. Jugendliche Granulozyten besitzen einen rundlichen bis U-förmigen Kern, reife und alternde Zellen einen mehrfach segmentierten Kern.

Klinischer Hinweis. Im Verlauf akuter Infektionskrankheiten, Entzündungen usw., bei denen zahlreiche neutrophile Granulozyten zerfallen, treten vermehrt Jugendformen (»Stabkernige«) im Blut auf (sog. Linksverschiebung), was auf eine vermehrte Nachbildung dieser Zellen aus dem Knochenmark hinweist (Abb. 118). Der bei akuten Entzündungen entstehende Eiter besteht hauptsächlich aus zerfallenen Granulozyten und Gewebstrümmern.

Das leicht azidophile Zytoplasma der neutrophilen Granulozyten zeigt l.m. eine feine, kaum sichtbare, staubartige Granulation (Azurgranula). Bei diesen Granula handelt es sich um primäre Lysosomen. Der größte Teil der übrigen Granula enthält jedoch keine lysosomalen Enzyme, sondern alkalische Phosphatasen und basische Proteine, die eine

Abb. 117. Schema der Myelopoese. Die Stammzellen liegen im Knochenmark, wo auch die Ausreifung bis zu den Granulozyten erfolgt.

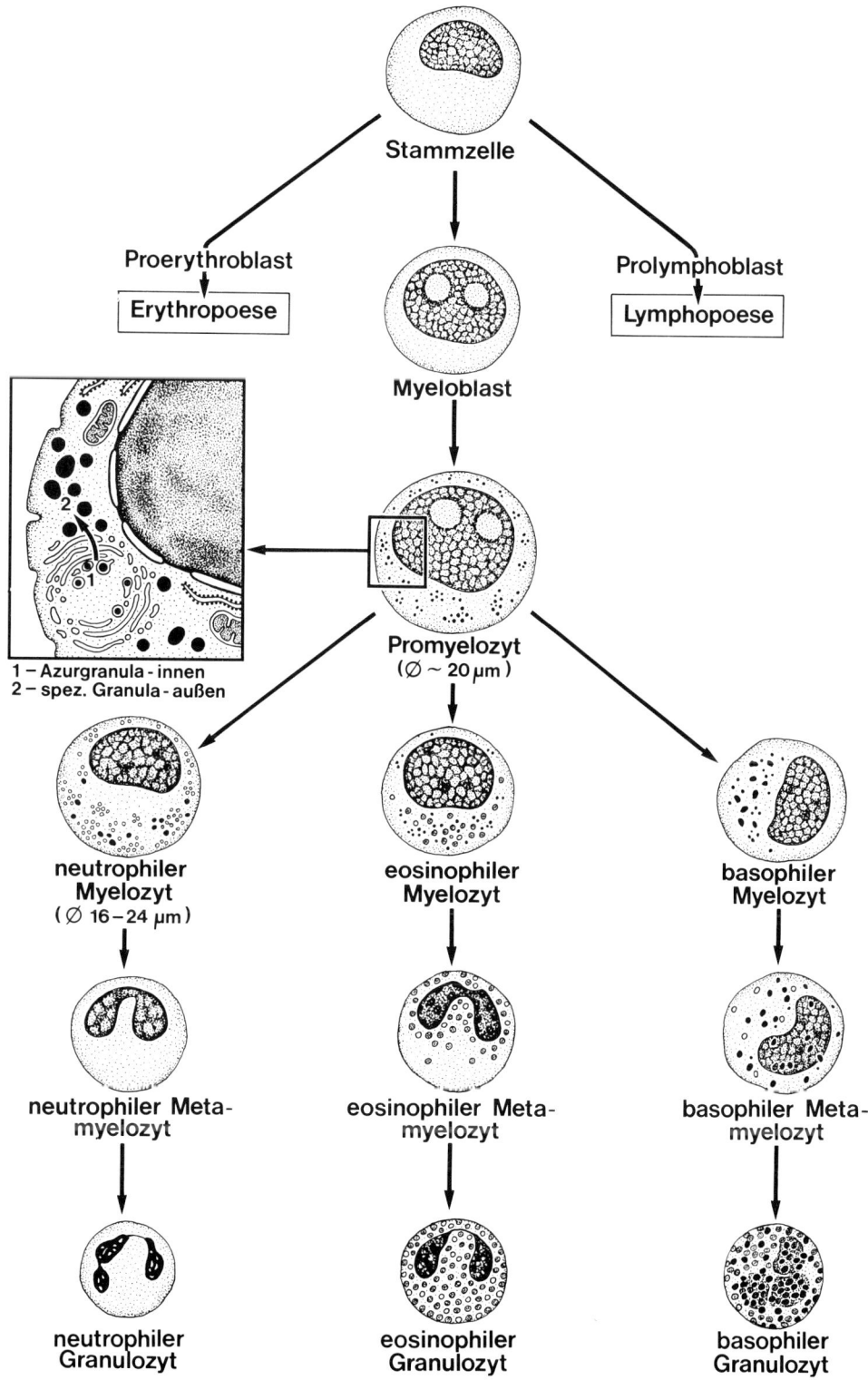

Stammzelle

Proerythroblast
Erythropoese

Myeloblast

Prolymphoblast
Lymphopoese

1 – Azurgranula - innen
2 – spez. Granula - außen

Promyelozyt
(∅ ~ 20 μm)

neutrophiler
Myelozyt
(∅ 16 – 24 μm)

eosinophiler
Myelozyt

basophiler
Myelozyt

neutrophiler Meta-
myelozyt

eosinophiler Meta-
myelozyt

basophiler Meta-
myelozyt

neutrophiler
Granulozyt

eosinophiler
Granulozyt

basophiler
Granulozyt

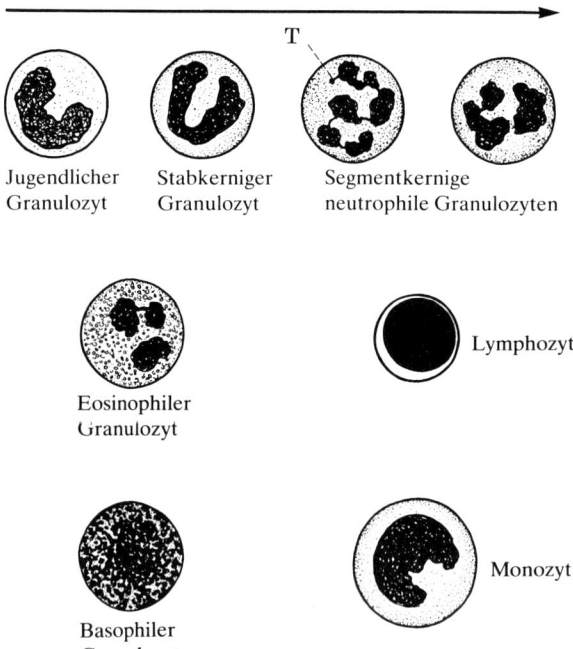

Jugendlicher Granulozyt

Stabkerniger Granulozyt

Segmentkernige neutrophile Granulozyten

Eosinophiler Granulozyt

Lymphozyt

Basophiler Granulozyt

Monozyt

Abb. 118. Übersicht über die verschiedenen Leukozytenformen. Der Pfeil deutet die Entwicklungsrichtung der Granulozyten von jugendlichen zu alternden (segmentierten) Formen an. T = Trommelschlegelfigur (Geschlechtschromatin). Bei bakteriellen Infektionen treten vermehrt segmentkernige Granulozyten im Blut auf (sog. Linksverschiebung).

antibakterielle Aktivität aufweisen *(Phagozytine)*. Durch Bakterien oder Zelltrümmer werden die »Neutrophilen« angelockt *(Leukotaxis)*, verlassen die Blutbahn, nehmen mit den Fremdelementen Kontakt auf und phagozytieren sie. Mit Hilfe der Lysosomen werden die Fremdkörper oder Bakterien dann intrazellulär »verdaut«, wobei die Zelle meist zugrunde geht. Da bei solchen Zerfallsprozessen auch Lysosomen ins Zwischengewebe gelangen, können auch hier Abbauvorgänge auftreten.

Granulozytopoese. Die Lebensdauer der weißen Blutkörperchen ist wesentlich kürzer als die der roten und beträgt bei den neutrophilen in der Regel nur 3 bis 5 Tage. Auch die Granulozyten werden im roten Knochenmark gebildet (myeloische Reihe), und zwar ebenfalls von einer Stammzelle, die sich von dem mesenchymalen Retikulumgewebe herleitet (Abb. 117). Der **Myeloblast** besitzt einen großen, kugelförmigen Kern mit feinmaschiger Chromatinstruktur und basophilem Zytoplasma. Er wandelt sich in den **Promyelo-**

zyten um, der die eigentliche Stammzelle der weißen Reihe ist und zahlreiche Mitosen durchmacht. Der Promyelozyt ($\varnothing$ 12–20 μm) weist ein gut entwickeltes ER und Golgi-System auf (daher die deutliche Basophilie) und enthält zahlreiche unspezifische Azurgranula mit lysosomalen Enzymen. Aus den Promyelozyten gehen im Laufe von 6–8 Tagen die **Myelozyten** hervor, die etwas kleiner sind ($\varnothing$ 10–12 μm) und sich durch das Auftreten spezifischer Granula in die eosinophilen, neutrophilen und basophilen **Metamyelozyten** differenzieren. Je mehr spezifische Granula entstehen, um so mehr verschwinden die unspezifischen Azurgranula. Mit der zunehmenden Ausreifung verlieren die Metamyelozyten ihre Teilungsfähigkeit, die Zellorganellen, die für die Eiweißsynthese benötigt werden (ER, Golgi-Komplex usw.), werden kleiner und der Zellkern verdichtet sich. Dafür treten die spezifischen Granula um so stärker hervor. Die jugendlichen Granulozyten zeigen zunächst noch einen chromatinreichen, stabförmigen oder gebogenen Kern. Mit zunehmendem Zellalter wird der Kern mehr und mehr pyknotisch und segmentiert. Im Gegensatz zu den Erythrozyten, die nach der Ausreifung sofort ausgeschwemmt werden, können die reifen Granulozyten im Knochenmark gespeichert und erst bei Bedarf in die Zirkulation eingeschleust werden.

Mononukleäres Phagozytosesystem (MPS). Der Organismus verfügt aber noch über ein anderes Phagozytosesystem, das ubiquitär ist und sich von den *Monozyten* des Blutes ableitet. Während die neutrophilen Granulozyten nach der Phagozytose meist absterben, bleiben die Monozyten, die mononukleäre Makrophagen darstellen, am Leben. Ihre Phagozytosekapazität ist um ein Vielfaches größer als die der Granulozyten. Die Monozyten sind die größten Zellen des Blutes ($\emptyset$ 12–20 μm). Es handelt sich um mononukleäre Zellen mit einem großen, chromatinarmen Kern (Abb. 116 u. 118) und einem leicht basophilen Zytoplasma, das feinste, l.m. kaum erkennbare, azurophile Granula (hauptsächlich Lysosomen) enthält. Aufgrund ihres Lysosomenreichtums können die Monozyten auch größere Gewebs- oder Zelltrümmer intrazellulär verarbeiten und beseitigen. Die Monozyten sind amöboid beweglich. An der Zelloberfläche entwickeln sich lange, tentakelartige Zytoplasmafortsätze, die durch ihre starke Haftfähigkeit mit Gewebstrümmern oder Oberflächen aller Art Kontakt aufnehmen können. Bei den in Monozyten gefundenen Enzymen handelt es sich im wesentlichen um Peptidasen, Peroxydasen und Phosphatasen, die innerhalb der Lysosomen meist in inaktiver Form vorliegen.

Die Monozyten entstehen aus undifferenzierten Vorstufen (**Monoblasten**) ebenfalls im Knochenmark. Im Blut zirkulieren sie vermutlich nicht lange (Halbwertszeit 20 Std.), sondern wandern rasch ins Gewebe ein, wo sie oft mehrere Monate liegenbleiben und auch noch weiter differenzieren können.

Nahezu alle in den verschiedenen Organen auftretenden Makrophagen stammen von Monozyten, die sich allerdings dort – den lokalen Erfordernissen entsprechend – verschieden ausdifferenzieren. So stellen z.B. die Alveolar-Makrophagen der Lunge, die v.-Kupffer-Sternzellen der Leber und die Uferzellen der Lymphknoten oder der Milz Monozytenabkömmlinge dar. Daher hat man alle in den verschiedenen Organen auftretenden, zur Phagozytose befähigten Zellen unter dem Begriff des mononukleären Phagozytosesystems (MPS) zusammengefaßt.

Klinischer Hinweis. Die Monozyten treten bei Entzündungen vor allem am Ende des akuten Prozesses auf, der zunächst von den Granulozyten beherrscht wird. Sie übernehmen hauptsächlich »Abräumfunktionen«, indem sie Gewebstrümmer und Zellreste phagozytieren und abtransportieren und damit den nachfolgenden Regenerationsprozeß (Wundheilung) einleiten.

Immunologische Abwehrvorgänge. Neben der direkten Abwehr durch Phagozytose hat sich im Laufe der Evolution noch ein weiterer, wesentlich komplizierterer Mechanismus entwickelt, nämlich der der immunologischen Abwehr. Dabei werden »Abwehrstoffe« (Antikörper) produziert, die die Fremdkörper (Antigene) unschädlich machen. Die für die Antigen-Antikörper-Reaktionen wichtigsten Blutzellen sind die *Lymphozyten,* die dritte Population der weißen Blutkörperchen, die mit den Monozyten zusammen die »granulafreien« Blutzellen (**Agranulozyten**) darstellen und im mittleren Lebensalter etwa 20–40% der Leukozyten ausmachen. Sie können sich nach Stimulation durch Antigene in *Plasmazellen* umwandeln, die die Antikörper (Immunglobuline) synthetisieren, die im Blut zirkulieren und dort als γ-Globuline nachgewiesen werden können. Bei den Antigen-Antikörperreaktionen spielen die zur Phagozytose fähigen Makrophagen bzw. Monozyten eine nicht unwesentliche Rolle. Phagozytose- und Immunsystem sind also funktionell eng miteinander verknüpft.

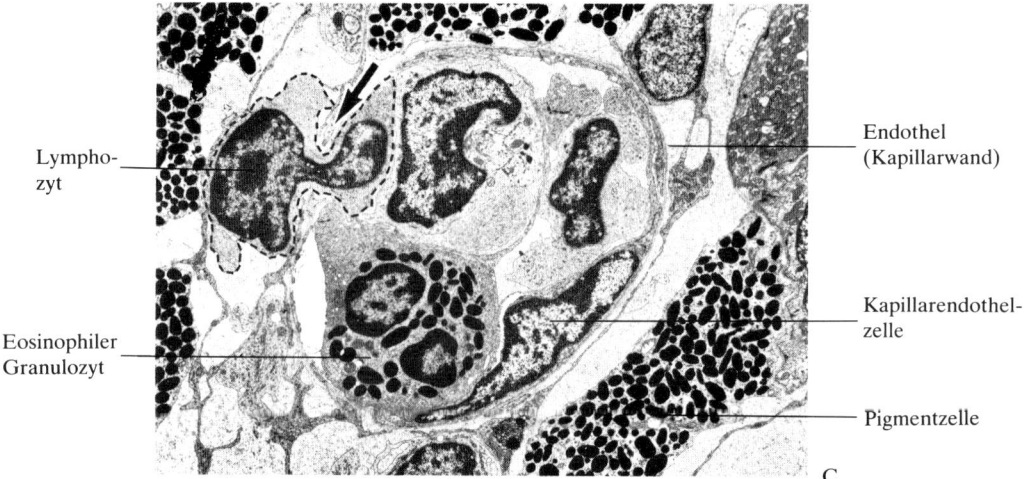

Abb. 119. E.m. Aufnahme einer Kapillare aus dem menschlichen Ziliarkörper des Auges (3570×). Die Kapillare enthält mehrere Blutzellen, von denen eine gerade im Begriff ist, die Kapillarwand zu verlassen (Pfeil).

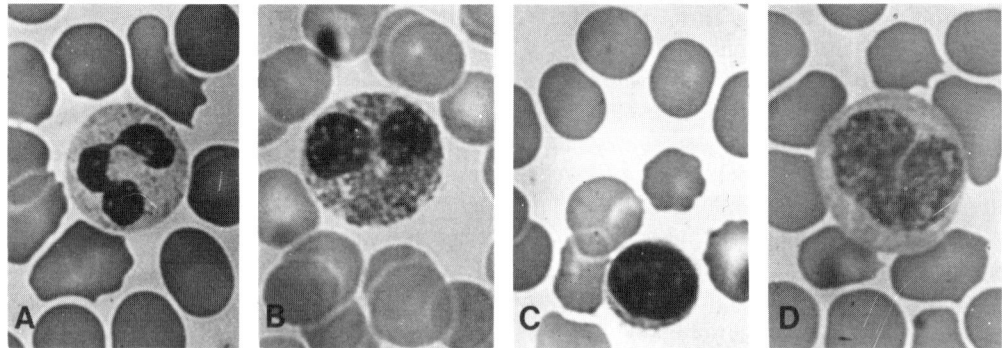

Abb. 120. Verschiedene Formen von Leukozyten (Blutausstrich Giemsafärbung, 400×). A = Neutrophiler Granulozyt; B = Eosinophiler Granulozyt; C = Lymphozyt; D = Monozyt.

Die Immunreaktionen laufen jedoch nicht im Blut ab, sondern in einem Organsystem, das sich auf diese Vorgänge spezialisiert hat, im System der lymphatischen Organe und in der Lymphzirkulation, die der Blutzirkulation nebengeschaltet ist.

Lymphozyten sind relativ kleine Zellen (Ø 6–8 μm), die einen rundlichen, chromatinreichen Kern besitzen, der die Zelle weitgehend ausfüllt. Der schmale Zytoplasmasaum ist oft l. m. kaum zu erkennen. Die Lymphozyten sind aber keine einheitliche Zellpopu-

lation. Neben den kleinen Lymphozyten kommen auch große (Ø 11–16 μm) und mittelgroße Lymphozyten vor. Die Größen- und Strukturunterschiede hängen mit verschiedenen Stadien der Immunreaktionen zusammen.

Nur ein kleiner Teil der gesamten Lymphozytenpopulation zirkuliert im Blut. Die Zellen befinden sich in den lymphatischen Organen (Lymphknoten, Milz usw.), von denen aus sie in regelmäßigen Abständen ins Gefäßsystem übertreten, um im Körper mögliche Antigene aufzuspüren. Obwohl Lymphozyten nicht so

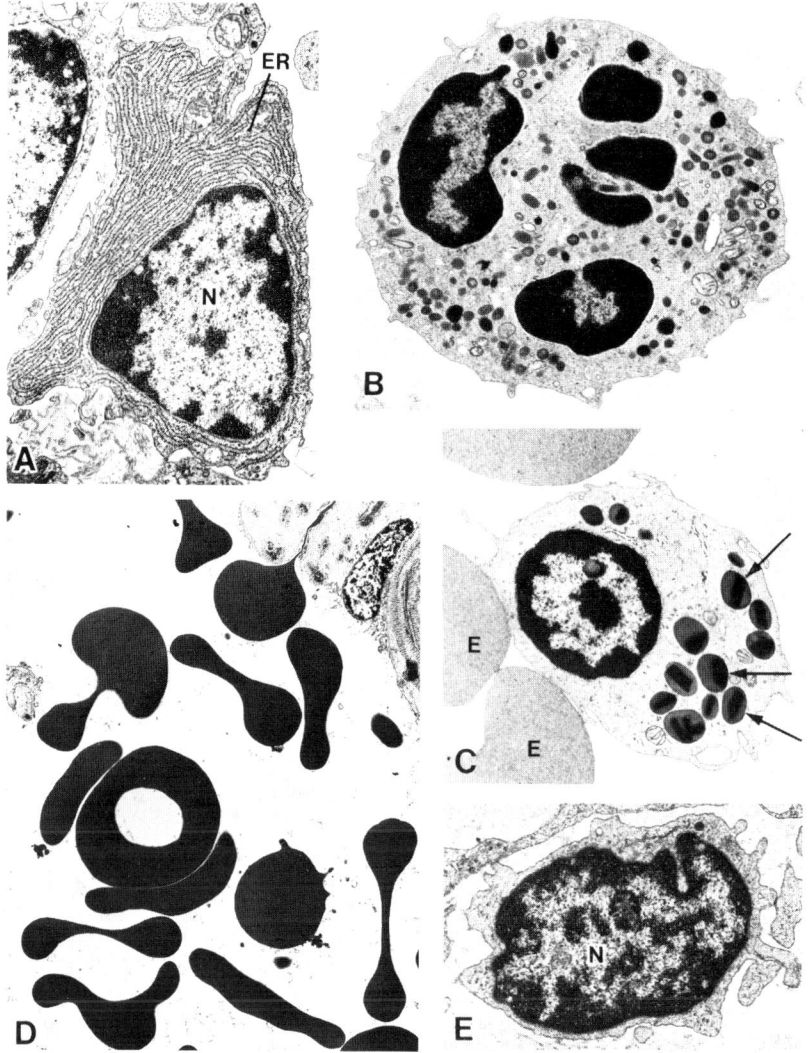

Abb. 121. E. m. Aufnahmen von verschiedenen Blut- und Bindegewebszellen. A = Plasmazelle mit Rad-speichenkern (N) und ausgeprägtem ER (6860×); B = Neutrophiler Granulozyt (8570×). Man beachte die zahlreichen Granula (Lysosomen etc.) und den segmentierten Kern; C = Eosinophiler Granulozyt (7200×). Man beachte die ausgelaugten Erythrozyten (E) und die typischen Granula des eosinophilen Granulozyten mit ihren charakteristischen kristallinen Einschlüssen (Pfeile); D = Erythrozyten, die in verschiedener Gestalt fixiert worden sind (2800×); E = Lymphozyt (5890×). Der Zellkern (N) füllt nahezu die ganze Zelle aus.

wie die neutrophilen Granulozyten und Mono-zyten amöboid beweglich sind, besitzen sie doch eine so große Migrationsfähigkeit, daß sie diese »Patrouillenfahrten« über den Blut-kreislauf durchführen können (Abb. 119).

Naturgemäß ist die Zahl der Antigenkon-takte in den ersten Lebensjahren am größten, weshalb die Gesamtpopulation der Lympho-zyten dann am größten ist. Beim Neugebore-nen, das soeben den »Sterilraum« des Uterus verlassen hat und erstmalig mit Antigenen der Umwelt in Berührung kommt, machen die Lymphozyten noch 50–60% aller Leukozyten aus. Je mehr dann die immunologischen Reaktionen während des Lebens abnehmen, um so geringer wird der prozentuale Anteil der Lymphozyten im Blut; beim Kleinkind sind es noch 40–50%, beim Erwachsenen schließlich nur noch 20–30%, beim Greis gegebenenfalls noch weniger.

Immunglobuline. Bei den Antikörpern handelt es sich um Eiweißkörper der γ-Globulinfraktion des Blutes, bei denen sich ebenfalls funktionelle Differenzierungen herausgebildet haben. Beim Menschen unterscheidet man heute 5 Hauptgruppen von Immunglobulinen (IgG, IgA, IgM, IgD, und IgE). Das IgG (MG 150000) stellt die stärkste Fraktion der Serumimmunglobuline dar (75%). Es ist das einzige Immunglobulin, das während der Embryonalentwicklung die Plazentaschranke passieren kann und dadurch beim Neugeborenen bereits in den ersten Lebenstagen für die Infektionsabwehr zur Verfügung steht. Das IgA (MG 150000) kommt vor allem in Sekreten vor (Tränenflüssigkeit, Milchdrüsen, Speicheldrüsensekret, Bronchialschleim, Vaginalschleim, Prostatasekret usw.). Das IgA wird meist von denjenigen Plasmazellen synthetisiert, die direkt unter dem Epithel der sezernierenden Schleimhäute oder der Drüsen liegen. Das IgM (MG 900000) macht nur 10% der Serumimmunglobuline aus. Es ist bei der Aktivierung des Komplementsystems im Blut (wichtig bei der Eliminierung der Antigen-Antikörper-Komplexe) sowie bei den Blutgruppenreaktionen von Bedeutung. Die Bedeutung von IgD ist heute noch weitgehend unbekannt. Das IgE setzt aus Mastzellen oder basophilen Granulozyten Histamin, Heparin u.a. Mediatoren frei. Es löst damit Gefäß- und Entzündungsreaktionen (evtl. auch eine Anaphylaxie) aus, die häufig mit Immunreaktionen verknüpft sind.

Eosinophile Granulozyten. Eine die Immunreaktionen ergänzende Funktion haben die eosinophilen Leukozyten, die zu den Granulozyten zählen, aber nur eine kleine Gruppe darstellen (1–3%) (Abb. 121 C). Diese relativ großen Zellen (Ø 12–15 μm) zeichnen sich l.m. durch den Besitz großer, intensiv azidophiler Granula (Ø 0,5–1,5 μm) aus, die durch lamellenartige, kristalloide Einschlüsse (Internum) charakterisiert sind. Bei diesen Granula handelt es sich um spezifische Lysosomen, die eine Reihe von Enzymen enthalten (Dehydrogenasen, saure Phosphatasen, Kathepsin, Ribonukleasen, aber keine Lysozyme). Die Eosinophilen gehören zu den Granulozyten und sind wie diese amöboid beweglich sowie zur Phagozytose befähigt. Ihre Funktion ist aber wahrscheinlich nicht in der unmittelbaren Abwehr von Bakterien oder anderen Keimen zu suchen, sondern in der Beseitigung von Antigen-Antikörper-Komplexen, die bei den Immunreaktionen auftreten. Eine gewisse Bedeutung haben sie vielleicht auch für das Gerinnungssystem, da man in ihnen Plasminogen nachgewiesen hat.

Klinischer Hinweis. Eine Vermehrung der Eosinophilen wird vor allem bei allergischen Entzündungsreaktionen gefunden (Asthma bronchiale, Allergien, Parasitenbefall), bei denen Immunglobuline vom Typ IgE vermehrt im Blut vorkommen. Auch die neuerdings an Bedeutung gewinnenden Autoimmunkrankheiten gegen körpereigene Zellen führen zu einer Vermehrung der Eosinophilen im Blut.

Bakterielle Infektionen gehen mit einer Erhöhung der Leukozytenzahl einher. Im Blutbild zeigt sich eine »**Linksverschiebung**« von den stabkernigen zu den segmentkernigen Granulozyten (Abb. 118). Finden sich vermehrt Myeloblasten im Blut, kann eine myeloische Leukämie, bei Lymphoblasten eine lymphatische Leukämie vorliegen.

1.3 Zusammenfassung

Alle **Blutgefäße** haben einen Dreischichtenaufbau: 1. Die *Tunica intima* besteht aus flachen, 25–50 μm langen Endothelzellen,

Tab.10. **Zusammensetzung des Blutes.**

Blutzellen		Erythrozyten	4,6 Mio./μl – b. d. Frau 5,2 Mio./μl – b. Mann	O_2-CO_2-Transport
	Leukozyten 7000/μl	Granulozyten	neutrophile 55–68%	Phagozytose (Mikrophagen)
			eosinophile 2–4%	Elimination von Antigen-Antikörperkomplexen
			basophile 0,5–1%	Gerinnungshemmung
			stabkernige 2–3%	–
		Agranulozyten	Lymphozyten 20–40%	immunologische Abwehr
			Monozyten 4–7%	Phagozytose (Makrophagen)
		Thrombozyten	250–300 000/μl	Blutgerinnung
Blutplasma	**Serum**	Albumine	40,0 g/l	69 000 MG	Vehikelfunktion, Reserveeinheit, kolloidosmotischer Druck
		α_1-Globulin	3,5 g/l	200 000 MG	Lipidtransport, HDLP (-Lipoprotein)
		α_2-Globulin	0,3–2,5 g/l	85–820 000 MG	Plasmin- und Proteinaseninhibition, Hb-Bildung
		β-Globulin	3,0–5,5 g/l	3–20 Mio. MG	Eisentransport (Transferrin), Lipidtransport (LDLP)
		γ-Globulin	1,2–12,0 g/l	150–960 000 MG	Antikörper (IgG, IgA, IgM, IgE)
		Fibrinogen	3,0 g/l	340 000 MG	Blutgerinnung

Basalmembran, subendothelialem Bindegewebe und einer Elastica int. Durch das Endothel erfolgt der Stoffaustausch entweder transzellulär (Pinozytose, Zytopempsis oder Coated vesicles) oder interzellulär. Die Zonulae occludentes dichten die Interzellularspalten ab – morphologisches Substrat für Transportbarrieren (z.B. Blut-Hirn-Schranke). 2. *Tunica media* – besteht hauptsächlich aus zirkulär verlaufenden glatten Muskelzellen, kollagenen Fasern, elastischen Netzen und Grundsubstanz. 3. *Tunica externa* (Adventitia) – besteht hauptsächlich aus Bindegewebe. Funktion: Verankerung der Gefäße in der Umgebung. Bei den Arterien grenzen sich Intima und Media durch eine im Querschnitt halskrausenartige *Elastica interna* ab. Bei *Venen* ist die Grenze zwischen Media und Adventitia verwischt, die Schichtengliederung nicht so deutlich, eine Elastica interna fehlt. Die Intima bildet oft Klappen.

Kapillartypen: 1. Kapillaren mit geschlossener Endothelwand, Basalmembran vielfach aufgesplittert (z.B. Hirnkapillaren); 2. Fenestrierte Kapillaren – Endothel hat Fenestrationen mit Diaphragmen (z.B. endokrine Organe, Ziliarkörper, Plexus choroideus); 3. Offene Kapillaren – Endothel läßt Lücken frei (z.B. Lebersinusoide, Milzsinus) oder bildet Poren ohne Diaphragmen (z.B. Glomeruluskapillaren).

Gefäßwandzellen. Kapillaren werden meist von innerhalb der Basalmembran liegenden *Perizyten* umhüllt. Adventitiazellen, die außerhalb der Basalmembran liegen, sind keine Perizyten, sondern Fibroblasten, Mesenchymzellen, Makrophagen oder glatte Muskelzellen.

Das **Blut** besteht aus geformten Elementen (Blutzellen, 43% = Hämatokrit) und flüssigen Anteilen (Blutplasma, 57%). Unter *Serum* versteht man denjenigen Teil des Plasmas, der nach der Blutgerinnung als gelblicher Überstand übrigbleibt (Serum + Fibrinogen = Plasma). Das **Gesamteiweiß** (7–8%) setzt sich aus Albuminen (60%), Globulinen und Fibrinogen (40%) zusammen. Zu den Globulinen gehören Lipoproteine, Komplement- und Gerinnungsfaktoren, Enzyme und Inhibitoren. Die γ-Globuline sind die Antikörper des Blutes.

Die **Blutzellen** gliedern sich in drei große Gruppen, die mit den Plasmabestandteilen zusammen drei Funktionssysteme bilden, nämlich 1. Gerinnungssystem (Thrombozyten, Basophile und Fibrinogen), 2. Transportsystem und Atmung (Erythrozyten und Albumine), 3. Abwehr- oder Immunsystem (Leukozyten und Globuline).

Erythrozyten – bikonkave, kernlose azidophile Zellen; = Ø 7,5 μm; 1 μl Blut enthält 4,6 Mio. Erythrozyten (Frau) bzw. 5,2 Mio. (Mann). Die Glykokalix der Zellmembran ist bestimmend für die Blutgruppe. 90% der Trockensubstanz bestehen aus Hämoglobin, das O_2 bzw. CO_2 transportiert. Bildung im Knochenmark, Abbau in der Milz. Lebensdauer 100–120 Tage.

Retikulozyten – unausgereifte Erythrozyten (etwa 8% der Erythrozyten) mit netzförmigen Einschlüssen, die sich mit Brillantkresylblau anfärben lassen (Substantia granulo-filamentosa). Die Einschlüsse sind Reste ribosomaler RNA.

Granulozyten – große, kernhaltige Zellen (Ø 8–14 μm) mit eosinophilen Granula (Eosinophile), basophilen Granula (Basophile) oder l.m. nicht deutlichen Granula (Neutrophile) – Kern meist eingeschnürt oder gelappt. Unreife Jugendformen (Stabkernige) zeigen noch keine Kernsegmentation. *Linksverschiebung:* prozentualer Anteil Stabkerniger im Blutbild ist vergrößert, wenn etwa durch Entzündungen Segmentkernige zerfallen. Amöboid beweglich. Halbwertszeit der Granulozyten im Blut 6–12 Stunden.

Monozyten – große basophile Zellen mit nierenförmigem Kern (Ø 15–20 μm), sind Makrophagen, die ins Gewebe auswandern und dort phagozytieren (gehören zum MP-System). Gesamtlebenszeit Monate

bis Jahre – Halbwertszeit im Blut 16–23 Stunden.

Lymphozyten – im Blut meist als kleine Lymphozyten (Ø 6–8 μm) mit rundem, chromatinreichem Kern und schmalem, basophilem Zytoplasmasaum – nicht amöboid beweglich, nicht phagozytierend (unreife Zellen, B- oder T-Lymphozyten – histologisch nicht unterscheidbar).

Thrombozyten – 1–2 μm große, ovale, kernlose Gebilde mit verschiedenen, enzymhaltigen Granula. 250000–300000/μl – Halbwertszeit 7 Tage. Bei Zerfall wird Thrombokinase frei, wodurch die Thrombusbildung eingeleitet wird.

2 Lymphatische Organe und Immunsystem

Die Hauptaufgabe des Immunsystems ist es, die stoffliche Integrität des Körpers zu erhalten und körperfremde Elemente unschädlich zu machen bzw. abzubauen. Grundsätzlich lassen sich bei den immunologischen Abwehrvorgängen zwei verschiedene Reaktionsformen unterscheiden, die aber nicht prinzipiell getrennt, sondern vielfach verknüpft sind. Bei den unspezifischen *zellulären* oder zellvermittelten *Abwehrvorgängen* steht die direkte Zerstörung der Fremdzellen (Bakterien, Pilze, Tumorzellen, Transplantatzellen) im Vordergrund. Bei den *humoralen Abwehrmechanismen* erfolgt die Neutralisierung der Fremdstoffe (Antigene) mit Hilfe von spezifischen, ins Blut abgegebenen Antikörpern. Das Immunsystem hat nun die bemerkenswerte Eigenschaft, zwischen körpereigenen und körperfremden Elementen, d. h. zwischen »Selbst« und »Nichtselbst« zu unterscheiden. Dabei spielt es eine große Rolle, ob zwischen eigenen und fremden Zellen oder nur zwischen verschiedenen Stoffen unterschieden werden muß. Für die zelluläre und humorale Abwehr bilden sich schon frühzeitig verschiedene Zellinien der Lymphozyten aus. Die im Knochenmark aus undifferenzierten Stammzellen entstehenden

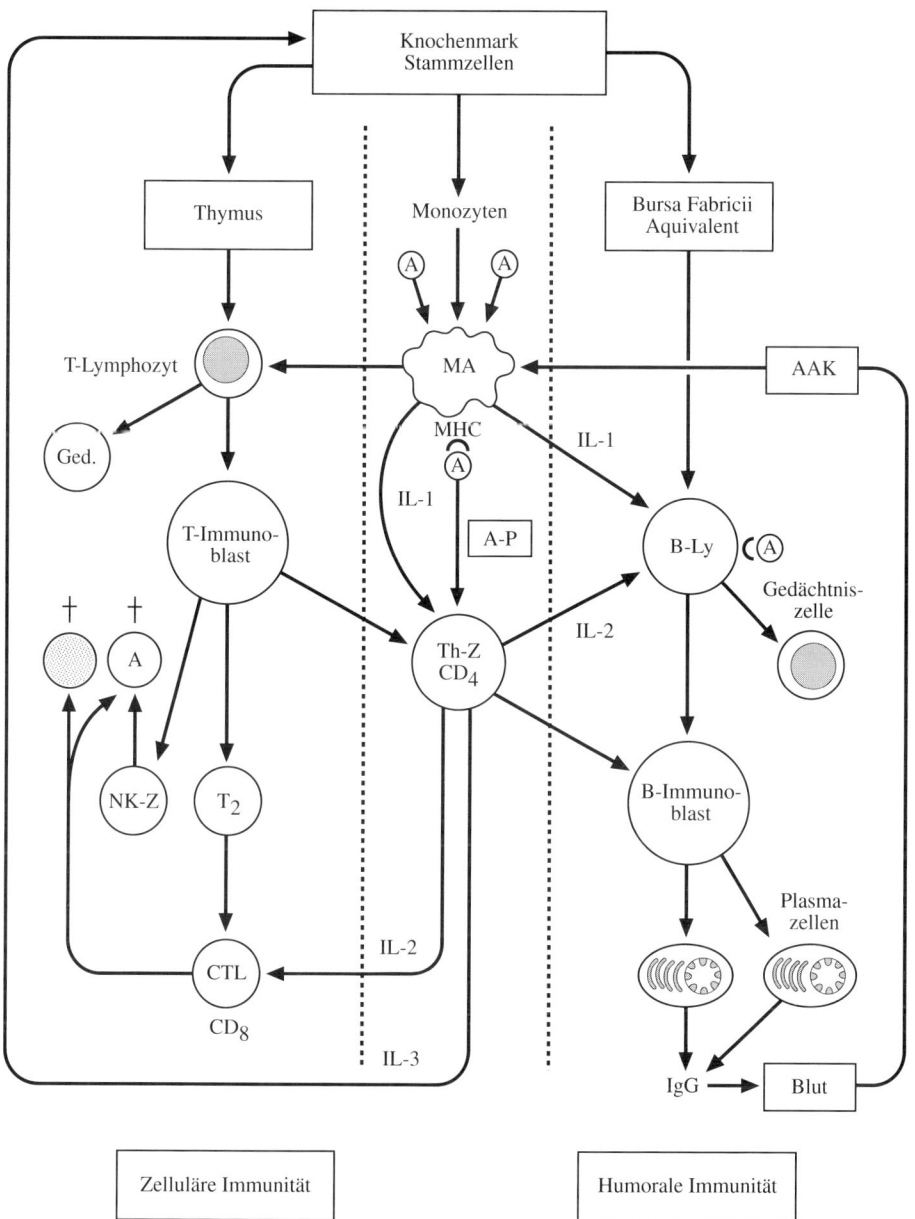

Abb. 122. Schema über die wichtigsten Beziehungen zwischen den Systemen der zellulären (T-Lymphozyten) und humoralen Immunität (B-Lymphozyten). Zwischen beiden Systemen bilden die Makrophagen (MA) eine vermittelnde Brücke. AAK = Antigen-Antikörper-Komplex; A-P = Antigen-Präsentation; Il = Interleukin; NK-Z = natürliche Killerzelle; CTL = Killer-T-Lymphozyt.

Lymphoblasten stellen zunächst eine einheitliche Zellpopulation dar. Aus ihnen gehen durch wiederholte Zellteilungen unreife Lymphozyten hervor, die das Knochenmark verlassen und sich in den lymphatischen Organen ansiedeln. Ein Teil dieser Zellen wandert in

den Thymus ein und erfährt hier eine immunologische Prägung **(T-Lymphozyten).** Ein anderer Teil erhält bei Vögeln die entsprechende
Prägung in der Bursa Fabricii, daher **B-Lymphozyten.** Bei Säugern und Mensch ist ein
entsprechendes Organ noch unbekannt. Die
B-Lymphozyten spielen bei der humoralen Abwehr, die T-Zellen dagegen bei
der zellulären Abwehr die Hauptrolle
(Abb. 122).

Eine Schlüsselrolle zwischen diesen beiden
Systemen spielen die **Makrophagen,** die aus
den im Knochenmark gebildeten Monozyten
hervorgehen, und die Zytokine (Interleukine),
hormonähnliche Signalstoffe, von denen man
inzwischen mehr als 20 identifiziert hat. Die

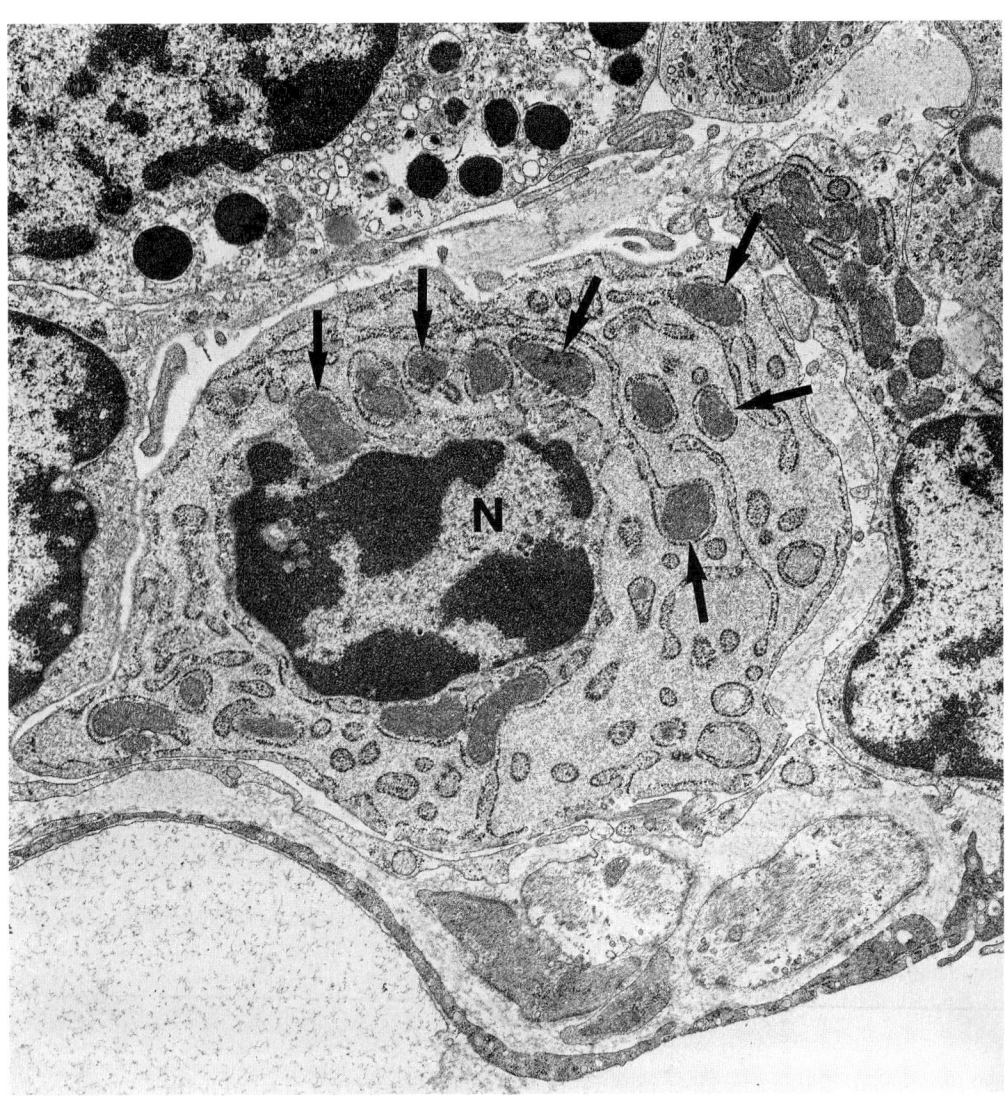

Abb. 123. E.m. Aufnahme von einer Plasmazelle aus dem Dünndarm (17500×). Die Zelle beginnt, massenhaft Antikörper in den erweiterten Zisternen des ER anzureichern (Pfeile).

im Thymus bzw. im Bursa-aequivalenten Organ immunkompetent gewordenen Lymphozyten siedeln sich in den lymphatischen Organen jeweils in verschiedenen Regionen an, wo sie dann mit Antigenen in Kontakt kommen. Werden z. B. T-Zellen durch Antigene aktiviert (meist in relativ unspezifischer Weise durch Fremdzellen oder Bruchstücke solcher Zellen), vergrößern sie sich zu T-Immunoblasten, die sich lebhaft teilen (klonale Vermehrung) und in mehrere Zelltypen differenzieren (Abb. 122). Die sensibilisierten T-Lymphozyten (T_2-Zellen) bilden zytotoxische Zellen, die mit Hilfe von Perforin die Fremdzellen »durchlöchern« und zerstören können (eine langsam in Gang kommende zelluläre Immunreaktion – Dauer etwa 4 Tage). Wesentlich schneller reagieren die »natürlichen Killerzellen« (NK-Zellen), deren Herkunft noch umstritten ist, die die antigenen Zellelemente innerhalb von 4 Stunden zur Auflösung bringen. Sog. Gedächtniszellen nehmen an den ersten Reaktionen nicht teil, sondern bewahren die immunologische Information für zukünftige Reaktionsabläufe sozusagen »im Gedächtnis«. Eine besonders wichtige Zellgruppe umfaßt die T-Helfer-Zellen. Sie stellen das verbindende Glied zum humoralen System dar. Die Existenz von Suppressor-Zellen, vielfach postuliert, ist noch nicht ganz erwiesen; obwohl Suppressor-Effekte nachgewiesen worden sind.

Der zentrale Vorgang bei der **humoralen Abwehr** ist die Produktion von spezifischen Antikörpern, die mit dem entsprechenden Antigen einen Antigen-Antikörper-Komplex bilden, der dann von Makrophagen oder eosinophilen Granulozyten phagozytiert und abgebaut werden kann. Die Antikörper werden von **Plasmazellen** synthetisiert, die aus aktivierten B-Zellen hervorgehen. Im Gegensatz zu den T-Zellen bleiben Antigene auf der Oberfläche der B-Zellen nicht längere Zeit haften. Der Antigen-Kontakt wirkt als Reiz zur Zellvermehrung, wobei die T-Helferzellen, die sich an die B-Lymphozyten anlagern, eine entscheidende Auslöserfunktion haben und zu-

dem noch durch Bildung von Interleukin 2 die Differenzierung von Plasmazellen fördern. Die B-Lymphozyten vergrößern sich, der Kern entwickelt eine lockere Chromatinstruktur, das Zytoplasma vermehrt sich und wird basophil. Die jetzt **B-Immunoblasten** genannten großen Zellen teilen sich lebhaft und differenzieren sich schließlich zu den hochaktiven, proteinsynthetisierenden Plasmazellen, die man sofort an dem charakteristischen Zellkern mit Radspeichenstruktur und dem vergrößerten, intensiv basophilen Zytoplasma erkennen kann, das ein mächtig entwickeltes, granuliertes endoplasmatisches Retikulum beherbergt. Die aus dem ER hervorgehenden Zisternen oder Vesikel sind mit Antikörpern gefüllt, die ins Blut abgegeben werden (Abb. 123).

Bei der **zellulären Abwehr** spielt die Antigen-Präsentation durch die Makrophagen eine entscheidende Rolle. Die Makrophagen (oder andere antigenpräsentierende Zellen, s. u.) fangen das Antigen unspezifisch ein und produzieren bei der phagozytischen Aufarbeitung innerhalb der Zelle einzelne Antigen-Elemente, die dann mit Hilfe eines sog. Haupthistokompatibilitätskomplexes (MHC) auf der Zelloberfläche den T-Helferzellen präsentiert werden. Dadurch werden diese stimuliert, sich zu vermehren und durch Bildung von Zytokinen (Interleukine) einmal die zytotoxischen Zellen zur zellulären Abwehr anzuregen, zum andern aber auch die B-Zellen-Kaskade, also die humoralen Mechanismen, in Gang zu setzen (Abb. 122). Die Makrophagen synthetisieren auch Zytokine (Interleukin 1), die nicht nur die T-Helferzellen, sondern auch die B-Zellen und T-Zellen stimulieren, d.h. zur Vermehrung anregen. Während die zelluläre Abwehr mehr unspezifisch ist und meist nur Proteine von Zellelementen betrifft, können die B-Lymphozyten außer mit Proteinen auch mit Kohlenhydraten, Nukleinsäuren und Lipiden als Antigene reagieren.

Histologisch kann man die verschiedenen B- und T-Zellpopulationen nicht unterscheiden. Die Zellen sind jedoch innerhalb der lymphatischen Organe und verschiedenen Regionen angereichert, so daß die Immunreaktionen immer in einer charakteristischen Sequenz an verschiedenen Orten dieser Organe ablaufen und daher auch morphologisch zu rekonstruieren sind.

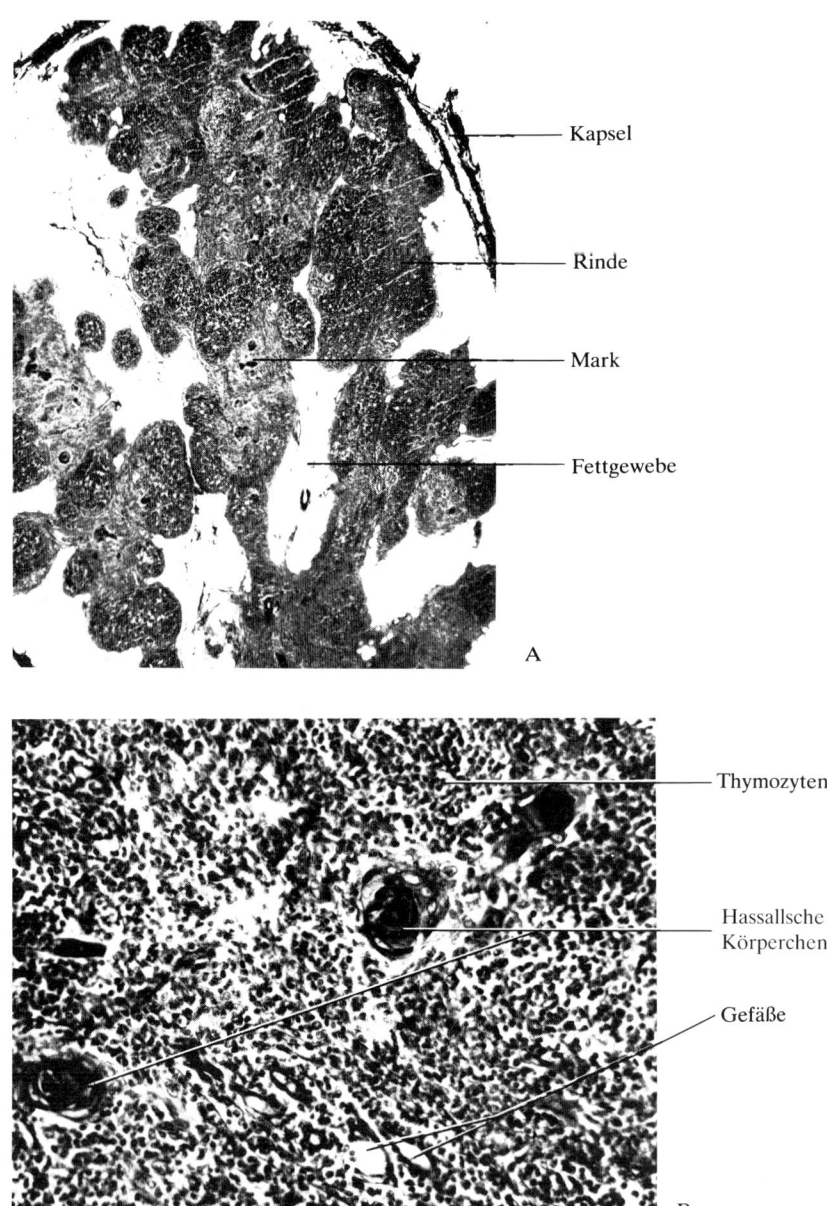

Abb. 124. Histologischer Schnitt durch einen in Rückbildung begriffenen Thymus. Man beachte die bäumchenartige Struktur des Thymusgewebes (A) und die Hassall-Körperchen (B). A = Übersichtsvergrößerung (25×); B = Ausschnittsvergrößerung (Carmalaum-Blauschwarz-Färbung, 250×).

2.1 Primäre, lymphatische Organe (Thymus, bursaäquivalentes Organ)

2.1.1 Thymus (Bries), T-Lymphozyten

Entfernt man bei neugeborenen Tieren den Thymus, so heilen Fremdtransplantate reaktionslos ein, d.h., sie wirken nicht mehr als Antigen (immunologische Toleranz). Nach einer Thymektomie bleiben die Tiere im Wachstum zurück, die peripheren Lymphorgane atrophieren, die Zahl der zirkulierenden Lymphozyten ist vermindert. Meist sterben die Tiere nach wenigen Wochen, in der Regel an generalisierenden Infektionen (Immunschwäche). Nach frühzeitiger Implantation von Thymusgewebe können sich die genannten Erscheinungen wieder zurückbilden. Daraus geht hervor, daß die Lymphozyten im Thymus zu antigenerkennenden, d.h. immunkompetenten T-Zellen ausreifen.

Im histologischen Bild erscheint der Thymus als ein strauchartig verzweigtes, läppchenreiches Organ, das durch einen zentralen Gefäßbindegewebsstrang (Tractus centralis) zusammengehalten wird (Abb. 124). An den Läppchen läßt sich eine dunklere Rindenzone von einer helleren Markzone unterscheiden. Das Grundgerüst des Organs bildet ein netzförmig zusammenhängendes Zellsystem, das aus dem embryonalen Kiemendarmepithel entstanden, also epithelialer Natur ist. Während der Embryonalentwicklung schnüren sich von den Schlundtaschen des vorderen Darmrohres entodermale Epithelknospen ab, die zu einem drüsenartig verzweigten, in Läppchen gegliederten Organ auswachsen und sich dabei kaudalwärts in das obere Mediastinum verlagern.

Die anfangs rein epitheliale Organanlage lockert sich bald retikulär auf und entwickelt ein **epitheliales Retikulum,** in dessen Maschenräumen Lymphozyten, die aus den

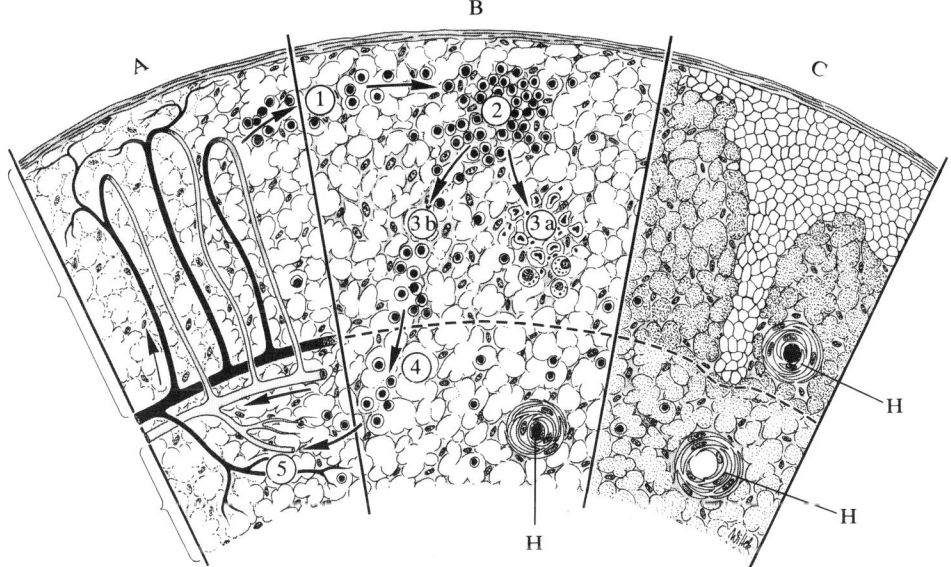

Abb. 125. Schematische Darstellung der funktionellen Struktur des Thymus. A = Gefäßarchitektur von Rinde und Mark. Die Rindenkapillaren sind für Antigene impermeabel, wogegen im Mark eine hohe Durchlässigkeit der Gefäße besteht, so daß hier ein Antigenkontakt stattfinden kann; B = Hauptstadien der Lymphozytenreifung in den verschiedenen Thymuskompartimenten; 1 = Einwanderung von Lymphoblasten aus dem Knochenmark; 2 = Vermehrung der Lymphozyten (antigenunabhängig) in der Rinde; 3 = weiteres Schicksal der neugebildeten Lymphozyten, nämlich entweder a) Absterben der Lymphozyten und Phagozytose der Zellreste durch Makrophagen oder b) Übertritt ins Mark, und dann 4 = Antigenkontakt im Mark; 5 = Auswanderung in die lymphatischen Organe; C = Thymusinvolution und Vermehrung von Fettgewebe; H = Hassall-Körperchen.

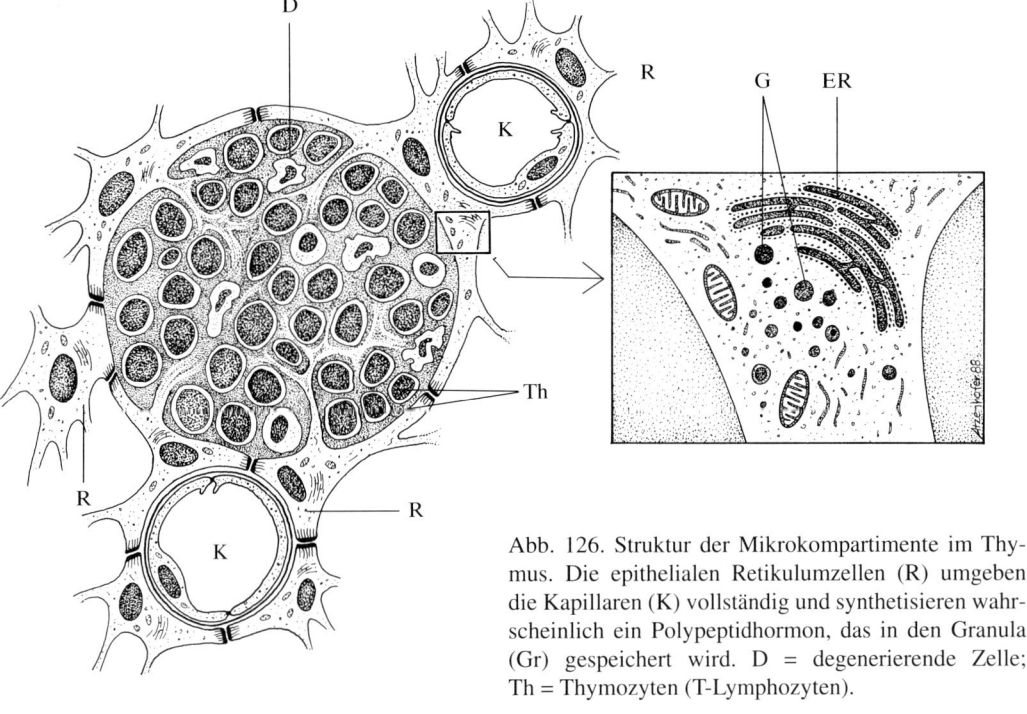

Abb. 126. Struktur der Mikrokompartimente im Thymus. Die epithelialen Retikulumzellen (R) umgeben die Kapillaren (K) vollständig und synthetisieren wahrscheinlich ein Polypeptidhormon, das in den Granula (Gr) gespeichert wird. D = degenerierende Zelle; Th = Thymozyten (T-Lymphozyten).

Stammzellen des Knochenmarks hervorgegangen sind, einwandern und sich dann innerhalb des Thymus vermehren (sog. Thymozyten). Der Thymus ist damit ähnlich wie die Tonsillen ein lymphoepitheliales Organ. Aber im Gegensatz zu den Tonsillen, die in der Mundhöhle zeitlebens den Kontakt mit der Außenwelt behalten, entwickelt sich der Thymus zu einem Organ, in dem unabhängig von der Außenwelt und deren Antigenen eine Lymphozytenvermehrung stattfinden kann. Die Lymphozyten machen aber im Thymus eine Strukturveränderung durch, die sie bei einem späteren Antigenkontakt befähigt, immunologische Reaktionen in Gang zu setzen. In der Rindenzone bilden sich schon frühzeitig durch die epithelialen Retikulumzellen kleine Maschenräume oder Kammern **(Mikrokompartimente),** in denen die Proliferation der Lymphozyten vonstatten geht (Abb. 125 u. 126). Offenbar entsteht dadurch eine spezielle mikrobiologische Umwelt, die für die Vermehrung und Reifung der Lymphozyten lebensrung und Reifung der Lymphozyten lebens-

wichtig ist. Die Lymphozyten, die in der Rinde so zahlreich sind, daß diese dunkler als das Mark erscheint, sind während ihrer Vermehrungsperiode für exogene Einflüsse äußerst empfindlich. Nach einer Bestrahlung z. B. zerfallen sie rasch, so daß die Rinde zugrunde geht *(akzidentelle Thymusinvolution).* Normalerweise können auch toxische Substanzen nicht in die Rinde eindringen, da die Rindenkapillaren, die von den größeren Arterien der Rindenmarkgrenze ausgehen und in der Rinde großmaschige Schlingen bilden, für Makromoleküle impermeabel sind (Abb. 125 A). Die Kapillarendothelien sind relativ voluminös, zeigen keine Fenestrationen und sitzen einer dicken Basalmembran auf.

Meist werden die Kapillaren vollständig von Fortsätzen epithelialer Retikulumzellen umgeben, ähnlich wie die Hirnkapillaren von den Astrozytenfortsätzen. Da die Kapillarendothelien durch Zonulae occludentes abgedichtet sind, entsteht eine Barriere **(Blut-Thymus-Schranke).** Im einzelnen entstehen hier fünf Schichten: 1. Kapillarendothel; 2. Basalmembran; 3. perivaskuläres Bindegewebe; 4. Fortsätze epithelialer Retikulumzellen; 5. Basalmembran der Retikulumzellen (Abb. 126). Die epithelialen Retikulumzellen sind untereinander durch Desmosomen verbunden, wodurch sie auch ein mechanisches Gerüst für die Mikrokompartimente der Lymphozyten bilden. Im Zytoplasma bestimmter Epithelzellen wurden bis zu 25 Thymozyten gefunden, die hier – also intraplasmatisch – proliferieren und ihre Ausreifung erfahren (sog. Hebammenzellen oder nurse cells [TNC]). Die Lymphozyten liegen dabei in Vesikeln (Caveolae), deren Membranen für die Lymphozytenprägung offenbar eine entscheidende Rolle spielen. In den epithelialen Retikulumzellen finden sich regelmäßig auch charakteristische, elektronendichte Granula, die ein proliferationsförderndes Hormon (*Thymopoetin* oder *Thymosin*), ein Polypeptidhormon, enthalten (Abb. 126). Unter dem Einfluß dieses Hormons findet in den Hebammenzellen eine lebhafte Lymphozytenvermehrung (vielleicht gleichzeitig mit den Prägungsprozessen) statt. Diejenigen Lymphozyten, die nicht ausreifen (in der Regel 95–97%), gehen zugrunde und werden von Makrophagen phagozytiert, weshalb man innerhalb der Mikrokompartimente immer reichlich pyknotische und absterbende Zelltrümmer sowie Makrophagen findet. Lediglich 3% der reifen Lymphozyten überleben und verlassen den Thymus.

Der Thymus besitzt keine afferenten Lymphgefäße, wohl aber eine efferente Lymphdrainage. Die in der Rinde gebildeten und immunologisch geprägten T-Lymphozyten, deren Kerndurchmesser meist nicht größer als 7–11 μm ist, wandern dann in die Markzone ein, wo sie in die postkapillären Venen oder die efferenten Lymphgefäße übertreten. Die postkapillären Markvenen sind im Gegensatz zu den Rindenkapillaren permeabel, so daß im Markbereich auch ein Antigenkontakt möglich wird. Die in der Rinde immunkompetent gewordenen T-Lymphozyten verlassen dann das Organ und werden zu den Stammzellen der T-Lymphozytenpopulationen in den sekundären lymphatischen Organen. Durch den geschilderten Auswanderungsprozeß erklärt sich die Tatsache, daß das Mark immer wesentlich weniger Lymphozyten enthält als die Rinde, so daß hier das epitheliale Retikulum l.m. stärker hervortritt (Abb. 124). Wahrscheinlich kollabieren die epithelialen Mikrokompartimente des Markes nach Abwanderung der Thymozyten, so daß zwiebelschalenartige Zellhaufen entstehen, die als **Hassall-Körperchen** (Ø 30–150 μm) bezeichnet werden (Abb. 124 u. 125). Diese können sich in wenigen Tagen bilden und ebenso rasch wieder verschwinden. Bei älteren Hassall-Körperchen treten auch Degenerationserscheinungen in Form von Hyalinisierungen oder Verkalkungen sowie zystenartigen Einschmelzungen auf. Die Hassall-Körperchen sind ein besonderes Charakteristikum des Thymusmarkes.

Da der Thymus ein rein epitheliales Organ ist, findet sich mesenchymales oder retikuläres Bindegewebe nur in der Kapsel, in den interlobulären Septen und in der Umgebung der Blutgefäße. Das epitheliale Retikulum, das übrigens nicht phagozytoseaktiv ist, grenzt sich überall durch epithelähnliche Zellschichten gegen das Bindegewebe ab, was für die Proliferation und Prägung der T-Lymphozyten offenbar funktionell von großer Bedeutung ist.

Sind genügend immunkompetente (geprägte) Stammzellen entstanden, geht der Thymus allmählich zugrunde – meist um die Zeit der Pubertät **(pubertäre Involution)**. Das spezifische Thymusgewebe wird durch Fettgewebe ersetzt, indem die Retikulumzellen Lipide einlagern und sich dadurch in Fettzellen umwandeln *(retrosternaler Fettkörper, Thymusrestkörper)*. Man hat aus dem zeitlichen Zusammentreffen von Thymusinvolution und Keimdrüsenentwicklung auf eine funktionelle Beziehung beider Systeme zueinander geschlossen. In der Tat führt die Zufuhr von Keimdrüsenhormonen, von ACTH oder Gonadotropinen zu verfrühter Thymusinvolution, vor allem durch Hemmung der Lymphozytenproliferation (Lymphozytendepression).

Umgekehrt bleibt nach Kastration die Thymusinvolution aus.

2.1.2 Bursa-Fabricii-Äquivalent, B-Lymphozyten

Das primäre lymphatische Organ für die immunologische (antigenunabhängige) Prägung der B-Lymphozyten ist, wie gesagt, bei Vögeln die Bursa Fabricii, ein lymphoepitheliales Organ in der Nähe der Kloake. Wie auch der Thymus ist die Bursa am größten beim Schlüpfen und atrophiert während der Reifung. Die Säugetiere besitzen keine Bursa Fabricii. Das Äquivalentorgan, in dem die Entwicklung und Reifung der B-Lymphozyten erfolgt, ist noch nicht bekannt. Man hat an die Peyer-Plaques im Ileum oder an die Appendix vermiformis gedacht. Neuerdings nimmt man an, daß die B-Zellen im Knochenmark gebildet werden (B – von Bone Marrow) und dort auch zu immunkompetenten Zellen ausreifen. Vom Knochenmark aus sollen sie dann in die sekundären lymphatischen Organe einwandern und dort die B-Zellregionen besiedeln.

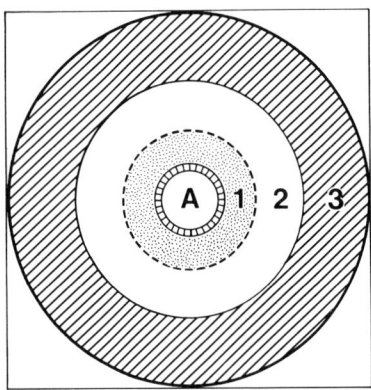

Abb. 127. Gliederung des Immunsystems nach Regionen der Abwehr. A = Grenzfläche zur Außenoder Innenwelt; 1 = Interstitium – Lamina propria, Lymphfollikel; 2 = Lymphknoten, Lymphzirkulation; 3 = Milz, Blutzirkulation.

2.2 Sekundäre, lymphatische Organe

Wo immer der Organismus mit einem Antigen in Kontakt kommt, laufen in ihren Grundvorgängen vergleichbare Reaktionen ab; in erster Linie in denjenigen Organen, in denen sich die aus dem Thymus (T-Lymphozyten) oder dem Bursa-Äquivalent ausgewanderten Zellen (B-Lymphozyten) angesiedelt haben. Diese als sekundäre lymphatische Organe bezeichneten Lymphorgane sind vor allem die Lymphknoten, Tonsillen und die Milz. Immunreaktionen können aber auch außerhalb dieser Organe überall im Gewebe ablaufen.

Bei den sekundären lymphatischen Organen unterscheidet man zwei Gruppen: 1. die *lymphoretikulären Organe,* bei denen der Antigenkontakt über die Lymphzirkulation (Lymphknoten) oder das Blut (Milz) erfolgt; und 2. die *lymphoepithelialen Organe,* bei denen die Antigene durch die Epithelbedeckung hindurch mit dem lymphatischen Gewebe in Berührung kommen, wie z. B. bei den Tonsillen. Naturgemäß findet der erste Kontakt zwischen Antigenen und Organismus an den äußeren oder inneren Körperoberflächen statt (Haut, Schleimhäute, usw.). Diese Grenzflächen werden auch von zirkulierenden Lymphozyten, hauptsächlich T-Lymphozyten, kontinuierlich »überwacht«. Die T-Zellen befinden sich gewissermaßen ständig auf »Patrouillenfahrten« durch den Organismus, um zu kontrollieren, ob irgendwo ein potentielles Antigen aufgetreten ist. Die »Wachstationen« sind vornehmlich die Lymphknoten, von wo aus die T-Zellen in regelmäßigen Zeitabständen ins Blut übertreten und durch den ganzen Organismus zirkulieren **(Rezirkulation).** Begegnen sie dabei an einer der Körperoberflächen antigenwirkenden Substanzen oder Zellen, kommen Immunreaktionen in Gang, die zunächst lokal begrenzt bleiben. Weitet sich aber die Auseinandersetzung aus, gelangen die Antigene in der Regel zunächst in das Lymphgefäßsystem. Die zirkulierende Lymphe wird in mehreren Stufen in den lymphoretikulären Organen filtriert und dabei kontrolliert. Die mesenterialen Lymphknoten, die die Lymphe des Magen-

Darm-Kanals filtern, die regionalen Lymph-knoten der verschiedenen Haut- und Schleim-hautregionen, durch die die Lymphe der zugehörigen Epithelschichten hindurchfließt, stellen also insgesamt die 2. Ebene des Ab-wehrsystems dar (Abb. 127). Wird auch diese Schranke durchbrochen, ist das Blut-gefäßsystem und damit die Generalisierung erreicht. Das in den Blutkreislauf einge-schaltete Kontrollorgan ist die Milz. Die Milz repräsentiert damit die dritte und letzte Ebene der Abwehrregionen, wo die schließlich ins Blut eingedrungenen Anti-gene erkannt und eliminiert werden können (Abb. 127). Versagen schließlich auch die Ab-wehrkräfte der Milz, erliegt der Organismus der Erkrankung. Interessanterweise ent-wickeln sich in der Milz fast nie Tumoren. Die immunologische Kapazität dieses Organs ist offenbar sehr groß.

2.2.1 Funktionelle Elementarstrukturen des lymphatischen Gewebes

Wo immer im Körper immunologische Ab-wehrvorgänge auftreten, entwickeln sich ge-wisse Elementarstrukturen, die vor allem aus zwei verschiedenen Komponenten bestehen, nämlich 1. aus einem retikulären Grundgewe-be (lymphoretikuläres Bindegewebe) und 2. aus den darin eingelagerten, freien Zellen (Lymphozyten, Makrophagen usw.). In dem lymphoretikulären Bindegewebe treten dann regelmäßig kugelförmige Verdichtungen, die *Lymphfollikel,* in Erscheinung. Die sternförmig verzweigten und untereinander zusammenhän-genden Retikulumzellen des lymphoretiku-lären Bindegewebes bilden ein dreidimensio-nales Maschenwerk, das durch zahlreiche, der Zelloberfläche eng anliegende retikuläre Fa-sern versteift wird.

Die **Retikulumzellen** haben hauptsächlich eine Stützfunktion, können aber auch, ähnlich wie Fibroblasten, retikuläre und kollagene Fa-sern bilden *(fibroblastische Retikulumzellen).* Das lymphoretikuläre Maschenwerk enthält aber regelmäßig auch noch andere Zellen, die

sich aus dem Grundgerüst lösen und dann pha-gozytieren *(histiozytäre Retikulumzellen).* Sie stammen wahrscheinlich von Monozyten ab. Daneben existieren vor allem in den orga-nisierten Lymphorganen (Lymphknoten, Milz) schließlich noch zwei weitere Arten von Zel-len, die unter dem Oberbegriff **dendritische Zellen** zusammengefaßt werden. Dabei han-delt es sich um Zellen, die funktionell mit den Lymphozyten in Beziehung stehen. Die *folli-kulären dendritischen Zellen* finden sich vor-nehmlich im Bereich der Lymphfollikel, wo hauptsächlich B-Lymphozyten liegen. Sie ver-ankern sich gegenseitig mit Desmosomen und bilden dadurch ein stabiles Netzwerk, in des-sen Maschen sich die ortsständigen, relativ unbeweglichen B-Lymphozyten einlagern. Sie präsentieren vor allem Antigen-Antikörper-Komplexe. Die *interdigitierenden dendriti-schen Zellen* kommen hauptsächlich in der Umgebung der Lymphfollikel vor, wo vor-nehmlich T-Lymphozyten liegen. Sie zeichnen sich durch einen bizarren Zellkern sowie durch Zellmembraneinfaltungen aus, die mit Enzy-men (Phosphatasen, ATPasen) besetzt sind. Es handelt sich um antigenpräsentierende Zellen, die den Makrophagen vergleichbar, aber nicht so potent wie diese sind. Überall, wo lympho-retikuläres Gewebe auftritt, können sich auch Lymphfollikel entwickeln. Sie sind das eigent-liche Bauelement der sekundären lympha-tischen Organe.

Lymphfollikel können als Einzelgebilde (Solitärknötchen) oder auch in Gruppen auf-treten.

Jeder **Lymphfollikel** hat eine charakteristi-sche funktionelle Elementarstruktur. Fibro-blastische Retikulumzellen bilden ein Grund-gerüst, das durch retikuläre Fasern versteift wird und relativ konstant ist. In den Rand-zonen sowie auch im Inneren der Lymphfolli-kel liegen folliküläre dendritische Zellen (FDC), deren Fortsätze durch Desmosomen zusammengehalten werden. Auch histiozytäre Retikulumzellen kommen vor. In das weitma-schige Netzwerk der Retikulumzellen lagern sich B-Lymphozyten ein. In dem umgebenden, lymphoretikulären Bindegewebe, dem *para-*

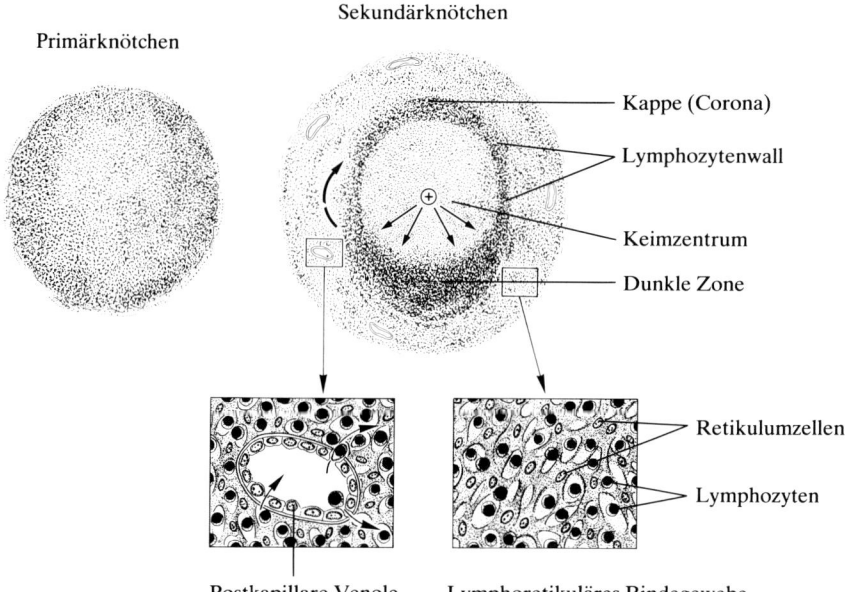

Abb. 128. Struktur der Lymphfollikel (schematisch). Durch Antigenkontakt entwickelt sich aus einem Primär-ein Sekundärknötchen, in dessen Keimzentrum (+) die Vermehrung der B-Lymphozyten stattfindet. Diese wandern dann in die dunkle Zone des Lymphfollikels ein. Die Gedächtniszellen verlagern sich später (gebogener Pfeil) größtenteils in den Bereich des Lymphozytenmantels (Corona, Kappe).

follikulären Gewebe, finden sich hauptsächlich interdigitierende dendritische Zellen (IDC) und T-Lymphozyten.

Bei Neugeborenen oder bei steril aufgezogenen Tieren, die noch nicht mit Antigenen in Berührung gekommen sind, zeigen die Lymphfollikel noch eine homogene Struktur. Sie sind gleichmäßig mit dunkelkernigen Lymphozyten durchsetzt (Primärfollikel) (Abb. 128). Kommt es dagegen zu Antigenkontakten, entwickelt sich innerhalb der Primärknötchen eine mehr oder weniger konzentrische Schichtengliederung. Es kommt zur Bildung von **Keimzentren.** Sie erscheinen heller als die Randzone, obwohl hier, dicht gedrängt, kleine, dunkelkernige Lymphozyten liegen. Die Aufhellung kommt dadurch zustande, daß nach Antigenkontakt aus den B-Lymphozyten großkernige, basophile B-Immunoblasten entstehen, die von der Randzone aus in das Zentrum des Follikels einwandern.

Aus ihnen gehen durch lebhafte mitotische Teilungen helle Zellen (B-Immunozyten) hervor, die sich in den Keimzentren ansammeln. Aber auch Plasmazellen und Gedächtniszellen differenzieren sich innerhalb der Keimzentren aus. Innerhalb des Keimzentrums finden sich aber immer auch intensiv anfärbbare, pyknotische Zelltrümmer (»tingible Körperchen«), was auf den Untergang von Zellen bei den Immunreaktionen sowie auf Phagozytosevorgänge hinweist. Das Keimzentrum ist damit als der Ort der »Auseinandersetzungen« mit Zellneubildung und Zelluntergang anzusehen. Große Keimzentren weisen daher auf intensive, kleine oder fehlende Keimzentren auf schwache Reaktionen hin.

Gegen die Schleimhautoberfläche oder zum Reaktionsort hin gerichtet, bildet sich im Lymphfollikel in der Regel ein etwas dichterer *Lymphozytenwall (Corona oder Lymphozytenkappe),* der hauptsächlich aus kleinen

Lymphozyten besteht und vermutlich im wesentlichen Gedächtniszellen beherbergt (Abb. 128). An der gegenüberliegenden Seite des Lymphfollikels bildet sich eine ebenfalls sehr zellreiche Zone, die sog. dunkle Zone, in der neben Makrophagen vor allem immunkompetente Zellen (Immunozyten) und Plasmazellen auftreten.

2.2.2 Haut-assoziiertes (SALT) und Schleimhaut-assoziiertes Lymphsystem (MALT), lymphoepitheliale Organe

Die Haut (etwa 2 m²) und die Darmschleimhaut (200–300 m²) stellen die größten Oberflächen des Körpers dar, die Eintrittspforten

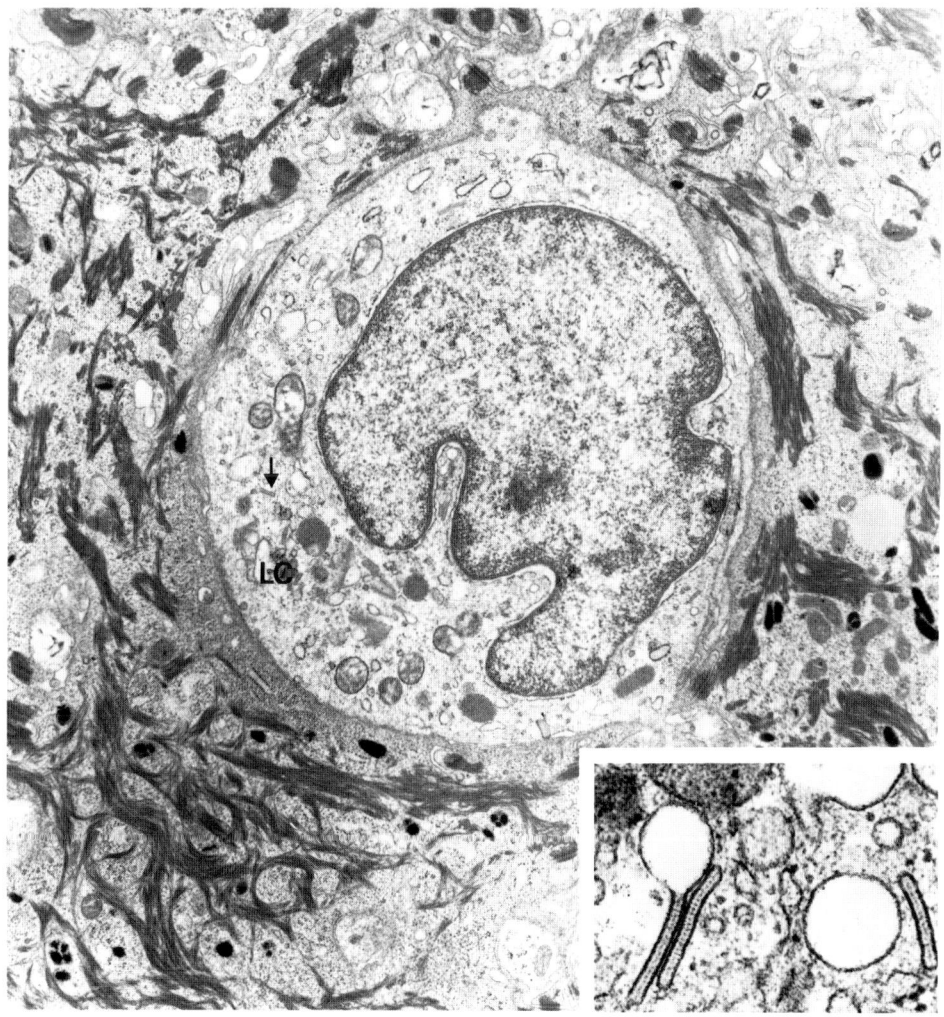

Abb. 129. E. m. Aufnahme von einer Langerhans-Zelle in der menschlichen Epidermis (freundlicherweise von K. Wolff und G. Stingle überlassen [Abb. aus Triangle 26, 1987]). Man beachte das helle Zytoplasma dieser Zelle, das keine Keratinfilamente enthält, den gelappten Kern und die charakteristischen »Birbeck-Granula« (s. Ausschnittvergrößerung).

für Antigene sein können. Die Haut hat eine besondere Beziehung zu den T-Lymphozyten, während die Schleimhäute mehr mit den B-Lymphozyten assoziiert sind. Man vermutet, daß die Haut eine Thymus-ähnliche Funktion erfüllt und einen Ort darstellt, an dem T-Zellen ausreifen, und daß die Epidermiszellen (Keratinozyten) durch Sekretion einer dem Thymopoietin ähnlichen Substanz Einfluß auf die postthymische T-Zellreifung besitzen. Demgegenüber ist das Mukosa-assoziierte Lymphgewebe (MALT) funktionell mehr mit dem lymphoretikulären Strukturen und Lymphfollikeln unter dem Epithel verknüpft, wo die B-Zellen dominieren.

Immunsystem der Haut (*s*kin-*a*ssociated *l*ymphoid *t*issue) (SALT). Die Epidermis enthält neben den Epithelzellen noch ein ausgedehntes Netz stark verzweigter, dendritischer Zellen **(Langerhans-Zellen),** die aus dem Knochenmark stammen, charakteristische trilaminäre Granula (Birbeck-Granula) enthalten (Abb. 129) und wie Makrophagen die Fähigkeit der Antigen-Präsentation besitzen. Sie haben eine Lebenszeit von rund drei Wochen und werden durch indeterminierte Zellen, die vom Stratum papillare aus in die Epidermis einwandern, ersetzt.

Wenn ein Antigen in die Haut eingedrungen ist, wird es von den Langerhans-Zellen phagozytiert und entweder den in den Bindegewebspapillen reichlich vorhandenen T-Helferzellen präsentiert oder die Zellen wandern über die Lymphgefäße der Haut in die regionalen Lymphknoten ein, wo dann die weiteren Immunreaktionen ablaufen. Sind die Langerhans-Zellen durch UV-Strahlung geschädigt, wird das Antigen von sog. **Granstein-Zellen**

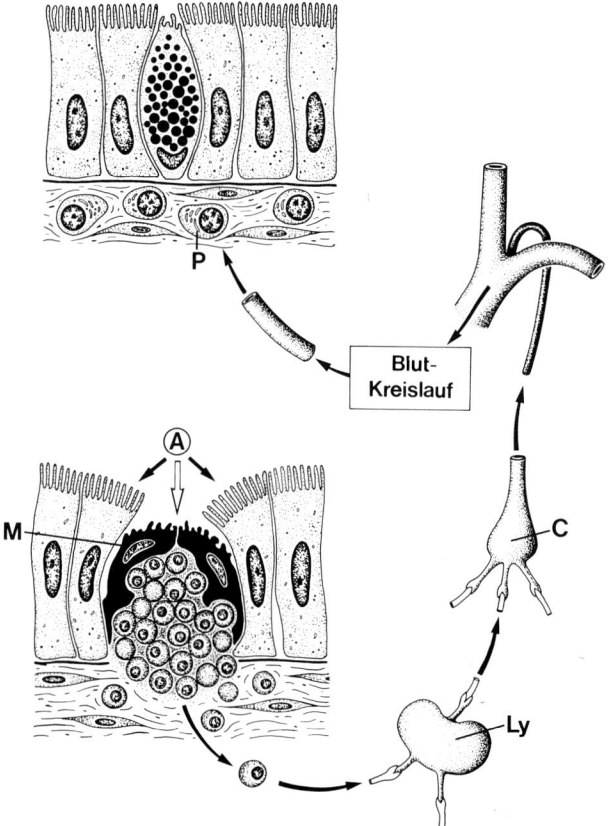

Abb. 130. Schema des »sekretorischen Immunsystems des Darmes« (nach W. A. Walker u. K. J. Jesselbacher). Antigene (A) kommen in der Darmschleimhaut über modifizierte Epithelzellen (M) mit Lymphozyten in Berührung, die über regionale Lymphknoten (Ly) in die Cisterna chyli (C) und den Ductus thoracicus in den Blutkreislauf gelangen. Wieder zur Darmwand zurückgekehrt, differenzieren sie sich dann weiter zu Plasmazellen (P) (oberes Bild).

aufgenommen, die den Langerhans-Zellen ähnlich, aber UV-resistent sind. Gleichzeitig können die Epithelzellen (Keratinozyten), vor allem im Stratum spinosum, Interleukin 1 sezernieren und dadurch die T-Helferzellen zur Interleukin-2-Sekretion stimulieren, so daß die T-Zellproliferation in Gang kommt. Die weiteren Reaktionen folgen dann dem allgemeinen Schema.

Mukosa-assoziiertes   Immunsystem (MALT). Die inneren Oberflächen des Körpers, die zudem um ein Vielfaches größer sind als die Hautoberfläche und insgesamt viel häufiger mit pathogenen Keimen in Berührung kommen, stellen das Immunsystem vor besondere Schwierigkeiten. An vielen Stellen (z. B. Colon, Vagina) werden die Schleimhäute von nichtpathogenen Mikroorganismen besiedelt, die für den Organismus wichtig sind. Das Immunsystem muß also lernen, zwischen nichtpathogenen und pathogenen Keimen zu unterscheiden. Außerdem muß die Abwehr der Erreger vonstatten gehen, ohne die normalen Funktionen der Schleimhaut, z. B. die enzymatische Verdauung der Nahrungsstoffe im Darmtrakt, zu stören. Die Schleimhäute enthalten überall ausgedehnte Areale mit lymphoretikulärem Gewebe, in das vielfach Lymphfollikel eingelagert sind. Insgesamt ist die Masse dieses Gewebes größer als die aller übrigen Lymphorgane. Im Magen-Darm-Kanal liegen mit 10^{10} Ig-produzierenden Plasmazellen pro Meter Darm ca. dreimal so viele Ig-produzierende Zellen vor wie in Milz, Lymphknoten und Knochenmark zusammen, d.h., daß 20–30% dieser Zellen in Knochenmark und Milz, jedoch 70–80% im Darm lokalisiert sind. Massive Ansammlungen von lymphatischem Gewebe mit Lymphfollikeln finden sich vor allem im unteren Dünndarm in Form der **Peyer-Plaques** (Nodi lymphatici aggregati) und im **Wurmfortsatz** (Appendix vermiformis). Die Lymphfollikel werden hier so groß, daß sie die ganze Schleimhaut durchsetzen und auch bis in die Submukosa vordringen. An vielen Stellen bildet sich zwischen dem Epithel und dem lymphatischen Gewebe eine besondere funktionelle Verbindung aus.

Zwischen den Saumepithelzellen der Darmschleimhaut entwickeln sich inselartige Zellkomplexe, die lumenseitig von großen, aus dem Epithel hervorgehenden, domartig gewölbten Zellen (**M-Zellen**) bedeckt sind. Diese Zellen sind durch Zonulae occludentes mit den benachbarten Epithelzellen verbunden, so daß ein abgeschlossenes Kompartiment für die Immunreaktion entsteht (Abb. 130). Die M-Zellen besitzen kleine Mikrofalten (keinen Bürstensaum) und können Antigene durch Endozytose internalisieren und an der gegenüberliegenden Seite durch Exozytose wieder ausschleusen. Sie stellen keine Antigen-präsentierenden Zellen dar. Die eingefangenen Antigene werden vielmehr von interdigitierenden dendritischen Zellen aufgenommen, die die Fähigkeit der Antigen-Präsentation besitzen. Die sensibilisierten B-Lymphoblasten differenzieren sich jedoch interessanterweise lokal nicht gleich zu Ig-produzierenden Plasmazellen weiter, sondern strömen über die Lymphgefäße, die regionalen Lymphknoten, die Cisterna chyli und den Ductus thoracicus in das Blut ein, wo sie sich allmählich zu Plasmazellen ausdifferenzieren. Erst nach Passage der Blutzirkulation siedeln sich diese Zellen wieder in den Schleimhäuten an, wobei sie jedoch nicht ausschließlich zum Ausgangsort zurückkehren, sondern sich z.B. im gesamten Darm verbreiten. Dadurch wird erreicht, daß die Immunantwort, die hauptsächlich eine B-Zellreaktion ist und nicht IgG, sondern IgA betrifft, nicht eng lokalisiert bleibt, sondern den ganzen Darm einbezieht. Die produzierten Antikörper (IgA) können durch die Darmepithelzellen hindurch ins Darmlumen transportiert werden (sog. Transzytose), vorausgesetzt, daß die Zellen entsprechende Transportrezeptoren besitzen. Die Immunglobuline (IgA) werden auch von Drüsenzellen aufgenommen und z. B. von den Speicheldrüsen oder Darmdrüsen ins Darmlumen abgegeben (**sekretorisches Immunsystem**).

Intraepitheliale Lymphozyten. Bei allen Schleimhäuten findet man regelmäßig Lymphozyten (zu 80% T-Lymphozyten), die einzeln zwischen den Epithelzellen liegen

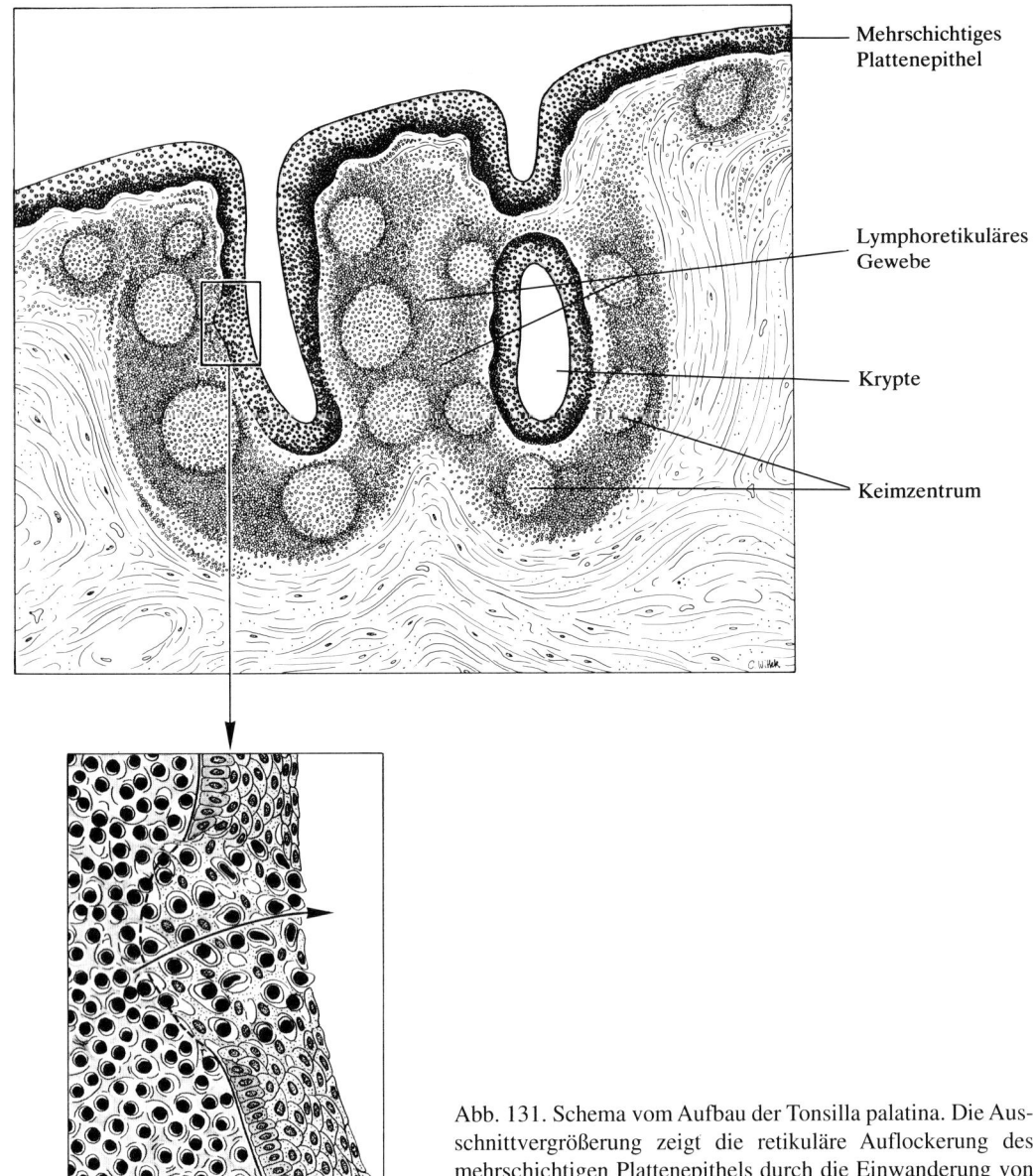

Abb. 131. Schema vom Aufbau der Tonsilla palatina. Die Ausschnittvergrößerung zeigt die retikuläre Auflockerung des mehrschichtigen Plattenepithels durch die Einwanderung von Lymphozyten (Pfeil).

(Abb. 202). Ihre Funktion ist ungeklärt. Es wird diesen Zellen eine Suppressorfunktion zugeschrieben. Möglicherweise kommt aber dem intrazellulären Kompartiment eine Art »Thymusfunktion« im Darm-assoziierten Lymphsystem (GALT) zu.

Lymphoepitheliale Organe, Tonsillen. Bei der Haut bleibt das Epithel intakt. Lediglich durch Spezialzellen (Langerhans-Zellen), die ein- und auswandern können, werden die Antigene eingefangen und zu den regionären Lymphknoten transportiert.

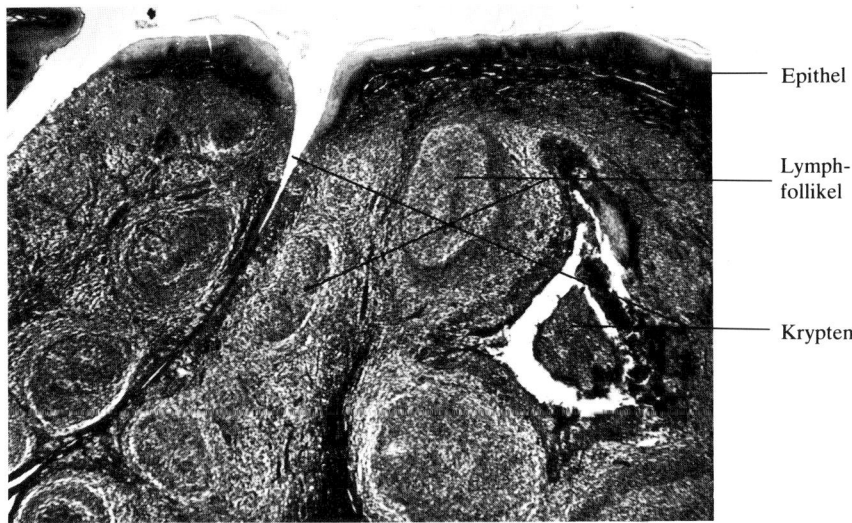

Epithel

Lymph-
follikel

Krypten

Abb. 132. Histologischer Schnitt durch die Tonsilla palatina (25×). Abgebildet ist die oberflächennahe Region mit einer längs- und einer quergeschnittenen Krypte.

Bei den Schleimhäuten bilden sich dagegen bereits Spezialstrukturen im Epithel (die M-Zellen-Dome usw.) sowie unter dem Epithel gelegene Lymphfollikel für die dann ubiquitär ausstrahlenden, das Drüsensystem einbeziehenden Immunreaktionen aus. Hierbei spielt auch ein bakterizid wirkender Schleimfilm auf der Epitheloberfläche (»antiseptic paint«), der IgA und IgM enthält, eine wichtige Rolle, da er durch Bindung von Antigenen deren Aufnahme in den Organismus verhindert (first line of defence – durch Immunexklusion).

Eine weitergehende Form der immunologischen Auseinandersetzung liegt bei den lymphoepithelialen Organen der Mundhöhle vor, wo die epitheliale Bedeckung retikulär aufgelockert und durch Epithelkrypten die Oberfläche vergrößert wird, so daß die Antigene die Epithelgrenze passieren und ins Gewebe eindringen können. Dadurch kann dann eine »second line of defence« (sog. Immuneliminaton) stimuliert und eine im Gewebe selbst ablaufende Immunreaktion ausgelöst werden. Die **Krypten** sind das eigentliche Bauelement der Tonsillen. Sie sind allseitig von Lymphfol-

likeln umgeben, die mit dem Epithel eine Art Symbiose eingehen (Abb. 131). Im Bereich der Krypten verbreitert sich zunächst das mehrschichtige bzw. mehrreihige Epithel beträchtlich und lockert sich retikulär auf, ein Prozeß, den man auch als Entdifferenzierung des Epithels bezeichnet hat. An diesen Stellen bildet sich ein *epitheliales Retikulum,* ähnlich wie im Thymus. Gleichgültig, ob es sich, wie im Bereich der Tonsilla palatina, um ein mehrschichtiges Plattenepithel oder – wie im Bereich der Tonsilla pharyngea – um ein mehrreihiges Zylinderepithel (Respirationsschleimhaut) handelt, die retikuläre Umwandlung des Epithels führt immer zum selben Ergebnis, nämlich zur Bildung eines aufgelockerten, weitmaschigen, scheinbar undifferenzierten, epithelialen Zellnetzes, in dessen Maschen zahlreiche Lymphozyten, Makrophagen, Plasmazellen und andere Elemente des Immunsystems eingelagert sind.

Innerhalb der Krypten entwickelt sich also eine Art »physiologischer Epitheldefekt«, durch den sowohl Antigene von außen nach innen als auch Zellen des Abwehrsystems von innen nach außen durchtreten können *(Leuko-*

oder Lymphodiapedese). In die Mundhöhle gelangte Lymphozyten finden sich regelmäßig im Speichel *(Speichelkörperchen).* Bei der *Tonsilla palatina* sowie der *Tonsilla lingualis* werden die Krypten durch das Sekret muköser Drüsen, die am Boden der Krypten ausmünden, gewissermaßen »freigespült«, um einen erneuten Antigenkontakt zu ermöglichen. Im Bereich der *Tonsilla pharyngea* finden sich mehr gemischte Drüsen, die aber zur Respirationsschleimhaut und nicht zu den kryptenartigen Schläuchen gehören. Die Gaumenmandel (Tonsilla palatina) wird durch eine kapselartige Bindegewebsverdichtung organartig abgeschlossen, was bei der Rachenmandel (Tonsilla pharyngea) in dieser Form nicht vorkommt. Die Zungentonsille *(Tonsilla lingualis)* ist kein geschlossenes Organ. Man versteht darunter mehr die Gesamtheit der im Bereich des Zungengrundes lokalisierten, einzelnen Krypten, die von Lymphfollikeln dicht umlagert sind und an deren Boden die mukösen Zungengrunddrüsen ausmünden (Zungenbälge, Folliculi linguales).

Alle Tonsillen besitzen abführende Lymphgefäße, die zu den regionären Lymphknoten drainieren.

2.2.3 Lymphknoten und Lymphgefäßsystem

Die aus dem Darm kommende Lymphe wird in mehreren Etappen innerhalb der mesenterialen Lymphknoten filtriert, bevor sie über den Ductus thoracicus in den linken Venenwinkel und damit ins Blut einströmt. Das der Zirkulation vorgeschaltete Lymphsystem schützt damit den Körper vor einer Überflutung mit Fremdelementen. Dazu zählen merkwürdigerweise auch die Fette, die bereits im Darmepithel resynthetisiert und mit einer Proteinhülle versehen worden sind. Diese Korperchen (Chylomikronen) gelangen nämlich nicht mit der Pfortader in die Leber, sondern mit der Darmlymphe in die mesenterialen Lymphknoten. Sie wirken zwar nicht als Antigene, werden aber in den Lymphknoten größtenteils phagozytiert und damit aus der zirkulierenden Lymphe eliminiert. Auch die von der Lunge und der Bronchialschleimhaut kommenden Lymphgefäße enthalten viele exogene Partikel (Kohlenstaub, Rauchpartikel etc.), die in den Lymphknoten der Lunge und der Atemwege phagozytiert und abgelagert werden. Bei älteren Menschen, besonders bei Rauchern, sind die Hiluslymph-

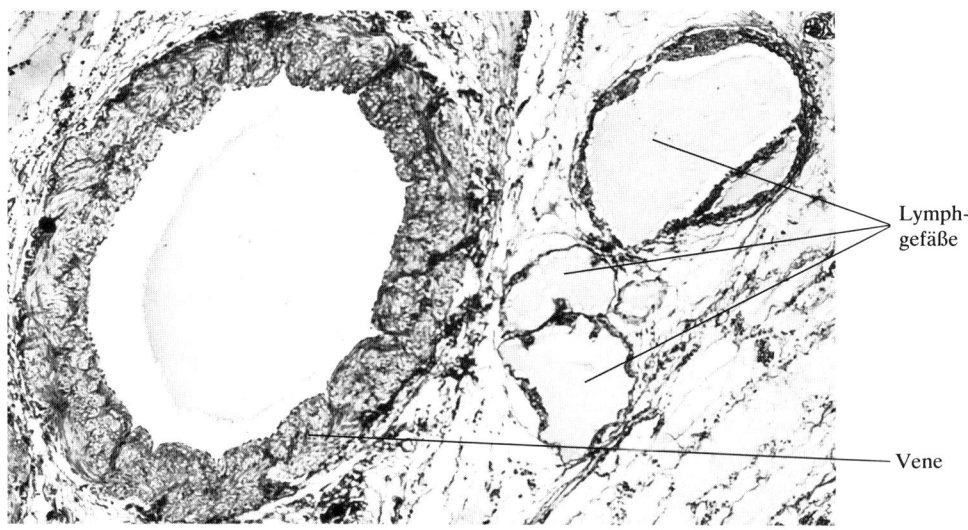

Lymph-
gefäße

Vene

Abb. 133. Histologischer Schnitt durch eine Vene und mehrere Lymphgefäße (rechts oben mit einer Klappe) aus dem Funiculus spermaticus (90×). Die Vene zeichnet sich durch Längsmuskelpolster in der Intima aus (Sperrvene).

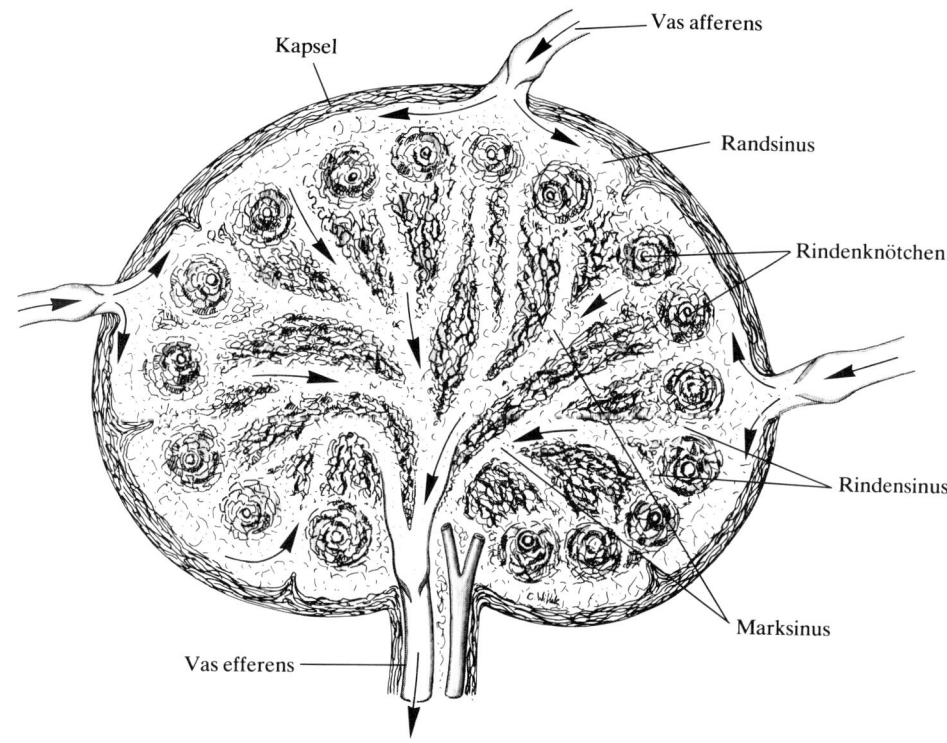

Abb. 134. Gitterfasergerüst eines Lymphknotens. Die Hauptströmungswege der Lymphe sind durch Pfeile markiert. Blutgefäße treten nur am Hilus aus und ein.

knoten der Lunge daher häufig grau-schwarz verfärbt (Anthrakose).

Die **Lymphgefäße** zeichnen sich durch eine sehr dünne Wandung aus, so daß die interstitielle Flüssigkeit leicht vom Gewebe in das Gefäßlumen übertreten kann. Die Lymphkapillaren enden blind im Interstitium und drainieren die Gewebsflüssigkeit über größere Lymphgefäße zu den Venen hin, wobei immer Lymphknoten – meist in mehreren, aufeinanderfolgenden Stufen – als Filterstationen zwischengeschaltet sind. Die *Lymphkapillaren* bestehen nur aus einer dünnen, einschichtigen Endothelschicht, der meist die Basalmembran fehlt (Abb. 133). Flüssigkeit, aber auch Proteine, die aus den Blutkapillaren ausgetreten sind, passieren die Endothelschicht und werden über das Venensystem in den Blutkreislauf zurücktransportiert. Damit ist das Lymphgefäßsystem als »Einwegbahn« zwischen dem

Gewebe und dem Blutkreislauf eingeschaltet. Mikroorganismen oder Antigene, die in die Gewebsflüssigkeit und damit in die Lymphgefäße gelangt sind, können in den Lymphknoten »abgefangen« werden (Abb. 134).

Da das Lymphgefäßsystem kein geschlossenes Zirkulationssystem darstellt, fehlt der motorische Antrieb. Die Lymphströmung ist daher träge und von zirkulationsfördernden Kräften der Umgebung abhängig. Die größeren Lymphgefäße besitzen eine Muskelwand, die über eine autonome Rhythmik verfügt. In regelmäßigen Abständen finden sich in den Lymphgefäßen *Klappen,* durch die der Rückstrom verhindert und die Kontinuität der Strömung aufrechterhalten wird (Abb. 133). Am Ductus thoracicus, der eine kräftige Muskulatur besitzt, laufen regelmäßige Kontraktionswellen ab, durch die auch die Lymphdrai-

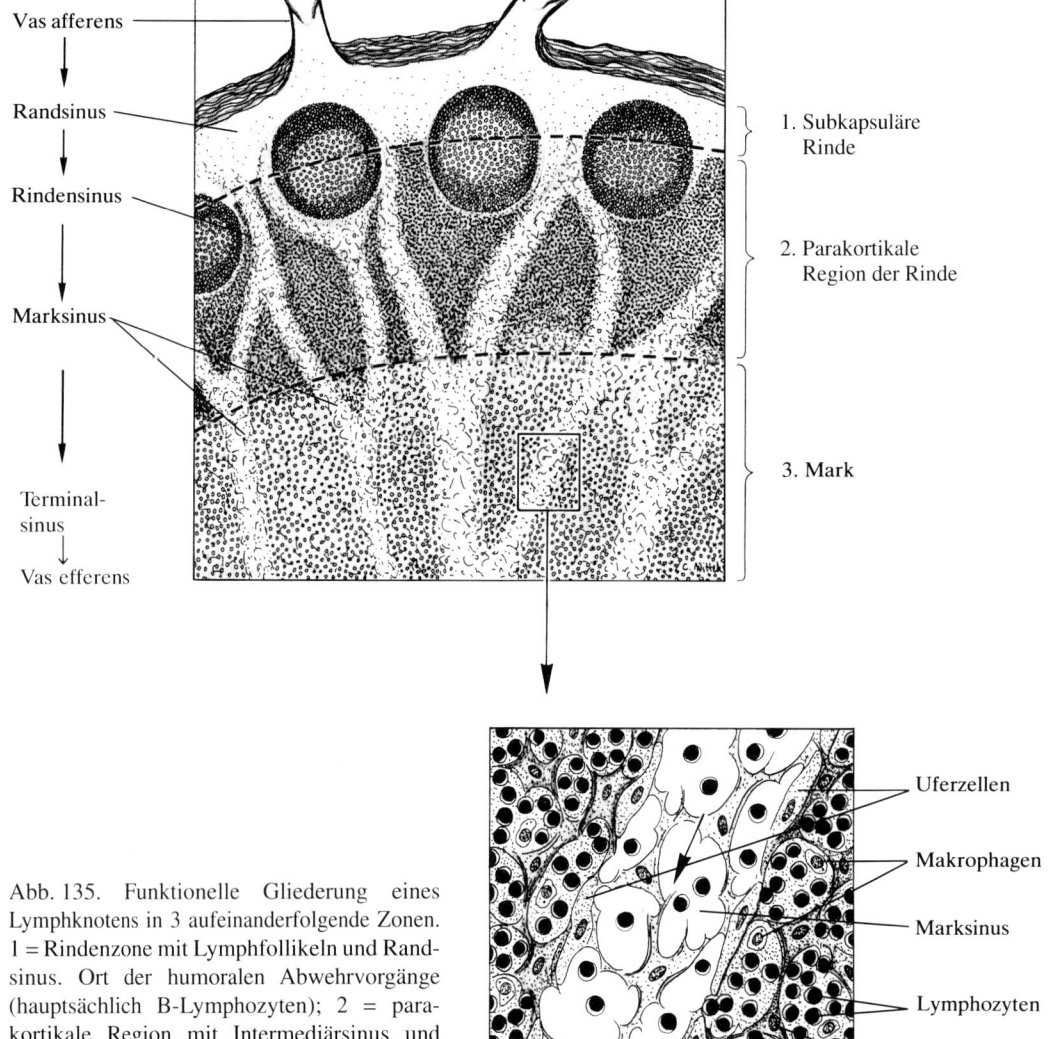

Strömungswege

Vas afferens

Randsinus

Rindensinus

Marksinus

Terminal-
sinus

Vas efferens

Funktionszonen

1. Subkapsuläre
   Rinde

2. Parakortikale
   Region der Rinde

3. Mark

Uferzellen

Makrophagen

Marksinus

Lymphozyten

Retikulumzellen

Abb. 135. Funktionelle Gliederung eines Lymphknotens in 3 aufeinanderfolgende Zonen. 1 = Rindenzone mit Lymphfollikeln und Randsinus. Ort der humoralen Abwehrvorgänge (hauptsächlich B-Lymphozyten); 2 = parakortikale Region mit Intermediärsinus und Marksträngen (hauptsächlich T-Lymphozyten). Ort der zellvermittelten Abwehr; 3 = Mark mit Marksinus und Marksträngen. Vornehmlich Ort der Phagozytoseprozesse durch Uferzellen und Makrophagen.

nage in der Peripherie wirkungsvoll gefördert wird.

Lymphknoten. Innerhalb eines Lymphknotens ist eine große Zahl von Lymphfollikeln auf engem Raum organartig konzentriert, so daß durch ein geordnetes System von Strö-

mungswegen die interstitielle Flüssigkeit einer bestimmten Körperregion, die durch Lymphgefäße an den Lymphknoten herangeführt wird, filtriert und immunologisch kontrolliert werden kann. Die strukturelle Grundlage des Lymphknotens ist daher ein lockermaschiges,

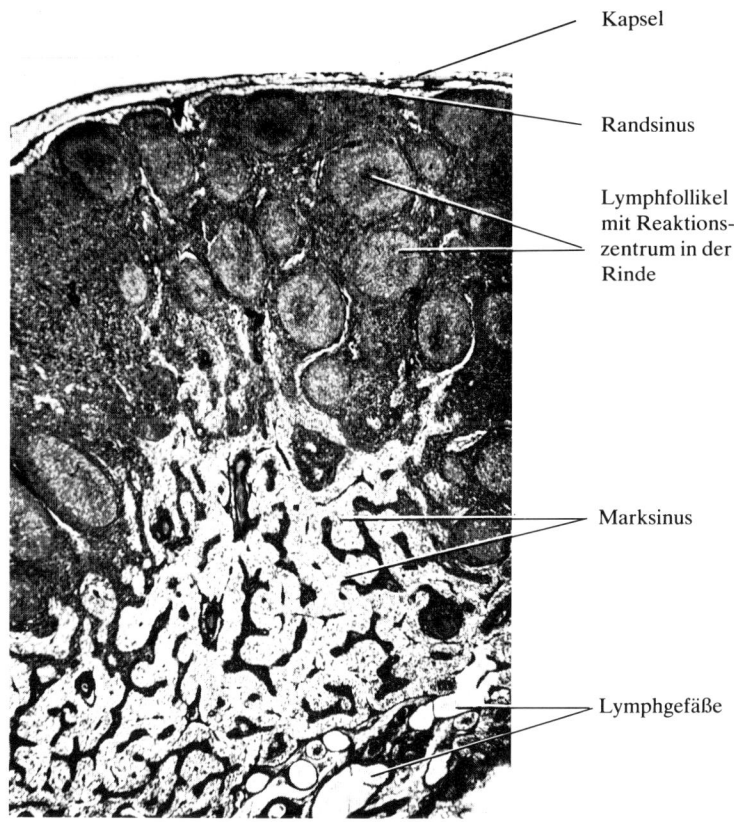

Kapsel

Randsinus

Lymphfollikel
mit Reaktions-
zentrum in der
Rinde

Marksinus

Lymphgefäße

Abb. 136. Histologischer Schnitt durch einen Lymphknoten (25×). Die Lymphfollikel liegen dicht gedrängt in der Rinde, umgeben von zahlreichen Zellelementen (hauptsächlich T-Lymphozyten) der parakortikalen Region.

retikuläres Bindegewebe, das durch die Ausbildung bevorzugter Strömungsstraßen *(Sinus)* als Filter wirken kann (Abb. 134). Dieses retikuläre Maschenwerk, das außen von einer festen Bindegewebskapsel umschlossen ist, wird von peripher nach zentral von Lymphe durchströmt. Zahlreiche dünnwandige, meist mit Klappen versehene Lymphgefaße *(Vasa afferentia)* führen die Lymphe an den Lymphknoten heran, durchsetzen die Kapsel und münden in den das Organ umgebenden, einheitlichen **Randsinus** (Sinus subcapsularis) ein, der direkt unter der Kapsel liegt und die gesamte afferente Lymphe sammelt (Abb. 134 u. 135). Vom Randsinus aus sickert die Lymphe zunächst durch die *Rindenzone*, die zahlreiche Lymphfollikel beherbergt und dadurch lym-

phozytenreicher ist als das *Mark*. Von der Rinde fließt die Lymphe dann durch zahlreiche, unregelmäßig begrenzte Sinus **(Rindensinus)** ins Mark, in dem das lymphatische Gewebe vorwiegend in Form vernetzter Stränge *(Markstränge)* angeordnet ist. Zwischen den Marksträngen bleiben wiederum unregelmäßig begrenzte Strömungsstraßen frei **(Marksinus)**, die die Lymphe schließlich über sog. terminale Sinus zum Hilum und dem dort beginnenden Vas efferens bringen.

Die Sinus des Lymphknotens sind keine geschlossenen Gefäße, sondern offene Kanälchen, die vom umgebenden Retikulumgewebe nicht scharf abzugrenzen sind, also auch keine geschlossene, endotheliale Auskleidung besitzen. Es handelt sich lediglich um bevorzugte Strömungswege, die von den seßhaften Lymphozyten freigehalten werden, so daß die Lymphe hiluswärts abfließen kann (Abb. 135 u. 136). Die an die Sinus angrenzenden, großen Retikulumzellen, die man auch *Uferzellen* nennt, besitzen eine ausgeprägte Phagozytosekapazität. Spritzt man z. B. einen Vitalfarbstoff in die Lymphbahn, findet man bereits wenige Minuten später im Mark der regionären Lymphknoten zahlreiche, mit Farbstoff angefüllte Uferzellen. Auch nach vermehrter Fettresorption aus dem Darm treten in den zugehörigen mesenterialen Lymphknoten massenhaft mit Fetttröpfchen vollgestopfte Uferzellen im Bereich der Marksinus auf. Diese Zellen können sich dabei auch aus dem Gesamtverband des Retikulums herauslösen und dann die Marksinus verstopfen (sog. *Sinuskatarrh*). Die an den Immunreaktionen beteiligten Zellen haben nun innerhalb des Lymphknotens eine charakteristische Verteilung. Die Makrophagen sind vor allem in der subkapsulären Rindenzone sehr zahlreich, die B-Lymphozyten sind in den

Lymphfollikeln, die T-Lymphozyten in den parakortikalen Regionen zwischen den Lymphfollikeln und der angrenzenden Markzone angereichert. Während die B-Lymphozyten ortsständig und wenig mobil sind, verlassen die T-Lymphozyten in regelmäßigen Abständen den Lymphknoten, treten in das Blut über und machen sozusagen »Patrouillefahrten« durch den Körper, um sich dann wieder im gleichen Lymphknoten festzusetzen. In Zusammenhang mit dieser *Rezirkulation* der T-Lymphozyten hat sich ein speziell strukturiertes Gefäßsystem entwickelt.

Gefäßversorgung des Lymphknotens. Die Rinde mit ihren Lymphfollikeln ist auffallend reich vaskularisiert. Die zuführenden Arterien betreten den Lymphknoten vom Hilum aus, verzweigen sich zunächst im Markgebiet und bilden dann in der Rinde dichte, korbartige Geflechte um die Lymphfollikel herum, so daß die Keimzentren weitgehend gefäßfrei bleiben (Abb. 137). Diese korbartigen Gefäßnetze ermöglichen den im Blut zirkulierenden

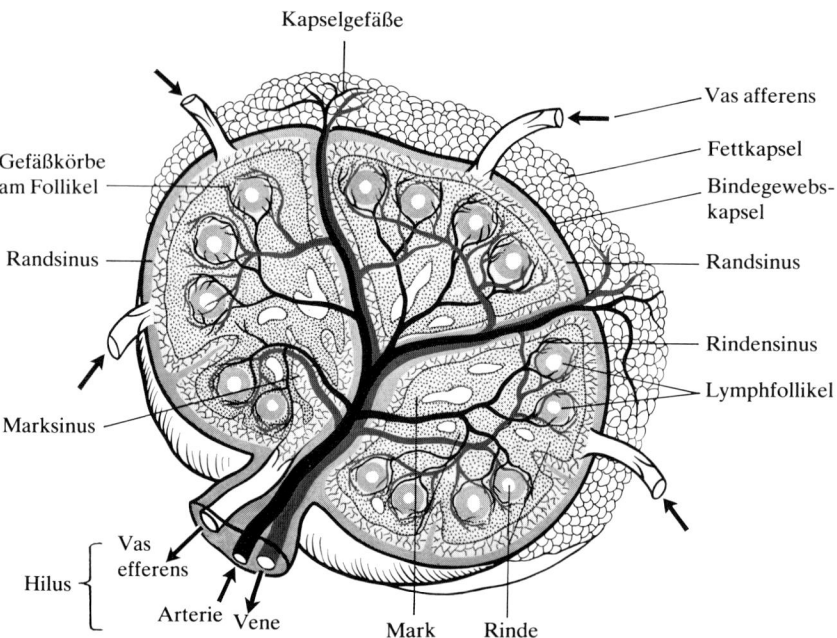

Abb. 137. Gefäßsystem des Lymphknotens (modif. nach Bargmann). Man beachte die korbartigen Kapillargeflechte um die Lymphfollikel.

Lymphozyten, wieder in die Lymphfollikel bzw. in die benachbarten parakortikalen Zonen zurückzugelangen. Eine wichtige Voraussetzung für diese Rezirkulation ist der eigenartige Wandbau der postkapillaren *Venolen*, die in diesen Zonen liegen (**Epitheloidvenolen**). Diese Gefäße besitzen nämlich ein nahezu kubisches Endothel mit einer besonders strukturierten Zellmembran, die von den zirkulierenden T-Lymphozyten »wiedererkannt« wird. Die kubischen Endothelien können die Lymphozyten durch die Gefäßwand ähnlich wie ein Schiff durch eine Schleuse hindurchschleusen. Die abführenden Venen, die immer parallel zu den Arterien verlaufen, bringen dann die austretenden Lymphzellen zum Hilum und von dort in die allgemeine Zirkulation.

Ablauf der Immunreaktionen im Lymphknoten. Antigene, die über die Vasa afferentia und den Randsinus in die subkapsulären Rindenschichten und die parakortikale T-Zellenreiche Rindenzone gelangt sind, lösen dort eine Immunreaktion aus, die in der Regel in **zwei** aufeinanderfolgenden **Phasen** abläuft. Zuerst werden die Antigene von Makrophagen und interdigitierenden dendritischen Zellen festgehalten und nach intrazellulärer Aufarbeitung den T-Zellen präsentiert. Die antigenreaktiven T-Zellen werden aktiviert, unterbrechen ihre rezirkulatorische Wanderung und setzen sich fest. Dadurch werden sie zunehmend der Zirkulation entzogen, so daß sich im Blut dann kaum noch zirkulierende T-Lymphozyten finden. Durch den Kontakt mit den Antigen-präsentierenden Zellen (APC) wandeln sie sich in T-Immunoblasten um und bilden Klone für Effektor- und Gedächtniszellen. Die aktivierten T-Helferzellen interagieren dann an der Grenze zwischen Lymphfollikeln und parakortikalen Zonen mit den B-Lymphozyten und stimulieren sie durch die Produktion von Zytokinen (vgl. Abb. 122), so daß sie sich zu Blasten und dann zu Plasmazellen differenzieren.

Die *Plasmazellen* wandern dann ins Mark und produzieren Antikörper, die über die zirkulierende Lymphe ins Blut gelangen.

In einer zweiten Phase, die etwa vier bis fünf Tage nach der Antigenzufuhr einsetzt, kommt es zur sog. **Follikelzentrumsreaktion**. Stimulierte Gedächtnis-B-Lymphozyten treten in die Keimzentren der Follikel über und beginnen sich lebhaft zu teilen. Dadurch vergrößern sich die Keimzentren. Da die Zytokine auch gefäßerweiternd wirken, kommt es zum Übertritt von Flüssigkeit ins Gewebe und zur *Lymphknotenschwellung*. Die in den Keimzentren entstandenen Plasmazellen wandern dann ebenfalls ins Mark und bilden Antikörper. Die entstandenen Antigen-Antikörper-Komplexe werden hauptsächlich von den follikulären dendritischen Zellen der Keimzentren phagozytiert, an deren langen Plasmafortsätze diese Komplexe leicht haftenbleiben. Nach Abklingen der Immunreaktion verkleinern sich die Keimzentren wieder und die T-Lymphozyten beginnen erneut mit der Rezirkulation.

2.2.4 Milz

Ist die Leber das Zentralorgan des Stoffwechselsystems, so die Milz das des Immunsystems. Die Milz stellt gewissermaßen einen weiterentwickelten Lymphknoten dar, der aber nicht die Gewebsflüssigkeit (Lymphe), sondern das Blut selbst »filtriert«. Bei Säugern kommen Übergangsformen vor, sog. Hämolymphknoten, die außer der Lymphe auch noch das Blut filtrieren. Bei Primaten treten Hämolymphknoten nur noch unter pathologischen Verhältnissen auf.

In der Milz entwickelt sich in der Adventitia der Arterien ein lymphoretikuläres Bindegewebe, das an zahlreichen Stellen Lymphfollikel beherbergt. Die Gesamtheit dieser Lymphfollikel bezeichnet man als **weiße Pulpa.** Die die Lymphfollikel versorgenden Arterien sind so angeordnet, daß das Blutplasma hier abfiltriert und in den Randzonen der Follikel immunologisch kontrolliert werden kann (daher weiße Pulpa). Die »Milzlymphe«, die über efferente Lymphgefäße in den periarteriolären Lymphscheiden hilumwärts drainiert wird, ist

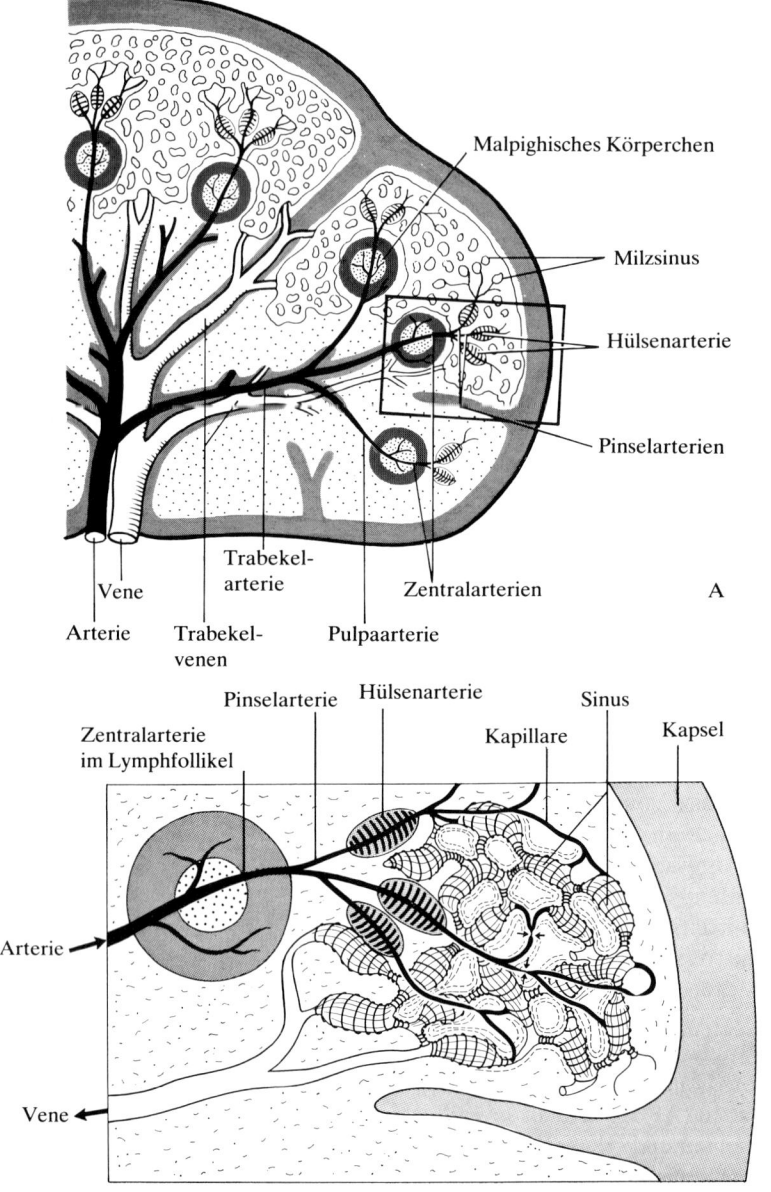

Abb. 138. Aufbau der Gefäßsysteme in der Milz (schematisch). Der Ausschnitt (B) zeigt vor allem die reusenartige Struktur der Milzsinus, die von den Kapillaren versorgt werden. Am Übergang in die Sinus existieren möglicherweise kleine Sphinkteren (Pfeile) zur Durchblutungsregulation (modif. nach Tischendorf).

also keine interstitielle Lymphflüssigkeit, sondern das Blutplasma selbst, dessen Antigene hier gegebenenfalls eliminiert werden. Die Milz ist daher die dritte und letzte Region im Abwehrsystem, wo nicht mehr »peripherische« Immunreaktionen, sondern solche, die das Zentralorgan des menschlichen Organismus, nämlich das Blut selbst betreffen, ablaufen.

Aber nicht nur das Blutplasma, sondern auch die zellulären Elemente des Blutes werden in der Milz »kontrolliert«. Das Milzparenchym besteht aus einem lockermaschigen, retikulären Bindegewebe, in dem sich – ähnlich wie im Lymphknoten – Strömungsstraßen entwickeln, die man als *Sinus* bezeichnet. Das retikuläre Maschenwerk mit seinen zahlreichen Sinus bezeichnet man insgesamt als **rote Pulpa**. Sowohl das Retikulum als auch die Sinus werden vom Blut durchströmt (daher rote Pulpa). Das Blut ist hier aus der geschlossenen Zirkulation ausgetreten, so daß überalterte Blutzellen, vor allem Erythrozyten, von den hier zahlreich vorhandenen Makrophagen phagozytiert und damit aus der Zirkulation eliminiert werden können *(Blutmauserung)*. In den Maschenräumen der roten Pulpa kann das Blut aber auch eine Zeitlang liegenbleiben und damit der Zirkulation entzogen werden, um bei Bedarf wieder in den Kreislauf zurückzuströmen. Die Milz ist damit auch ein Blutspeicher, der das zirkulierende Blutvolumen den peripheren Erfordernissen entsprechend anpassen kann. Bei einigen Säugern (Raubtieren,

schnellaufenden Huftieren) steht diese Funktion so stark im Vordergrund, daß sie die Struktur des gesamten Organs bestimmt *(Speichermilz)*. Beim Menschen spielt die Speicherfunktion keine so große Rolle mehr. Hier dominiert, ähnlich wie bei zahlreichen anderen Arten (Nagern, Primaten), mehr die Abwehrfunktion (Milzen vom *Immunisierungstyp*).

Weiße Pulpa und Immunsystem. Die Milz ist von einer Kapsel umgeben, von der untereinander zusammenhängende Balken (**Trabekel**) ausgehen, die das Organ in zahlreiche, ungleichmäßige Kompartimente aufgliedern. Kapsel und Trabekelgerüst enthalten glatte Muskelbündel, so daß sich die Milz kontrahieren und das in der roten Pulpa gespeicherte Blut aktiv in das Venensystem entleeren kann. Die am Hilus eintretenden Arterien teilen sich rasch dichotom auf und verlaufen zunächst innerhalb des bindegewebig-muskulären Balkengerüstes (Abb. 138). Die kleineren Arterien dringen in das Pulpagewebe ein und nehmen hier Arteriolencharakter an. Am Ende dieser Pulpaarterien bildet sich ein Gefäßpinsel *(Penicilli,* **Pinselarterien**, besser Pinselarte-

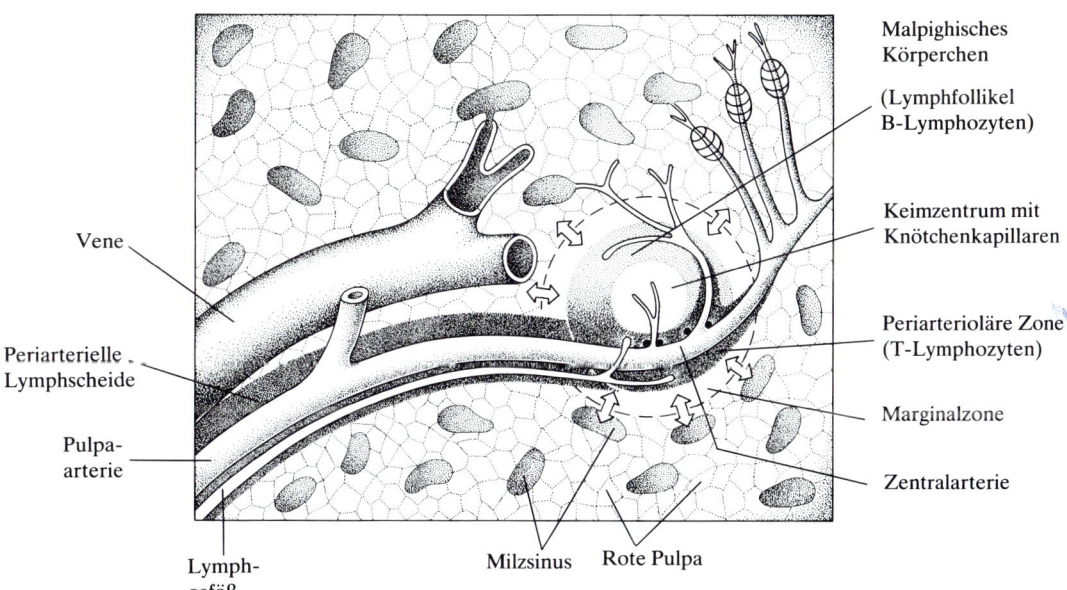

Vene

Periarterielle Lymphscheide

Pulpa-arterie

Lymph-gefäß

Milzsinus   Rote Pulpa

Malpighisches Körperchen

(Lymphfollikel B-Lymphozyten)

Keimzentrum mit Knötchenkapillaren

Periarterioläre Zone (T-Lymphozyten)

Marginalzone

Zentralarterie

Abb. 139. Funktionelle Struktur der weißen Pulpa in der Milz. Punktierte Linie = Grenzfläche des Malpighi-Körperchens zur roten Pulpa (Marginalzone), an der die Reaktionen ablaufen (Pfeile).

riolen), dessen Äste zum Schluß von einer dichten Hülse retikulären Gewebes umgeben sind **(Hülsenarterien, Hülsenkapillaren)**. Aus den Hülsenarterien gehen arterielle Endkapillaren hervor, die entweder frei ins Retikulum der roten Pulpa (offene Blutbahn) oder direkt in die Milzsinus einmünden (geschlossene Blutbahn) (Abb. 138). Kurz nachdem die Arterien die Trabekel verlassen haben, lockert sich die Adventitia der Pulpaarterien auf und differenziert sich zu einem lymphoretikulären Bindegewebe, in das sich zahlreiche Lymphozyten einlagern. Diese periarterioläre Lymphscheide bildet meist kurz vor dem Übergang in die Pinselarterien typische Lymphfollikel, die von eigenen Gefäßen versorgt werden (Abb. 139). Die innerhalb des Lymphfollikels verlaufende Arterie heißt **Zentralarterie**, obwohl sie fast nie im Zentrum des Follikels lokalisiert ist. Dieser hochdifferenzierte Lymphfollikel mit den zugehörigen Arteriolen und Kapillaren wird **Malpighi-Körperchen** (Milzkörperchen, Corpusculum lienale) genannt (Abb. 138 u. 139). Es bildet eine für die Milz sehr charakteristische Struktur, die für die hämatogenen Immunreaktionen von zentraler Bedeutung ist. Die Malpighi-Körperchen besitzen eine perifollikuläre Randzone (Außenzone, Marginalzone), die an die rote Pulpa angrenzt, ein Reaktions- oder Keimzentrum in der Mitte und eine periarterioläre Zone um die Zentralarterie herum, die mit dem periarteriellen Gewebe der Pulpaarterien zusammenhängt, das auch die abführenden Lymphgefäße enthält (Abb. 139).

Die periarteriolären Zonen, die den parakortikalen Zonen der Lymphknoten entsprechen, beherbergen hauptsächlich T-Lymphozyten, die Keimzentren der Lymphfollikel enthalten dagegen vorwiegend B-Lymphozyten, während die Marginalzone 50–70% T-Lymphozyten und etwa 40% B-Lymphozyten beherbergt. Die T-Lymphozyten zeichnen sich durch eine auffallend rasche Rezirkulation aus. Für ihre Wanderung durch die Milz brauchen sie nur 5–6 Stunden, während sie für die Passage durch die Lymphknoten 15–20 Stunden benötigen. Dies wird wahrscheinlich durch die besondere Architektur der Follikelgefäße ermöglicht. Die **Knötchenkapillaren** gehen nämlich nahezu rechtwinklig von der Zentralarterie ab, durchsetzen das Keimzentrum und treten dann in den periarteriolären Raum über, wo sie vielleicht direkte Verbindungen mit den abführenden Lymphgefäßen haben. Die Knötchenkapillaren besitzen keine geschlossene Endothelwand mehr. Auch fehlt hier eine Basalmembran weitgehend, so daß die T-Zellen an dieser Stelle leicht permeieren und in den periarteriolären Raum übertreten können. Der rechtwinklige Abgang dieser Kapillaren erlaubt dem Plasmarandstrom des Blutes, bevorzugt in die Knötchenkapillaren überzutreten, so daß das Blutplasma in die Marginalzone gelangt. Das in die etwa 80–100 µm breite Marginalzone abfiltrierte Plasma kommt hier mit den dendritischen Zellen und Makrophagen sowie den T-Lymphozyten in Berührung, so daß eventuell vorhandene hämatogene Antigene festgehalten werden können (Zone der Antigenpräsentation).

Kommt es zu einem Antigenkontakt, treten ähnliche Reaktionen auf wie im Lymphknoten. Die ersten, morphologisch faßbaren Veränderungen werden in den periarteriolären Lymphscheiden nachweisbar. Nach intravenöser Injektion eines Antigens sieht man hier schon nach einem Tag eine lebhafte Proliferation der Immunoblasten. Zwischen dem dritten und vierten Tag erscheinen dann zunehmend unreife und vereinzelt auch reife Plasmazellen in den periarteriolären Lymphscheiden, die sich stark verbreitern und hilumwärts ausdehnen. Anschließend werden auch die ersten Reaktionen im Lymphfollikel sichtbar. Die Keimzentren verbreitern sich, wobei vermehrt B-Immunoblasten in Erscheinung treten. Gegen Ende der 1. Woche klingen die Reaktionen in den periarteriolären Lymphscheiden ab. Antikörperproduzierende Plasmazellen finden sich jetzt in großer Zahl in der Follikelaußenzone, von wo aus sie auch in die rote Pulpa einwandern können. In der 2. Woche kehrt die Struktur der weißen Pulpa allmählich wieder zur Norm zurück, lediglich die Keimzentren sind

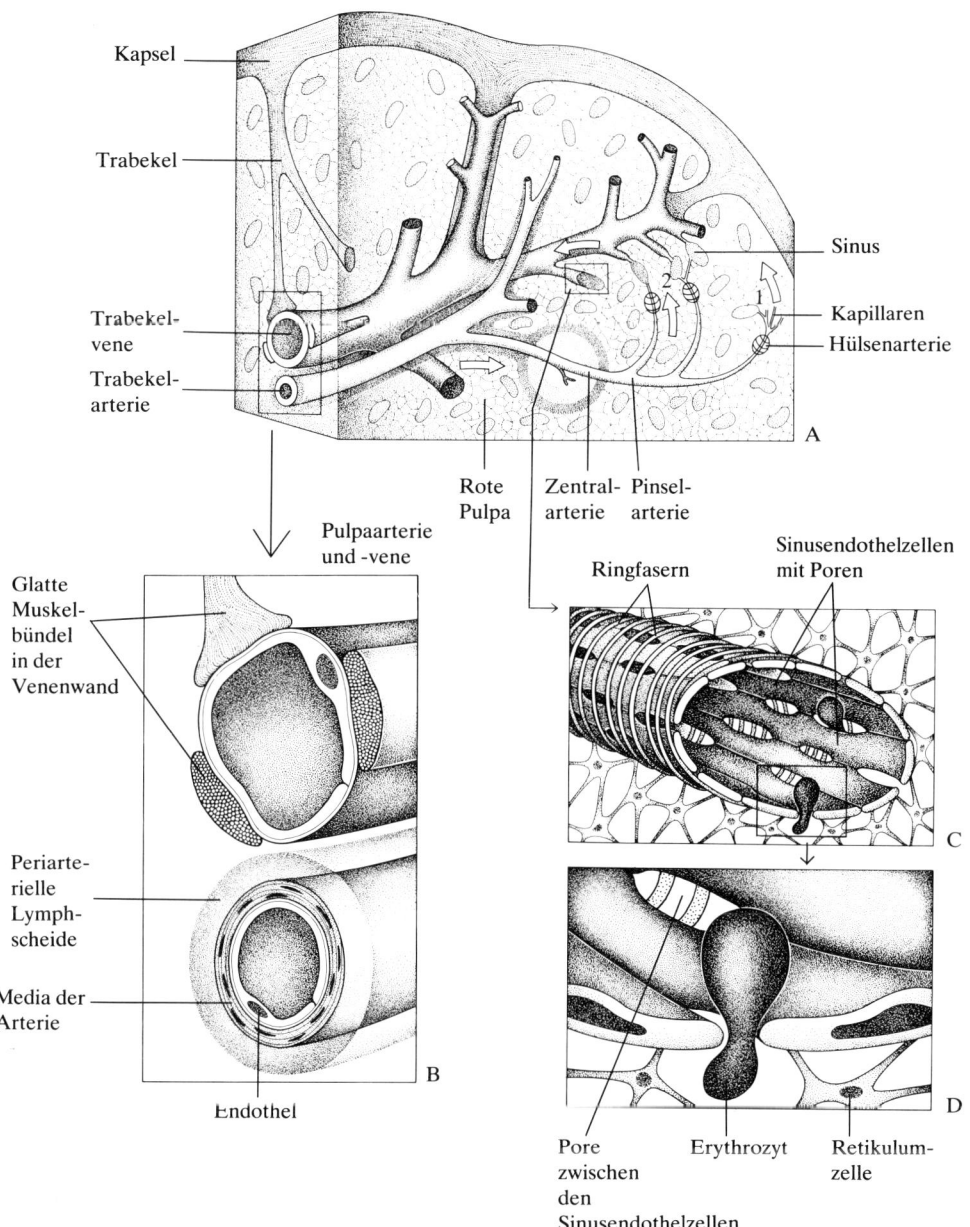

Kapsel

Trabekel

Trabekel-
vene

Trabekel-
arterie

Sinus

Kapillaren

Hülsenarterie

A

Rote
Pulpa

Zentral-
arterie

Pinsel-
arterie

Pulpaarterie
und -vene

Glatte
Muskel-
bündel
in der
Venenwand

Ringfasern

Sinusendothelzellen
mit Poren

Periarte-
rielle
Lymph-
scheide

Media der
Arterie

C

B

Endothel

D

Pore
zwischen
den
Sinusendothelzellen

Erythrozyt

Retikulum-
zelle

Abb. 140. Funktionelle Struktur der roten Pulpa und der Milzgefäße. A = Übersicht; 1 = Zirkulation bei offenem Blutkreislauf; 2 = Zirkulation bei geschlossenem Blutkreislauf; B = Ausschnittvergrößerung der Trabekelgefäße. Man beachte das Fehlen einer eigenen Media bei den Venen sowie die periarterielle Lymphscheide; C = Ausschnittvergrößerung eines Milzsinus mit Poren und Ringfasern. D = Ausschnitt aus der Sinuswand. Ein Erythrozyt zwängt sich durch eine Endothellücke ins Lumen des Sinus hinein.

oft noch einige Zeit (bis zu einem Monat) vergrößert.

Rote Pulpa und Blutmauserung. Die Milz kontrolliert aber nicht nur das Blutplasma, sondern auch die zellulären Elemente des Blutes, die – wenn sie überaltert sind – abgebaut werden. Dies ist hauptsächlich die Funktion der roten Pulpa. Nachdem die Zentralarterien die Malpighi-Körperchen passiert haben, teilen sie sich flächenartig auf **(Pinselarteriolen)** und bilden sich zu den **Hülsenkapillaren** um, die in die Endkapillaren der Milz ausmünden (Abb. 140). Wenn die Kapillaren frei in das Milzretikulum auslaufen, strömt das Blut aus dem Gefäßsystem aus (offene Blutbahn). Ge-

hen die Endkapillaren jedoch in die Milzsinus über, kann das Blut direkt in die Pulpavenen und anschließend in die Trabekelvenen fließen, die sich im Hilusbereich zu größeren Venenstämmen und schließlich zur V. lienalis vereinigen (geschlossene Blutbahn).

Man hat lange gestritten, ob in der Milz eine **offene** oder eine **geschlossene Blutbahn** existiere. Nach neueren Untersuchungen ist wahrscheinlich beides richtig. In bestimmten Regionen der Milz fließt das Blut wahrscheinlich direkt aus den Endkapillaren in die Sinus und damit in die abführenden Venen hinein (nutritiver Milzkreislauf, rasche Zirkulation), während in den anderen Abschnitten die Endkapillaren in das

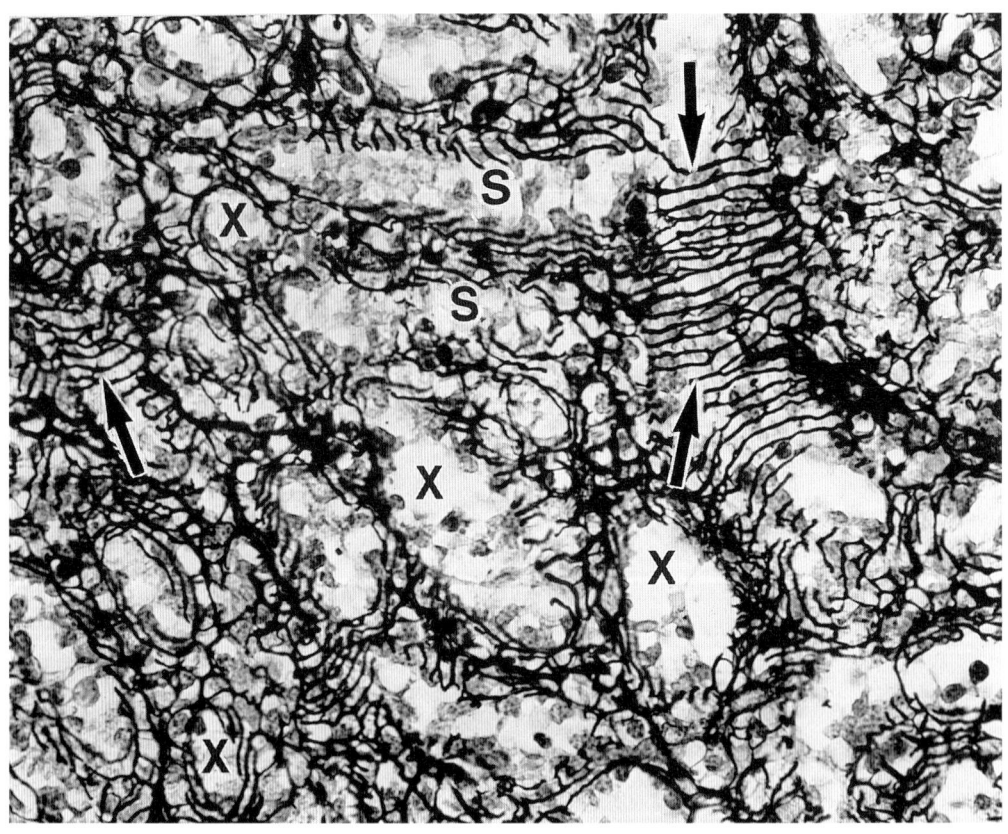

Abb. 141. Histologischer Schnitt durch die rote Milzpulpa (Retikulinfaserfärbung; Präparat Dr. M. Rittig, 400×). Pfeile = Tangentialschnitt durch einen Milzsinus mit zirkulär angeordneten Gitterfasern; S = Milzsinus im Längsschnitt mit stäbchenförmigen Sinusendothelzellen; x = Milzsinus im Quer- oder Schrägschnitt.

Pulparetikulum einmünden und das But aus der geschlossenen Zirkulation austreten lassen (offenes oder langsames System). Welchen Sinn hat diese eigenartige Konstruktion? Dieser Frage kommt man näher, wenn man den Bau der Milzsinus ins Auge faßt.

Die Wand der **Milzsinus** besteht aus länglichen Endothelzellen **(Sinusendothelien)**, die mit ihren Fortsätzen untereinander so zusammenhängen, daß ein längsgestelltes Gitter entsteht, dessen Spalten oder Poren eine Größe von 0,5–3 μm besitzen. Dieses reusenartige Gitter wird durch zirkulär verlaufende Gitterfasern (Ringfasern) zusammengehalten, um die sich wieder Retikulumzellen herumgruppieren (Abb. 140 u. 141). Eine geschlossene Basalmembran fehlt. Zwischen dem Pulparetikulum und dem Sinuslumen ist also keine echte Barriere vorhanden. Das in das Retikulum ausgeströmte Blut kann durch die Lücken der Sinus wieder in das abführende Venenystem und damit in den Kreislauf zurückfließen. Umgekehrt kann das Blut auch von den Sinus wieder in das Maschenwerk des Milzretikulums übertreten und dort verweilen. Innerhalb der roten Pulpa kann nun das Blut im Hinblick auf seine zelluläre und stoffliche Zusammensetzung kontrolliert werden. Entgegen früherer Ansichten sind die Sinusendothelien nicht besonders phagozytoseaktiv, dagegen zeigen die Retikulumzellen der Pulpa eine hohe Phagozytosekapazität. Offenbar spielen bestimmte Membraneigenschaften dabei eine Rolle. Die histiozytären Retikulumzellen und Makrophagen der roten Pulpa vermögen gealterte Erythrozyten an ihrer unelastisch gewordenen Zellmembran zu »erkennen«, so daß diese an ihrer Oberfläche klebenbleiben und dann als Ganzes inkorporiert werden. Für die Unterscheidung überalterter und normaler Blutzellen spielt offenbar die Flexibilität, mit der diese sich durch die Poren der Sinuswände hindurchquetschen können, eine wesentliche Rolle. Da diese Poren nur 0,5–3 μm groß sind, müssen sich z.B. die Erythrozyten deformieren, was gealterte oder pathologische Erythrozyten, aber auch überalterte Leukozyten nicht mehr können. Diese Zellen bleiben dann im

Retikulum hängen und werden hier phagozytiert.

Zwischen der Milz, in der der Abbau von Erythrozyten und Hämoglobin erfolgt, und dem Knochenmark, wo die Resynthese des Hämoglobins und damit die Regeneration der roten Blutkörperchen stattfindet, besteht also eine enge funktionelle Beziehung. Aber nicht nur die roten, sondern auch die weißen Blutkörperchen werden im Retikulum der roten Milzpulpa abgebaut. Vermutlich werden auch überalterte Bluteiweißkörper dort phagozytiert und aus dem strömenden Blut eliminiert. Die Maschenräume des Retikulums dienen schließlich auch als Speicher für die Thrombozyten des Blutes, die bei Bedarf in großen Mengen aus der roten Pulpa ausgeschleust werden können. Normalerweise kann die Milz 30–35% der zirkulierenden Thrombozyten in der Pulpa speichern. Außer den körpereigenen Elementen phagozytieren die Makrophagen der roten Pulpa aber auch körperfremde, nichtantigene Stoffe, wie z.B. Vitalfarbstoffe, Pigmente usw., die sie damit aus der Blutbahn entfernen. Intravenös injizierte Vitalfarbstoffe finden sich schon wenige Minuten nach der Injektion in großen Mengen in den Retikulumzellen und den Markophagen der roten Pulpa. Immunreaktionen finden jedoch nur in der weißen Pulpa statt.

Speicherfunktion und Regulationsmöglichkeiten. Die Milzsinus sind keine starren Gebilde. Sie können in Engstellung eine rasche Durchströmung des Blutes ermöglichen (Stromsinus); sie können sich aber auch erweitern und größere Blutvolumina aufnehmen, die dann der Zirkulation entzogen werden **(Speichersinus)**. Die wechselnde Blutfüllung der Milz hängt vom Kontraktionszustand der Trabekel- und Kapselmuskulatur ab. Die Trabekel bilden ein mit der Kapsel zusammenhängendes Netzwerk, in das das Gefäßsystem systemgerecht eingebaut ist. Kontrahiert sich die Muskulatur, wird das Blut aus den Sinus ausgepreßt und in das ableitende Venenystem gedrückt (Entspeicherung).

Das Gefäßsystem ist an die dabei auftretenden Volumenveränderungen in verschiede-

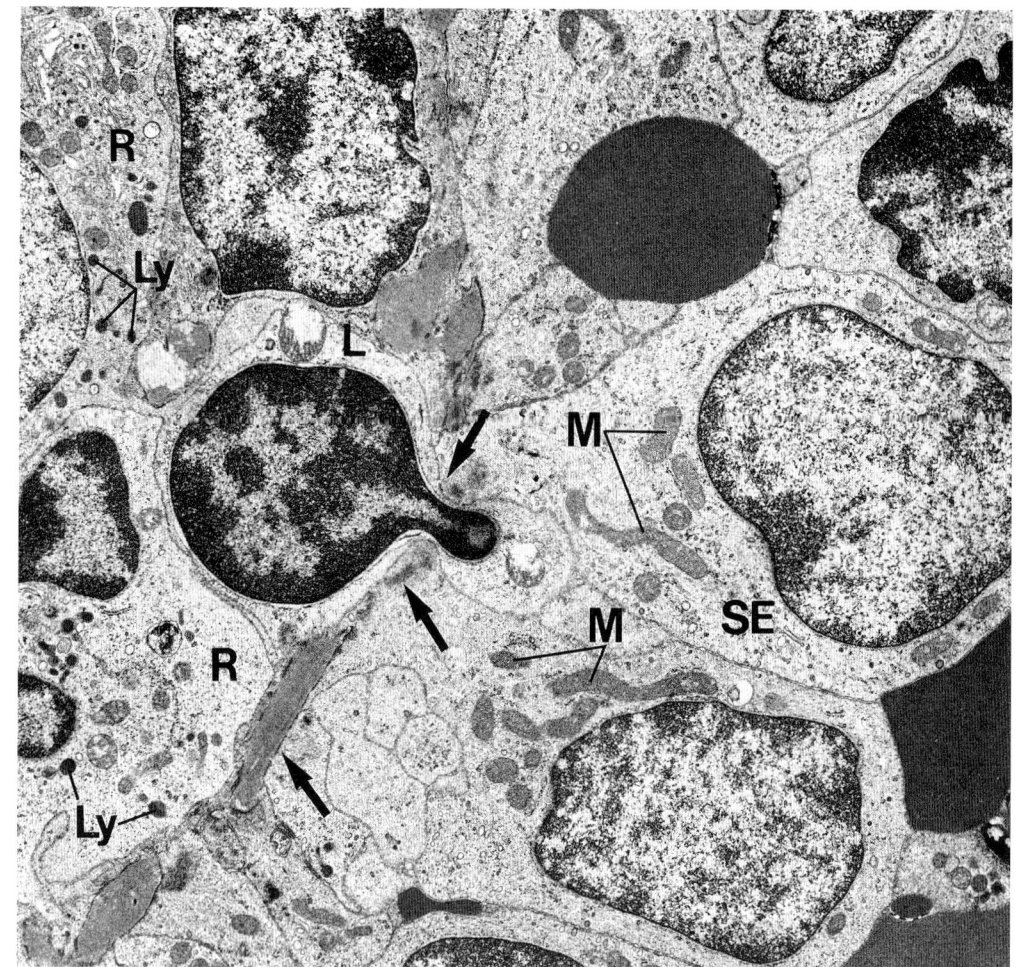

Abb. 142. E. m. Aufnahme von der Milz (Affe, 27 500×). Ein Lymphozyt (L) beginnt sich durch die Wand eines Milzsinus (Pfeile) hindurchzuzwängen. Phagozytose-aktive Retikulumzellen (R) enthalten zahlreiche Lysosomen (Ly). M = Mitochondrien; SE = Sinusendothelzellen.

ner Hinsicht angepaßt. Charakteristischerweise besitzen die **Trabekelvenen** keine eigene Muskelwandung, sondern nur eine dünne Intima. Anstelle einer geschlossenen Media lagern sich die Muskelbündel der Trabekel der Gefäßwand unmittelbar an und ersetzen dadurch die Media. Da die Muskelbündel radiär an den Venen angreifen, werden die Venen bei der Kontraktion der Milz erweitert und nicht abgeklemmt.

Regulatorische Funktionen übernehmen möglicherweise auch die **Hülsenarterien**. Die 20–30 μm dicken Hülsen bestehen aus verschiedenen Zellpopulationen (Retikulumzellen, Makrophagen). Eine Gruppe von Zellen zeichnet sich durch den Besitz von kontraktilen Filamenten (Aktinfäden) aus, so daß eine Drosselfunktion durchaus möglich erscheint. Neuerdings wurden hier aber auch neben den kontraktilen Zellen große, sternförmige Zellen mit reichlich Lysosomen gefunden, so daß man an eine verstärkte Phagozytoseaktivität in den Hülsen gedacht hat. Beides mag zutreffen. Nimmt man an, daß die Hülsen, die bei Tieren mit einer Speichermilz besonders kräftig ent- wickelt sind, den Zustrom zur roten Pulpa drosseln können, müßte der Druck in den Fol- likelgefäßen der weißen Pulpa ansteigen und die Filtration von Blutplasma in das lymphati- sche Gewebe vermehrt werden. Umgekehrt

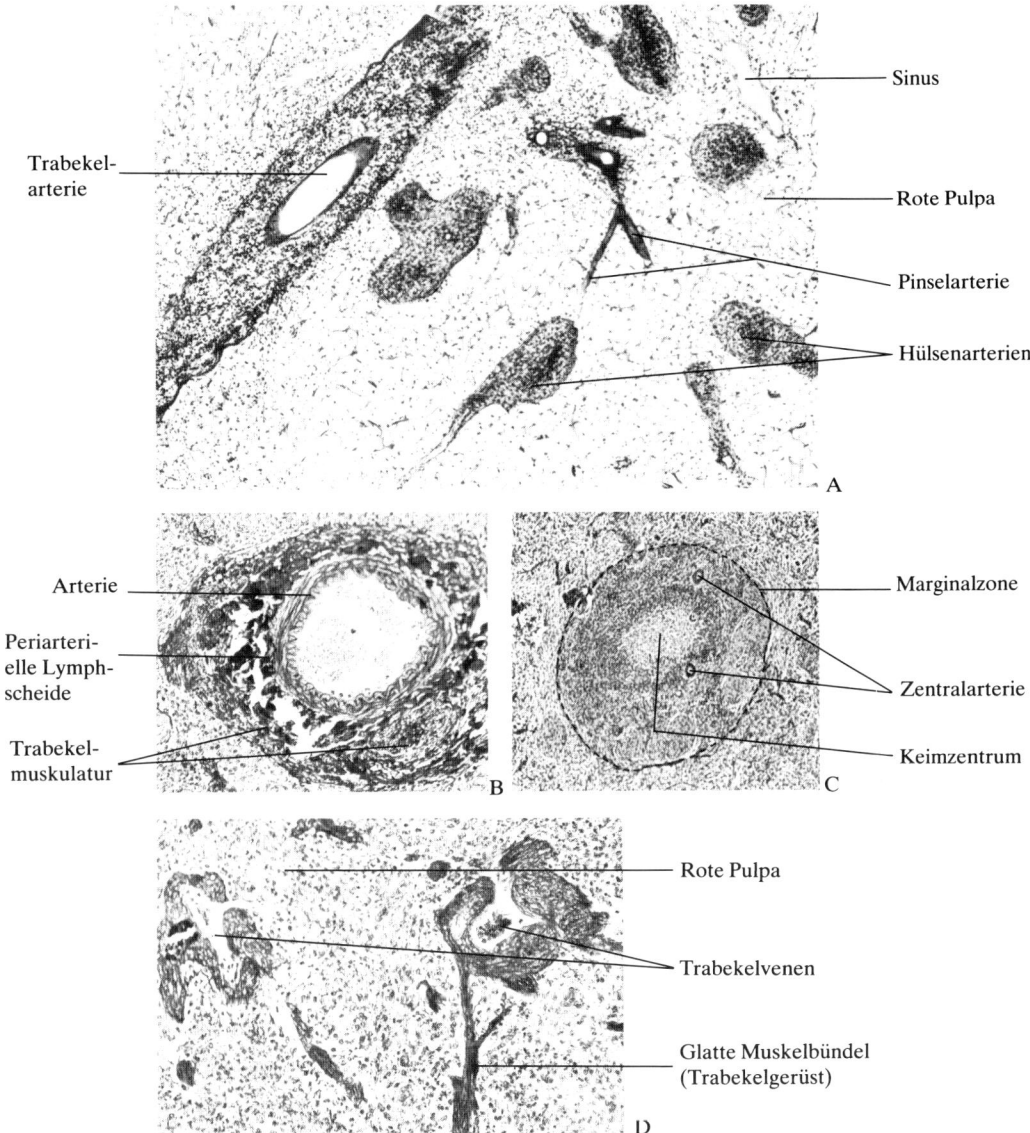

Abb. 143. Histologische Schnitte durch verschiedene Regionen der Milz. A = Rote Pulpa der Milz vom Schwein (gespült, 51×); B = Querschnitt durch einen Trabekel aus der menschlichen Milz mit Arterie und periarterieller Lymphscheide (51×); C = Malpighi-Körperchen mit Zentralarterie und Keimzentrum (Grenze zur roten Pulpa markiert, Katze, 128×); D = Trabekelvenen, deren Media durch Muskelbündel des Trabekelgerüstes ersetzt wird (menschliche Milz, 51×).

könnte eine Öffnung der Hülsengefäße die Durchströmung der roten Pulpa fördern. Damit läge an dieser Stelle eine Möglichkeit vor, die jeweilige Durchströmung der weißen oder roten Pulpabezirke regulativ zu beeinflussen.

2.3 Zusammenfassung

Man unterscheidet primäre und sekundäre lymphatische Organe. In den primären erfolgt (antigenunabhängig) die Prägung der Lymphozyten zu immunkompetenten Zellen, im Thymus zu T-Zellen, im Bursaäquivalent (wahrscheinlich Knochenmark) zu B-Lymphozyten. Sekundäre lymphatische Organe sind entweder lymphoretikuläre Organe (mit steigender Differenzierung: Solitärfollikel, Peyer-Plaques, Lymphknoten, Milz) oder lymphoepitheliale Organe (Tonsillen). Die Tonsillen besitzen epitheliale Krypten, die von lymphoretikulärem Gewebe umgeben sind. Das Epithel ist retikulär aufgelockert, so daß Antigene mit dem lymphatischen Gewebe in Kontakt kommen können. Die lymphoretikulären Organe werden entweder von Lymphe (Lymphknoten) oder Blut (Milz) durchströmt (Filterfunktion).

In den **Lymphknoten** fließt die Lymphe von den Vasa afferentia in den Randsinus (unmittelbar unter der Kapsel), durch die Rinden- und Marksinus zu den Terminalsinus und zum Vas efferens. In der Rinde liegen die Lymphfollikel, die hauptsächlich B-Lymphozyten enthalten, die parakortikalen Regionen beherbergen dagegen vornehmlich T-Lymphozyten. Im Retikulum kommen 4 verschiedene Zellformen vor: 1. Fibroblastische Retikulumzellen (RZ) – Faserbildner, mechanische Funktionen; 2. histiozytäre RZ – wahrscheinlich Makrophagen; 3. follikuläre dendritische Zellen – vornehmlich in B-Zellregionen, Phagozytose von Antigen-Antikörper-Komplexen; 4. interdigitierende dendritische Zellen – antigenpräsentierende Zellen – hauptsächlich in T-Zellregionen. Vom Hilus dringen Blutgefäße in den Lymphknoten ein, die korbartige Geflechte um die Follikel herum bilden. Die

Follikelvenen besitzen kubisches Endothel *(Epitheloidvenen)* – wichtig für die Rezirkulation der T-Lymphozyten. Rezirkulation = regelmäßige »Patrouillenfahrten« der T-Zellen im Blutkreislauf zur Antigenerkennung. B-Zellen sind mehr seßhaft.

Abwehrreaktionen – immer 3 Zellformen beteiligt: T-Lymphozyten, Makrophagen und B-Lymphozyten. Antigene kommen zuerst mit den Makrophagen in Kontakt, die das Antigen den T-Helferzellen präsentieren. Diese setzen die T-Zellkaskade in Gang (Entwicklung von T-Lymphoblasten, T-Helferzellen, zytotoxischen u. Gedächtniszellen). Die T-Helferzellen produzieren Cytokine (Interleukin 2) u. stimulieren die B-Lymphozyten, die sich zu Plasmazellen differenzieren. Plasmazellen synthetisieren Antikörper (im Blut als γ-Globuline). Zytotoxische T-Zellen zerstören körperfremde Zellen oder auch eigene, antigenentartete Zellen (Tumorzellen, Autoimmunreaktionen).

Milz. Lymphoretikuläres Gewebe kommt nur in der weißen Pulpa vor (Lymphfollikel und periarterioläre Lymphscheiden). Die Lymphfollikel (Milzkörperchen, Malpighi-Körperchen) enthalten immer eine Zentralarterie. Funktion: Filterung des Blutplasmas zur Antigenkontrolle. Rote Pulpa – Abbau von Erythrozyten (Blutmauserung), Blutspeicherung, Phagozytose von (nichtantigenen) körperfremden Substanzen, Speicher für Thrombozyten. *Milzkreislauf:* A. lienalis (splenica) – Balkenarterien – Pulpaarterien – Zentralarterien (im Lymphfollikel) – Pinselarterien – Hülsenarterien – Endkapillaren – Milzretikulum (offene Blutbahn) oder Milzsinus (geschlossene Blutbahn) – Pulpavenen – Trabekelvenen – V. lienalis (splenica).

3 Respirationssystem

Für die aeroben Stoffwechselvorgänge benötigt der Organismus Sauerstoff, der ihm durch das Respirationsystem zugeführt wird. Die bei den Energieumsetzungen freiwerdende Kohlensäure ist für den Organismus nicht mehr

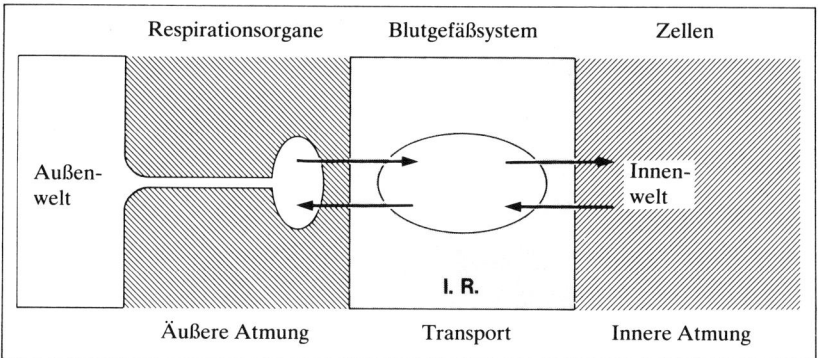

Abb. 144. Funktionelle Beziehungen zwischen Körpergewebe (Zellen), Respirations- und Gefäßsystem. IR = Interzellularraum (Extrazellularraum).

verwendbar und wird durch den Respirationstrakt eliminiert, d.h. ausgeatmet. Einatmung von Sauerstoff und Ausatmung von Kohlensäure bilden damit eine wichtige Voraussetzung für den Stoff- bzw. Energieumsatz der Zellen im Körper.

Der Atmungsvorgang muß aber noch in einem größeren Zusammenhang gesehen werden. Die Ventilation, d.h. die Aufnahme und Ausscheidung der Atemgase durch den Respirationstrakt (äußere Atmung), stellt nur einen Teil dieses Vorganges dar. Die Atemgase müssen ja noch durch das Blutgefäßsystem zum Gewebe transportiert und schließlich von der Zelle aufgenommen und »veratmet« werden. Somit gehören die respiratorischen Prozesse der Zellen (innere Atmung), bei denen vor allem die Mitochondrien eine Rolle spielen, im weiteren Sinne ebenfalls zum Atmungssystem. Funktionell sind die Atmungsvorgänge in den Respirationsorganen (Lungen usw.) und diejenigen in den Geweben eng miteinander korreliert, was besonders bei körperlicher Arbeit deutlich wird. Der Sauerstoffmehrbedarf der Muskelfasern bei körperlichen Leistungen löst sofort eine vertiefte Atmung aus und wird durch vermehrte Sauerstoffaufnahme gedeckt. Das Gefäßsystem ist damit zwischen die Organe der äußeren Atmung (Respirationssystem) und die Körpergewebe mit ihren inneren Atmungsvorgängen vermittelnd eingeschaltet

(Abb. 144). Es kann daher auch von beiden Seiten aus funktionell beeinflußt werden.

Auch die Respirationsorgane sind funktionell nach 2 Seiten hin orientiert, nämlich einmal zur Innenwelt, wo der Kontakt mit dem Gefäßsystem den Gasaustausch mit dem Blut ermöglicht, und zum anderen zur Außenwelt, aus der der Sauerstoff aufgenommen und in die die Kohlensäure abgegeben wird. Dementsprechend gliedert sich das Respirationssystem in 2 Funktionsbereiche: 1. die eigentlich »atmenden« Oberflächen in den Lungen, die mit einem respiratorischen Epithel bedeckt sind, und 2. die luftleitenden Organe, die ein Respirationsepithel besitzen und im wesentlichen Nasenhöhle, Trachea und Bronchien umfassen.

Darüber hinaus kommt aber beim Menschen noch eine 3. Funktion in Betracht. Im Zusammenwirken mit dem Kopfdarm dient das Respirationssystem nämlich auch noch der Sprach- und Stimmbildung, d.h. der zwischenmenschlichen Kommunikation. Die Sprache hat eine lange, evolutive Vorgeschichte. Die Umgestaltung des Kehlkopfes und der Mundhöhle zu Lautbildungsorganen setzt bereits bei den Amphibien ein, erreicht aber erst beim Menschen jene hochdifferenzierte Form, die nach Ausbau der zugehörigen nervösen Strukturen eine umfassende Laut- und Stimmbildung ermöglicht.

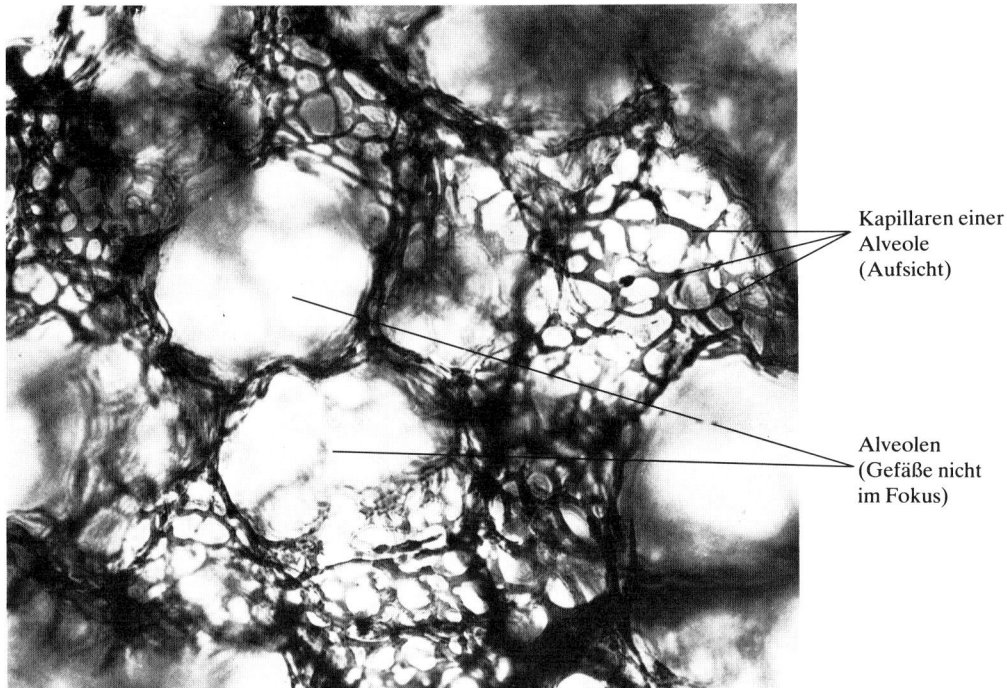

Kapillaren einer
Alveole
(Aufsicht)

Alveolen
(Gefäße nicht
im Fokus)

Abb. 145. Kapillarnetz der Lungenalveolen nach Injektion von Tuschegelatine (Häutchenpräparat, 70×). Die
Kapillaren bilden dichte Körbe um die Alveolen herum.

3.1 Lunge als Atmungsorgan

Das funktionell wichtigste Element des gesamten Respirationstraktes ist zweifellos das Lungenbläschen (**Alveole**), durch dessen stark verdünnte epitheliale Wandung der Austausch der Atemgase mit dem Blut erfolgt (Abb. 146). Beide Lungen besitzen zusammen etwa 300 Mio. solcher Alveolen, die wie Trauben an den Endverzweigungen des Bronchialsystems hängen. Bei der Einatmung wird die Frischluft über ein dichotom verzweigtes Röhrensystem (Bronchialbaum) den Alveolen zugeleitet. Die beiden Hauptbronchien teilen sich etwa 16×, bis sie schließlich terminale Bronchiolen (Bronchioli terminales) ausbilden, die nach weiteren drei Teilungsgenerationen, d.h. mit der 20. Aufzweigung, in die Alveolargänge (**Ductus alveolares**) übergehen. Von den Ductus alveolares, die sich nochmals 3× dichotom teilen, gehen die Alveolen aus, die sich meist traubenartig in Gruppen um die Gänge herum anordnen (**Sacculi alveolares**). Die verbleibenden Wandabschnitte der Ductus alveolares

Abb. 146. Aufbau der menschlichen Lunge in stufenweisen Vergrößerungen. A = Übersicht. Links = Lungenalveolen zum Teil mit Kapillarkörben; rechts = Alveolarsäckchen und Septen (angeschnitten); B = Ausschnittvergrößerung (ca. 600×). Mehrere Alveolarsepten mit Kapillaren sind zu erkennen. C = Alveolarseptum mit mehreren Kapillaren (ca. 3000×). Gestrichelte Linie = Basalmembran; D = Ausschnittvergrößerung zur Darstellung der Feinstruktur der Luft-Blut-Schranke (ca. 14000×). 1 = Zytoplasma der Alveolarepithelzelle (Pneumozyt Typ I); 2 = Basalmembranen vom Alveolarepithel (2a) und Kapillarendothel (2b). Beide verschmelzen im Grenzbereich miteinander; 3 = Zytoplasma der Kapillarendothelzelle. E = Alveolarepithelzelle (Pneumozyt Typ II) (4500×). Zahlreiche osmiophile Einschlüsse (Surfactant) sind zu erkennen.

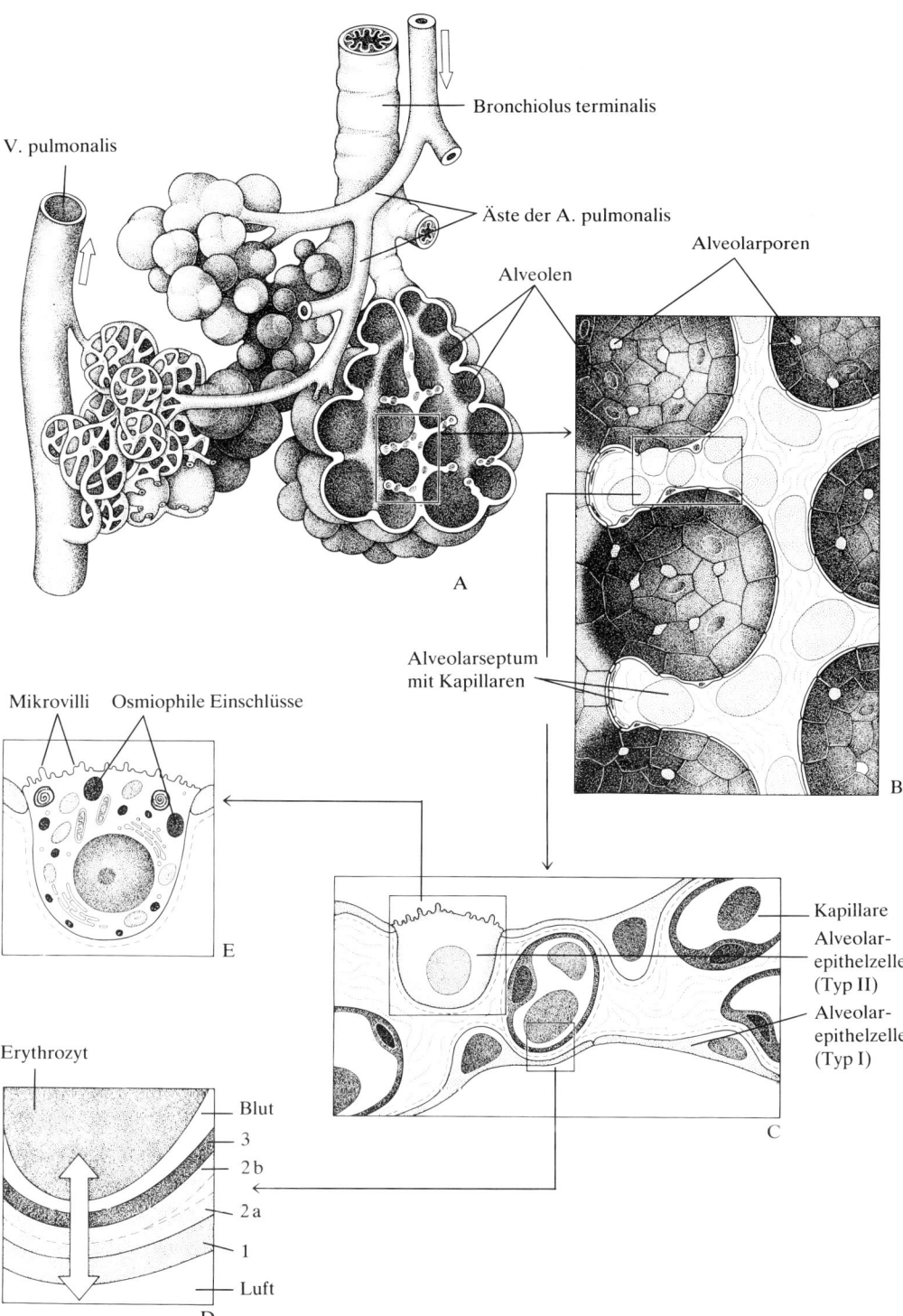

V. pulmonalis

Bronchiolus terminalis

Äste der A. pulmonalis

Alveolarporen

Alveolen

Alveolarseptum
mit Kapillaren

A

B

Mikrovilli   Osmiophile Einschlüsse

E

Kapillare

Alveolar-
epithelzelle
(Typ II)

Alveolar-
epithelzelle
(Typ I)

C

Erythrozyt

Blut

3

2 b

2 a

1

Luft

D

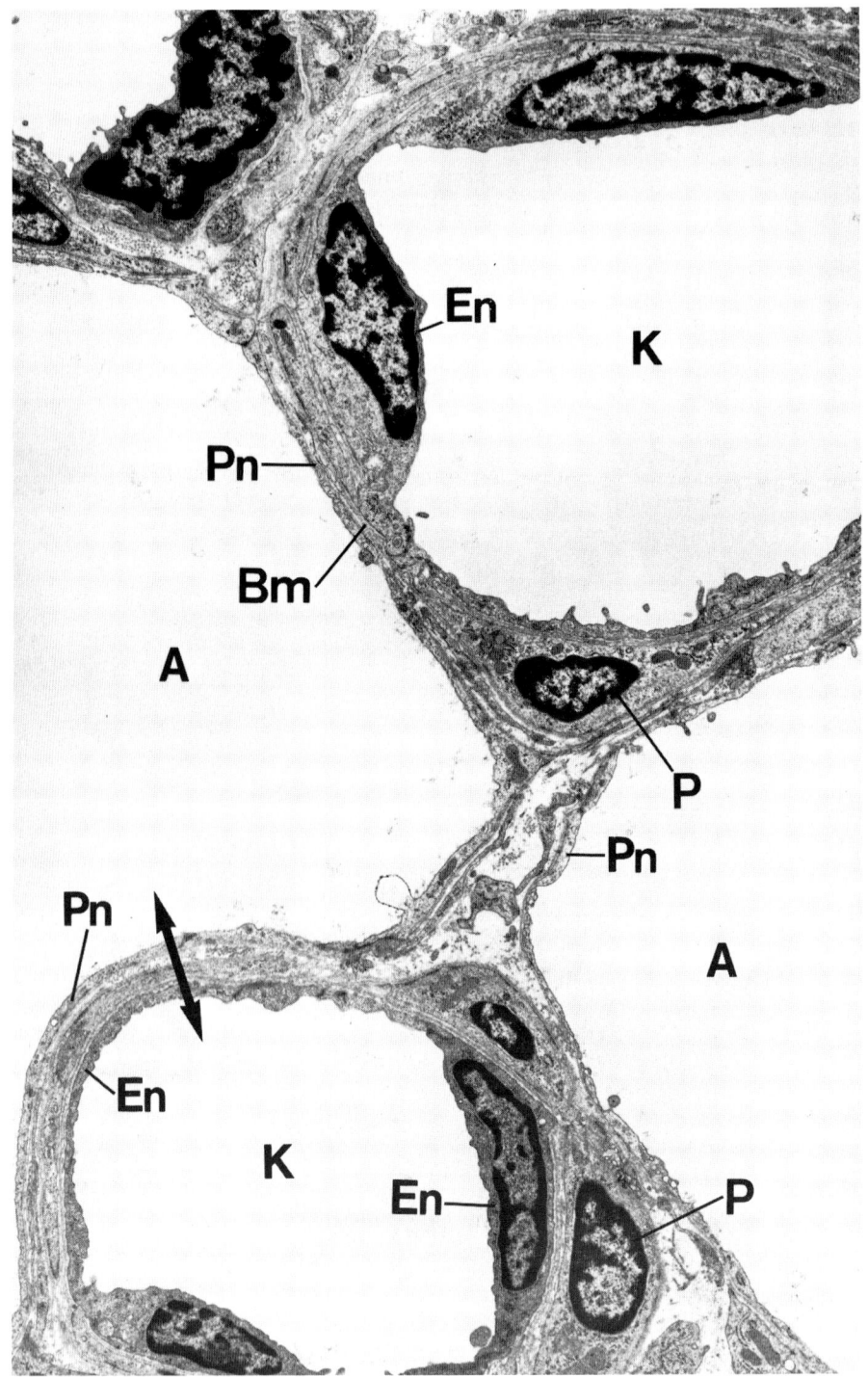

Abb. 147. E. m. Aufnahme von der Lunge (Affe, 6000×). Zwei Alveolen (A) mit den angrenzenden Kapillaren (K) sind angeschnitten. Pfeile = Luft-Blut-Schranke. Alveolokapilläre Membran, Richtung des Gasaustausches. BM = Basalmembranen; En = Kapillarendothelien, P = Perizyten; Pn = Pneumozyten, Typ I.

werden von einem einschichtigen kubischen Epithel bedeckt. Im zugehörigen subepithelialen Bindegewebe finden sich außer kollagenen Fasern auch kräftige elastische Fasern und glatte Muskelzellen, die sphinkterartig die Eingänge in die Alveolen umgreifen, so daß die Größe der alveolären Eingangsöffnungen zum Teil aktiv variiert werden kann. Im Bereich der Alveolen flacht sich das Epithel stark ab und bildet die dünnwandigen Alveolarepithelien (Pneumozyten, Typ I). Durch das Aneinanderlagern mehrerer Alveolen entstehen die Alveolarsepten (Abb. 145).

Bei der Einatmung vergrößern sich die **Alveolen,** bei der Ausatmung verkleinern sie sich wieder etwas. Die Gesamtoberfläche der Alveolen ist sehr groß und schwankt zwischen 80 und 100 m². Die starken Dehnungen der Alveolenwand werden durch ein dichtes, elastisches Fasernetz ermöglicht, das korbartig jede Alveole umgibt und mit dem interstitiellen und subpleuralen Bindegewebe zusammenhängt. Auf diese Weise werden die respiratorischen Bewegungen von Thorax und Zwerchfell auf die Alveolenwand übertragen. Diese bleibt gespannt, und ein Kollaps (Atelektase) wird vermieden.

Eine weitere Voraussetzung für den Gasaustausch ist der Kontakt der Alveolen mit den Blutgefäßen. Jede Alveole ist von einem dichtmaschigen Kapillarnetz umgeben, das von Ästen der A. pulmonalis mit kohlensäurereichem Blut gespeist und über weitlumige Venolen zu den abführenden Pulmonalvenen drainiert wird (Abb. 146). Charakteristischerweise verlaufen die Äste der A. pulmonalis immer mit den Bronchien zusammen im Zentrum der Lungensegmente, während die Äste der V. pulmonalis allein in den bindegewebigen Septen liegen (Abb. 145). Die alveolären Kapillarkörbe, die aus einem Geflecht abgeplatteter (nicht tubulusartiger) Gefäße bestehen, sind so dicht, daß für das interstitielle Bindegewebe kaum noch Platz bleibt (Abb. 147). Der Durchmesser einer einzelnen Kapillare schwankt zwischen 7 und 10 μm, läßt also gerade noch einen Erythrozyten durchtreten. In der Regel liegen die Alveolen so dicht nebeneinander,

daß sie sich gegenseitig abplatten und auf diese Weise **Alveolarsepten** *(Septa alveolaria)* bilden, die im histologischen Schnitt als schmale Stege zwischen den luftgefüllten Alveolarräumen erscheinen. Die **Alveolarwand** besteht aus einer Schicht dünner, stark abgeplatteter Epithelzellen, den **Alveolarepithelzellen (Pneumozyten-Typ I),** deren kernhaltige Zytoplasmateile meist in der Nähe der Alveolarsepten liegen. Sie ruhen auf einer dünnen Basalmembran, die an den Orten des Gasaustausches eng an die Basalmembran der Kapillarwand angrenzt oder gar mit dieser verschmilzt. Das Kapillarendothel ist ebenfalls sehr dünn, zeigt aber keine Fenestrationen.

Der Austausch der Atemgase erfolgt durch folgende Schichten der **alveolokapillären Membran (Blut-Luft-Schranke),** deren Gesamtdurchmesser nur etwa 2,5 μm beträgt (Abb. 145 u. 147):

1. Zytoplasma des Alveolarepithels;
2. Basalmembran des Alveolarepithels;
3. Basalmembran der Kapillarwand (kann mit 2 verschmelzen);
4. Endothel der Kapillarwand;
5. Erythrozytenmembran.

Surfactant. Für die Funktion der Alveolen als Atmungsorgan spielt naturgemäß die Oberflächenspannung an der Wasser-Luft-Grenze eine ausschlaggebende Rolle. Die Lunge besitzt die bemerkenswerte Fähigkeit, die Oberflächenspannung an der Alveolarwand durch Absonderung eines spezifischen Detergens *(»Surfactant«)* um den Faktor 10 herabzusetzen. Bei dem Lungensurfactant handelt es sich um ein oberflächenaktives Phospholipid, das reich an gesättigtem Lecithin ist. Diese Substanz wird von den vereinzelt in der Alveolarwand vorkommenden, großen Alveolarzellen gebildet **(Pneumozyten-Typ II, granulierte Pneumozyten).** Diese relativ hohen, keil- oder kugelförmigen Zellen springen etwas ins Alveolarlumen vor. Sie besitzen zahlreiche Zellorganellen (Mitochondrien, Ribosomen etc.) und vor allem eine große Anzahl lamellierter Körper (Zytosomen), die vermutlich die Phospholipide enthalten. Die granulierten Alveolarzellen (Typ-II-Zellen) bedecken je-

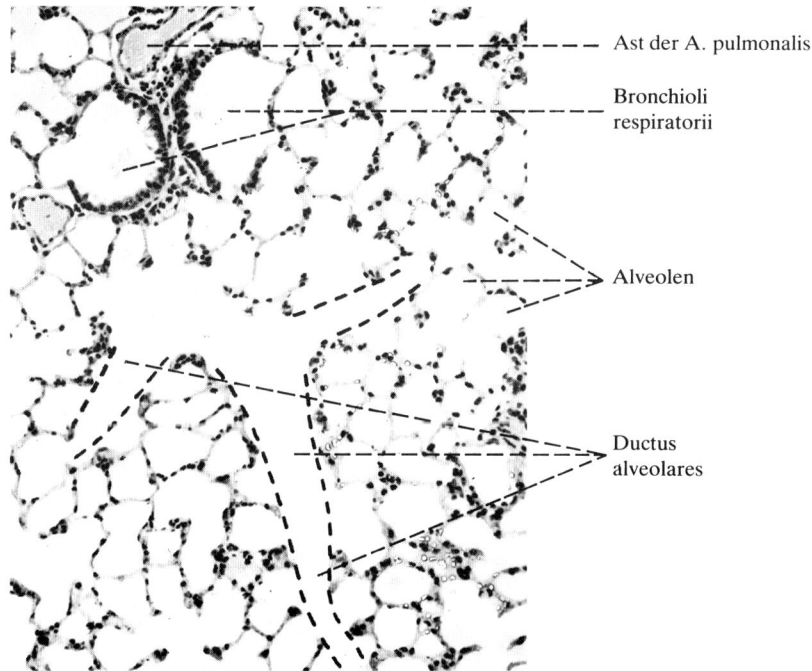

Abb. 148. Histologischer Schnitt durch die menschliche Lunge. Drei längsangeschnittene Ductus alveolares wurden durch punktierte Linien markiert (158×). Man beachte das kubische Epithel im Bereich der Bronchioli respiratorii.

weils nur einen kleinen Teil der Alveolaroberfläche, sind aber dafür zahlreicher als die Typ-I-Zellen. Da sie im Gegensatz zu den Typ-I-Zellen teilungs- und differenzierungsfähig sind, stellen sie ein Zellreservoir für die Alveolarwand dar, aus dem jederzeit auch neue Typ-I-Zellen gebildet werden können (Stammzellpopulation).

Auch in der Wand der terminalen Bronchiolen finden sich einzelne Zellen, die sich an der Surfactantbildung beteiligen. Es handelt sich um die **Clara-Zellen**, in deren Zytoplasma neben Peroxysomen, Ribosomen, Golgi-Vesikeln und ER-Membranen vor allem zahlreiche elektronendichte, lamellierte Körper nachweisbar sind. Diese Einschlüsse enthalten auch Surfactantmaterial.

Klinischer Hinweis. Brechen die Surfactant-Systeme zusammen, kommt es zur Atelektase (Kollaps) der Lungen. Unter der

Geburt muß sich mit den ersten Atemzügen diese Flüssigkeit-Luft-Grenzschicht erstmalig konstituieren. Kommt es zu Störungen in der Surfactantbildung, die schon bei 24 Wochen alten Embryonen einsetzt, kann die nach der Geburt notwendige, plötzliche Dehnung und Entfaltung der Lungen nicht eintreten. Es entwickelt sich das Krankheitsbild der **»hyaline-membrane-disease«**, bei dem man dann zahlreiche, unregelmäßige Membranen in den Alveolen bzw. den terminalen Bronchien findet.

Selbstreinigung der Lungenalveolen. Um die Atmungsfähigkeit der alveolären Grenzflächen zu erhalten, ist auch eine kontinuierliche Reinerhaltung der Alveolen notwendig. Eine »Verunreinigung« der Austauschflächen durch Fremdsubstanzen kann von außen, z.B. durch eingeatmete Partikel, Fremdstoffe oder aspirierte Flüssigkeit, oder von innen, z.B.

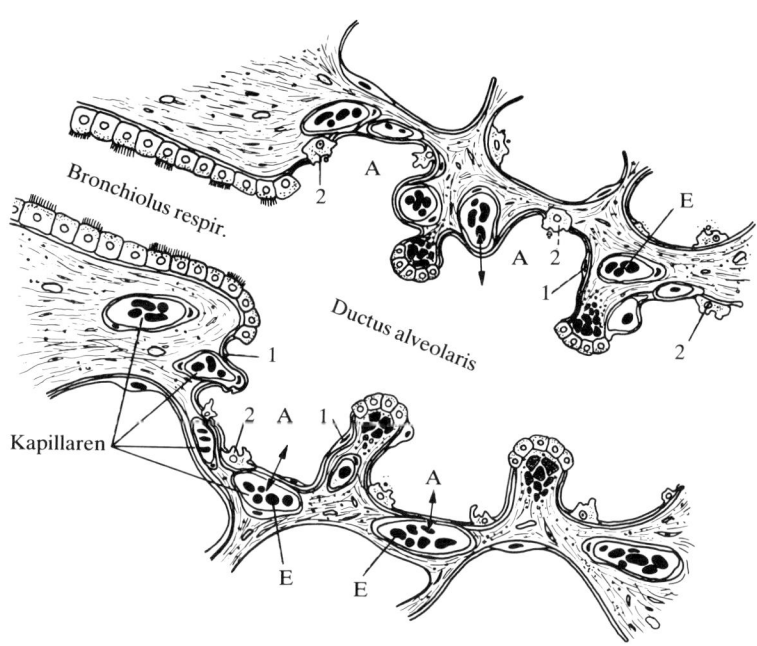

Abb. 149. Übergang eines Bronchiolus respiratorius in den Ductus alveolaris mit mehreren Alveolen (schematisch, nach Fawcett). 1 = Alveolarepithelzellen (Typ-I-Zellen); 2 = Pneumozyten Typ II; E = Erythrozyten innerhalb der Lungenkapillaren. An den Alveolareingängen findet sich noch kubisches Epithel, darunter liegen elastische Fasern und glatte Muskelzellen, die ringförmige Sphinkteren bilden.

durch Flüssigkeit, Eiweiß oder partikuläre Elemente, die vom Gefäßsystem oder aus dem Interstitium in die Alveolarräume übergetreten sind, erfolgen.

Die Lunge besitzt nun eine auffallend hohe Phagozytosekapazität, die durch *phagozytoseaktive Zellen* unterschiedlicher Herkunft zustande kommt. Die Pneumozyten von Typ I und II haben keine Phagozytoseeigenschaften. Auch beherbergt die Alveolarwand selbst keine seßhaften *Makrophagen*. Dagegen dringen bei Bedarf aus dem benachbarten Bindegewebe oder aus den Blutgefäßen Makrophagen, gegebenenfalls auch Leukozyten, in das Alveolarlumen ein und beseitigen die eingedrungenen Fremdstoffe.

Die **Alveolarmakrophagen** unterscheiden sich von anderen Phagozyten des Körpers durch ihre Größe und Aktivität. Sie werden kontinuierlich aus den Alveolen ausgeschleust,

und zwar entweder über die Atemwege, wo sie zuletzt ausgehustet werden können, oder über das interstitielle Bindegewebe. Vom Interstitium aus gelangen sie in die Lymphgefäße, von wo aus sie in die bronchialen und bronchopulmonalen Lymphknoten hineinkommen. Beim Erwachsenen sind die intra- und extrapulmonalen Lymphknoten meist stark pigmentiert, da der Mensch im Laufe seines Lebens immer Rauch- und Staubpartikel einatmet, die von den Makrophagen phagozytiert und in diesen Lymphknoten abgelagert werden. Die Alveolarmakrophagen stammen aus dem Knochenmark. Sie gelangen als Monozyten auf dem Blutweg ins Interstitium der Lunge, wo sie zu Makrophagen ausreifen. Sie können sich in der Lunge noch mitotisch teilen. Man schätzt, daß 15% aller im Knochenmark gebildeten Monozyten für die Lunge bestimmt sind. Die Alveolarmakrophagen sind es, die die Lungenoberflächen im wesentlichen steril erhalten.

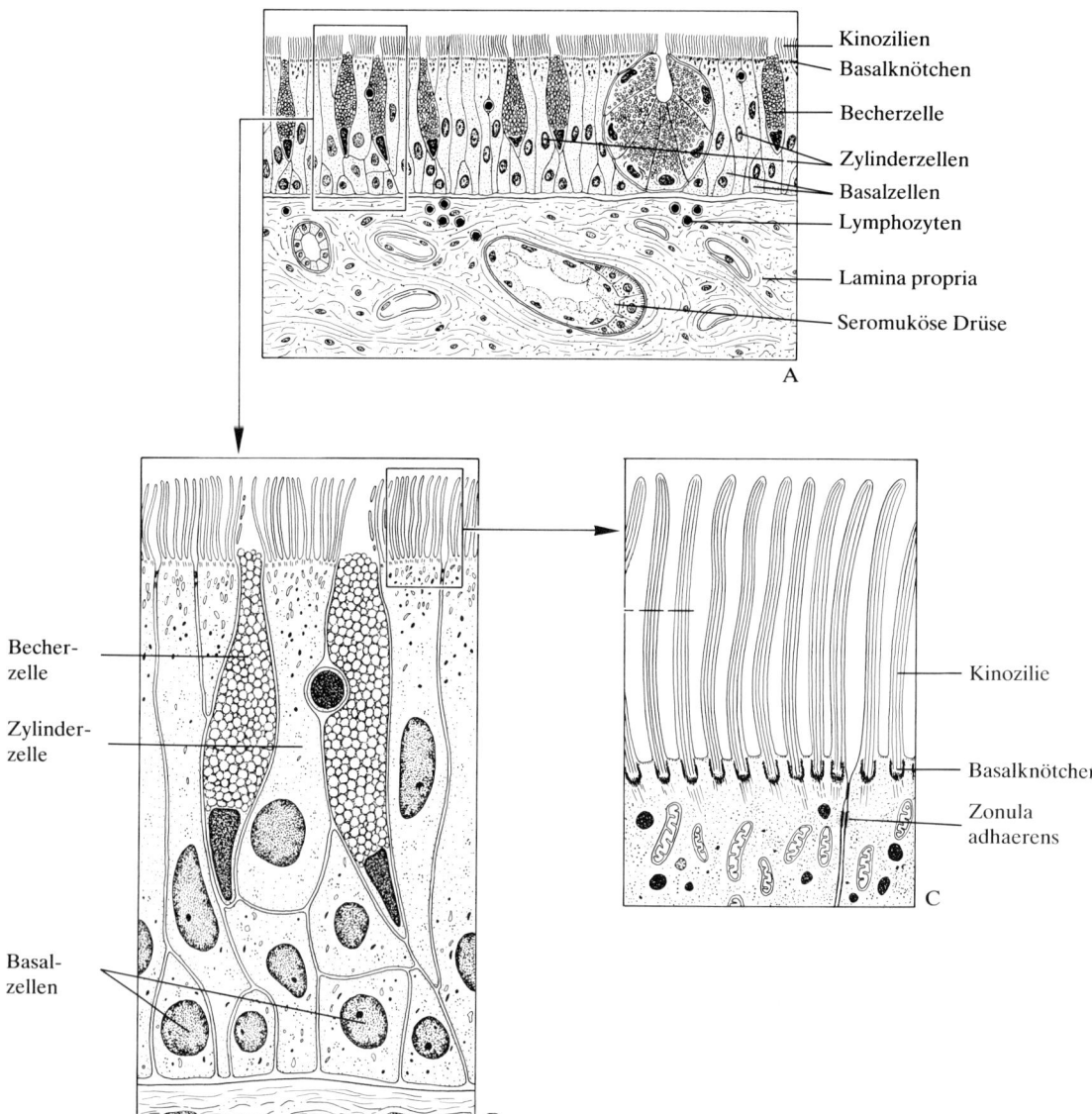

Abb. 150. Struktur der Respirationsschleimhaut. A = Übersicht. Die Respirationsschleimhaut besteht aus einem mehrreihigen, flimmernden Zylinderepithel mit Becherzellen und einer lockermaschigen Lamina propria mit gemischten Drüsen in der Lamina propria. Im Epithel befindet sich eine endoepitheliale Schleimdrüse (300×); B = Ausschnittvergrößerung (ca. 1200×); C = Apikaler Zellbereich mit Kinozilien (ca. 4400×). Oberhalb der Zonula adhaerens liegt eine Zonula occludens als Abdichtung des Interzellularspaltes.

3.2 Atemwege

Die Atemwege haben nicht nur die Funktion der Luftleitung, sondern darüber hinaus noch zahlreiche weitere Aufgaben. Sie gliedern sich in 2 Abschnitte: Der obere umfaßt die Nasenhöhle, die die Luft aufnimmt, anwärmt und sensorisch durch das im Dach der Nasenhöhle lokalisierte Geruchsorgan kontrolliert. Der untere Abschnitt, welcher Trachea und Bron-

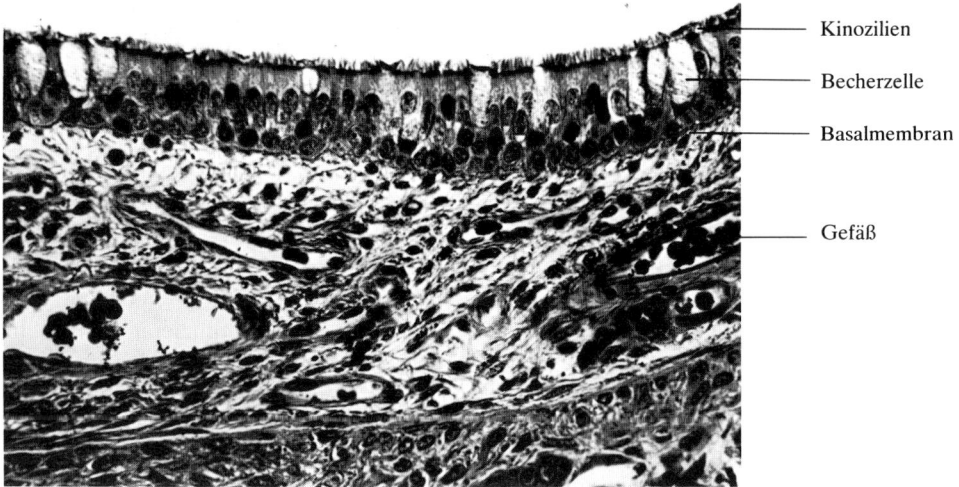

Abb. 151. Histologischer Schnitt durch die Schleimhaut der Nase im Bereich der Regio respiratoria (396×). Man beachte den deutlichen Flimmerbesatz (Kinozilien), die relativ dicke, gerade verlaufende Basalmembran und das lockermaschige, gefäßreiche, subepitheliale Bindegewebe, in dem sich zahlreiche Lymphozyten und Plasmazellen finden.

chien umfaßt, übernimmt die Aufgabe der Luftleitung sowie der weiteren Anwärmung und Anfeuchtung der Atemluft. Durch Querschnittsänderungen können die unteren Atemwege darüber hinaus auch eine funktionelle Anpassung des Atemvolumens an den jeweiligen Sauerstoffbedarf des Körpers erreichen. Ein dritter Funktionskomplex betrifft die Sprache. Der Kehlkopf (Larynx) liegt am Beginn des unteren Abschnittes der Atemwege, so daß dessen Luft in die Mundhöhle gestoßen (Phonation) und dadurch die Sprache erzeugt werden kann (Artikulation). Der Kehlkopf ist praktisch ein umgebauter Atemwegsabschnitt.

3.2.1 Respirationsschleimhaut

Die Atemwege – von der Nasenhöhle bis zu den terminalen Bronchiolen – werden von einer Respirationsschleimhaut ausgekleidet, die ein mehrreihiges Zylinderepithel trägt, das einer glatten, relativ dicken Basalmembran aufsitzt, der sich ein dichtes Netz, hauptsächlich längsorientierter, elastischer Fasern anlagert. Dadurch besitzt die Schleimhaut eine hohe Dehnungsfähigkeit.

Die Wärmeabstrahlung zur Anwärmung der Atemluft wird durch ein ausgedehntes, plexusartiges Gefäßnetz erreicht, das in der Lamina propria liegt und in der Nasen- und Bronchialschleimhaut besonders differenziert ist. Dabei handelt es sich um weitlumige *Venenplexus*, die meist von regelbaren Spezialgefäßen (Sperrarterien, arteriovenöse Anastomosen) gespeist werden.

Eine besondere Aufgabe der Respirationsschleimhaut liegt in Bildung und Transport eines Schleimfilmes, durch den eingeatmete Partikel eliminiert werden können (Prozeß der Selbstreinigung) (Abb. 150 u. 151). Der Schleimfilm wird in den peripheren Bronchien langsamer transportiert als in den zentralen Bronchien oder in der Trachea, wo die Bewegung kleiner Partikel 1–2 cm/Min. betragen kann. Der Schleimfilm besteht aus 2 Schichten: 1. aus einer oberflächlichen, gelartigen Schicht, die reich an Makromolekülen ist und dadurch eine viskoelastische Barriere darstellt, und 2. einer wässerigen Schicht (Hypophase) für die Zilienbewegungen. Die hochvisköse Oberflächenphase des Schleimfilmes gibt den Widerstand für den aktiven, schnellen Schlag der Zilien ab, die den Film dadurch verschieben können. In der dünnflüssigen (inneren) Hypophase ziehen sich die erschlafften Flimmerhaare dann wieder zurück (vgl. a. Abb. 48). Die Zilien der Bronchial- und Trachealschleimhaut schlagen aufwärts in Richtung Larynx, diejenigen der Nasenschleimhaut dagegen einwärts und damit ebenfalls zum Larynx hin. Hier sammeln sich dann die Partikel an, die entweder verschluckt oder ausgehustet werden. Der insgesamt etwa 5 μm dicke Schleimfilm enthält aber außer den wasserbindenden Glykoproteinen auch noch antibakteriell wirkende Proteine (Lysozyme, Laktoferrin), Immunglobuline (hauptsächlich IgA) und Proteinaseninhibitoren, so daß der Bronchialschleim auch eine wichtige Rolle für die lokale Infektionsabwehr spielt.

Das Respirationsepithel ist ein mehrreihiges Zylinderepithel (vgl. a. Abb. 47 u. 49), in dem 2 verschiedene Zellformen dominieren, nämlich die zilientragenden Zylinderzellen und die Becherzellen. Die **Zylinderepithelzellen** sind

lange, schlanke Zellen mit einem dichten Besatz von 5–10 μm langen Kinozilien, die das typische Mikrotubulimuster von 2:9 besitzen (Abb. 150). Sie durchsetzen das Epithel in ganzer Höhe und sind seitlich durch ein Schlußleistennetz fest miteinander verbunden. Sie besorgen den Partikeltransport im Schleimfilm.

Die **Becherzellen,** die in regelmäßigen Abständen zwischen die Zylinderepithelzellen eingestreut sind, produzieren den Schleim sowie die spezifischen Proteine der viskösen Phase des Schleimfilmes. Ihre basalen Abschnitte enthalten daher immer reichlich rauhes ER, Mitochondrien und einzelne Golgi-Felder. Die Becherzellen haben wahrscheinlich einen Einfluß auf die wäßrige Phase des Filmes und damit indirekt auch auf die Zilienfrequenz.

Die Becherzellen werden unterstützt durch *seromuköse Drüsen,* die unter dem Epithel in der Lamina propria liegen. Ihre serösen Endstücke synthetisieren saure Glykoproteine sowie zwei für den Bronchialschleim spezifische Proteine, nämlich Lysozyme und Antileukoproteasen, wodurch sich die Schleimhaut ge-

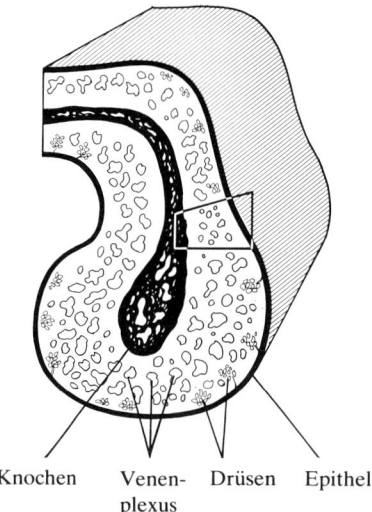
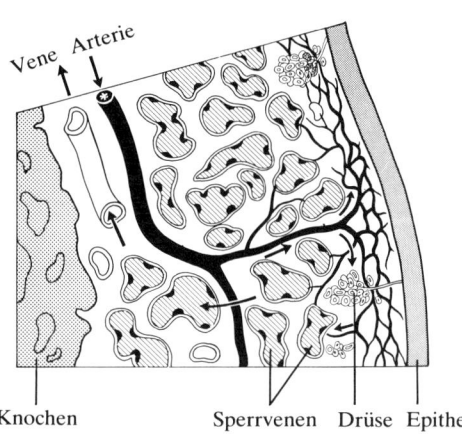

Abb. 152. Nasenmuschel mit Nasenschleimhaut (Regio respiratoria nasi). Aufbau des Gefäßsystems der Nase (modif. nach Körner). Die Pfeile geben die Richtung des Blutstromes an. Das Schwellgewebe der Nasenschleimhaut besteht vor allem aus einem Plexus weitlumiger Venen mit glattmuskulären Sperrpolstern (s. Ausschnittvergrößerung rechts).

gen proteolytische Schäden z.B. durch Bakterien schützt. Die mukösen Abschnitte der Drüsen produzierten Schleim, ähnlich wie die Becherzellen des Epithels. Die Zahl der seromukösen Drüsen wird peripherwärts geringer. Sie verschwinden etwa bei der 10. Teilungsgeneration, wo auch die Knorpelstückchen verschwinden.

Neben den Zylinder- und Becherzellen kommt noch eine dritte Zellform vor, nämlich die der **Basalzellen** (Abb. 150). Sie werden als Reservezellen angesehen, aus denen sich die Epithel- und Becherzellen regenerieren.

3.2.2 Nasenhöhle

Die Nasenhöhle hat nicht nur die Aufgabe, die eingeatmete Luft aufzunehmen bzw. bei der Ausatmung wieder abzugeben, sondern auch diese Luft anzuwärmen, anzufeuchten und sensorisch zu kontrollieren. Der Hauptteil der Nasenhöhle ist daher mit einer Respirations-

schleimhaut ausgekleidet, die von mächtigen, schwellkörperartigen Gefäßgeflechten unterlagert ist und dadurch die Luft anfeuchten und reichlich Wärme abstrahlen kann *(Regio respiratoria nasi)*. Das komplizierte Relief der Nasenmuscheln dient der Vergrößerung der Oberfläche und leitet zugleich einen Teil des Luftstromes wirbelartig zum Dach der Nasenhöhle, wo die Riechrezeptoren untergebracht sind *(Regio olfactoria)*. Der Naseneingang wird durch große Terminalhaare (Vibrissae) geschützt und von Plattenepithel bedeckt, so daß man hier von einer Übergangszone zur äußeren Haut sprechen muß *(Vestibulum nasi)*.

In der **Regio respiratoria** findet sich das typische, eben beschriebene Respirationsepithel, in dem besonders reichlich Becherzellen und endoepitheliale Schleimdrüsen vorkommen. In der lockermaschigen, saftreichen Lamina propria, vor allem an der Außenseite sowie am Ende der Nasenmuscheln, entwickeln sich ausgedehnte Geflechte sinusartig erweiterter Venen, in deren Wand, unregelmäßig verteilt, zahlreiche Muskelpolster vorkommen. Die

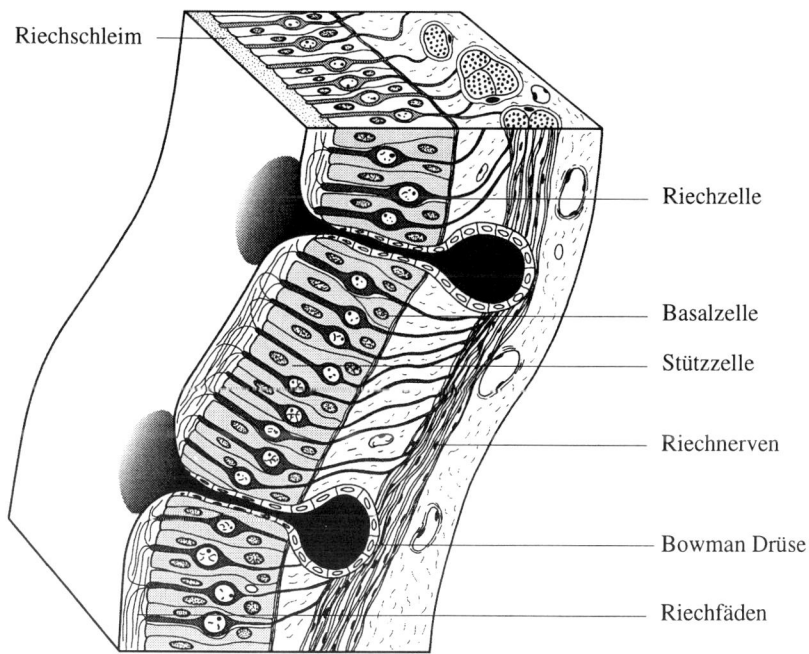

Riechschleim

Riechzelle

Basalzelle

Stützzelle

Riechnerven

Bowman Drüse

Riechfäden

Abb. 153. Riechschleimhaut (schematisch). Riechzellen – grau. Bowman-Drüsen – schwarz.

zuführenden Arterien steigen zunächst radiär zur Schleimhautoberfläche auf und verteilen das Blut dann über ein dichtmaschiges, subepitheliales Kapillargeflecht in die beschriebenen, etwas tiefer gelegenen Venenplexus (Abb. 152). Durch a.-v. Anastomosen kann der Blutstrom aber auch an diesen Venenplexus vorbeigeleitet werden. Die abführenden Venen sind Drosselvenen *(Sperrvenen)*, die mit kräftigen Längsmuskelpolstern ausgestattet sind und dadurch ihr Lumen fast vollständig verschließen können, so daß der Abstrom des Blutes aus den submukösen Venengeflechten gedrosselt wird, die Schleimhaut anschwillt und insgesamt mehr Wärme abstrahlt. Gewebestrukturen dieser Art bezeichnet man als **pseudokavernöse Schwellgewebe.** Insgesamt wirkt dieses System in ähnlicher Weise wie der Radiator eines Heizungssystems. Die ebenfalls in der Submukosa lokalisierten seromukösen Drüsen sorgen für die Befeuchtung der Nasenschleimhaut und der an ihr vorbeistreichenden Atemluft.

Demgegenüber ist die *Schleimhaut des* **Vestibulum nasi** durch ein straffes, gefäßarmes Bindegewebe fest mit der knorpeligen Unterlage verwachsen. Die »Eingangshalle« der Nasenhöhle, die noch mechanischen Beanspruchungen ausgesetzt ist, trägt ein mehrschichtiges, anfangs noch verhornendes Plattenepithel, das aber nach hinten allmählich in eine kutane Schleimhaut und schließlich in Respirationsepithel übergeht. Im Übergangsbereich zum flimmernden Zylinderepithel kommt stellenweise auch mehrschichtiges Zylinderepithel vor. Vereinzelt finden sich auch isolierte Talgdrüsen und Schweißdrüsen. Die hyalinen Nasenknorpel dienen außen den quergestreiften Nasenmuskeln, innen den Bindegewebszügen der Schleimhaut als Ansatz. Die kräftigen Haare **(Vibrissae)** des Naseneingangs wirken wie eine Art Reuse, in deren Haarbälge auch apokrine Schweißdrüsen *(Duftdrüsen)* einmünden.

Regio olfactoria. Die sensorische Kontrolle der Atemluft ist für die Funktion des gesamten Atemtraktes von großer Bedeutung. Sie erfolgt in der Regio olfactoria im Dach der Nasenhöhle, wo die Respirationsschleimhaut in die **Riechschleimhaut** übergeht. Die **Riechrezeptoren** sind primäre Sinneszellen und liegen im Riechepithel, das einer glatten Basalmembran aufliegt und mehrreihig ist (Abb. 153). Strenggenommen sind nur die Stützzellen mehrreihig, da deren Kerne in verschiedenen Höhen liegen und nicht alle Zellen die Oberfläche erreichen. Die Sinneszellen (Abb. 153) durchsetzen das ganze Epithel und besitzen einen relativ großen Kern, der meist im basalen Drittel des Epithels lokalisiert ist. Sie sind bipolare Nervenzellen, deren langer zentraler Fortsatz (Axon) jeweils ohne Zwischenschaltung bis zum Gehirn zieht, während der kurze Fortsatz bis an die Epitheloberfläche reicht und diese mit einer kölbchenartigen Verdickung (Riechkolben, Riechkopf) überragt (Abb. 153). Vom Riechkolben gehen etwa 5–20 langgestreckte Zilien aus, die einen dichten Filz auf der Epitheloberfläche bilden – eine enorm vergrößerte chemozeptive Oberfläche der etwa 10^7 Sinneszellen. Die Riechfäden sind in den die Oberfläche bedeckenden Schleimfilm eingebettet, der von den Stützzellen sowie von den zur Riechschleimhaut gehörigen Drüsen (Bowman-Drüsen) abgesondert wird und die Aufgabe hat, die Geruchsstoffe einzufangen und festzuhalten. Das basal abgehende Axon der Riechzellen erhält unmittelbar nach dem Durchtritt durch die Basalmembran eine Hülle aus Schwann-Zellen, bleibt aber marklos. Unter dem Riechepithel finden sich daher immer dicke Bündel markloser Nerven, die sich zentralwärts zu den Fila olfactoria zusammenschließen.

Die **Bowman-Drüsen (Gl. olfactoriae)** unterscheiden sich von anderen Schleimdrüsen dadurch, daß sie ein äußerst dünnflüssiges Sekret absondern, das keine echten Schleimstoffe enthält, sondern Substanzen, die für die Haftung und den Abtransport der wahrzunehmenden Riechstoffe notwendig sind (Spülfunktion). Eine Besonderheit der Bowman-Drüsen, deren Endstücke ein kubisches Epithel aus hellen, strukturarmen Zellen besitzen, ist der lange *Ausführungsgang,* der mit seinen stark abgeplatteten Zellen das Riechepithel durch-

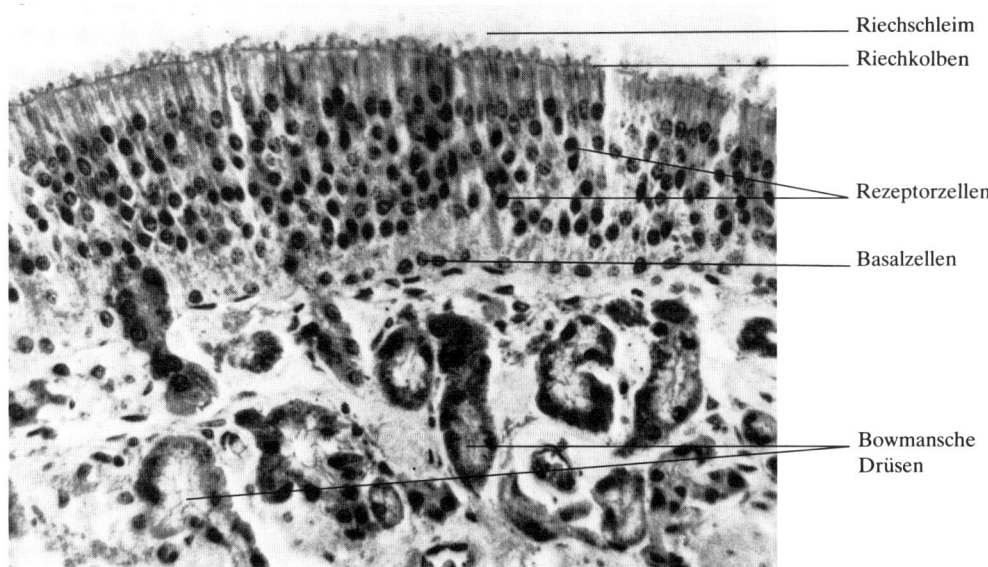

Riechschleim

Riechkolben

Rezeptorzellen

Basalzellen

Bowmansche
Drüsen

Abb. 154. Histologischer Schnitt durch die Riechschleimhaut des Hundes (315×). Man beachte die zahlreichen Bowman-Drüsen, die mit ihren Ausführungsgängen das Riechepithel durchsetzen.

setzt und direkt an der Oberfläche ausmündet (Abb. 153 u. 154). Offenbar stellt der durch das Epithel hindurchziehende Gang einen Schutz für die empfindlichen Sinneszellen dar, die wahrscheinlich nicht innerhalb des Epithels mit dem Sekret in Berührung kommen dürfen.

An der Bildung des funktionell so wichtigen Riechschleims beteiligen sich aber auch die **Stützzellen.** Diese langgestreckten Zellen, die sich durch ihre dunklen, kleinen und ovalen Kerne leicht von den großen, hellen und rundlichen Sinneszellkernen unterscheiden lassen, besitzen ein ausgeprägtes ER, zahlreiche Mitochondrien sowie alle für eine intensive Proteinbiosynthese notwendigen Zellorganellen. An der Epitheloberfläche bilden sie zahlreiche, unregelmäßig gestaltete Mikrovilli aus, die auch der Haftung des Riechschleimes dienen. Die langen Stützzellen entwickeln apikale, desmosomale Zellmembranverdickungen, die l. m. als Schlußleistennetz imponieren und die Sinneszellen mechanisch im Epithel verankern (Stützfunktion).

Überraschenderweise hat die Riechschleimhaut eine hohe regenerative Kapazität. Die Sinneszellen haben nur eine Lebenszeit von rund 60 Tagen. Die Stammzellen sind die **Basalzellen,** kleine helle Zellen im basalen Drittel des Epithels, die sich in regelmäßigen Abständen teilen, in die Länge strecken und zu Riechzellen ausdifferenzieren.

Die **Nasennebenhöhlen** werden von einer Respirationsschleimhaut ausgekleidet. Größere, subepitheliale Venengeflechte bilden sich hier jedoch nicht. Die Kinozilien des regelrecht differenzierten, mehrreihigen Zylinderepithels schlagen in Richtung der Ostien. Kleine gemischte Drüsen liegen in der Lamina propria. Im Ganzen ist die Schleimhaut relativ dünn und sitzt einer faserreichen Lamina propria auf, die am Periost verankert ist und nur vereinzelt kleine, seromuköse Drüsenpakete beherbergt.

3.2.3 Trachea und Bronchialbaum als Organe der Luftleitung

Die in der Nasenhöhle begonnenen Prozesse (Anwärmung und Anfeuchtung der Atemluft, Selbstreinigung) werden in den unteren Luft-

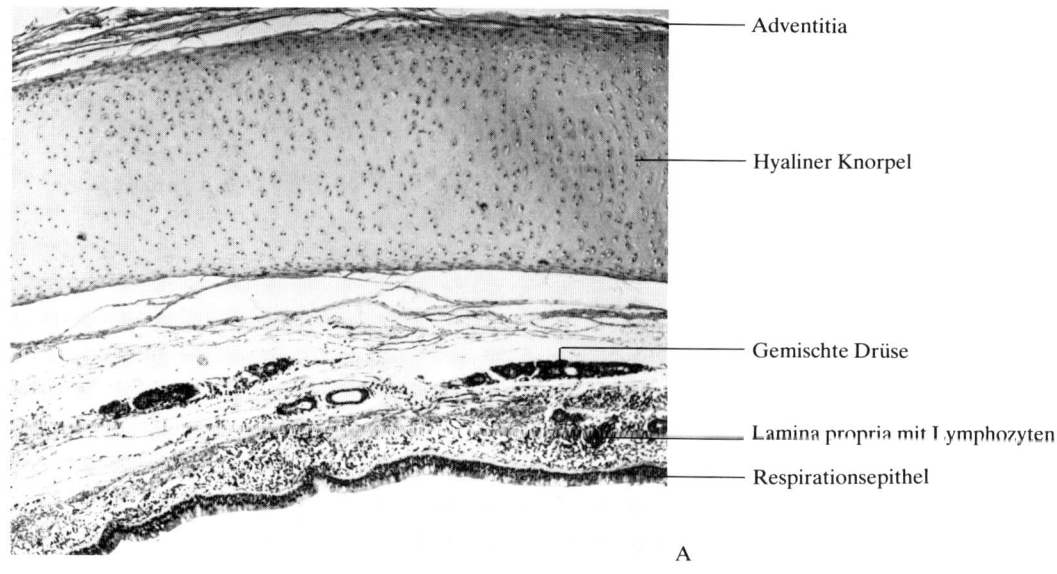

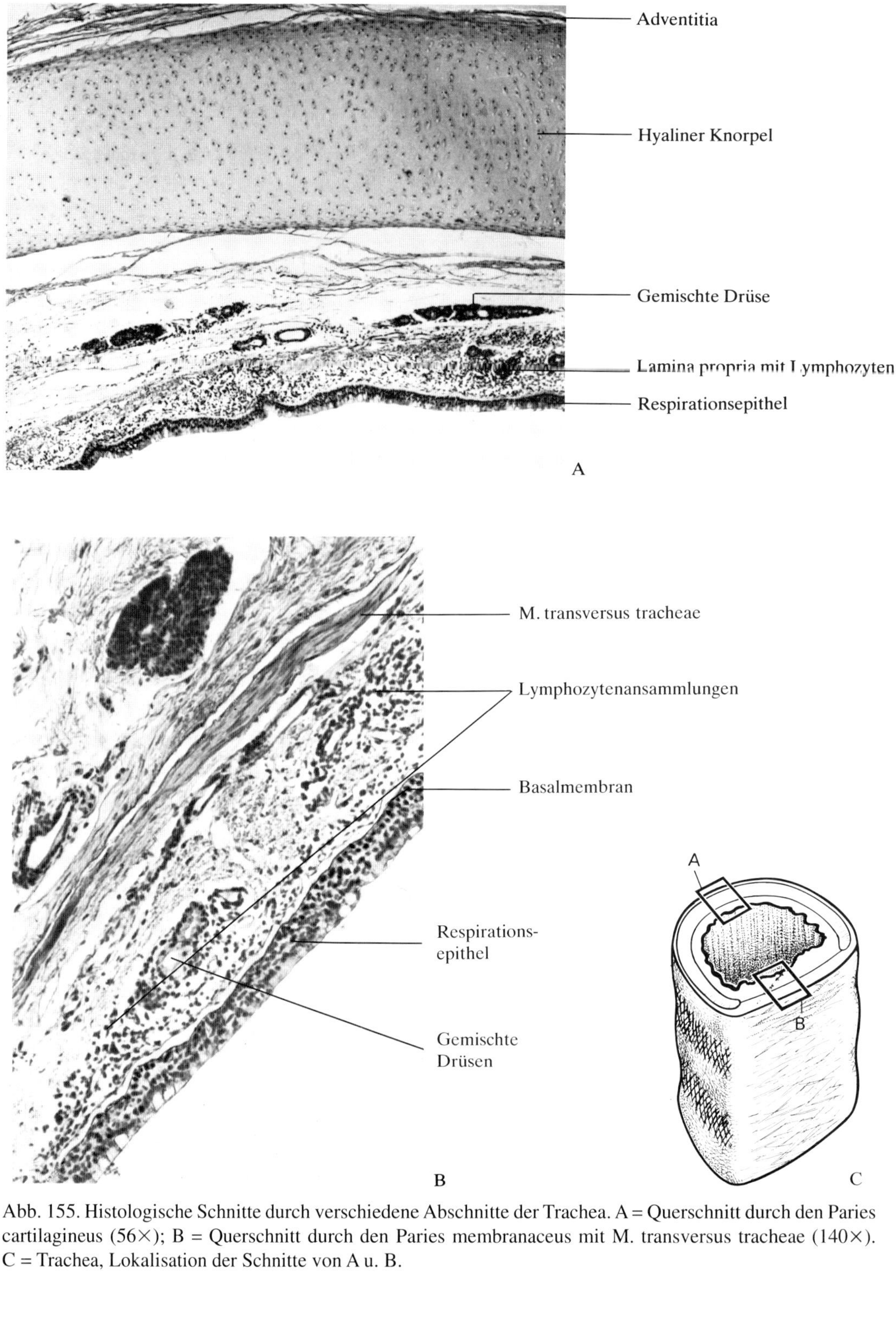

Adventitia

Hyaliner Knorpel

Gemischte Drüse

Lamina propria mit Lymphozyten

Respirationsepithel

A

M. transversus tracheae

Lymphozytenansammlungen

Basalmembran

Respirations-
epithel

Gemischte
Drüsen

B

C

Abb. 155. Histologische Schnitte durch verschiedene Abschnitte der Trachea. A = Querschnitt durch den Paries cartilagineus (56×); B = Querschnitt durch den Paries membranaceus mit M. transversus tracheae (140×). C = Trachea, Lokalisation der Schnitte von A u. B.

wegen (Trachea, Bronchien) fortgesetzt, weshalb wir hier auch eine gut differenzierte Respirationsschleimhaut vorfinden. Die Zahl der schleimbildenden Elemente nimmt jedoch distalwärts (lungenwärts) kontinuierlich ab, so daß in den feineren Verzweigungen des Bronchialsystems, den Bronchiolen, schließlich nur noch vereinzelt Becherzellen vorkommen. Auch schwellkörperartige Gefäßgeflechte fehlen hier. Die Hauptaufgabe der unteren Atemwege liegt nicht so sehr in der Anwärmung und Anfeuchtung der Luft als vielmehr darin, die »Zufahrt« zur Lunge offenzuhalten sowie durch Weitenänderungen ihrer Lumina die Ventilation an die Bedürfnisse des Organismus anzupassen. Daher wird einerseits durch Einlagerung von Knorpelelementen das Röhrensystem versteift, andererseits aber auch durch glatte Muskulatur verstellbar gehalten.

Trachea. In der Trachea wird die Schleimhaut durch hufeisenförmige Spangen hyalinen Knorpels verspannt. Diese sind in eine aus straffem Bindegewebe bestehende Adventitia (Fibroelastica) eingelagert und dorsal, wo die Spangen offen sind, durch glatte Muskulatur der Quere nach verspannt (**M. transversus tracheae**). Dadurch kommt eine Gliederung in einen Paries membranaceus (hinten) und einen Paries cartilagineus (vorne und seitlich) zustande (Abb. 155). Die reichlich vorhandenen, seromukösen Drüsen liegen vor allem im membranösen Teil der Trachea, also hinten. Die Knorpelspangen werden nun außerdem noch durch ein gitterartig aufgebautes, kollagenes Fasersystem der Länge nach zusammengehalten, das als *Lig. anulare* bezeichnet wird und durch Verstellung der Gitterwinkel eine Längsdehnung der Trachea erlaubt.

Bronchialsystem. An der *Bifurcatio tracheae* teilt sich die Luftröhre in die beiden *Hauptbronchien* auf. Diese zweigen sich peripherwärts in rascher Folge dichotom weiter auf, so daß etwa 20–25 »Generationen« von Bronchien entstehen, deren Durchmesser kontinuierlich abnimmt. Auf die beiden Hauptbronchien (Primärbronchien) folgen in beiden Lungen insgesamt 5 Lappenbronchien (Sekundärbronchien, zweite Generation) und 19 Seg-mentbronchien (Tertiärbronchien, dritte Generation). Primäre und sekundäre Bronchien sind noch extrapulmonal, alle anderen intrapulmonal gelegen. Die Tertiärbronchien verzweigen sich dann noch etwa 15mal in Bronchien verschiedener Größenordnung (Leitungszone). Daran schließen sich einige Generationen von **Bronchiolen** an, deren Durchmesser kleiner als 1 mm ist. Die terminalen Bronchiolen *(Bronchioli terminales)* besitzen nur noch einen Durchmesser von 0,5 mm. Sie teilen sich noch einige Male weiter auf, wobei in ihrer Wand bereits vereinzelte Alveolen auftreten können *(Bronchioli respiratorii* oder *alveolares)* (Übergangszone). Diese gehen schließlich in die Ductus und Saccus alveolares über, in denen sich der eigentliche Gasaustausch abspielt (Respirationszone). Die aus einem Bronchiolus terminalis hervorgegangenen Alveolarsäckchen bilden einen Acinus. Etwa 50 solcher Acini werden zu einem Lungenläppchen zusammengefaßt.

Für die Luftbewegung ist es in erster Linie wichtig, daß die Bronchien offenbleiben. Die extrapulmonalen Bronchien werden daher durch große, **hyaline Knorpelplatten** versteift. Bei den intrapulmonalen Bronchien werden diese allmählich durch kleinere, elastische Knorpelstückchen ersetzt. Bei den axial verlaufenden Bronchien (Segmentbronchien usw.) ist die Zahl der Knorpelelemente relativ groß, bei den lateral abzweigenden kleineren Bronchien finden sich meist nur noch an den Abgangsstellen zirkulär angeordnete Knorpelspangen, die vor allem die Aufgabe haben, die Zugänge zum peripheren Bronchialsystem offenzuhalten. In der Wand der Bronchiolen fehlen Knorpelelemente. Statt dessen entwickelt sich hier eine relativ dicke Schicht zirkulär oder leicht spiralig verlaufender, glatter Muskulatur, so daß das Lumen erheblich eingeengt und der respiratorische Widerstand erhöht werden kann. Bei starker Kontraktion kann sich die Schleimhaut der Bronchiolen stark auffalten, so daß im histologischen Schnitt häufig ein sternförmiges Lumen zu sehen ist (Abb. 156).

In den Bronchioli respiratorii verschwindet die Muskulatur allmählich ganz. Im Bereich der Alveolarsäckchen finden sich nur noch an den Eingängen der Alveolen zirkuläre Muskelringe, deren Bedeutung für die Luftleitung gering ist.

Klinischer Hinweis. Die Bronchiolen sind also die eigentlichen Widerstandsregler für die Ventilation und damit den Arteriolen des Gefäßsystems vergleichbar. Beim Asthmaanfall **(Asthma bronchiale)** verkrampfen sich die Bronchiolen so stark, daß die Luft nur noch unter größten Anstrengungen ventiliert werden kann.

Eine weitere wichtige Aufgabe des Bronchialsystems ist die Anwärmung und Befeuchtung der Luft. In diesem Zusammenhang entwickelt sich um die Bronchien herum ein ausgedehnter **peribronchialer Venenplexus,** der relativ viel Blut aufnehmen und damit Wärme abstrahlen kann. Auch als Blutspeicher kann dieser Venenplexus dienen. Die zuführenden Arterien zeichnen sich durch in der Intima gelegene Längsmuskelpolster aus, stellen also Sperrarterien dar, die dadurch die Blutzufuhr zu den Plexus – den funktionellen Erfordernissen entsprechend – regeln können. Das peribronchiale Gefäßnetz kann aber auch für die Durchblutung der Lungen eine Rolle spielen. Zwischen den pulmonalen und bronchialen Gefäßen bestehen nämlich arteriovenöse und arterioarterielle Anastomosen, durch die eine Blutumleitung zwischen den beiden Endstromgebieten möglich wird. So kann z. B. Blut der Pulmonalarterien durch diese Anastomosen an den alveolären Kapillarnetzen vorbei direkt in die peribronchialen Venen oder Plexus abfließen und damit kurzgeschlossen werden. Auch in umgekehrter Richtung bestehen Verbindungen, so daß die peribronchialen Gefäße auch als die das Lungengewebe selbst ernährenden und versorgenden Gefäße (Vasa privata) angesehen werden müssen.

Neuroepitheliale Körper. Im Epithel der Bronchialschleimhaut wurden neuerdings auch einzelne oder in Gruppen von 20–50 zusammenliegende Zellen entdeckt, die mit marklosen Nervenfasern Kontakt haben und Sekretgranula enthalten, in denen Serotonin und Peptide (Enkephalin, Calcitonin, Bombesin u. a.) nachgewiesen worden sind. Die endokrinen Zellen sollen an der Steuerung der Lungendurchblutung und der Regelung des Spannungszustandes der Bronchialmuskulatur beteiligt sein. Diese neuroepithelialen Körper stellen vermutlich Chemorezeptoren dar, die die O_2-Spannung der Atemluft messen und die Intensität der Ventilation beeinflussen können (hypoxiesensitive Körper).

Klinische Hinweise. Mechanische Beanspruchungen oder wiederholte Schädigungen des Respirationsepithels können eine Epithelumwandlung im Sinne einer *Metaplasie* in ein mehrschichtiges Zylinderepithel oder mehrschichtiges Plattenepithel, eventuell auch die Entwicklung von Bronchialkarzinomen auslösen.

Von den endokrinen Zellen gehen häufig *karzinoide Bronchialtumoren* aus.

Die am weitesten verbreitete Lungenerkrankung ist die chronisch **obstruktive Atemwegserkrankung,** die in verschiedenen Formen auftreten kann, z. B. als Asthma bronchiale (Konstriktion der Bronchiolen mit Verdickung der Bronchialmuskulatur und vermehrter Schleimbildung) oder in Form einer chronischen **Bronchitis** oder als **Emphysem** (Lungenblähung). Beim Emphysem geht vor allem die Elastika der Alveolen zugrunde, so daß Alveolensäckchen kollabieren oder aufgebläht werden.

Bei der Lungenentzündung **(Pneumonie)** dringt aus dem entzündeten Interstitium Flüssigkeit in die Alveolarräume, so daß der Gasaustausch verunmöglicht wird.

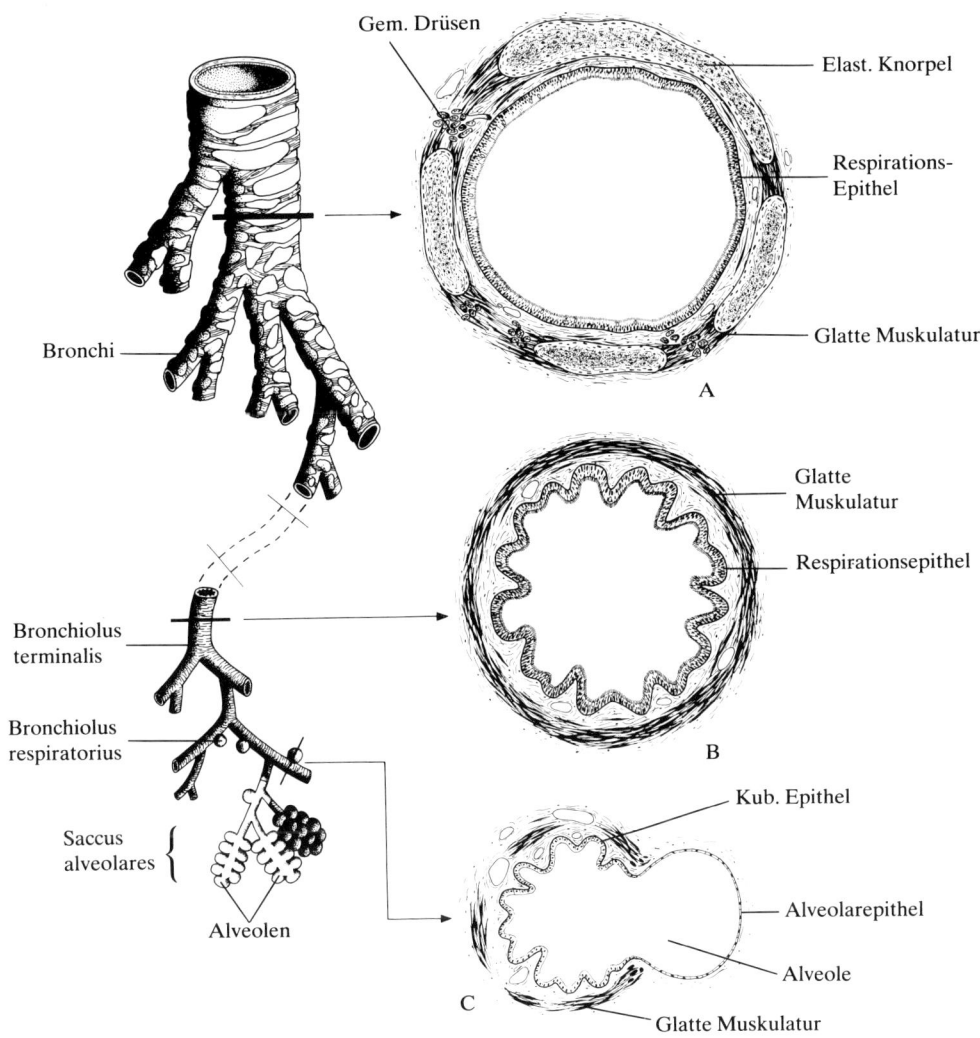

Gem. Drüsen

Elast. Knorpel

Respirations-Epithel

Bronchi

Glatte Muskulatur

A

Glatte Muskulatur

Respirationsepithel

Bronchiolus terminalis

B

Bronchiolus respiratorius

Kub. Epithel

Saccus alveolares

Alveolarepithel

Alveole

Alveolen

C

Glatte Muskulatur

Abb. 156. Struktur der Hauptabschnitte des Bronchialbaumes. A = Querschnitt durch einen Bronchus (ca. 15×). B = Querschnitt durch einen Bronchiolus mit sternförmigem Lumen (ca. 30×); C = Querschnitt durch einen Bronchiolus respiratorius in Höhe der zugehörigen Alveole (ca. 30×).

3.3 Kehlkopf (Larynx)

Am Beginn der unteren Luftwege entwickelt sich durch Umgestaltung des tracheobronchialen Rohres ein kompliziertes Gefüge aus Knorpeln, Schleimhaut und Muskeln, der Kehlkopf, durch den – ähnlich wie bei einer Zungenpfeife – kleine Luftmengen in rascher Folge in die Mundhöhle gestoßen und damit

Sprachlaute erzeugt werden können. Bei Wirbeltieren hat der Kehlkopf fast nur eine Schutzfunktion für die unteren Atemwege. Durch sphinkterartige Verschlußmechanismen kann er die Aspiration von Flüssigkeit oder Nahrung in die Lunge verhindern. Beim Menschen gewinnt der Kehlkopf, der sich aus dem Bronchialskelett entwickelt hat, dagegen auch noch eine Bedeutung für die Lauterzeugung

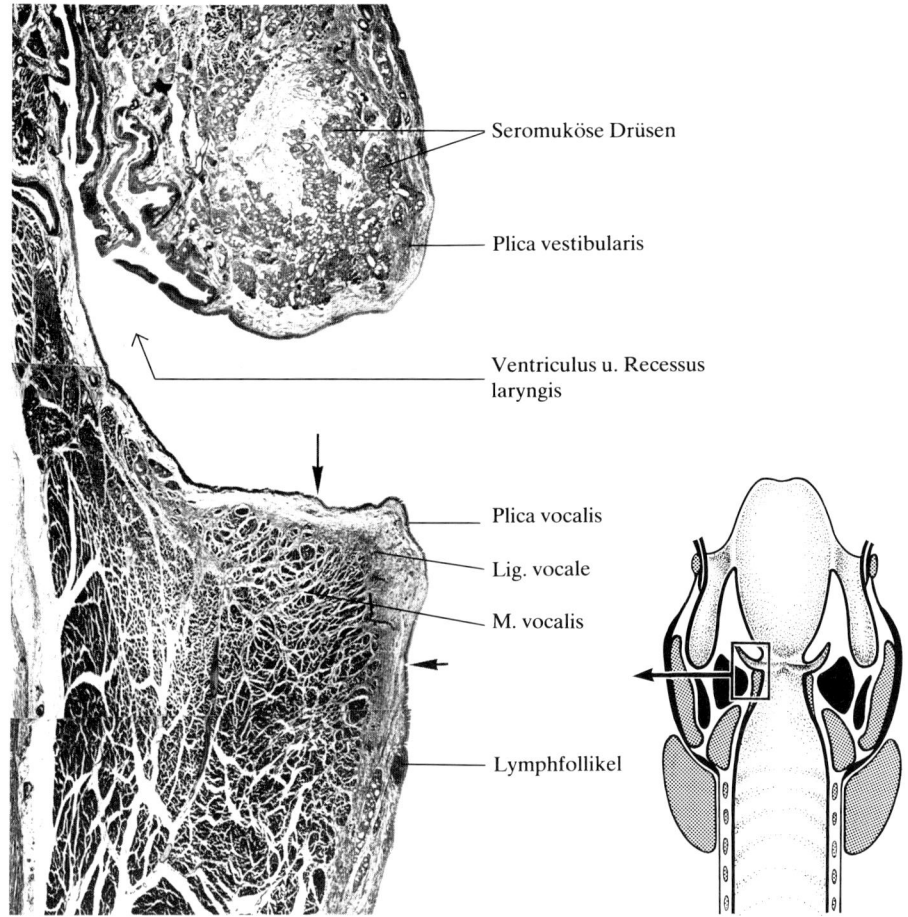

Abb. 157. Frontalschnitt durch den menschlichen Kehlkopf (Ausschnitt s. Zeichnung) (10×). Oben: Plica vestibularis mit Respirationsepithel und gemischten Drüsen. Unten: Plica vocalis mit mehrschichtigem Plattenepithel, quergestreifter Muskulatur (M. vocalis) und Lig. vocale. Pfeile: Übergang des Plattenepithels in das Respirationsepithel.

und Stimmbildung. Die ursprünglich als Schutzvorrichtung entwickelte Sphinkterfunktion hat sich zur Sprachfunktion metamorphosiert.

Das funktionell wichtigste Element des Kehlkopfes sind die schwingungsfähigen **Stimmlippen (Labia vocalia).** In der Mitte des Larynx bildet die tracheale Schleimhaut beiderseits eine nach innen vorspringende Falte **(Plica vocalis),** die durch ein kräftiges, elastisches Band **(Lig. vocale)** versteift wird (Abb. 157). Dieses Band ist jedoch nicht als eine selbständige Struktur anzusehen, sondern stellt den oberen Rand eines den ganzen infraglottischen Raum umspannenden Zeltes dar **(Conus elasticus),** das aus dem fibroelastischen Bindegewebe der trachealen Schleimhaut hervorgeht (Membrana fibroelastica infraglottica).

Die Spannung des Stimmbandes kann aber auch durch die in das Stimmband eingelagerte, quergestreifte Muskulatur **(M. vocalis),** die eine zopfartige Geflechtstruktur aufweist, aktiv verändert werden. Im Bereich der stark beansprucht, teilweise einander berührenden Stimmfalten wird das empfindliche Respirationsepithel durch ein widerstandsfähigeres, mehrschichtiges, nichtverhornendes Plattenepithel ersetzt. Der in der Nasenhöhle beginnende, mit Respirationsepithel ausgekleidete Atemtrakt wird damit im unteren Pharynx (oraler Abschnitt) sowie in Höhe der Stimmlippen von einer streifenförmigen Zone mehrschichtigen Plattenepithels unterbrochen.

Klinischer Hinweis. In den Übergangszonen zum Zylinderepithel treten nicht selten Inseln geschichteten Zylinderepithels sowie Epithelverwerfungen auf, die unter pathologischen Bedingungen auch karzinomatös entarten können.

Die kranial, also oberhalb der Stimmlippen befindliche **Taschenfalte (Plica vestibularis)** ist nicht schwingungsfähig und spielt für die Stimmbildung kaum eine Rolle. Sie übernimmt vornehmlich Schutzfunktionen und befeuchtet die Stimmlippen. Die meist nicht sehr weit ins Lumen vorspringenden Taschenfalten enthalten zahlreiche, seromuköse Drüsen, eine lockermaschige Respirationsschleimhaut und häufig auch zahlreiche Lymphozyten (Abb. 157). Ihre epitheliale Bedeckung ist ein typisches Respirationsepithel (mehrreihiges, flimmerndes Zylinderepithel) mit zahlreichen Becherzellen, das einer gefäßreichen Lamina propria aufsitzt. Quergestreifte Muskulatur sowie ein kräftigerer Bandapparat fehlen.

Die großen **Kehlkopfknorpel,** an denen die Stimmlippen und der Muskelapparat befestigt sind, bestehen aus hyalinem Knorpelgewebe, beginnen aber häufig schon von der Mitte des Lebens an zu verknöchern. Die *kleinen Kehlkopfknorpel,* die in die verschiedenen Schleimhautfalten eingelagert sind (Cartilago cuneiformis, corniculata und triticea) sowie auch die *Epiglottis* bestehen dagegen aus elastischem Knorpel, da sie im Gegensatz zu den großen Knorpelplatten mehr auf Biegung beansprucht werden.

Epiglottis. Die Epiglottis stellt gewissermaßen eine durch Knorpel stabilisierte Schleimhautfalte dar, die sich schützend über den Kehlkopfeingang legt (Abb. 158). Ihre linguale Seite wird von einem mehrschichtigen, unverhornten Plattenepithel überzogen, während die laryngeale Seite Respirationsepithel trägt. Da das Plattenepithel jedoch eine stärkere Wachstumstendenz hat als das Respirationsepithel, verdrängt es dieses allmählich nach kaudal, so daß die Übergangszone zwischen beiden Epithelarten mit zunehmendem Alter immer mehr larynxwärts verschoben

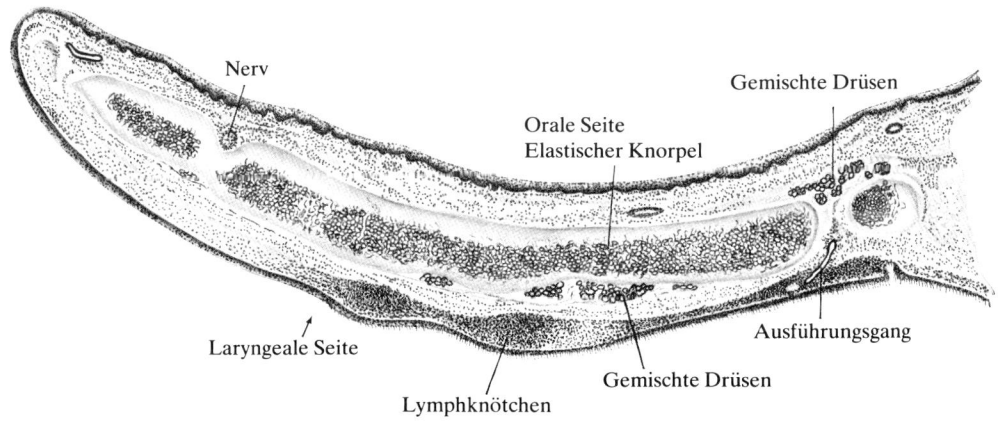

Abb. 158. Histologischer Schnitt durch die menschliche Epiglottis (Längsschnitt, 12×, aus Watzka, M.: Kurzlehrbuch der Histologie).

wird. Die reichlich vorhandenen seromukösen Drüsen schieben sich durch kleine Löcher in der Knorpelplatte auch auf die linguale Seite der Epiglottis herüber. Ihre Ausführungsgänge münden aber immer auf der laryngealen Seite, da sie funktionell zum Respirationstrakt und nicht zum Mundraum gehören.

3.4 Zusammenfassung

Im Respirationssystem unterscheidet man die luftleitenden Abschnitte (Atemwege mit Respirationsepithel) von den Abschnitten, wo der Gasaustausch erfolgt (Lungen mit respiratorischem oder Alveolarepithel). Die Atemwege dienen nicht nur der Ventilation, sondern auch der Erwärmung und Befeuchtung der Atemluft sowie der Reinigung und Sinneskontrolle.

Die **Respirationsschleimhaut** besitzt ein mehrreihiges, hochprismatisches Flimmerepithel mit schleimbildenden Becherzellen oder endoepithelialen Drüsen. Die Kinozilien schlagen in Richtung Kehlkopf. Die Basalmembran ist relativ dick und gerade. Die Lamina propria enthält zahlreiche seromuköse Drüsen, Lymphozytenansammlungen und Blutgefäße.

Die **Nasenhöhle** gliedert sich in eine Regio respiratoria und olfactoria. Die Nasenschleimhaut beherbergt ein pseudokavernöses Schwellgewebe mit Sperrgefäßen (Drosselvenen, Sperrarterien) und arteriovenösen Anastomosen, das in den Nasennebenhöhlen fehlt. Die Riechschleimhaut zeichnet sich durch ein relativ dickes Epithel mit Sinnes- und Stützzellen aus, in dem Becherzellen und Kinozilien fehlen.

Der **Kehlkopf** besteht aus einem Knorpelskelett (hyaliner, zum Teil verknöchernder Knorpel, die kleinen Knorpel sind elastisch) und einer Schleimhaut mit zwei stark vorspringenden Falten. Die *Plica vocalis* trägt ein mehrschichtiges unverhorntes Plattenepithel, enthält den *M. vocalis* und das Lig. vocale. Drüsen fehlen. Die *Plica vestibularis* trägt ein becherzellenreiches Respirationsepithel und beherbergt zahlreiche seromuköse Drüsen und Blutgefäße sowie Lymphozyten und Lymphfollikel.

Die **Epiglottis** besteht aus einem vielfach durchlöcherten, elastischen Knorpel und einer Schleimhaut, die oral mehrschichtiges Plattenepithel, laryngeal Respirationsepithel trägt. Die zum Flimmerepithel gehörigen seromukösen Drüsen dringen durch die Löcher des Knorpels auch bis zur oralen Seite vor.

Die **Trachea** besteht aus etwa 20 hufeisenförmigen hyalinen Knorpelspangen (Paries cartilagineus), die hinten durch quervverlaufende, glatte Muskelbündel (*M. transversus tracheae*) zusammengehalten werden (Paries membranaceus). Innenauskleidung des Rohres durch Respirationsschleimhaut mit zahlreichen seromukösen Drüsen.

Bronchialbaum. Die Hauptbronchien teilen sich dichotom etwa 23mal auf. Aus den beiden Hauptbronchien gehen fünf Lappen- und neun Segmentbronchien hervor. Jeder von ihnen teilt sich noch mehrmals in Bronchien und Bronchiolen auf bis zu den *Bronchioli terminales* (16. Teilungsgeneration). Dann beginnt die Respirationszone mit den *Bronchioli respiratorii* (17.–19. Generation), in deren Wänden bereits Alveolen auftreten, und den *Ductus und Saccus alveolares* (20.–23. Generation), an denen die Alveolen hängen. Die Bronchien besitzen ein mehrreihiges Flimmerepithel, das drei Spezialzelltypen beherbergt (Becherzellen, Bürstensaumzellen und neuroendokrine Zellen), Knorpelstückchen (elastischer Knorpel) und glatte Muskulatur. Die Bronchiolen haben keine Knorpelelemente mehr, nur noch glatte Muskulatur. Das Epithel wird allmählich zu einem einschichtigen zylindrischen bis kubischen Epithel. Neben den Bronchien und Bronchiolen, die vom peribronchialen Plexus umgeben sind, verlaufen immer Äste der A. pulmonalis.

Die **Lungenalveolen** werden von stark abgeplatteten Alveolarepithelzellen (Pneumozyten, Typ I), durch deren Zytoplasma der Gasaustausch erfolgt, ausgekleidet. Schichten der Luft-Blut-Schranke: 1. Alveolarepithel; 2. Basalmembranen; 3. Kapillarendothel; 4. Erythrozytenmembran. *Pneumozyten, Typ II*

(Nischenzellen) – hohe, rundliche Zellen mit lamellären Granula, ER und Golgi-Feldern –, produzieren Phospholipide, die als Surfactant die Oberflächenspannung der Alveolen herabsetzen. Sie sind regenerationsfähig (Stammzellpopulation). Alveolarmakrophagen phagozytieren nichtantigene Fremdkörper (Staubpartikel, Eiweiß usw.) und halten die Alveolen steril. Sie werden im Knochenmark gebildet (als Monozyten), nach außen eliminiert oder auf dem Lymphwege entfernt.

Die *Selbstreinigung* von Atemwegen und Lunge erfolgt 1. durch Phagozytoseprozesse (Makrophagen); 2. durch den Flimmerstrom der Kinozilien (von der Nasenhöhle einwärts, vom Bronchialbaum auswärts zum Kehlkopf hin – Partikel werden ausgehustet oder verschluckt); 3. durch Immunreaktionen in den Tonsillen des Rachenringes (Tonsilla tubalis, Tonsilla pharyngea), in den Lymphfollikeln der Schleimhäute und den Lymphknoten von Lunge und Trachea.

B Stoffwechselsystem

Nach physikalischer Definition ist der lebende Organismus ein offenes System. Er bedarf zur Aufrechterhaltung seiner Ordnungssysteme der Zufuhr von Energie. Durch Zufuhr energieliefernder Stoffe und deren innere »Verbrennung« wird die Energie gewonnen, die entweder der Strukturerhaltung dient (Erhaltungsstoffwechsel) oder bestimmte Leistungen, wie z. B. Muskelarbeit oder Drüsensekretion, ermöglicht (Betriebsstoffwechsel). Durch Substanzanreicherung, Zellvermehrung und Differenzierung (Wachstum) kommt die Vergrößerung des Organismus (anaboler oder Aufbaustoffwechsel), durch Substanzabbau und degenerative Prozesse kommen Alterung und Tod (kataboler Stoffwechsel) zustande.

Stoffwechsel und Stoffaustausch sind allgemeine Vorgänge, zu denen jede lebende Zelle fähig ist. Voraussetzung dafür ist einerseits die Aufnahme von Nahrungsstoffen durch den Digestionstrakt und andererseits die Aufnahme von Sauerstoff durch den Atmungstrakt. Beide Organsysteme werden daher auch unter dem Oberbegriff *Gastro-Pulmonal-System* zusammengefaßt.

Die Nahrungsstoffe können jedoch nicht direkt aufgenommen werden, sondern müssen erst mechanisch und chemisch zerkleinert, d. h. in ihre Elementarbestandteile gespalten und resorbierbar gemacht werden. Dies ist der Prozeß der *Verdauung* im engeren Sinne *(Digestion)*. Die mechanische Zerkleinerung der Nahrungsstoffe erfolgt durch den Kauapparat, ihr chemischer Abbau durch die von den verschiedenen Drüsen des Digestionsapparates abgesonderten Enzyme. Die *Sekretion* geht daher der Resorption voraus (Abb. 159). Die durch die Digestionsprozesse gewonnenen Elementarbausteine der Nahrungsstoffe sind aber für den Organismus als solche wertlos. Der Resorption muß daher innerhalb des Körpers ein Wiederaufbau *(Resynthese)* folgen, durch den erst die körpereigenen und individualspezifischen Baustoffe entstehen. Die unveränderte Übernahme exogener Stoffe in den menschlichen Körper

Tab. 11. **Elementarprozesse des Stoffwechselsystems.**

1. Sekretion von Verdauungs-enzymen und Wasser	Verflüssigung und Zerlegung der Nahrungsstoffe	Drüsenapparat des Digestions-traktes (Pankreas, Speicheldrüsen, Leber)
2. Resorption	Aufnahme der Elementar-bausteine der Nahrung	Digestionstrakt (bes. Dünndarm)
3. Resynthese und Speicherung	Bildung körpereigener Stoffe und Energiereserven	Leber und Mesenchymderivate (Fettgewebe, Knochen)
4. Abwehr	Parentrale Verdauung und Immunabwehr körperfremder Stoffe	Lymphatische Organe, Immunsystem
5. Exkretion	Ausscheidung unbrauchbarer Endprodukte Absonderung der Keimzellen	Nieren Enddarm } Urogenital- Genitalorgane } trakt

würde die spezifische Integrität des Organismus gefährden. Ein Übertritt unverdauter oder körperfremder Substanzen bedeutet daher immer eine partielle Vergiftung. Der Schutz des Körpers vor dem Eindringen von Fremdsubstanzen, insbesondere von Fremdproteinen, ist daher eine lebenswichtige Funktion, die von dem »*System der Abwehr*« (Lymph- oder Immunsystem) wahrgenommen wird. Die von diesem System in Gang gesetzten Abwehrmechanismen, z. B. Unschädlichmachen der Fremdstoffe durch Phagozytose oder durch Bildung spezifischer Abwehrstoffe (Antikörper), stellen in gewissem Sinne eine *parenterale Verdauung* dar.

Der durch die Verdauung eingeleitete Stoffwechsel mündet schließlich in 2 Elementarprozesse aus: 1. die *Speicherung* organismuseigener Substanzen als Energiereserve und 2. die Ausscheidung unbrauchbarer Endprodukte *(Exkretion)*. Die Speicherung erfolgt vorzugsweise in der Leber oder in bestimmten Spezialgeweben (z. B. Fettgewebe, Knochen),

die Exkretion durch die Nieren oder den Darmtrakt. Da auch die Produktion und Ausscheidung der Geschlechtszellen eigentlich ein Exkretionsvorgang ist, kann die Fortpflanzung im weiteren Sinne zum Stoffwechselsystem gerechnet werden. Harn- und Geschlechtsorgane werden daher auch von alters her unter dem Begriff des *Urogenitalsystems* zusammengefaßt. Innerhalb des Stoffwechselsystems lassen sich also 5 elementare Funktionsprozesse unterscheiden (Tab. 11).

1 Verdauungsorgane (Digestionssystem)

Die charakterisierten fünf Elementarprozesse spielen sich weitgehend an der Grenzfläche zur Außenwelt hin ab. Das Darmrohr kann von diesem Gesichtspunkt aus als ein Stück nach innen eingestülpter Außenwelt betrachtet werden. Sein Lumen steht mit der Außenwelt in

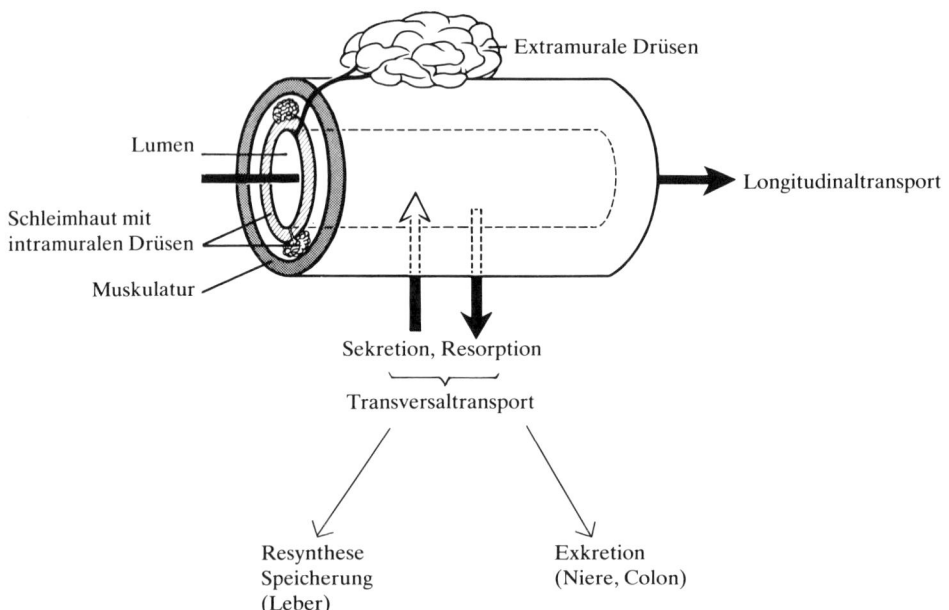

Abb. 159. Die zwei Elementarprozesse des Digestionstraktes: 1. Transversalprozesse, die hauptsächlich Schleimhautprozesse (Sekretion und Resorption) zur Aufbereitung der Nahrungsstoffe sind; und 2. Longitudinalprozesse, die dem Weitertransport und der Durchmischung des Chymus dienen.

Tab. 12. **Schichtengliederung des Darmrohres.**

Mukosa	1. Epithel 2. Lam. propria mucosae 3. Lam. muscularis mucosae	Sekretions- und Resorptions-vorgänge Schleimhautmotorik
Submukosa	4. Tela submucosa	Bindegewebige Verschiebeschicht
Tunica muscularis propria	5. Stratum circulare 6. Stratum longitudinale	Peristaltik, Darmmotorik
Serosa mit Mesenterial-duplikaturen	7. Subserosa 8. Peritoneum	Aufhängung des Darmes im Bauchraum, Schutz- und Abwehrfunktion, Gewebsbrücke für Leitungsbahnen

Verbindung. Erst jenseits der Darmwand beginnt die eigentliche Innenwelt des Körpers.

Die Sekretions- und Resorptionsvorgänge finden hauptsächlich an der Grenzfläche des Digestionstraktes, d. h. an der Darmschleimhaut statt. Die Schleimhaut *(Mucosa)* hat die Fähigkeit, für die Sekretion der Verdauungsenzyme spezielle Drüsen auszubilden, die nicht nur in der Darmwand selbst **(intramurale Drüsen),** sondern auch – an Stellen erhöhten Bedarfs an Verdauungsenzymen wie z. B. im oberen Dünndarm – außerhalb der Darmwand liegen können **(extramurale Drüsen)** (Abb. 159). Wie überall geht die Entwicklung dieser Drüsen vom Epithel aus. Die embryonalen Drüsenknospen schieben sich entweder bis nach außen in die Umgebung des Darmrohres vor und bilden dort mächtige Drüsenkörper, wie das z. B. bei Leber und Pankreas der Fall ist, oder sie entwickeln Drüsenpakete unter der Schleimhaut, d. h. in der Submukosa, wie das z. B. für die *Brunner-Drüsen* des Duodenums gilt, oder sie bleiben auf die Schleimhaut beschränkt und bilden dort tubulöse, dicht nebeneinanderliegende Drüsenschläuche *(Lieberkühn-Drüsen* oder *Krypten).*

Grundlegend für die funktionelle Gliederung des Digestionstraktes ist vor allem die Tatsache, daß sich die Prozesse der Sekretion, Resorption und Exkretion nicht gleichzeitig nebeneinander, sondern nur stufenweise *nacheinander* abspielen können. Erst wenn der sezernierte, enzymreiche Verdauungssaft eine Zeitlang auf den Nahrungsbrei eingewirkt hat

und dieser entsprechend vorbereitet ist, kann die Resorption der Elementarbausteine der Nahrungsstoffe durch die Darmwand hindurch erfolgen. Was schließlich nicht gebraucht werden kann, wird ausgeschieden. Grob gesprochen folgen also Sekretion, Resorption und Exkretion aufeinander, wodurch die funktionelle Struktur der verschiedenen Darmabschnitte im wesentlichen bestimmt wird. Zu den **Transversalprozessen** (Sekretions- und Resorptionsvorgänge durch die Darmwand hindurch) müssen also noch **Longitudinalprozesse,** durch die der Nahrungsbrei des Darmrohres von einem Funktionsbereich zum nächsten befördert und durch peristaltische Muskelkontraktionen mit dem Sekret der Drüsen durchmischt wird, ergänzend hinzukommen. Spielen sich die Transversalprozesse in der Hauptsache an der Mucosa ab, so die Longitudinalprozesse an der Muscularis propria.

Schichtengliederung des Darmrohres. Aus den geschilderten Funktionsprozessen ergibt sich zwanglos die allgemeine Schichtengliederung des Darmrohres (Abb. 160, Tab. 12). Mit Hilfe der **Schleimhaut (Mucosa),** deren Epithel die Grenzfläche zwischen Darmlumen und Innenwelt darstellt, vollzieht sich der eigentliche Verdauungsprozeß. Die vom Epithel gebildeten intra- und extramuralen Drüsen sezernieren Flüssigkeit und Verdauungsenzyme, wodurch die Resorption vorbereitet wird. Oberflächenvergrößerungen der Schleimhaut in Form von Zotten und Falten erleichtern die Resorption der durch den en-

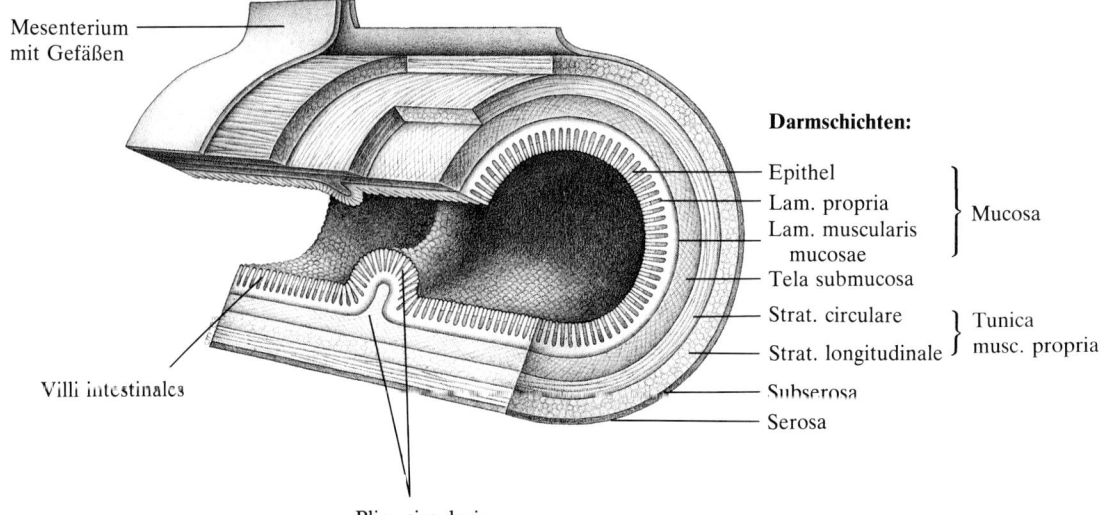

Mesenterium
mit Gefäßen

Darmschichten:

Epithel
Lam. propria
Lam. muscularis
mucosae   } Mucosa
Tela submucosa

Strat. circulare   } Tunica
Strat. longitudinale   } musc. propria

Villi intestinales

Subserosa
Serosa

Plica circularis

Abb. 160. Schichtengliederung des Digestionstraktes am Beispiel eines intraperitonealen Dünndarmabschnittes (vgl. Tabelle 12).

zymatischen Abbau der Nahrungsstoffe entstandenen Bausteine durch das Darmepithel hindurch, das ein Resorptionsepithel darstellt. Die **Lamina muscularis mucosae** fördert die Vorgänge durch eine spezielle Schleimhautmotorik (Zottenbewegungen usw.), die nicht nur die Sekretions- und Resorptionsvorgänge, sondern auch die Flüssigkeitsverschiebungen unterstützt. Schleimhautmotorik und Stofftransporte werden dadurch möglich, daß sich zwischen Epithel und Muscularis mucosae noch eine bindegewebige, gefäßreiche Verschiebeschicht, die *Lamina propria mucosae,* ausdifferenziert hat.

Für die Longitudinalprozesse entwickelt sich ein zweischichtiger Muskelschlauch, die **Tunica muscularis propria,** die durch peristaltische Bewegungen den Darminhalt in kraniokaudaler Richtung transportiert und aus einer inneren Ring- und einer äußeren Längsmuskelschicht *(Stratum circulare und Stratum longitudinale)* besteht. Der Longitudinaltransport geht schließlich am Darmende in die Ausscheidung der unbrauchbaren Stoffwechselendprodukte und der nicht resorbierbaren Stoffe über. Die Verschieblichkeit des Darmes innerhalb der Bauchhöhle kommt durch eine

Serosa zustande, die aus einem einschichtigen Plattenepithel (Mesothel) und einer bindegewebigen Subserosa besteht. Die Serosa (Peritoneum) ist auch für das biologische Gleichgewicht innerhalb des Bauchraumes, d. h. für die Abwehr- und Austauschvorgänge an der Zölomwand, von Bedeutung. Sie bildet schließlich auch die Mesenterien, durch die der Darmschlauch an der Bauchhöhlenwandung fixiert wird und durch die die Leitungsbahnen von und zum Darmrohr gelangen (Abb. 160).

Diese Schichtengliederung findet sich außer in Mundhöhle und Pharynx in allen Abschnitten des Digestionstraktes, wird aber den funktionellen Notwendigkeiten entsprechend regional abgewandelt.

Funktionelle Gliederung des Digestionstraktes. Die Verdauung beginnt mit dem Ergreifen der Nahrungsstoffe durch Lippen und Zähne und deren mechanischer Zerkleinerung in der **Mundhöhle,** in der auch durch die Absonderung großer Mengen von Speicheldrüsensekret die enzymatische Verdauung eingeleitet wird. Im hinteren Teil der Mundhöhle erfolgt dann die Einspeichelung der Nahrungsbrocken mit Schleim sowie das Verschlucken der jeweiligen Bissen. Man kann dies als Vorbereitungsphase der Digestion bezeichnen (Kopfdarm).

Im **Magen** beginnt dann zusätzlich die Eiweißverdauung, und zwar in einem durch die Salzsäuresekretion der Magenschleimhaut stark sauren Milieu. Durch die Besonderheiten der Wandmuskulatur kann sich der Magen in besonderem Maße ausdehnen und viel Nahrung aufnehmen, wodurch der Weitertransport in Einzelportionen ermöglicht wird. Auch regelt der Magen durch die Sekretion von Wirkstoffen die nachfolgenden Verdauungs- und Resorptionsvorgänge im Dünndarm und be einflußt schließlich die Blutbildung im Knochenmark. Der Magen nimmt dadurch eine wichtige Mittlerstellung zwischen den eigentlichen Digestionsprozessen im Dünndarm sowie den Vorbereitungsprozessen im Bereich des Kopfdarmes ein.

Erst im **Dünndarm,** vor allem im Duodenum, spielt sich dann der eigentliche Verdauungsvorgang ab, der mit dem enzymatischen Abbau der Nahrungsstoffe beginnt und mit der Resorption der daraus hervorgegangenen Bausteine endet. Im Duodenum, das als der eigent-

liche »Drüsendarm« bezeichnet werden kann, überwiegen anfangs noch die Sekretionsprozesse, Pankreas und Leber gehen entwicklungsgeschichtlich aus dem Duodenum hervor und bilden große Mengen eines fermentreichen Sekretes (Pankreassaft, Gallenflüssigkeit), das in das Duodenallumen abgesondert wird. Dadurch werden die Fette zu Glyzerin und Fettsäuren, die Proteine zu Aminosäuren und die Kohlenhydrate zu Monosacchariden abgebaut. Diese Stoffe werden dann im Duodenum sowie im nachfolgenden Dünndarm resorbiert und dann der Leber zugeführt, die daraus wieder körpereigene Substanzen synthetisiert. Die spezifische Dünndarmmotorik (Peristaltik) fördert nicht nur die Resorption selbst, sondern sorgt auch für die intensive Durchmischung des Nahrungsbreies (Chymus) mit den sezernierten Verdauungsenzymen.

Im **Dickdarm** werden schließlich die wichtigsten körpereigenen Stoffe, die bei der Verdauung benötigt worden sind, insbesondere Wasser, Vitamine, Spurenelemente, Gallenfarbstoffe u. a., wieder rückresorbiert. Durch eine distalwärts zunehmende Schleimsekre-

Tab. 13. **Funktionelle Gliederung des Digestionssystems.**

	Transversalprozesse (Sekretion und Resorption)	Longitudinalprozesse (Motorik)	
Mundhöhle	Speichelsekretion, Einleitung der KH-Verdauung, Abwehr	Kauen, Bolusbildung, Schlucken	Vorbereitungsphase
Pharynx	Einspeichelung durch Schleim	Weichenstellung zwischen Speise- und Luftweg	
Ösophagus	Schleimsekretion	Longitudinaltransport	
Magen	Einleitung der Eiweiß-verdauung, HCl-Bildung	Reservoir, Regelung des rhyth-mischen Weitertransportes	Regulative Phase
Duodenum	Fettverdauung, Endphase der KH- und Eiweißverdauung, Hauptsekretion, Resorption	Dünndarmperistaltik	Digestionsphase
Jejunum, Ileum	Resorptionsreserve, Rückresorption		
Kolon	Rückresorption, Schleimsekretion	Dickdarmperistaltik (auch Antiperistaltik)	
Rektum und Analkanal	Eindicken des Kotes	Ablagerung und Ausscheidung der Fäzes	Exkretionsphase

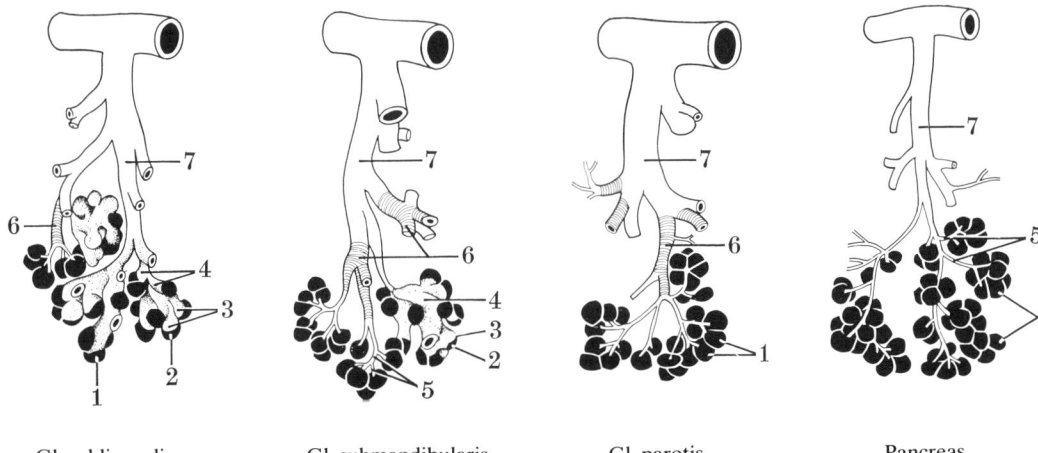

Gl. sublingualis   Gl. submandibularis   Gl. parotis   Pancreas

Abb. 161. Aufbau der großen Speicheldrüsen (nach Braus). 1 = seröse Endstücke; 2 = seröse Halbmonde; 3 = muköse Endstücke; 4 = verschleimte Endstücke und Gangabschnitte; 5 = Schaltstücke; 6 = Sekretrohre (Streifenstücke); 7 = Ausführungsgänge.

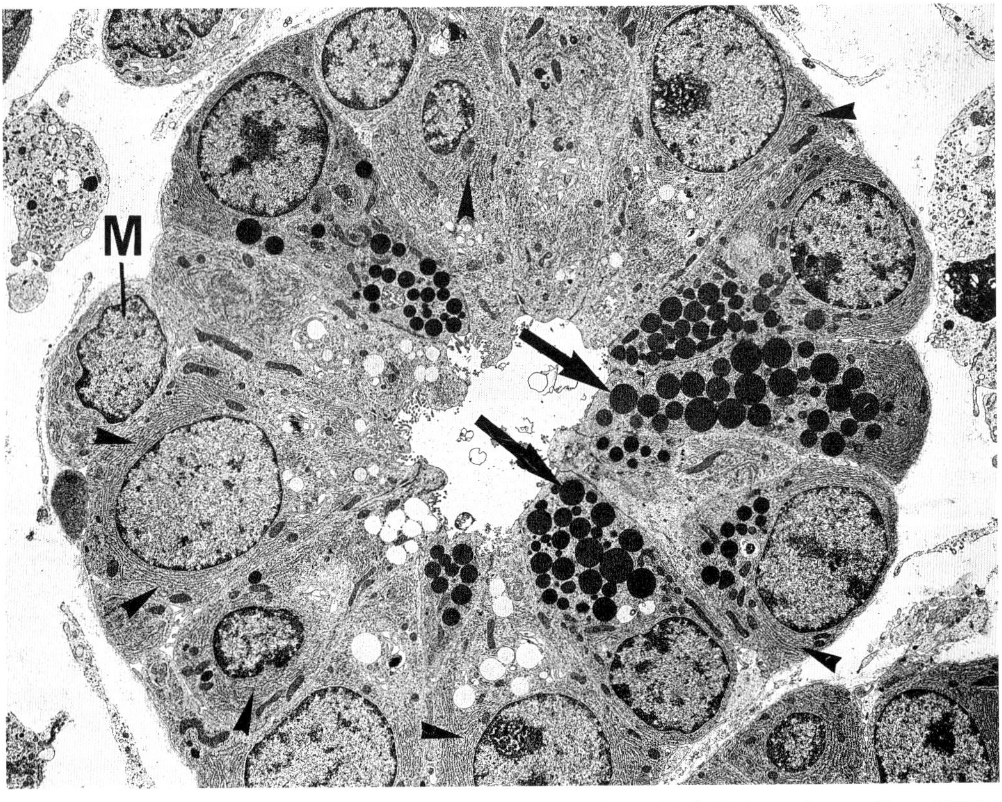

Abb. 162. E.m. Aufnahme von einem serösen Endstück der Gl. submandibularis (neugeborene Ratte, 3000×). Man beachte die großen, runden Zellkerne, das basal liegende ribosomenreiche ER (Pfeilköpfe) und die apikal lokalisierten Sekretgranula (Pfeile). M = Myoepithelzelle.

tion wird der mehr und mehr eingedickte Darminhalt gleitfähig gemacht und schließlich durch den Analkanal in Form der Fäzes ausgeschieden. In der Ampulla recti kann der Kot zudem noch abgelagert und länger bis zur Defäkation zurückgehalten werden. Das Kolon, das selbst nicht mehr in der Lage ist, echte Digestionsprozesse zu unterhalten, wird normalerweise von apathogenen Symbionten, den Kolibakterien, besiedelt, die bei verschiedenen Säugern noch eine effektive Zelluloseverdauung ermöglichen. Dies spielt jedoch beim Menschen keine Rolle mehr. Immerhin liefern diese Bakterien dem Menschen wichtige Vitamine und Spurenelemente, so daß der Dickdarm dadurch noch eine zusätzliche, heute noch weitgehend unbekannte, funktionelle Komponente erhält.

1.1 Vorbereitungsprozesse für die Digestion

1.1.1 Speichel und Speicheldrüsen

Durch Lippen, Kiefer und Zähne wird die Nahrung ergriffen, in kleine Brocken zerteilt (Kauvorgang) und durch das Sekret zahlreicher, aus der Mundschleimhaut hervorgegangener Drüsen verdünnt, angedaut und mit einer Schleimhülle versehen, so daß die Bissen gleitfähig werden und geschluckt werden können.

Der reflektorisch abgesonderte **Speichel (Saliva)** ist anfangs dünnflüssig, so daß eine sensorische Kontrolle der aufgenommenen Nahrungsstoffe durch den Geschmackssinn sowie eine Beteiligung des Bewußtseins am Beginn des Verdauungsprozesses möglich wird. Erst in der zweiten Phase der reflektorischen Speichelabsonderung wird der Speichel durch muzinhaltige Sekrete mehr schleimig, wodurch der Schluckvorgang vorbereitet wird. Die Speichelflüssigkeit zeichnet sich durch einen hohen Bikarbonatgehalt aus, so daß eventuell aufgenommene oder lokal entstandene Säuren sofort neutralisiert werden. Ein neutrales Milieu der Mundhöhlenflüssigkeit ist außerdem für die Erhaltung der Zähne von

großer Wichtigkeit, da bei pH 7 der Speichel mit Kalzium gesättigt ist und somit die Abgabe von Kalzium aus den Zähnen verhindert wird. Auch im Speichel enthaltene Enzyme, vor allem das die Kohlenhydratverdauung einleitende Ptyalin (eine α-Amylase, die die Stärke in Maltose und Maltotriose spaltet), benötigen ein neutrales bis leicht alkalisches Milieu, um wirken zu können. Die im Speichel enthaltenen Mikroorganismen (Pilze, Bakterien) sind normalerweise Saprophyten. Lysozyme, Immunglobuline vom Typ IgA, Rhodanid-Ionen u. a. dienen der Infektabwehr und entfalten antibakterielle Wirkungen. Im Speichelabstrich finden sich regelmäßig abgeschilferte Epithelzellen sowie Lympho- und Leukozyten verschiedener Art (Speichelkörperchen), was auf immunologische Abwehrvorgänge hinweist. Der Speichel erfüllt also neben fermentativen und mechanischen Funktionen auch wichtige biologische Aufgaben für die Gesunderhaltung der Mundhöhle und die Abwehr infektiöser Prozesse (Selbstreinigung der Mundhöhle). Die hohe regenerative Kapazität der Mundhöhlenschleimhaut beruht wahrscheinlich auf mitosestimulierenden Enzymen (z. B. Kallikrein), die von den Speicheldrüsen abgesondert werden.

Der Speichel ist das gemeinsame Sekret der um die Mundhöhle herum lokalisierten **Speicheldrüsen.** Dabei handelt es sich in erster Linie um die Gl. parotidea, die Gl. submandibularis und sublingualis, die tubuloalveoläre Drüsen darstellen. Hinzu kommen die verschiedenen Zungendrüsen, die Lippen-, Wangen- und Gaumendrüsen. Die großen Speicheldrüsen produzieren pro Tag durchschnittlich 1 1,2 l Speichel (ca. 1 ml/Min.). Bei maximaler Reizung kann die Sekretion auf 4 ml/Min. gesteigert werden. Der in der ersten Phase der Speichelsekretion abgesonderte dünnflüssige, eiweißreiche Primärspeichel wird hauptsächlich von den serösen Endstücken der großen Speicheldrüsen (Gl. parotidea, Gl. sublingualis, Gl. submandibularis) gebildet. Die **serösen Endstücke** bestehen aus kleinen, pyramidenförmigen Zellen mit rundlichen, mittelständigen Kernen und einem

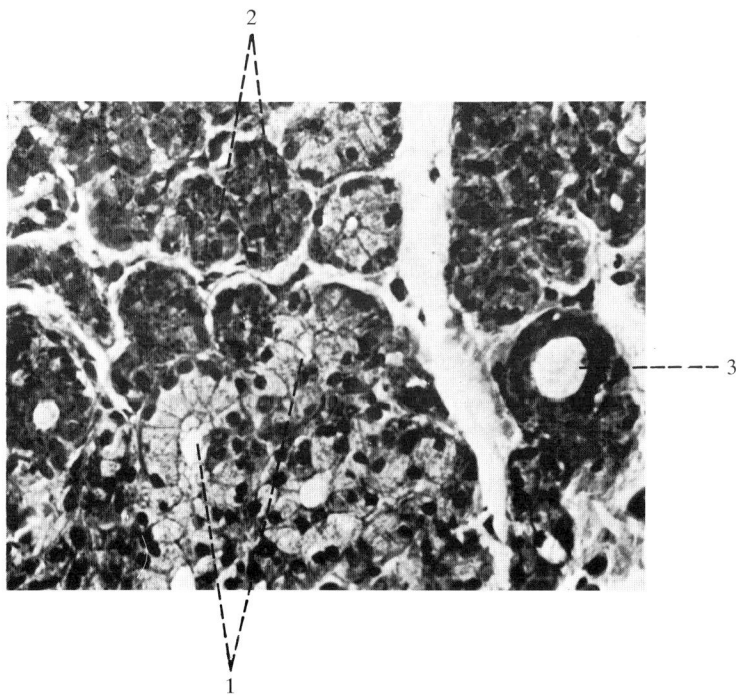

Abb. 163. Histologischer Schnitt durch eine gemischte Speicheldrüse (Gl. submandibularis) mit serösen und mukösen Endstücken (396×). 1 = muköse Endstücke; 2 = seröse Endstücke; 3 = Sekretrohr.

besonders apikal intensiv azidophilen, granulierten Zytoplasma. Bei den Granula handelt es sich um die Sekretgranula, deren Enzyme im rauhen ER gebildet werden, das vornehmlich in den basalen Abschnitten der Endstückzellen lokalisiert ist, weshalb dieser Bereich l. m. basophil erscheint. Das basale Zytoplasma ist stark eingefaltet und wird von reihenweise angeordneten Mitochondrien flankiert. Diese basale Oberflächenvergrößerung erleichtert den Stoffaustausch mit den angrenzenden Kapillaren, wobei die für die aktiven Transportprozesse notwendige Energie von den Mitochondrien geliefert wird. Bei histologischen Vergrößerungen erkennt man von diesen Strukturen nur eine feine **Basalstreifung.** Zwischen Basalmembran (Glandilemm) und Zellmembran finden sich häufig **myoepitheliale Zellen (Korbzellen),** die die Endstücke ausquetschen und somit an der Sekretabsonderung mitwirken können (Abb. 164). Zwischen die

einzelnen Drüsenzellen dringen schmale, interzelluläre Sekretkapillaren ein, die das dünnflüssige Sekret in die relativ kleinen, zentralen Lumina der Endstücke überleiten.

In den Endstücken der serösen Drüsen wird zunächst nur der mit dem Blutplasma isotone Primärspeichel gebildet. Die Änderung der Elektrolytkonzentration sowie die Veränderungen der Flüssigkeitsmenge, durch die der definitive Speichel zustande kommt, erfolgen nicht in den Endstücken, sondern in den Ausführungsgängen. Das Ausführungsgangsystem beginnt mit den **Schaltstücken,** die ein einschichtiges, flaches, gelegentlich auch kubisches Epithel besitzen. Die anschließenden **Sekretrohre** oder **Streifenstücke** sind diejenigen Gangabschnitte, die die Zusammensetzung des Speichels letztlich bestimmen. Sie besitzen ein hohes Zylinderepithel, dessen basales Zytolemm tief ins Zytoplasma vorragende Membraneinfaltungen ausbildet

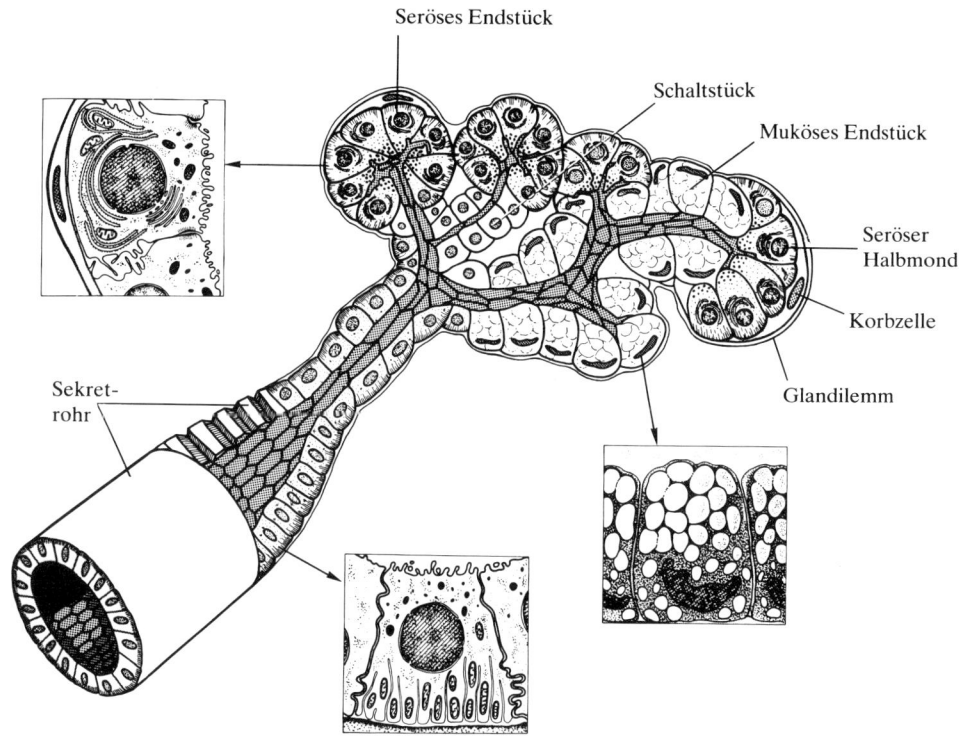

Abb. 164. Aufbau einer gemischten seromukösen Drüse (modif. nach Bloom u. Fawcett). Ausschnitte: links oben: seröse Drüsenzelle; rechts unten: muköse Drüsenzelle; unten Mitte: Epithelzelle des Sekretrohres mit Basalstreifung.

(Abb. 164 u. 165). In diesen Membranen sind diejenigen Enzyme (Carboanhydrasen, ATPasen u. a.) lokalisiert, die für die aktiven Ionentransporte benötigt werden. Neben den Membraneinfaltungen liegen Reihen von Mitochondrien, die die Energie, u. a. durch ATP, für die aktiven Ionenpumpen liefern (Abb. 166). Zellmembraneinfaltungen und Mitochondrienreihen erzeugen l.m. den Eindruck einer basalen Streifung (daher die Bezeichnung Streifenstück). Durch die im apikalen Bereich der Zellen gelegenen Zonulae occludentes wird der interstitielle und interzelluläre Raum abgedichtet und der Flüssigkeitstransport zum Ganglumen hin gerichtet.

In den Sekretrohren werden mit Hilfe des Enzyms Karboanhydrase Bikarbonat-Ionen aktiv ins Lumen transportiert und Cl⁻-Ionen (passiv) resorbiert. Andererseits werden K⁺-Ionen ins Lumen sezerniert und Na⁺-Ionen unter Energieverbrauch (aktiv) rückresorbiert, so daß die Salzkonzentration des Speichels nur noch $^1/_8$ der des Blutplasmas beträgt, während die Kaliumkonzentration siebenmal höher ist. Die Bikarbonatkonzentration der Speichelflüssigkeit ist dreimal höher als die des Plasmas. Insgesamt ist der Speichel hypoton. Die Elektrolytzusammensetzung ändert sich aber mit der Sekretionsrate. Mit zunehmendem Speichelfluß steigen die Na⁺- und Cl⁻-Konzentrationen an, während die K⁺-Konzentration abfällt.

Innerhalb der Drüsenläppchen hat sich zwischen den Sekretrohren und Endstücken eine **Gefäßarchitektur** entwickelt, durch die die Transportvorgänge wesentlich unterstützt werden (Abb. 166). Da die die Sekretrohre versorgenden Arteriolen um die Gänge herum einen

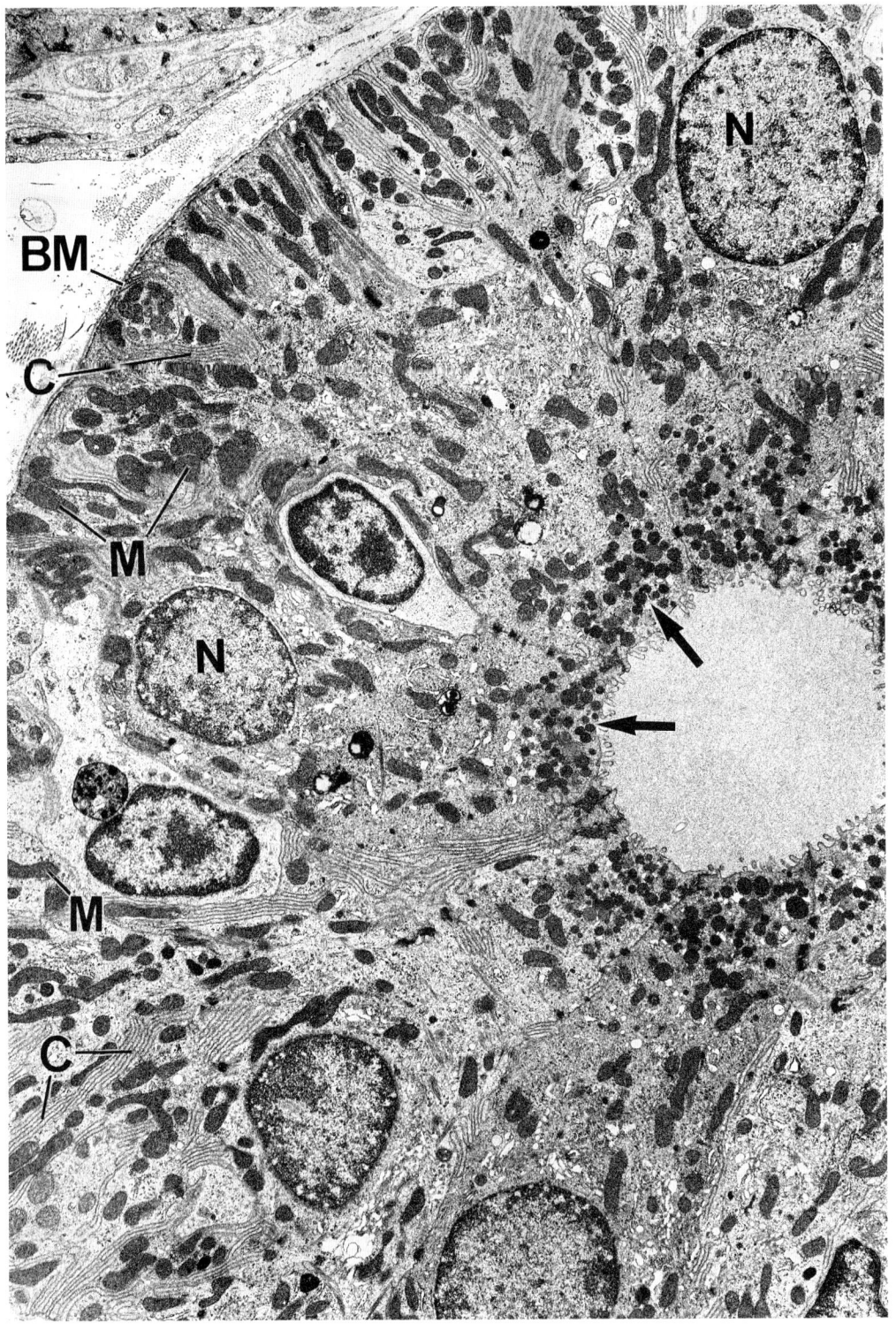

engmaschigen Kapillarplexus bilden, der sich in venenartigen Gefäßen sammelt, die ihrerseits dann um die Endstücke herum ein zweites Kapillarnetz speisen, besteht funktionell ein *Gegenstromsystem* zwischen Gängen und angrenzenden Gefäßen. Hierdurch wird der Ionenaustausch und die Verteilung der Flüssigkeit in den einzelnen Kompartimenten wesentlich beeinflußt.

Die interlobulären **Ausführungsgänge,** die in der Regel im Bindegewebe zwischen den Drüsenläppchen liegen (*inter*-lobulär), sind im Gegensatz zu den Sekretrohren, die immer innerhalb der Läppchen (*intra*-lobulär) lokalisiert sind, nur passive Leitungsrohre. Sie besitzen ein hohes, einschichtiges, weiter distal auch mehrreihiges Zylinderepithel. Der Endausführungsgang (Ductus parotideus, Ductus sublingualis) kann beim Übergang in die Mundhöhle auch ein mehrschichtiges, unverhorntes Plattenepithel ausbilden.

Muköse Endstücke. Das in der zweiten Phase der Speichelsekretion gebildete muzinhaltige Sekret wird vor allem in den mukösen Endstücken der großen Speicheldrüsen gebildet. Die mukösen Endstücke, die besonders reichlich in den Unterzungendrüsen (Gl. submandibularis, Gl. sublingualis) vorkommen, bestehen aus großen, hellen Zellen mit schaumigem Zytoplasma und schmalen, abgeplatteten, randständigen Kernen (Abb. 163 u. 164). Die zentralen Lumina sind wesentlich weiter als die der serösen Endstücke. Interzelluläre Sekretkapillaren fehlen, da die Sekretgranula sich meist in Gruppen im apikalen Zellbereich abschnüren. Die **mukösen Endstückzellen** zeigen bei e. m. Vergrößerungen große, rundliche, von einer Membran umgebene Sekretgranula, die hauptsächlich Mukoproteine enthalten und daher wesentlich weniger elektronendicht erscheinen als die kleinen Sekretgranula der serösen Endstückzellen. Häufig fließen die muzinhaltigen Granula schon innerhalb des Zytoplasmas zusammen, so daß die Zellstrukturen e. m. verwischt erscheinen. Die für die Schleimsynthese nötigen Zellorganellen sind vorzugsweise in den basalen Zellabschnitten (ER, Golgi-Komplexe, Mitochondrien) lokalisiert.

Funktioneller Bau der Speicheldrüsen. Das von den mukösen Endstückzellen gebildete, fadenziehende, zähflüssige und flüssigkeitsarme Sekret wäre so hochviskös, daß es der Absonderung einen relativ hohen Widerstand entgegensetzte, eventuell sogar die Ausführungsgänge verstopfen würde. Daher entwickeln die schleimbildenden Speicheldrüsen, besonders die Unterzungendrüsen, neben den mukösen immer auch seröse Endstückzellen, so daß die Endstücke gemischt sind. Bei den gemischten Endstücken sitzen die serösen Zellen immer den mukösen in Form halbmondförmiger Kappen auf *(v. Ebnersche seröse Halbmonde),* niemals umgekehrt. Die Zellen der serösen Halbmonde leiten ihr mehr dünnflüssiges Sekret durch interzelluläre Sekretkapillaren in das Lumen der mukösen Endstückabschnitte ab und verflüssigen dadurch das schleimige Sekret dieser Bereiche. Die Tatsache, daß die Halbmonde immer serös sind, erklärt sich daraus, daß bei den gemischten Unterzungendrüsen während der Entwicklung der Prozeß der Verschleimung von den Endstücken aus in zentripetaler Richtung auf die Schaltstücke und nicht nach peripher auf die noch wachstumsaktiven (serösen) Endstücke übergreift. Je mehr die Verschleimung zunimmt, um so einfacher gestaltet sich das Ausführungsgangsystem. Da das muzinreiche Sekret auch keiner weiteren zusätzlichen Ausgestaltung mehr bedarf, differenzieren sich bei den gemischten Speicheldrüsen auch die Sekretrohre, die ja bei den rein serösen Drüsen noch wesentlich an der Sekretbereitung beteiligt sind, kaum noch aus. Auf diese Weise korreliert die Zahl der intralobulären Aus-

---

Abb. 165. E. m. Aufnahme von einem Sekretrohr der Gl. submandibularis (Ratte, 4800×). Man beachte die kleinen Sekretgranula im apikalen Teil des Zytoplasmas (Pfeile). BM = Basallamina; C = Zytolemmeinfaltungen; M = Mitochondrien; N = Zellkern.

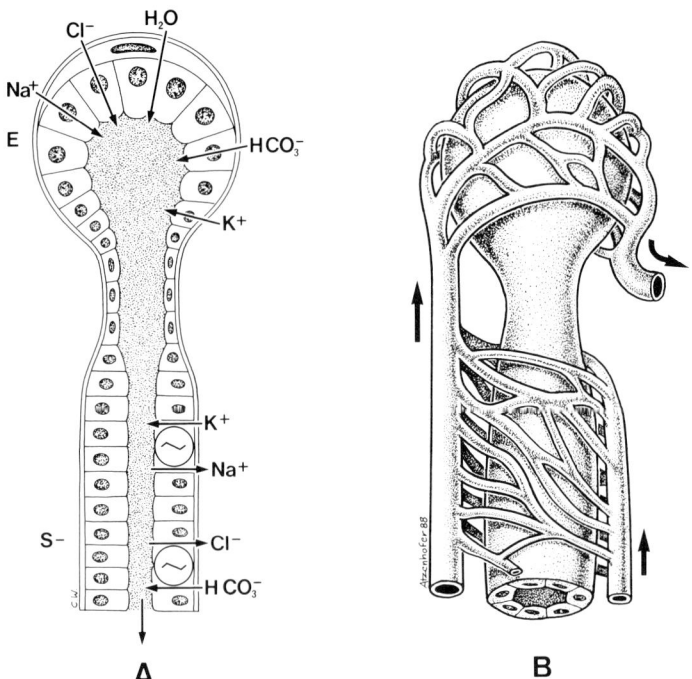

Abb. 166. A = Elektrolyttransporte im Endstück (E) und Sekretrohr (S) einer serösen Speicheldrüse. B = Gefäßarchitektur in der Umgebung von Endstück und Sekretrohr (nach Raster-e.m. Befunden).

führungsgänge (Sekretrohre) mit dem Grad der Verschleimung, d. h., je mehr muköse Anteile eine Speicheldrüse hat, um so weniger Schaltstücke und Sekretrohre sind vorhanden. Bei der *Gl. sublingualis,* die wesentlich stärker verschleimt ist als die Gl. submandibularis, erscheint daher das Ausführungsgangsystem wesentlich vereinfacht, die Lumina der Gänge sind weiter, um das zähflüssige Sekret ableiten zu können, und der Grad der Verästelung der Ausführungsgänge ist gegenüber dem der anderen Drüsen deutlich geringer.

Die **Gl. parotidea** ist rein serös. Ihre Endstücke liegen dicht aneinander, werden aber häufig durch Fettgewebe auseinandergedrängt. Da diese Drüse sich besonders auf die Bildung des enzymreichen, dünnflüssigen, serösen Sekretes spezialisiert hat, sind die Sekretrohre sehr zahlreich und stark verzweigt. Sie liegen immer *innerhalb* der Drüsenläppchen, d. h. *intralobulär,* und lassen sich durch ihre azidophile Färbbarkeit leicht von den anderen

Ausführungsgängen, die zudem zwischen den Läppchen, d. h. interlobulär lokalisiert sind, unterscheiden. Bei der **Gl. submandibularis** überwiegt der seröse Anteil (seromuköse Drüse), bei der Gl. sublingualis dagegen der muköse Anteil in den Endstücken (mukoseröse Drüse). Entsprechend ist das Ausführungsgangsystem auch unterschiedlich differenziert. Im histologischen Präparat kann man daher nicht nur an den unterschiedlichen Endstücken dieser drei großen Speicheldrüsen, sondern auch an den Besonderheiten des Ausführungsgangsystems erkennen, um welche Drüse es sich handelt.

Regionale Unterschiede in der Mundhöhle. Im Zusammenhang mit den regional unterschiedlichen Aufgaben der Mundhöhle sind die serösen und mukösen Drüsen im Mundraum unterschiedlich verteilt (Abb. 167). Im **vorderen Abschnitt** der Mundhöhle dominieren die mechanischen Vorgänge. Durch die Zähne werden die Nahrungselemente zerkleinert und hier durch das Sekret von hauptsächlich *gemischten Drüsen* mit einem vielseitigen (gemischten) Sekret empfangen, angefeuchtet und eingespeichelt. Bei diesen Drüsen handelt es sich einerseits um die zahlreichen, kleinen Lippendrüsen (Gl. labiales), andererseits aber auch um die beiden großen Unterzungendrüsen (Gl. submandibularis und Gl. sublingualis), deren Ausführungsgänge unter der Zunge auf der Caruncula sublingualis ausmünden, und schließlich um die Zungenspitzendrüse (Gl. apicis linguae), die im vorderen Teil des Zungenkörpers untergebracht ist und ebenfalls gemischte Endstücke besitzt (Nuhn-Drüse).

Im **mittleren Abschnitt** der Mundhöhle dominieren die digestiven und sensorischen Prozesse. Durch das dünnflüssige (seröse) Sekret der Ohrspeicheldrüse, deren Ausführungsgang gegenüber dem 2. oberen Molaren im Vestibulum oris ausmündet, sowie durch das Sekret der zahlreichen, kleinen, *serösen Drüsen* der Zungenmitte werden die mittlerweile durch die Zähne zerkleinerten Nahrungsbrocken verflüssigt und eingespeichelt. Die serösen Drüsen der Zungenmitte sind den Geschmacksknospen zugeordnet und spülen deren Oberflächen von Nahrungsresten frei, um die Rezeptoren für neue Sinnesreize empfänglich zu machen. Sie werden daher auch als v.-Ebner-Spüldrüsen bezeichnet.

Im **hinteren Drittel** der Mundhöhle (Zungengrund, Gaumenregion, mittlerer Pharynxabschnitt) kommt es schließlich zur Einschleimung der Nahrungsbrocken, so daß diese beim Schlucken abwärtsgleiten können. Daher münden hier ausschließlich *muköse Drüsen,* wie z. B. die Glandulae pharyngeae, linguales und palatinae. Außerdem kommen in diesem Bereich erstmals auch immunologische Vorgänge ins Spiel. Am Übergang zwischen Mundhöhle und Pharynx liegen zahlreiche lymphatische Organe sowie vereinzelte Lymphfollikel, die zusammenfassend als *lymphatischer Rachenring* (Waldeyer-Ring) bezeichnet werden (Tonsilla palatina, tubalis und lingualis), so daß zu Beginn des Verdauungsvorganges bereits eine wirksame Infektionsabwehr einsetzen kann.

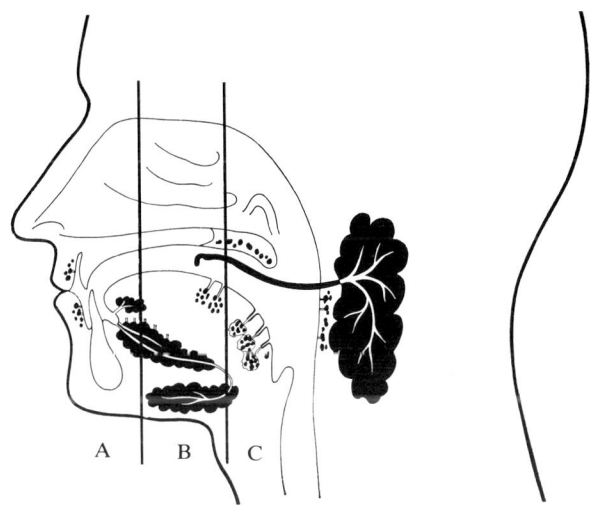

Abb. 167. Verteilung der Speicheldrüsen im Bereich der Mundhöhle. Von funktionellen Gesichtspunkten aus läßt sich ein vorderer (A), mittlerer (B) und hinterer (C) Abschnitt der Mundhöhle unterscheiden. Vorne münden gemischte Drüsen aus (Gll. labiales, G. submandibularis, Gl. sublingualis, Gl. apicis linguae), in der Mitte rein seröse Drüsen (Gl. parotidea, Spüldrüsen der Zunge) und hinten rein muköse Drüsen (Gll. pharyngeae, Gll. palatinae und Zungengrunddrüsen).

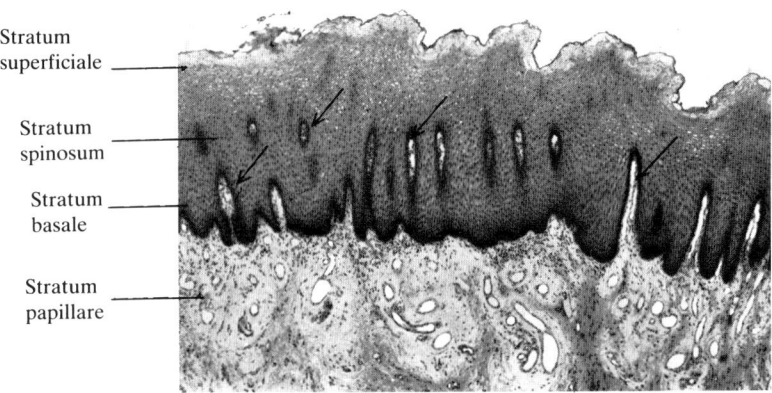

Stratum superficiale

Stratum spinosum

Stratum basale

Stratum papillare

Abb. 168. Histologischer Schnitt durch die Mundschleimhaut des Menschen (10×). Das relativ dicke, mehrschichtige, unverhornte Plattenepithel schilfert sich apikal ab. In das Epithel dringen tiefe Bindegewebspapillen ein (Pfeile).

1.1.2 Mundhöhle

Die Resorption von Nahrungselementen oder von Flüssigkeit spielt in der Mundhöhle noch keine wesentliche Rolle. Diese wird hier nur vorbereitet und erfolgt vor allem im Dünndarm.

Die Hauptaufgabe der im Mundbereich ablaufenden Prozesse ist mechanischer Natur. Das Hin- und Herbewegen der Nahrungsbrocken, ihre Zerkleinerung zwischen den Zähnen sowie das Einspeicheln und Schlucken erfordern eine widerstandsfähige Schleimhaut mit guter Durchblutung und hohem Regenerationsvermögen. Die Schleimhaut trägt daher ein mehrschichtiges Plattenepithel, aus dem auch die befeuchtenden Drüsen sowie die Hartsubstanzen der Zähne hervorgegangen sind. Die reiche Innervation der Mundschleimhaut dient nicht zuletzt der nervösen Kontrolle durch sensorische (gustatorische und taktile) Informationen. Die Zunge als massiver Muskelkörper sorgt für die Bewegung der Nahrungsbrocken innerhalb der Mundhöhle, dient aber auch anderen Funktionen (Geschmackswahrnehmung, Sprechen). Gaumen und oberer Pharynx spielen schließlich als Widerlager für den Schluckakt sowie beim Sprechen eine wichtige Rolle.

Mundhöhlenschleimhaut. Die gesamte Mundhöhle wird von einer derben Schleimhaut *(kutane Schleimhaut)* ausgekleidet, die aus einem den mechanischen Beanspruchungen gewachsenen, relativ dicken *Epithel* und einem anpassungsfähigen, faserreichen subepithelialen Bindegewebe besteht. Das Epithel – ein mehrschichtiges Plattenepithel – ist normalerweise nicht verhornt (Abb. 168). Nur an Stellen stärkerer Beanspruchung (Zahnfleisch) treten Ansätze einer Verhornung in Erscheinung (Parakeratinisation). Die Abnutzungserscheinungen werden durch eine hohe regenerative Kapazität des Mundhöhlenepithels wettgemacht. Beträgt der Zellumsatz bei der Epidermis durchschnittlich 30 Tage, so der des Gingivaepithels nur 8 bis 10 Tage. Mitosen treten bevorzugt in der basalen, aus hohen, zylindrischen Zellen bestehenden Schicht auf *(Stratum basale)*. Die mittleren Zellschichten bestehen aus polyedrischen Zellen, die durch zahlreiche Desmosomen untereinander verbunden sind *(Stratum spinosum, Stachelzellschicht)*. Die oberflächlichen Zellschichten schließlich *(Stratum superficiale)* bestehen aus flachen, schuppenartig übereinanderliegenden, immer noch kernhaltigen Zellen, die bei den Kauvorgängen in der Mundhöhle abschilfern und als schollenartige Zellen im Speichel erscheinen können.

Die *Lamina propria,* die an das Epithel angrenzende Stromalamelle, besteht aus einem lockeren, zellreichen Bindegewebe, das gut durchblutet ist (rote Farbe der Schleimhaut). Nur an den mechanisch stärker belasteten Schleimhautpartien (Zahnfleisch, harter Gaumen) verdichtet sich die Lamina propria zu einem faserreichen, straffen, relativ gefäßarmen Bindegewebe, das fest mit dem benachbarten Knochen verbunden ist. Daraus resultiert die blassere Farbe dieser Schleimhäute.

Klinischer Hinweis. Die Mundschleimhaut kann auch Stoffe resorbieren, was ärztlicherseits dazu benützt wird, den Pfortaderkreislauf bzw. die Magenverdauung zu umgehen, indem man dem Patienten empfiehlt, die einzunehmende Tablette unter der Zunge zergehen zu lassen oder flüssige Medikamente im Mund zu behalten und nicht zu schlucken.

Lippen und Zähne ergreifen die Nahrung. Sie sind für diese Aufgabe speziell strukturiert. Die Lippen schließen die Mundhöhle bzw. das Vestibulum oris vorne ab. Die behaarte äußere Haut *(Epidermis)* geht an den Lippen allmählich in die haarlose, **kutane Schleimhaut** über, die die Mundhöhle insgesamt auskleidet. Eine Übergangszone, in der das Epithel so dünn wird, daß die Blutgefäße durchschimmern, ist der Bereich des **Lippenrotes;** Haare und Drüsen fehlen hier (Abb. 169). An der Innenseite der Lippen liegen große Pakete von gemischten Drüsen **(Gll. labiales),** deren Ausführungsgänge in das Vestibulum oris einmünden (Abb. 169). Der quergestreifte **M. orbicularis oris** gehört zum System der mimischen Muskulatur und bildet die muskuläre Grundlage der Lippen. Er biegt nach außen etwas hakenförmig um (Abb. 169). An der Außenseite der Lippenrotzone finden sich vereinzelt freie, nicht von den Wurzelscheiden der Haare ausgehende Talgdrüsen. Die Lippen von Neugeborenen und Säuglingen sind an der Innenseite der Übergangszone etwas wulstförmig verdickt **(Torus labialis)** und bilden hier zottenartig

aufgeworfene Bindegewebspapillen sowie weitlumige, subepitheliale Venengeflechte. Durch diese Einrichtung wird das Festsaugen an der weiblichen Brustwarze und die Abdichtung der Mundhöhle beim Saugakt erleichtert.

1.1.3 Zähne und Zahnhalteapparat

Die Zähne leisten die eigentliche mechanische Arbeit beim Kauvorgang und zählen daher zu den härtesten Geweben des Körpers überhaupt. Sie entstehen während der Entwicklung innerhalb der Kiefer und brechen dann durch die Mundschleimhaut nach außen durch. Der die Schleimhaut überragende Teil heißt Krone, der noch in der knöchernen Alveole steckende Abschnitt Zahnwurzel, die Verbindung zwischen beiden Zahnhals. Der Hauptteil des Zahnes besteht aus dem Zahnbein *(Dentin),* das in Aussehen und Härte dem Elfenbein *(Substantia eburnea)* entspricht. Das Dentin nimmt die Hauptmasse von Krone, Zahnhals und Zahnwurzel ein, grenzt jedoch nirgends unmittelbar an die Oberfläche, sondern wird im Kronenbereich vom Schmelz *(Substantia adamantina)* und im Wurzelbereich vom Zement *(Substantia ossea)* überdeckt. Das Dentin hat einen geringeren Elastizitätsmodul als der Schmelz, so daß es im besonderen Maße geeignet ist, den von der Schmelzkappe aufgenommenen Kaudruck abzufangen und über den Halteapparat des Zahnes an die Kieferknochen weiterzugeben. Der Zahn selbst wird reichlich mit Gefäßen und Nerven versorgt, die von der Wurzelspitze aus in die Pulpa gelangen (Abb. 170).

Zahnentwicklung. Der Zahnschmelz ist als eine kutikulare Abscheidung eines ektodermalen epithelialen Organs **(Schmelzorgan)** anzusehen, das sich aus dem Epithel der Kieferränder entwickelt. Bei Embryonen tritt zunächst im Oberkiefer und anschließend im Unterkiefer eine epitheliale, streifenförmige Verdickung auf, die *Zahnleiste,* die in das angrenzende Mesenchym vorwächst und an ihrer Innenseite 5 halbkugelige Epithelknospen *(Schmelzknoten* oder **Schmelzkolben),** die

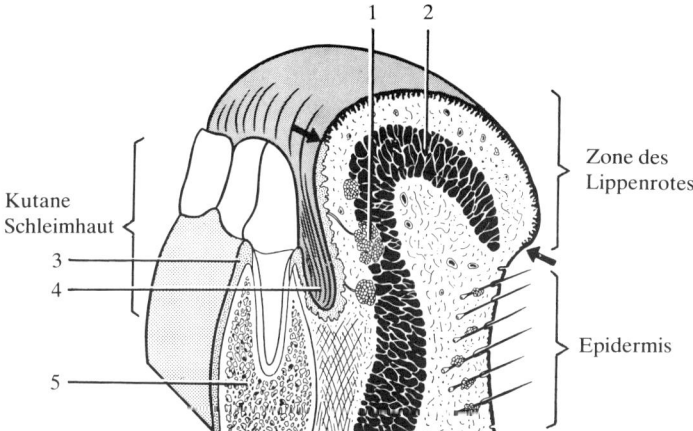

Abb. 169. Querschnitt durch die Unterlippe und das Vestibulum oris mit Unterkiefer und Zähnen. Die Pfeile markieren den Übergang der Zone des Lippenrotes in die behaarte, äußere Haut bzw. die kutane Schleimhaut des Vestibulums. 1 = Gll. labiales; 2 = M. orbicularis oris; 3 = Zahnfleisch (Gingiva); 4 = Vestibulum oris; 5 = Unterkieferknochen.

Anlage der Milchzähne, ausbildet (Abb. 172). Die tropfenartig innen an der Zahnleiste hängenden Schmelzkolben vergrößern sich rasch und gestalten sich durch Vorwachsen ihrer Ränder zu becher- und glockenartigen Gebilden um (Abb. 171 u. 172), die sich durch eine zunehmende Vertiefung der Schmelznische von der Zahnleiste abgliedern (*Schmelz*- oder **Zahnglocke**). Der letztlich übrigbleibende Stiel zwischen Zahnglocke und Zahnleiste löst sich später auf, so daß das Schmelzorgan dann frei im Mesenchym der Kieferanlagen liegt. Die ursprünglich kontinuierliche, bandartige Zahnleiste löst sich allmählich auf, lediglich ihr innerer Rand bleibt erhalten und wächst später zu den Anlagen der bleibenden oder permanenten Zähne aus **(Ersatzzahnleiste).** Durch rasch aufeinanderfolgende Zellteilungen sowie durch Einlagerung einer gelatinösen Interzellularsubstanz vergrößert sich das Schmelzorgan, dessen Inneres dadurch mehr und mehr aufgelockert wird (Schmelzretikulum oder **Schmelzpulpa**). Außen bleibt der epitheliale Zusammenhang der Zellen erhalten. Während das epitheliale Schmelzorgan keine Gefäße enthält, ist das vom Schmelzorgan umwachsene, stark verdichtete und

außerordentlich glykoproteinreiche Mesenchym der Zahnpapille gut vaskularisiert. Außen wird die epitheliale Zahnanlage allseitig von einer Mesenchymverdichtung, dem **Zahnsäckchen,** umhüllt.

Die Bildung der *Hartsubstanzen* des Zahnes beginnt Ende des 4. Monats, und zwar an der Grenze zwischen dem inneren Schmelzepithel und der Papille. Der erste sich abzeichnende Prozeß ist die Bildung einer relativ dicken Basalmembran **(Membrana praeformativa),** die das Schmelzorgan umgibt. Dann induziert das Papillenmesenchym die Entwicklung von Präameloblasten, die sich epithelartig anordnen und zum inneren Schmelzepithel werden. Dieses induziert sodann die Bildung der Odontoblasten aus den Mesenchymzellen der Papille, die sich ebenfalls epithelartig anordnen und zunächst eine Lamelle aus relativ dicken, kollagenen Fasern (v.-Korff-Fasern) abscheiden, die in eine homogene, glykoproteinreiche Matrix *(Dentinmatrix)* eingebettet sind **(Manteldentin.** Auf diese Lamelle wird dann in rhythmischen Schüben schichtweise von innen nach außen weiteres, zunächst unverkalktes Dentin abgelagert (zirkumpulpäres **Prädentin**), so daß sich die Zellkörper der

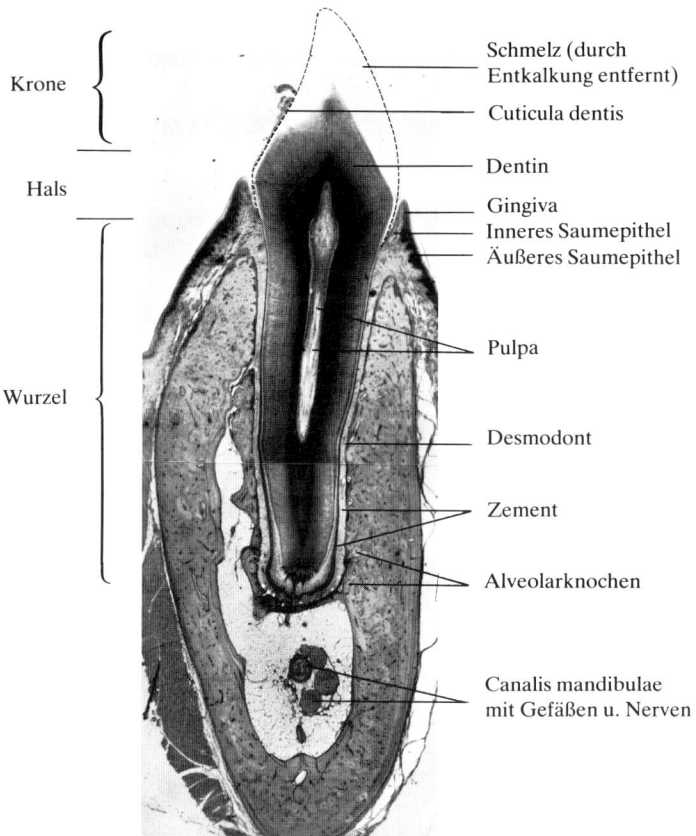

Krone

Hals

Wurzel

Schmelz (durch
Entkalkung entfernt)

Cuticula dentis

Dentin

Gingiva
Inneres Saumepithel
Äußeres Saumepithel

Pulpa

Desmodont

Zement

Alveolarknochen

Canalis mandibulae
mit Gefäßen u. Nerven

Abb. 170. Längsschnitt durch einen menschlichen Schneidezahn mit Unterkiefer und Gingiva. Der Schneidezahn ist bei der Entkalkung aufgelöst worden (4×).

Odontoblasten mehr und mehr nach innen
verschieben. Lediglich ein langer, peripherwärts verzweigter Zellfortsatz bleibt im Dentin
liegen **(Tomes-Faser).** Dieser steuert dann den
Mineralisationsvorgang, so daß das Prädentin
durch die Einlagerung von Kalkkristallen allmählich zum Dentin ausreift. Die Verkalkung
des Prädentins beginnt damit, daß die Odontoblasten kleine Vesikel abgeben, die Kalzium
und Phosphat in so hoher Konzentration enthalten, daß es innerhalb der Bläschen zur
Bildung von Apatitkristallen kommt. Die aus
diesen Vesikeln hervorgegangenen Kristall-
kugeln verschmelzen miteinander zu den globulären Mineralisationszentren. Unverkalkt
bleibende Zonen des Prädentins erscheinen
später als **Interglobulärdentin.**

Die Dentinbildung beginnt an den Kau-
kanten oder Höckerspitzen **(Dentinkeimen)**
und breitet sich dann von dort allseitig weiter
aus, so daß die Dentinkeime miteinander
verschmelzen. Ist die Dentinbildung in Gang
gekommen, beginnen auch die Zellen des
inneren Schmelzepithels **(Ameloblasten,
Adamantoblasten)** mit der Abscheidung der
Schmelzmatrix, einer zunächst unverkalkten
Substanz, die nichtkollagene Proteine, Glykoproteine und verschiedene Glykosaminoglykane enthält. Die palisadenartig nebeneinanderliegenden, zylinderförmigen Ameloblasten
(Höhe 60–70 μm, Breite 7–8 μm) enthalten
daher reichlich rauhes ER, Golgi-Membranen und Vesikel verschiedener Größe. Setzt
die Mineralisation der Schmelzmatrix ein, ent-

wickelt sich bei jedem Ameloblasten ein langgestreckter Zytoplasmafortsatz (Tomes-Fortsatz), der für die Ausrichtung der in der Schmelzmatrix auskristallisierenden Apatitkristalle sorgt. Dadurch entstehen **Schmelzprismen,** die immer einer Ameloblastenzelle zugeordnet sind und durch den Tomes-Fortsatz (der später zugrunde geht) im Querschnitt eine Schlüsselloch- oder Hufeisenform zeigen. Jede Zelle produziert also nur **ein** Schmelzprisma (Ø 5–9 μm), das sich durch Anschichten weiterer Hartsubstanzen von außen stetig peripherwärts verlängert. Die Zahl der Schmelzprismen entspricht damit der Zahl der vorhandenen Ameloblasten. Durch die Verlängerung der Schmelzprismen einerseits und die Verdickung der Dentinschicht andererseits rücken Odontoblasten und Ameloblasten mehr

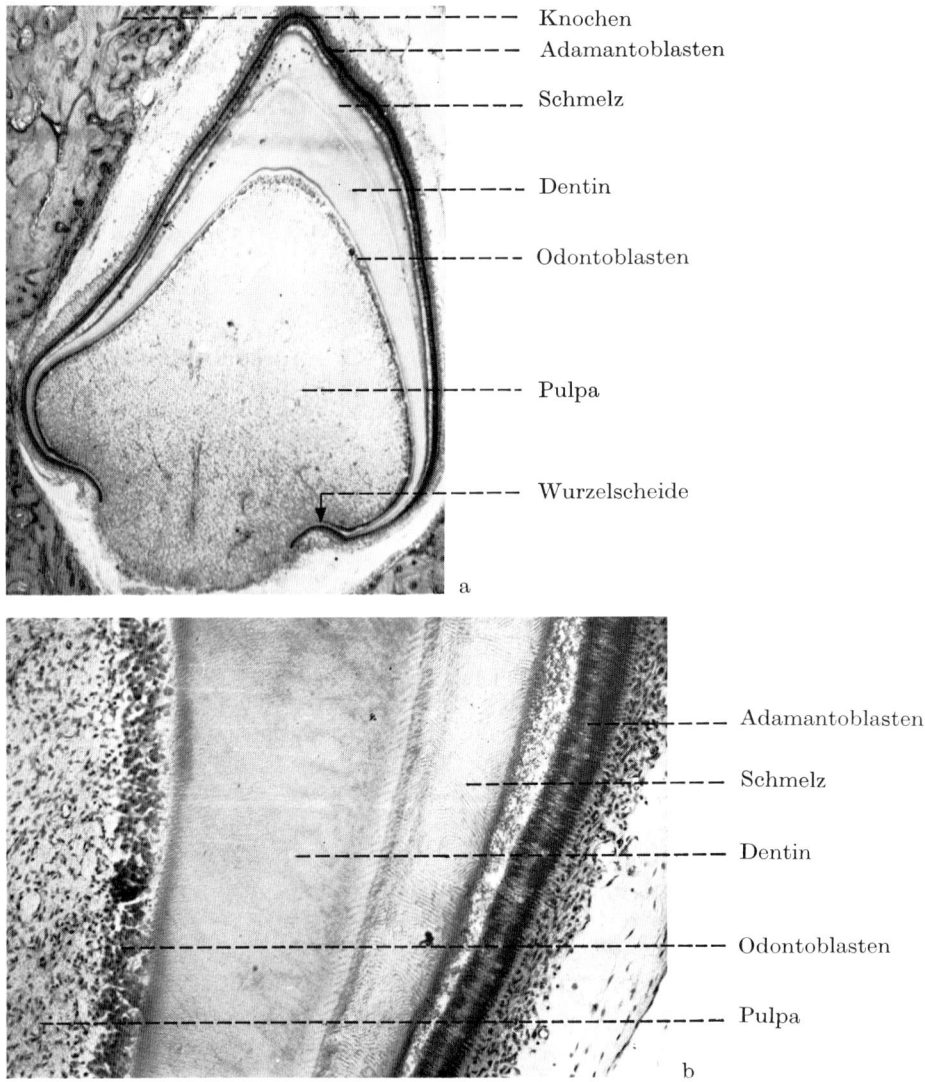

Knochen
Adamantoblasten
Schmelz
Dentin
Odontoblasten
Pulpa
Wurzelscheide
a

Adamantoblasten
Schmelz
Dentin
Odontoblasten
Pulpa
b

Abb. 171. Längsschnitt durch eine Zahnanlage. A = Übersicht (25×); B = Ausschnittvergrößerung (120×). Die Bildung der Hartsubstanzen (Schmelz, Dentin) hat gerade begonnen.

und mehr auseinander. Dieses raumfordernde Wachstum des Zahnes erfolgt auf Kosten des Schmelzorgans, das damit zum Platzhalter für den sich vergrößernden Zahn wird. Darüber hinaus prägt aber das epitheliale Schmelzorgan auch die spätere Kronenform und wird auf diese Weise zu einer Art Gußform des Zahnes. Schließlich induziert es auch die Wurzelbildung, ohne selbst Hartsubstanzen für die Wurzel abzuscheiden.

Die Bildung der **Zahnwurzel** geht von der Hertwig-Epithel- oder **Wurzelscheide** aus, der Umschlagfalte des Schmelzorgans (Abb. 171 u. 172). Während das Schmelzorgan nach Fertigstellung der Krone zugrunde geht und nur noch als letztes eine verkalkende, kutikulare Abscheidung, das **Schmelzoberhäutchen (Cuticula dentis)**, produziert, wächst der innere epitheliale Umschlagsrand weiter in die

Tiefe und induziert im angrenzenden Mesenchym die Ausbildung von Odontoblasten, die sogleich mit der Abscheidung von Prädentin beginnen. Anschließend geht die epitheliale Wurzelscheide in diesem Bereich zugrunde; vereinzelte Epithelreste können in der Umgebung des Zahnes zurückbleiben und beim Erwachsenen gelegentlich Ausgangspunkt für die Entwicklung von Zysten oder Tumoren werden *(Mallassez-Epithelnester)*. Die Fähigkeit zur Schmelzbildung scheint dem Epithel der Wurzelscheide verlorengegangen zu sein. Bei einwurzeligen Zähnen schiebt sich die epitheliale Wurzelscheide wie ein Strumpf über die mesenchymale Papille; bei zwei- und mehrwurzeligen Zähnen bilden sich entsprechend zwei oder mehrere Epithellappen aus, die dann miteinander verschmelzen und dadurch die Grundlage für die Entwicklung der

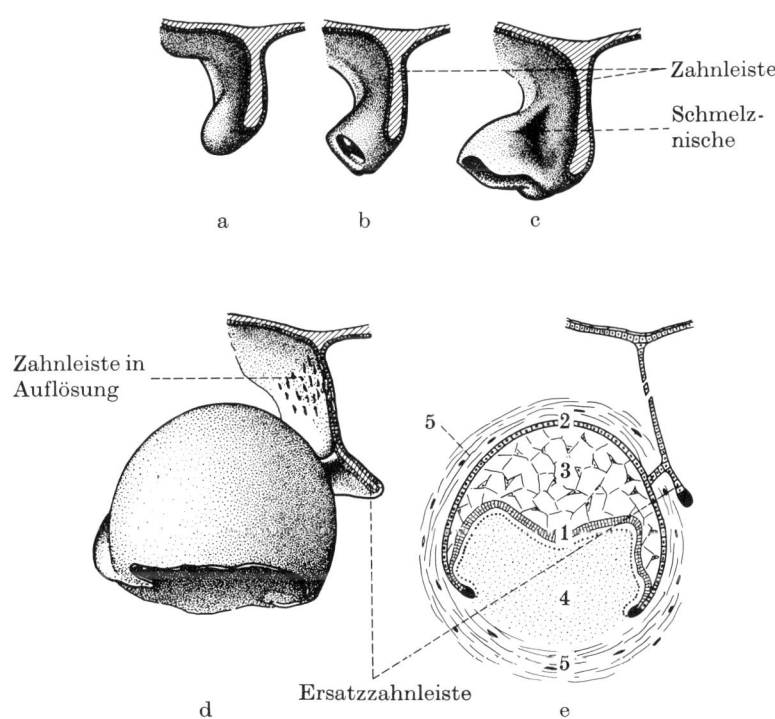

Abb. 172. Schema der Zahnentwicklung (modif. nach Sicher u. Tandler). a = Anlage eines Schmelzkolbens; b u. c = Abfaltung der Zahnglocke; d = Bildung des Schmelzorgans; e = Längsschnitt durch das Schmelzorgan. 1 = inneres Schmelzepithel; 2 = äußeres Schmelzepithel; 3 = Schmelzretikulum (Schmelzpulpa); 4 = Zahnpapille; 5 = Zahnsäckchen.

Wurzeln liefern. Durch die Lücken der zugrunde gehenden Wurzelscheide dringen **Zementoblasten**, die sich aus dem Mesenchym des umhüllenden Zahnsäckchens differenzieren, gegen das Dentin der in Bildung begriffenen Wurzel vor und siedeln sich dort an. Sie scheiden eine faserknochenartige Hartsubstanz, das **Zement (Substantia ossea)**, ab, die später ähnlich wie Knochengewebe verkalkt. Die ersten Lamellen des Zementes sind noch zellfrei, später werden die Zementoblasten als Zementkörperchen **(Zementozyten)** ebenso schichtweise in die Lamellen eingebaut wie die Osteozyten in den Lamellenknochen.

Die angrenzenden Lagen des **Zahnsäckchens** differenzieren sich zum **Parodontium** (Desmodont) und zur angrenzenden Alveolarwand aus. Während die Alveolarwand frühzeitig differenziert ist, was für die Verschiebung der Zahnanlage innerhalb des Kiefers von großer Bedeutung ist, bleibt das gefäßreiche, periodontale Bindegewebe lange Zeit relativ unstrukturiert, so daß die Zahnanlage locker in ihrer Höhle liegt und leicht entfernt werden kann. Dieses Bindegewebe ordnet sich aber noch vor dem Zahndurchbruch, wahrscheinlich durch gerichtete Wachstumsbewegungen des umgebenden Alveolarknochens, so an, daß die späteren, der Funktion angepaßten Faserstrukturen entwickelt sind, bevor der Zahn erstmalig belastet wird (funktionelle Wachstumsstruktur).

Struktur des Zahnes. Das **Dentin (Substantia eburnea)** kann als ein dem Knochen verwandtes Hartgewebe angesehen werden, das aus organischem (20%) und anorganischem (70%) Material sowie aus Wasser (10%) besteht. Das organische Material umfaßt die Kittsubstanz, die kollagenen Fasern und die Zellfortsätze der Odontoblasten, das anorganische Material die Mineralstoffe, hauptsächlich Hydroxylapatit und andere Substanzen.

Im Gegensatz zum Knochen enthält jedoch das Dentin keine Zellen, sondern wird lediglich von den zytoplasmatischen Fortsätzen der in der Randzone der Pulpa lokalisierten Odontoblasten durchzogen. Diese **Ondotoblasten-**fortsätze oder **Tomes-Fasern** durchsetzen das Dentin in ganzer Breite und liegen in feinen, radiären **Dentinkanälchen (Canaliculi dentales)**, die sich gegen die Oberfläche hin zunehmend verzweigen (Abb. 173). Die kollagenen Fasern stellen etwa 90% des gesamten organischen Materials im Dentin dar. Sie sind auffallend stark untereinander vernetzt, wenn auch im ganzen eine oberflächenparallele, etwa im rechten Winkel zu den Dentinkanälchen orientierte Anordnung vorherrscht, was sich an der Orientierung der Dentinlamellen ablesen läßt. In die ungeformte Grund- oder Kittsubstanz haben sich während der Entwicklung Mikrokristalle eingelagert, die überwiegend aus einem Gemisch von Hydroxylapatit und Oktakalziumphosphat bestehen. Hinzu kommt eine kleine Menge von Fluorapatit, Natrium-, Kalium- und Magnesiumkarbonat. Diese Mineralstoffe verleihen dem Dentin eine größere Härte als dem Knochen (Härtegrad etwa $\frac{1}{3}$ des Quarzes).

Pulpa. Ähnlich wie der Knochen hat auch das Dentin noch einen lebhaften Stoffwechsel, der von der *Pulpa* aus unterhalten wird. Das Pulpagewebe stellt ein glykoproteinreiches, faserarmes, gallertiges Bindegewebe dar, das ein dichtes Kapillarnetz beherbergt (Abb. 173). Dieses versorgt vor allem die an der Grenze zum Dentin in einer epithelartigen Reihe dicht nebeneinanderliegenden **Odontoblasten** und durch deren Vermittlung auch das Dentin. In Höhe der Odontoblasten findet sich auch ein dichtes Geflecht markloser Nerven, von dem aus feinste Nervenfasern in die Dentinkanälchen eindringen.

Schmelz. Gegen die Mundhöhle wird das empfindliche »knochenartige« Dentin durch eine stabile, sehr feste Schutzschicht abgedeckt, den Schmelz **(Substantia adamantina)**, der das härteste Gewebe des Körpers überhaupt darstellt (Härtegrad 60% des Quarzes). Der zellfreie Schmelz besteht aus eng zusammenliegenden, sechsseitigen bis polygonalen Prismen, die die gesamte Schmelzschicht in radiärer Richtung durchziehen. Diese Schmelzprismen verlaufen aber nicht in einer exakt radiären Richtung, sondern in bogenförmiger oder

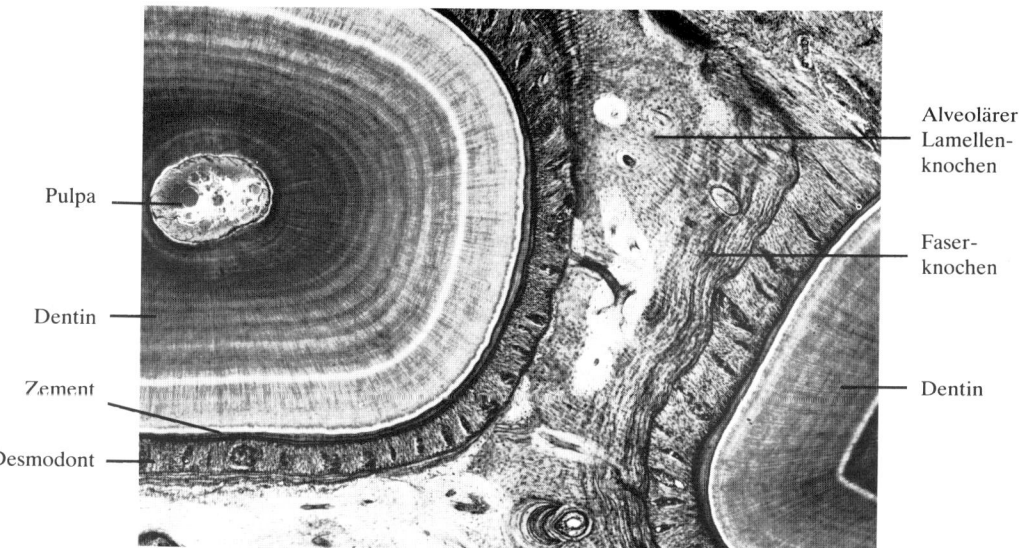

Abb. 173. Horizontalschnitt durch die Zahnwurzeln des Unterkiefers mit Desmodont und Alveolarknochen (12×). Man beachte die unterschiedliche Knochenstruktur an der Anbauseite (rechts) und der Abbauseite (links).

schraubiger Form, so daß im histologischen Schnitt abschnittsweise Quer- oder Längs-anschnitte zu finden sind (**Dia-** oder **Parazonien**) (Abb. 174). Der funktionelle Sinn dieses komplizierten Prismenverlaufes liegt wahrscheinlich in der größeren Festigkeit und der geringeren Spaltbarkeit des Schmelzes bei Belastungen. Die Schmelzprismen bestehen fast ausschließlich aus Apatitkristallen (Anteil etwa 95%), die in eine organische Matrix (3–4%) eingelagert sind. Zwischen den Prismen findet sich eine organische Kittsubstanz (interprismatische Substanz), die aber teilweise auch mineralisiert ist. Ähnlich wie das Dentin ist auch der Schmelz nicht gleichmäßig verkalkt. Der periodische Wechsel stärker und schwächer verkalkter Schmelzzonen ruft das Bild der **Retizius-Streifen** hervor.

Der Schmelz besitzt einen außerordentlich hohen Elastizitätsmodul, aber eine geringe Zugfestigkeit, wodurch er, physikalisch gesprochen, *brüchig* ist. Seine Oberfläche wird von dem strukturlosen, aber widerstandsfähigen Schmelzoberhäutchen überzogen (**Cuticula dentis**), dessen Dicke zwischen 5 und 30 μm schwankt. Durch die Kaubeanspru-

chungen nutzt sich der Schmelz allerdings stetig ab. Da er als zellfreies Gewebe nicht regeneriert werden kann, entstehen Abnutzungsflächen und Schleiffacetten (dentale Abrasion).

Halteapparat. Um die Kauarbeit leisten zu können, muß der durchgebrochene Zahn fest in der knöchernen Alveole verankert sein. Dies geschieht durch den *Zahnhalteapparat (Parodontium)*, der aus vier verschiedenen Gewebsgruppen besteht: 1. der *Wurzelhaut (Desmodont* oder *Periodontium)*, 2. dem *Zement (Substantia ossea)*, 3. dem *angrenzenden Alveolarknochen* und 4. dem *abschließenden Zahnfleisch (Gingiva)*.

Desmodont. Die schräg abwärts verlaufenden, kollagenen Faserbündel der Wurzelhaut (**Sharpey-Fasern**) verankern sich einerseits an der Innenwand des Alveolarknochens, die hauptsächlich aus Faserknochen besteht, andererseits im **Zement,** das dem Wurzeldentin aufgelagert und ebenfalls einem Faserknochen vergleichbar ist (Abb. 175). Die dem Dentin anliegende Zementzone ist nahezu zellfrei (azelluläres, fibrilläres Zement; 3–8 μm breit). Die übrigen Abschnitte bestehen aus

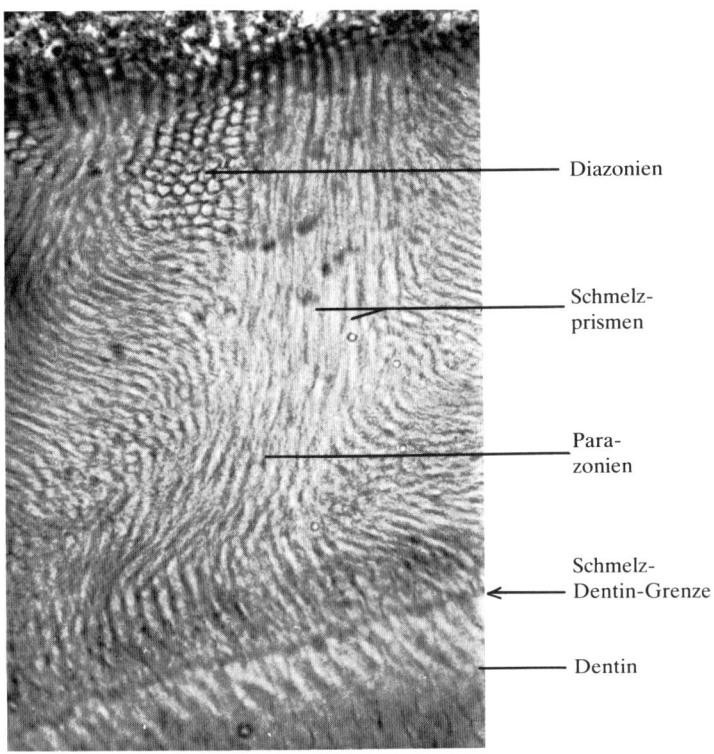

Abb. 174. Histologischer Schnitt durch den Schmelz eines noch nicht durchgebrochenen Zahnes (180×). Diazonien sind Querschnitte, Parazonien Längsschnitte von Schmelzprismen.

schichtweise übereinanderliegenden Lamellen, zwischen denen – ähnlich wie beim Geflechtknochen – reihenweise verzweigte Zellen liegen (**Zementozyten**), deren Fortsätze untereinander zusammenhängen und dadurch den, wenn auch geringen Stoffwechsel des Zementes unterhalten (zelluläres, fibrilläres Zement). Das Zement ist stärker verkalkt als der Knochen, so daß die kollagenen Faserbündel, die vom Desmodont aus in die Lamellen einstrahlen und innerhalb des Zementes im allgemeinen eine schraubige Verlaufsform zeigen, einen festen Halt bekommen. Die beim Kauen auftretenden Druckbelastungen werden durch diese Fasersysteme des Zahnhalteapparates in Zugbelastungen umgewandelt. Die schräg abwärts verlaufenden Bündel der Wurzelhaut werden bei Druck auf die Zahnkrone in der Längsrichtung angespannt, so daß keine für den Knochen schädlichen Druckbe-

lastungen auftreten können (Abb. 176). Der normalerweise etwa 0,2 mm breite Spaltraum zwischen Zahn und Alveole (Desmodontalspalt) enthält aber nicht nur diese für die Zahnaufhängung wichtigen Fasersysteme, vielmehr befindet sich in den Lücken zwischen den Sharpey-Fasern noch ein lockermaschiges, z.T. mesenchymales Bindegewebe, das auffallend regenerations- und anpassungsfähig ist (Abb. 175). Es enthält zahlreiche undifferenzierte Zellen, aus denen jederzeit Fibroblasten, Osteoblasten und auch Osteoklasten hervorgehen können.

Veränderte funktionelle Beanspruchungen des Zahnes führen zu reaktiven Veränderungen an diesem Gewebe, das durch lokalisierte An- oder Abbauvorgänge der Alveolarknochenwand die Form und Lage der Alveole verändern und damit den Zahn als Ganzes verlagern kann. Man muß sich wohl vorstellen, daß

Periodontium

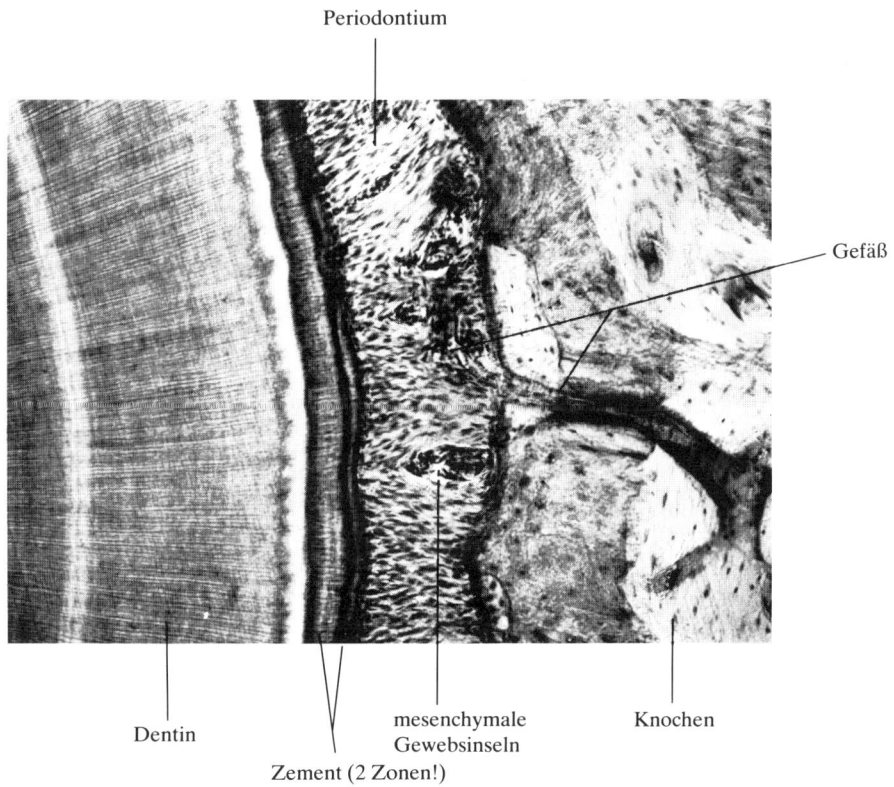

Gefäß

Dentin

mesenchymale
Gewebsinseln

Knochen

Zement (2 Zonen!)

Abb. 175. Horizontalschnitt durch eine Zahnwurzel mit Halteapparat und angrenzendem Alveolarknochen (45×). Man beachte die ovalen, lockermaschigen Gewebsinseln zwischen den straff gespannten, kollagenen Faserbündeln (Sharpey-Fasern) im Desmodont.

dabei auch entsprechende Umbauvorgänge an den desmodontalen Fasersystemen vor sich gehen.

Im Desmodontalspalt befindet sich außerdem noch ein dichter **Plexus von Nervenfasern,** der wahrscheinlich auch Druckrezeptoren enthält, wodurch hier dann ein nervöser Schutzapparat gegen Überlastungen mit eingebaut wäre. Von besonderer Wichtigkeit ist schließlich noch ein auffallend dichtes, venöses **Gefäßnetz,** das ebenfalls in den Maschen des Desmodonts untergebracht ist und mit den Knochenmarksinus der Alveolarwand in Verbindung steht. Diese Gefäßgeflechte werden bei Druck auf den Zahn ausgequetscht, so daß der Zahn bei Belastungen elastisch nachgeben kann (sog. »hydraulische Bremse«).

Gingiva. Apikal wird der Zahnhalteapparat durch die Gingiva abgeschlossen, die durch ihre Fasersysteme auch den physiologischen Epitheldefekt am Zahnhals abdichtet und damit eine Infektion der »Zahntasche« verhindert. Die Gingiva bildet eine Schleimhautfalte (Abb. 176), deren innere Lamelle dem Zahnhals dicht anliegt und von einem papillenfreien, mehrschichtigen Plattenepithel bedeckt wird (**inneres Saumepithel**). Das Epithel der äußeren Lamelle besitzt demgegenüber zahlreiche Papillen, in denen sich die Faserbündel des sehr straffen Bandapparates verankern können (**äußeres Saumepithel**). Eine lockermaschige Submukosa, wie sie sonst an Schleimhäuten differenziert ist, fehlt bei der Gingiva. Für die Zahnhalterung bilden sich

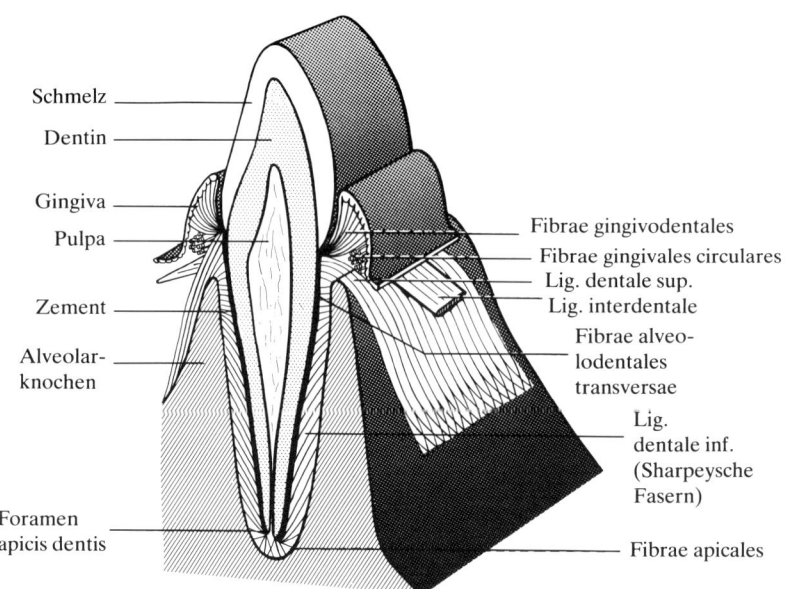

Abb. 176. Aufbau des Zahnes und seines Halteapparates. Die wichtigsten Fasersysteme der Gingiva und des Desmodonts sind dargestellt.

zahlreiche kollagene Faserzüge aus, die z. T. in achtertourartigen Schlingen die Zähne umkreisen. Von diesen Fasersystemen zweigen zahlreiche Bündel fächerartig zur Gingiva ab, die dann die gingivale Epithelfalte am Zahnhals festhalten (Abb. 176).

1.1.4 Zunge und Zungenschleimhaut

Zunge. An allen Kauvorgängen ist die Zunge maßgeblich beteiligt. Dieser 4 bis 5 cm lange, kompakte Muskelkörper hängt mit der Zungenwurzel am Mundboden fest, ist aber mit seiner Spitze frei beweglich. Ihre große Beweglichkeit erhält die Zunge durch ein dreidimensionales Gitter quergestreifter Muskelfasern, die den Zungenkörper weitgehend ausfüllen. Die Faserbündel der drei Muskelsysteme (M. transversus, longitudinalis und verticalis linguae) kreuzen sich in rechten Winkeln, so daß im histologischen Schnitt ein für die Zunge charakteristisches Muster entsteht. Die Muskelfasern gehen unter der

Schleimhaut in pinselartig ausstrahlende Sehnen über, die ingesamt einen scherengitterartigen, allseitig verformbaren Strumpf bilden, der wie eine flächenhafte Sehne (**Aponeurosis linguae**) funktioniert (Abb. 177). Die Zungenaponeurose ist mit der Schleimhaut durch aufsteigende Faserzüge fest verbunden, so daß die Schleimhaut den Muskelbewegungen folgen muß. Die Aponeurose stellt also das eigentliche »Skelett« der Zungenmuskulatur dar. In der Medianebene sind die Bündel des Transversussystems am *Septum linguae* befestigt. Dieses ist aber keine unveränderliche Sehnenplatte, sonst wäre eine Streckung der Zunge nicht möglich; vielmehr handelt es sich um ein scherengitterartig geordnetes Sehnengeflecht, das sich durch Änderung seiner Kreuzungswinkel leicht verlängern bzw. verkürzen kann (Abb. 177).

Die **Zungenschleimhaut** trägt ein relativ dickes, mehrschichtiges Plattenepithel, das tiefe Bindegewebspapillen mit kapillaren Gefäßschlingen (daher die rote Farbe der Zunge) und an der Oberfläche zahlreiche fingerförmige Erhebungen *(Papillen)* besitzt (Abb. 178 u.

179). Die **Papillae filiformes** zeigen an ihrer Oberfläche kleine Hornspitzen, wodurch die Zungenoberfläche eine charakteristische Rauhigkeit erhält und für mechanische Funktionen benützbar wird (Abb. 178). Die Papillae filiformes sind reich innerviert (Tastpapillen), woraus sich die hohe stereognostische Kapazität der Zunge erklärt.

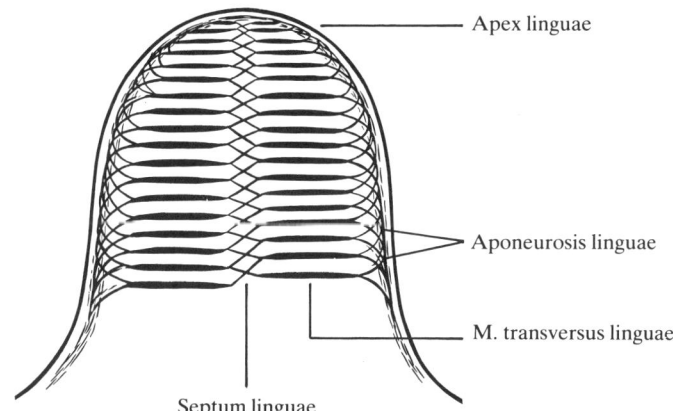

Abb. 177. Schema über den konstruktiven Aufbau des Transversussystems der Zunge und die Scherengitterstruktur des Septum linguae (nach Dabelow). Die Aponeurose bildet sich aus den Sehnen des M. transversus, die sich in Form eines regelmäßigen Gitters durchflechten.

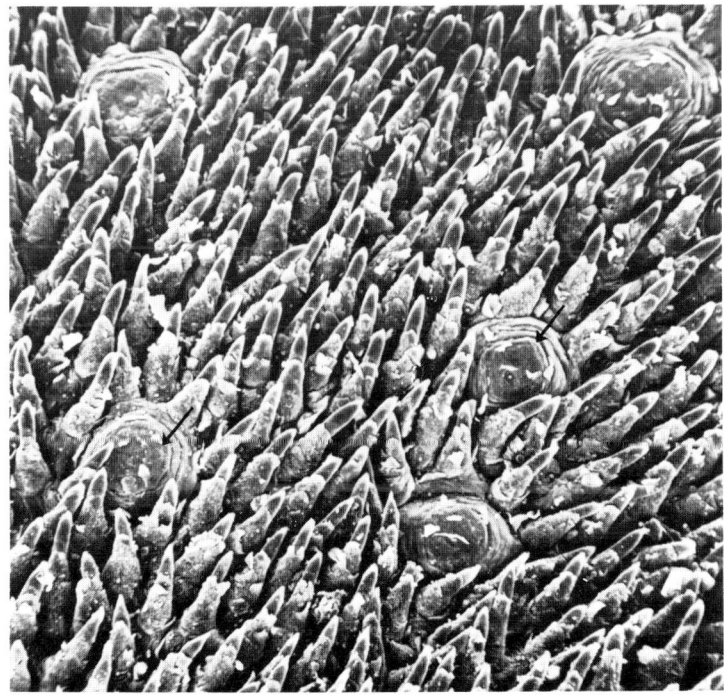

Abb. 178. Raster-e.m. Aufnahme von der Zungenoberfläche der Ratte mit Papillae filiformes und mehreren Papillae fungiformes (Pfeile) (90×).

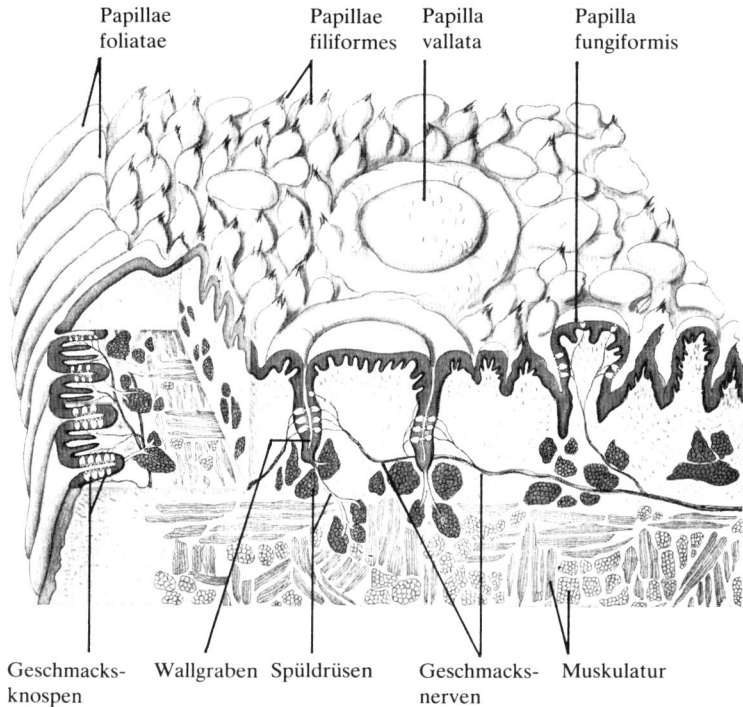

Abb. 179. Lokalisation der Geschmacksknospen im Bereich der Zungenpapillen. Die Geschmacksrezeptoren liegen hauptsächlich in den Wallgräben der Papillae vallatae und filiformes. Man beachte den Verlauf der zugehörigen Nerven.

Daneben existiert aber noch eine andere Gruppe von Papillen, die keine mechanischen Aufgaben mehr haben, sondern die Geschmacksorgane beherbergen *(Papillae gustatorii)*. Hier verhornt das Oberflächenepithel nicht. In den Wallgräben dieser Papillen, manchmal auch an der Oberfläche, finden sich Geschmacksrezeptoren, die in kleinen ovalen, histologisch hell erscheinenden Geschmacksknospen lokalisiert sind (Abb. 179). Am Boden der Wallgräben münden die Ausführungsgänge von serösen Spüldrüsen, deren Sekret die Geschmacksknospenöffnungen von Speiseresten freispült und damit für einen erneuten Geschmacksreiz vorbereitet.

Die pilzförmigen **Papillae fungiformes** sind unregelmäßig über den ganzen Zungenrücken verteilt und verlieren ihre Geschmacksrezeptoren im Laufe des Lebens weitgehend. Spüldrüsen sind bei ihnen nicht differenziert

(Abb. 178). Die **Papillae foliatae** (Blattpapillen) beschränken sich auf die hinteren, seitlichen Zungenränder (Abb. 179). Sie verlieren ihre in der Jugend reichlich vorhandenen Geschmacksknospen im Erwachsenenalter zum größten Teil wieder. Die relativ großen **Wallpapillen (Papillae vallatae)**, meist 7 bis 12 an der Zahl, die unmittelbar vor dem V. linguae liegen, sind die einzigen konstanten Einrichtungen der Zunge für das gustatorische System. Ihre Wallgräben enthalten regelmäßig zahlreiche Geschmacksknospen. Beim Erwachsenen finden sich etwa 5000–10 000 Geschmacksknospen. Im Alter werden es weniger.

Die **Geschmacksknospen** gehören zum gustatorischen System und beherbergen die Geschmacksrezeptoren. Sie erscheinen l.m. als helle, zwiebelförmige Einschlüsse innerhalb des mehrschichtigen, unverhornten Platten-

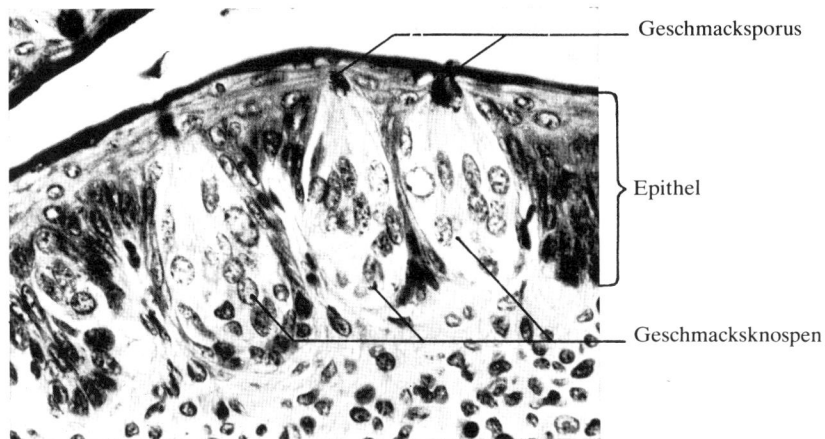

Abb. 180. Histologischer Schnitt durch eine Papilla vallata im Bereich eines Wallgrabens. Das Epithel enthält hier drei Geschmacksknospen, die mit einem Geschmacksporus an der Oberfläche ausmünden (540×).

epithels der Wallgräben oder des Mundhöhlenepithels (Abb. 179 u. 180). Ihre zwiebelschalenartig angeordneten Zellen erreichen zwar die Basalmembran, nicht aber die Oberfläche des Epithels. Apikal bildet sich daher ein kleiner Trichter *(Geschmacksporus)*, in den die Sinneszellen mit zahlreichen, mikrovilliartigen Zytoplasmafortsätzen hineinragen. In diesen Trichter gelangen die gelösten Geschmacksstoffe und werden dort von den Sinneszellen perzipiert. An der Basis der Rezeptorzellen finden sich synaptische Kontakte, meist mit mehreren Endigungen bipolarer Nervenzellen, deren Perikarien noch im Zungengewebe – meist in kleinen Ganglien – lokalisiert sind.

Im Gegensatz zu den Riechrezeptoren sind die Geschmacksrezeptoren als sekundäre Sinneszellen anzusehen, die aus dem Epithel stammen und auch aus diesem regeneriert werden können. Die Sinneszellen haben eine Lebensdauer von 10–15 Tagen und werden aus dem Basalzellenpool ersetzt.

Ähnlich wie in der Riechschleimhaut existiert auch in den Geschmacksknospen eine 2. Zellpopulation, die *Hilfsfunktionen* übernimmt. Zwischen den (helleren) Sinneszellen liegen noch dunkle Zellen, die ein ausgeprägtes ER mit zahlreichen Ribosomen, einem gut entwickelten Golgi-Komplex sowie zahlreiche kleine Sekretgranula enthalten. Ihre Funktion ist jedoch nicht völlig geklärt. Vielleicht handelt es sich auch um unreife Sinneszellen.

Eine wichtige Hilfsfunktion erfüllen die **Spüldrüsen**, die in der Schleimhaut oder tiefer in der Muskulatur liegen. Sie besitzen rein seröse Endstücke und münden mit ihren Ausführungsgängen am Boden der Wallgräben (Abb. 179). Das dünnflüssige (seröse) Sekret dieser Drüsen (v.-Ebner-Drüsen) wäscht die Wallgräben von Speiseresten und Geschmacksstoffen frei und macht diese damit für neue Reize empfangsbereit. Je größer die Zahl der Geschmacksknospen im Bereich der Papillen ist, um so ausgedehnter sind auch die Spüldrüsen. So besitzen die Papillae foliatae und vallatae regelmäßig zahlreiche Spüldrüsen, während diese bei den Papillae fungiformes, die beim Erwachsenen kaum noch Geschmacksknospen besitzen, fehlen.

1.1.5 Funktionsprozesse im hinteren Bereich der Mundhöhle und im Pharynx

Im hinteren Drittel der Mundhöhle wird der Schluckvorgang vorbereitet und abgewickelt.

Die zahlreichen, mächtigen Pakete rein muköser Drüsen, die sich allenthalben hier in der Submukosa vorfinden, sondern einen zähflüssigen Schleim ab, der sich um die kleinen, durch den Kauvorgang gebildeten Nahrungsboli herumlegt und diese dadurch beim Schlucken gleitfähig macht. Sowohl der weiche *Gaumen*, dessen zentraler Bindegewebskörper ähnlich wie die Zunge von dicht gepackt liegenden, quergestreiften Muskelfasern ausgefüllt wird, als auch die obere *Pharynxwand* und der *Zungengrund* enthalten daher reichlich Schleimdrüsen, deren Sekret die Boli durchsetzt und umhüllt.

Gaumen und **Uvula.** Da der weiche Gaumen *(Palatum molle)* an zwei verschiedene Körperhöhlen angrenzt, nämlich oral an die Mundhöhle und den mittleren Pharynx, kranial an die Nasenhöhle und den oberen Pharynx, differenziert sich seine Schleimhaut an beiden Seiten in unterschiedlicher Weise aus. Oral ist eine kutane Schleimhaut mit zahlreichen mukösen Drüsen *(Gll. palatinae)* und einem mehrschichtigen, unverhornten Plattenepithel, das gut entwickelte Bindegewebspapillen besitzt, vorhanden. Nasal findet sich ein mehrreihiges Zylinderepithel mit Becherzellen und Kinozilien, das einer glatten Basalmembran aufsitzt (Respirationsschleimhaut). Nasal kommen daher nur noch gemischte Drüsen vor. Der *Gaumenkörper* besteht aus quergestreifter Muskulatur, die in der Hauptsache longitudinal und transversal angeordnet ist. Die Muskelfasern zeigen histologisch eine Reihe von Besonderheiten, z. B. *Ringbinden*, das sind spiralig oder zirkulär um die zentralliegenden Myofibrillen herumlaufende Myofibrillenbündel, oder myofibrillenarme Endverdickungen des Sarkoplasmas *(Endkolben).* Die funktionelle Bedeutung dieser Spezialstrukturen ist noch ungeklärt. Wahrscheinlich stehen sie aber in Zusammenhang mit den Besonderheiten der Bewegungsdynamik des frei in den Mundraum hineinragenden Gaumensegels und seines verdickten Endes, der *Uvula.*

Pharynx. Entsprechend seiner Doppelfunktion als Luft- und Speiseweg hat der Pharynx keinen einheitlichen *Wandbau.* Er besitzt auch nicht den für den Digestionstrakt charakteristischen Schichtenbau, sondern besteht aus einer drüsenreichen *Schleimhaut* und einer kräftigen, meist zweischichtigen Muskulatur, die im Gegensatz zum Darm innen mehr längs und außen mehr zirkulär oder schräg angeordnet ist. Eine Muscularis mucosae fehlt. Statt dessen ist eine kräftige elastische Faserschicht differenziert *(Membrana elastica).* die die morphologische Grundlage für die ausgeprägte Dehnbarkeit des Schlundrohres darstellt. Im Meso- und Hypopharynx finden sich unter der Schleimhaut ausgedehnte Pakete muköser Drüsen, die die Schleimhaut mit einem zähflüssigen Schleim beschicken und das Gleiten der Bissen beim Schlucken erleichtern. Im oberen Pharynx, der funktionell zur Nasenhöhle gehört, findet sich noch Respirationsepithel mit reichlich Becherzellen und seromukösen Drüsen. Im Meso- und Hypopharynx, die zugleich als Schling- und Atemweg dienen, wird das Epithel höher und entspricht dem der Mundhöhle (mehrschichtiges, unverhorntes Plattenepithel).

1.2 Ösophagus

Die Speiseröhre transportiert die geschluckten Boli durch den Brustraum hindurch in den Magen. Dieser Transport erfolgt mit Hilfe peristaltischer Wellen, die sich in der Regel mit einer Geschwindigkeit von 2–4 cm/Sek. kaudalwärts bewegen. Flüssigkeit gelangt meist schon 1–2 Sek. nach dem Schluckakt in den Magen. Entsprechend der ganz im Vordergrund stehenden Transportfunktion ist die Muskulatur des Ösophagus besonders differenziert. Im oberen Drittel bildet die **Muscularis propria** einen kräftigen, aus quergestreiften Muskelfasern bestehenden Sphinkter *(oberer Ösophagussphinkter).* Im mittleren Drittel wird die quergestreifte Wandmuskulatur allmählich durch glatte Muskulatur, die wenig tonisiert ist und umfangreiche Dehnungen erlaubt, ersetzt. Da in diesem Bereich glatte und quergestreifte Muskelfasern nebeneinander vorkommen, differenzieren sich eine Reihe von Sondervorrichtungen, um die unterschiedliche Arbeitsweise dieser beiden Muskelarten zu ermöglichen. So laufen die quergestreiften Muskelfasern distalwärts in elastische Sehnenpinsel aus, die den kräftigen Zug dieser Fasern etwas abmildern. Die motorischen Endplatten erhalten eine zusätzliche Innervation durch autonome Nervenfasern. Die Bindegewebsschichten enthalten zahlreiche, elastisch-muskulöse Verbindungen, die besonders an den Gefäßkanälen differenziert sind und dadurch eine Abknickung oder Unterbrechung der Leitungsbahnen verhindern.

Im unteren Ösophagusdrittel, im Bereich des Zwerchfelldurchtrittes, bildet sich der *untere Ösophagussphinkter*, der nur noch aus glatter Muskulatur besteht. Der abdominale Abschnitt liegt intraperitoneal, besitzt also einen peritonealen Überzug und ist dadurch mit dem Magen zusammen verschieblich.

Die **Schleimhaut (Mucosa)** *des Ösophagus* wird wie in der Mundhöhle, auch wegen der mechanischen Beanspruchungen, von einem widerstandsfähigen, mehrschichtigen,

nicht verhornenden *Plattenepithel* bedeckt. Eine meist zweischichtige *Muscularis mucosae*, die aus glatter Muskulatur besteht, besorgt die Eigenmotilität der Schleimhaut und ist besonders dehnungsfähig. *Muköse Drüsen*, die hauptsächlich in der Submukosa des oberen Ösophagus vorkommen, produzieren einen dünn- bis zähflüssigen Schleim als Schutz für die Schleimhaut und zur Erhaltung der Gleitfähigkeit geschluckter Bissen.

Im ganzen zeigt der Ösophagus damit als erster Abschnitt des Verdauungstraktes den für diesen typischen Schichtenbau mit einer Mucosa, Submucosa, einer Muscularis propria, die sich aus einer inneren Ring- und einer äußeren Längsmuskulatur zusammensetzt, und einer Adventitia bzw. Serosa (Abb. 181).

1.3 Der Magen als Vermittler zwischen Vorbereitungs- und Verdauungsphase

Der Magen kann die teilweise groben Nahrungsbrocken noch nicht resorbieren, zumal die schwer verdaulichen Eiweiße und Fette

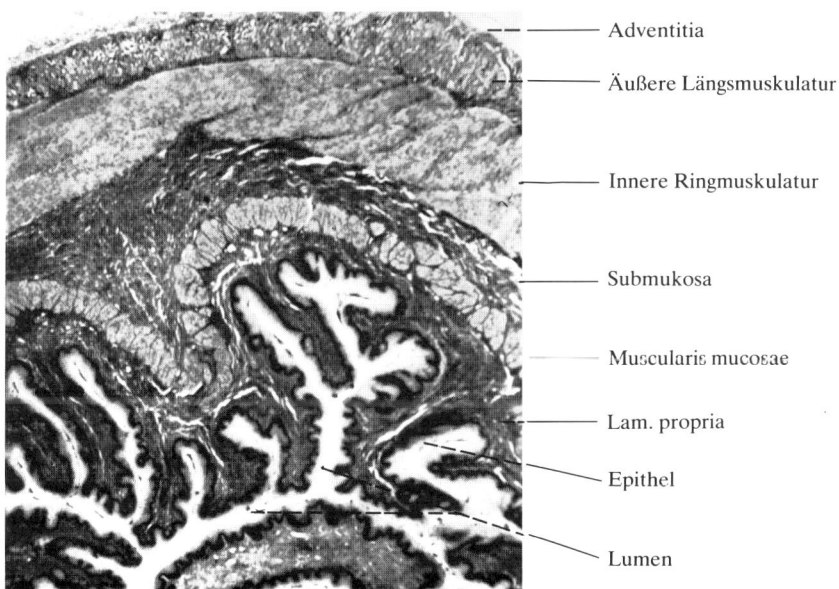

Adventitia

Äußere Längsmuskulatur

Innere Ringmuskulatur

Submukosa

Muscularis mucosae

Lam. propria

Epithel

Lumen

Abb. 181. Querschnitt durch den menschlichen Ösophagus (12×). Man beachte die Faltung der Schleimhaut, die kräftige Muscularis mucosae und das mehrschichtige, unverhornte Plattenepithel.

noch weitgehend unverändert sind. Durch den Magensaft (tgl. 2–3 Liter) wird die Nahrung zunächst einmal verflüssigt und in einen Brei verwandelt und damit für die im Dünndarm anschließenden Verdauungsprozesse vorbereitet.

Die Magenschleimhaut sondert ferner eiweißspaltende Fermente ab, die die Proteine abzubauen beginnen. Damit kommt die chemische Verdauung in Gang, die allerdings erst in den nachfolgenden Darmabschnitten voll zur Wirksamkeit kommt. Die eiweißspaltenden Enzyme (Pepsine) haben in stark saurem Milieu, in dem auch die Proteine denaturiert und für die Enzyme angreifbar werden, ihr Wirkungsoptimum. In diesem Zusammenhang ist die Tatsache von großer Bedeutung, daß die Magenschleimhaut in der Lage ist, große Mengen von Salzsäure zu produzieren. Erst durch die Salzsäure des Magensaftes werden die von der Schleimhaut sezernierten Vorstufen der eiweißspaltenden Enzyme (Pepsinogen) aktiviert.

Da für diese Prozesse längere Einwirkungszeiten erforderlich sind, findet im Magen noch keine echte Peristaltik nach Art der Dünndarmperistaltik statt. Die aus der Mundhöhle ankommenden Nahrungsbrocken sammeln sich zunächst im Magenkörper, dessen Wand außerordentlich dehnbar ist. Erst nach und nach gibt der Magen dann den verflüssigten und angedauten Nahrungsbrei in kleinen Portionen an das Duodenum weiter.

Somit übernimmt der Magen innerhalb des Verdauungstraktes eine Vermittlerrolle. Er ist zwischen dem Vorderdarm mit seinen vorwiegend mechanischen, gewissermaßen noch zur Außenwelt gehörenden Prozessen und dem Mitteldarm mit seinen vorwiegend chemischen, mehr zur Innenwelt gehörenden Prozessen vermittelnd eingeschaltet. Die im heutigen Leben unvermeidliche unregelmäßige Nahrungsaufnahme kann der Magen ausgleichen und den nachfolgenden Dünndarm vor Überlastung schützen. Die aus der Außenwelt stammenden Keime sterben im stark sauren Milieu des Magensaftes ab (bakterizide Schutzwirkung), so daß die nachfolgend im Dünndarm

vor sich gehenden Resorptionsvorgänge in einem nahezu keimfreien Milieu ablaufen können. Darüber hinaus wirkt der Magen auch über die Bildung des sog. Intrinsic-Faktors auf die Blutregeneration. Dieser Faktor bindet das mit der Nahrung aufgenommene Vitamin B_{12} (extrinsic factor) und ermöglicht damit die Resorption dieses Vitamins im unteren Dünndarm.

Klinischer Hinweis. Da der Organismus Vitamin B_{12}, das für die Reifung und Differenzierung der Erythrozyten notwendig ist, nicht selbst synthetisieren kann, kann es bei Magenerkrankungen oder auch nach Magenresektionen zu einer makrozytären Anämie (perniziöse Anämie) kommen. Auch die Tatsache, daß die Säure des Magensaftes die Eisenresorption fördert, muß in diesem Zusammenhang gesehen werden (Eisenmangelanämien). Die hohe Salzsäurekonzentration des Magensaftes bringt aber auch die Gefahr der Selbstverdauung der Magenschleimhaut sowie der Schleimhäute der angrenzenden Darmabschnitte (Duodenum, Ösophagus) mit sich, was pathologischerweise zum Magengeschwür (Ulcus ventriculi) oder Duodenalgeschwür (Ulcus duodeni) führen kann.

Um sich gegen die Salzsäure zu schützen, bildet die Magenschleimhaut einen zähflüssigen, durch Säuren nicht fällbaren, neutralen Schleim, der vom Epithel sezerniert wird. In den Übergangszonen zum Ösophagus und zum Duodenum wird dieser Schutz noch dadurch verstärkt, daß die Magendrüsen hier keine Salzsäure und keine proteolytischen Enzyme mehr produzieren, sondern statt dessen nur noch einen alkalischen Schleim, der dem sauren Magensaft beigemischt wird. Auf diese Weise lassen sich am Magen drei funktionell verschiedene Abschnitte unterscheiden: 1. die relativ kleine Übergangszone zum Ösophagus (Pars cardiaca oder kurz Kardia), 2. eine den Hauptteil des Magens umfassende Region (Corpus bzw. Fundus), die Salzsäure und proteolytische Enzyme produziert und damit die Eiweißverdauung einleitet, und 3. eine Übergangsregion zum Duodenum (Pars pylorica, Antrum), wo die ersten peristaltischen Transportprozesse beginnen und wo durch Schleimbildung der saure Mageninhalt abgepuffert wird.

1.3.1 Magenschleimhaut

Der Magen besitzt, ähnlich wie der übrige Darm, eine Schichtengliederung mit einer Mucosa, Submucosa und Muscularis propria. Da der Magen intraperitoneal liegt, ist auch eine Serosa vorhanden (Abb. 182).

Fundusschleimhaut. Eiweißverdauung und HCl-Produktion. Im Fundusteil des Magens synthetisieren die **Hauptzellen,** die den Hauptteil der Fundusdrüsen ausmachen, eiweißspaltende Enyzme, deren Vorstufen als Pepsinogene bezeichnet werden (Abb. 183). Wegen des ausgeprägten, für die Proteinbiosynthese notwendigen Ergastoplasmas erscheinen die Hauptzellen in den basalen Parti-

en stark basophil. Die Proenzyme werden im apikalen Teil des Zytoplasmas in kleinen Sekretgranula (Zymogengranula) angereichert, die aber bei den meisten histologischen Präparaten nicht zu sehen sind, da sie sich bei der Präparatherstellung herausgelöst haben, so daß das Zytoplasma vakuolisiert erscheint. Die für die Eiweißverdauung notwendige Umwandlung der Pepsinogene in ihre aktive Form (Pepsin) erfolgt erst im Magen selbst und wird durch die Sekretion von HCl und die dadurch erzielte hochgradige Ansäuerung des Magensaftes, dessen pH beim Menschen im Bereich von 0,8–1 liegt, stark beschleunigt. Die erstaunlich hohe Konzentration einer so starken Säure hat eine Reihe wichtiger Konsequenzen. Die Säuresekretion basiert im wesentlichen auf aktiven Transportvorgängen, die von den stark azidophilen **Belegzellen** geleistet werden. Diese Zellen sind im Halsteil der Fundusdrüsen besonders zahlreich, wo sie sich – unregelmäßig verstreut – zwischen die Hauptzellen einschieben (Abb. 183, 184 u. 187). Bei e.m. Vergrößerungen erkennt man, daß diese relativ großen, häufig mit 2 Kernen ausgestatteten

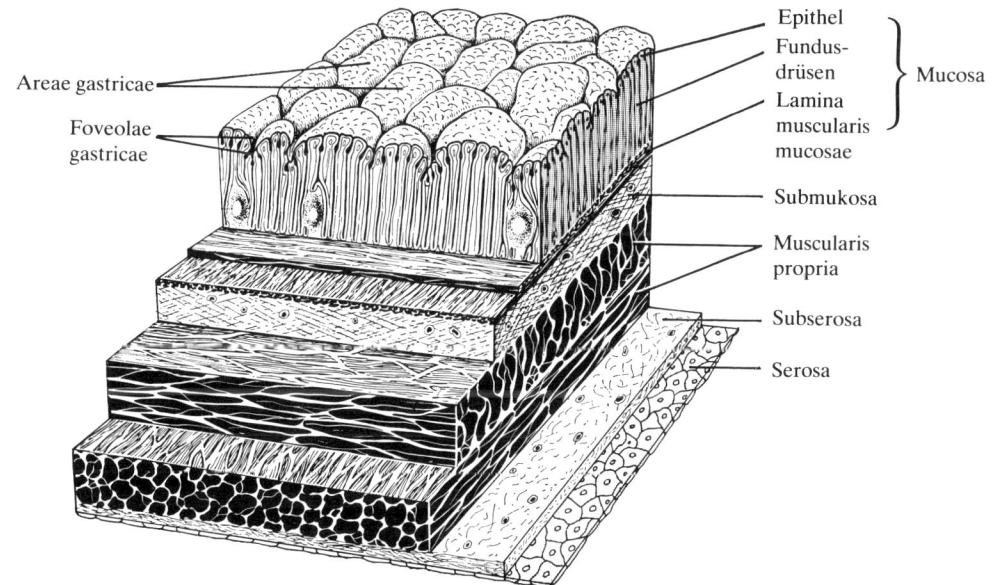

Abb. 182. Schichtengliederung des Magens im Fundusbereich. Die Muskulatur ist an vielen Stellen des Magens dreischichtig.

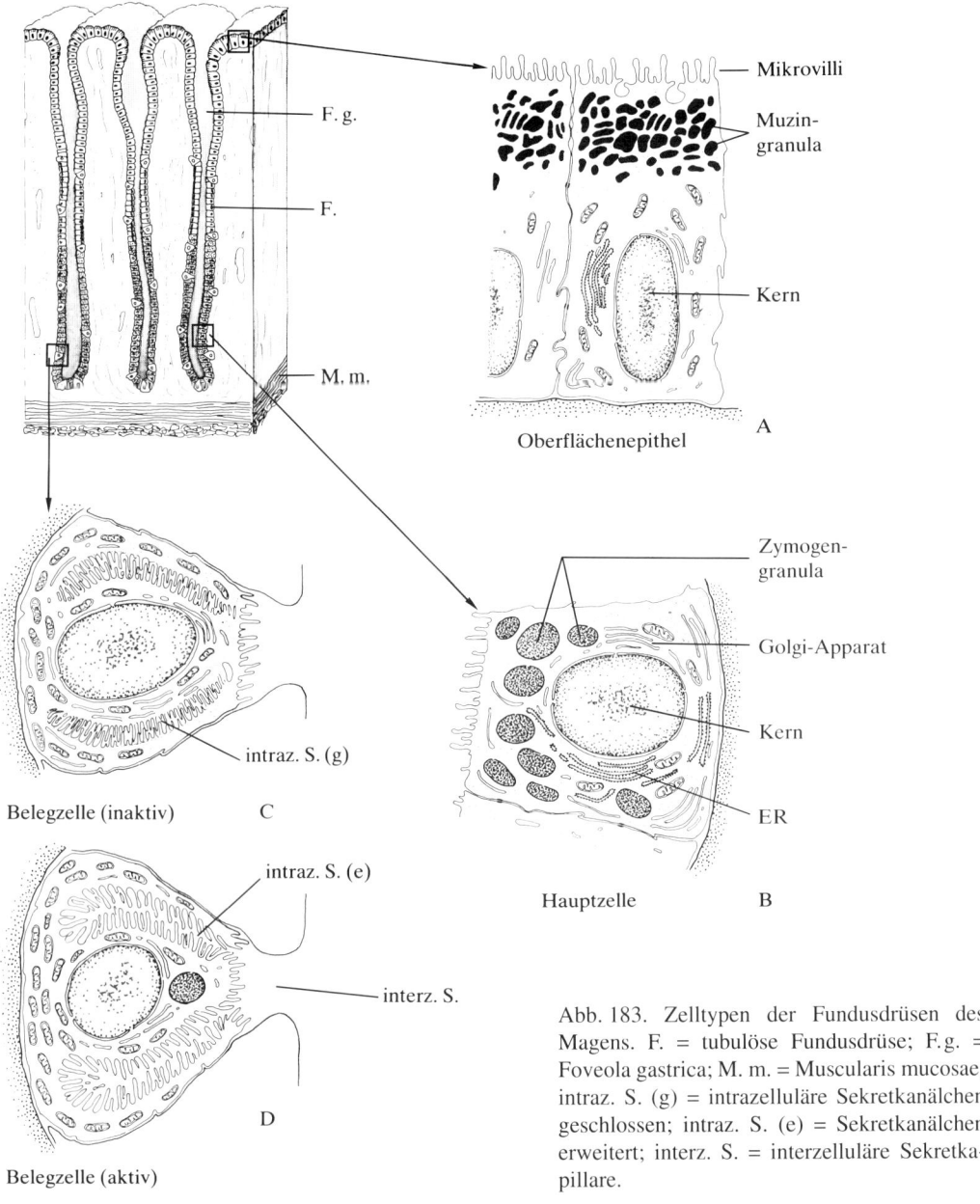

Mikrovilli

Muzin-
granula

Kern

Oberflächenepithel   A

Zymogen-
granula

Golgi-Apparat

Kern

ER

Hauptzelle   B

F. g.

F.

M. m.

intraz. S. (g)

Belegzelle (inaktiv)   C

intraz. S. (e)

interz. S.

D

Belegzelle (aktiv)

Abb. 183. Zelltypen der Fundusdrüsen des Magens. F. = tubulöse Fundusdrüse; F. g. = Foveola gastrica; M. m. = Muscularis mucosae; intraz. S. (g) = intrazelluläre Sekretkanälchen geschlossen; intraz. S. (e) = Sekretkanälchen erweitert; interz. S. = interzelluläre Sekretkapillare.

Zellen ein verzweigtes intrazelluläres Kanälchensystem besitzen, in das feinste Mikrovilli hineinragen. Werden die Belegzellen – etwa durch Histamingaben – zur Salzsäureproduktion angeregt, erweitert sich dieses Kanälchensystem (Abb. 183). Man nimmt heute an, daß die Absonderung der Cl⁻- und H⁺-Ionen an diesen intrazellulären Kanälchenmembranen vonstatten geht. Da der pH-Wert im Zytoplasma der Belegzellen nicht unter 7 sinken darf, erfolgt der Transport des Wasserstoffs nicht in ionaler, sondern in gebundener Form (Abb. 184). An den Membranen des intrazellulären Kanälchensystems wird der Wasser-

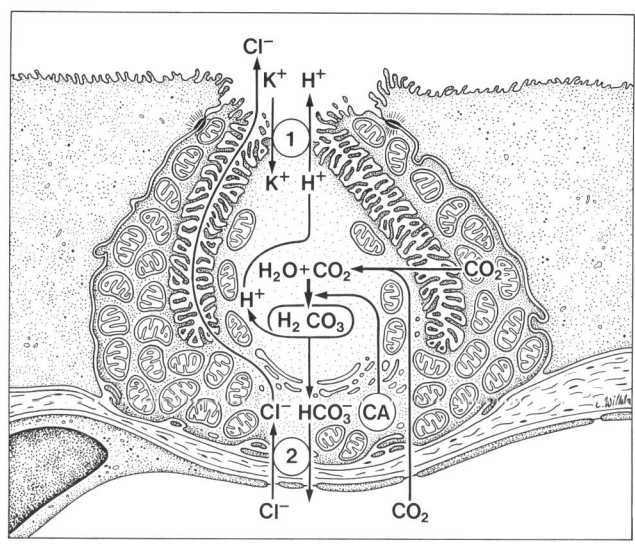

Abb. 184. Austauschvorgänge bei der Salzsäuresekretion in einer Belegzelle des Magens. Die H^+-Ionen werden durch aktive Pumpvorgänge mit Hilfe der H^+-K^+-ATPase (1), die in den Kanälchenmembranen lokalisiert ist, nach außen transportiert. Cl^--Ionen werden ebenfalls durch aktive Membranpumpen (2) in die intrazellulären Kanälchen befördert; CA = Karboanhydrase.

stoff dann in den ionalen Zustand überführt und unter Mitwirkung von membranständigen Enzymen (H^+-K^+-ATPase) aktiv über die interzellulären Sekretkapillaren ins Lumen transportiert. Gleichzeitig sondern die Belegzellen – gewissermaßen nach rückwärts – Bikarbonat-Ionen ab, die dann in die benachbarten Gefäße diffundieren, wobei das Enzym Karboanhydrase eine große Rolle spielt (Abb. 184 u. 187).

Die **Gefäße des Magenfundus** zeigen Besonderheiten, die funktionell mit der Säureproduktion in Zusammenhang stehen (Abb. 185). Apikal existiert ein Kapillarnetz, das auffallend weitlumig ist, knäuelartige Gefäßkonvolute bildet und durch eigene Arteriolen versorgt wird. Demgegenüber hat das basale Kapillarnetz seine eigenen Arteriolen. Die zum apikalen Gefäßnetz aufsteigenden Gefäße könnten die von den Belegzellen abgesonderten Bikarbonationen in das apikale Kapillarnetz transportieren. Die subepithelialen Kapillaren sind weitlumig und stark fenestriert, so daß hier möglicherweise die Bikarbonat-Ionen an das Oberflächenepithel abgegeben und die

vom Lumen her ins Epithel eindringenden Säuren wieder neutralisiert werden könnten. In der Tat können Zirkulationsstörungen in diesem Bereich, Verdickungen der Basalmembran u. a. zu Epithelschädigungen und Magenulzera führen.

Den wichtigsten Schutz gegen den stark sauren Magensaft und die proteolytischen Enzyme der Fundusdrüsen liefert jedoch der von dem Oberflächenepithel gebildete **Schleimfilm** von 1,5 μm Dicke. Dieser Film setzt sich aus 2 Schichten zusammen. Die tiefe, dem Epithel unmittelbar anliegende Schicht besteht hauptsächlich aus einem zähflüssigen, neutralen, durch Säuren nicht fällbaren Schleim, der von den Epithelzellen selbst gebildet wird. Die oberflächliche Schicht, die mehr dünnflüssige, wegen ihres Gehaltes an sauren Glykosaminoglykanen PAS-positive Schleimsubstanzen enthält, stammt von den Nebenzellen, die im Halsteil der Drüsen lokalisiert sind.

Die **Nebenzellen** kommen nur im Halsteil vor. Sie enthalten im apikalen Zellbereich helle, wenig hervortretende, perjodatpositive Granula. Der oft etwas abgeplattete Zellkern liegt

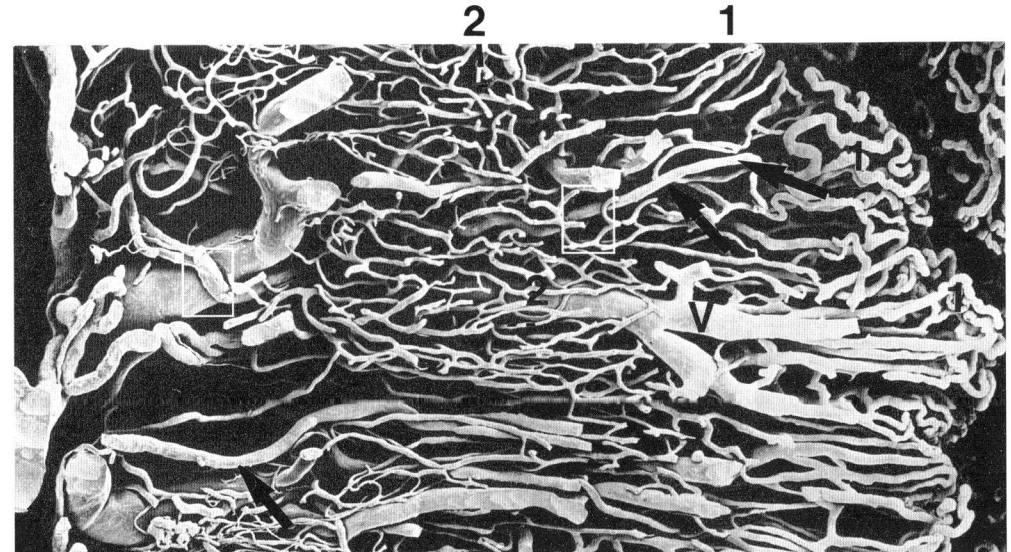

Abb. 185. Gefäßarchitektur der Fundusschleimhaut des menschlichen Magens (Raster-e. m. Aufnahme, 100×, aus M. Raschke, W. Lierse und H. van Ackeren, Acta anat. 130, 1987). In der Magenschleimhaut existieren zwei verschiedene Kapillarnetze, die durch separate Arteriolen (Pfeile) versorgt werden, aber gemeinsame Venolen (V) besitzen. Das apikale Kapillarnetz (1) bildet engvernetzte, weitlumige Gefäßknäuel, während das basale Kapillarnetz (2) feingliedriger und weitmaschiger ist. Pfeil = versorgende Arterie in der Submukosa.

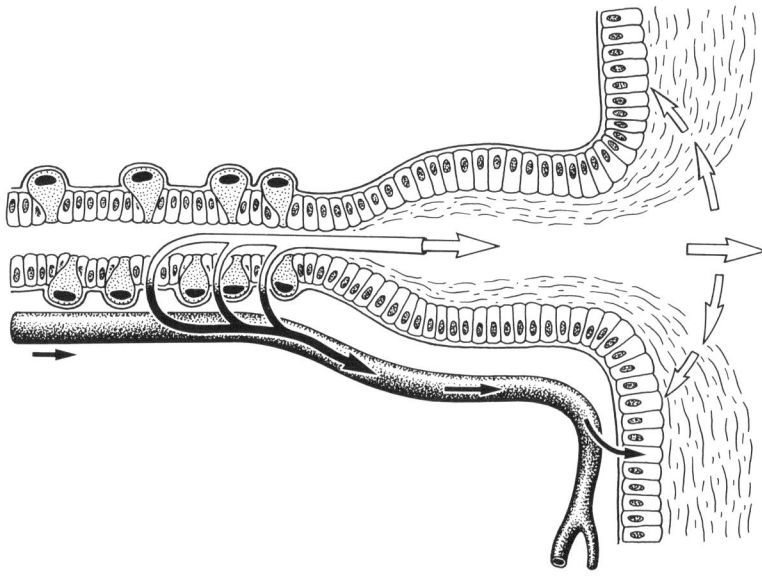

Abb. 186. Schema über den möglichen Bikarbonat-Flux (schwarze Pfeile) aus dem Bereich der Belegzellen zum Oberflächenepithel, wo die im Blut zirkulierenden Bikarbonat-Ionen die in den Magenschleim eingedrungenen H-Ionen (weiße Pfeile) abpuffern können (nach B. J. Gannon, J. Browning und J. E. McGuigan, Gastroenterology 86: 866, 1984).

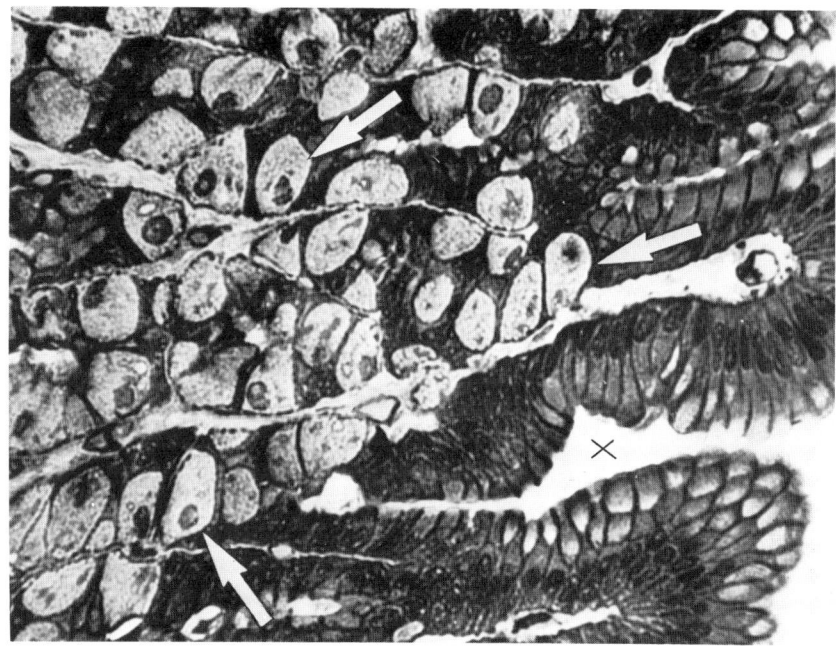

Abb. 187. Histochemische Darstellung des Enzyms Karboanhydrase in der Magenschleimhaut des Affen (430×). Man beachte die stark positive Anfärbung der Oberflächenepithelzellen für Karboanhydrase (freundlichst überlassen von Prof. Dr. M. Eichhorn). Pfeile = Belegzellen; x = Foveola gastrica.

meist basal. Golgi-Membranen und Mitochondrien sind relativ zahlreich, während das rauhe ER weniger ausgeprägt ist. Apikal findet man meist einige unregelmäßige Mikrovilli (Abb. 188). Die lateralen Zellmembranen zeigen Interdigitationen. Insgesamt ähneln damit diese Zellen den schleimbildenden Becherzellen des Darmes, wenn sie auch selten ganz mit Muzingranula angefüllt sind.

Die übrigen, in der Isthmusregion gelegenen Zellen (**Isthmuszellen**) produzieren im Gegensatz zu den Nebenzellen ähnlich wie das Oberflächenepithel einen neutralen, zähflüssigen Schleim, wodurch am Boden der Foveolae eine »*Schleimbarriere*« entsteht. Die Isthmuszellen sind zwar etwas kleiner als die Epithelzellen der Magenschleimhaut; im übrigen unterscheiden sie sich aber wenig von diesen.

Für die Produktion der zähflüssigen Komponente des Schleimfilms ist vor allem das **Zylinderepithel** der Magenschleimhaut verant-

wortlich. Die einschichtige Epithelschicht besteht aus eng aneinanderliegenden, 20–30 μm hohen, hell erscheinenden Zylinderzellen, die apikal zahlreiche, kleine, ovoide bis rundliche Muzingranula enthalten (Abb. 189). Die apikale Oberfläche der Zylinderepithelzellen zeigt zahlreiche unregelmäßige Mikrovilli, die in eine relativ breite Glykokalixschicht hineinragen, wodurch der Schleimfilm eine stabile Verankerung am Epithel erhält. Zonulae occludentes dichten die Interzellularspalten apikal ab. Die für die Synthese der neutralen Schleimstoffe erforderlichen Zellorganellen (Golgi-Apparat, Mitochondrien, ER) liegen hauptsächlich basal, da der apikale Zellbereich mit elektronendichten Granula vollständig ausgefüllt ist.

Für den Schutz der Schleimhaut gegen eine Selbstverdauung ist das Oberflächenepithel am wichtigsten. Schädigungen des Epithels oder der Schleimsekretion z.B. durch Salizylsäurepräparate (Aspirin) oder Alkohol können

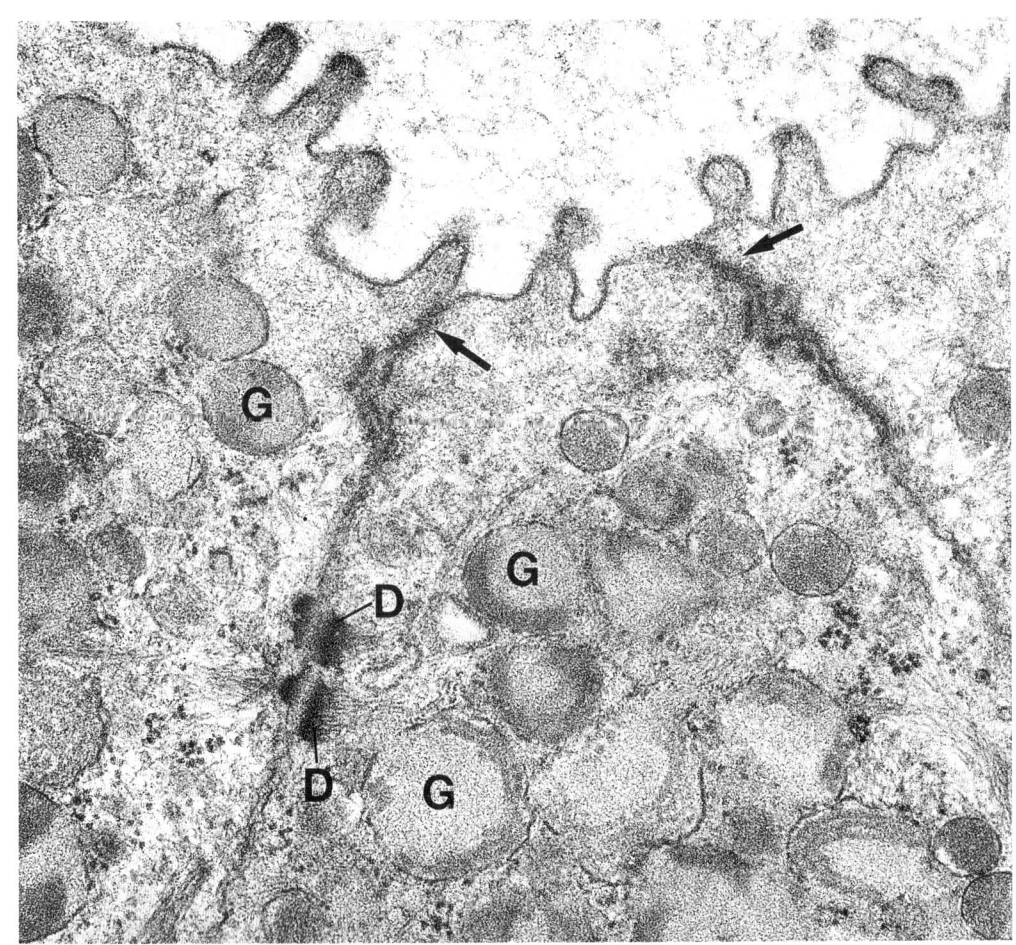

Abb. 188. E.m. Aufnahme vom apikalen Abschnitt einer Nebenzelle des Magens (41 200×). Man beachte die zahlreichen Sekretgranula (G) und die ausgeprägten Desmosomen (D). An der Oberfläche bilden sich kleine Mikrovilli. Pfeile = Zonulae occludentes.

in erstaunlich kurzer Zeit zu Ulzerationen führen. Ebenso erstaunlich ist aber auch die rasche Regeneration der Schleimhaut nach vorausgegangenen Zellschädigungen. Dies hängt vor allem damit zusammen, daß die Oberflächenepithelien – auch normalerweise – kontinuierlich abgestoßen und in etwa 3–5 Tagen von undifferenzierten Zellen des Drüsenhalses regeneriert werden.

Kardia- und Pylorusregion. Die Hauptaufgabe dieser Regionen besteht einmal in der Abpufferung des sauren Magensaftes durch die Sekretion alkalischer Schleimstoffe

und zum 2. in der hormonellen Steuerung der Magensaftsekretion. An der Kardia beginnt das magenspezifische, einschichtige Zylinderepithel mit einer scharfen Grenzlinie und löst das mehrschichtige, unverhornte Plattenepithel des Ösophagus ab. In der Kardiaregion entwickeln sich auch vom Oberflächenepithel aus tubulöse, häufig ampullär erweiterte Drüsen, die in der Hauptsache aus schleimbildenden Zellen bestehen (Kardiadrüsen).

Die **Pylorusschleimhaut** hat sich vornehmlich auf die Schleimproduktion spezialisiert.

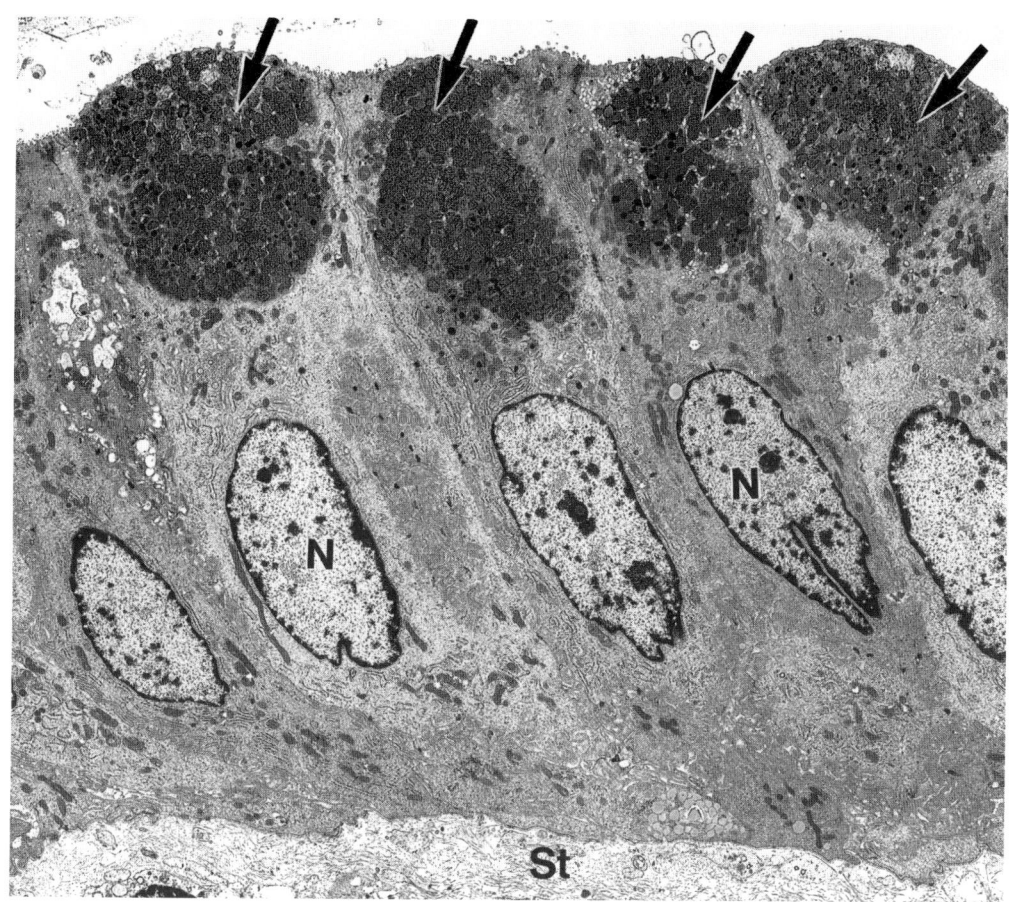

Abb. 189. E.m. Aufnahme vom Oberflächenepithel der Magenschleimhaut (2700×). Man beachte die elektronendichten Granula (Pfeile) im apikalen Bereich der Epithelzellen. N = Zellkerne; St = Stroma.

Die Foveolae gastricae sind daher auffallend tief und reichen meist bis zur Mitte der Schleimhaut. Daran schließen sich *verzweigte, tubulöse Drüsen* an, die überwiegend aus hellen, schleimbildenden Zellen bestehen. Diese ähneln im Feinbau denen der Nebenzellen oder denen der Brunner-Drüsen des Duodenums. Sie produzieren einen stark *alkalischen Schleim,* der in großen Mengen ins Lumen abgesondert wird. Säure- oder enzymbildende Zellen fehlen. Dagegen kommen verschiedene Formen von enteroendokrinen Zellen vor (z. B. Gastrin-bildende, sog. G-Zellen, Sekretin-bildende, sog. S-Zellen, enterochromaffine oder EC-Zellen), die an der hormonellen Regulation der Magensaftsekretion beteiligt sind.

1.3.2 Magenmotorik

Entsprechend der besonderen Aufgabe des Magens als Vermittler zwischen Außen- und Innenwelt, zwischen Substanzaufnahme und Substanzverarbeitung, zwischen unrhythmischer, zeitlich wechselnder Aufnahme ungleicher Nahrungsbrocken und rhythmischer Weitergabe gleichgroßer, verflüssigter Chymusportionen verfügt der Magen auch über einen spezialisierten Muskelapparat, der sich von dem des übrigen Darmtraktes unterscheidet. Generell ist der dem Zwerchfell anlagernde Fundusteil, der die Magenblase enthält, mehr oral, der distale Teil mehr aboral orientiert. Im ersten Abschnitt tritt noch keine echte Peristaltik auf. Der Fundus kann sich zwar ausdehnen und die Nahrungsbrocken schichtweise im Inneren aufstapeln; regelmäßige, peristaltische Wellen gibt es jedoch hier noch nicht. Die Dehnbarkeit des Fundus- und Korpusabschnittes wird durch zahlreiche Reservefalten der Schleimhaut möglich, die an der kleinen Kurvatur (Magenstraße) hauptsächlich in der Längsrichtung verlaufen, sonst aber unregelmäßig vernetzt sind.

Auf den Falten zeigt sich bei Lupenvergrößerung eine beetartige Felderung der Schleimhautoberfläche *(Areae gastricae)* (Abb. 182). Bei Dehnungen verstreichen diese Falten. Hat der Magen eine gewisse Füllung erreicht, treten im Korpusteil ringförmige Einschnürungen auf, die den Nahrungsbrei in beide Richtungen auseinanderdrängen und kräftig durchmischen. Diese Kontraktionswellen kommen in der Regel im Antrumbereich zum Stehen. Der Sphincter pylori bleibt geschlossen.

Die eigentliche Magenentleerung wird von der Antrummuskulatur bewirkt, die sich – im Gegensatz zur Fundusmuskulatur – in regelmäßiger, rhythmischer Folge kontrahiert und den Nahrungsbrei in den oberen Dünndarm transportiert.

Muskulatur des Magens. Im Korpusteil ist die Muskulatur dreischichtig, im Pylorusabschnitt nur noch zweischichtig. Die Längsmuskulatur des Ösophagus geht auf den Magen über, wird aber auf der Vorder- und Rückfläche sehr dünn. Kräftigere Längsmuskelzüge entwickeln sich vornehmlich im Bereich der kleinen und großen Kurvatur. Erst im Antrum existiert wieder eine geschlossene, äußere Längsmuskulatur. Die gut ausgebildete, innere Ringmuskulatur verdichtet sich am Magenausgang zum *Sphincter pylori.* An der Innenseite der Ringmuskulatur tritt im Fundus und Corpus eine dritte Muskelschicht auf, die **Fibrae obliquae,** die jedoch den Bereich der

kleinen Kurvatur freiläßt. Die Fibrae obliquae sind vornehmlich längs orientiert, strahlen aber in regelmäßigen Abständen bogenförmig in die Ringmuskulatur ein, so daß spiralige Muskelverläufe resultieren. Die auf diese Weise entstehenden, langgezogenen Spiralmuskelschlingen der Korpusmuskulatur erlauben keine echten peristaltischen Bewegungen; sie verleihen jedoch dem Magen eine besondere Entfaltungs- und Dehnungsfähigkeit. Nur das Antrum besitzt eine mit dem Dünndarm vergleichbare Muskelschichtung, weshalb auch hier peristaltische Wellen ablaufen können. Das histologische Präparat zeigt daher im Fundusbereich häufig eine unregelmäßige Schichtung der Lamina muscularis propria, im Pylorusbereich dagegen immer eine deutliche Zweischichtung der Muskulatur.

1.4 Digestionsvorgänge und Strukturverhältnisse im Dünndarm

Am Dünndarm unterscheidet man drei ungleich lange und funktionell ganz unterschiedliche, aber nicht scharf voneinander abgegrenzte Abschnitte, nämlich das Duodenum, das Jejunum und das Ileum. Nachdem der Magen die Nahrungselemente gesammelt und die Eiweißverdauung eingeleitet hat, kann im Dünndarm der enzymatische Abbau der Nahrungsstoffe bis zu den Elementarbausteinen erfolgen und damit die Voraussetzung für deren Resorption geschaffen werden. Im Duodenum dominiert zunächst die Aufgabe, den sauren Mageninhalt abzupuffern. Es entwickeln sich daher hier ausgedehnte Drüsenpakete bis in die Submukosa hinein, die außer Verdauungsenzymen vor allem alkalischen Schleim absondern, die *Brunner-Drüsen (Glandulae duodenales).* Von der Mitte des Duodenums (Pars descendens) an steht dann der Abbau der Nahrungsstoffe ganz im Vordergrund, ergießt sich doch hier durch die Papilla duodeni das Sekret des Pankreas und der Leber (Galle) in den Darm. In den nachfolgenden Dünndarmabschnitten herrschen dann die Resorptionsprozesse vor, klingen aber ileumwärts mehr

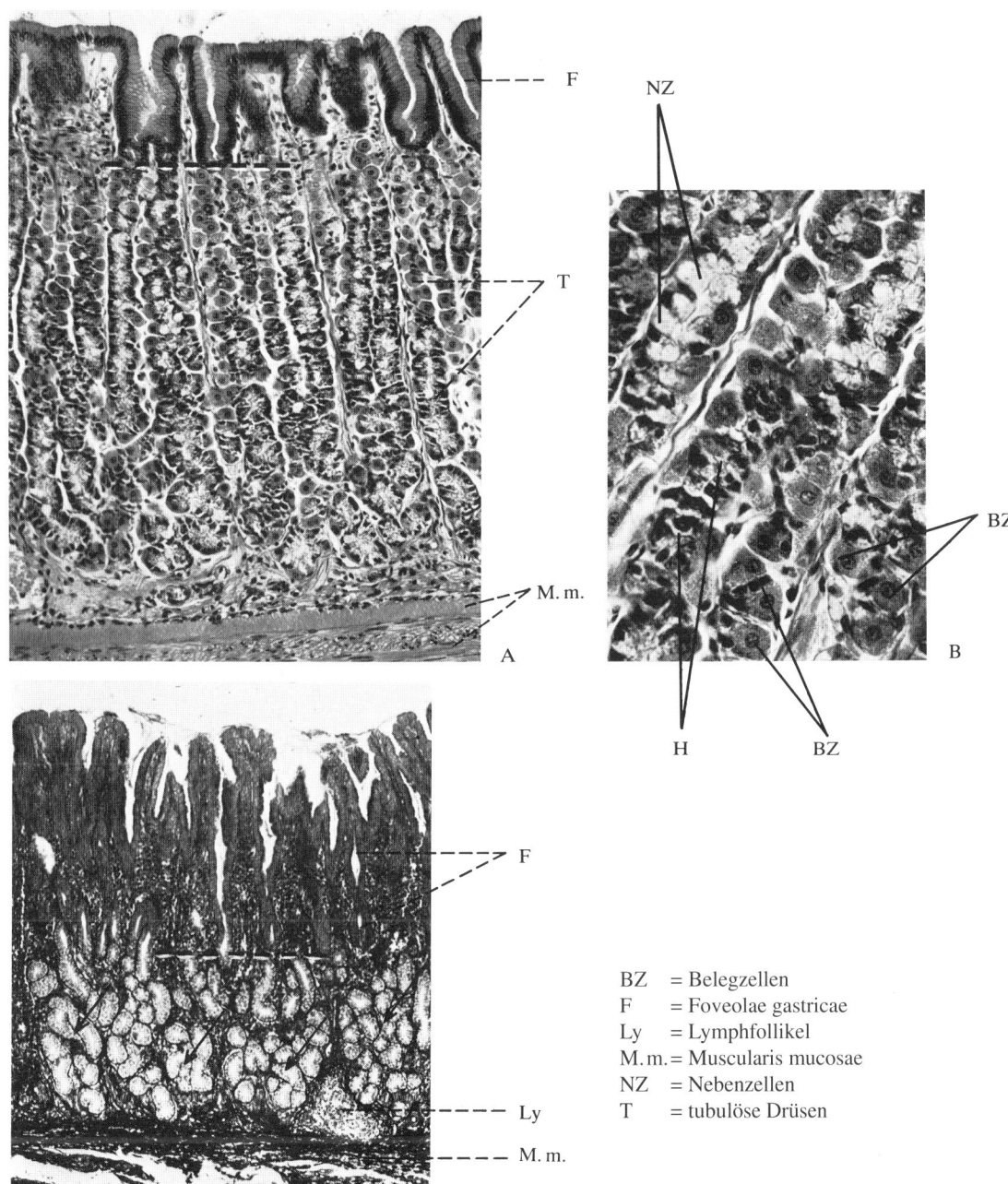

Abb. 190. Histologische Schnitte durch verschiedene Regionen der Magenschleimhaut. A u. B = Fundusschleimhaut (A = 158×; B = Ausschnittvergrößerung = 396×); C = Pylorusregion (63×). Man beachte die langgestreckten, tubulösen Drüsen (T) der Fundusregion mit Hauptzellen (H), Belegzellen (BZ) und Nebenzellen (NZ). Demgegenüber erscheint das Zellbild der Pylorusregion wesentlich einheitlicher. Die Pylorusdrüsen (Pfeile) sind verzweigt und gehen von einer tiefen Foveola gastrica (F) aus. Die Grenze zwischen den Foveolae gastricae und den Drüsen ist jeweils durch eine gestrichelte Linie markiert. M. m. = Muscularis mucosae; Ly = Lymphfollikel.

und mehr ab, so daß die anfangs sehr starke Oberflächenvergrößerung der Schleimhaut zunehmend geringer wird. Im oberen Dünndarm bildet die Schleimhaut ringförmige Falten *(Kerckring-Falten. Plicae circulares)*, die im unteren Jejunum niedriger werden und im Ileum verschwinden. Die Falten sind im Duodenum meist mit blattartigen, im übrigen Dünndarm mit fingerförmigen *Zotten (Villi intestinales)* besetzt, wodurch sich die für die Resorption zur Verfügung stehende Oberfläche erheblich vergrößert.

Für die sekretorischen Funktionen bilden sich verschiedene Gruppen von Drüsen aus, deren Sekrete sich beim Abbau der Nahrungsstoffe funktionell ergänzen. Innerhalb der Schleimhaut liegen die *Krypten* oder *Lieberkühn-Drüsen* – etwa 400 μm lange, einfache tubulöse Drüsenschläuche, die immer bis zur Muscularis mucosae reichen. Im Duodenum entwickeln sich von den Krypten aus große, tubuloalveoläre Drüsen (Brunner-Drüsen), die bis in die Submukosa vordringen. Im Jejunum und Ileum kommen Brunner-Drüsen nicht mehr vor. Pankreas und Leber, die größten Drüsen des Körpers, gehören funktionell zum Duodenum.

1.4.1 Stoffabbau (sekretorische Prozesse, Drüsen)

Duodenalschleimhaut, Brunner-Drüsen. Die Sekretion des Duodenalsaftes wird durch den ins Duodenum übergetretenen Magenbrei ausgelöst. Die Sekrete stammen aus der Duodenalschleimhaut, dem Pankreas und der Leber. Der durch den Pylorus in den oberen Teil des Duodenums übertretende Chymus hat trotz der Beimischung von alkalischem Schleim seitens der Pylorusdrüsen immer noch einen pH-Wert von etwa 4. Da im Duodenum der Schutz der Schleimhaut durch ein spezialisiertes Oberflächenepithel wie im Magen fehlt, muß der Chymus gleich im Anfangsteil des Duodenums alkalisiert werden. Das Epithel der Duodenalzotten und Krypten (ein gut differenziertes Resorptionsepithel mit deutlichem Bür-

stensaum) enthält daher zahlreiche **Becherzellen,** die einen viskösen, alkalischen Schleim produzieren. Das Sekret der Becherzellen würde indes zur Erhöhung des pH-Wertes nicht ausreichen. Daher entwickeln sich, besonders zahlreich in Pylorusnähe, noch weitere Drüsen, nämlich die **Brunner-Drüsen (Glandulae duodenales),** tubuloalveoläre Drüsen, die sich in die *Submukosa* einlagern (Abb. 191 u. 192). Das Zytoplasma der Endstücke dieser Drüsen erscheint im HE-Präparat hell und häufig etwas wabig strukturiert. E. m. erkennt man zahlreiche Mitochondrien, ein gut entwickeltes rauhes, endoplasmatisches Retikulum sowie ein ungewöhnlich großes Golgi-Feld. Das klare, aber hochviskose Sekret, das vor allem neutrale Glykoproteine enthält, wird durch lange Ausführungsgänge, die die Muscularis mucosae durchsetzen, in die basalen Abschnitte der Krypten entleert. Es zeichnet sich durch einen hohen Gehalt an Bikarbonaten aus, besitzt ein pH von 8,2–9,3 und ist daher besonders geeignet, den sauren Magenbrei abzupuffern, die Duodenalschleimhaut vor einer Arrosion zu schützen und die optimalen Bedingungen für die Wirkung der Pankreasenzyme und der Galle herzustellen. Ferner hemmt das Hormon *Urogastron*, das von den Brunner-Drüsen gebildet wird, auch auf hormonellem Wege die Salzsäureproduktion des Magens.

Klinischer Hinweis. Ist die neutralisierende Wirkung der Duodenalschleimhaut und der Brunner-Drüsen gestört, kommt es zu Verdauungsstörungen, eventuell sogar zum Duodenalgeschwür (Ulcus duodeni).

1.4.2 Bauchspeicheldrüse (Pankreas)

Nachdem der vom Magen ankommende Nahrungsbrei im Anfangsteil des Duodenums abgepuffert und verflüssigt worden ist, kann im mittleren Abschnitt des Duodenums nunmehr die eigentliche Verdauungsarbeit geleistet wer-

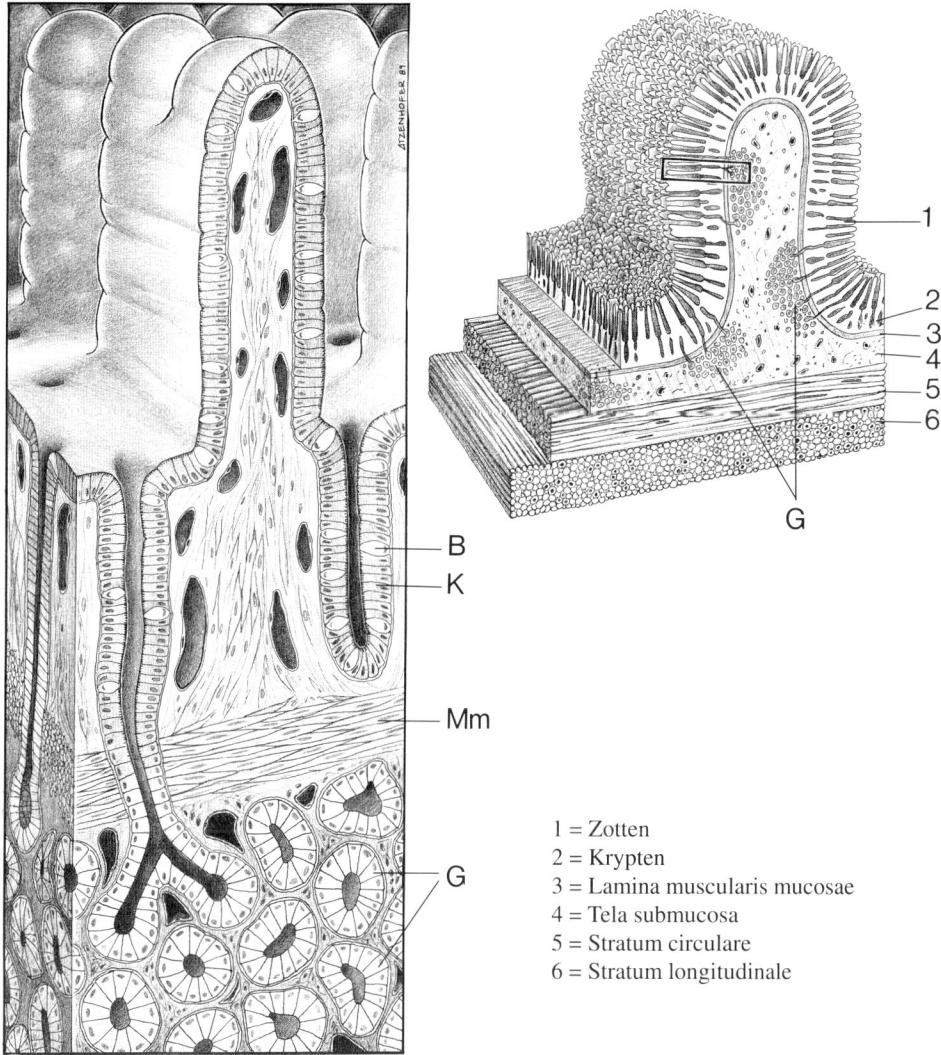

1 = Zotten
2 = Krypten
3 = Lamina muscularis mucosae
4 = Tela submucosa
5 = Stratum circulare
6 = Stratum longitudinale

Abb. 191. Schichtengliederung und Aufbau der Schleimhaut des Duodenums. Die in der Submukosa gelegenen Brunner-Drüsen (G) durchbrechen die Schicht der Muscularis mucosae und stehen mit den Krypten in Verbindung. B = Becherzelle; G = Glandulae duodenales (Brunner-Drüsen); M. m. = Lamina muscularis mucosae; K = Krypte.

den. Die dazu notwendigen Enzyme werden in der Hauptsache vom Pankreas gebildet. Die Leber liefert die für die Fettverdauung notwendige Galle.

Das Pankreas, die größte und wichtigste Drüse des Digestionstraktes, die täglich etwa 1200–2000 ml Sekret absondert, erfüllt vor allem 2 Aufgaben: 1. synthetisiert das Pan-kreas mit seinem exokrinen Anteil nahezu alle im oberen Dünndarm für den Abbau der Nahrungsstoffe benötigten Enzyme – eine der wichtigsten Voraussetzungen für die Resorption! –, 2. beteiligt sich das Pankreas aber auch mit seinem endokrinen Anteil, den Langerhans-Inseln, an den Resyntheseprozessen jenseits der Darmwand, indem es durch das

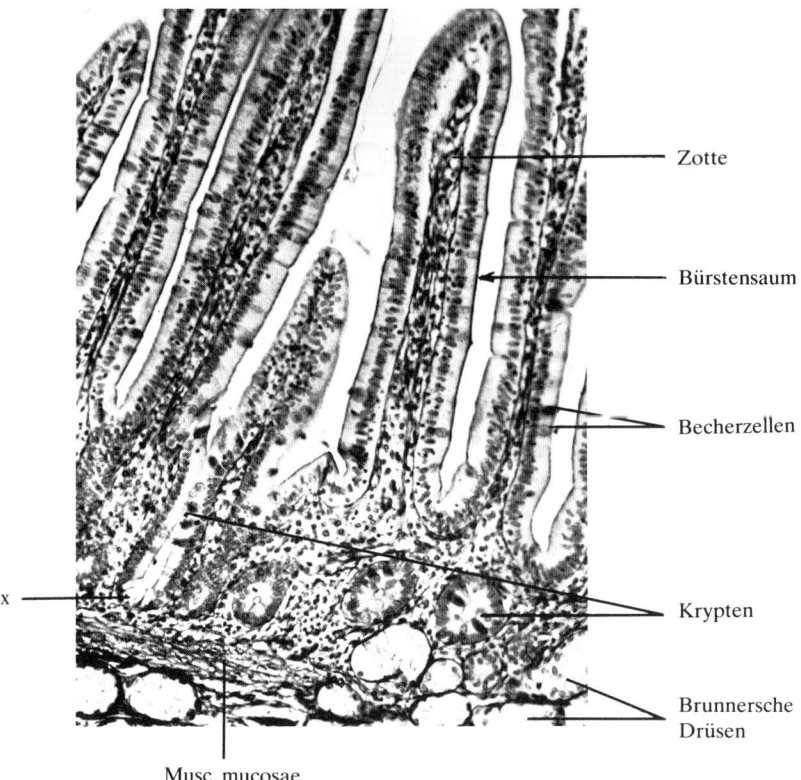

Abb. 192. Histologischer Schnitt durch die Duodenalschleimhaut (158×). × = Gruppe von Paneth-Körner-zellen. Die Brunner-Drüsen liegen in der Submukosa.

Hormon Insulin die Resynthese von Glykogen aus Glukose, dem wichtigsten Energielieferan-ten des Körpers, fördert.

Der **exokrine Teil** des Pankreas sezerniert für den Kohlenhydratabbau Amylasen, für die Spaltung der Fette in Glyzerin und Fettsäuren Lipasen und für den Abbau der Proteine ver-schiedene proteolytische Enzyme (Trypsin, Chymotrypsin, Carboxypeptidasen, Elastasen sowie Ribo- und Desoxyribonukleasen). Diese Enzyme werden in den Azinuszellen der **Drü-senendstücke** synthetisiert und in Form inak-tiver Vorstufen zusammen mit den entspre-chenden Inhibitoren, die die vorzeitige Akti-vierung der Enzyme und damit eine eventuelle Selbstverdauung des Pankreas verhindern, in den Pankreassaft abgegeben.

Die Enzyme entstehen im endoplasmati-schen Retikulum der **Azinuszellen,** das etwa 20% des Zellvolumens und den ganzen basa-len Teil des Zytoplasmas einnimmt (Ergasto-plasma) (Abb. 193 u. 194). Im Golgi-Apparat, der ebenfalls sehr gut entwickelt ist und in der Nähe des Zellkernes liegt, entstehen dann die Vesikel, in denen die im ER synthetisierten Enzyme konzentriert und in Sekretgranula *(Zymogengranula)* umgeformt werden. Diese sammeln sich schließlich im apikalen Zellbe-reich an, von wo sie durch Exozytosevorgänge ins Lumen abgegeben werden. Die Azinus-zellen besitzen die Form einer apikal abge-stumpften Pyramide (Abb. 194). Da das ER hauptsächlich basal, die Zymogengranula aber im apikalen Zellabschnitt lokalisiert sind, färben sich die basalen Teile mehr basophil, die apikalen dagegen azidophil an.

Ausführungsgangsystem. Die in den Endstücken synthetisierten Enzyme benötigen jedoch, um wirken zu können, ein entsprechendes Milieu, d.h., die Magensäure muß weitgehend neutralisiert sein. An der Alkalisierung des Magensaftes beteiligt sich auch das Pankreas, indem es ein an Bikarbonaten reiches, dünnflüssiges Sekret absondert, das aber nicht in den Endstücken, sondern in den Schaltstücken gebildet wird. Die **Schaltstücke** sind die Anfangsteile des Ausführungsgangsystems. Sie sind auffallend lang und zum

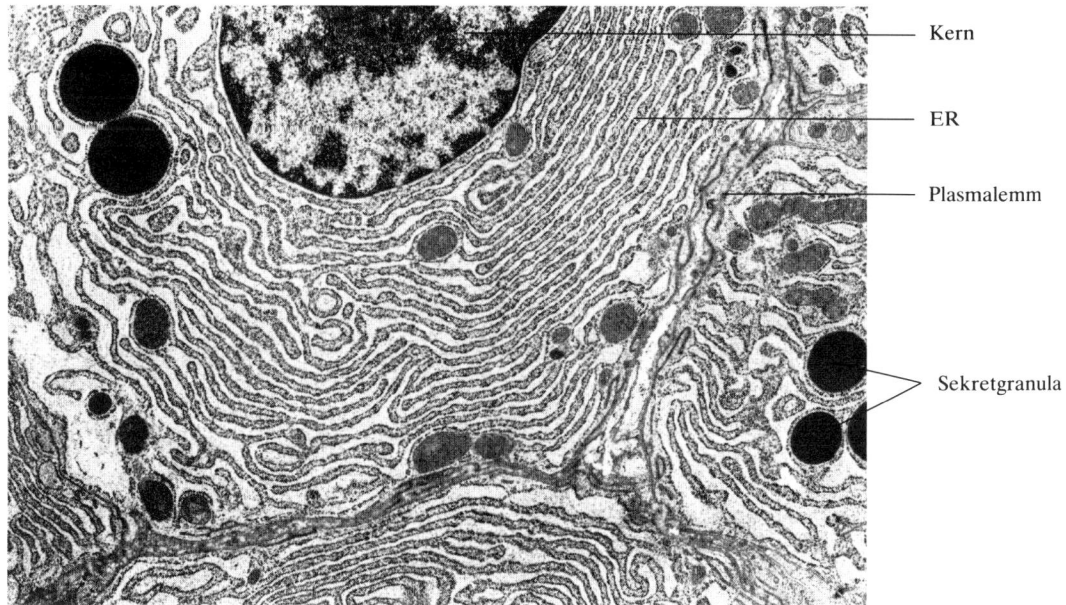

Kern

ER

Plasmalemm

Sekretgranula

Abb. 193. E.m. Aufnahme vom basalen Teil exokriner Pankreaszellen (9000×). Das Zytoplasma ist angefüllt mit rauhem ER. Vereinzelt sind elektronendichte Granula innerhalb des ER zu erkennen.

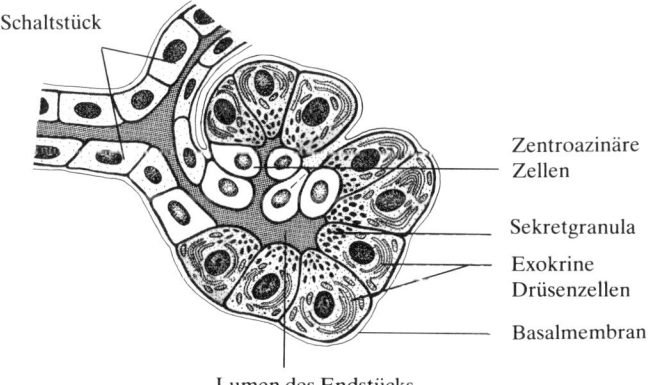

Schaltstück

Zentroazinäre Zellen

Sekretgranula

Exokrine Drüsenzellen

Basalmembran

Lumen des Endstücks

Abb. 194. Aufbau eines Acinus aus dem Pankreas mit anschließendem Schaltstück (nach Fawcett). Man beachte die Lage der zentroazinären Zellen und die ER-reichen Endstückzellen.

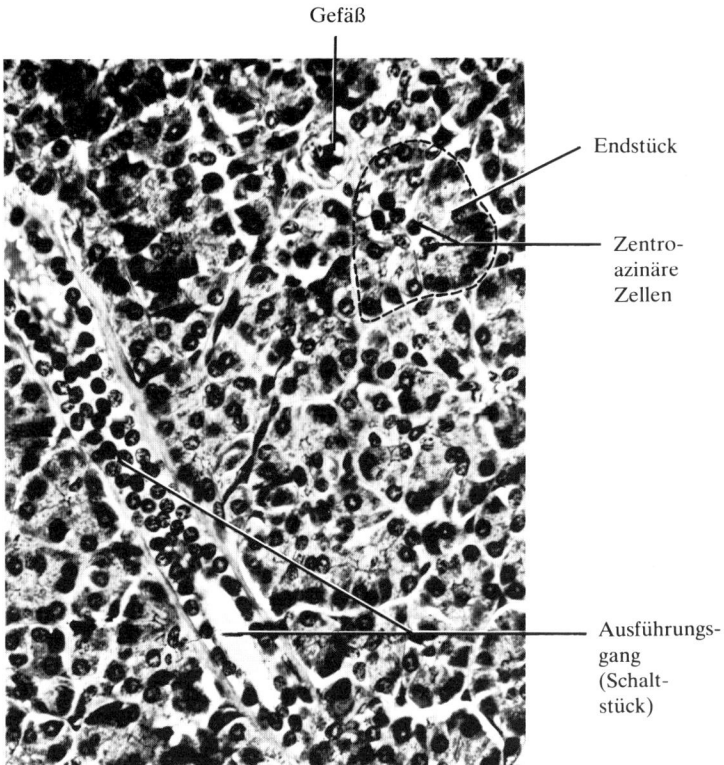

Abb. 195. Histologischer Schnitt durch das Pankreas (exokriner Anteil) (396×). Das Schaltstück (links unten) ist zum Teil tangential angeschnitten. Ein Endstück wurde markiert.

Teil bis in die Endstücke hinein vorgeschoben. Die innerhalb der Endstücke lokalisierten Schaltstückzellen werden als **zentroazinäre Zellen** bezeichnet (Abb. 194 u. 196). Die hellen, stark abgeflachten zentroazinären Zellen sind reich an Karboanhydrase, jenem Enzym, das die Bikarbonatbildung beschleunigt. Die anschließenden Ausführungsgänge, die von einem einschichtigen Zylinderepithel ausgekleidet sind, liegen im Bindegewebe zwischen den Drüsenläppchen, d.h. interlobulär, und leiten das Sekret schließlich in den Ductus pancreaticus ein, der auf der Papilla duodeni mündet. Das Pankreas ist also eine tubuloalveoläre (rein seröse) Drüse, deren Ausführungsgangsystem aus den speziell differenzierten, *intra*-lobulären Schaltstücken und den nicht weiter differenzierten, *inter*-

lobulären Ausführungsgängen besteht. Sekretrohre, wie sie in den großen Speicheldrüsen der Mundhöhle ausgebildet sind, fehlen im Pankreas, da Rückresorptionsprozesse hier keine Rolle spielen.

Humorale und nervöse Steuerungen. Die Abgabe des Pankreassaftes ist mit der Magentätigkeit eng korreliert. Normalerweise wird erst dann ein enzymreiches, aktives Sekret abgesondert, wenn der Magen Nahrungsbrei portionsweise ins Duodenum abgegeben hat. In Ruhe sondert das Pankreas nur einen dünnflüssigen, fermentarmen Saft ab *(Basalsekretion)*. Die Abstimmung der Magentätigkeit mit der Pankreassekretion erfolgt durch Wirkstoffe, die von den enteroendokrinen Zellen der beteiligten Organe (Magen, Duodenum, Pankreas) abgesondert werden.

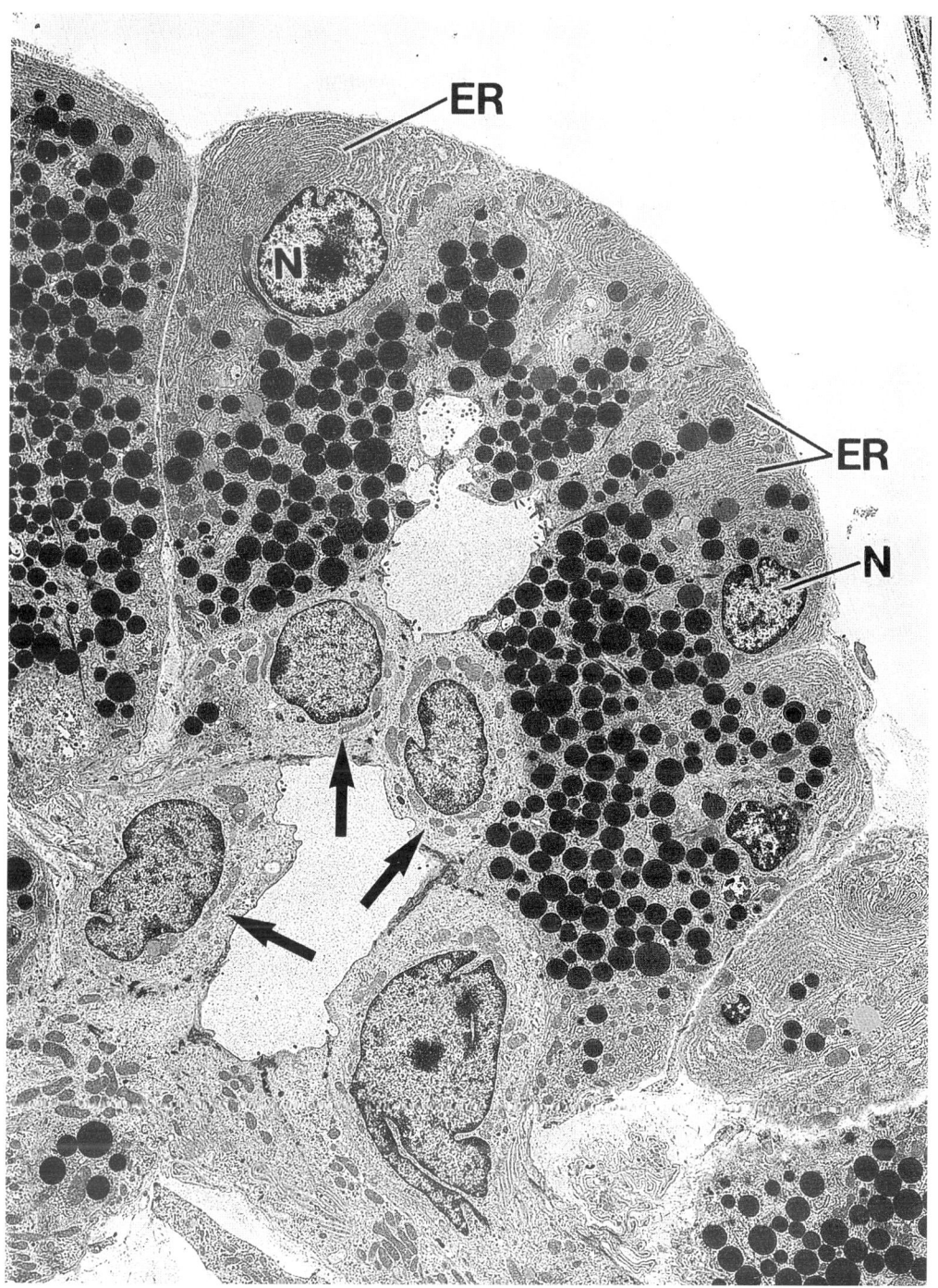

Abb. 196. E. m. Aufnahme vom exokrinen Teil der Pankreas (3000×). An die sekretgefüllten, reichlich ER-enthaltenden Endstückzellen schließen sich die hellen, zentroazinären Zellen (Pfeile) und die Schaltstücke an. ER = Endoplasmatisches Retikulum; N = Zellkerne.

1.4.3 Resorptionsvorgänge im Dünndarm

Die Kohlenhydratverdauung beginnt schon in der Mundhöhle, die Eiweißverdauung setzt dann im Magen und die Fettverdauung schließlich im Duodenum ein, wobei die Absonderung der Galle durch die Leber von ausschlaggebender Bedeutung ist. Die Digestionsvorgänge in Magen und Mundhöhle sind nur vorbereitender Natur. Erst im Duodenum findet der vollständige Abbau der Polypeptide zu Aminosäuren, der Polysaccharide zu Monosacchariden und letztendlich dann auch die Spaltung der Fette in Fettsäuren und Monoglyzeride statt. Diese Vorgänge setzen einerseits eine intensive Durchmischung des Nahrungsbreies mit Enzymen und Flüssigkeit, d.h. motorische Vorgänge, andererseits aber auch ein entsprechendes pH voraus, da in einem sauren Milieu die Enzyme inaktiviert würden.

Eine der wichtigsten Vorraussetzungen für die Resorptionsvorgänge ist die *Oberflächenvergrößerung* der Schleimhaut, die im Duodenum am größten ist. Durch die Ausbildung der 8 – 10 mm hohen *Kerckring-Falten* vergrößert sich die Schleimhautoberfläche etwa um den Faktor 3 (1 m^2), durch die durchschnittlich 1 mm langen Zotten um den Faktor 30 (10 m^2) und durch die an der Oberfläche der Zellen entwickelten, rund 1 μm langen *Mikrovilli* um den Faktor 600, so daß die gesamte, für die Resorption zur Verfügung stehende Oberfläche des Dünndarms rund 200 m^2 beträgt.

Darmzotte. Die funktionelle Einheit für diese Resorptionsprozesse ist die *Zotte*, eine finger- oder blattförmige Ausstülpung der Schleimhaut gegen das Darmlumen (Abb. 197). Die Zotten werden von einem einschichtigen Resorptionsepithel überzogen. Der zentrale Bindegewebskern besteht aus einem zellreichen, lockeren Bindegewebe, das ein dichtes Kapillarnetz sowie ein eigenes Lymphdrainagesystem in Form des »zentralen Chylusgefäßes« enthält.

Resorptionsepithel. Das Resorptionsepithel besteht aus schlanken, etwa 20–25 μm hohen Zellen (**Enterozyten**, Saumepithelzellen), die apikal einen dichten Rasen von etwa 1 μm langen Mikrovilli ausbilden, der l. m. als **Bürstensaum** erscheint (Abb. 197 u. 198). Bei e. m. Vergrößerungen erkennt man, daß an der Oberfläche der Mikrovilli noch ein 0,1–0,5 μm breiter Saum existiert (Glykokalix), der aus Glykoproteinen besteht und ein feines, filamentöses Netzwerk enthält, das gegenüber proteolytischen Enzymen resistent ist. Man nimmt heute an, daß die Pankreasamylasen und -proteasen an diesem Netzwerk mit seiner riesigen Oberfläche adsorbiert werden und hier ihre digestiven Funktionen erfüllen, so daß dann der Abbau der Nahrungsstoffe gar nicht im Darmlumen, sondern innerhalb der Glykokalixschicht der Mikrovilli vonstatten ginge. In der Glykokalix und den Mikrovillimembranen der Jejunumepithelzellen wurden spezifische Rezeptoren nachgewiesen, die in anderen Darmabschnitten nicht vorkommen. Dadurch können dann die im Bürstensaum des Duodenalepithels abgebauten Stoffe im nachfolgenden Jejunum selektiv resorbiert werden.

Innerhalb der Mikrovilli sind zahlreiche, in der Längsrichtung verlaufende Aktinfilamente nachgewiesen worden, die sich apikal an einer kappenförmigen Verdichtungszone der Zellmembran befestigen (Abb. 198 u. 199). Sie sind in einem parallel zur Zelloberfläche verlaufenden, feinen Fasergerüst, dem **Terminalgespinst (terminal web)**, verankert, in dem Aktin, Myosin und β-Aktinin gefunden wurden. Das Terminalgespinst strahlt horizontal in das Filamentsystem der Desmosomen ein und findet damit eine stabile Insertion an den seit-

Abb. 197. Bau der Dünndarmschleimhaut und ihrer Zotten. A = Ausschnittvergrößerung zur Darstellung der Feinstruktur des Resorptionsepithels (ER = Endoplasmatisches Retikulum; G = Golgi-Apparat; M = Mikrovilli; Mi = Mitochondrien; N = Zellkern; TW = Terminal web).
B = Gefäßsystem einer Zotte (1 = zentrales Chylusgefäß; 2 = zuführende Arteriole; 3 = abführende Venolen).

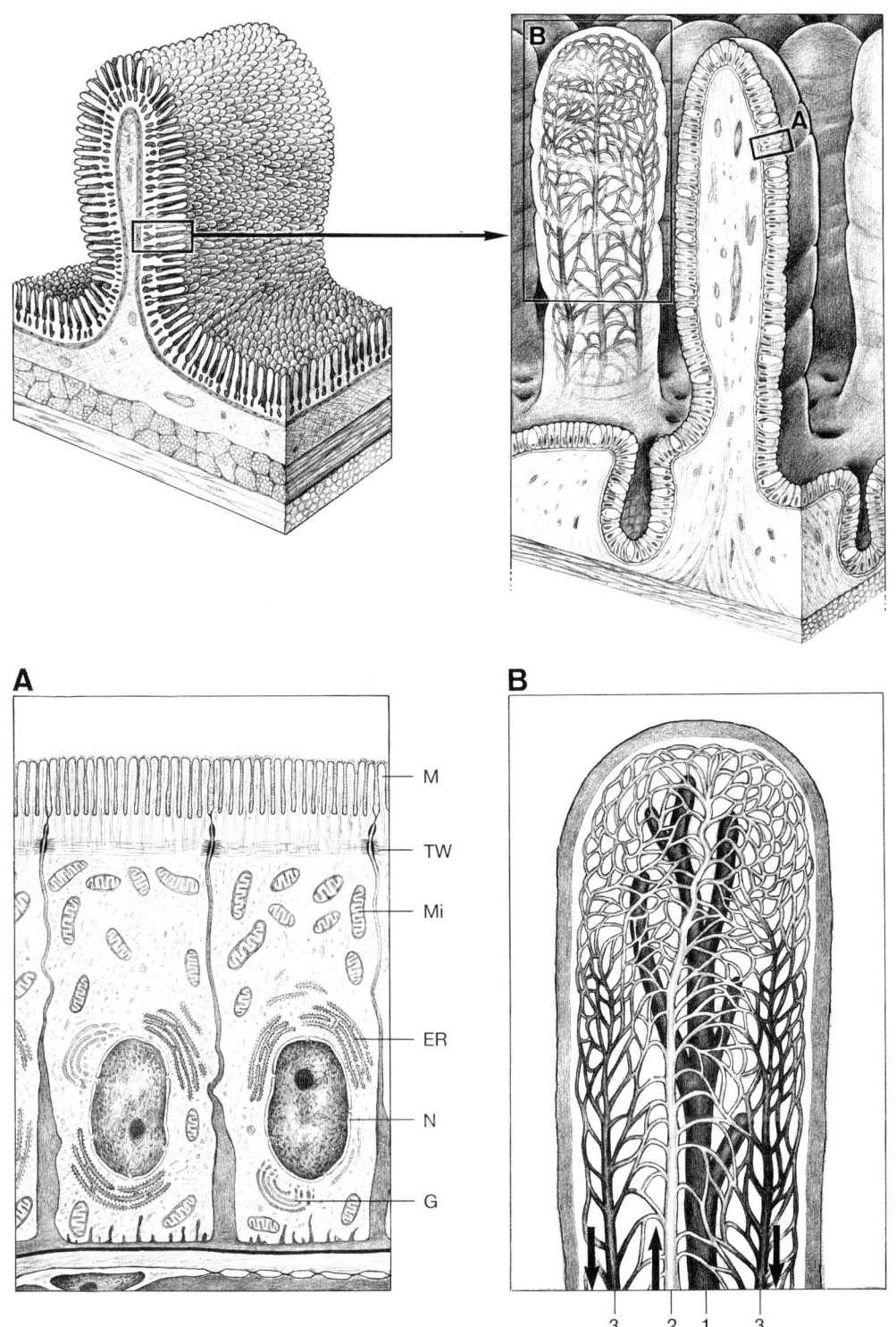

A

M
TW
Mi
ER
N
G

B

3   2 1   3

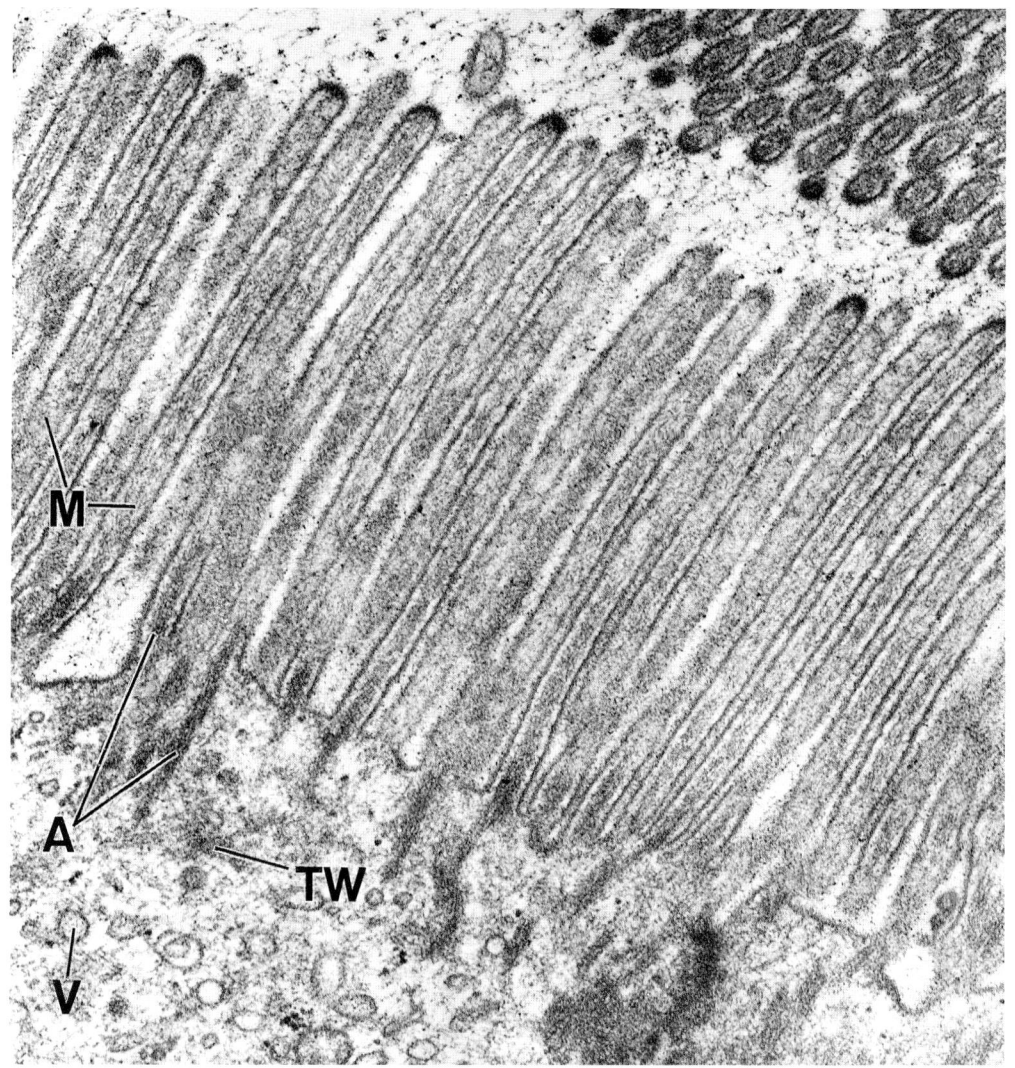

Abb. 198. E. m. Aufnahme vom Bürstensaum einer Dünndarmepithelzelle (Affe, 50000×). A = Aktin-Filamentbündel der Mikrovilli; M = Mikrovilli; TW = Terminalgespinst (Terminal web.); V = Vesikel.

lichen Zellmembranen in Höhe des Schluß-leistennetzes.

Die **Mikrovilli** sind durch diese Fasersysteme kontraktil. Sie können sich zwar nicht der Länge nach zusammenziehen, können sich aber seitlich etwas gegeneinander auffächern, wodurch kleine, strudelartige Flüssigkeitsbewegungen an der Zelloberfläche erzeugt werden, was möglicherweise die Resorption beschleunigt (Abb. 199).

Im apikalen Teil der Enterozyten ist ein gut entwickelter **Haftplattenkomplex** aus Zonulae occludentes, Gürtel- und Punktdesmosomen vorhanden **(Schlußleistennetz)** (Abb. 199). Er dient einerseits der mechanischen Verankerung der Saumepithelzellen untereinander, andererseits aber auch dem »motorischen Apparat« der Mikrovilli als Insertion. Die Zonulae occludentes dichten die Interzellularräume unmittelbar unterhalb des

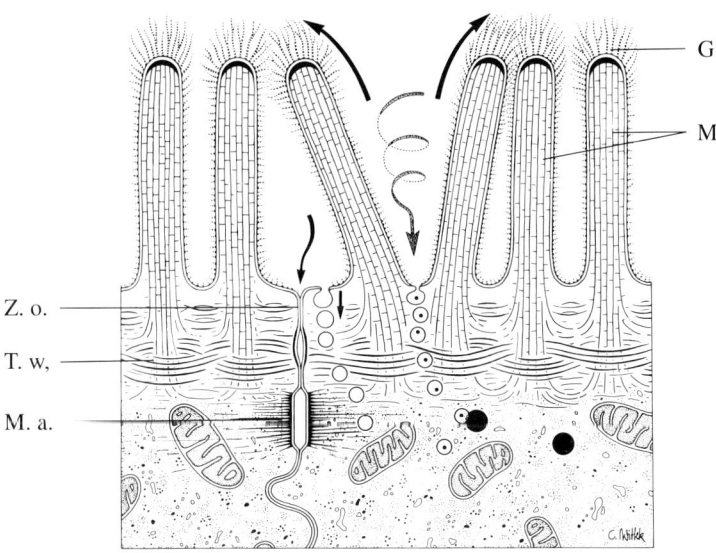

Abb. 199. Schema über die hypothetischen Mikrovillibewegungen zur Unterstützung resorptiver Prozesse.
G = Glykokalix; M = Mikrovilli mit Aktinfilamenten; M. a. = Macula adhaerens; T. w. = Terminal web;
Z. o. = Zonula occludens.

Bürstensaumes gegen größere Moleküle ab und sind damit der Ort der *Darmschranke*. Wasser, Ionen und kleinere Moleküle können jedoch die Zonulae occludentes (hier »leaky junctions«) passieren und gelangen dann in die Interzellularräume, die basolateral stark erweiterungsfähig sind. Durch aktive, in den Membranen lokalisierte Ionenpumpen können Elektrolyte, z.B. Natrium, in die Interzellularspalten gepumpt und dort angereichert werden, wodurch ein Ionengradient entsteht, der dazu führt, daß Wasser und darin gelöste Stoffe in den Interzellularraum einströmen. Von hier tritt die Flüssigkeit ins Zottenstroma über und wird dann entweder durch das zentrale Chylusgefäß oder das Kapillarnetz abgeführt (Abb. 197).

Die Resorption der Nahrungselemente geht immer mit intensiven Flüssigkeitsverschiebungen einher. Beim Erwachsenen gelangen täglich 5 bis 10 Liter Wasser in den Dünndarm – einschließlich der vom Organismus selbst abgesonderten Sekrete. Der größte Teil dieser Flüssigkeit wird vom Dünndarm selbst wieder rückresorbiert (etwa 200–400 ml/Std.). Trinkt man 1 Liter Wasser, so ist die Hälfte davon bereits nach 30 Minuten resorbiert. Isotopenversuche haben ergeben, daß das aufgenommene Wasser allerdings auch genauso schnell wieder ins Darmlumen abgegeben wird. Die Nettoresorption ist somit die Differenz zwischen zwei sehr großen, einander entgegengerichteten Fluxen.

Zottenpumpe. Die Stoff- und Flüssigkeitsbewegungen durch das Darmepithel hindurch werden durch die Zottenpumpe wirkungsvoll unterstützt. Die Zotten bewegen sich normalerweise immer langsam hin und her, können sich aber auch abrupt zusammenziehen. Diese Zottenkontraktionen erfolgen in regelmäßigen, rhythmischen Intervallen und machen – wie Lebendbeobachtungen gezeigt haben – etwa die Hälfte der Zottenlänge aus. Sie kommen durch Muskelbündel zustande, die von der Muscularis mucosae abzweigen und senkrecht in die Zotten einstrahlen (Abb. 200). In der Regel ist die Schleimhautmotorik, für die die Muscularis mucosae verantwortlich ist, eng mit der Zottenmotorik korreliert.

Stoffresorption. Die Bausteine der drei Stoffklassen der Nahrung (Eiweiße, Fette und Kohlenhydrate) werden vom Resorptionsepithel in ganz unterschiedlicher Weise in den Körper aufgenommen.

Die **Fettverdauung** setzt erst im Duodenum ein und erfolgt unter Beteiligung der Leber, deren »Sekret«, die Galle, durch die extrahepatischen Gallenwege ins Duodenum entleert wird. Die *Galle* enthält neben anderen Stoffen vor allem Gallensäuren, durch die die Fette emulgiert, zu kleinen Tröpfchen dispergiert und dadurch für die Resorption vorbereitet werden. Durch die Pankreaslipase, aber auch durch die Enzyme der Duodenalschleimhaut selbst, die hauptsächlich in den Mikrovilli lokalisiert sind, werden die Triglyzeride dann in freie Fettsäuren und Monoglyzeride gespalten. Diese Substanzen verbinden sich mit den Gallensäuren zu kleinen Mizellen von submikroskopischer Größe. Zahlreiche solcher Mizellen kommen schließlich in Kontakt mit den Mikrovilli der Saumepithelzellen, diffundieren durch deren Zytoplasmamembranen hindurch und gelangen in das apikale Zytoplasma dieser Zellen (Abb. 201A). Die Membranen des endoplasmatischen Retikulums enthalten Enzyme, die aus den genannten Bau-

steinen wieder Triglyzeride resynthetisieren und Fetttröpfchen bilden. Diese Tröpfchen werden dann zum Golgi-Komplex transportiert, dort mit einer Membran umgeben und weiter zur lateralen Zellwand bewegt. Die Fetttröpfchen können dann die Plasmamembranen penetrieren und als »Chylomikronen« in den basalen Abschnitt des interzellulären Spaltraumes und weiter ins Bindegewebe der Lamina propria gelangen. Hier durchdringen sie dann rasch von außen die, meist nicht mit einer Basalmembran versehene, dünne Wandung der Lymphkapillaren und gelangen so in den Lymphkreislauf, in den proximalwärts die mesenterialen Lymphknoten eingeschaltet sind.

Die Lymphkapillaren reichen mit blind endenden Gefäßen bis in die Zottenspitze *(zentrales Chylusgefäß)*, so daß sie die vom Epithel abgegebenen Chylomikronen leicht aufnehmen können (Abb. 197 u. 201). Die Lymphgefäße der Dünndarmschleimhaut transportieren die Chylomikronen dann zu den regionalen Lymphknoten des Darmtraktes, wo sie zunächst einmal phagozytiert und abgela-

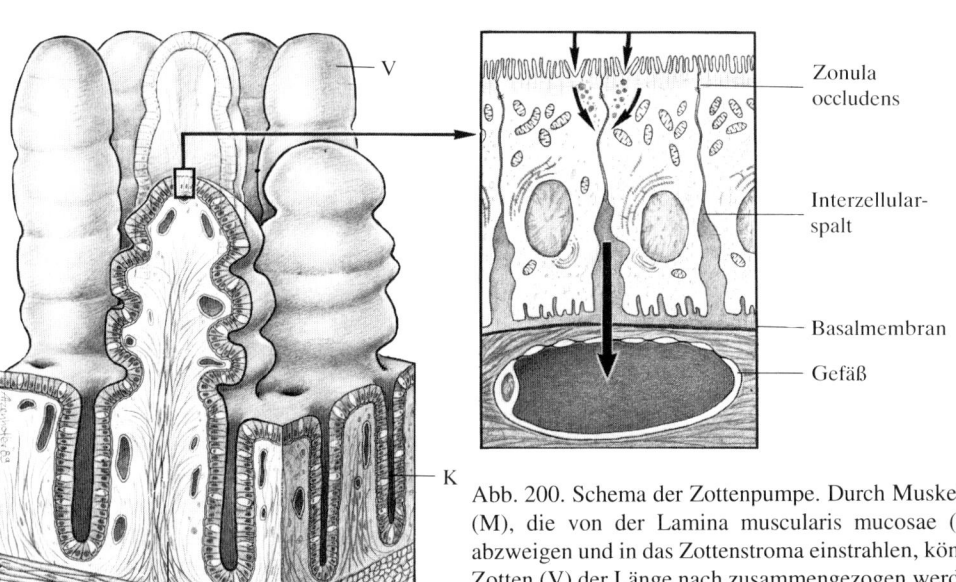

Abb. 200. Schema der Zottenpumpe. Durch Muskelbündel (M), die von der Lamina muscularis mucosae (M. m.) abzweigen und in das Zottenstroma einstrahlen, können die Zotten (V) der Länge nach zusammengezogen werden. Die Ausschnittvergrößerung zeigt den transzellulären Resorptionsweg durch das Epithel in die fenestrierten Gefäße. K = Krypte.

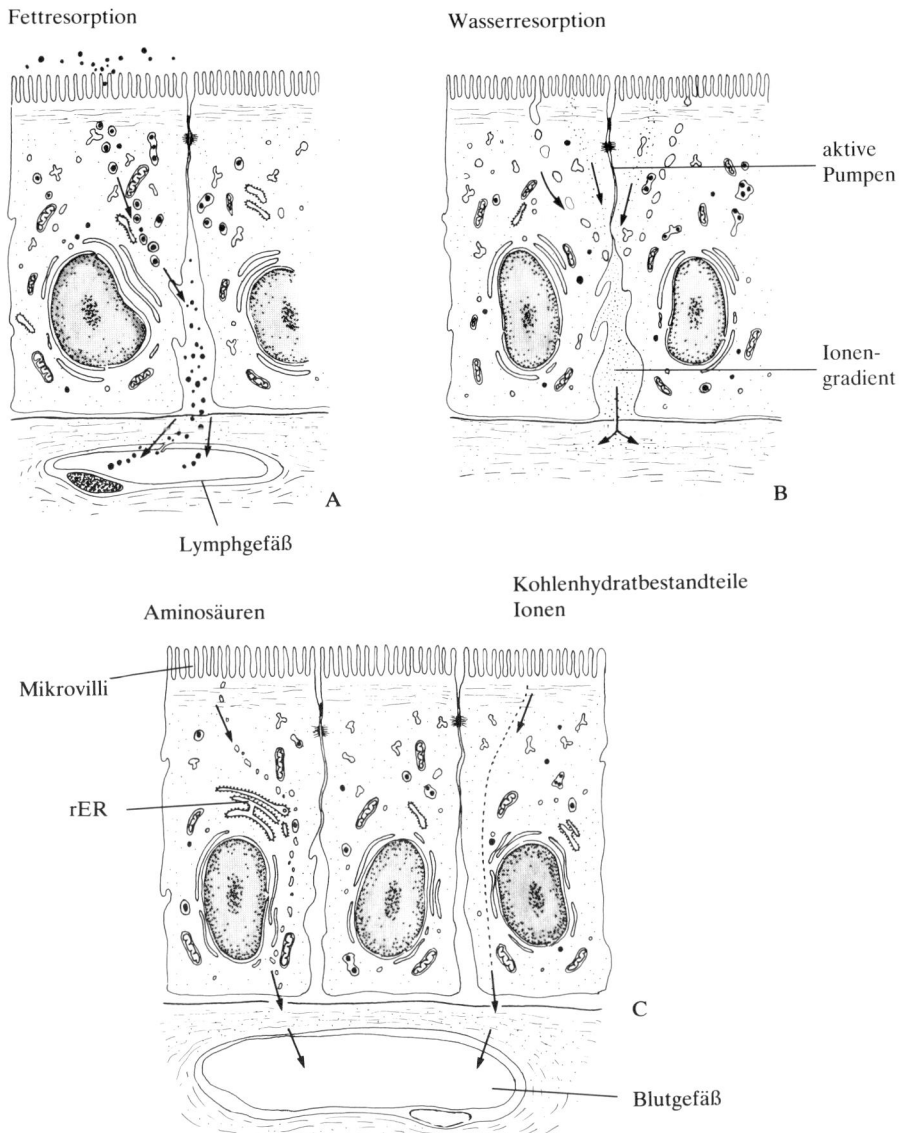

Abb. 201. Schema über die wichtigsten zytologischen Vorgänge bei der Resorption der Nahrungsstoffe. Die Fette gelangen mit Hilfe kleiner Vesikel als Chylomikronen über die erweiterten Interzellularspalten in die Lymphgefäße. Wasser und Elektrolyte werden durch die Interzellularspalten, Aminosäuren und Kohlenhydratbausteine transzellulär resorbiert. rER = rauhes endoplasmatisches Retikulum.

gert werden. Nur ein kleiner Teil erreicht über die Cisterna chyli und den Ductus thoracicus den Blutkreislauf.

Die Resorption der aus dem Abbau von Proteinen und Polysacchariden gewonnenen Stoffe erfolgt in etwas anderer Weise als die der Fette. Für den größten Teil der **Eiweißverdauung** sind die proteolytischen Enzyme des Pankreas verantwortlich, deren Absonderung etwa 10–20 Minuten nach der Mahlzeit einsetzt. Diese Enzyme spalten die Proteine bis zu den Aminosäuren auf, die dann unmittelbar, nachdem sie freigesetzt worden sind, resorbiert werden. Normalerweise kommt es zu keiner Anhäufung von Aminosäuren im Darminhalt. Die Resorption von Aminosäuren ist ein aktiver Prozeß der Darmepithelzellen. Während der Resorption häufen sich die Aminosäuren im apikalen Teil der Saumepithelzellen an. Sie treten schneller an der luminalen Seite in die Zelle ein als an der basalen Seite aus. Die meisten Aminosäuren werden innerhalb der Epithelzellen nicht in größerem Um-

fang metabolisiert, sondern als solche in die Darmvenen und weiter in die Pfortader eingeschleust. Der Wiederaufbau zu Polypeptiden und Proteinen erfolgt in der Hauptsache erst in den Leberzellen.

Auch die meisten **Kohlenhydrate**, insbesondere Glukose und Galaktose, werden aktiv durch das Darmepithel hindurchtransportiert (Abb. 201). Im Dünndarm werden die Polysaccharide durch entsprechende Pankreasenzyme meist nur bis zu den Disacchariden abgebaut. Erst in den Saumepithelzellen selbst, wahrscheinlich durch die in den Mikrovilli

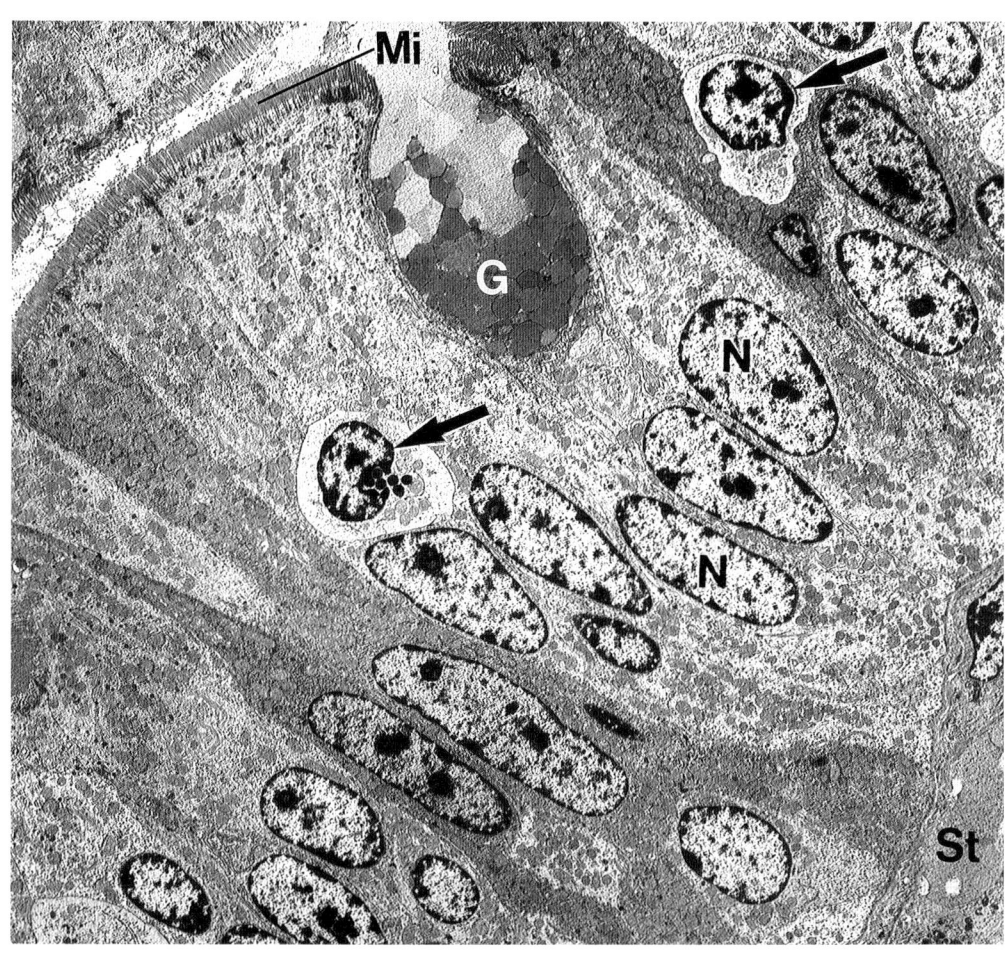

Abb. 202. E. m. Aufnahme vom Resorptionsepithel des Dünndarms (Affe, 2100×). Zwischen den Epithelzellen wandern Lymphozyten (Pfeile) hindurch. G = Becherzelle; N = Zellkerne der Enterozyten; Mi = Mikrovilli; St = Stroma.

lokalisierten Enzyme, erfolgt dann die Aufspaltung in Monosaccharide, die später als solche im Pfortadervenenblut auftreten. Glukose und Galaktose verbinden sich, wenn sie in die Mikrovilli der Saumepithelzellen eingeschleust sind, dort mit einem »carrier«, der sie durch die Zelle hindurchtransportiert und jenseits der Basalmembran wieder freisetzt.

Innerhalb der Zotten findet sich ein engmaschiger **Kapillarplexus,** der über weitlumige Schleimhautvenen zur Pfortader hin drainiert wird. Das korbartige Kapillarnetz der Zotten (Abb. 197) wird durch längsverlaufende, arterielle Gefäße versorgt, die an der Zottenspitze mit einer Bügelanastomose in das venöse Abflußsystem übergehen. Dadurch kann eine Blutumleitung erreicht werden, wenn bei einer Verminderung der resorptiven Aktivität die volle Durchblutung der Zotten nicht mehr erforderlich ist. Die Endothelien der Zottenkapillaren sind an der dem Epithel zugekehrten Seite fenestriert (Abb. 200). Hier erfolgt hauptsächlich der Zustrom von Substanzen, die dann über die Pfortader die Leber erreichen.

Die Dünndarmschleimhaut besitzt die bemerkenswerte Fähigkeit, die beiden Hauptstoffströme getrennt abwickeln zu können. Die Fettresorption geht über die Lymphkapillaren zu den Lymphknoten, die Kohlenhydrate und Eiweißbausteine gelangen über die Blutkapillaren zur Pfortader und damit zur Leber. Sollten mit diesen Stoffströmen Antigene in den Körper gelangt sein, kommt es sowohl in der Leber als auch in den mesenterialen Lymphknoten zu Abwehrreaktionen, durch die das Blut geschützt wird. Eine Darmintoxikation kann lebensgefährlich sein.

Jede Stoffresorption birgt die Gefahr einer Vergiftung in sich, weshalb die Epithelschranke des Darmes sorgfältig »überwacht« und durch immunologische Abwehrmechanismen gesichert wird. Eine wichtige Voraussetzung für die Stoffresorption ist daher die Keimarmut des Chymus, die vor allem im Dünndarm aufrechterhalten wird. Der Dünndarm liegt zwischen zwei Darmabschnitten mit hoher bakterizider Abwehrkraft, nämlich zwischen dem Magen, dessen Salzsäureproduktion die meisten Bakterien tötet, und den Peyer-Platten im unteren Ileum, die das Übergreifen der Bakterienflora vom Dickdarm auf den Dünndarm verhindern.

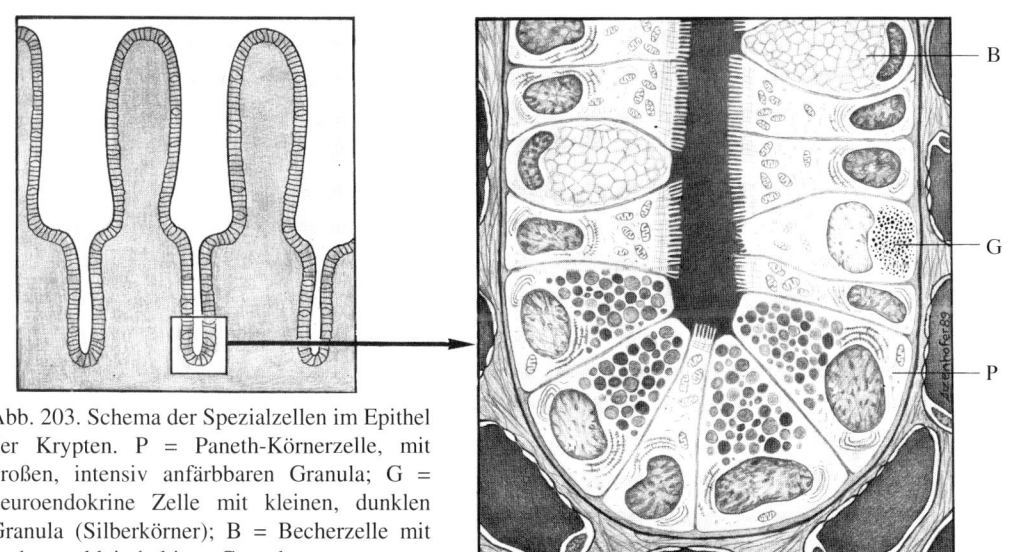

Abb. 203. Schema der Spezialzellen im Epithel der Krypten. P = Paneth-Körnerzelle, mit großen, intensiv anfärbbaren Granula; G = neuroendokrine Zelle mit kleinen, dunklen Granula (Silberkörner); B = Becherzelle mit groben, schleimhaltigen Granula.

Paneth-Körnerzellen. Wird die Azidität des Chymus im Magen geringer, so kann die Duodenalschleimhaut die abnehmende bakterizide Wirkung des Magensaftes durch die Sekretion von Lysozymen wieder ausgleichen. Lysozyme sind Enzyme, die in der Lage sind, Bakterien aufzulösen. Sie werden von den Paneth-Körnerzellen synthetisiert. Diese Zellen finden sich verstreut oder in Gruppen in der Duodenalschleimhaut, meist am Boden der *Krypten.* Die großen, pyramidenförmigen Zellen zeichnen sich durch den Besitz großer, stark azidophiler Sekretgranula aus, die vornehmlich im apikalen Bereich der Zellen lokalisiert sind (Abb. 203).

Sie enthalten reichlich Ergastoplasma und Lysosomen. Die Paneth-Zellen können Bakterien auch direkt phagozytieren und in den Phagolysosomen auflösen. Wahrscheinlich bilden die Paneth-Zellen, die ein relativ konstantes Element der Darmschleimhaut darstellen und auch im Kolon vorkommen, aber auch noch andere Wirkstoffe. Auffallend ist ihr hoher Gehalt an Zink, was für die Existenz spezifischer Enzyme spricht.

Über die funktionelle Bedeutung des Mukosa-assoziierten Lymphgewebes (MALT) des Darmsystems s. S. 191.

1.4.4 Regenerations- und Adaptationsvorgänge im Dünndarm

Zotten und Krypten bilden die funktionelle Einheit des Dünndarms für die geschilderten Sekretions- und Resorptionsvorgänge. Das einschichtige Resorptionsepithel enthält verschiedene Zellformen, die sich für diese Funktionsprozesse spezialisiert haben und interessanterweise die benötigten Enzyme immer erst dann synthetisieren, wenn sie auch gebraucht werden. Dieser hohe Stoffumsatz spiegelt sich auch im regenerativen Verhalten der Zellen wider. Am Boden der Krypten befinden sich undifferenzierte Epithelzellen (Matrixzellen), die sich in relativ rascher Folge mitotisch teilen. Durch Markierungsversuche (z.B. mit ^{3}H-Thymidin) ließ sich zeigen, daß die neu-

gebildeten Zellen nur eine Lebensdauer von 24–36 Stunden haben. Die zunächst noch undifferenzierten Zellen verschieben sich von den Krypten allmählich zu den Zotten nach aufwärts bis zur Zottenspitze, wobei ihre Differenzierung zu Enterozyten, Becherzellen oder zu anderen Zellformen erfolgt. An der Zottenspitze sterben dann die differenzierten Zellen bald ab und werden ins Lumen abgestoßen. Es existiert also in der Dünndarmschleimhaut ein ständiger Zellfluß von der Kryptenbasis zur Zottenspitze, durch den sich das gesamte Darmepithel beim Menschen in etwa 3–6 Tagen vollständig erneuert.

Dieser Prozeß der Zellerneuerung ist ein funktionsabhängiges Geschehen. Bei intensiver Beanspruchung der Resorptionsprozesse läuft der Zellumsatz auf »höheren Touren«, die Zotten verlängern sich, und die Lebenszeit der Epithelzellen wird verkürzt. Wird der Darm andererseits ruhiggestellt oder bei Erkrankungen (etwa der einheimischen Sprue) weniger aktiv, so werden die Zotten und Krypten kürzer, der Zellumsatz wird reduziert und die Zelldifferenzierung verlangsamt. Die Größe der resorbierenden Oberfläche, die Zottenlänge, die Zahl der Mitosen usw. sind also ein unmittelbarer Ausdruck für die funktionelle (digestive) Aktivität der Darmschleimhaut im Ganzen.

1.4.5 Enteroendokrines Steuerungssystem

Im Gegensatz zu den apikal-gekörnten Paneth-Körnerzellen kommen im Darm noch eine Reihe anderer Zellen vor, deren Granula meist in den basalen Abschnitten der Zellen liegen (basal-gekörnte Zellen). Diese Zellen synthetisieren Wirkstoffe, durch die die motorischen, sekretorischen oder resorptiven Prozesse koordiniert und gesteuert werden. Nach Fixation mit alkalischen Bikarbonatlösungen stellen sie sich gelblich-braun *(chromaffine Zellen),* nach Behandlung mit Silbersalzen granuliert dar *(argyrophile oder argentaffine Zellen).* Die Sekretgranula dieser Zellen, die sich e.m.

leicht an der Größe, Form und Elektronendichte unterscheiden lassen, enthalten hochwirksame Hormone, wie Gastrin, Serotonin, Somatostatin, Cholezystokinin, Motilin u. a. Überraschenderweise wurden neuerdings dieselben Substanzen z. T. auch im ZNS gefunden, so daß möglicherweise im Darm und im NS dieselben zellulären Grundmechanismen für die hormonellen Steuerungsvorgänge existieren.

Steuerung der Sekretionsprozesse. Die in der Duodenalschleimhaut relativ zahlreich vorkommenden *G-Zellen* produzieren **Gastrin,** das die Belegzellen des Magens zur HCl-Produktion, aber auch das Pankreas und die Darmdrüsen zur Sekretion anregt. Die G-Zellen enthalten im basalen Zellbereich eine Anzahl unterschiedlich großer und dichter Granula ($\varnothing$ durchschnittlich 300 nm), die Gastrin enthalten. Die relativ großen Zellen haben eine spitz zulaufende, pyramidenförmige Gestalt, wobei die Pyramidenspitze das Lumen kaum erreicht. Die sekretorische Aktivität der Zelle ist basalwärts, d.h. zu den Gefäßen hin, orientiert.

Das **Cholezystokinin** (Pankreozymin) wirkt stärker als Gastrin auf die sekretorische Aktivität des exokrinen Pankreasgewebes und anderer Darmdrüsen. Es fördert auch die Gallebildung und Absonderung von Gallenflüssigkeit ins Duodenum. Cholezystokinin wird von den *I-Zellen* gebildet, die im gesamten Dünndarm vorkommen und zahlreiche, elektronendichte, etwa 250 nm große Granula enthalten.

Das **Sekretin,** das die Salzsäureproduktion im Magen hemmt, fördert die Flüssigkeits- und Bikarbonatsekretion des Pankreas und die Gallensekretion der Leber. Dieses Hormon wird in den *S-Zellen* gebildet, die relativ kleine Granula von unterschiedlicher Elektronendichte besitzen. Das etwas schwächer wirkende, **vasointestinale Peptid (VIP)** stammt wahrscheinlich aus den sog. D-Zellen, die im gesamten Magen-Darm-Trakt weit verbreitet sind. Diese Zellen sind relativ kontrastarm und beherbergen kleine, unterschiedlich große Granula mit einem Durchmesser von 160–180 nm.

Hemmende Effekte werden vor allem 2 Substanzen zugeschrieben: einmal dem sog. Gastric inhibitory polypeptide (**GIP**), das von Zellen, die vornehmlich im Jejunum und Ileum lokalisiert sind, gebildet wird, und zweitens dem **Somastostatin,** das von den D-Zellen des Pankreas, Magens und Darmes synthetisiert wird. Im Gegensatz zu den endokrinen Zellen des Darmtraktes, die ihr Hormon an der Zellbasis ins Blut abgeben, sind die somatostatinbildenden Zellen *parakrine Elemente,* d.h., sie geben ihren Wirkstoff direkt an die Umgebung ab und nicht ins Blut, so daß sie in der Regel keine generalisierende Wirkung entfalten.

1.4.6 Darmmotilität

Die Resorptions- und Digestionsvorgänge werden im Darm durch die Darmmotorik (Peristaltik) wesentlich gefördert. Diese ist von der Schleimhautmotorik relativ unabhängig. Sie kommt durch wechselseitige Kontraktionen der Muscularis propria zustande, die aus zwei, etwa gleich dicken Schichten glatter Muskulatur besteht, nämlich der äußeren Längs- und der inneren Ringschicht. Zwischen der Muscularis mucosae und der Muscularis propria befindet sich eine ausgedehnte, bindegewebige Verschiebeschicht, deren kollagene Faserbündel nach Art eines Scherengitters angeordnet sind (Abb. 205). Dieses regelmäßige Fasergitter kann sich bei den Lumenveränderungen rasch und ohne Energieverlust verstellen. In dieses Gitter sind die Gefäße und Nerven »systemgerecht« eingebaut, so daß sie bei den Darmbewegungen nicht abgeklemmt oder gestaucht werden.

Serosa. Regelrechte Dünndarmbewegungen sind nur möglich, wenn die Darmschlingen einerseits gleitend gegeneinander verschieblich, andererseits aber auch an der dorsalen Bauchwand fixiert sind. Serosa und Mesenterien übernehmen die damit zusammenhängenden Aufgaben. Die **Serosa** besteht aus flachen, polygonalen Zellen (einschichtiges Plattenepithel, Peritonealepithel), die mit ihrer Basalmembran auf einem lockermaschigen

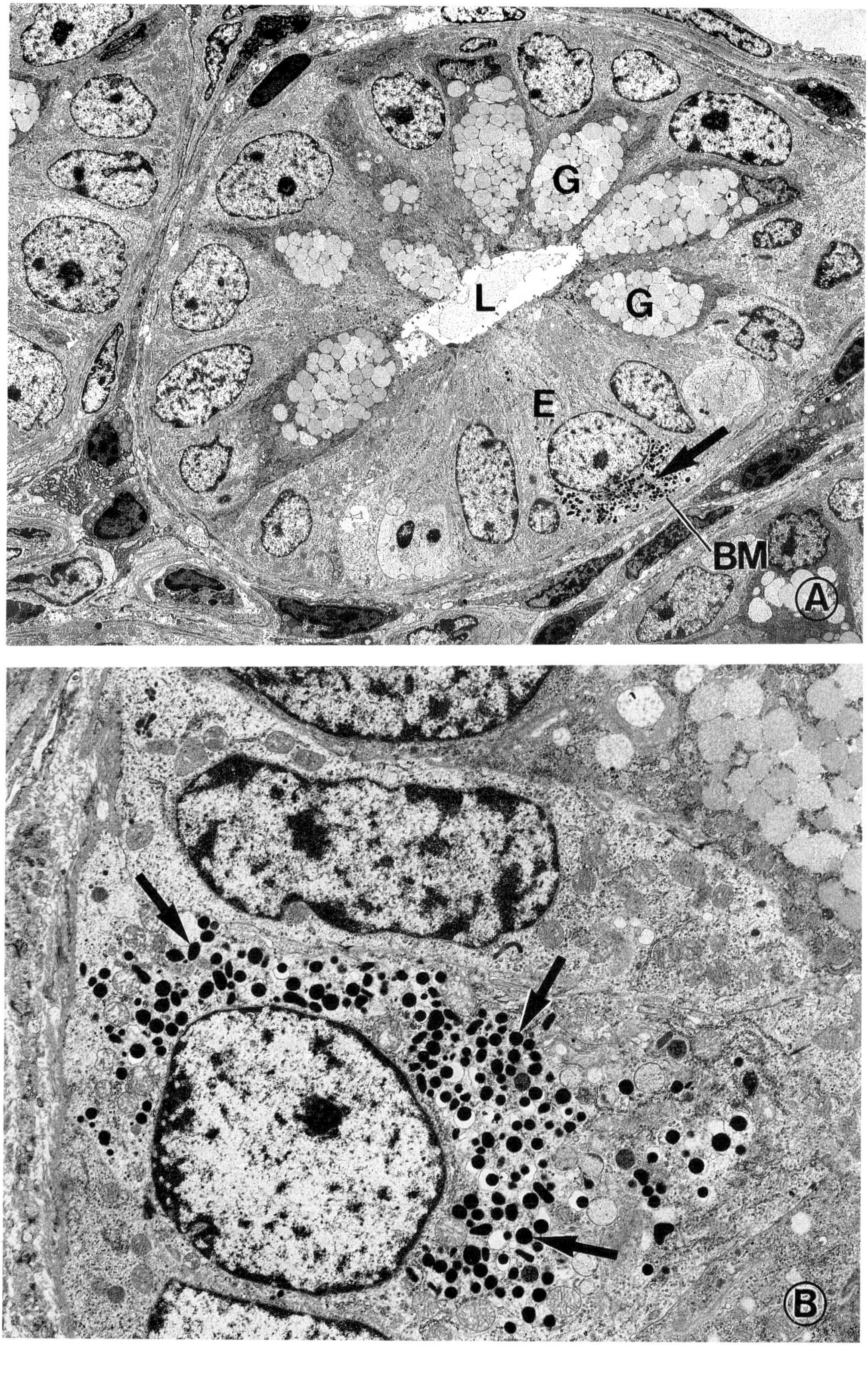
G
G
L
E
BM
A
B

Bindegewebe (**Subserosa**) ruhen. Für die mechanische Stabilität des Dünndarmkonvolutes spielen die in den Mesenterien gelegenen Gefäßstiele der auffallend muskelkräftigen Darmarterien eine wichtige Rolle.

Die **Steuerung der Dünndarmmotorik** geschieht sowohl durch humorale als auch nervöse Mechanismen. Die humorale Kontrolle erfolgt durch Wirkstoffe der entero-endokrinen Zellen. Von den **enterochromaffinen Zellen** (*EC-Zellen*) wird Serotonin gebildet, das die glatte Muskulatur erregt und die Darmmotorik fördert. Die EC-Zellen sitzen breitbasig auf der Basalmembran des Kryptenepithels, besitzen apikal nur kleine Mikrovilli und beherbergen im basalen Zellabschnitt zahlreiche, kleine chromaffine Granula (**gelbe Zellen**). Gaben von Serotonin stimulieren im Tierexperiment die Peristaltik, erniedrigen die Schwelle zur Auslösung des für die peristaltischen Reflexe erforderlichen Druckes und steigern die Kontraktionsfrequenz sowie das pro Kontraktion transportierte Chymusvolumen.

Motilitätsfördernd wirkt auch das kürzlich entdeckte Peptid »Motilin«, das von spezifischen Zellen des Jejunums und Ileums produziert wird (**Mo-Zellen**). Motilin soll vor allem für die Zottenmotorik und den interdigestiven Komplex verantwortlich sein. Das **vasoaktive intestinale Peptid (VIP)** blockiert die durch Acetylcholin unterhaltene Hemmung der Ringmuskulatur, die für die peristaltischen Bewegungen wichtigste Muskelschicht, und löst dadurch eine Kontraktion der Ringmuskulatur aus.

Die **nervöse Steuerung** der Darmmotorik läuft über das autonome NS. Die Darmwand beherbergt zwischen den beiden Muskelschichten einen engmaschigen, faserreichen Nervenplexus (**Plexus myentericus, Auerbach-Plexus**), in dem sich zahlreiche multipolare Ganglienzellen befinden. Die von den autonomen Nerven freigesetzten Transmitterstoffe (Adrenalin, Acetylcholin, Noradrenalin usw.) regeln die Darmmotorik und ordnen die enteralen Bewegungsprozesse in die funktionelle Situation des Gesamtorganismus ein. Generell fördert der Parasympathikus, dessen wichtigster Überträgerstoff Acetylcholin ist, die Darmmotorik, während der Sympathikus sie hemmt.

Die motorischen Vorgänge in der Schleimhaut selbst (Zottenmotorik usw.) werden von zwei weiteren Nervengeflechten gesteuert, die sich in der Submukosa befinden und ebenfalls Ganglienzellen enthalten.

Der **Plexus submucosus int. (Meissner)** befindet sich in der Innenzone der Submukosa in enger Nachbarschaft zur Muscularis mucosae (Tab. 15). In der Außenzone der Submukosa breitet sich der mehr weitmaschige Plexus mit überwiegend großen Ganglienzellen aus, der an die Ringmuskelschicht angrenzt (**Plexus submucosus ext. [Schabadasch]**). Beide Plexus senden feinste autonome Nerven zur Schleimhaut, zu den Gefäßen und Drüsen. Die freigesetzten Transmitter beeinflussen nicht nur die Schleimhautmotorik und die Drüsensekretion, sondern auch die Transportprozesse im Epithel, die Zellregeneration und die Schleimhautdurchblutung.

1.5 Leber und Gallenwege, Resynthese der Nahrungsstoffe. Abwehr-, Exkretions- und Stoffwechselvorgänge

Die im Darm resorbierten Elementarbausteine der Nahrungsstoffe werden durch die Pfortader in die Leber gebracht und hier wieder zu körpereigenen Baustoffen resynthetisiert. So wird z. B. aus dem Monosaccharid Glukose das Polysaccharid Glykogen gebildet, das in der Regel in großen Mengen in den Leberzellen auftritt. Aus unspezifischen Aminosäuren werden in der Leber körpereigene Proteine

---

Abb. 204. E. m. Aufnahme von einer Kolonkrypte mit einer enteroendokrinen Zelle (E), deren Granula (Pfeile) spezifische Wirkstoffe enthalten. A = Übersicht (2500×); B = Ausschnittvergrößerung im Bereich der granulierten, enteroendokrinen Zelle (8000×); BM = Basalmembran; G = Becherzellen; L = Lumen der Krypte.

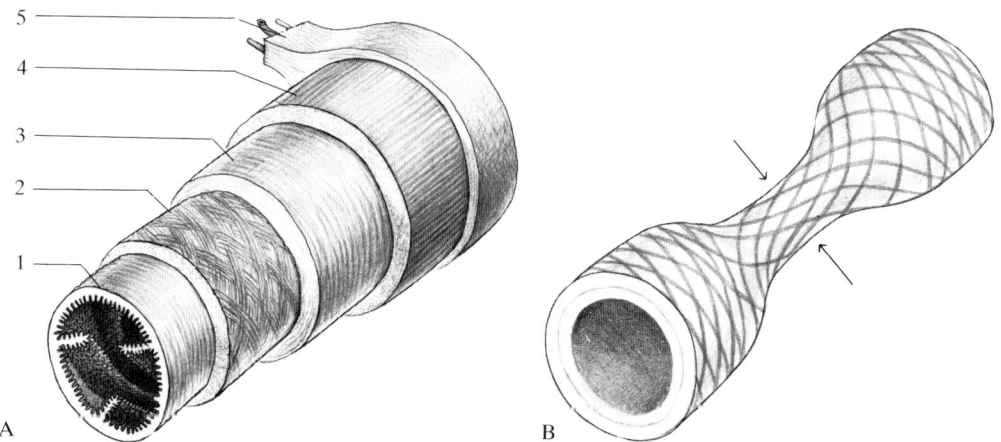

Abb. 205. Struktur des Darmrohres (A) und deren Veränderungen bei der Peristaltik (B). 1 = Mucosa; 2 = Submucosa; 3 = Ringmuskelschicht; 4 = Längsmuskelschicht; 5 = Serosa. Die Bindegewebsgitter der Submucosa strecken sich bei der Kontraktion der Ringmuskulatur in die Länge (Pfeile in B).

synthetisiert. Die Fette gelangen nicht primär in die Leber, sondern über das Lymphgefäßsystem des Darmes zuerst in die Lymphknoten. Das bedeutet aber nicht, daß die Leber nicht auch am Fettstoffwechsel beteiligt wäre. Die Leber hat gewissermaßen nur die Fettverdauung aus dem Organ heraus in die Darmwand verlegt, beteiligt sich aber an der Resorption der Fette durch die Absonderung der Galle. Die Leber wird dadurch auch zu einer Drüse, die die Galle sezerniert und durch ihre Ausführungsgänge, die Gallengänge, ins Duodenum absondert. Die Gallensekretion ist aber nicht nur ein Prozeß, der der Fettverdauung dient, sondern auch ein Ausscheidungsvorgang, durch den die Leber Stoffwechselendprodukte und Fremdelemente in den Darm und damit nach außen abgeben kann.

Die Leber ist somit die große »chemische Küche«, die die substantiellen Voraussetzungen für nahezu alle Stoffprozesse des Organismus schafft. Ihre beiden Hauptfunktionen, nämlich einerseits die Resynthese der Nahrungsstoffe und andererseits die Gallensekretion, bestimmen weitgehend die morphologischen Verhältnisse im Organaufbau. Da beide Hauptfunktionen nicht gleichzeitig ablaufen können, entwickelt sich ein zirkadianer Arbeitsrhythmus, zwischen Syntheseaktivität und sekretorischen Prozessen, der die Architektur des Organs wesentlich mitbestimmt.

1.5.1 Resynthese der Nahrungsstoffe, Läppchengliederung der Leber

Die in den venösen Kapillaren der Darmschleimhaut resorbierten Stoffe erreichen die Leberpforte unmittelbar, d.h. ohne Zwischenschaltung anderer Organe, durch die V. portae. Ihre Äste verlaufen innerhalb der Leber immer zusammen mit den Ästen der A. hepatica propria, die ebenfalls durch die Leberpforte in das Organ eintritt (Abb. 206). Die Endäste der V. portae heißen Vv. interlobulares. Aus diesen gehen die Leberkapillaren hervor. Dabei handelt es sich um besonders weitlumige und durchlässige Gefäße (Sinusoide), die einen ausgiebigen Kontakt des Pfortaderblutes mit den Leberzellen erlauben. Der Blutkontakt wird ferner dadurch optimiert, daß sich die Leberzellen zu radiären Strängen anordnen und dadurch nahezu von allen Seiten von Sinusoiden umgeben sind.

Die radiären Leberzellstränge ordnen sich zu polygonalen Läppchen an (**Lobuli hepatis,**

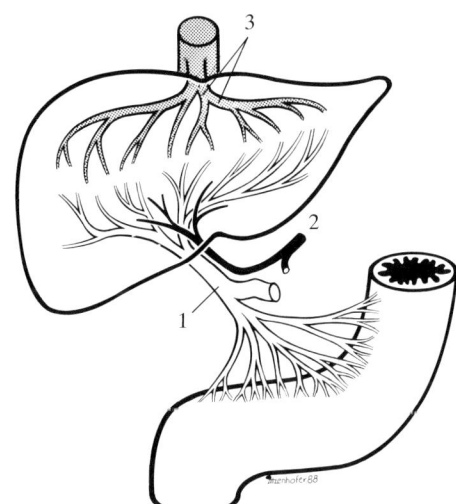

Abb. 206. Schema des Pfortadersystems der Leber. In der Leberpforte treten die V. portae (1) und die A. hepatica propria (2) zusammen in die Leber ein, während die Lebervenen (3) gesondert dorsokranial austreten.

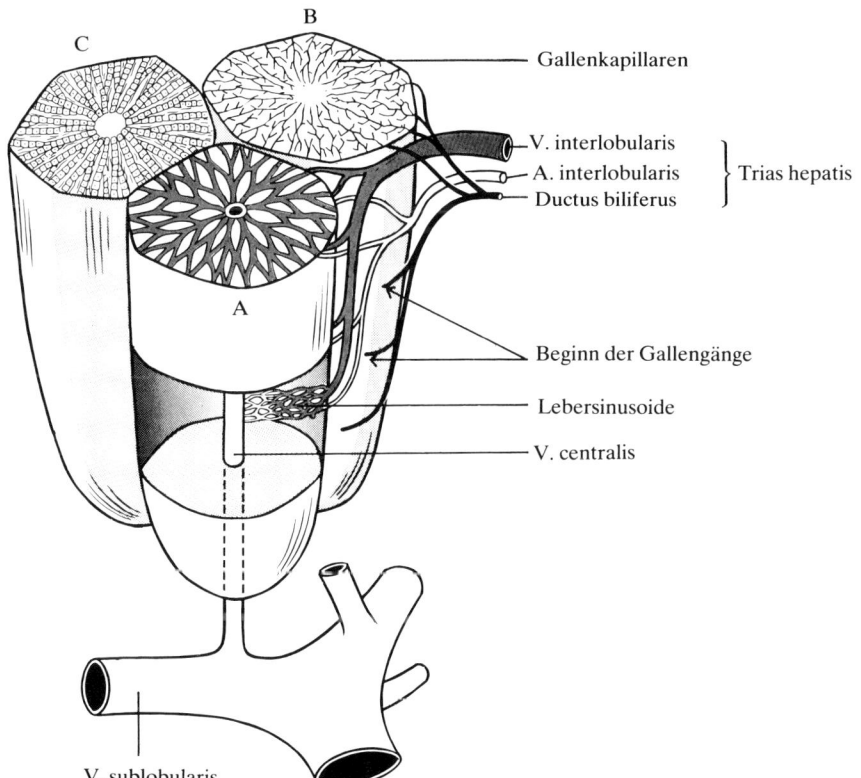

Abb. 207. Aufbau der Leber. Hauptelemente der Leberzirkulation. Dargestellt sind folgende Systeme: A = Pfortadersystem und Lebersinusoide; B = Gallenkapillaren innerhalb eines Leberläppchens; C = Leberzellbalken mit radiärer Grundstruktur.

Tab. 14. **Zirkulationsverhältnisse der Leber.**

Pfortadersystem	Leberarterien	Lokalisation
Darmvenen	Tr. coeliacus	Extrahepatisch
↓	↓	
V. portae	A. hepatica	Leberpforte
↓	↓	
Vv. interlobares	Aa. interlobares	Intrahepatisch
↓	↓	
Vv. interlobulares	Aa. interlobulares	Glisson-Dreieck
└──────→ Sinusoid ←──── Arterielle		
↓ Leberkapillaren		
V. centralis		
↓		
V. sublobularis		Leberbindegewebe
↓		
Vv. hepaticae		Zwerchfellfläche der Leber
↓		
V. cava inf.		Extrahepatisch

insgesamt etwa 100 000), in deren Zentrum die abführende Sammelvene (V. centralis) liegt. Die Durchströmung eines Leberläppchens erfolgt also von peripher nach zentral. Die radiär angeordneten Sinusoide, die von den Vv. interlobulares gespeist werden, münden im Läppchenzentrum in eine **V. centralis** ein, die ihrerseits das Blut wieder zu den Schaltvenen (**Vv. sublobulares**) und weiter zu den Lebervenen (Vv. hepaticae) abführen. Die Läppchengliederung des Leberparenchyms mit ihrer charakteristischen, von peripher nach zentral erfolgenden Blutströmung differenziert sich übrigens erst nach der Geburt voll aus, wenn die Lungenatmung und die Zwerchfellmotorik eingesetzt haben. Sie ist Ausdruck der Strömungsverhältnisse und damit als eine funktionelle Struktur anzusehen.

Die Vv. interlobulares und sublobulares verlaufen im lockermaschigen Bindegewebe, das die Läppchen umgibt, wobei die Vv. sublobulares meist allein am Rande der Läppchen zu finden sind, während die Pfortaderäste (**Vv. interlobulares**) in den Dreiecken zwischen den Läppchen, den **Glisson-Dreiecken**

oder **periportalen Feldern**, zusammen mit den übrigen Leitungsbahnen der Leber (Arterien und Gallengängen) verlaufen. A. interlobularis, V. interlobularis und Gallengang bilden zusammen die **Trias hepatis**, die in der Regel im Bindegewebe der Glisson-Dreiecke, d. h. in den periportalen Feldern an den Ecken der polygonalen Leberläppchen liegt (Abb. 209).

Die **Sinusoide** weisen nun vor allem zwei strukturelle Besonderheiten auf, die für die Stoffwechselfunktionen der Leber äußerst wichtig sind: 1. fehlt ihnen größtenteils eine Basalmembran und 2. bilden ihre Endothelien keinen geschlossenen Zellverband mehr, sondern lassen zahlreiche Lücken und Öffnungen zwischen sich frei. Durch diese Diskontinuitäten kann das Plasma des Pfortaderblutes aus dem Kapillarbett austreten. Die Blutzellen verbleiben noch innerhalb der Sinusoide, während die Makromoleküle, Proteine, Flüssigkeit und Elektrolyte in den Spaltraum zwischen den Leberzellen und Gefäßendothelien, den **Disse-Raum**, übertreten können (Abb. 209). Auf diese Weise kommen die Leberzellen mit ihrer an die Sinusoide angren-

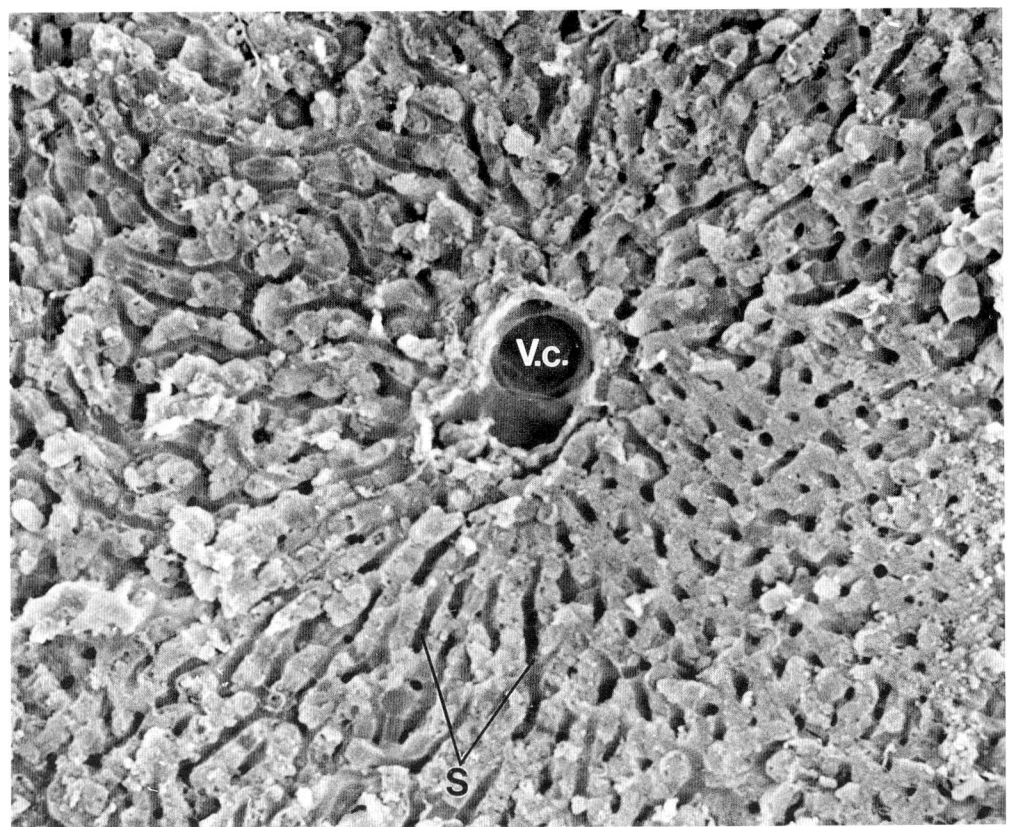

Abb. 208. Raster-e.m. Aufnahme eines Leberläppchens (Affe, 184×). Man beachte die radiäre Anordnung der Zellbalken und Sinusoide (S). In der Mitte liegt die V. centralis (V. c.).

zenden Oberfläche in einen unmittelbaren Kontakt mit dem Plasma, das ja mit den im Darm resorbierten Stoffen angereichert ist. Durch die Ausbildung zahlreicher, unregelmäßiger Mikrovilli (Abb. 209) wird die Oberfläche der Leberzellen außerdem um das 5- bis 6fache vergrößert, was die Austauschvorgänge erheblich verbessert.

Proteine. Die im Darm resorbierten *Aminosäuren* gelangen vom Disse-Raum durch Endozytoseprozesse in die Leberzellen und werden dort im rauhen ER zu Proteinen, z.B. zu Bluteiweißkörpern (Albumine), zu den Proteinen des Gerinnungssystems (Prothrombin, Fibrinogen) usw. synthetisiert. Die Leberzelle speichert keine Proteine, sondern synthetisiert sie erst beim aktuellen Bedarf. Da die Protein-

biosynthese von der DNA des Zellkerns abhängig ist und die Synthese gewissermaßen auf »Hochtouren« läuft (täglich werden 4–6 g Eiweiß in der Leber neu synthetisiert!), sind die Zellkerne sehr groß. Da sich die Zellkerne durch Chromosomenverdoppelung (endomitotisch) vergrößern (für reguläre Mitosen hat die Leberzelle sozusagen »keine Zeit«), stehen die Kerngrößenklassen immer in einem ganzzahligen Verhältnis zueinander (1:2:4:8) (Jacobj-Regel). Die Leberzellen des Kindes besitzen normale Kerne. Im Erwachsenenalter beherrschen doppelkernige Zellen das Bild. Im Alter häufen sich die polyploiden Großkerne. Jeder Altersstufe entspricht damit ein charakteristisches Kernmuster der Leberzellen (*Karyogramm*).

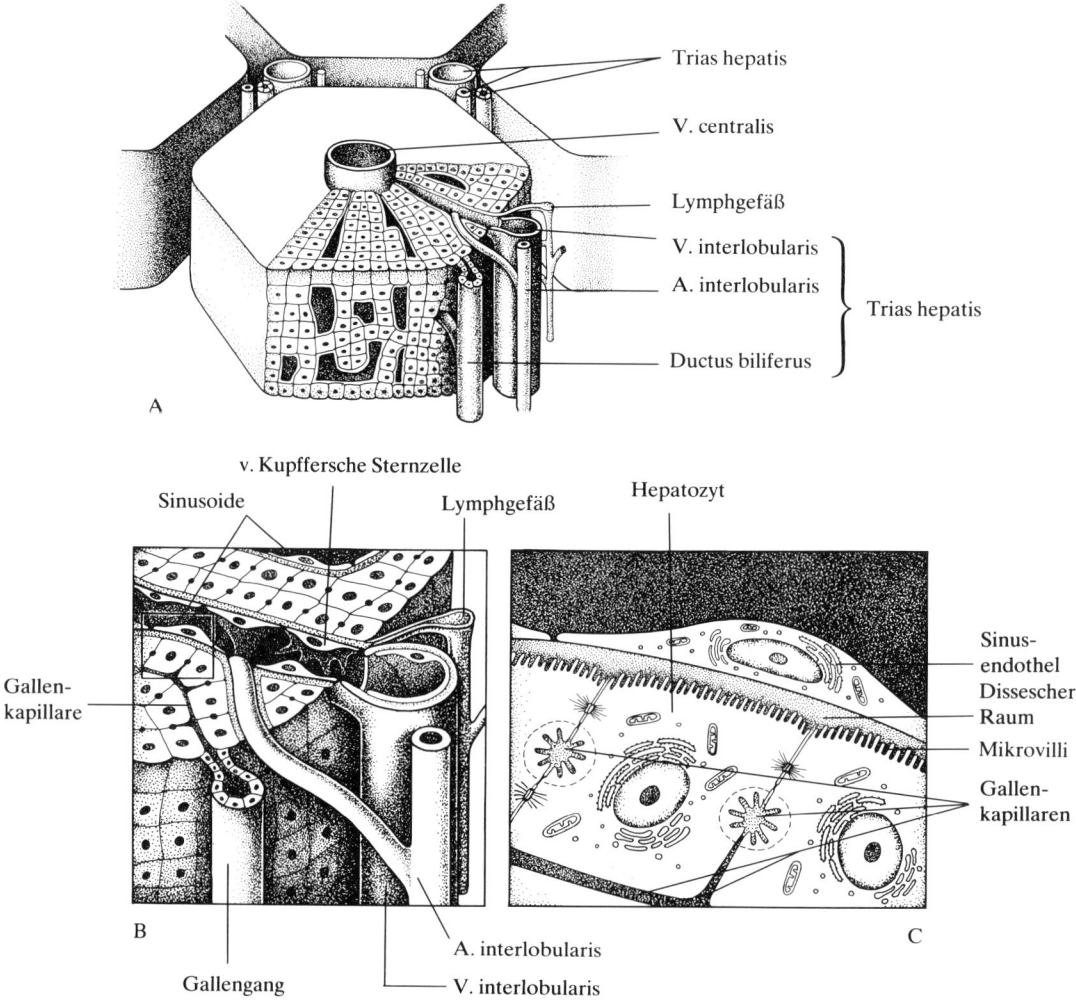

Abb. 209. Zell- und Gefäßarchitektur der Leber, halbschematische Darstellung in stufenweisen Vergrößerungen. A = Übersicht. Darstellung eines Leberläppchens mit radiär angeordneten Zellsträngen und Trias hepatis; B = Ausschnittvergrößerung aus der Randzone des Leberläppchens mit zu- und abführenden Leitungsbahnen; C = Ausschnittvergrößerung (s. Rechteck in B). Darstellung des Disse-Raumes und der Gallenkapillaren. Am unteren Bildrand ist eine Gallenkapillare, die in Verbindung mit dem zwischenzelligen Spaltensystem steht, längs getroffen.

Werden die neugebildeten Proteine mit Glykosaminoglykanen zu Glykoproteinen konjugiert, so wird auch der Golgi-Komplex in die Synthesevorgänge eingeschaltet. Die vom Golgi-Apparat abgeschnürten Vesikel dienen dann auch der Exozytose dieser Stoffe in die Sinusoide oder in die Plasmaströmung des Disse-Spaltes (Abb. 210).

Kohlenhydrate. Die Aufnahme von *Glukose* ins Zytoplasma der Hepatozyten bedarf keiner Vesikel. Die Glukosemoleküle werden in den Leberzellen sofort zum Polysaccharid *Glykogen* synthetisiert und in Form von Rosetten oder unregelmäßigen Haufen in der Nachbarschaft glatter ER-Vesikel abgelagert (Abb. 210). Bei Bedarf kann Glykogen auch

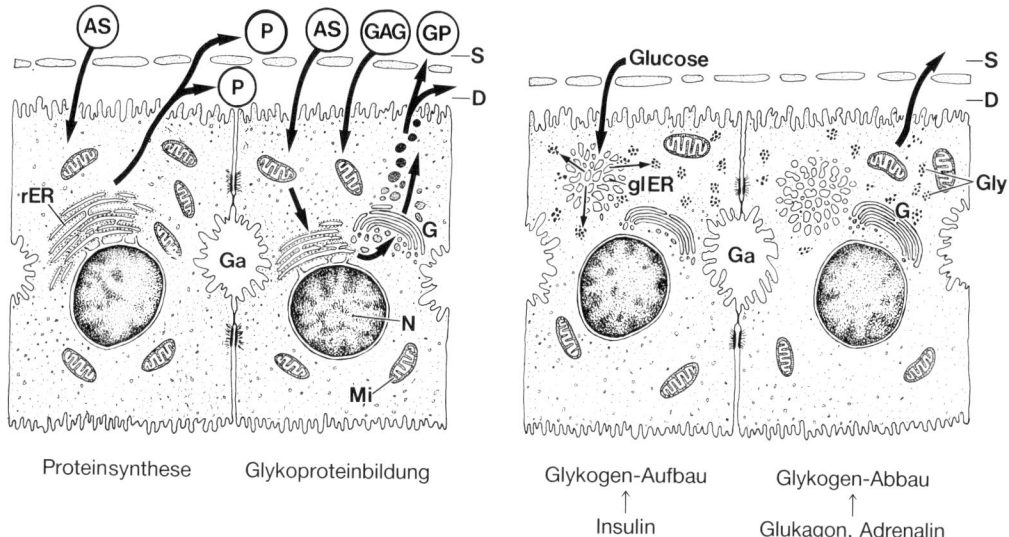

Abb. 210. Vorgänge bei der Resynthese von Proteinen, Glykoproteinen und Glykogen in den Leberzellen. As = Aminosäuren; D = Disse-Raum; G = Golgi-Apparat; Ga = Gallenkapillaren; GAG = Glykosaminoglykane; Gly = Glykogen, Glykoproteine; glER = glattes ER; N = Leberzellkern; rER = rauhes ER; P = Proteine; S = Sinusoid.

wieder zu Glukose katalysiert und ins Blut abgegeben werden. Die Leber wird dadurch zum wichtigsten Organ, das den Blutzuckerspiegel konstant halten kann. Da Glukose für den Gehirnstoffwechsel von großer Bedeutung ist, kann ein Ungleichgewicht im Blutzuckerspiegel auch zu Bewußtseinsstörungen (Koma) führen. Die Konstanthaltung des Blutzuckerspiegels ist eine zentrale Funktion der Leber, die von den Hormonen der *Langerhans-Inseln* (Insulin und Glukagon) gesteuert wird.

Fette. Die Verdauung der Fette nimmt unter den Nahrungsstoffen eine Sonderstellung ein. Während die Kohlenhydrate und Proteine der Nahrung nach ihrem Abbau im Dünndarm erst in der Leber resynthetisiert werden, werden die Fette bereits im Darmepithel wieder aufgebaut. Abbau und Resynthese der Fette sind allerdings von der emulgierenden Wirkung der Gallensäuren abhängig, die von der Leber gebildet und über die Gallenkapillaren in die ableitenden Gallengänge zum Duodenum transportiert werden. Auch für den Fettstoffwechsel hat die Leber eine zentrale Bedeutung (vgl. Abb. 211).

Plasma und Leberlymphe. Die Eiweiß- und Kohlenhydratbausteine strömen mit dem Blut der Vv. interlobulares, die Lipide hauptsächlich mit dem der Aa. interlobulares von der Läppchenperipherie in die Sinusoide ein. Da das Plasma in den Disse-Raum übertritt, »verliert« das Leberblut viel Flüssigkeit, so daß der Hämatokrit in den Lebervenen stark ansteigt. Diese Flüssigkeit – eine Art »Lymphe« – wird nun zentrifugal zur Läppchenperipherie hin drainiert, wo sie in das interstitielle Bindegewebe einströmt. Hier verlaufen zahlreiche Lymphgefäße, die die eiweißreiche Flüssigkeit aufnehmen und zur Cisterna chyli und weiter zum Ductus thoracicus ableiten. Wie umfangreich diese »Rückdrainage« des Leberblutplasmas tatsächlich ist, sieht man schon daraus, daß rund 50% des gesamten Eiweißvolumens im Ductus thoracicus aus der Leber stammt.

Innerhalb eines Leberläppchens existieren damit **zwei Strömungen**, einmal in den Sinusoiden die Blutströmung von peripher nach zentral, und zum anderen in den Disse-Spalten

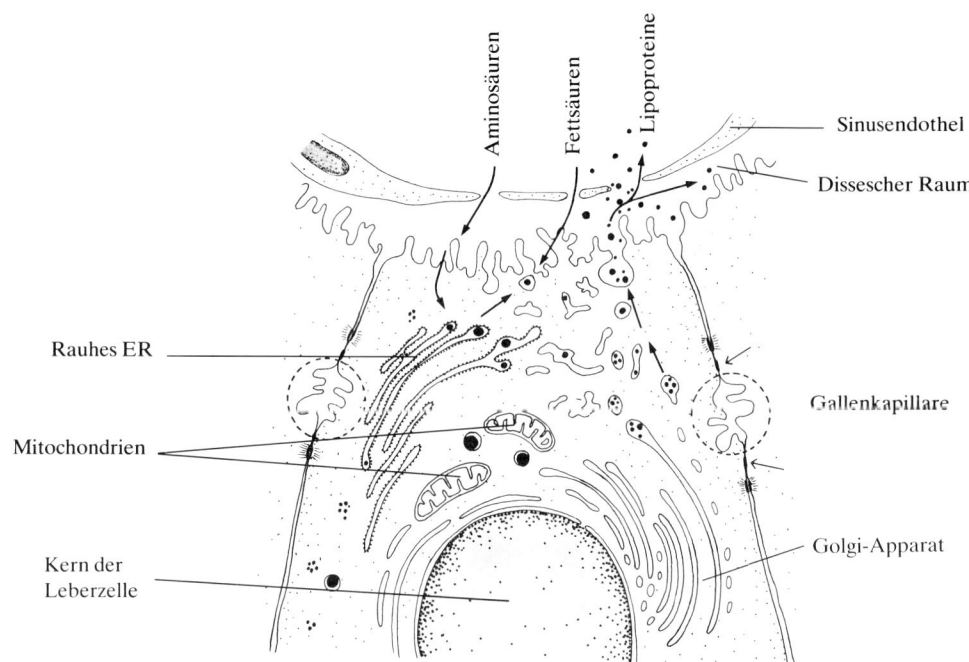

Abb. 211. Schema über die Vorgänge bei der Synthese von Lipoproteinen in der Leberzelle (nach Fawcett, modif.). Die punktierte Linie deutet die Erweiterungsmöglichkeit der Gallenkapillaren an. Pfeile = Zonulae occludentes.

die Plasma- und spätere Lymphströmung von zentral nach peripher.

1.5.2 Drüsenfunktion der Leber, Gallensekretion

Die zweite Hauptfunktion der Leber ist die Produktion und Sekretion der Galle. In diesem Zusammenhang arbeitet die Leber nicht so sehr als Stoffwechselorgan, sondern als Drüse bzw. Exkretionsorgan; denn mit der Galle werden nicht nur die für die Fettresorption erforderlichen Gallensäuren, sondern auch Stoffwechselendprodukte ausgeschieden. Damit stehen bei der zweiten Hauptfunktion der Leber mehr die Abbau-, bei der ersten mehr die Aufbauvorgänge im Vordergrund. Da die **Gallenkapillaren** (Canaliculi biliferi oder Gallenkanälchen) innerhalb der Leberläppchen im

Gegensatz zu den Blutkapillaren keine eigene Wandung besitzen, sondern nur Spalträume zwischen den Leberzellen darstellen, müssen diese Spalten durch Zonulae occludentes sicher abgedichtet werden, um den Übertritt von Gallenflüssigkeit in den Disse-Raum oder in die Sinusoide, d.h. in die »Leberlymphe« oder ins Blut, zu verhindern **(Leber-Galle-Schranke)**. Diese Haftstrukturen werden durch mechanische Haften (Desmosomen) ergänzt (Abb. 211).

Die **Gallenkapillaren,** die jeweils an der blutabgewandten Seite der Zelloberfläche liegen, haben einen Durchmesser von 0,5 bis 1 μm, können sich aber je nach der sekretorischen Aktivität der Leberzellen entsprechend vergrößern oder verkleinern, wobei die zahlreichen, kleinen Mikrovilli der Leberzellen als Reservefalten dienen. Da die Leberzellen während der Gallensekretion abschwellen, entsteht auch Raum für die Erweiterung der Gallenkapillaren.

Die Leberläppchen werden vom Portalvenenblut in zentripetaler, auf die V. centralis hingerichteter Flußrichtung durchströmt; die Strömungsrichtung der Gallenflüssigkeit ist dagegen zentrifugal (Abb. 214). Von der Läpp-chenmitte fließt die Galle zur Läppchenperi-pherie und dann in die interlobulären Gallengänge hinein. Das Glisson-Dreieck oder periportale Feld, in dem die Gallengänge lokalisiert sind, ist daher für die zentrifugale Gallenströmung das eigentliche Zentrum, weshalb *Rapoport* die zugehörigen Läppchenareale

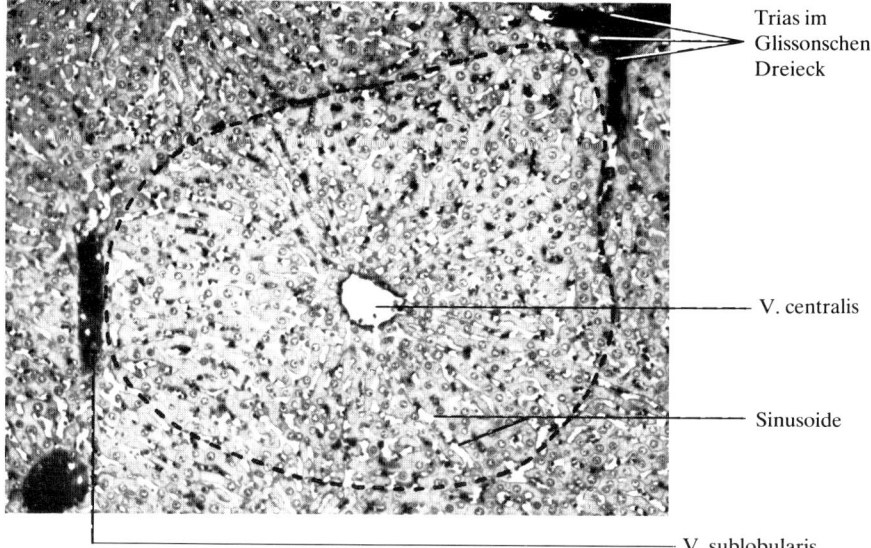

Trias im Glissonschen Dreieck

V. centralis

Sinusoide

V. sublobularis

Abb. 212. Histologischer Schnitt durch die menschliche Leber (158×). Die Grenzen eines Leberläppchens wurden markiert.

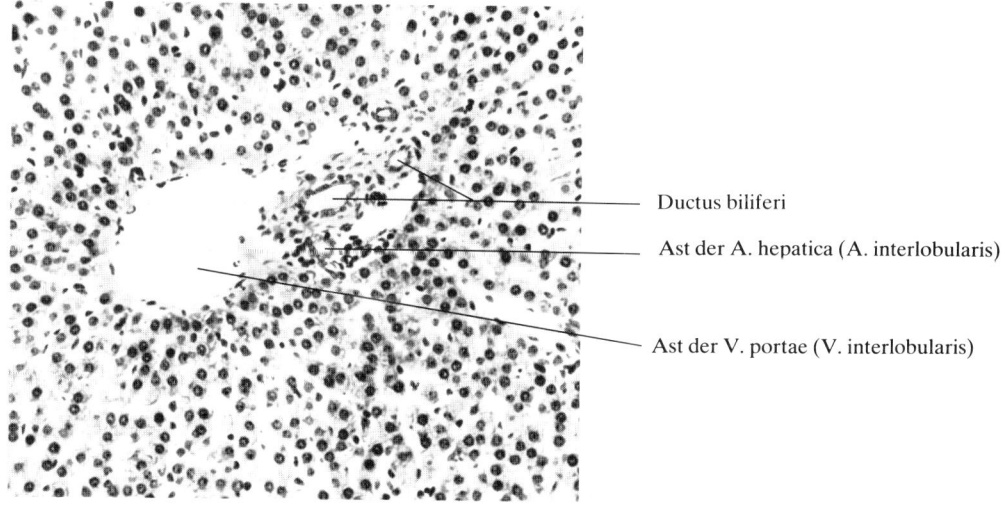

Ductus biliferi

Ast der A. hepatica (A. interlobularis)

Ast der V. portae (V. interlobularis)

Abb. 213. Ausschnittvergrößerung aus Abb. 212. Darstellung der Trias hepatis in einem Glisson-Dreieck zwischen den Leberläppchen (280×).

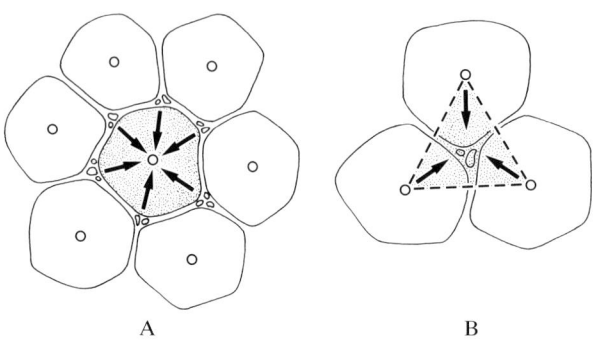

Abb. 214. A = Leberläppchen; zentripetale, auf die V. centralis gerichtete Blutströmung. B = Portalläppchen; zentrifugale, auf das periportale Feld gerichtete Gallenströmung.

A   B

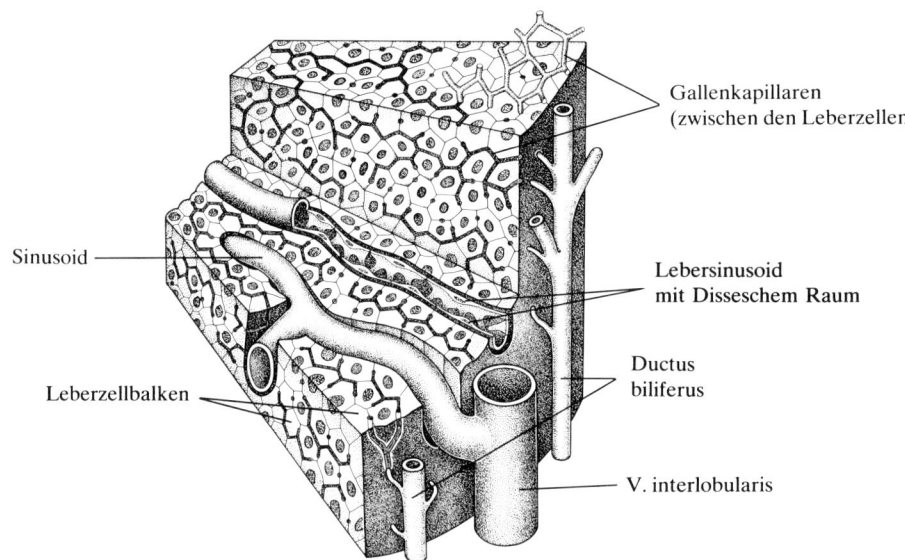

Gallenkapillaren
(zwischen den Leberzellen)

Sinusoid

Lebersinusoid
mit Disseschem Raum

Ductus
biliferus

Leberzellbalken

V. interlobularis

Abb. 215. Schematische Darstellung des Gallenkapillarsystems innerhalb eines Leberläppchens. Die Gallenkapillaren verlaufen, vielfach abgewinkelt, zwischen den Leberzellen ohne eigene Wandung. Erst die Gallengänge (Ductus biliferi) im Bindegewebe zwischen den Läppchen, die zur Trias hepatis gehören, besitzen eine epithelial ausgekleidete Wandung.

unter dem Begriff **Portalläppchen** zusammengefaßt hat. An den Ecken eines Portalläppchens liegt dann jeweils eine Zentralvene. Das klassische, hexagonale Leberläppchen ist damit die den Stoffwechselfunktionen der Leber adäquate Struktur, während die dreiseitigen, prismenförmigen Parenchymareale, die sich immer aus Teilen mehrerer Läppchen zusammensetzen, der Gallensekretion dienen und in entgegengesetzter Richtung durchströmt werden (Abb. 214).

Gallengänge. Die Gallenkapillaren stellen blind endende Spalträume zwischen den Leberzellen dar, die untereinander zusammenhängen und insgesamt innerhalb der Leberläppchen ein Netzwerk mit hexagonalem Muster bilden. Erst am Läppchenrand münden diese Spalten in selbständige Gänge ein, die Gallengänge (**Ductuli biliferi**), deren Durchmesser anfangs nicht mehr als $10-15\ \mu m$ beträgt, distalwärts jedoch zunehmend größer wird. Stellenweise reichen die Ductuli auch et-

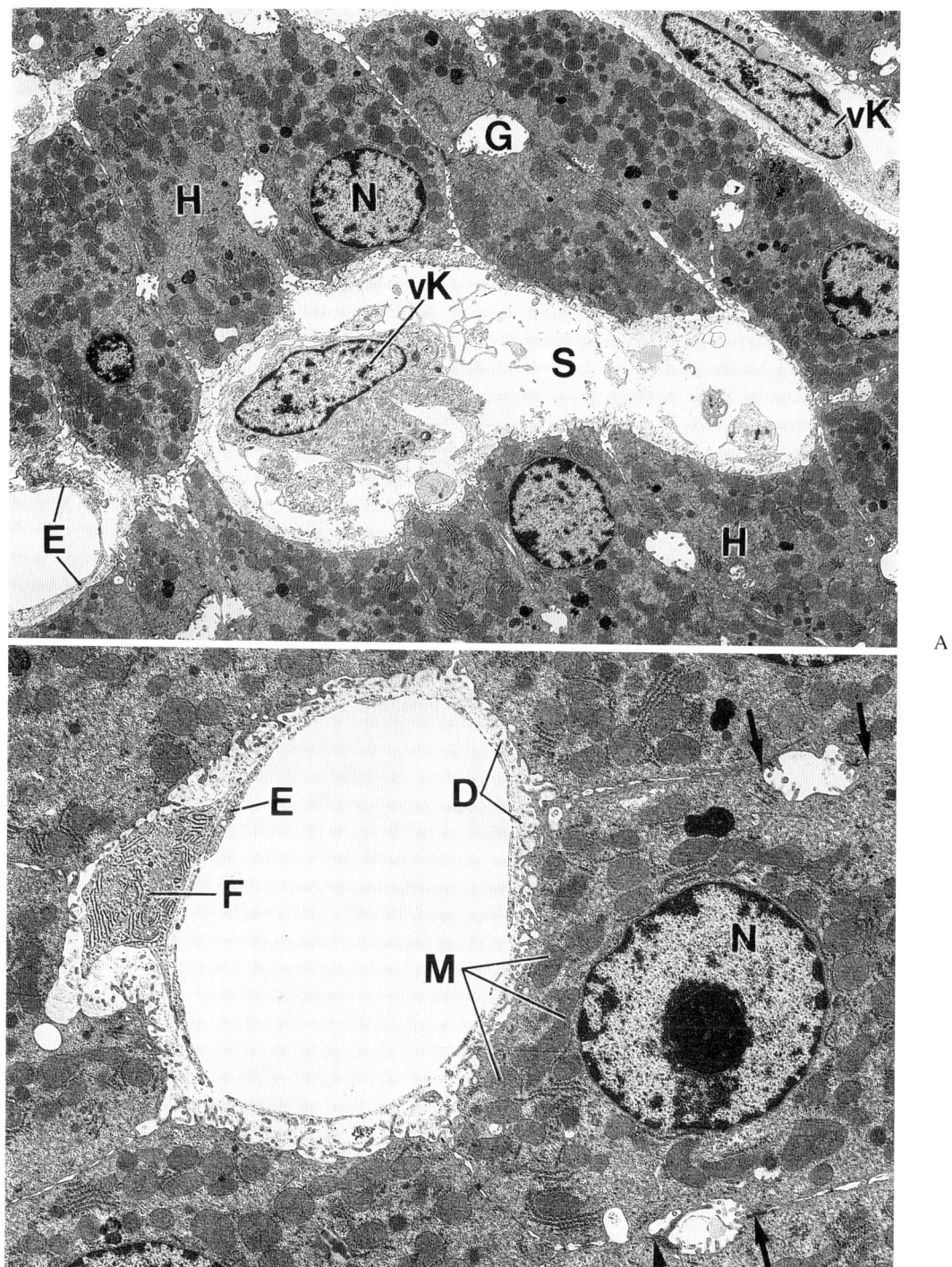

A

B

Abb. 216. E.m. Aufnahmen von der Leber (Affe, A = 2400×; B = 4300×). Man beachte die Lage der Gallen-
kapillaren (G) zwischen den Leberzellsträngen. Die Gallenkapillaren sind durch Zonulae occludentes und
Desmosomen (Pfeile) abgedichtet. D = Disse-Raum; E = Sinusendothel; F = Fibroblast; G = Gallenkapillare;
H = Hepatozyten; vK = von-Kupffer-Sternzellen; M = Mitochondrien; N = Zellkerne.

was in das Leberparenchym hinein (Praeductuli oder Hering-Kanäle). Die Anfangsabschnitte der Gallengänge besitzen zunächst ein dünnes einschichtiges Plattenepithel, das in den anschließenden, etwas größeren Gallengängen zu einem kubischen Epithel wird, das einer gut entwickelten Basalmembran aufsitzt und von einer kräftigen, periduktulären Bindegewebshülle umgeben ist. Die Gallengänge liegen vornehmlich im Bereich der Glisson-Dreiecke und gehören mit den Aa. und Vv. interlobulares zur *Trias hepatis* (Abb. 212 u. 213). Sie gehen dann in die größeren, ableitenden Gallengänge über, die zur Leberpforte führen.

Klinischer Hinweis. Die Verbindungen zwischen den Gallenkapillaren (ohne eigene Wandung) und den Ductuli biliferi (mit eigener Wandung) stellen für das System der Gallenwege eine kritische Stelle dar, sozusagen die »Achillesferse« der Leber. Reißen die Verbindungen zwischen Gallenkapillaren und Gallengängen ab – etwa infolge entzündlicher oder degenerativer Leberprozesse – fließt die von den Leberzellen gebildete Galle frei ins interlobuläre Bindegewebe, diffundiert in die Lymphgefäße oder gelangt ins Blut, was eine Gelbsucht (**Ikterus**) zur Folge hat. Auch innerhalb der Leberläppchen kann durch pathologische Vorgänge die Haftplattensicherung der Leberzellen durch die Zonulae occludentes aufbrechen, so daß die Galle zwischen den Leberzellen hindurch in die Disse-Raum oder in die Sinusoide übertritt und damit ebenfalls eine **Gelbsucht** hervorruft.

Exkretorische und Abwehrfunktionen der Leber. Eine zentrale Funktion der Leber ist die Entgiftung von Stoffwechselendprodukten oder exogenen Stoffen, die gegebenenfalls die Integrität des Organismus gefährden. Der größte Teil dieser Stoffe wird mit der Galle ausgeschieden. Die Exkretion erfolgt aber nicht wie in der Niere durch ein »Nichtzurück-

nehmen« harnpflichtiger Substanzen, sondern durch eine Verstoffwechselung, d.h. durch einen chemischen Ab- oder Umbau der zu entgiftenden Substanzen. Der wichtigste endogene Prozeß dieser Art steht in Zusammenhang mit dem Eiweißstoffwechsel des Körpers und betrifft die aus dem »Kreislauf der Stoffe« (»Stoff-Wechsel«) herausgefallenen Aminosäuren, die in den Leberzellen desaminiert und zu Harnstoff, der durch die Niere ausgeschieden wird, umgebildet werden.

Eine wichtige Entgiftungsfunktion erfüllt die Leber auch durch den Abbau körperfremd der exogener Stoffe, die im Darmtrakt resorbiert worden sind, z.B. Pharmaka, Alkohol oder Gifte. Diese Stoffe werden aus dem Pfortaderblut endozytisch in die Leberzellen eingeschleust, wo sie im glatten ER durch enzymatische Koppelung an Glukuronide oder Gluthation entgiftet werden.

Klinischer Hinweis. Nach längerdauerndem Abusus von Barbituraten oder Drogen wurde eine erhebliche Vermehrung von glattem ER in den Leberzellen beobachtet. Die Leberzellen enthalten immer reichlich Transaminasen, die bei der Verstoffwechselung von Aminosäuren eine Rolle spielen. Sie können klinisch zur Leberfunktionsprüfung verwendet werden.

Die Leber als »Tor zur Innenwelt« und zentrales Stoffwechselorgan kommt natürlich als erste mit Fremdstoffen aus dem Darm in Berührung. Antikörper bildet sie nicht. Aber für die Ausbreitung von spezifischen Antikörpern vom Typ IgA im Darm ist sie von großer Bedeutung. Das bei Immunreaktionen in der Darmwand entstandene IgA gelangt auf dem Lymphweg über die regionalen Lymphknoten, die Cisterna chyli und den Ductus thoracicus in den Blutkreislauf und damit in die Leber (Abb. 217). Die Leberzellen fangen dann mit Hilfe von spezifischen Rezeptorproteinen das zirkulierende IgA ab und schleusen es endozytisch ins Zytoplasma ein (rezeptorvermittelte Endozytose). Die Endozytosevesikel transpor-

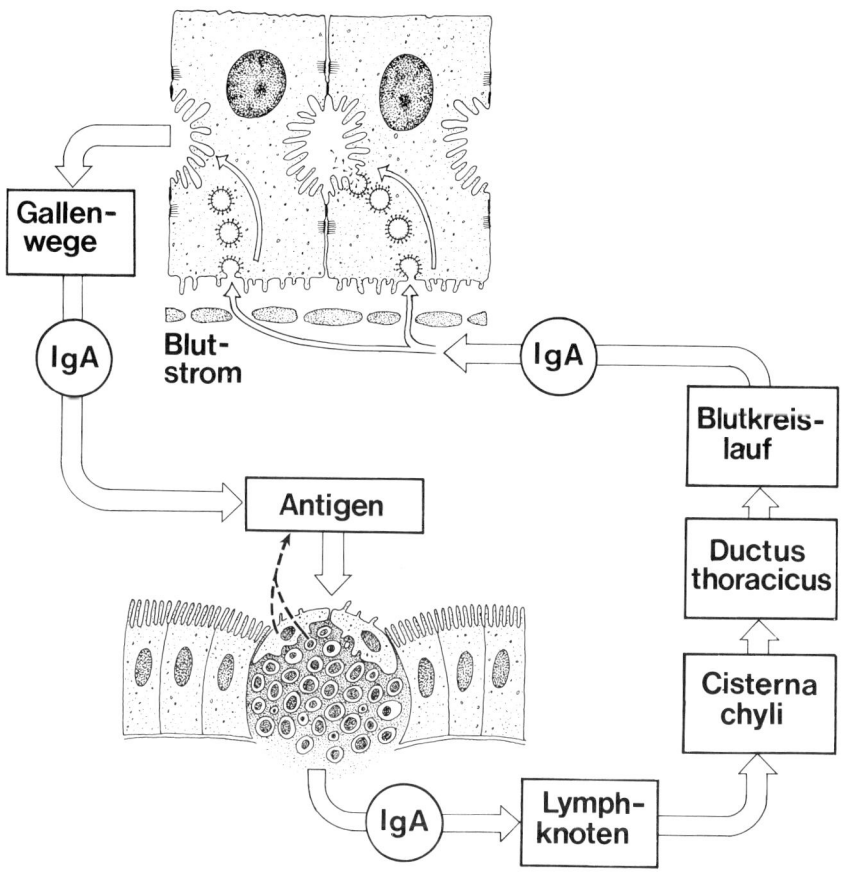

Abb. 217. Kreislauf der in der Darmschleimhaut gebildeten Immunglobuline (IgA) und deren Anreicherung in der Leber, die die Antikörper mit der Galle ausscheidet.

tieren dann die Immunglobuline zu den Gallenkapillaren, von wo sie über die Gallenwege in den Darm kommen. Der Ductus choledochus enthält 5× mehr IgA als das zirkulierende Blut. Unterbindet man den Gallengang, steigt der Blutspiegel an IgA drastisch an, während die Konzentration im Darm abfällt. Durch diesen IgA-Kreislauf reichert also die Leber normalerweise die in der Darmwand gebildeten sekretorischen Immunglobuline in der Galle stark an, wodurch bei normaler Gallensekretion im Darmlumen eine hohe Antikörperkonzentration erreicht wird.

v.-Kupffer-Sternzellen. Die geschilderten Abwehrvorgänge spielen sich gewissermaßen

noch außerhalb des Organismus, an der Darmwand oder im Darmlumen ab. Haben aber Keime (Bakterien, Viren) oder Fremdstoffe die Darmschranke passiert und sind mit dem Pfortaderblut in die Leber gelangt, genügt dieser Mechanismus nicht mehr. Dann tritt ein schnell reagierendes Abwehrsystem in Funktion, das im wesentlichen aus sternförmigen Zellen (von-Kupffer-Sternzellen) besteht, die sich in großer Zahl (ca. 12 Mio. Zellen pro Gramm Lebergewebe) an der Grenze zwischen Blut (Sinusoide) und Parenchym (Leberzellen) ausbreiten. Die *v.-Kupffer-Sternzellen* zeichnen sich durch eine hohe Phagozytosekapazität aus und gehören zum **mononu-**

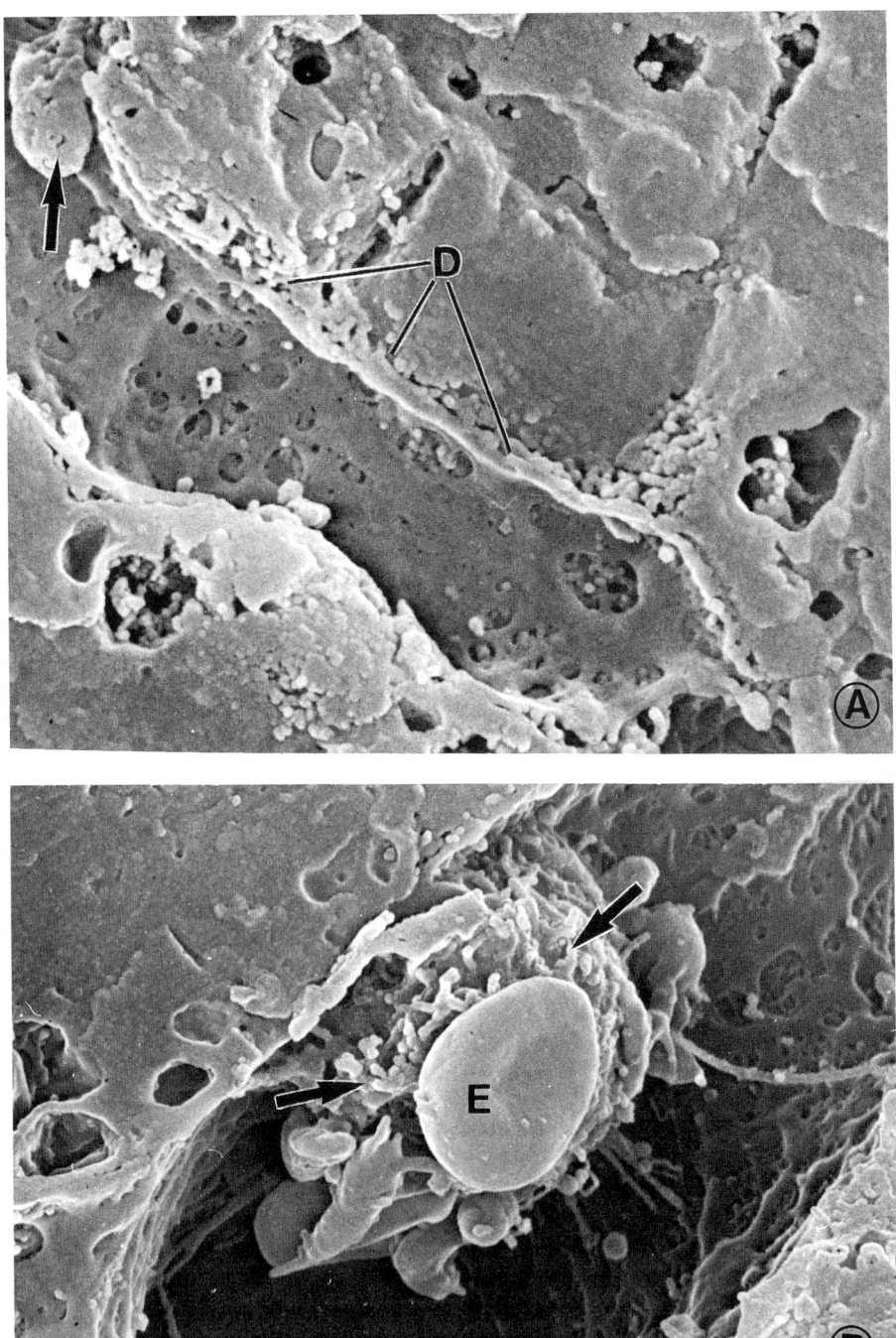

Abb. 218. Raster-e.m. Aufnahmen von einem Sinusoid der Leber mit v.-Kupffer-Sternzellen (Pfeile). Man beachte die zahlreichen Lücken in der Wand des Sinusoids und den Disse-Raum (D). E = Erythrozyt.

kleären Phagozytosesystem (MPS). Es handelt sich um eine besondere Form von Makrophagen, die von Zellen des Knochenmarks abstammen und sich in der Wand der Lebersinusoide angesiedelt haben. Sie liegen teils zwischen den Sinusendothelien, teils auf diesen, in relativ regelmäßigen Abständen. In ihrem Zytoplasma finden sich zahlreiche Lysosomen, Vakuolen verschiedener Größe, ER, Golgi-Komplexe und Peroxisomen. Die Peroxidaseaktivität ist auffallend groß. Die Sternzellen können rasch Fremdelemente (Bakterien, Zellbruchstücke, Erythrozytenteile, Fremdproteine etc.) in ihr Zytoplasma inkorporieren und mit Hilfe von Lysosomen »verdauen«. Sie ziehen dabei nicht selten ihre Fortsätze ein, lösen sich aus dem Endothelverband und gelangen ins strömende Blut. Man kann vermuten, daß diese Zellen ein mobiles Abwehrsystem an der Parenchymgrenze der Leber darstellen und damit eine Art Selbstreinigungsprozeß in diesem lebenswichtigen Stoffwechselorgan unterhalten.

Lipozyten. Vielleicht sind auch die neuerdings beschriebenen **Fettspeicherzellen** *(Lipozyten, interstitielle Zellen, Ito-Zellen)* diesem zellulären Abwehrsystem zuzurechnen. Diese Spezialzellen, deren Funktion und Herkunft noch unbekannt ist, liegen in den perisinusoidalen Räumen zum Teil zwischen den Leberzellen, häufiger in den peripheren als den zentralen Läppchenbezirken. Sie können Fetttropfen aus dem zirkulierenden Blut aufnehmen und intrazellulär ablagern. Experimentell zugeführtes Vitamin A wird bevorzugt in diesen Zellen abgelagert, wodurch sich eine funktionelle Beziehung zu den Photorezeptoren der Retina ergibt.

1.5.3 Regulationsvorgänge und Arbeitsrhythmus der Leber

Durch die geschilderte Doppelheit der Leberfunktionen, einerseits die Gallensekretion (Leber als Exkretionsorgan), andererseits die Stoffwechselfunktion (Leber als Aufbauor-

gan), ergibt sich ein Gegensatz zwischen Läppchenzentrum und -peripherie, der auch für die Histopathologie der Leber von großer Bedeutung ist. Dadurch, daß die Leberläppchen von den periportalen Feldern (P in Abb. 219) in zentripetaler Richtung durchströmt werden und die Äste der Leberarterien größtenteils in der Läppchenperipherie enden, entsteht ein Sauerstoffgradient zwischen Zentrum und Peripherie sowie eine funktionelle Differenzierung, die Rapoport zur Definition des *Leberazinus* veranlaßt hat (Abb. 219). Der Azinus, der zwischen zwei periportalen Feldern und zwei Vv. centrales liegt, umfaßt drei Zonen. Die Leberzellen von Zone 1 erhalten das sauerstoff- und nährstoffreichste Blut, diejenigen von Zone 3, die am weitesten zentral gelegen sind, das sauerstoffärmste Blut, das außerdem bereits Zone 1 und 2 passiert hat und dadurch in seiner Zusammensetzung wesentlich verändert ist. Entsprechend dominieren peripher (Zone 1 und 2) die sauerstoffverbrauchenden Stoffwechselvorgänge (Abbau von Aminosäuren und Fettsäuren zu Acetyl-CoA, endergonische Prozesse der Glykoneogenese, Harnstoffbildung), während zentral, in der Umgebung der V. centralis, weniger sauerstoffabhängige Prozesse (wie Glykogenabbau, Glukosebildung, Lipogenese oder Entgiftungsvorgänge) im Vordergrund stehen. Entsprechend ist die Verteilung der zugehörigen Enzyme und Zellorganellen in diesen Regionen deutlich verschieden. Nach einer reichlichen Mahlzeit tritt neugebildetes Glykogen zuerst in Zone 1, d. h. am Rand der Läppchen auf. Hier enthalten die Zellen zahlreiche große, dunkle Mitochondrien und viel glattes ER. Umgekehrt beginnt der Glykogenabbau meist zentral (Zone 3), wo die Leberzellen nur helle, längliche Mitochondrien und ein weniger ausgeprägtes ER besitzen. Lipidtropfen treten bei Stoffwechselstörungen zuerst im Zentrum der Läppchen auf.

Gefäßregulationsmechanismen. Da der Druck im arteriellen System etwa 8–10mal höher ist als im Pfortadersystem, muß der Blutdruck in den Leberkapillaren, die in die Sinusoide einmünden, durch eine vorgeschal-

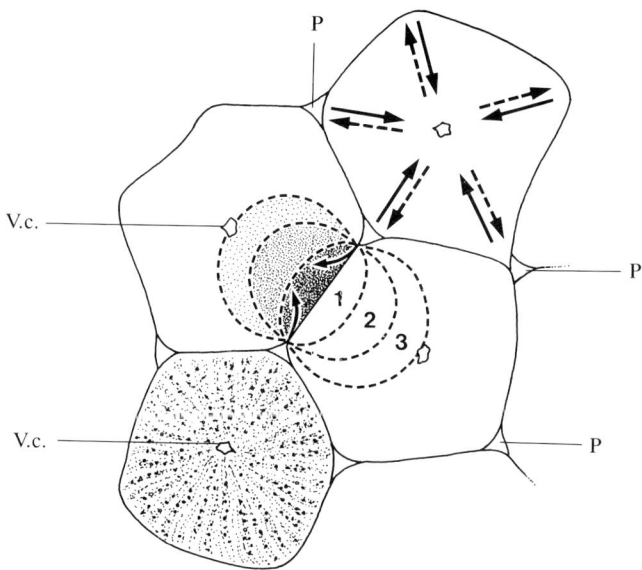

Abb. 219. Definition des Leberazinus nach Rapoport. Der Azinus liegt zwischen 2 periportalen Feldern (P) und umfaßt 3 Zonen mit unterschiedlicher O_2-Spannung. V. c. = V. centralis.

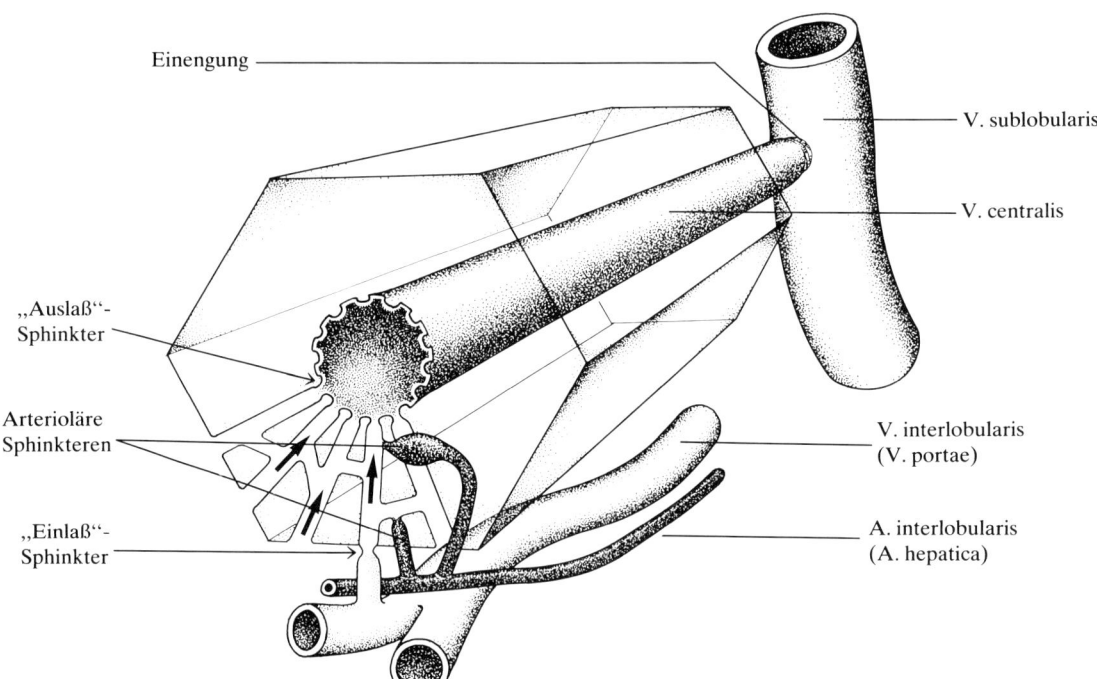

Abb. 220. Schema über die Lage von möglichen Regulationseinrichtungen in der Leberzirkulation (modif. nach Eisenburg) (die V. centralis wurde aus didaktischen Gründen zu groß dargestellt). Sphinkteren sind wahrscheinlich am Eintritt der Portalvenenäste und der Arteriolen in die Sinusoide vorhanden.

tete Arteriolenstrecke zuerst reduziert werden. Außerdem sind an den Einmündungsstellen Sphinkteren vorhanden, die den Blutfluß je nach den Strömungsverhältnissen im Sinusoid drosseln oder freigeben können (Abb. 220). Da diese Sphinkteren zusammen mit den Arteriolenstrecken reich innerviert sind, erscheint eine vegetative Steuerung der Läppchendurchblutung, z. B. durch vasokonstriktorische oder dilatatorische Reaktionen, durchaus möglich. Möglicherweise spielen auch die im Pfortadersystem beschriebenen Drosselvorrichtungen, z. B. an der Einmündung der interlobulären Venen in die Sinusoide (»Einlaß«-Sphinkteren) oder an der Ausmündung der Sinusoide in die V. centralis (»Auslaß«-Sphinkteren) oder am Übergang der Zentralvene in die V. sublobularis (Abb. 220), eine regulatorische Rolle.

Arbeitsrhythmus. Da offenbar beide Hauptfunktionen, die gallensekretorische und die synthetische, stoffwechselorientierte Aufbaufunktion der Leber nicht zur gleichen Zeit maximal ablaufen können, bildet sich ein *Arbeitsrhythmus,* d. h. ein zeitliches Nacheinander heraus, das sich in Perioden von 24 Stunden regelmäßig wiederholt *(zirkadianer Arbeitsrhythmus).* Die tagsüber mit der Pfortader in die Leber einströmenden Nährstoffe werden in den Leberzellen resynthetisiert und gespeichert *(assimilatorische Phase),* wodurch sich die Leber vergrößert und das Organgewicht zunimmt. Diese Phase erreicht nachts etwa gegen 2 bis 3 Uhr ihren Höhepunkt. Dann setzt die *sekretorische (dissimilatorische)* Phase ein, deren Maximum etwa bei 14–15 Uhr liegt. Da die Zellen mit der Galle auch Eiweiße und Wasser absondern, schwillt die Leber wieder ab. Durch das Abschwellen der Leberzellen erweitern sich die Gallenkapillaren, und zwar zuerst in der Läppchenperipherie, so daß eine intralobuläre Abflußstauung verhindert wird. Die assimilatorischen bzw. dissimilatorischen Prozesse haben innerhalb der Läppchen eine jeweils entgegengesetzte Richtung (zentripetal bzw. zentrifugal), was wiederum mit der Doppelheit der beiden Grundfunktionen übereinstimmt. Der zirkadiane Arbeitsrhythmus der Leber richtet sich nach der jeweiligen Ortszeit.

Regenerationsfähigkeit. Trotz ihrer hohen morphologischen Differenzierung besitzt die Leber eine erstaunliche Anpassungs- und Regenerationsfähigkeit. Die Leber ist ein zellkonstantes Organ und kontinuierlich aktiv; Mitosen kommen kaum vor. Im Tierversuch konnte in wenigen Wochen eine vollständige Regeneration der Leber beobachtet werden, selbst wenn 75% des Organs entfernt worden waren.

> **Klinischer Hinweis.** Da die Leber eine Segmentgliederung besitzt, können bei lokalisierten Lebertumoren die befallenen Segmente isoliert reseziert werden. Auch bei Lebertransplantationen spielt die hohe Regenerationskapazität der Leber eine Rolle.

1.5.4 Extrahepatische Gallenwege, Gallenblase

Die extrahepatischen Gallenwege haben neben einer Leitungs- auch eine Regulationsfunktion. Die kontinuierlich von der Leber abgesonderte Galle kann in der Gallenblase gesammelt und konzentriert werden. Die extrahepatischen Gallenwege fügen selbst keine weiteren Sekretionsprodukte der Galle hinzu. Lediglich Schleimstoffe werden der Galle beigegeben, die von besonderen, im Halsteil der Gallenblase sowie in der Wand des Ductus choledochus vorkommenden, *tubulösen Drüsen* abgesondert werden. Die Schleimhaut der Gallenblase kann aber durch Rückresorption von Wasser die dünnflüssige Lebergalle stark eindicken. Die aus der Gallenblase entleerte Galle ist daher immer dickflüssiger als die der Leber.

Die **Schleimhaut der Gallenblase** besteht aus einem relativ hohen, einschichtigen Zylinderepithel und einer gefäßreichen, bindegewebigen Lamina propria. Sie bildet zahlreiche Falten, deren basale Abschnitte miteinander kommunizieren, so daß oft unregelmäßige, taschenartige Einstülpungen entstehen, die

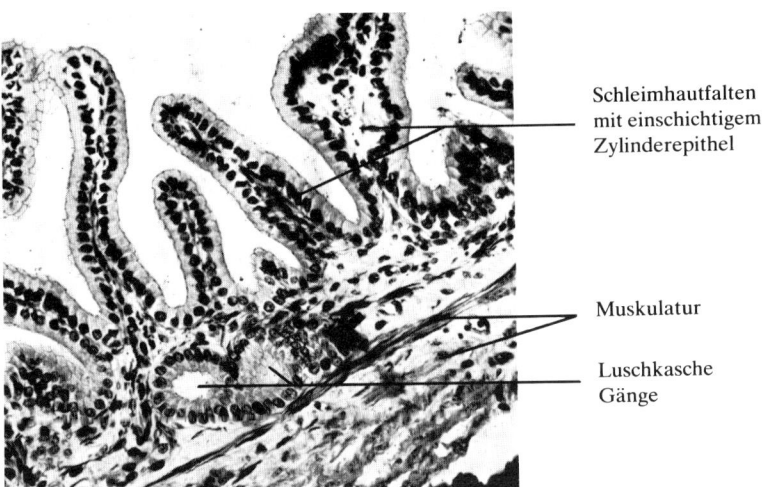

Abb. 221. Histologischer Schnitt durch die Gallenblasenwand (158×). Man beachte das uniforme, relativ hohe Zylinderepithel.

sich bis tief in die Schleimhaut hinein fortsetzen können (Luschka-Gänge) (Abb. 221). Bei Füllung der Gallenblase verstreichen diese Falten weitgehend. Das subepitheliale Bindegewebe ist lockermaschig und reich an elastischen Fasern, so daß eine Dehnung der Schleimhaut bei der Volumenzunahme leicht möglich ist.

Die **Epithelzellen** tragen apikal zahlreiche, unregelmäßige, relativ kleine Mikrovilli, durch die die resorbierende Oberfläche stark vergrößert wird (Abb. 222). Ein Bürstensaum wie im Darm existiert nicht. Die Mikrovilli sind von einem deutlichen Glykokalixsaum überzogen. Die Hauptaufgabe des Epithels liegt in der Konzentration der Galle durch Rückresorption von Wasser und Elektrolyten. Durch aktive, energieverbrauchende Ionenpumpen transportieren die Epithelzellen Na- und Cl-Ionen in die sich erweiternden Interzellularspalten, die apikal durch Zonulae occludentes abgedichtet werden. Basal sind die Interzellularräume offen, so daß die Flüssigkeit dann frei ins Stroma abfließen und von den fenestrierten Blutgefäßen abtransportiert werden kann.

Im Halsteil der Gallenblase und vor allem in der Wand des **Ductus choledochus** kommen lange, **tubulöse Drüsen** vor, deren Endstücke aus hellen, schleimproduzierenden Zellen bestehen. Die Drüsenschläuche liegen meist aufgeknäuelt im subepithelialen Bindegewebe, so daß im histologischen Schnitt in der Regel mehrere Anschnitte anzutreffen sind. Die in der Galle vorkommenden Schleimstoffe stammen hauptsächlich aus diesen Drüsen.

Motorik der Gallenwege. Die **Gallenblase** besitzt eine geflechtartige, kompliziert strukturierte, mehrschichtige Muskulatur, die sich bei der Entleerung der Gallenblase rhythmisch zusammenzieht, jedoch zu keiner echten Peristaltik fähig ist. In der Wand der extrahepatischen **Gallengänge** verdichtet sich der Muskelmantel distalwärts in zunehmendem Maße. Die Muskelbündel bilden ein Geflecht, in dem sowohl außen als auch innen Längsmuskelzüge, in der Mitte dagegen mehr Ringfaserzüge auftreten. Insgesamt sind die Muskelbündel in Form einer doppelten, gegenläufigen Spirale angeordnet. Am Ende des Ductus choledochus verdickt sich die Muskulatur zu einem komplizierten Sphinkter **(Sphincter**

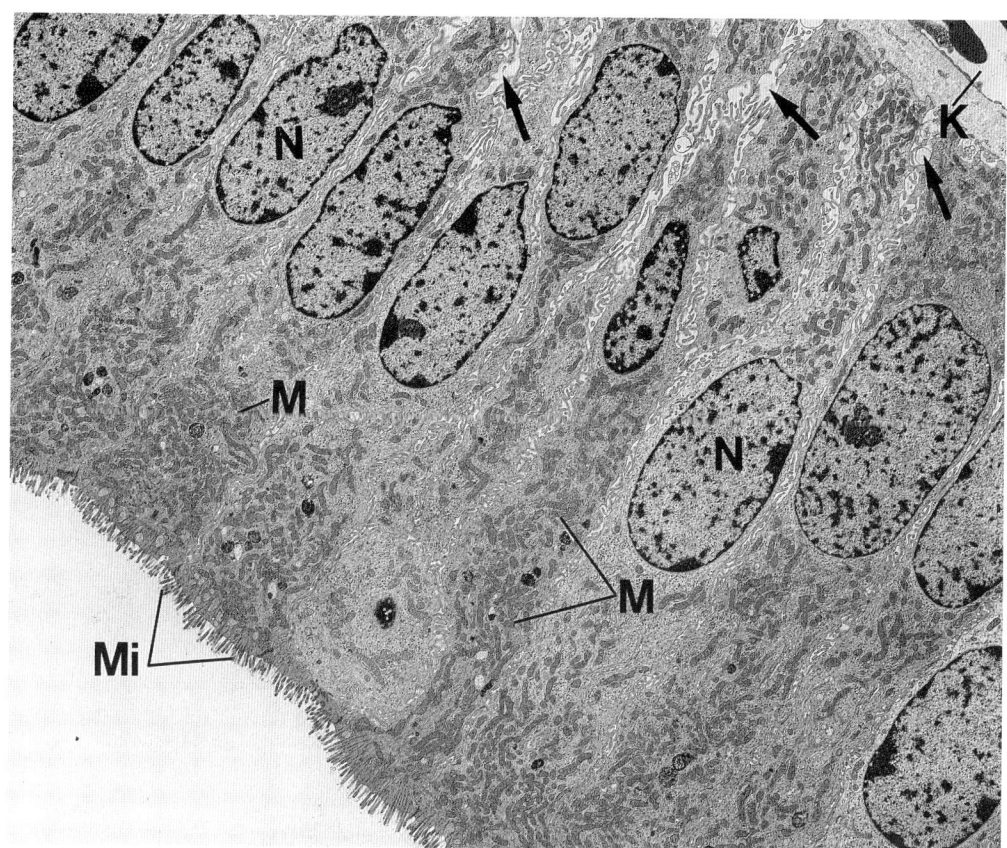

Abb. 222. E.m. Aufnahme vom Gallenblasenepithel (2100×). Pfeile = Interzellularspalten; N = Zellkerne; M = Mitochondrien; Mi = Mikrovilli an der Zelloberfläche; K = Kapillare.

Oddi). Tritt Fett in das Duodenum über, setzt die Duodenalschleimhaut den Wirkstoff *Cholezystokinin* frei, der die Gallenblasenmuskulatur zu rhythmischen Kontraktionen anregt, so daß Galle ins Duodenum entleert wird.

Klinische Hinweise. Sekretionsstörungen der Galle können zum Übertritt von Gallenflüssigkeit aus den Gallenkapillaren in die Lebersinusoide und damit ins Blut führen **(Gelbsucht, Ikterus).**

Degeneration der Leberzellen, z. B. nach Vergiftungen oder Alkoholabusus, geht meist mit einer Vermehrung des interlobulären Bindegewebes und Zerstörung der Läppchenarchitektur einher **(Leberzirrhose).** Langfristig kann sich eine portale Hypertension entwickeln. Bei einer gestörten Entgiftungsfunktion der Leber gelangen toxische Substanzen ins Blut, was Hirnschäden mit Verwirrtheitszuständen und Bewußtseinstrübungen **(Leberkoma)** bewirken kann.

1.6 Dickdarm, Endverdauung und Ausscheidung

Der Dünndarm entleert täglich 500–1500 ml Chymus in den Dickdarm, der diesem Brei alle noch für den Körper brauchbaren Stoffe, vor allem Wasser und Elektrolyte (K, Na, Chloride und Bikarbonate) wieder entzieht, so daß schließlich nur 100–150 ml Fäzes ausgeschieden werden. Die Nettorückresorption

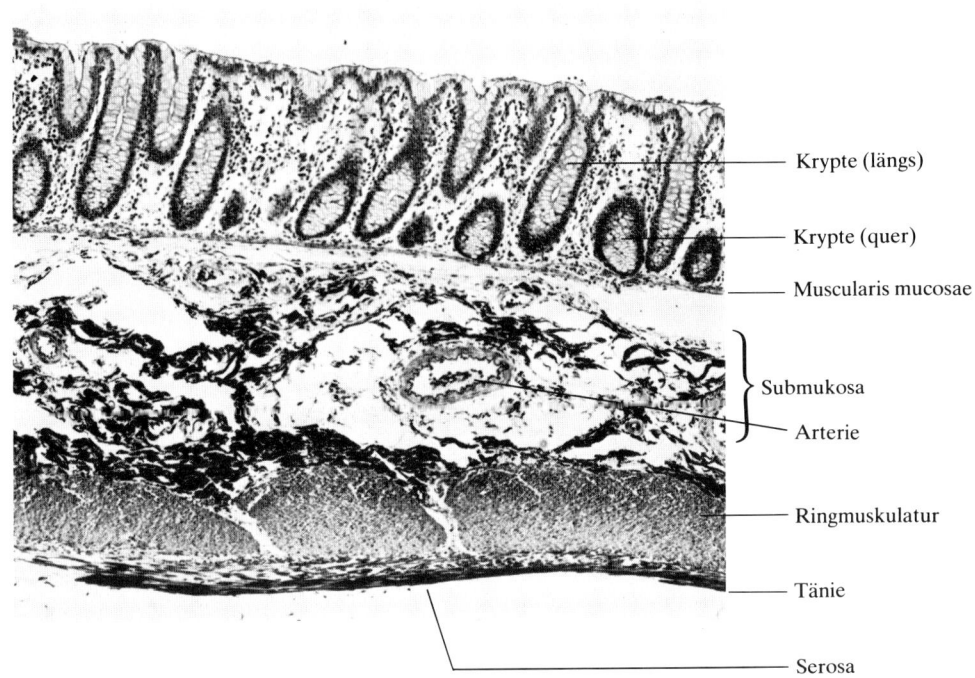

Abb. 223. Histologischer Schnitt durch das menschliche Kolon (Längsschnitt, 77×). Die Schleimhaut besitzt nur noch Krypten, die bis zur Musc. mucosae reichen. Das Epithel enthält zahlreiche Becherzellen.

aus dem Kolon beträgt etwa 350–850 ml Flüssigkeit pro Tag, was gegenüber den 8000 ml, die vom Dünndarm rückresorbiert werden, zwar relativ wenig ist, aber funktionell doch eine große Rolle spielt.

Die Kolonschleimhaut scheidet Kalium aus, reabsorbiert aber relativ viel Natrium. Das organische Material, das in den Dickdarm gelangt ist, besteht aus Schleim, abgeschilferten Zellen und enzymhaltigen Sekreten des oberen Verdauungstraktes sowie schließlich auch aus unverdauten Nahrungsresten. Eiweiße und Fette gelangen normalerweise nicht in den Stuhl. Der größte Teil des Eiweißes im Stuhl stammt von Bakterien, die den Dickdarm als harmlose Saprophyten (Symbionten) in großer Zahl besiedeln und ungefähr 10% des Trockengewichtes der Fäzes ausmachen. Die Mikroorganismen des Dickdarmes (Kolibakterien, Hefen, Pilze) sind in der Lage, auch organische Verbindungen, vor allem Faserstoffe (Cellulose, Pectine, Lignine), die von den Verdauungsenzymen nicht angegriffen werden, zu spalten und resorbierbar zu machen.

Dickdarmschleimhaut. Die histologische Struktur der *Dickdarmschleimhaut* ist im Vergleich zu der des Dünndarms wesentlich einfacher (Abb. 223). Da die Resorptionsfähigkeit für Nahrungselemente im Kolon gering ist, fehlen die für den Dünndarm charakteristischen Oberflächenvergrößerungen der Schleimhaut (Kerckring-Falten und Zotten). Das gesamte Kolon ist nach der Geburt zottenfrei und besitzt nur Krypten (Abb. 223). Die **Krypten** liegen eng zusammen, sind aber tiefer als die des Dünndarms. Da durch die Eindickung des Nahrungsbreies die Reibung zwischen Darminhalt und Darmwand wesentlich größer geworden ist, wird die Zahl der **Becherzellen** vermehrt und damit die Schleimsekretion im Kolon verstärkt. Das hochprismatische, einschichtige Saumepithel ist daher außerordentlich reich an schleimbildenden *Becherzellen*.

Das Kolonepithel besitzt ein ausgeprägtes System von **Zonulae occludentes,** ist also verhältnismäßig gut abgedichtet. Wegen des hohen Membranwiderstandes strömt Wasser langsamer in die Interzellularräume ab als im Dünndarm. Die relativ dichten Zonulae occludentes verhindern andererseits auch einen Rückstrom von Wasser und Na$^+$-Ionen ins Darmlumen. Die Kolonschleimhaut ist daher in der Lage, auch aus hypotonen Lösungen noch Na$^+$ zu resorbieren.

Dickdarmmotorik. Die *Muscularis propria* besteht zwar ebenfalls aus einer äußeren Längs- und inneren Ringschicht. Die Längsmuskulatur bildet jedoch im Kolon keine geschlossene Lamelle mehr aus, sondern konzentriert sich auf drei streifenförmige, etwa 1 cm breite Zonen, die **Tänien.** Zwischen den Tänien fehlt die Längsmuskulatur zwar nicht vollständig, ist aber meist nur spärlich entwickelt (Abb. 223). Auch die Ringmuskulatur ist im Kolon gewöhnlich dünner als im Dünndarm. Durch die Längsmuskelbänder der Tänien entstehen am Dickdarm Ausbuchtungen (Haustren), zwischen die die Kontraktionsringe der zirkulären Muskulatur tief einschneiden, so daß innen Schleimhautfalten *(Plicae semilunares)* auftreten. Die Plicae semilunares sind aber nicht mit den Plicae circulares des Dünndarms zu vergleichen, denn die Kerckring-Falten werden ausschließlich von der Schleimhaut gebildet und sind als konstante Einrichtungen zu betrachten, an der die Muscularis propria keinen Anteil hat, während die Plicae semilunares des Kolons von der Muscularis propria aufgeworfen werden und dementsprechend veränderlich sind. Sie müssen damit als Ausdruck für den jeweiligen Kontraktionszustand der Dickdarmmuskulatur angesehen werden.

Rectum und Analkanal. Im Rectum verbreitern sich die Tänien wieder zu einer geschlossenen Längsmuskelschicht, was sich aus den Erfordernissen des Exkretionsvorganges ergibt. Am unteren Ende des Analkanals verdickt sich die Ringmuskulatur zum glattmuskulären *Sphincter internus* und die Beckenbodenmuskulatur zum *Sphincter externus.*

Beide Schließmuskeln bilden mit der Kolonmuskulatur zusammen ein kompliziertes Sphinkterorgan für die reflektorisch geregelte Stuhlentleerung.

Die Kolonschleimhaut geht im Analkanal kontinuierlich in die äußere Haut über. In der **Übergangszone** treten häufig freie Talgdrüsen, apokrine Duftdrüsen und taschenartige Einsenkungen des Epithels auf **(Proktodäaldrüsen).** Zwischen der Epidermis mit ihrem mehrschichtigen, verhornten Plattenepithel und dem Kolonepithel, das ein einschichtiges, Becherzellen-reiches Zylinderepithel darstellt, findet sich eine schmale, epitheliale Verwerfungszone, in der auch mehrschichtiges Zylinderepithel oder Plattenepithel unregelmäßiger Bauart vorkommen kann.

Ein ausgedehntes **Venennetz,** das sich schwellkörperartig in der Submukosa ausbreitet, besitzt zahlreiche vaskuläre Regulationsvorrichtungen (arteriovenöse Kurzschlüsse, Sperrarterien etc.), wodurch dieses Gefäßpolster die Entleerung der relativ harten Kotmasse erleichtern kann.

Appendix vermiformis. Der Wurmfortsatz gehört zum Mukosa-assoziierten Lymphsystem (MALT) und hat im unteren Darmbereich eine ähnliche Stellung wie die Tonsillen der Mundhöhle (»Tonsille des Darmes«). An der Grenze zwischen dem keimarmen Dünndarm und dem reich mit Saprophyten besiedelten Dickdarm hat die Appendix eine wichtige immunologische Schutzfunktion (vgl. a. S. 191). Die *Appendix* besitzt eine typische **Kolonschleimhaut** mit Krypten, einschichtigem Saumepithel und reichlich darin enthaltenen Becherzellen. Die Längsmuskelschicht ist jedoch im Gegensatz zum übrigen Kolon geschlossen, d. h., Tänien fehlen. In der Schleimhaut entwickeln sich **Lymphfollikel** in großer Zahl, die meist Reaktionszentren zeigen und in der Regel bis in die Submukosa hineinreichen.

1.7 Zusammenfassung

Die typische Schichtengliederung des Magen-Darm-Kanals beginnt erst im Ösophagus. Die

Mundhöhle wird von einem mehrschichtigen, unverhornten Plattenepithel ausgekleidet. Im vorderen Drittel münden gemischte *Drüsen* (Gll. labiales, Gl. apicis linguae, Gl. submandibularis, Gl. sublingualis), im mittleren Bereich rein seröse Drüsen (Gl. parotidea, Spüldrüsen der Zunge), im hinteren Drittel muköse Drüsen (Gll. palatinae, Gll. pharyngeae, Schleimdrüsen des Zungengrundes). Seröse Drüsenendstücke besitzen große, runde Kerne, azidophiles Zytoplasma, Sekretgranula, kleine Lumina und innerhalb des Glandilemms liegende Myoepithelzellen; muköse Endstücke zeigen abgeplattete Zellkerne, basophiles, oft schaumiges Zytoplasma, große Lumina; gemischte Endstücke muköse Endstücke mit serösen Halbmonden. Seröse Drüsen haben ein differenziertes Ausführungsgangsystem: 1. Schaltstücke (plattes bis kubisches Epithel); 2. intralobuläre Sekretrohre oder Streifenstücke (einschichtiges, isoprismatisches Epithel mit deutlicher Basalstreifung); 3. interlobuläre Ausführungsgänge (ein- bis mehrreihiges Zylinderepithel). Die Gl. parotidea ist rein serös, die Gl. submandibularis gemischt, aber mehr serös, die Gl. sublingualis gemischt, aber mehr mukös.

Die **Zunge** besteht aus quergestreiften Muskelfasern (rechtwinklige Kreuzung der dicht zusammenliegenden Muskelbündel), deren Sehnen in die subepitheliale Aponeurosis linguae einstrahlen. Die Schleimhaut bildet vier verschiedene **Papillenformen:** Papillae filiformes (ubiquitär, Hornspitzen, keine Geschmacksknospen); Papillae fungiformes (am Zungenrücken, vereinzelt Geschmacksknospen); Papillae vallatae (6–12 Papillen, liegen vor dem V. linguae. Im Epithel der Wallgräben, in die seröse Spüldrüsen einmünden, liegen zahlreiche Geschmacksknospen); Papillae foliatae (hintere Zungenränder, ihre Geschmacksknospen degenerieren im Alter).

Die **Geschmacksknospen** sind zwiebelschalenartig angeordnete Einschlüsse im Epithel der Geschmackspapillen, die apikal eine trichterförmige Einstülpung (Geschmacksporus) besitzen. Sie bestehen aus drei Zellformen: 1. Sinneszellen (hell), 2. dunkle Zellen

(vielleicht unreife Sinneszellen), 3. Basalzellen (für die Regeneration der Sinneszellen). Die Ausführungsgänge der *serösen Spüldrüsen* (v.-Ebner-Drüsen) münden am Boden der Wallgräben der Papillae vallatae und foliatae.

Die **Zähne** bestehen aus Dentin (Substantia eburnea), Schmelz (Substantia adamantina), Zement (Substantia ossea) und der Zahnpulpa. Das **Parodontium** setzt sich aus vier Gewebsgruppen zusammen: 1. Desmodont (Wurzelhaut, Periodontium – gefäßreiches Bindegewebe, straffe kollagene Faserbündel, sog. Sharpey-Fasern zur Zahnhalterung); 2. Gingiva (Zahnfleischpapille mit äußerem und innerem Saumepithel); 3. Zement (knochenartige Dentinauflage mit Zementozyten) und 4. dem angrenzenden Alveolarknochen. In der gefäßreichen, gut innervierten **Pulpa** (gallertiges Bindegewebe) liegen die Odontoblasten (Randzone unter dem Dentin). Das **Dentin** besteht aus geordneten kollagenen Faserbündeln, einer verkalkten Grundsubstanz und radiär verlaufenden Dentinkanälchen (Ø 1–3 µm), die die Odontoblastenfortsätze (Tomes-Fasern) sowie zum Teil marklose Nervenfasern enthalten. Der **Schmelz** (Enamelum) besteht aus etwa 5 µm dicken, vielkantigen, mineralisierten Prismen, die durch eine z. T. verkalkte Kittsubstanz zusammengehalten werden.

Ösophagus. Schichtengliederung wie im Darm. Die Schleimhaut (Mucosa) trägt ein dickes, unverhorntes *Plattenepithel;* die Lamina muscularis mucosae ist sehr kräftig; die Tela submucosa enthält vereinzelt muköse *Drüsen,* die Tunica muscularis besteht aus einer inneren Ring- und einer äußeren Längsmuskulatur (Stratum circulare, Stratum longitudinale); die äußere Abgrenzung aus einer faser- und gefäßreichen Adventitia.

Der **Magen** hat dieselbe Schichtengliederung wie der Ösophagus, nur ist die Tunica muscularis propria in bestimmten Zonen dreischichtig und die Adventitia durch eine Serosa (Peritoneum) ersetzt. In der Schleimhaut liegen **tubulöse Drüsen,** die in den drei Hauptregionen des Magens unterschiedliche Formen und Zelltypen aufweisen. Ihre grübchenartigen Eingänge (**Foveolae gastricae**) enden mit

Tab.15. Lokalisation der **autonomen Plexus des Darmes.**

	Schichten der Darmwand	Autonome Nervenplexus mit Ganglienzellen
1.	**Mucosa** – Epithel – Lamina propria – Lamina muscularis mucosae	
2.	**Tela submucosa**	← Plexus submucosus int. (Meissner) ← Plexus submucosus ext. (Schabadasch)
3.	**Lamina muscularis propria** – Stratum circulare – Stratum longitudinale	← Plexus myentericus (Auerbach)
4.	**Serosa**	

einer Einengung (Isthmus), von der die eigentliche Drüse ausgeht. Das Verhältnis der Foveolatiefe zur Drüsenlänge ist im Kardiabereich etwa 1:1, im Fundusbereich etwa 1:4 und in der Pylorusregion etwa 3:1.

Die Kardiadrüsen sind verzweigt mit lokalen ampullären Erweiterungen, die Pylorusdrüsen schlauchförmig, aber verzweigt mit einheitlichem Zellbild, die Fundusdrüsen langgestreckt, einfach tubulös mit differenziertem Zellbild. Im Isthmusgebiet der Fundusdrüsen kommen die schleimbildenden Isthmus- und **Nebenzellen** vor, im Halsbereich die azidophilen **Belegzellen** (für HCl-Sekretion), am Drüsengrund dominieren die basophilen **Hauptzellen** (Synthese von Enzymen, Pepsinogen). Im Pylorus- und Kardiagebiet finden sich häufig Lymphfollikel.

Dünndarm und Dickdarm. *Schichtengliederung:* Epithel, Lamina propria, Lamina muscularis mucosae (zusammen Mucosa); Tela submucosa, Tunica muscularis propria (innen Ring-, außen Längsmuskulatur), Serosa mit Subserosa (Peritoneum). Die Mucosa bildet im Dünndarm überall **Zotten** (Villi intestinales) und **Krypten** (= Lieberkühn-Drüsen) aus, im Dickdarm nur noch Krypten. Im Duodenum kommen zusätzlich Drüsen in der Submukosa vor **(Brunner-Drüsen).** Schleimhautfalten **(Kerckring-Falten,** Plicae circulares) sind im Duodenum und Jejunum gut

entwickelt, verstreichen aber analwärts mehr und mehr. Im Ileum sind sie kaum noch zu finden. Im distalen Ileum treten vermehrt Lymphfollikel auf, regelmäßig als Peyer-Plaques (Lymphonodi aggregati), die gegenüber vom Mesenterialansatz nicht weit vom Kolon liegen. Im Kolon fehlt eine geschlossene Längsmuskulatur, statt dessen sind Tänien vorhanden.

Die Darmschleimhaut trägt ein einschichtiges *Zylinderepithel* mit intensiv anfärbbarem Bürstensaum (Mikrovilli-Besatz), in dem schleimbildende Becherzellen und Spezialzellen (z. B. enteroendokrine Zellen, Paneth-Körnerzellen) vorkommen (Resorptionsepithel). Die Zahl der Becherzellen nimmt im Kolon erheblich zu.

Verteilung der Lymphorgane im Darm: Lymphfollikel finden sich gehäuft an den Übergängen von einer Region zur anderen, so im oberen Pharynx (Waldeyer-Rachenring, bestehend aus der **Tonsilla** pharyngea, palatina und tubalis sowie den Zungenbälgen); im Kardia- und Pylorusgebiet, im unteren Ileum (Peyer-Plaques) und im Wurmfortsatz. Die **Appendix** (»Tonsille des Darmes«) besitzt eine Kolonschleimhaut. Die zahlreichen Lymphfollikel der Schleimhaut reichen bis in die Submukosa hinein. Die Längsmuskulatur bildet im Gegensatz zum Kolon eine geschlossene Lage.

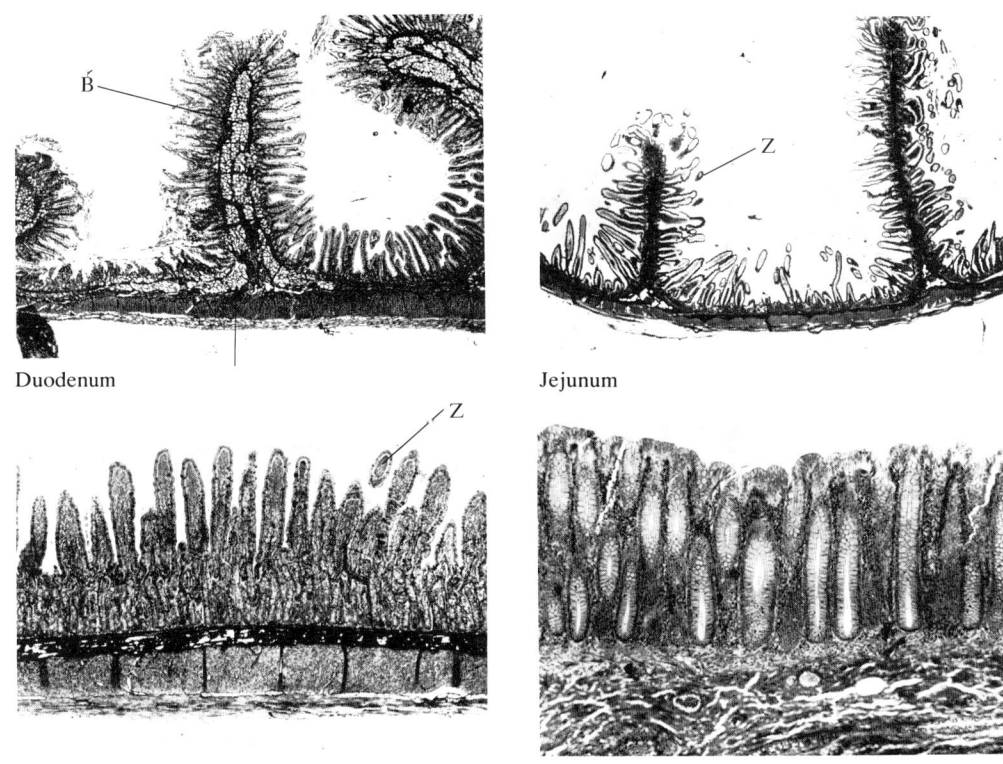

Duodenum

Jejunum

Ileum

Colon

Abb. 224. Gegenüberstellung histologischer Schnitte aus den 4 Hauptregionen des Darmtraktes (Mikrophotos, Übersichtsvergrößerungen). B = Brunner-Drüsen (nur im Duodenum); Z = Zottenanschnitte (fehlen im Kolon).

Tab.16. **Differentialdiagnose der Darmabschnitte.**

	Dünndarm			Dickdarm
	Duodenum	Jejunum	Ileum	Kolon
1. Brunner-Drüsen (Gll. duodenales)	+	○	○	○
2. Falten (Plicae circulares)	+	+	○	○
3. Zotten (Villi intestinales)	+	+	+	○
4. Krypten (Lieberkühn-Drüsen)	+	+	+	+

Leber. Grundgliederung – das im Querschnitt hexagonale Leberläppchen (Lobulus), das von den »Ecken« (Glisson-Dreiecke) mit Pfortaderblut durchströmt wird. *Trias hepatis:* 1. V. interlobularis (aus V. portae); 2. A. interlobularis (aus A. hepatica); 3. Gallengang (Ductus biliferus), sammelt die von den Leberzellen gebildete Gallenflüssigkeit und leitet sie zu den extrahepatischen Gallenwegen (Ductus hepatici, Ductus choledochus) ab. Die radiär angeordneten Leberkapillaren sind weitlumig und offen *(Sinusoide).* Zwischen den mikrovillitragenden Leberzellen (Hepatozyten) und den Sinusendothelien befindet sich der Disse-Raum (Abfluß des ausgetretenen Blutplasmas zur Läppchenperipherie = »Leberlymphe«).

Zwischen den Endothelzellen liegen v.-Kupffer-Sternzellen (Makrophagen, Herkunft aus dem Knochenmark). Die Gallenkapillaren liegen zwischen den Hepatozyten (Abdichtung durch Zonulae occludentes und Desmosomen). Epithelausgekleidete Gallengänge beginnen erst in der Läppchenrandzone als Praeductuli (Hering-Kanäle) und im interlobulären Bindegewebe als Ductuli biliferi (mit einschichtigem, plattem oder kubischem Epithel). In der Mitte des Läppchens verläuft die V. centralis, die ihr Blut über die Vv. sublobulares zu den Vv. hepaticae ableitet.

Das **Pankreas** ist eine rein seröse Drüse. Im Gegensatz zur Parotis fehlen aber die Sekretrohre. Die Schaltstücke, die u. a. Bikarbonate sezernieren, sind sehr lang und zum Teil in die Endstücke vorgeschoben *(zentroazinäre Zellen)*. Die exokrinen Drüsenendstücke bestehen aus basophilen, ER-reichen Drüsenzellen mit deutlichen Sekretgranula, Korbzellen und hellen zentroazinären Zellen. Der endokrine Anteil der Drüse umfaßt die verstreut vorkommenden Langerhans-Inseln (s. S. 270).

2 Exkretionsorgane – Uropoetisches System

Das harnbereitende (uropoetische) System umfaßt die Nieren und die ableitenden Harnwege, deren Hauptaufgabe die Exkretion der für den Organismus unbrauchbar gewordenen (»harnpflichtigen«) Substanzen, insbesondere die Ausscheidung der Endprodukte des Stoffwechsels (z. B. Harnstoff) sowie von Fremdstoffen, Wasser und Salzen ist. Dieses System erlangt dadurch entscheidende Bedeutung für die Regulation des Salz- und Wasserhaushaltes sowie für die Konstanterhaltung des »inneren Milieus«. Es sind vor allem die Nieren, die für die Konstanz des Flüssigkeitsvolumens und der Zusammensetzung der Extrazellulärflüssigkeit im Körper sorgen, was für die Lebensfähigkeit der Gewebe von ausschlaggebender Bedeutung ist.

Die Exkretion harnpflichtiger Substanzen ist nun keineswegs ein einfacher Abscheidungs- oder Sekretionsvorgang, wie etwa bei den exokrinen Drüsen, sondern vielmehr ein komplizierter, mehrstufiger Prozeß, bei dem die Blutflüssigkeit zunächst nahezu vollständig aus dem Gefäßsystem austritt, d. h. in ein epitheliales Kanälchensystem (Nierentubuli) filtriert, daraus aber sofort wieder ins Gefäßsystem rückresorbiert wird, wobei dann die harnpflichtigen Substanzen innerhalb des Kanälchensystems zurückbleiben und ausgeschieden werden. Die Exkretion ist damit keine Absonderung im Sinne einer unmittelbaren Sekretion, sondern vielmehr eine Art *»Nichtzurücknehmen«* von bereits aus dem Gefäßsystem ausgetretenen Stoffen.

Die Dynamik dieses Geschehens ist ungeheuer groß. Pro Tag fließen 1500–1800 l Blut, das sind 20–25% des Herzzeitvolumens, durch die Nieren. Davon werden 150 bis 180 l/Tag einer zellfreien Flüssigkeit (Ultrafiltrat) ins Kanälchensystem abfiltriert, aber nur 1,5 l/Tag als Harnflüssigkeit ausgeschieden. Nahezu 99% des Ultrafiltrates werden mithin aus dem Kanälchensystem wieder rückresorbiert und gelangen ins Blut zurück. Man hat errechnet, daß in den Nieren an einem Tag etwa 4mal das gesamte Körperwasser, 10mal die gesamte Extrazellulärflüssigkeit und 60mal das Plasmavolumen filtriert wird.

Diese ungeheuren Flüssigkeitsbewegungen erfordern nicht nur ein hochspezialisiertes Gefäßsystem, sondern auch ein ebenso hochdifferenziertes Kanälchensystem. Die Filtration des Blutes erfolgt in den Nierenkörperchen (Malpighi-Körperchen), die aus einem Knäuel feinster Kapillaren *(Glomerulus)* und einer umhüllenden, epithelialen Kapsel (Bowman-Kapsel) bestehen, und von denen in jeder Niere etwa 1,2 Mio. vorhanden sind. Das aus den Kapillaren ausgetretene Ultrafiltrat (Primärharn) sammelt sich in dem becherartigen Kapselraum des Nierenkörperchens und gelangt von da in einen stark gewundenen Kanälchenabschnitt, den man als Pars convoluta des proximalen Tubulus bezeichnet (Tab. 17). Hier wird der größte Teil der filtrier-

Tab.17. Nomenklatur der **Nierenkanälchen.**

Nephron	Nierenkörperchen (Corpusculum renis)		G Gefäßknäuel (Glomerulus) Bowman-Kapsel (Capsula renis)
	Tubulusapparat (Tubulus renis)	Henle-Schleife	Proximaler Tubulus 1. Gewundener Teil (Pars convoluta) 2. Gerader Teil (Pars recta) 3. Intermediärtubulus Distaler Tubulus 4. Gerader Teil (Pars recta) 5. Gewundener Teil (Pars convoluta)
Ableitendes System	Sammelrohrsystem (Tubulus renalis colligens)		6. Verbindungstubulus 7. Kortikales Sammelrohr 8. Medulläres Sammelrohr 9. Ductus papillaris
	Nierenhohlsystem		Nierenkelch a) kleiner Kelch (Calyx minor) b) großer Kelch (Calyx major)
			Nierenbecken (Pelvis renalis)

ten Flüssigkeit wieder ins Blut rückresorbiert. Der Rest gelangt dann über einen geraden Kanälchenabschnitt (Pars recta des proximalen Tubulus) in das Nierenmark und mit Hilfe einer haarnadelförmigen Schlinge (Intermediärtubulus) in die Rinde zurück, wo sich in der Nähe desselben Nierenkörperchens ein zweiter Tubulusabschnitt ausbildet, der *distale Tubulus,* der, ähnlich wie der proximale, aus einem geraden und gewundenen Teil besteht (Pars recta und Pars convoluta), jedoch zuerst mit dem geraden (aufsteigenden) Teil beginnt und sich dann mit dem gewundenen Teil *seinem* (!) Nierenkörperchen wieder anlagert. Hier wird dann nochmals Tubulusflüssigkeit resorbiert sowie die Feineinstellung und Bilanzierung des Flüssigkeitvolumens und der chemischen Zusammensetzung der Extrazellulärflüssigkeit mit Hilfe extrarenaler Faktoren (z. B. Aldosteron) vorgenommen. Nierenkörperchen, proximaler und distaler Tubulus mit der dazwischenliegenden Schleife *(Henle-Schleife)* stellen die funktionelle Einheit der Niere dar und werden zusammenfassend als **Nephron** bezeichnet. Dieses wird vermittels

eines kurzen Verbindungstubulus innerhalb der Nierenrinde dann an ein ableitendes Sammelrohr angeschlossen, das das Nierenmark in radiärer Richtung durchsetzt und auf der Papilla renalis endet (Ductus papillaris). Der Inhalt der Sammelrohre (Endharn) wird dann in die Nierenkelche und weiter in das Nierenbecken, anschließend über den Ureter in die Harnblase und von da durch die Harnröhre (Urethra) nach außen entleert.

Funktionelle Architektur der Niere. Die Niere gliedert sich in Rinde und Mark (Abb. 225). Die Rinde enthält vor allem die Glomeruli und die gewundenen Kanälchenabschnitte, ist also mit der Ultrafiltration und Rückresorption befaßt. Das Mark beherbergt die Henle-Schleifen und Sammelrohre, wo sich die Harnkonzentration abspielt.

Aus der Entwicklungsgeschichte erklärt sich das Vorkommen von zwei verschiedenen Nephron-Typen, die möglicherweise auch funktionelle Unterschiede besitzen. Die mehr außen gelegenen, *kortikalen* Nephrone bilden nur kurze Henle-Schleifen, die nicht sehr tief ins Mark hineinragen. Die *juxtamedullären,*

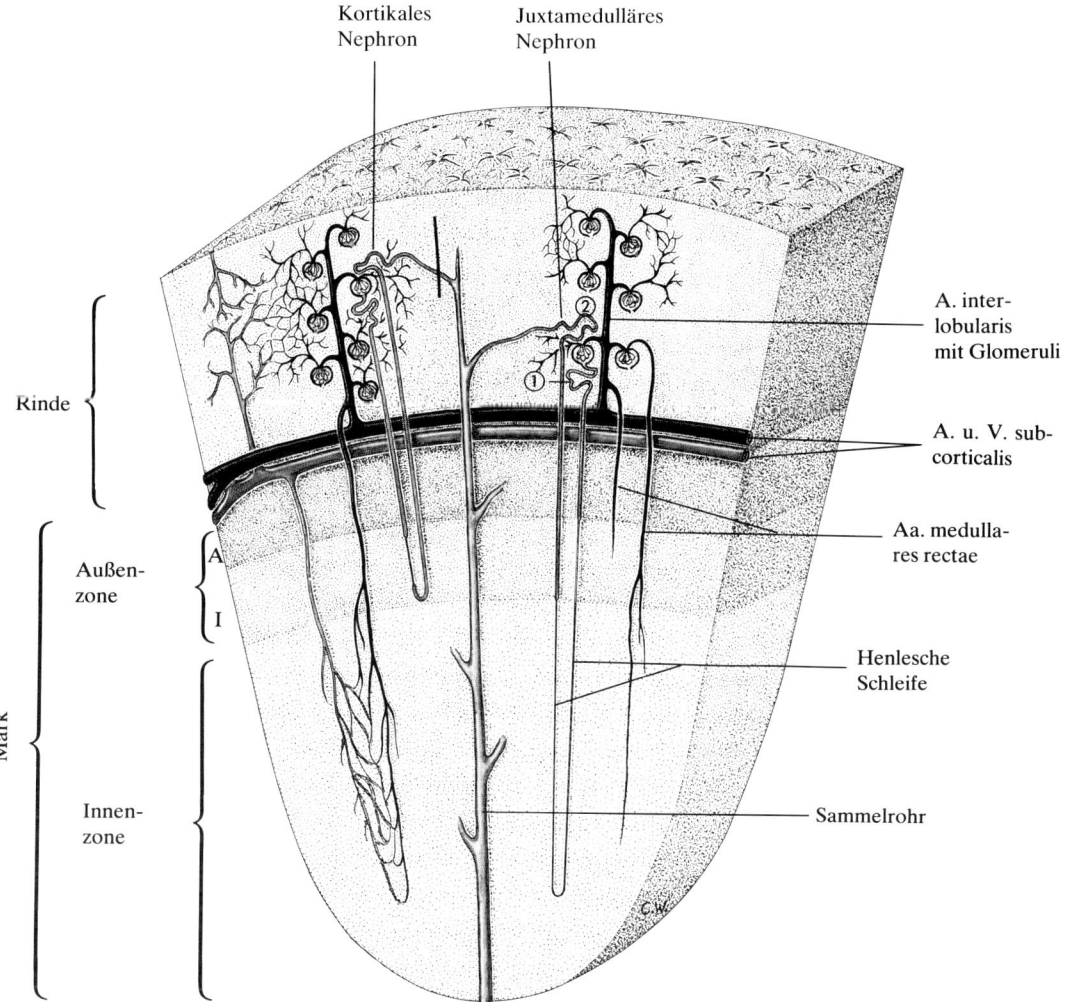

Abb. 225. Achitektur der Niere. Links = Anordnung des Gefäßsystems; rechts = Bau eines juxtamedullären Nephrons (1 = proximaler Tubulus, gewundener Teil; 2 = distaler Tubulus, gewundener Teil). Man beachte die unterschiedliche Länge der Henle-Schleife beim kortikalen und juxtamedullären Nephron.

relativ früh entstandenen *Nephrone* liegen mehr in der Nähe der Rinden-Mark-Grenze und zeichnen sich durch sehr lange, tief ins Mark hineinreichende Henle-Schleifen aus (Abb. 225). Dadurch ergibt sich eine horizontale Gliederung in eine Außen- und eine Innenzone des Markes, wobei die Außenzone nochmals in einen Innen- und Außenstreifen untergliedert werden kann (Abb. 225). Diese

Streifen entstehen dadurch, daß die geraden Teile der proximalen Tubuli alle in gleicher Höhe in die Henle-Schleifen übergehen, nämlich an der Grenze zwischen Außen- und Innenstreifen, während die geraden Teile der distalen Tubuli bis zur Grenze zwischen Innenstreifen und Innenzone herunterreichen, wo auch meist schon die kurzen Henle-Schleifen der kortikalen Nephrone enden. Daraus er-

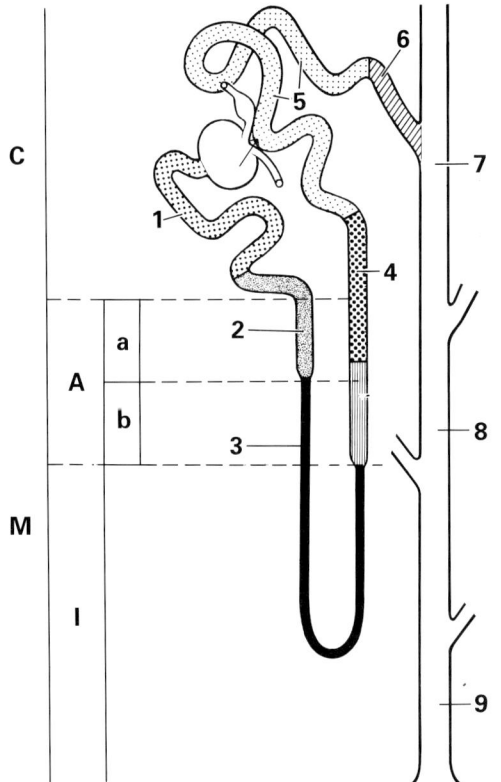

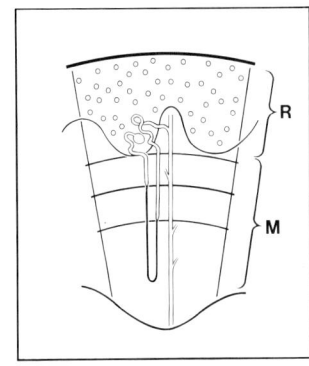

Abb. 226. Gliederung eines Nephrons. A = Außenzone; I = Innenzone. a = Außenstreifen; b = Innenstreifen; C = Nierenrinde (Cortex); M = Nierenmark (Medulla); Pfeil = Macula densa. Zahlenerklärung s. Tab. 17. Schema rechts oben; R = Rinde; M = Mark.

gibt sich, daß die proximalen Tubuli im Innenstreifen der Außenzone des Markes fehlen (Abb. 226).

Die Ausbildung langer, weit ins Mark hineinreichender Tubulusschlingen hängt mit der Konzentrationsleistung der Niere zusammen. Die haarnadelförmige Anordnung der Henle-Schleifen ermöglicht das Wirksamwerden eines Gegenstrommultiplikationsprinzipes, da die Schleifen mit langgestreckten Kapillarschlingen (Aa. und Vv. medullares rectae) parallel verlaufen. Die definitive Zusammensetzung erhält der Harn jedoch erst in den Sammelrohren, wo er als hochkonzentrierte, schwach saure Flüssigkeit in die Nierenkelche abtropft. Die ableitenden Harnwege (Ureter, Blase, Urethra) müssen dann den Endharn distalwärts befördern und nach außen entleeren.

Somit ergeben sich im Nierensystem *drei Hauptfunktionen,* die im folgenden genauer zu besprechen sind: 1. die Bildung des Primärharns durch Ultrafiltration in den Nierenkörperchen und die Rückresorption der filtrierten Flüssigkeit und Elektrolyte, die zu 60% in den proximalen Tubuli und zu etwa 20% in den distalen Tubuli erfolgt; 2. die Konzentration des Primärharns zu einem ausscheidungsfähigen Endharn, die im Nierenmark vonstatten geht; und 3. die Ableitung der definitiven Harnflüssigkeit durch Nierenbecken, Ureter, Harnblase und Urethra nach außen.

2.1 Nieren, Harnbildung

2.1.1 Nierenrinde, Primärharnbildung, proximaler Tubulus

Das Blut, das in der Niere hinsichtlich seiner Elektrolytzusammensetzung kontrolliert und von Stoffwechselendprodukten befreit werden

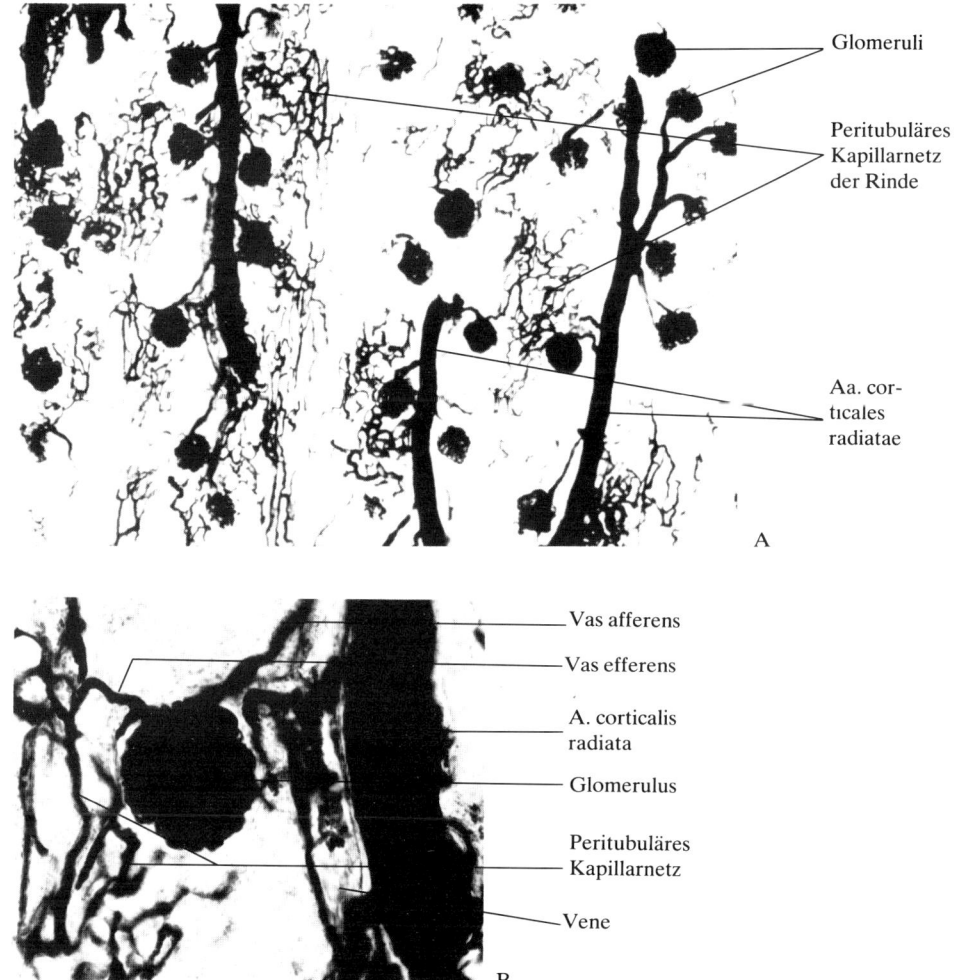

Abb. 227. Gefäßsystem der Nierenrinde nach Injektion von Tuschegelatine in die A. renalis. A = Übersicht (28×). Zahlreiche Glomeruli, die mit den Vasa afferentia an den radiär aufsteigenden Aa. interlobulares hängen, sind zu erkennen; B = Ausschnittvergrößerung (96×). Man beachte den kleineren Durchmesser des Vas efferens im Vergleich zum Vas afferens sowie den Übergang des Vas efferens in das peritubuläre Kapillarnetz.

soll, gelangt von der A. renalis über die großen Arterienstämme, die zwischen den Nierenlappen (Renculi) verlaufen (Aa. interlobares), zunächst an der Rinden-Mark-Grenze in die Aa. subcorticales (arcuatae), von denen die radiär zur Rinde verlaufenden Aa. interlobulares (früher Aa. corticales radiatae) ausgehen. An diesen hängen die Nierenkörperchen (Malpighi-Körperchen, Corpuscula renalia) wie

Johannisbeeren an einem Stiel (Abb. 227). Die Nierenkörperchen (Ø etwa 0,2 mm) bestehen aus einem becherförmigen, epithelausgekleideten Hohlkörper, der Bowman-Kapsel, und einem darin eingestülpten Gefäßknäuel **(Glomerulus)** (Abb. 229). Die Glomeruluskapillaren gehen von einer Arteriole aus *(Vas afferens),* die mit dem benachbarten abführenden Gefäß *(Vas efferens)* den Gefäßpol des

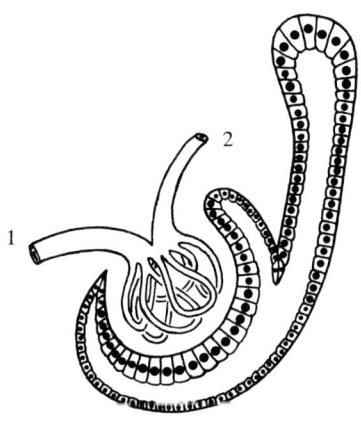

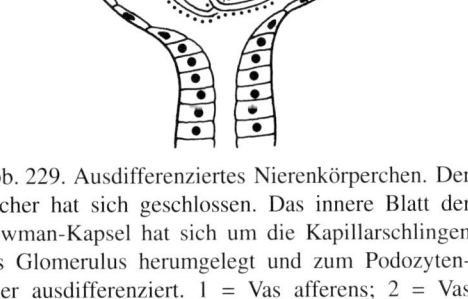

Abb. 228. Entwicklung des Nierenkörperchens. Embryonales Stadium. Die Bowman-Kapsel besteht zunächt nur aus einem löffelartig eingestülpten, epithelialen Becher am Ende der Nierentubulus.

Abb. 229. Ausdifferenziertes Nierenkörperchen. Der Becher hat sich geschlossen. Das innere Blatt der Bowman-Kapsel hat sich um die Kapillarschlingen des Glomerulus herumgelegt und zum Podozytenfilter ausdifferenziert. 1 = Vas afferens; 2 = Vas efferens.

Nierenkörperchens bildet (Abb. 227, 228 u. 229). Der Glomerulus besteht weitgehend aus parallel verlaufenden, haarnadelförmigen Kapillarschlingen, die nur wenig miteinander anastomosieren. Durch die dadurch zustande kommende Parallelschaltung wird ein größerer Druckabfall in diesem Kapillargebiet verhindert. Das Vas efferens, das immer dünner ist als das Vas afferens (Abb. 227), löst sich rasch in ein engmaschiges Kapillarnetz auf, das die Tubuli contorti der Rinde umgibt und die resorbierte Flüssigkeit aufnimmt (peritubuläres Kapillarnetz der Rinde).

Das Kapillarschlingensystem des Glomerulus wird von einer epithelialen »Kapsel« eingeschlossen. Diese **Bowman-Kapsel** bildet sich während der Embryonalentwicklung aus einem doppelwandigen Becher, in den sich die Kapillarschlingen des Glomerulus so einstülpen, daß man ein inneres (viszerales) und ein äußeres (parietales) Epithelblatt unterscheiden kann (Abb. 228). Während das äußere Blatt seine geschlossene Epithelstruktur beibehält und zu einem einschichtigen Plattenepithel wird, lagert sich das innere Blatt den Kapillarschlingen so dicht an, daß die kapselartige

Struktur verlorengeht und eine Schicht verzweigter Zellen entsteht, die als Deckzellen **(Podozyten)** bezeichnet werden. Diese Zellen bilden keine geschlossene Lamelle mehr, sondern ein System von Fortsätzen, zwischen denen zahlreiche, schlitzförmige Spalten freibleiben, so daß ein Filter zustande kommt.

An der Grenzfläche zwischen Kapillarwand und innerer Kapselwand hat sich damit für den Prozeß der Ultrafiltration ein differenziertes **Filter** entwickelt. Es besteht aus 3 Schichten: 1. dem Endothel der Glomeruluskapillaren; 2. der zugehörigen Basalmembran und 3. den Zellen des inneren Blattes der Bowman-Kapsel, den Podozyten (Abb. 231 u. 232).

Glomeruluskapillaren. Die äußerst dünnen *Endothelzellen* der Glomeruluskapillaren besitzen zahlreiche, kleine Poren in Form rundlicher und regelmäßig verteilter Öffnungen ohne Diaphragma (Ø 50–100 nm). Sie sitzen auf einer etwa 0,1 µm dicken Basalmembran, die aus 3 Schichten besteht: einer mittleren, relativ elektronendichten Schicht (Lamina densa) und zwei e. m. heller erscheinenden Randschichten (Laminae rarae). Die Mittelschicht enthält ein Flechtwerk feinster

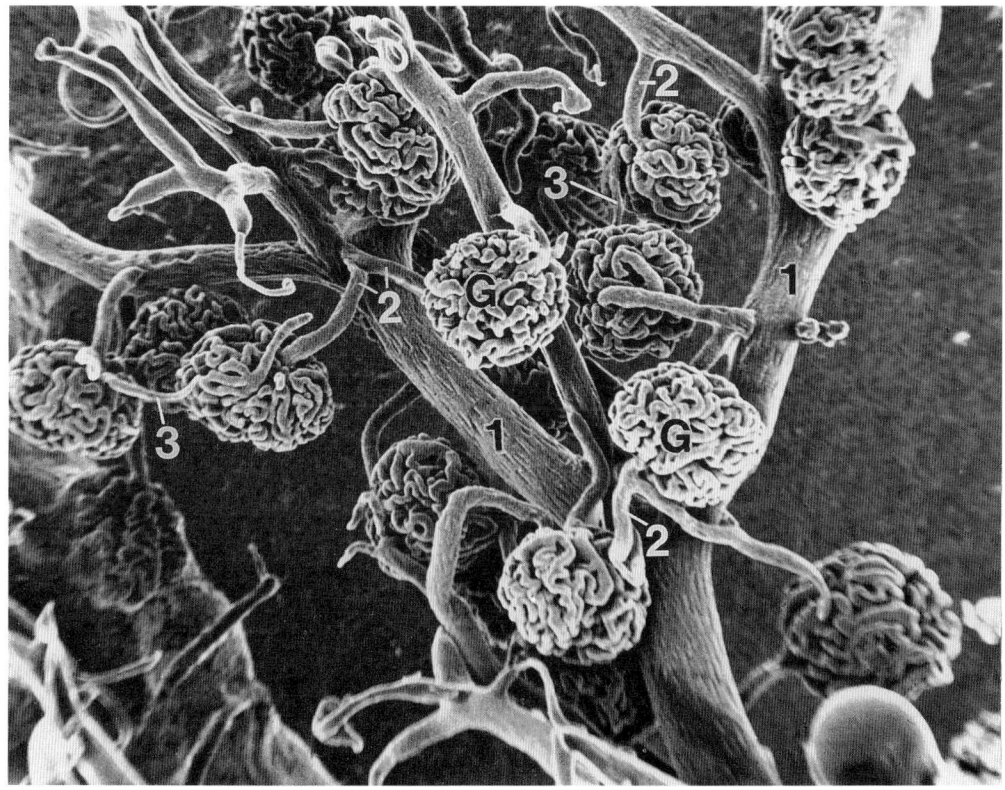

Abb. 230. Gefäßausgußpräparat der Niere. Nierenrinde mit zahlreichen Glomeruli (G) (Raster-e.m. Aufnahme; 210×). 1 = A. interlobularis; 2 = Vasa afferentia; 3 = Vasa efferentia.

kollagener Fasern, die in eine homogene, glykoproteinreiche Matrix eingebettet sind.

Podozyten. Außen liegen der Basalmembran die Podozyten (inneres Blatt der Bowman-Kapsel) unmittelbar an. Der kernhaltige Teil des Zytoplasmas, das zahlreiche Organellen enthält (ER, Mitochondrien, Lysosomen), springt etwas in den Kapselraum vor, während zur Basalmembran hin füßchenartige Fortsätze gebildet werden, die von breiten Zellfortsätzen (Primärfortsätzen) ausgehen. Die Primärfortsätze bilden langgestreckte, fingerförmige Sekundärfortsätze, die so ineinander verzahnt sind, daß schmale Schlitze übrigbleiben (Abb. 231 u. 232). Diese Filtrationsschlitze sind mit Sialoproteinen angefüllt, die sich in der Glykokalix der Zellmembran anreichern, so daß der Durchtritt von Makromolekülen mit

einem Durchmesser zwischen 1,5 und 4,5 nm versperrt ist.

Insgesamt liegt damit hier ein **dreischichtiges Filter** vor, wobei jedes dieser 3 Filter eine unterschiedliche Porengröße besitzt (Abb. 231 u. 232). Die noch relativ großen Poren der Kapillarendothelien (50–100 nm) halten nur die zellulären Elemente des Blutes zurück. Die Basalmembran, die die einzige kontinuierliche Membran in dieser Filterkonstruktion ist, wirkt als mechanisches Sieb, das den Durchtritt größerer Proteinmoleküle verhindert. Die Filtrationsschlitze der Podozyten, die von einer Schlitzmembran überbrückt werden, sind wahrscheinlich nur 4 × 14 nm breit. Das in den Kapselraum abgepreßte Ultrafiltrat enthält damit außer Wasser, Aminosäuren, Glukose und Elektrolyten nur noch kleinere

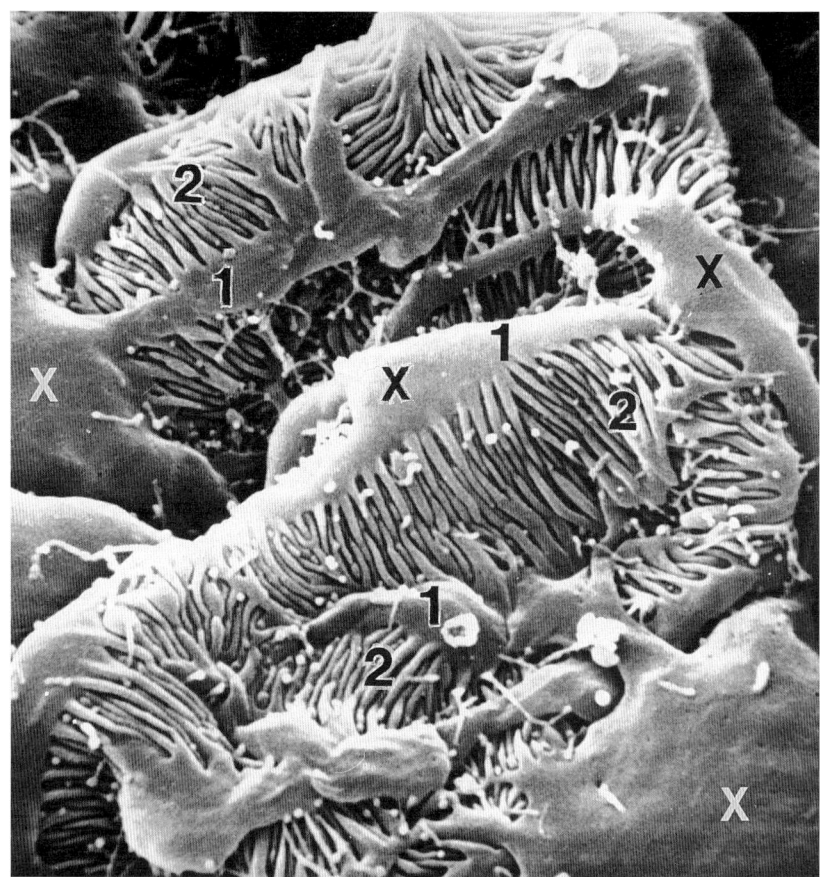

Abb. 231. Raster-e.m. Aufnahme von Podozyten eines Nierenglomerulus (19350×). Die von den Zellkörpern (X) ausgehenden primären Fortsätze (1) bilden zahlreiche, parallel angeordnete, eng verzahnte Sekundärfortsätze (2), durch deren schlitzförmige Zwischenräume die Ultrafiltration erfolgt (Podozytenfilter).

Proteinmoleküle. Es entspricht in seiner Zusammensetzung im wesentlichen einem eiweißfreien Serum.

Daraus ergeben sich zwei funktionelle Probleme: 1. Wie wird eine »Verstopfung« des kompliziert gebauten Filters verhindert? 2. Wie wird die riesige, aus dem Blut abgepreßte Filtratmenge wieder rückresorbiert, da ja sonst ein akuter Verlust an Flüssigkeit und Elcktrolyten eintreten würde? **Mesangiumzellen.** Die Frage einer möglichen Reinigung der Filterstrukturen ist heute noch weitgehend ungeklärt. Die Podozyten besitzen außer einem großen, oft gefalteten Kern im kernnahen Zytoplasma sowohl Golgi-Kom-

plexe als auch gut entwickelte ER-Membranen und auffallend viele freie Ribosomen und Lysosomen. Man vermutet daher, daß diese Zellen außer ihrer Filterfunktion auch noch weitere Aufgaben erfüllen, z. B. die Basalmembranen der Glomeruluskapillaren zu regenerieren. Vielleicht ist aber an der »Selbstreinigung« auch noch eine andere Zellart beteiligt, nämlich die der *Mesangiumzellen.* Dabei handelt es sich um mesenchymale Bindegewebselemente, die mit den Gefäßen in den Glomerulus eingedrungen sind und stellenweise den Basalmembranen sowie den Kapillarendothelien direkt anliegen (Abb. 236 u. 237). Diese oft verzweigten Zellen, die auch

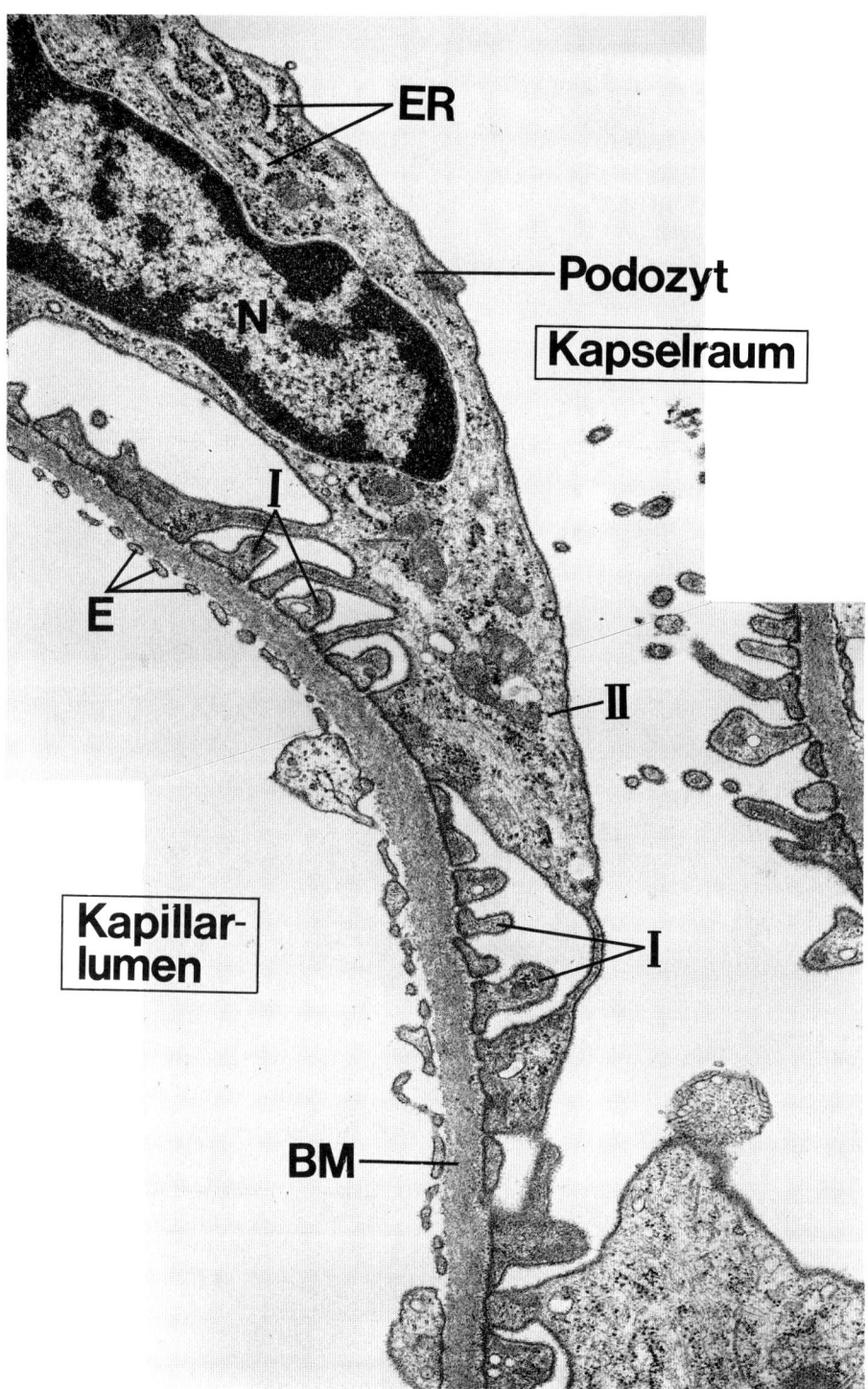

Abb. 232. E.m. Aufnahme einer Glomeruluskapillare (19000×). Feinstruktur des Nierenfilters. E = Kapillarendothel mit Poren; BM = Basalmembran; I = Primärfortsätze des Podozyten mit schlitzförmigen Spalten, II = Sekundärfortsatz des Podozyten; ER = Endoplasmatisches Retikulum; N = Zellkern.

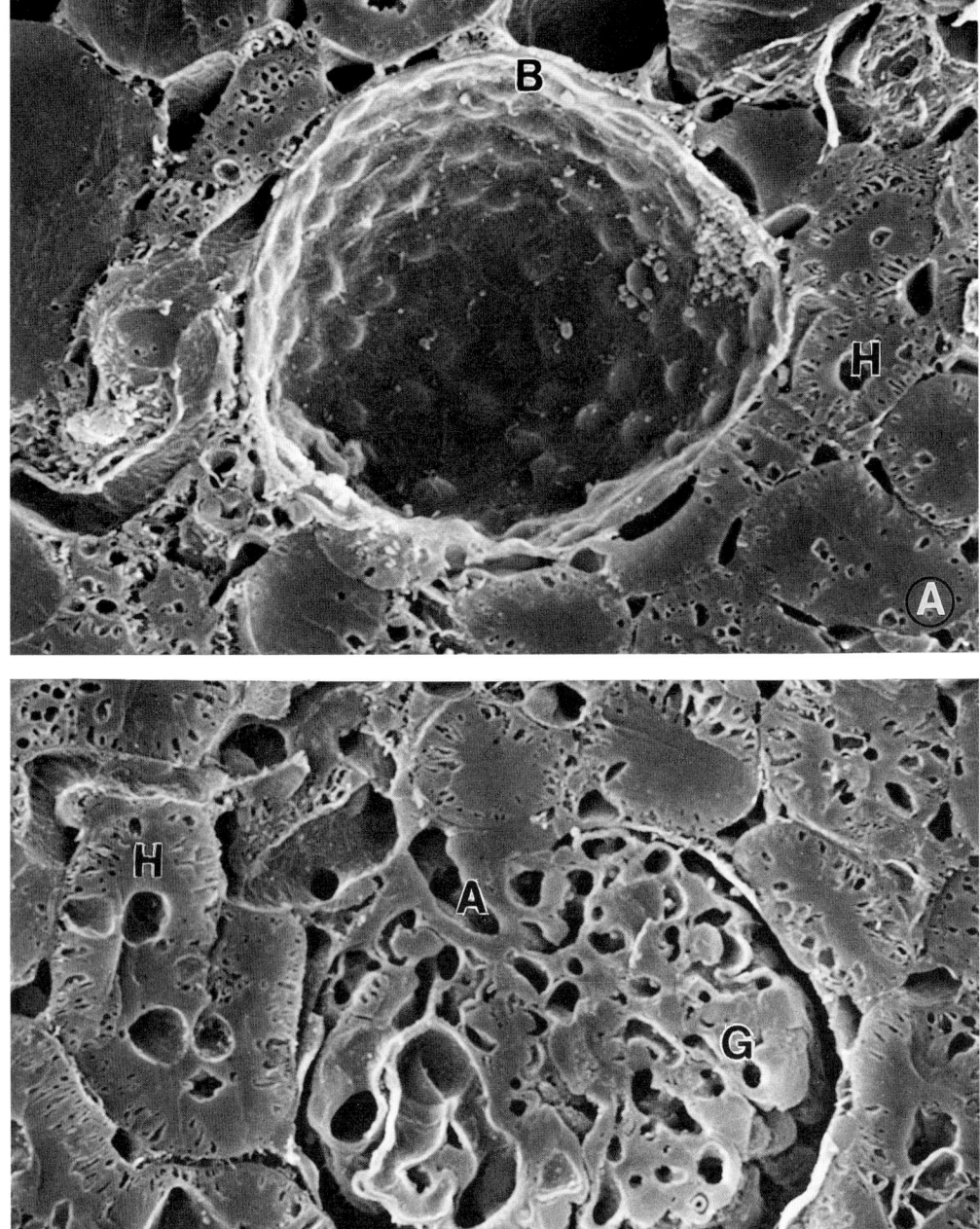

Abb. 233. Raster-e.m. Aufnahmen von Nierenkörperchen. A = Nierenkörperchen mit umgebenden Tubuli (H). Der Glomerulus ist herausgelöst, so daß die Bowman-Kapsel (B) sichtbar geworden ist (500×); B = Nierenkörperchen mit Bowman-Kapsel (B) und Glomerulus (G); A = Gefäßpol; H = Proximaler Tubulus (Hauptstück).

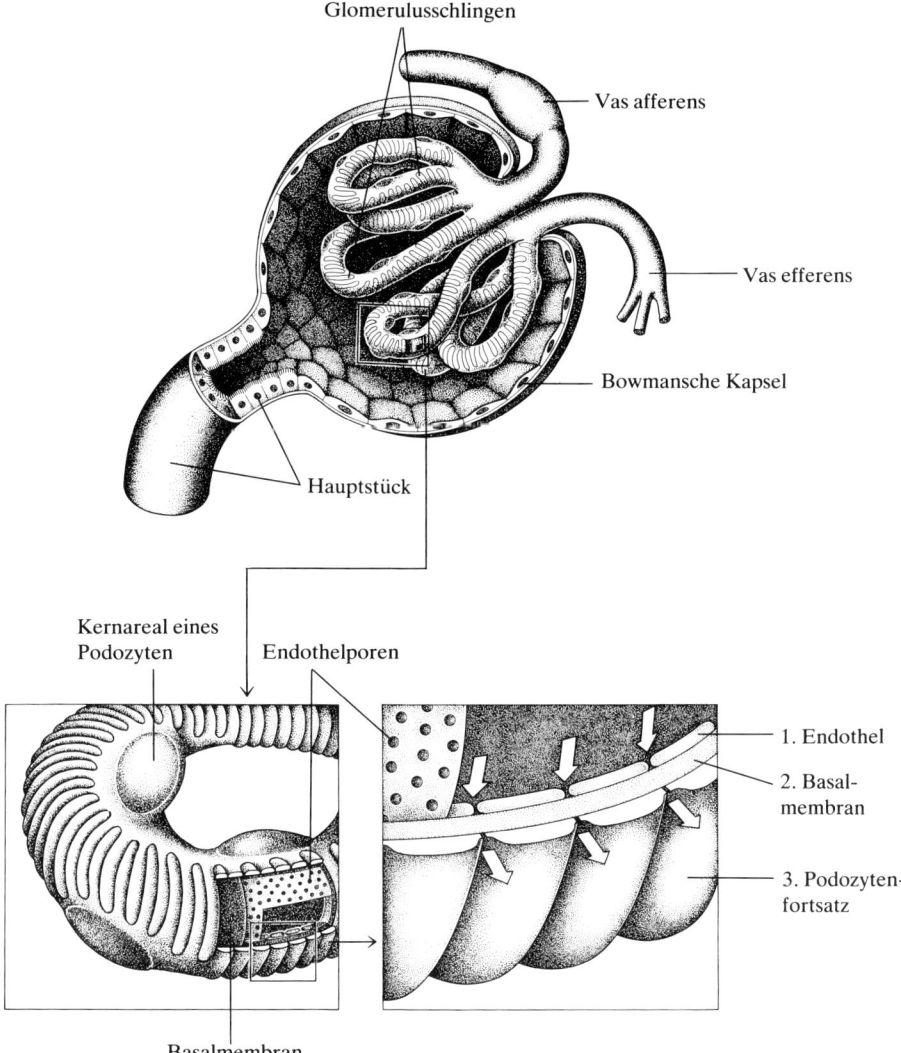

Abb. 234. Feinbau des Nierenfilters im Glomerulus. Das aus den Glomeruluskapillaren austretende Ultrafiltrat hat von innen nach außen folgende Filter zu passieren: 1 = Endothelporen (Ø 50–100 nm); 2 = Basalmembran; 3 = Podozytenschlitze (Ø 20–50 nm).

kontraktile Faserelemente enthalten, haben nicht nur mechanische Funktionen, sondern wirken darüber hinaus auch als Makrophagen. Von den Podozyten gebildete Basalmembranteile könnten von ihnen wieder abgebaut und phagozytiert werden. Würde ein »Erneuerungsprozeß« dieser Art wirklich existieren, könnte man die erstaunliche Tatsache verstehen, daß sich die Basalmembranen der Glomeruluskapillaren bis ins hohe Alter meist nur wenig verdicken und trotz der riesigen Filtrationsmengen lebenslang funktionstüchtig bleiben.

Die Mesangiumzellen bilden in dem Dreieck zwischen Vas afferens und Vas efferens einen etwas dichteren Zellhaufen, der als **Sockelplasmodium (Goormaghtigh-Zellhaufen, Lacis-Zellen)** bezeichnet wird

(Abb. 236). Die Funktion dieses Zellhaufens ist noch nicht vollständig geklärt. Wahrscheinlich steht er funktionell mit dem juxtaglomerulären Apparat und dadurch mit Prozessen der Durchblutungsregulation in Beziehung.

Tubulusapparat und Rückresorption. Zwei Drittel des Ultrafiltrats werden in dem an die Bowman-Kapsel anschließenden proximalen Tubuluskonvolut, das am Harnpol des Nierenkörperchens beginnt (Abb. 235), wieder rückresorbiert. Es handelt sich vor allem um Wasser, NaCl, niedermolekulare Proteine, Glukose und andere für den Organismus wichtige Substanzen. Die »harnpflichtigen«, unbrauchbar gewordenen Stoffe bleiben im Tubuluslumen zurück. Die Ausscheidung ist damit eine »Nicht-Rückresorption« und keine direkte Ausscheidung. Die Menge der resorbierten Flüssigkeit ist ein konstanter Prozentsatz der glomerulären Filtrationsrate (für Wasser und Kochsalz etwa 65%) und damit unabhängig vom Funktionszustand der Nieren. Die Flüssigkeitsmenge, die als Harn ausgeschieden wird und natürlich unterschiedlich ist, wird bestimmt durch eine unterschiedliche Resorption im distalen Tubulusabschnitt und in den Sammelrohren. Die aufsteigenden Schenkel der Henle-Schleife sind für Wasser impermeabel. Dadurch, daß das restliche Drittel des Ultrafiltrats erst im distalen Tubuluskonvolut rückresorbiert wird und variabel ist, kann hier die Feineinstellung der Wasser- und Elektrolytausscheidung erfolgen – ein Prozeß, der hormonell durch das Aldosteron der Nebennierenrinde geregelt wird. Der proximale Tubulus »schaut« sozusagen auf das Blut, d. h., seine Funktion hängt von der jeweiligen Ultrafiltration im Glomerulus ab, der distale Tubulus »schaut« demgegenüber mehr auf den Extrazellulärraum (EZR), d. h., seine regulatorischen Leistungen richten sich nach der jeweiligen Elektrolyt- und Wasserkonzentration im Interstitium des Gesamtorganismus.

Der proximale Tubulusabschnitt hat außer der hohen resorptiven Kapazität aber auch noch die Fähigkeit, Stoffe aktiv zu sezernieren und damit aus dem Körper zu eliminieren. So wird z. B. intravenös injiziertes Phenolrot von den Zellen des proximalen Tubulus ins Lumen abgegeben. Auch Schwermetalle (Blei, Quecksilber), Gifte oder Fremdstoffe können hier aktiv ausgeschieden werden. Die Sekretionsprozesse dominieren jedoch mehr im geraden Teil des proximalen Tubulus, während die Rückresorption im gewundenen Teil vorherrscht.

Die Struktur und Enzymausstattung der Tubulusepithelien in den verschiedenen Abschnitten des Nephrons spiegelt die charakterisierten Funktionsunterschiede deutlich wider.

Proximaler Tubulus. Das einschichtige Plattenepithel der Bowman-Kapsel geht an der dem Gefäßpol gegenüberliegenden Seite (Harnpol) abrupt in das kubische Epithel des proximalen Tubulus über (Abb. 235 u. 236), der rund $3\times$ so lang ist wie der distale, so daß er durch zahlreiche Windungen, die immer in der Nachbarschaft des zugehörigen Nierenkörperchens liegen, eine sehr große Oberfläche erreicht (Ø 60 µm, Länge rund 14 mm). Die Zellen zeichnen sich l.m. durch einen deutlichen Resorptionssaum (Bürstensaum), eine azidophile Färbbarkeit und eine deutliche Basalstreifung aus. E.m. erkennt man an der Zelloberfläche einen regelmäßigen Besatz von Mikrovilli, im Zellinneren auffallend viele, große und meist langgestreckte Mitochondrien sowie zahlreiche Zytolemmeinfaltungen, die aber größtenteils keine echten Membraneinfaltungen darstellen, sondern durch eine ausgiebige Verzapfung von basalen Zellfortsätzen benachbarter Zellen zustande kommen. Man bezeichnet dieses Membransystem als **basales Labyrinth** (basolaterales Spaltensystem) (Abb. 238). Golgi- und ER-Membranen fehlen weitgehend; dagegen sieht man immer zahlreiche Lysosomen, Kanälchen und Vesikel. Durch die etwa 0,7 µm langen, dicht stehenden Mikrovilli (etwa 6000–7000 pro Zelle) wird die apikale Oberfläche stark vergrößert (etwa um 40%), was die Resorptionsvorgänge wesentlich erleichtert (Abb. 238 u. 239). Die Glykokalix enthält zahlreiche Bürstensaumenzyme (Peptidasen, Glutamyltransferasen, alka-

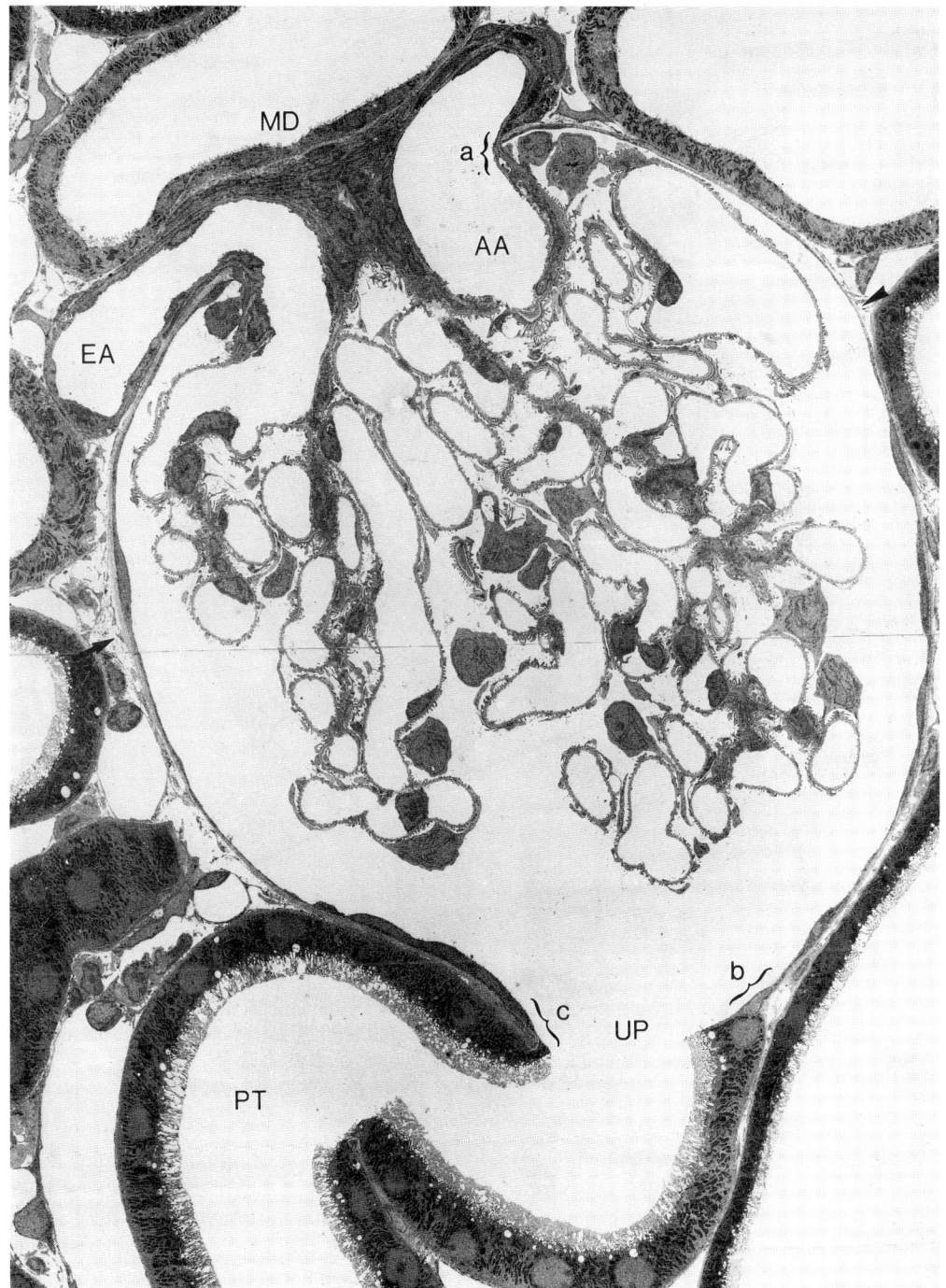

Abb. 235. Semidünnschnitt durch ein Nierenkörperchen, bei dem gleichzeitig Harn- und Gefäßpol in der Schnittebene liegen (freundlichst von Herrn Prof. Kriz, Heidelberg, zur Verfügung gestellt). AA = Vas afferens; EA = Vas efferens; MD = Macula densa; PT = Proximaler Tubulus (Hauptstück); UP = Übergang der Bowman-Kapsel in das Hauptstück (Harnpol). a) = Gefäßpol; b u. c = Harnpol.

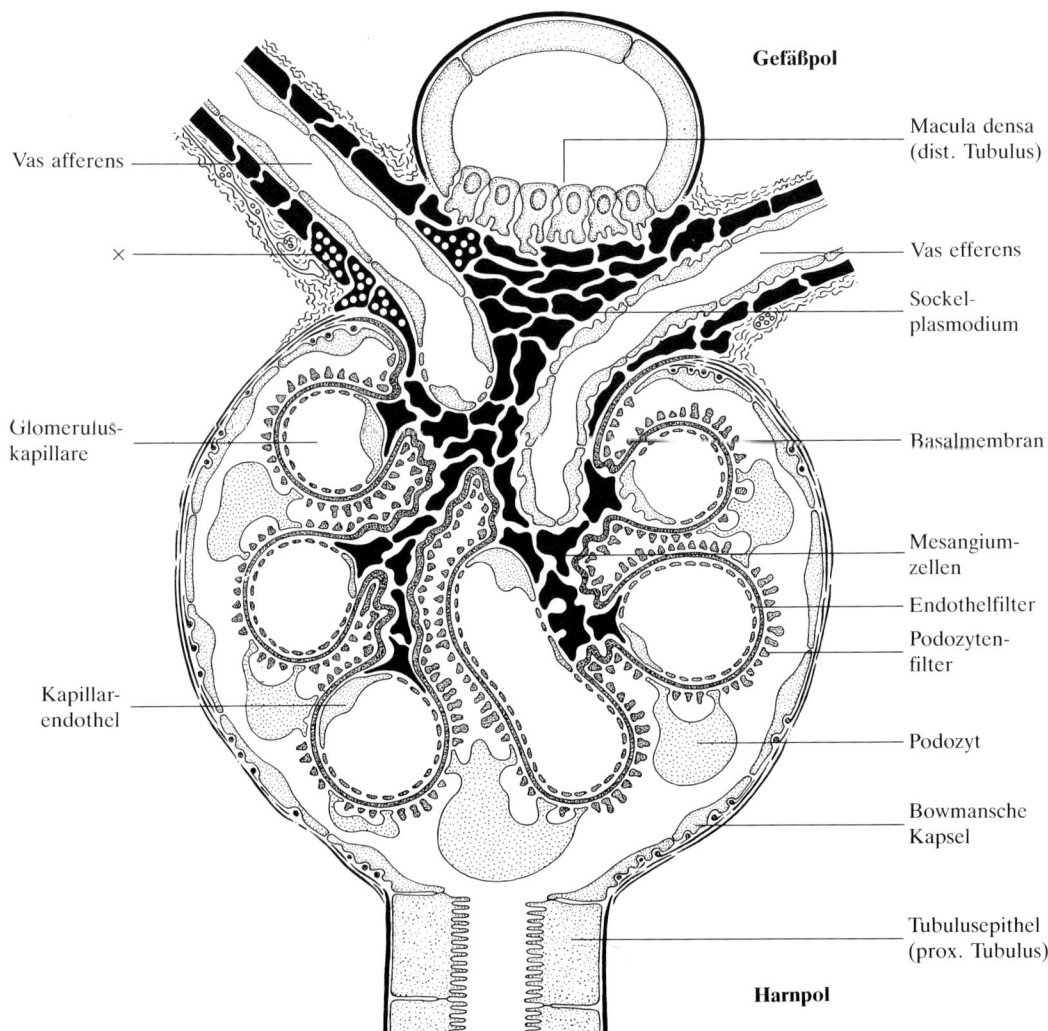

Gefäßpol

Macula densa
(dist. Tubulus)

Vas afferens

×

Vas efferens

Sockel-
plasmodium

Glomerulus-
kapillare

Basalmembran

Mesangium-
zellen

Endothelfilter

Podozyten-
filter

Kapillar-
endothel

Podozyt

Bowmansche
Kapsel

Tubulusepithel
(prox. Tubulus)

Harnpol

Abb. 236. Schematischer Längsschnitt durch ein Nierenkörperchen (freundlichst überlassen von Herrn Prof. Kriz, Heidelberg). Die Mesangiumzellen im Glomeruluskern sind dunkel, die Podozyten heller dargestellt. × = Epitheloidzelle des Polkissens (Reninbildner).

lische Phosphatasen, sowie reichlich Karboanhydrase), die an Abbau- und Transportprozessen beteiligt sind. Die Einschleusung von Proteinmolekülen oder Proteinbruchstücken erfolgt wahrscheinlich durch eine Art Pinozytosevorgang mit Hilfe von »coated vesicles«, die in das apikale Kanälchensystem übergehen. Die Membranen der von den Kanälchen abgeschnürten Vesikel zeichnen

sich durch einen hohen Phosphatasegehalt aus. Sie verschmelzen rasch mit den Lysosomen, wo sich dann der definitive Abbau der Proteine vollzieht. Im ausgeschiedenen Sekundärharn ist daher normalerweise kein Eiweiß mehr vorhanden.

Bei der Rückresorption von Wasser und Elektrolyten spielt das basale Labyrinth die Hauptrolle. Die Zelle pumpt Natriumionen in

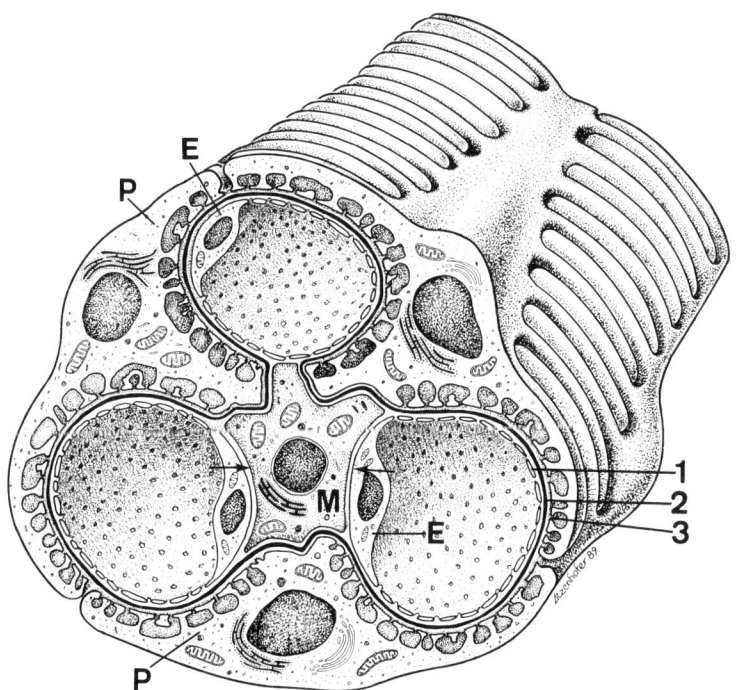

Abb. 237. Feinstruktur der Glomeruluskapillaren mit den umhüllenden Podozyten (P). Man erkennt, daß die Mesangiumzellen (M) teilweise direkt an die Kapillarwand angrenzen, ohne daß hier eine Basalmembran ausgebildet ist (Pfeile). E = Kapillarendothel; 1 = Endothelporen; 2 = Basalmembran; 3 = Podozytenfilter.

die sich erweiternden Zwischenräume des basalen Labyrinthes, so daß deren Inhalt hyperton wird und Wasser ansaugt. Die für diese aktiven Vorgänge notwendige Energie wird von den benachbarten Mitochondrien in Form von ATP bereitgestellt. Das Plasmalemm in der Nachbarschaft des basalen Labyrinths zeichnet sich entsprechend durch einen hohen Gehalt an K-Na-ATPasen aus, die ATP spalten und damit Energie freisetzen können. Gleichzeitig mit dem basolateralen Natriumausstrom kommt es zum Kaliumeinstrom, so daß die K^+-Konzentration in der Hauptstückzelle um das 30–35fache ansteigt, wodurch eine elektrische Potentialdifferenz von rund 70 mV zustande kommt. Diese Differenz sowie die niedrige intrazelluläre Natriumkonzentration stellen die treibenden Kräfte für den Na^+-Einstrom aus der Tubulusflüssigkeit dar (Abb. 241).

Durch die erhöhte Ionenkonzentration an der Zellbasis wird ein Flüssigkeitsstrom durch die Zelle hindurch in den Extrazellulärraum unterhalten, der weiterhin dadurch unterstützt wird, daß die an die Tubuli angrenzenden Kapillaren aus den Vasa efferentia stammen. Diese am Gefäßpol des Nierenkörperchens gelegenen abführenden Gefäße sind in der Regel dünner als die Vasa afferentia (Abb. 227B) und zweigen sich schon bald in der Rinde in ein dichtes Maschenwerk dünnwandiger Kapillaren auf, die hauptsächlich in der Umgebung der gewundenen Tubulusabschnitte liegen (Abb. 242). Da diese Kapillaren das eingedickte, hochvisköse Blut, das nach der Ultrafiltration noch im Gefäßsystem geblieben ist, enthalten, entwickelt sich an der Basis der Hauptstückzellen ein erhöhter onkotischer Druck, der den transzellulären Flüssigkeitsstrom wirkungsvoll unterstützt.

Juxtaglomerulärer Apparat und Autoregulation. Die Flüssigkeitsmenge, die in den Kapselraum filtriert wird, ist vom effektiven

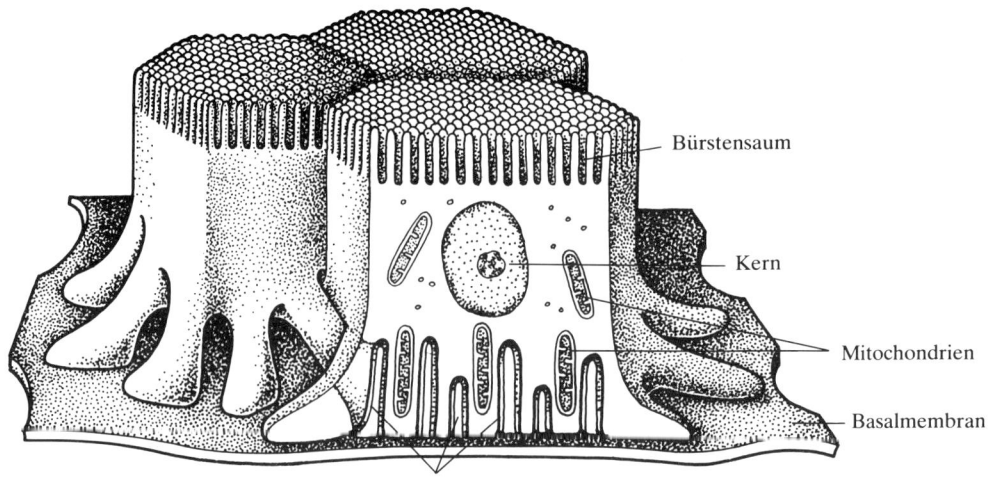

Basales Labyrinth

Abb. 238. Schematische Darstellung des basalen Labyrinths im Bereich der prox. Tubuluszellen. Die basalen Membranduplikaturen kommen durch gegenseitige Verzahnungen langgestreckter basaler Zellfortsätze zustande.

Filtrationsdruck und damit vom Blutdruck abhängig. Die Niere hat nun die bemerkenswerte Fähigkeit, den Filtrationsdruck und damit das ganze nachfolgende Geschehen (Rückresorption, Ionentransporte usw.) bis zum distalen Tubulus konstantzuhalten (sog. Autoregulation). Die diesen Regulationsvorgängen zugrundeliegenden, morphologischen und biologischen Mechanismen sind heute noch nicht vollständig geklärt. Prinzipiell lassen sich drei verschiedene Regulationsmechanismen unterscheiden: automatische (myogene), humorale und nervöse. Morphologischerweise spielen dabei mehrere Gewebsgruppen mit Spezialstrukturen eine Rolle: 1. die Polkissen an den Vasa afferentia (juxtaglomeruläre Zellen); 2. die Macula densa des distalen Tubulus und 3. die Mesangiumzellen am Gefäßpol und im Nierenkörperchen (Goormaghtigh-Zellgruppen) (Abb. 236 u. 242).

Polkissen. Das Vas afferens verdickt sich kurz vor dem Übergang in die Glomeruluskapillaren zum Polkissen, in dessen Wandung zwei verschiedene Zellformen auftreten: einmal schmale, zirkulär angeordnete, glatte Muskelzellen und zum zweiten große, fortsatzlose, polygonale (»epitheloide«) Zellen, in deren Zytoplasma stark azidophile Granula lie-

gen (daher auch granulierte oder juxtaglomeruläre Zellen genannt) (Abb. 242). Die Granula enthalten **Renin,** das über das Renin-Angiotensin-System den Blutdruck reguliert. Außerdem kommt es bei einer Blutdruckerhöhung spontan zu einer Vasokonstriktion der Vasa afferentia, so daß der Filtrationsdruck konstant bleibt (myogene Reaktion).

Macula densa. Die humorale Regulation des glomerulären Filtrationsdrucks beruht auf dem Zusammenspiel der granulierten (juxtaglomerulären) Polkissenzellen mit der Macula densa (Abb. 242). Der gerade Teil des distalen Tubulus wendet sich nämlich, nachdem er den Markbereich verlassen hat, wieder demjenigen Nierenkörperchen zu, von dem der proximale Tubulus ausgegangen ist, und lagert sich an den Gefäßpol an. Dabei kommt dieser Tubulusabschnitt direkt zwischen Vas afferens und efferens zu liegen, woraus sich ein unmittelbarer Kontakt mit den Polkissenzellen ergibt. Erst nach dieser Anlagerung beginnt der gewundene Teil des distalen Tubulus. Die dem Nierenkörperchen bzw. dem Polkissen anliegende Wand des distalen Tubulus formt sich zu hochzylindrischen, dicht zusammenliegenden Zellen um, die sich von den etwas niedrigeren und breiteren Zellen des gegenüberliegen-

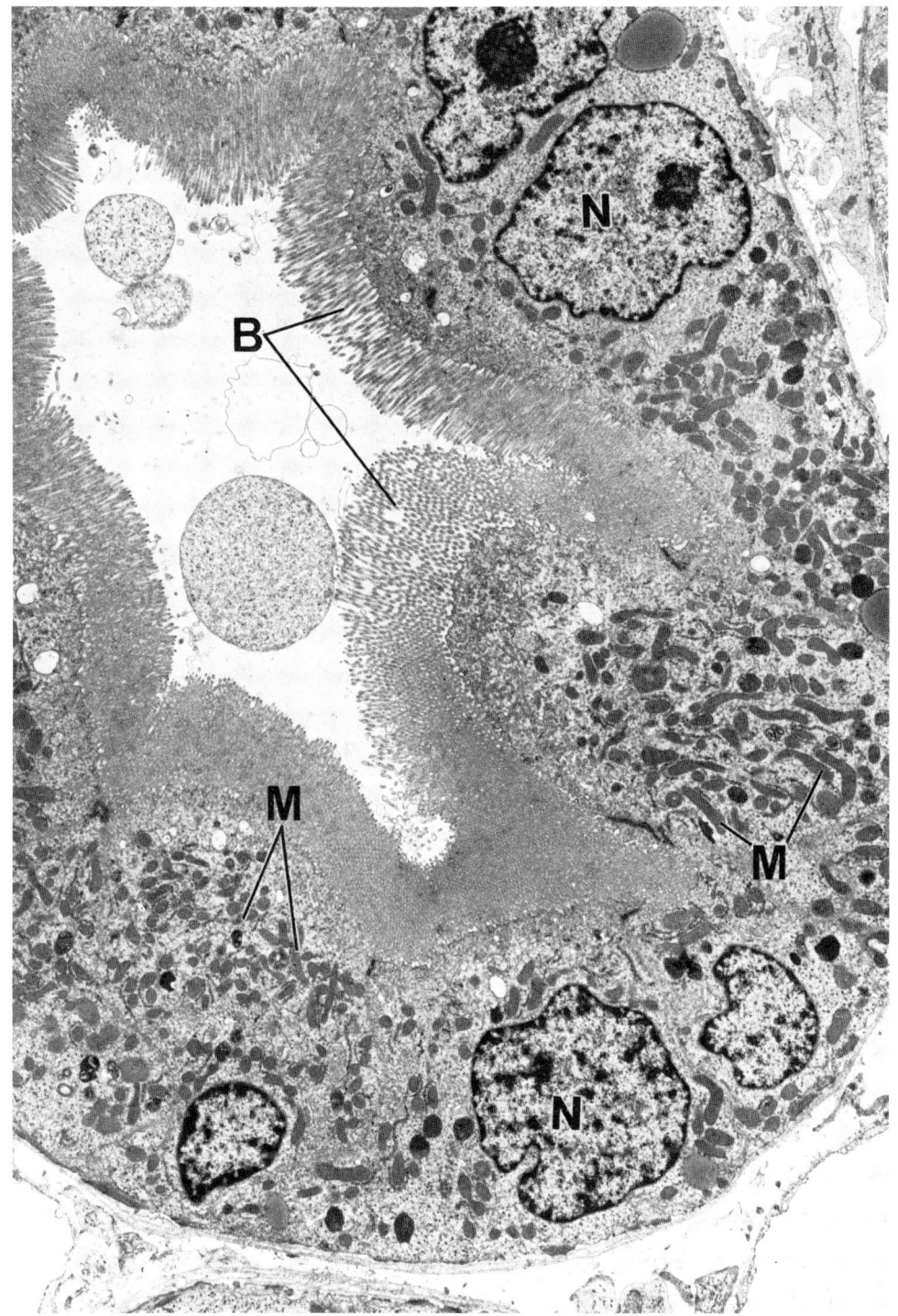

Abb. 239. E.m. Aufnahme von einem proximalen Tubulus der Niere (Affe, 5600×). Man beachte den dichten, gleichmäßigen Bürstensaum (B) und die zahlreichen Mitochondrien (M). N = Zellkerne.

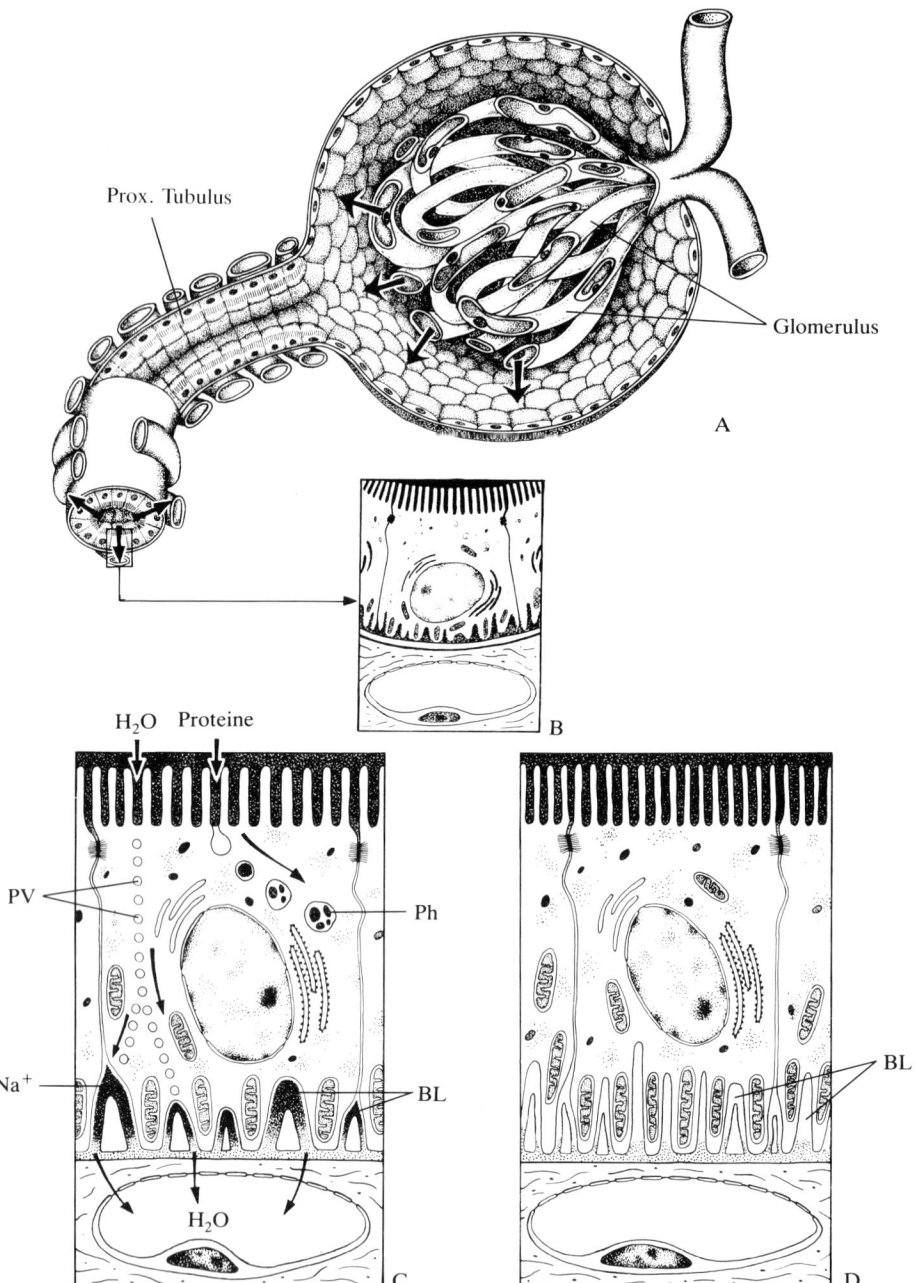

Abb. 240. Nierenkörperchen und proximale Tubuli als Organe der Ultrafiltration und der Rückresorption. A = Übersicht. Pfeile im Nierenkörperchen = Ultrafiltration vom Glomerulus in den Kapselraum; Pfeile am proximalen Tubulus = Rückresorption vom Tubulusepithel in das peritubuläre Kapillarnetz; B = Ausschnitt – prox. Tubuluszelle; C = Prozeß der Rückresorption. Basales Labyrinth (BL) erweitert. Die Pfeile deuten die Flußrichtung der Pinozytosevesikel (PV) an. Die Proteine werden in Phagolysosomen (Ph) aufgenommen und abgebaut. In das basale Labyrinth werden Na-Ionen gepumpt (dunkle Punktierung); Wasser folgt dann passiv dem dadurch entstandenen Ionengradienten. D = Prox. Tubulusepithel in Ruhe. Basales Labyrinth (BL) geschlossen.

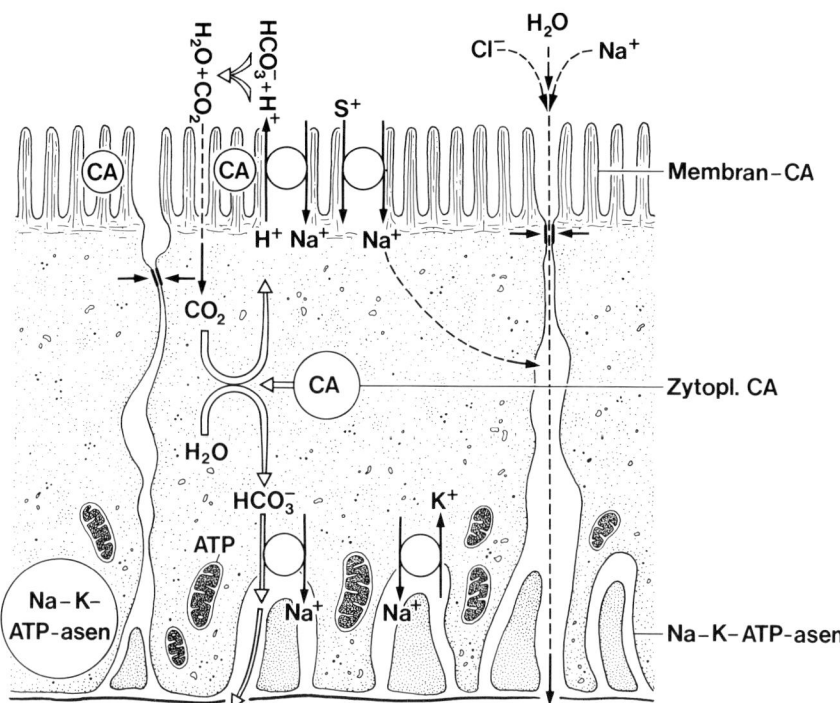

Abb. 241. Elektrolyt- und Wassertransport in den proximalen Tubuluszellen der Niere (nach P. Deetjen). Ionenpumpen sind durch Kreise, transzelluläre, aktive Transporte durch ausgezogene Linien, parazelluläre Transporte durch gestrichelte Linien markiert. CA = Karboanhydrase; S^+ = Substrate.

den Wandabschnittes deutlich unterscheiden (Abb. 236 u. 242). Man nennt diese spezialisierte Zone *Macula densa*. Ihre 40–70 μm hohen Zellen färben sich gewöhnlich etwas intensiver als die gegenüberliegenden Zellen an, enthalten basal einen auffallend gut entwickelten Golgi-Komplex und sitzen einer äußerst dünnen Basalmembran auf. Sie sind besonders empfindlich für Änderungen der Na^+- oder Cl^--Ionenkonzentration in der Tubulusflüssigkeit, fungieren also als *Chemorezeptoren*. Ändert sich die glomeruläre Filtrationsrate, so ändert sich auch die Ionenkonzentration im Bereich der Macula densa, deren Zellen möglicherweise dann die benachbarten, granulierten Polkissenzellen zur Reninfreisetzung anregen und damit in das blutdruckregulierende Angiotensinsystem eingreifen.

Vasa efferentia. Eine erst neuerdings erkannte Rolle bei der Regulation des glomerulären Filtrationsdruckes spielen die Vasa efferentia, die den Wandbau von Arteriolen besitzen und daher kontraktil sind (keine Venen!). Damit sind in der Nierenrinde zwei Widerstandsgefäßstrecken in Serie hintereinandergeschaltet. Der Abfall des Blutdrucks von der A. renalis bis zu den Glomeruluskapillaren ist relativ gering, woraus ein entsprechend hoher Filtrationsdruck resultiert. Ein ebenso hoher Strömungswiderstand kommt aber auch durch die Vasa efferentia zustande, die damit rückläufig den Filtrationsdruck in den Glomeruluskapillaren verändern können.

2.1.2 Nierenmark und Konzentrationsleistung

Die zweite elementare Funktion der Niere ist die Bildung und Ausscheidung eines hochkonzentrierten Harns. Diese Aufgabe erfüllen vor allem diejenigen Tubulusabschnitte, die

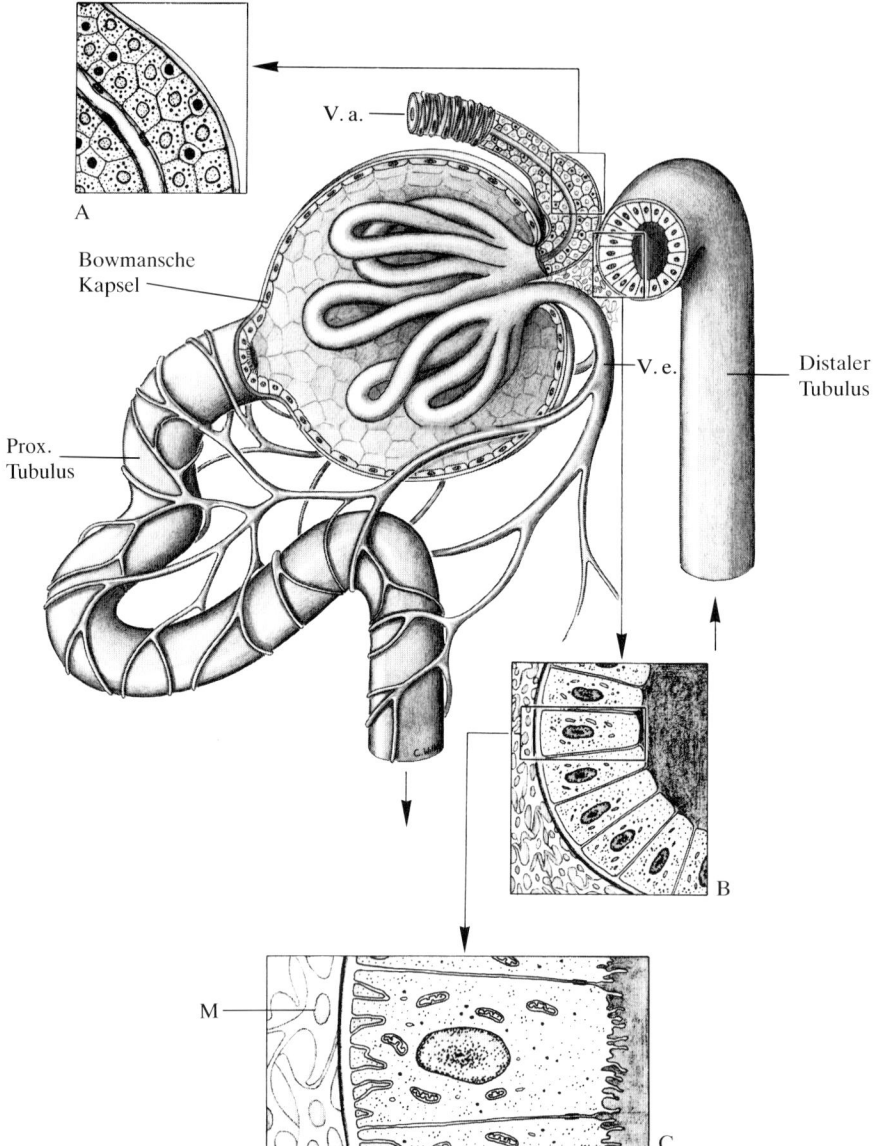

Abb. 242. Nierenkörperchen und juxtaglomerulärer Apparat. V. a. = Vas afferens; V. e. = Vas efferens. A = Polkissen mit granulären, reninhaltigen Zellen; B u. C = Macula densa mit angrenzenden Mesangiumzellen (M). Die Pfeile deuten die Flußrichrtung von und zur Henle-Schleife an. Der distale Tubulus lagert sich dem Gefäßpol des Glomerulus eng an und bildet hier die Macula densa aus, die aus hohen, eng zusammenliegenden Epithelzellen besteht und mit den Polkissen- sowie Mesangiumzellen (M) Kontakt hat.

zur Henle-Schleife, dem geraden Teil des distalen Tubulus und zum Sammelrohr gehören, also im wesentlichen die Harnkanälchen des Nierenmarkes. Nur diejenigen Säugetiere, die eine typische Henle-Schleife entwickeln, besitzen auch die Fähigkeit zur Harnkonzentration. Wüstentiere z. B. haben ausgesprochen lange **Henle-Schleifen** und eine langgestreckte Markzone mit tiefen, in das Nierenbecken vorspringenden Papillen. Tieren, denen Henle-Schleifen fehlen, fehlt auch die Fähigkeit zur Harnkonzentration. In der menschlichen Niere kann man kurze Henle-Schleifen, die meist zu den kortikalen Nephronen gehören, und lange Schleifen, die von den juxtamedullären Nephronen ausgehen, unterscheiden (Abb. 225). Bei den kortikalen Nephronen steht wahrscheinlich mehr die Regulation des Säure-Basen-Haushaltes, bei den juxtamedullären Nephronen mit ihren langen Intermediärtubuli die Konzentrations- und Exkretionsfunktion der Niere im Vordergrund. Der Intermediärtubulus beginnt als Fortsetzung der Pars recta des proximalen Tubulus zwischen Außen- und Innenstreifen der Außenzone des Nierenmarkes zunächst mit einem dünnwandigen, absteigenden Schenkel (dünner Teil), biegt dann haarnadelförmig in den allmählich dicker werdenden, aufsteigenden Schenkel um (dicker Teil) und geht schließlich an der Grenze zwischen Außen- und Innenzone in die Pars recta des distalen Tubulus über (Abb. 225 u. 243).

Der aufsteigende Schleifenschenkel zeigt ein flaches bis kubisches Epithel und bildet mit dem geraden Teil des distalen Tubulus eine funktionelle Einheit (nachfolgend immer zusammenfassend als aufsteigender Schleifenschenkel bezeichnet). Die Zellen dieses Schenkels zeichnen sich dadurch aus, daß sie Zonulae occludentes besitzen, die praktisch kein Wasser durchlassen. Andererseits besitzen sie basolaterale Membraneinfaltungen mit K-Na-ATPasen, in deren Nachbarschaft zahlreiche Mitochondrien lokalisiert sind. Hier kommt es also zu einem aktiven Na^+-Transport ins Interstitium, ohne daß Wasser nachströmen kann, denn das Epithel ist ja für Wasser impermeabel. Dadurch erhöht sich die Salzkonzentration im Interstitium des Nierenmarkes erheblich.

Im Gegensatz zum aufsteigenden Schleifenschenkel ist der absteigende für Wasser permeabel, für gelöste Substanzen jedoch weitgehend impermeabel. Da die Zellen hier äußerst dünn und organellenarm sind, fehlen auch aktive Transportmechanismen. Infolgedessen entziehen die im Interstitium angereicherten Salze der Tubulusflüssigkeit laufend Wasser, so daß die Tubulusflüssigkeit im absteigenden Schenkel der Henle-Schleife zunehmend konzentrierter, d. h. hypertoner wird. Schließlich werden Konzentrationen von 1000–1200 mosmol/l erreicht. Im Mark entsteht so eine horizontale Schichtung verschiedener Salzkonzentrationen, die papillenwärts zunehmend höher werden. Die Henle-Schleifen tauchen daher in Richtung Papillenspitze gewissermaßen in einen »geschichteten Salzsee« ein, wobei sie von den parallel verlaufenden, ebenfalls haarnadelartig angeordneten Gefäßschlingen der Markgefäße (Aa. und Vv. medullares rectae) begleitet werden. Durch diese Anordnung kann das **Haarnadelgegenstromprinzip** wirksam werden, wobei die Henle-Schleifen als Gegenstrommultiplikator und die Markgefäße als Gegenstromaustauscher funktionieren. Durch die Gegenstromprozesse und den aktiven Auswärtstransport im aufsteigenden Schenkel verdünnt sich dort die Tubulusflüssigkeit rindenwärts in zunehmendem Maße (»Verdünnungseffekt«), so daß im gewundenen Abschnitt des distalen Tubulus dann wieder ein mit dem Blut isotoner Harn vorliegt.

Die Endharnkonzentration wird dann erst in den **Sammelrohren** erreicht, deren hochzylindrisches, organellenarmes Epithel für Wasser durchlässig ist (Abb. 243 u. 244). Da die Sammelrohre durch die stark hypertonen Zonen des Nierenmarkes hindurchziehen müssen, um die Nierenpapillen zu erreichen, und für Wasser permeabel sind, diffundiert Wasser aus den Sammelrohren ins Interstitium, so daß der Harn zunehmend hyperton wird.

Markgefäße. Der relativ hohe osmotische Gradient des Nierenmarkes könnte durch die Nierentubuli allein nicht aufrechterhalten werden. Hierfür ist noch ein spezielles Gefäßsystem erforderlich, dessen Kapillarschlingen als Gegenstromaustauscher funktionieren. Während die Länge »normaler« Kapillaren meist nicht mehr als 0,5 mm beträgt, werden die Kapillaren des Nierenmarkes mehrere Zentimeter lang. Arterieller und venöser Schenkel laufen zudem parallel – in enger Nachbarschaft der Henle-Schleifen. Daraus ergibt sich

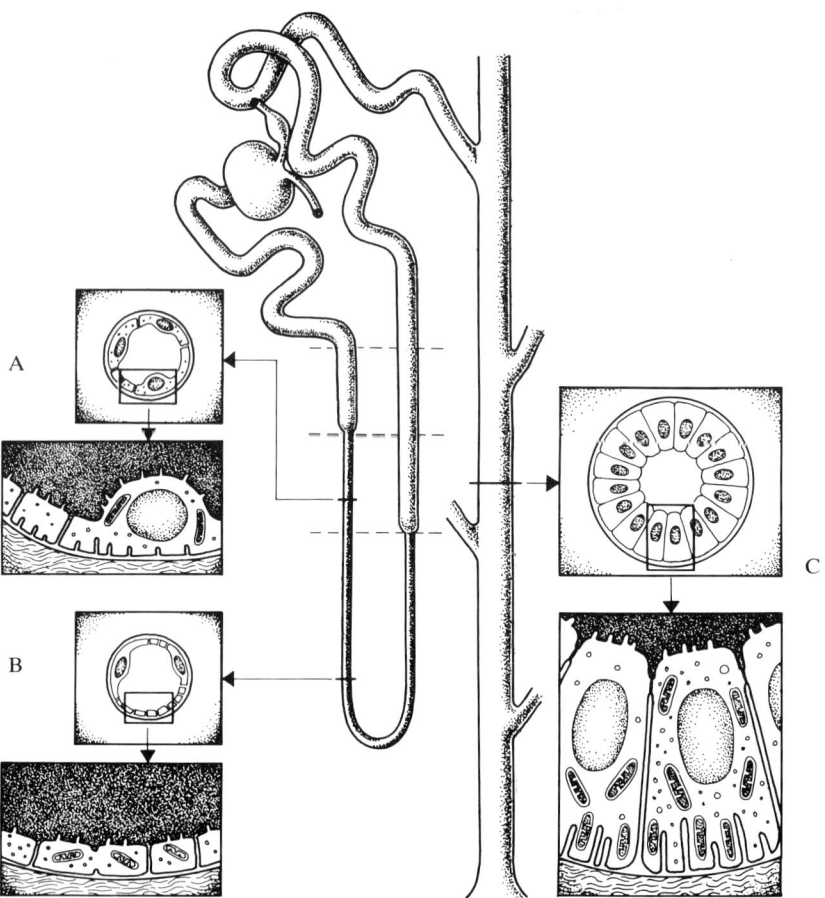

Abb. 243. Feinbau von Henle-Schleife und Sammelrohr. Die Ausschnitte zeigen jeweils die e.m. Dimension. A = dicker Teil des Intermediärtubulus; B = dünner Teil; C = Sammelrohr. Die gestrichelten Linien markieren die Grenzen zwischen Außen- und Innenstreifen der Außenzone des Nierenmarkes. Die Henle-Schleife umfaßt außer dem Intermediärtubulus auch die geraden Abschnitte des proximalen und distalen Tubulus.

eine entgegengesetzte Stromrichtung und ein horizontales Konzentrationsgefälle für sämtliche diffusiblen Substanzen. Die absteigenden (arteriellen) Gefäßschenkel sind relativ englumig, die aufsteigenden (venösen) Kapillaren dagegen weitlumig und vielfach vernetzt. Die Strömung ist daher in den arteriellen Schenkeln schneller als in den venösen, so daß die Elektrolyte von den weitlumigen Venolen in den raschen Strom der arteriellen Schenkel übertreten, ein Prozeß, der blutdruckabhängig ist. Bei hohem Blutdruck kann daher das Nierenmark gewissermaßen »ausgewaschen«

werden. Die arteriellen Schenkel nehmen Na$^+$ auf und lassen Wasser austreten, während die venösen Schenkel umgekehrt Wasser aufnehmen und Na$^+$ austreten lassen. Das im Zuge der Harnkonzentration aus den Sammelrohren in die Markpyramiden übergetretene Wasser fließt damit vor allem durch die Markvenen in den Kreislauf zurück. Diese entwässern also die Pyramiden und halten somit deren hohe Salzkonzentration aufrecht, so daß das Gegenstromprinzip an den Sammelrohren effektiv werden kann.

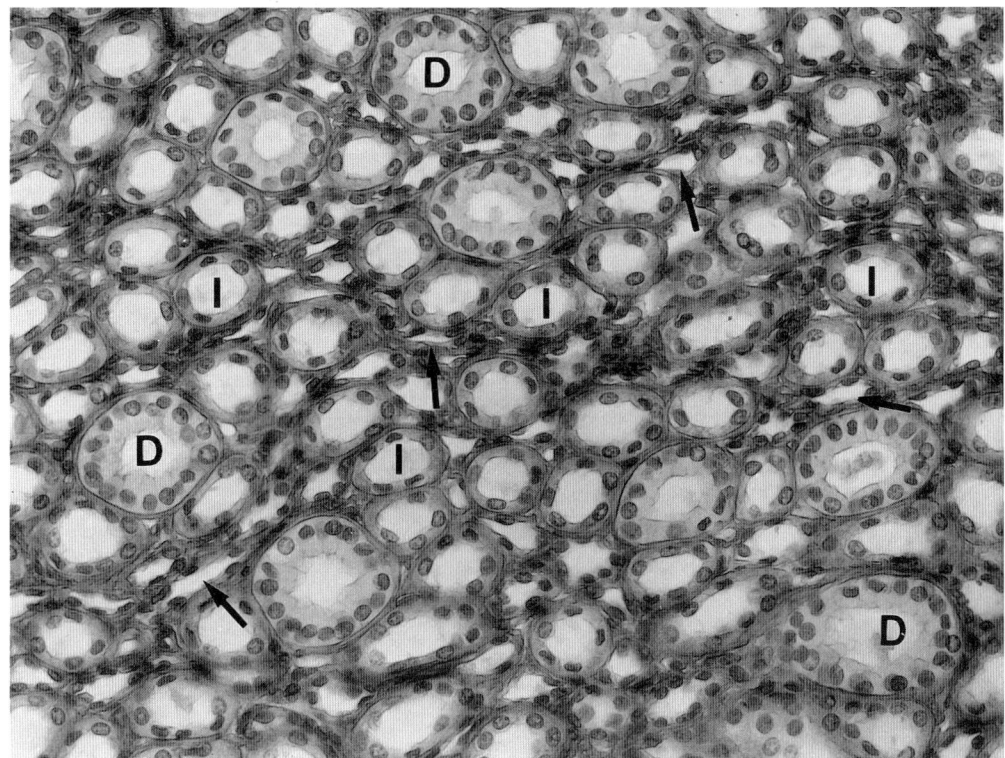

Abb. 244. Histologischer Schnitt durch die Nierenpapille (250×). Zahlreiche Querschnitte durch die Intermediärtubuli der Henle-Schleife (1) und die medullären Sammelrohre (D) sind zu erkennen. Die Kapillaren (Pfeile) sind teilweise kollabiert.

Hormonelle Steuerung. Die Permeabilität der Sammelrohre ist hormonell regelbar. Die Zellmembranen des Sammelrohrepithels besitzen nämlich Rezeptoren für das Hypophysen-Hinterlappen-Hormon *Adiuretin* (ADH = antidiuretisches Prinzip), das unter Vermittlung von AMP in der Zelle die Permeabilität für Wasser erhöht.

Klinischer Hinweis. Fehlt das Hormon ADH, wie z. B. beim Krankheitsbild des Diabetes insipidus, so verlieren die Sammelrohrepithelien ihre Fähigkeit, Wasser zu permeieren. Die Konzentrationsfähigkeit der Niere nimmt stark ab, so daß große Mengen eines wenig konzentrierten Harns ausgeschieden werden und die Gefahr einer inneren Austrocknung (Exsikkose) entsteht.

Die Zusammensetzung des Endharns, der von den Sammelrohren schließlich in die Ductus papillares und die Nierenkelche abfließt, ist aber noch von einigen anderen Prozessen abhängig, die bisher noch nicht genügend berücksichtigt wurden, nämlich von den Transportprozessen der distalen Tubulusepithelien.

2.1.3 Funktionelle Bedeutung des distalen Tubulus

Wie erwähnt, werden zwei Drittel des Ultrafiltrats in den proximalen Tubuli reabsorbiert, wobei der Prozentsatz konstant bleibt. Das restliche Drittel wird erst im gewundenen Teil des distalen Tubulus resorbiert, wobei sowohl die Flüssigkeitsmenge als auch die der trans-

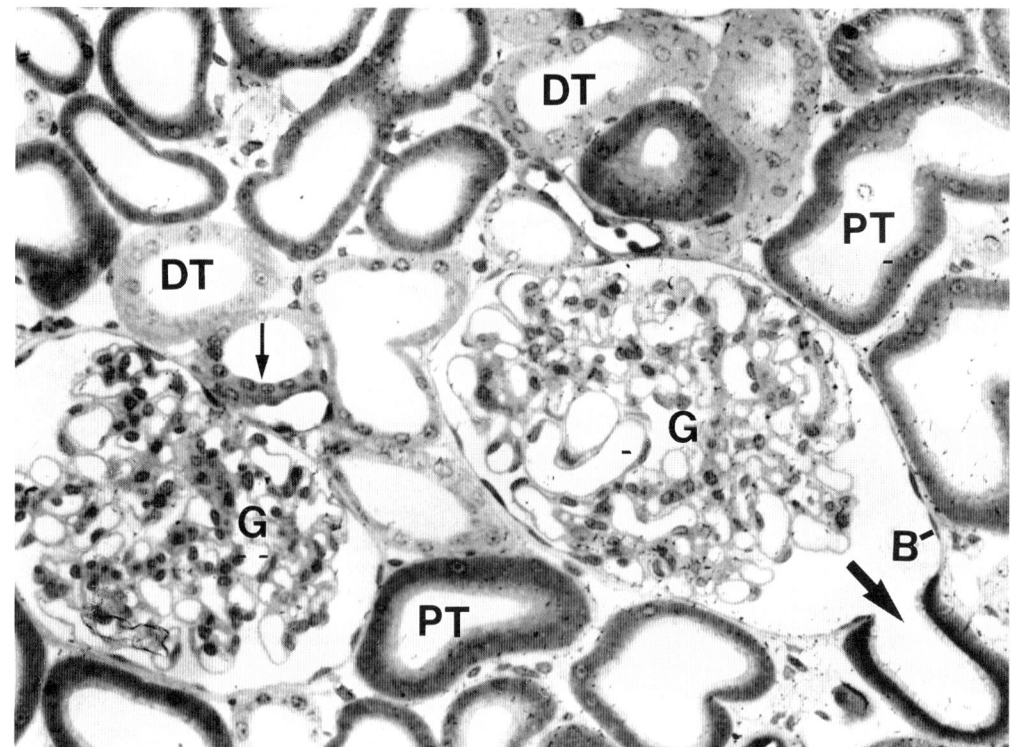

Abb. 245. Histologischer Schnitt durch die Nierenrinde (250×). Man beachte die unterschiedliche Struktur der proximalen Tubuli (PT) im Vergleich zu den distalen Tubuli (DT). B = Bowman-Kapsel mit Übergang in den proximalen Tubulus (dicker Pfeil); G = Glomerulus; Dünner Pfeil = Macula densa.

portierten Elektrolyte je nach den Verhältnissen im Gesamtorganismus variiert werden kann. Im distalen Tubulus, der von der Macula densa bis zum kortikalen Sammelrohr reicht, erfolgt die Feineinstellung der Harnausscheidung und damit die Regelung der chemischen Zusammensetzung des Extrazellulärraumes und des Flüssigkeitsvolumens im Körper. Die treibenden Kräfte für die gerichteten Transportprozesse der Elektrolyte durch die Tubuluszellen hindurch liegen wiederum bei Enzymen (Na-K-ATPasen, Carboanhydrase u. a.), die in auffallend hoher Konzentration in den Membranen der Epithelzellen vorhanden sind.

Die distalen Tubuluszellen besitzen keinen so regelmäßigen und ausgeprägten Bürstensaum wie die Zellen des proximalen Tubulus (Abb. 245). Die lumenseitige Zelloberfläche wird nur von kleinen unregelmäßigen Mikrovilli bedeckt. Auch die apikalen Canaliculi und Vakuolen fehlen weitgehend. Dagegen besitzen die Zellen ein ausgeprägtes, basales Labyrinth und zahlreiche, langgestreckte Mitochondrien, die parallel zur Längsachse der Zellen angeordnet sind und ein kompliziertes Membrangerüst sowie zahlreiche Matrixgranula enthalten. Primärer Motor für den aktiven Natriumtransport ist wiederum die Na-K-ATPase, die im Bereich des basalen Labyrinths lokalisiert ist. Mit dem Natrium wird Wasser ins Interstitium transportiert und dort durch die Gefäße eliminiert. Im Gegensatz zum proximalen Tubulus entsteht beim distalen Tubulusepithel eine hohe, transzelluläre, elektrische Potentialdifferenz, die bis zu -80 mV erreichen kann und die passive Na-Resorption behindert. Umgekehrt wird Kalium

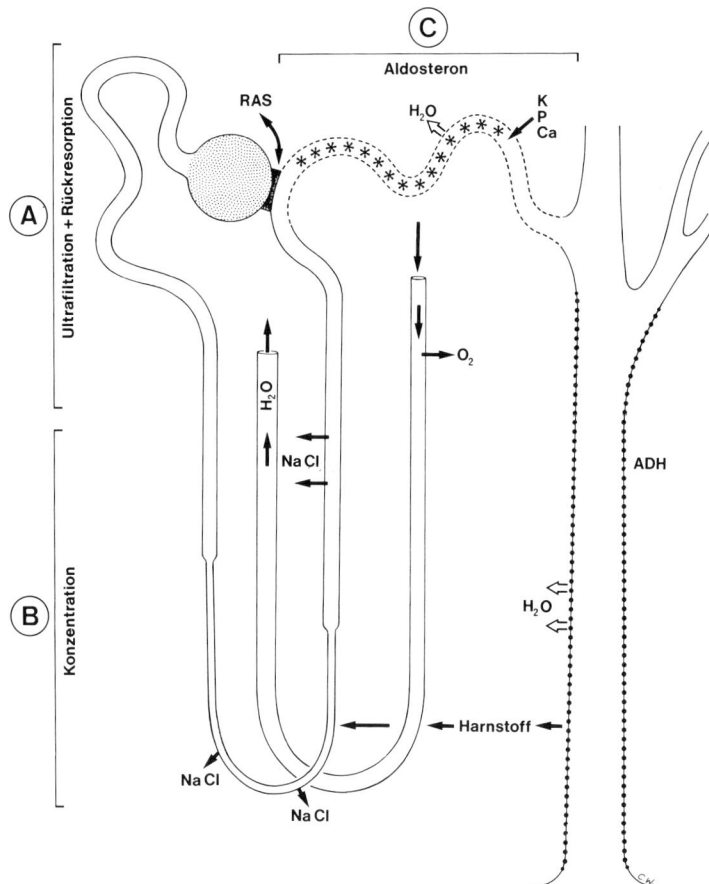

Abb. 246. Austauschvorgänge im distalen Tubulus. Im proximalen Tubulus erfolgt die Rückresorption (A), in der Henle-Schleife und im Sammelrohr die Konzentration (B), im distalen Tubulus (Pars convoluta) (C), der für Wasser durchlässig ist, die Feineinstellung der Harnausscheidung im Hinblick auf Flüssigkeitsvolumen und Elektrolytkonzentration. Die zweite Schlinge repräsentiert die Markgefäße, die für das Haarnadel-Gegenstromsystem und den Wasserabtransport von Bedeutung sind. ADH = Adiuretin; RAS = Renin-Angiotensin-System.

aktiv in die Tubuluszelle gepumpt und dann passiv in das Tubuluslumen abgegeben (Abb. 246).

Diese Ionentransporte stehen unter hormoneller Kontrolle und sind von der jeweiligen Konzentration dieser Elektrolyte im Blutplasma bzw. im Extrazellulärraum abhängig. Das Nebennierenhormon *Aldosteron* steigert die Na+-Resorption im distalen Tubulus, gleichzeitig wird mehr Kalium in die Zelle hinein-

transportiert. Auch andere Ionentransporte, die für das innere Milieu des Körpers von Bedeutung sind, wie z. B. Phosphat- und Calciumionen, werden im distalen Tubulus hormonell (z. B. durch Parathyrin und Calcitonin) geregelt und mit den Körperbedürfnissen in Einklang gebracht.

Der gewundene Teil des distalen Tubulus ist im Gegensatz zum aufsteigenden Schenkel der Henle-Schleife wieder für Wasser permeabel

(Abb. 246). Insgesamt wird aber der Wasser- und Elektrolyttransport hier so geregelt, daß das Säuren-Basen-Gleichgewicht und der Wasserhaushalt des Gesamtorganismus auch unter wechselnden Bedingungen (z. B. nach unterschiedlicher Aufnahme von Kalium oder Kochsalz mit der Nahrung oder nach Änderungen der Elektolytkonzentrationen im Blut) konstantgehalten werden kann.

Harnstoff-Gegenstromsystem. Die distalen Tubuli sind für Harnstoff weitgehend impermeabel. In den medullären Sammelrohrabschnitten tritt jedoch (durch passive Diffusion) Harnstoff ins Interstitium über und gelangt von dort in den dünnen, papillennahen Abschnitt des Intermediärtubulus (Abb. 246). Da der Harnstoff im distalen Tubulus aber nicht permeieren kann, kommt er erneut im unteren Sammelrohr an, wodurch – ähnlich wie beim NaCl – ein Harnstoffkonzentrationsgradient aufgebaut wird, der auch vom ADH geregelt werden kann (ADH erhöht die Harnstoffpermeabilität der unteren medullären Sammelrohrzellen). In den distalen Tubuli und den kortikalen Sammelrohren wird durch diesen Rezirkulationsprozeß der Harnstoff angereichert, der in der Tubulusflüssigkeit einen Teil des NaCl ersetzt. Der Endharn, der dann schließlich von den Ductus papillares in die Nierenkelche übertritt, hat letztlich seine hohe osmotische Konzentration durch den NaCl-Transport gewonnen. Dadurch, daß aber das Kochsalz schließlich durch Harnstoff ausgetauscht wird, kann mit dem Endharn dieses wichtige Endprodukt des Eiweißstoffwechsels mit einem Minimum an Lösungswasser und Energieverbrauch ausgeschieden werden.

Klinische Hinweise. Chronische Niereninsuffizienz führt zu einer Retention von toxischen Stoffwechselendprodukten im Blut (z. B. Harnstoff, Kreatinin) und damit zur **Urämie**, die tödlich sein kann (**Nierenkoma**). Störungen der Tubulusfunktionen können schwerwiegende Regulationsstörungen im Wasser- und Elektrolythaushalt des Körpers (Azidose, Hyperkaliämie

usw.) nach sich ziehen. Hyalinisierung der Glomeruli als Folge von Nierenentzündungen oder Diabetes führen zur Tubulusatrophie und Niereninsuffizienz (sog. **Schrumpfniere**). Arteriosklerotische Prozesse an den Nierengefäßen können Störungen der Blutdruckregulation auslösen (**nephrogene Hypertension**).

2.2 Nierenhohlsystem und ableitende Harnwege

Der hypertone, konzentrierte und etwas saure Harn (pH = 5,8) gelangt von den Ductus papillares durch die Lamina cribrosa der Nierenpapillen hindurch in die Nierenkelche und weiter in das Nierenbecken, dessen Schleimhaut durch die Harnflüssigkeit geschädigt werden würde, hätten sich nicht besondere Schutzeinrichtungen entwickelt. Die in dieser Hinsicht wichtigste Struktur ist das Übergangsepithel, das auch im Experiment aus Zylinderepithel entstehen kann, wenn dieses ständig mit Harn benetzt wird.

Das **Übergangsepithel** besteht aus mehreren Zellagen, die unregelmäßig angeordnet und gegeneinander verschieblich sind. An der Oberfläche liegen große **Deck-** oder **Schirmzellen,** die häufig mehrere Kerne enthalten, intensiver anfärbbar sind und je nach dem speziellen Dehnungszustand entweder flach ausgebreitet oder hochgewölbt erscheinen (Abb. 247). Sie lagern sich immer vollständig den anderen Schichten des Epithels auf, so daß auch bei starker Dehnung kein Harn in das Epithel oder ins Stroma eindringen kann. Die Deckzellen reichen mit langen Fortsätzen durch die anderen Zellschichten hindurch, oft bis zur Basalmembran. Die an das Lumen angrenzende Zellmembran der Deckzellen ist ektoplasmaartig verdickt (Crusta), Drüsen fehlen. Im apikalen Zytoplasma lassen sich e.m. unregelmäßig geformte Vesikel nachweisen, die offenbar nur ins Zellinnere verlagerte Membranabschnitte des Zytolemms darstellen, denn sie besitzen ebenso wie das luminale

Zytolemm verdickte Membranabschnitte mit einer Crusta-ähnlichen Struktur. Wird das Epithel gedehnt, verschmelzen diese Vesikel mit der Oberflächenmembran, so daß die schützende Oberfläche nicht überdehnt und damit für den Harn durchlässig werden kann. Die Verformbarkeit der die Oberfläche bedeckenden Zellen beruht daher weitgehend auf der Asymmetrie der apikalen Zellmembranen. Die reichlich vorhandenen, seitlichen Einfaltungen des Zytolemms gleichen sich bei der Dehnung aus und dienen ebenfalls als Reservefalten. Ein gut entwickeltes Schlußleistennetz, bestehend aus Zonulae adhaerentes und occludentes, sorgt bei den Zellverschiebungen für den Zusammenhalt der Epithelzellen untereinander.

Die luminale Oberflächenmembran ist aber auch eine Barriere in umgekehrter Richtung. Da der Harn eine 2–4mal höhere Osmolarität als das Plasma aufweist, würde ohne eine wirksame Barriere Wasser aus dem Stroma ins Epithel und in die Harnwege einströmen. Die Zonulae occludentes zwischen den Deckzellen stellen das morphologische Substrat für diese »Blut-Harn-Schranke« dar.

Die an das Epithel angrenzende **Lamina propria** der Harnwege besteht aus einem lockeren, gefäßreichen Bindegewebe, das reich an elastischen Fasernetzen ist, so daß die Schleimhaut als Ganzes, besonders im Nierenbecken und bei der Harnblase, außerordentlich dehnbar ist. Der Lamina propria lagern sich in allen Abschnitten der ableitenden Harnwege **Muskelschichten** in wechselnder Dichte und Anordnung an. Durch zum Teil rhythmische oder peristaltische Kontraktionen dieser glatten Muskelsysteme wird die Harnflüssigkeit distalwärts befördert und schließlich nach außen entleert. Die zwischen den Muskelbündeln gelegenen Netze autonomer Nerven, in die zahlreiche Ganglienzellen eingelagert sind, sorgen für die nervöse Steuerung dieser zum Teil komplizierten Bewegungsvorgänge. Sie enthalten auch sensible Nervenendigungen, insbesondere Schmerzfasern, so daß die Schleimhaut der Harnwege außerordentlich schmerz- und berührungsempfindlich ist.

2.2.1 Nierenbecken (Pelvis renalis)

Die Nierenkelche sitzen wie becherartige Saugnäpfe an den Nierenpapillen und nehmen den aus den Ductus papillares abtropfenden Endharn auf. Ihre Schleimhaut wird von einem dicken, gut entwickelten Übergangsepithel bedeckt, dessen Lamina propria gut verschieblich und reich durchblutet ist. Am Kelchrand verdichtet sich die glatte Muskulatur zu einer Art Sphinkter, der offenbar für einen gewissen Zusammenhalt zwischen Papille und Nierenkelch sorgt. Man nimmt an, daß rhythmische Kontraktionen der **Kelchmuskulatur** die Entleerung der Ductus papillares in die Kelche hinein fördern. Auch in der Wand des Nierenbeckens kommen Muskelbündel vor, die allerdings individuell unterschiedlich stark ausgebildet sind und meist in unregelmäßig vernetzten Spiralen verlaufen. Am Übergang vom Nierenbecken in den Ureter verdichtet sich die Muskulatur zu einem sphinkterartigen Ring (**Ureterenge**), von dem nach neueren Untersuchungen periodische Kontraktionswellen für die Ureterperistaltik ausgehen (Schrittmacherfunktion).

In der Wand des Nierenbeckens findet sich ein ausgedehnter, engmaschiger **Venenplexus**, der von zahlreichen **Spiralarterien** gespeist wird. Von den Spiralarterien zweigen Arteriolen ab, die in echte arteriovenöse Anastomosen übergehen und damit Kurzschlüsse zur Umgehung des Venenplexus repräsentieren. Die funktionelle Bedeutung dieser besonderen Gefäßarchitektur ist noch nicht klar.

2.2.2 Harnleiter (Ureter)

Der Harnleiter transportiert den im Nierenbecken gesammelten Harn mit Hilfe seiner kräftigen Muskulatur zur Harnblase. Die Schleimhaut, die ein typisches Übergangsepithel trägt, ist daher in besonderem Maße verschieblich und legt sich im kontrahierten Zustand in Längsfalten, die im Querschnitt das charakteristische sternförmige Lumen hervorrufen (Abb. 247 u. 248). Für den

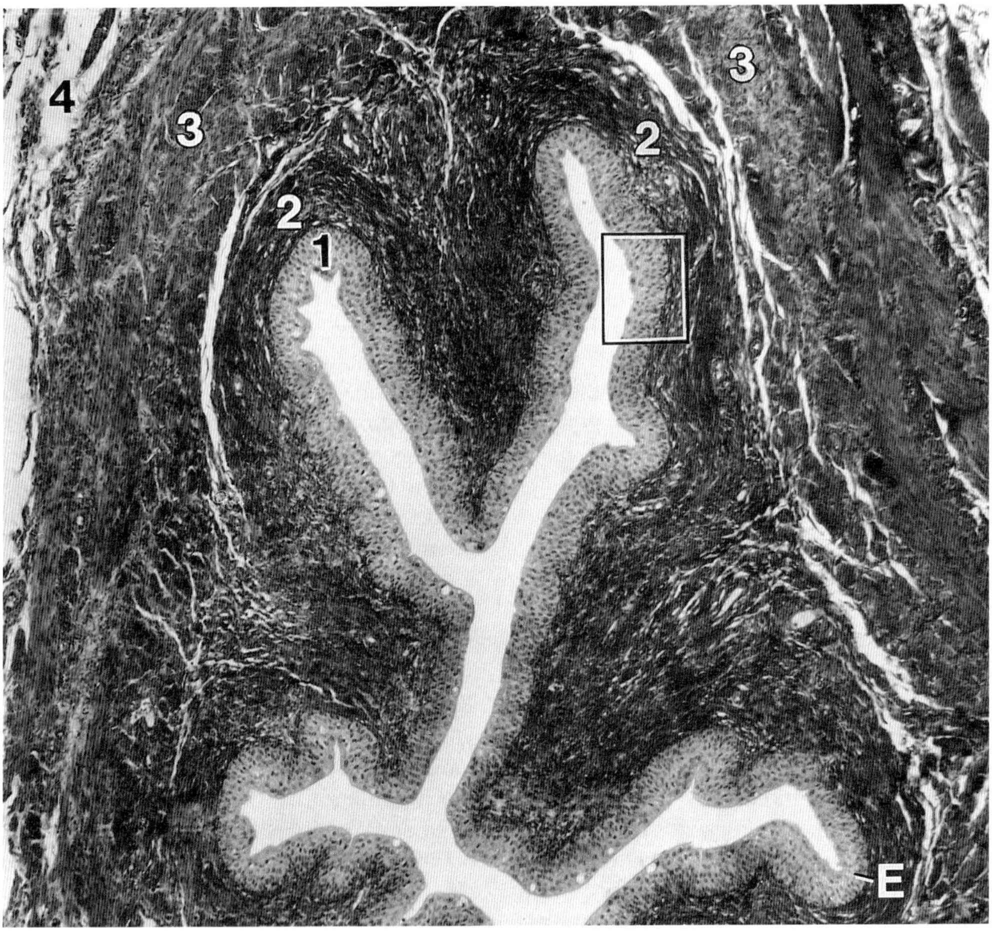

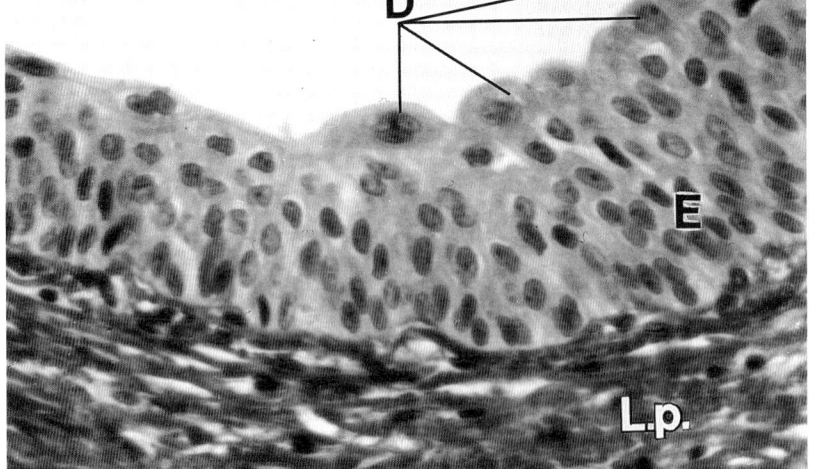

A

B

Ureter ist eine **Spindelperistatik** charakteristisch. Die spindelförmigen Auftreibungen, die meist eine Länge von 2 – 3 cm haben und jeweils ein entsprechendes Quantum Harnflüssigkeit enthalten, wandern in regelmäßigen Abständen den Harnleiter abwärts und entleeren ihren Inhalt in die Harnblase. Diese spezielle Motorik erfordert eine besondere Muskelkonstruktion. Im Querschnitt zeigt der Ureter 3 Schichten glatter **Muskulatur:** eine innere Längs-, eine mittlere Ring- und eine äußere Längsmuskelschicht (Abb. 248). Die Faserbündel aller 3 Schichten hängen aber systemartig untereinander zusammen und bilden insgesamt eine doppelte Spirale, d. h., die äußeren Längsfasern strahlen in die mittlere Ringund diese wiederum in die innere Längsschicht ein. Dadurch kann die Muskelspirale distalwärts geöffnet und proximal gleichzeitig zugezogen werden, so daß eine spindelförmige Ausweitung resultiert, die dann wie eine Welle den Ureter entlangläuft.

Die äußere Längsmuskulatur ist im oberen Drittel des Ureters schwächer entwickelt, wird aber distalwärts kräftiger, so daß die Muskulatur l. m. eigentlich erst von der Mitte des Ureters an deutlich dreischichtig erscheint. Die starke Entwicklung der äußeren Längsmuskelschichten im unteren Drittel des Ureters hängt mit den Einspritzmechanismen in die Harnblase zusammen. Die Ureteren durchsetzen nämlich die Wand der Harnblase in schräger Richtung, so daß die Ureteren bei Füllung der Harnblase abgeklemmt werden *(Ventilmechanismus)*. Die Öffnung der Uretermündung kommt durch eine komplizierte Muskelschlinge aus schraubenförmigen, hauptsächlich längsorientierten Muskelzügen in Kombination mit Ringfasern zustande, so daß unter Erhalt der Refluxsicherung der Inhalt der Ureterspindeln in regelmäßigen Abständen in die Harnblase eingespritzt werden kann.

2.2.3 Harnblase (Vesica urinaria)

Die *Harnblase* stellt ein Hohlorgan mit außerordentlich dehnbarer Wandung dar, das große Mengen von konzentrierter Harnflüssigkeit aufnehmen kann. Ihre relativ kräftige **Muskulatur** besteht aus Bündeln glatter Muskelfasern, die sich netzförmig verflechten, wobei der Hauptteil der Muskelbündel ringförmig angeordnet ist und eine mittlere Schicht aufbaut, die außen und innen durch Längsfaserzüge ergänzt wird. Einzelne Muskelbündel zweigen zur Schleimhaut ab und ermöglichen deren geordnete Mitbewegung bzw. Auffaltung bei der Harnentleerung. Die Muskulatur im Bereich des **Trigonum vesicae** ist besonderes feinmaschig und fest mit der Schleimhaut verbunden. Die Funktion dieser besonderen Region, die auch entwicklungsgeschichtlich eine andere Herkunft hat, ist nicht bekannt. Das eigentliche Sphinkterorgan, der kräftige **M. sphincter vesicae,** liegt am Blasenausgang. Er besteht ausschließlich aus glatten Muskelbündeln und geht peripherwärts in die Längsmuskelzüge der Harnblasenwandung **(M. detrusor vesicae)** über, die bei Erschlaffung des Sphinkters das Orificium urethrae wieder öffnen. Der quergestreifte Harnröhrensphinkter **(M. sphincter urethrae)** liegt beim Mann distal von der Prostata, bei der Frau im Bereich des Diaphragma urogenitale. Er differenziert sich aus der Beckenbodenmuskulatur heraus, mit der er peripher kontinuierlich zusammenhängt (M. transversus perinei prof.).

Die menschliche Harnblase ist in der Lage, maximal 400 ml Harn aufzunehmen. Der Tonus der Harnblasenmuskulatur kann reflektorisch dem jeweiligen Füllungszustand angepaßt werden, so daß die Blasenfüllung ohne Drucksteigerung vonstatten geht. Es ist sogar denkbar, daß die Harnblase als Organ durch Tonusherabsetzung im Detrusorbereich einen

---

Abb. 247. A u. B. Histologischer Schnitt durch den Ureter (A = Querschnitt, Übersichtsvergrößerung. 50×; B = Ausschnittvergrößerung Übergangsepithel, 400×). Schichtengliederung: 1 = Übergangsepithel; 2 = Lamina propria; 3 = Muskulatur; 4 = Adventitia; D = Deckzellen; E = Übergangsepithel; L. p. = Lamina propria (Stroma)

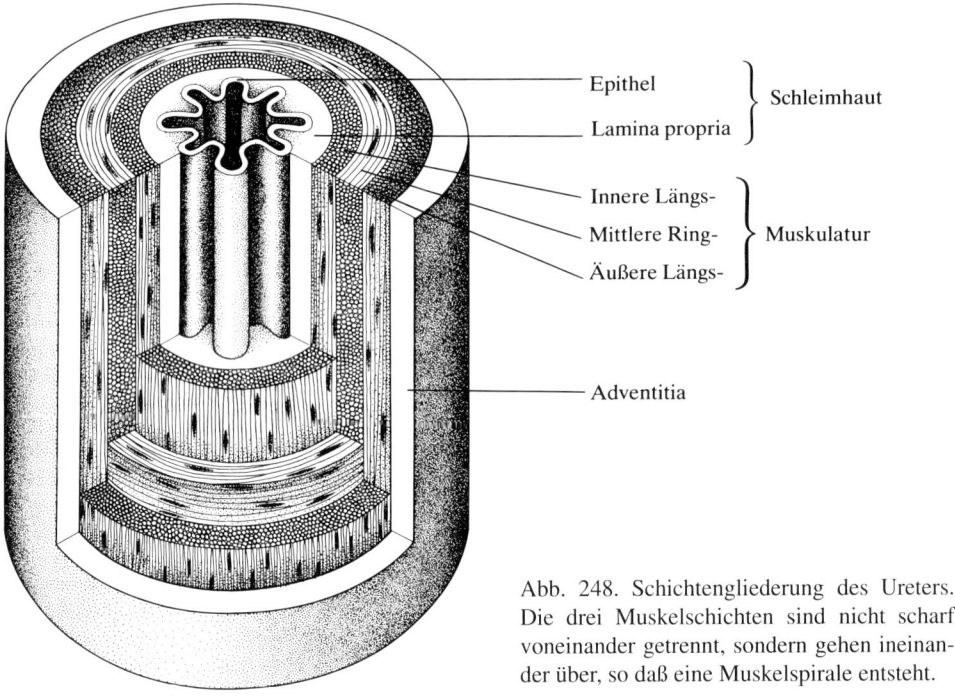

Abb. 248. Schichtengliederung des Ureters. Die drei Muskelschichten sind nicht scharf voneinander getrennt, sondern gehen ineinander über, so daß eine Muskelspirale entsteht.

gewissen Sog auf die oberen Harnwege entfaltet und damit den Harnabfluß auch aktiv unterstützt. Die **Schleimhaut der Harnblase** ist außerordentlich verschieblich und dehnbar. Das *Übergangsepithel*, das die Schleimhaut bedeckt, hat sich den stark wechselnden Füllungszuständen angepaßt und besitzt eine auffallende Dicke. Liegen im Übergangsepithel der Nierenkelche nur 2–3 Zellschichten übereinander, so sind es im Ureterepithel 4–5 und im Harnblasenepithel bei kontrahierter Blasenmuskulatur oft 6–8 Schichten. Somit verfügt die Schleimhaut der Harnblase bei der Dehnung über eine relativ große Zellreserve. Die lockere, gefäß- und saftreiche **Lamina propria** ist reich an elastischen Fasernetzen und kann sich daher ebenfalls den wechselnden Füllungszuständen anpassen.

2.2.4 Harnröhre (Urethra)

Weibliche Harnröhre. Bei der Frau wird die Schleimhaut der Urethra proximal von einem Übergangsepithel, distal vorwiegend von einem mehrschichtigen, unverhornten Plattenepithel, das stellenweise von einem mehrreihigen Zylinderepithel unterbrochen ist, ausgekleidet (Abb. 249). Das Epithel enthält kleine Taschen oder Nischen **(Lacunae urethrales),** die sich hier und da drüsenartig vergrößern **(Littré-Drüsen)** (Abb. 249). Diese Drüsen sondern ein alkalisches Sekret ab, das dem Harn beigemengt wird und vermutlich dazu beiträgt, die empfindlichen Schleimhäute des Scheidenvorhofes vor sauren, hypertonen Harnresten zu schützen. Die hellen Drüsenzellen, die meist ein schaumiges Zytoplasma und abgeplattete Kerne aufweisen, sind histologisch leicht von den urethralen Epithelzellen zu unterscheiden. Die Schleimhaut bildet häufig *Längsfalten*, die als Reservefalten bei der Harnröhrenerweiterung dienen.

Um die Harnröhre herum findet sich ein mächtiger **Schwellkörper (Corpus spongiosum urethrae),** der aus weitlumigen, endothelausgekleideten, venösen Maschenräumen besteht, in die das Blut durch muskelstarke Ar-

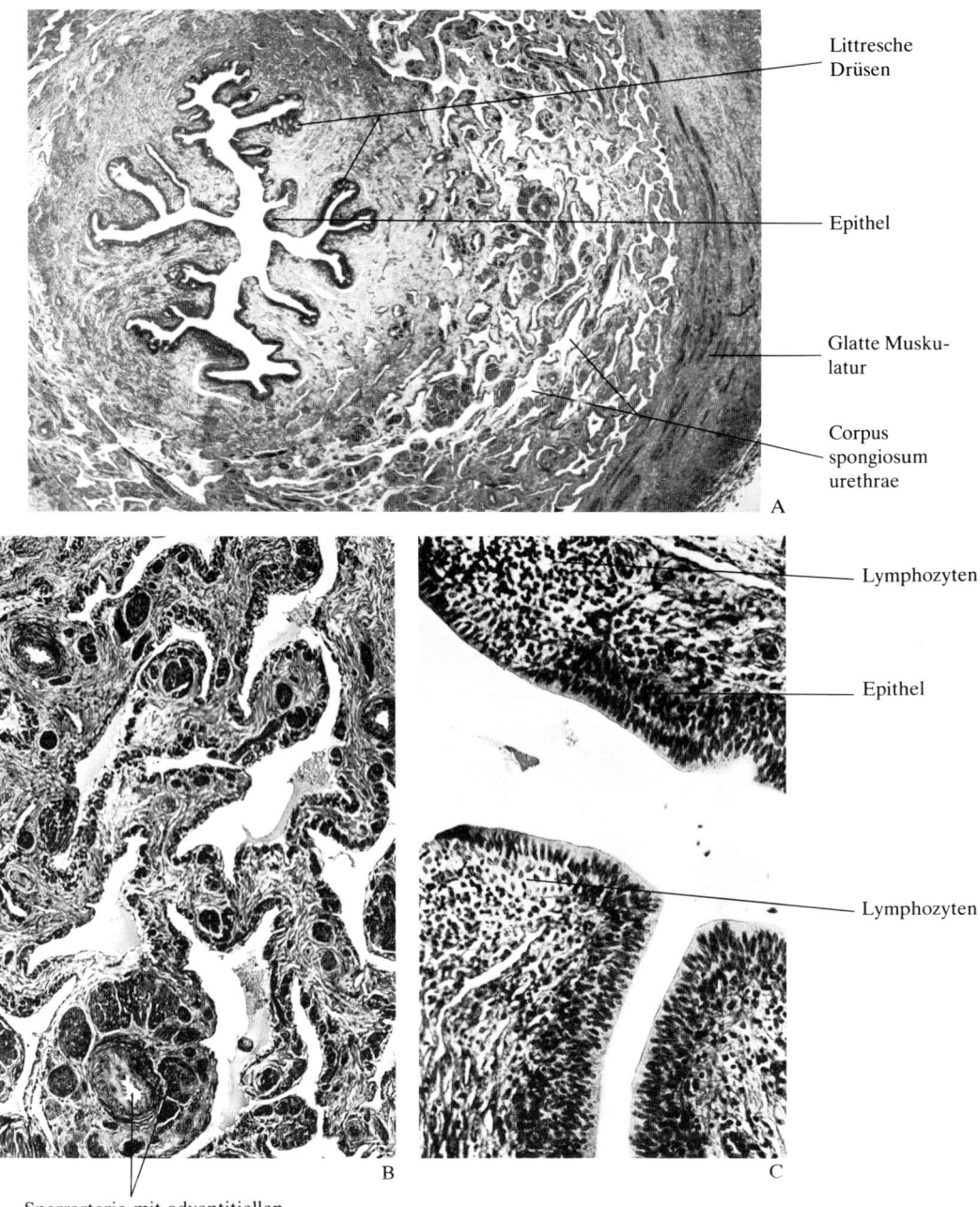

Littresche
Drüsen

Epithel

Glatte Musku-
latur

Corpus
spongiosum
urethrae

A

Lymphozyten

Epithel

Lymphozyten

B   C

Sperrarterie mit adventitiellen
Längsmuskelpolstern

Abb. 249. Querschnitt durch die weibliche Urethra (Mensch). A = Übersicht (15×). Man beachte die Littré-
Drüsen und den ausgeprägten Schwellkörper (Corpus spongiosum urethrae), der die sternförmig gefaltete
Schleimhaut umgibt; B = Ausschnittvergrößerung aus dem Bereich des Schwellkörpergewebes (60×). Man
beachte die endothelausgekleideten Gefäßsinus mit Muskelpolstern sowie die Sperrgefäße; C = Ausschnittvergrößerung aus dem Bereich der Schleimhaut (150×). Charakteristisch ist hier das mehrreihige Zylinderepithel,
das stellenweise von Lymphozytenansammlungen durchsetzt und retikulär aufgelockert erscheint.

teriolen oder Sperrarterien einströmen kann (Abb. 249). In der Wand der Venensinus treten verschiedentlich glatte Muskelbündel auf, so daß sich das Hohlraumsystem nach Drosselung der Blutzufuhr und Umleitung durch arteriovenöse Anastomosen kontrahieren und selbst entleeren kann.

Männliche Harnröhre. Beim Mann, wo die Urethra zusätzlich noch' als Samenleiter dient, tritt im Bereich der Prostata nach Einmündung der Ductus ejaculatorii ein **mehrreihiges Zylinderepithel** an die Stelle des Übergangsepithels. Da Harnreste in der männlichen Harnröhre die Samenzellen schädigen würden, müssen diese vor einer Ejakulation neutralisiert werden. Diese Aufgabe übernehmen die akzessorischen Drüsen des männlichen Genitalapparates (Gl. bulbourethralis und Prostata), die embryonal aus dem Urethraepithel ausgesproßt sind. Aber auch die Harnröhrenschleimhaut selbst entwickelt kleine, alveoläre Drüsen (**Gll. urethrales** oder **Littré-Drüsen**), die hauptsächlich in nischenartigen Vertiefungen der Schleimhaut lokalisiert sind und einen alkalischen Schleim produzieren, der bei der geschlechtlichen Erregung in das Lumen der Urethra ausgestoßen wird. Die Harnröhrenschleimhaut bildet häufig *Längsfalten*, die als Reservefalten bei der Längsdehnung während der Erektion dienen. In der Umgebung der Harnröhre liegt ein stark erweiterungsfähiger Schwellkörper (**Corpus spongiosum urethrae**), der auch die Glans penis bildet.

2.3 Zusammenfassung

Die **Niere** besteht aus Rinde (Cortex) und Mark (Medulla). Das Mark reicht mit den Markstrahlen in die Rinde hinein. die *Nierenrinde* beherbergt die Glomeruli mit den Bowman-Kapseln sowie die gewundenen Abschnitte der proximalen und distalen Tubuli mit den zugehörigen Gefäßen. Das Mark bzw. die Markstrahlen enthalten die geraden Abschnitte der proximalen und distalen Tubuli, die Intermediärtubuli und die Sammelrohre. Dadurch, daß die proximalen Tubuli wesent-

lich länger sind als die distalen, findet man in der Rinde wesentlich häufiger Anschnitte der proximalen als der distalen Tubuli.

Das *Nierenkörperchen* (Corpusculum renis, Malpighi-Körperchen) besteht aus einem Gefäßknäuel (Glomerulus) und einer Kapsel (Bowman-Kapsel). Funktion: Bildung des Primärharns durch Ultrafiltration. Die Kapillarwand bildet das dreischichtige *Nierenfilter*. 1. Endothelzellen mit rundlichen Poren (Ø 50–100 nm); 2. Basalmembran; 3. Podozytenschlitze (4 × 14 nm groß). Die Podozyten entstammen dem inneren Blatt der Bowman-Kapsel, das äußere Blatt bildet eine geschlossene, platte Epithellamelle: Übergang am Harnpol in das proximale Tubulusepithel. Am Gefäßpol des Glomerulus befinden sich: das Vas afferens mit Polkissen (epitheloide Zellen mit reninhaltigen Granula und glatte Muskelzellen), das Vas efferens, das Sockelplasmodium (Goormaghtigh-Zellhaufen, Mesangiumzellen) und die Macula densa (Anlagerungszone des distalen Tubulus mit chemorezeptorischer Funktion).

Nierentubuli. In den *proximalen Tubuli* erfolgt größtenteils die Rückresorption des Ultrafiltrats. L. m. Kennzeichen: dunkles azidophiles Zytoplasma, große Zellen (daher relativ wenig Kerne im Epithel zu sehen), schlecht erkennbare Zellgrenzen, ausgeprägter Bürstensaum, deutliche Basalstreifung. Übergang der geraden Teile in die *Intermediärtubuli* an der Grenze zwischen Außen- und Innenstreifen, die mit einem absteigenden und aufsteigenden Schenkel im Nierenmark eine haarnadelförmige Schlinge bilden (wichtig für die Konzentrationsleistung der Niere!). Die beiden geraden Teile der proximalen und distalen Tubuli bilden zusammen mit dem Intermediärtubulus die *Henle-Schleife*.

Der absteigende Schleifenschenkel ist für Wasser permeabel, für Elektrolyte jedoch nicht. Der aufsteigende Schenkel ist dagegen für Wasser impermeabel; jedoch werden hier Na$^+$-Ionen ins Interstitium transportiert, so daß die Salzkonzentration im Nierenmark distalwärts immer größer wird. Das Epithel des dünnen Teiles der Schleife ist sehr niedrig

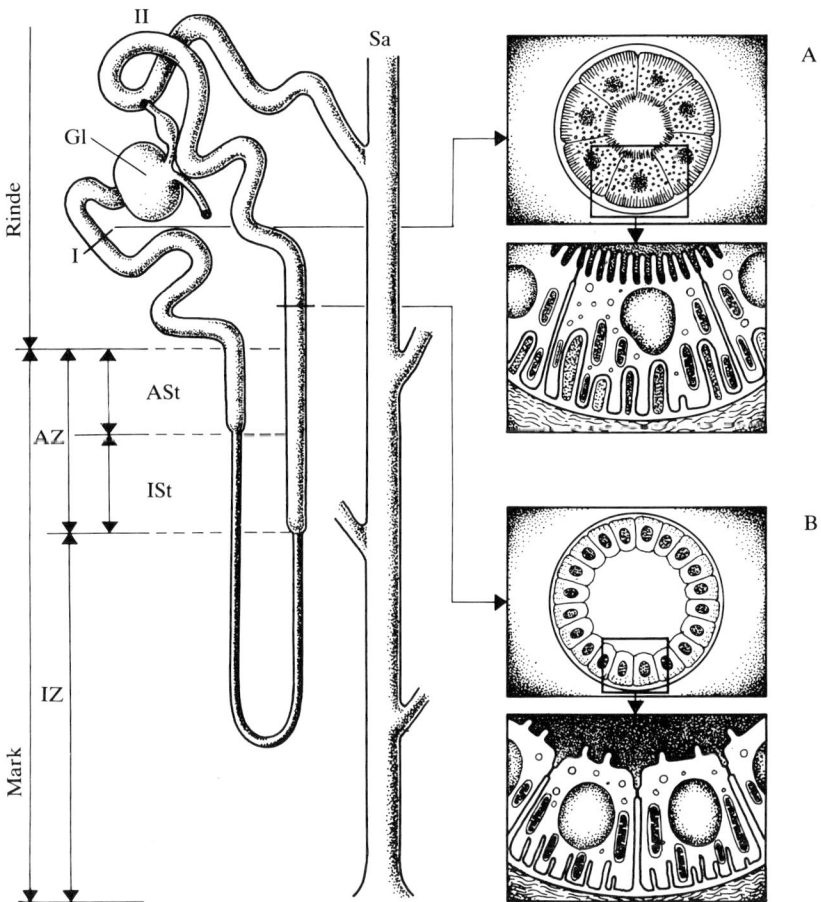

Abb. 250. Strukturunterschiede zwischen proximalem und distalem Tubulus. A = Prox. Tubulus; Hauptkenn-
zeichen sind der Bürstensaum und das basale Labyrinth; B = Distaler Tubulus; charakteristisch sind hier die
hellen, eng zusammenliegenden Zellen, die unregelmäßigen Mikrovilli und die nicht so ausgeprägte Basalstreifung; AZ = Außenzone; IZ = Innenzone; ASt = Außenstreifen; ISt = Innenstreifen; Gl = Bowman-Kapsel
mit Glomerulus; Sa = Sammelrohr; I = Prox. Tubulus (gewundener Teil); II = Distaler Tubulus (gewundener
Teil).

(einschichtiges, dünnes Plattenepithel, Ø etwa
0,5–2 μm). Mit den benachbarten Kapillarschlingen der Markgefäße kommt ein Wasser-
und Elektrolytaustausch nach dem Haarnadelgegenstromprinzip zustande.

Die *distalen Tubuli* beginnen mit ihren geraden Abschnitten an der Grenze zur Außenzone.
L. m. Kennzeichen: helles Zytoplasma, relativ
kleine, eng zusammenliegende Zellen (daher
relativ viele Kerne im Epithel zu sehen), kein
deutlicher Bürstensaum. Der Durchmesser

der proximalen Tubuli ist immer größer (etwa
60 μm) als der der distalen (etwa 20–30 μm).
Die distalen Tubuli regeln die Feineinstellung
der Harnausscheidung (Regelung des Elektro-
lythaushaltes und Flüssigkeitsvolumens des
Körpers unter Mitwirkung von Aldosteron).

Die *Sammelrohre* gehen in die Ductus papillares über (Lokalisation in den Markstrahlen und im Mark, Mündung auf den Papillae
renales). Sie besitzen ein hochzylindrisches,
einschichtiges, hell erscheinendes Epithel, das

Tab.18. Differentialdiagnose der **Nierentubuli**.

Tubulusabschnitte			Lokalisation	Histologische Charakteristika
Proximaler Tubulus		Pars convoluta	Rinde	Einschichtiges kubisches Epithel, Bürstensaum, Basalstreifung, körniges, azidophiles Zytoplasma
		Pars recta	Ende an Grenze zum Innenstreifen	
Intermediär-tubulus	Henle-Schleife	absteigender Schenkel aufsteigender Schenkel	Mark	Einschichtiges, äußerst dünnes Plattenepithel
Distaler Tubulus		Pars recta	Beginn an Grenze zur Außenzone	Einschichtiges kubisches Epithel, helles Zytoplasma, kein Bürsten-saum, etwas Basalstreifung
		Pars convoluta	Rinde	
Verbindungs-tubulus			Rinde	Einschichtiges kubisches, hell erscheinendes Epithel
Sammelrohr (Ductus papillaris)			Markstrahlen und Mark	Hochprismatisches Zylinder-epithel, helles, l.m. struktur-loses Zytoplasma

für Wasser und Elektrolyte permeabel ist. Hier läuft die Endphase der Harnkonzentration ab (Regelung durch Adiuretin).

Ableitende Harnwege. *Nierenkelche* und *Nierenbecken* (Calices renales, Pelvis renalis) tragen ein Übergangsepithel. Dies besteht je nach Dehnungszustand aus mehreren Zell-lagen, die durch große, intensiv anfärbbare Deck- oder Schirmzellen abgedeckt sind (Schutz gegenüber der Harnflüssigkeit). Nierenbecken und Nierenkelche besitzen eine gefäßreiche Lamina propria (Vorkommen von Gefäßplexus, Sperrgefäßen und arterio-venösen Anastomosen) sowie eine Muskellamelle, die distal dicker wird (geflechtartig angeordnete, glatte Muskulatur). Im Ureter ordnet sich die Muskulatur in drei Schichten an: äußere Längs-, mittlere Ring- und innere Längsmus-kelschicht. Die äußere Längsmuskulatur ist im oberen Drittel nur schwach entwickelt, die innere wird distalwärts kräftiger. Die drei Schichten bilden eine Muskelspirale (Spindel-motorik). Die Lamina propria besteht aus lockerem, verschieblichem Bindegewebe. Sie wird vom Übergangsepithel bedeckt. Die Ure-

thra hat anfangs noch Übergangsepithel, distal mehrreihiges Zylinderepithel, im Übergangs-bereich nach außen auch mehrschichtiges, un-verhorntes Plattenepithel. Charakteristisch ist das umgebende Schwellgewebe (Corpus spon-giosum urethrae), das aus weitlumigen, sinus-artigen Bluträumen besteht (stellenweise mit Muskelpolstern), in die Sperrarterien einmün-den. Beim Mann durchsetzt die Urethra die Prostata und den Penis.

3 Fortpflanzungsorgane (Reproduktionssystem)

Die Fortpflanzung kann als ein Sonderfall der Exkretion angesehen werden, bei der aller-dings keine Stoffwechselendprodukte ausge-schieden werden. Die Fortpflanzungsorgane gliedern sich entwicklungsgeschichtlich von den Harnorganen ab, bleiben aber mit ihnen in Verbindung. Unter funktionellen Gesichts-punkten lassen sich drei Organbereiche unter-scheiden: 1. die Keimdrüsen, in denen sich

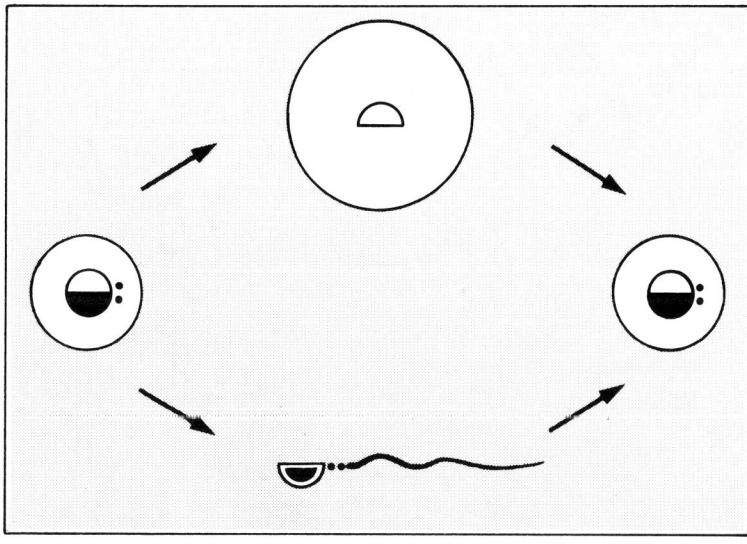

Abb. 251. Keimzellenentwicklung als vereinseitigende Differenzierung (oben weibliche, unten männliche Differenzierungsreihe). Die Befruchtung (rechts) erscheint so als Zusammenfügung von zwei »Halbheiten« zu einer neuen, zytologischen Ganzheit.

die Geschlechtszellen (Gameten) entwickeln, 2. die ableitenden Geschlechtswege, in denen die definitive Ausreifung und der Transport der Gameten erfolgt, bzw. bei der Frau die Implantation und Ausreifung der Frucht, und 3. die Kopulationsorgane, die die Voraussetzung für die Vereinigung der männlichen und weibliche Gameten, d. h. für die Befruchtung, schaffen.

Nun ist die Befruchtung vom zytologischen Standpunkt aus ein durchaus exzeptioneller Vorgang. Jede Körperzelle (auch die Urgeschlechtszelle) besitzt einen Kern mit diploidem Chromosomensatz, dessen eine Hälfte vom Vater und dessen andere von der Mutter stammt. Auch an den Zellorganellen sind beide Geschlechter in unterschiedlicher Weise beteiligt. Bei der Keimzellenreifung werden nun diese beiden Anteile gewissermaßen »auseinandergerissen« und die Gameten in höchst einseitiger Weise differenziert, quasi »halbiert«, wobei sie ihre Lebensfähigkeit nahezu einbüßen (Abb. 251). Die Eizelle vergrößert ihr

Zytoplasma, reduziert ihre Mitochondrien und Zentriolen und halbiert ihren Chromosomenbestand (haploider Zustand), wodurch sie nahezu unbeweglich wird. Die Samenzelle reduziert dagegen ihr Zytoplasma, halbiert ebenfalls den Chromosomensatz und differenziert vom Zentriolenapparat aus eine lange, kräftige Geißel, so daß sie zu einer äußerst kleinen, höchst beweglichen Zelle wird. Sowohl die Samen- als auch die Eizelle ist für sich allein nicht lebensfähig, da es sich um extrem einseitig differenzierte »Zellen« handelt. Sie bedürfen daher so lange einer biologischen »Stützung« durch zusätzliche Zellen, bis die Befruchtung eingetreten ist und damit aus 2 »Halbheiten« gewissermaßen wieder eine »Ganzheit«, nämlich die Ausgangszelle für den neuen Organismus, die befruchtete Eizelle oder Zygote, geworden ist (Abb. 251).

Die charakterisierte einseitige Differenzierung der Gameten erfolgt zunächst in den Keimdrüsen (Hoden bzw. Ovarien), die eigentlich keine »Drüsen« darstellen, da die

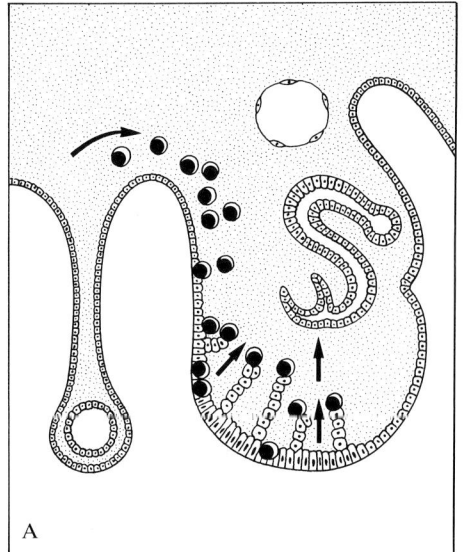 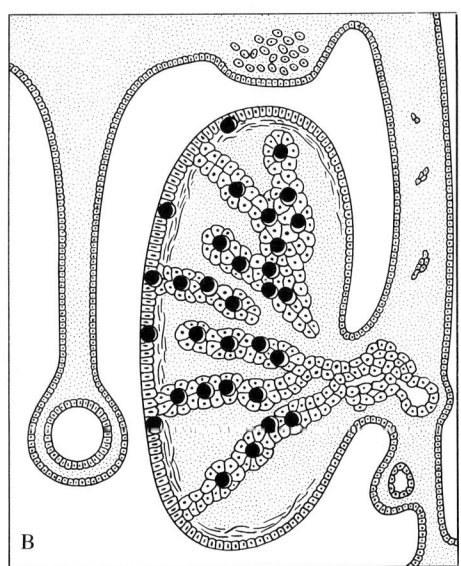

Abb. 252. Embryonalentwicklung der männlichen Keimdrüse. A = In das Keimdrüsenblastem wandern Urgeschlechtszellen (schwarz) ein, die sich zunächst im Keimdrüsenepithel ansammeln, sich aber dann mit den Keimsträngen ins Innere der Hodenanlage verlagern (Pfeile in A). B = Aus den Keimsträngen gehen die Hodenkanälchen hervor, in denen sich die Keimzellen entwickeln.

Urgeschlechtszellen in die Keimdrüsen nur eingewandert sind, nicht aber in ihnen gebildet werden (Abb. 252). Die definitive Ausreifung der Gameten findet beim Mann erst in den ableitenden Samenwegen (Nebenhoden) statt, die zugleich als Samenspeicher dienen. Der zugehörige, hochdifferenzierte Drüsenapparat (Samenbläschen, Prostata usw.) produziert Sekrete, die in ihrer Gesamtheit das notwendige biologische Milieu für die bei der Ejakulation ausgestoßenen Samenzellen schaffen und ein vorzeitiges Absterben dieser »Zellen« verhindern. Bei der Frau dienen die Geschlechtswege (Tuben, Uterus) mehr der Aufnahme der Eizelle (Tuben) und nach der Befruchtung auch der weiteren Entwicklung des Embryos (Uterus). Die Befruchtung findet beim Menschen meist in der Ampulla tubae statt. Die Zygote gleitet dann langsam in der Tube abwärts und nistet sich nach etwa 6 Tagen in die Uterusschleimhaut ein, wo die Embryonalentwicklung vonstatten geht.

3.1 Männliche Geschlechtsorgane

3.1.1 Männliche Keimdrüse (Testis), Samenzellenentwicklung

Die Hoden sind der Ort der Entwicklung befruchtungsfähiger Samenzellen (Spermatozyten) aus undifferenzierten Vorstufen (Spermatogonien) – ein Prozeß, der als *Spermatogenese* bezeichnet wird. Er vollzieht sich im Keimepithel (generatives Epithel) der etwa 500 **Samenkanälchen (Tubuli seminiferi contorti),** die in den rund 250, durch Septen voneinander getrennten Hodenläppchen (*Lobuli testis*) untergebracht sind (Abb. 253). Die stark aufgeknäuelten Tubuli seminiferi enden mit kurzen, geraden Abschnitten (Tubuli recti) im *Rete testis*, das im Mediastinum testis liegt und aus einem unregelmäßigen, epithelausgekleideten Hohlraumsystem, von dem die Nebenhodengänge (Ductuli efferentes) ausgehen, besteht.

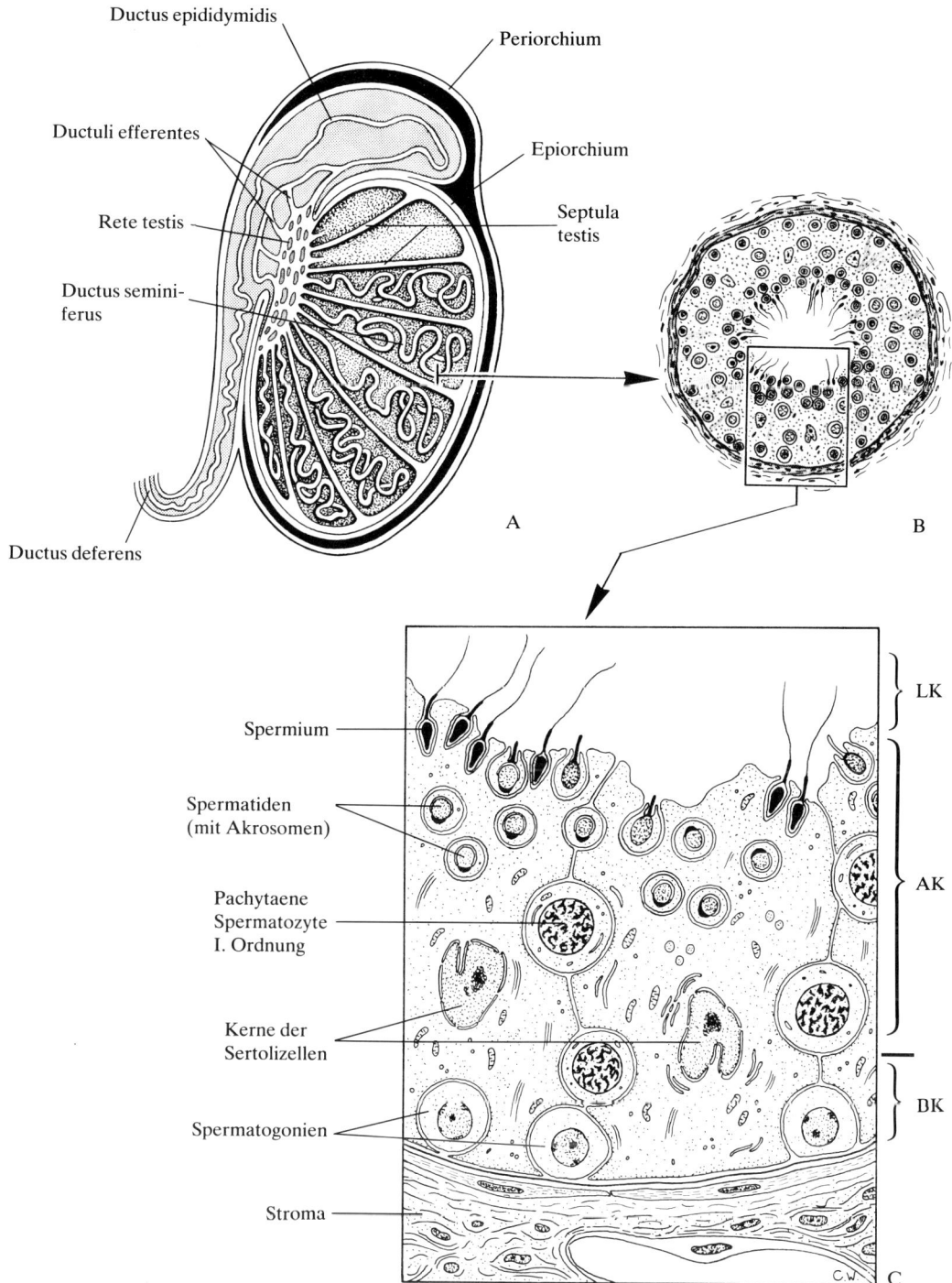

Abb. 253. Struktur eines Hodenkanälchens. A = Übersicht; B = Querschnitt durch ein Hodenkanälchen (ca. 180×); C = Ausschnittvergrößerung (ca. 800×). BK = basales Kompartiment mit Spermatogonien; AK = adluminales Kompartiment mit Spermatozyten und Spermatiden; LK = luminales Kompartiment.

Im Keimepithel der Hodenkanälchen vollzieht sich die Spermatogenese in einem von der Außenwelt und vom Blutkreislauf unabhängigen Milieu. Gegen das Gefäßsystem sind die sich entwickelnden Keimzellen durch eine sog. **Blut-Testis-Schranke** abgeschlossen. Auch am Übergang der Samenkanälchen in das Rete testis ist in gewisser Weise eine Schranke vorhanden, die das Innere der Samenkanälchen von den mit der Außenwelt in Verbindung stehenden, ableitenden Samenwegen biologisch abgrenzt.

Das **Keimepithel** besteht aus 2 verschiedenen Zellpopulationen: 1. den ständig proliferierenden Keimzellen, die verschiedene Entwicklungsstadien durchmachen, und 2. den Stützzellen (**Sertoli-Zellen**), die sich nicht vermehren (Abb. 253). Die letzteren haben jedoch keineswegs nur mechanische Bedeutung, sondern erfüllen auch wichtige nutritive und regulative Funktionen im Zusammenhang mit der Spermatogenese. Die einseitige Differenzierung der Spermatozyten wäre ohne die Hilfestellung dieser »Stützzellen« nicht möglich. Die Sertoli-Zellen durchsetzen mit ihrem Zellkörper die ganze Höhe des Keimepithels (etwa 50 μm). Die ellipsoiden, in den mittleren Schichten des Keimepithels gelegenen Zellkerne sind auffallend hell, chromatinarm und häufig eingefaltet. Der große Nucleolus sowie die zahlreichen, gut entwickelten Zellorganellen (glattes ER, Mitochondrien, Golgi-Komplex) und die verschiedenen Zelleinschlüsse (Glykogen, Lipidtropfen, Eiweißkristalle) weisen auf eine intensive Stoffwechselaktivität hin. Dadurch, daß die Sertoli-Zellen eine pyramidenförmige Gestalt besitzen, entsteht apikal zunehmend Raum für die zwischen ihnen liegenden Keimzellen, die auf diese Weise allseitig vom Zytoplasma der Sertoli-Zellen umhüllt sind und von ihnen stoffwechselmäßig versorgt werden. Basal sitzen die Sertoli-Zellen breitflächig auf einer Basalmembran und bilden hier eine geschlossene Epithelschicht. Wie Versuche mit Markierungssubstanzen gezeigt haben, existiert im basalen Bereich der Sertoli-Zellen eine Zone gut ausgebildeter Zonulae occludentes, die die Interzellularspalten

lumenwärts abdichten. Diese Haften stellen das morphologische Substrat für die *Blut-Testis-Schranke* dar, die dadurch zugleich innerhalb des Keimepithels eine Kompartimentierung schafft. Der Raum zwischen Basalmembran und Zonulae occludentes wird als basales Kompartiment, der innen anschließende Raum als adluminales Kompartiment und der das Tubuluslumen umfassende Raum als luminales Kompartiment bezeichnet (Abb. 253 u. 254).

Entwicklung der Samenzellen. Die Spermienbildung läuft in engem, räumlichen und stofflichen Kontakt mit dem *Stützzellensystem* ab. Sie umfaßt 3 Phasen, 1. die vorbereitende Goniogenese, 2. die eigentliche Spermatogenese und 3. die Differenzierungsphase oder Spermiohistogenese (Spermiogenese). Die während der Embryonalzeit auf dem Wege der Keimbahn in das Keimdrüsenblastem eingewanderten Urgeschlechtszellen liegen zunächst oberflächlich im Keimdrüsenepithel, gelangen aber dann zusammen mit den Keimsträngen ins Innere der Keimdrüsenanlage (Abb. 252). Aus dem Epithel der Keimstränge gehen die Sertoli-Zellen hervor, zwischen denen die Urgeschlechtszellen untergebracht sind. Die Urgeschlechtszellen vermehren sich postnatal stark und liefern verschiedene Generationen von Spermatogonien (**Goniogenese**). Diese Zellen liegen am Rand der Samenkanälchen im basalen Kompartiment zwischen Basalmembran und Blut-Testis-Schranke. In diesem Raum vermehren sie sich zeitlebens mitotisch weiter (**Vermehrungsphase**) und liefern dadurch die Stammzellen der Spermatozyten. Die Ausgangszellen für die Spermatogenese sind die *A-Spermatogonien* mit charakteristischen ellipsoiden Kernen, die eine äußerst fein granulierte Chromatinstruktur und ein oder zwei Nucleoli besitzen. Nach etwa 6 Zellteilungen ($A_1 - A_6$), bei denen aber die Zellen durch Plasmabrücken verbunden bleiben, entstehen über intermediäre Zwischenformen (In) die B-Spermatogonien mit rundlichen Kernen und deutlicher Chromatinstruktur. Wenn die *B-Spermatogonien* dann in das adluminale Kompartiment übertreten und damit jenseits der Blut-Testis-Schranke vor

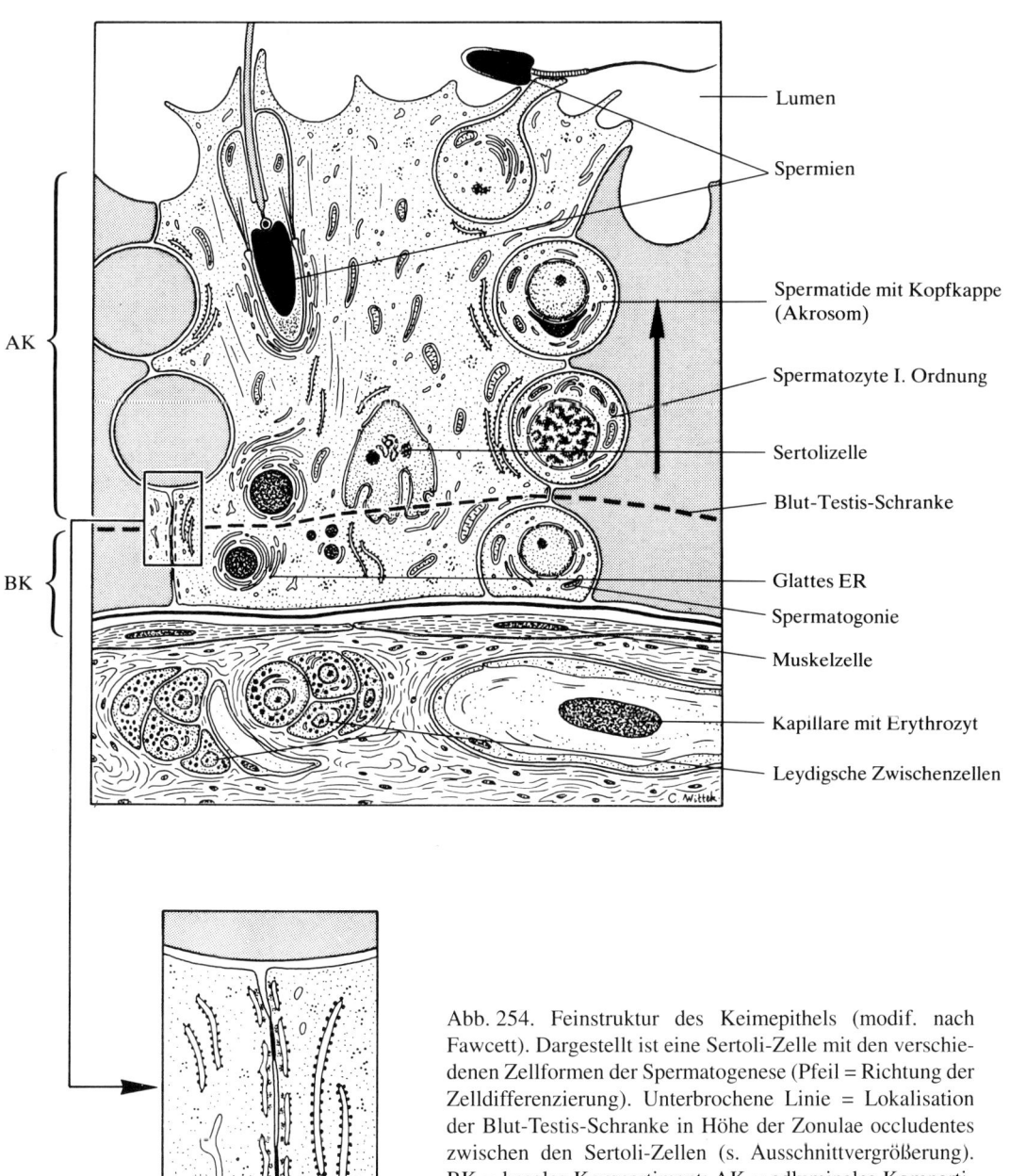

AK

BK

Lumen

Spermien

Spermatide mit Kopfkappe
(Akrosom)

Spermatozyte I. Ordnung

Sertolizelle

Blut-Testis-Schranke

Glattes ER

Spermatogonie

Muskelzelle

Kapillare mit Erythrozyt

Leydigsche Zwischenzellen

C. Wittek

Abb. 254. Feinstruktur des Keimepithels (modif. nach Fawcett). Dargestellt ist eine Sertoli-Zelle mit den verschiedenen Zellformen der Spermatogenese (Pfeil = Richtung der Zelldifferenzierung). Unterbrochene Linie = Lokalisation der Blut-Testis-Schranke in Höhe der Zonulae occludentes zwischen den Sertoli-Zellen (s. Ausschnittvergrößerung). BK = basales Kompartiment; AK = adluminales Kompartiment. Bei der Spermienbildung wird der Zytoplasmarest der Spermatide abgestoßen und verbleibt im Zytoplasma der Sertoli-Zellen.

exogenen Einflüssen geschützt sind, beginnt die eigentliche **Reifungsphase**. Da immer eine der Stammzellen basal liegenbleibt und sich dort mitotisch weiter teilt, die andere sich aber in das adluminale Kompartiment vorschiebt, wo dann die Differenzierungs- und Reifungsprozesse ablaufen, spricht man von bivalenten Zellteilungen. Würden beide Spermatogonien

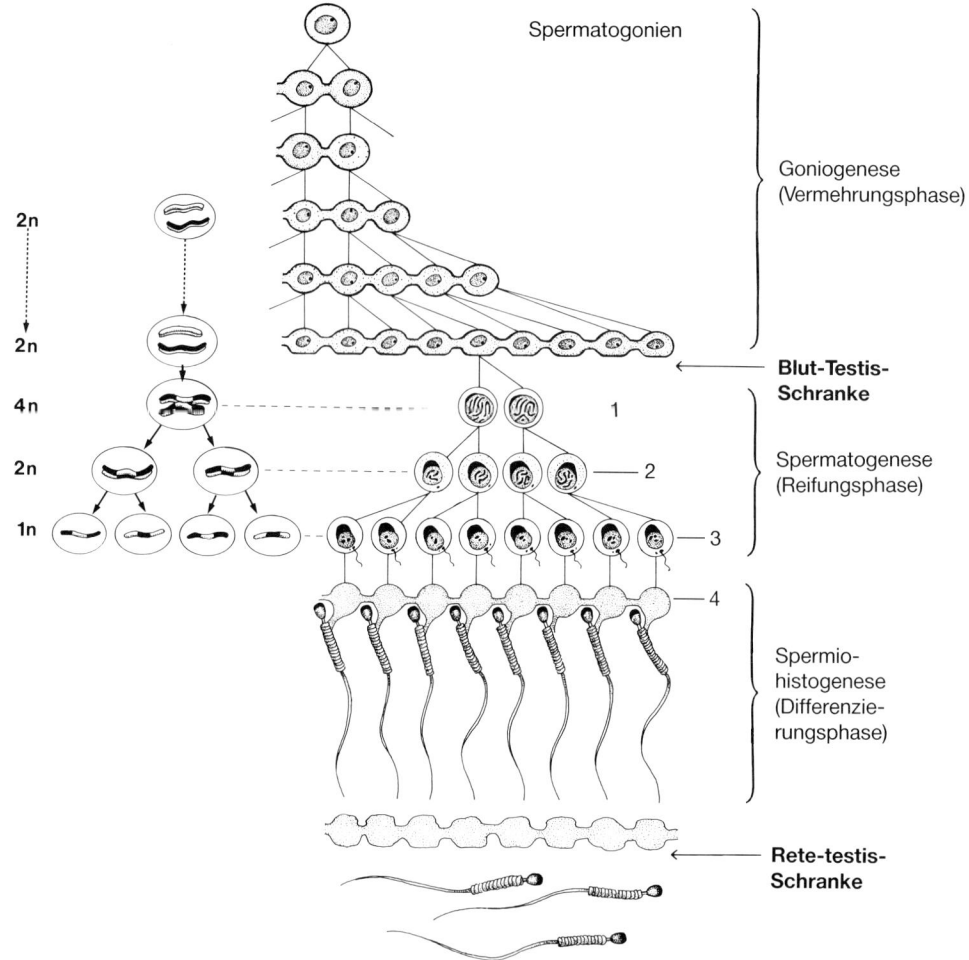

Abb. 255. Schema der Spermatogenese (nach Fawcett). Die Goniogenese beruht auf normalen Zellteilungen und findet im basalen Kompartiment des Hodens statt. Die bei der Spermatogenese im adluminalen Kompartiment entstehenden Spermatozyten bleiben durch Plasmabrücken miteinander in Verbindung.

in die Reifungsphase eintreten, würde sich der Stammzellenpool rasch erschöpfen. Die bivalenten Teilungen garantieren also den ständigen Nachschub von Zellen für die Spermatogenese. Eine in das adluminale Kompartiment übergetretene B-Spermatogonie teilt sich aber nicht mehr in üblicher Weise mitotisch, sondern macht zwei, in Form und Funktion unterschiedliche Reifeteilungen durch, die man als **Meiosen** bezeichnet. Zunächst wird die Zelle durch Plasmavermehrung größer. Dann verdoppeln sich die Chromosomenfäden in üblicher Weise (Replikation der DNA). Im Gegensatz zu einer normalen Mitose bleiben aber bei der ersten Reifeteilung die verdoppelten Chromosomenfäden als **Tetraden** längere Zeit dicht nebeneinander liegen, so daß es zum Austausch von einzelnen Chromosomenabschnitten bei den vier miteinander verklebten Chromosomen kommen kann (Faktorenaustausch, crossing-over u. a.) (Abb. 255). Da die Chromosomen in dieser Tetradenphase stark spiralisiert sind, kann man die Zellen, die jetzt als **primäre Spermatozyten** (Spermatozyten I. Ordnung) bezeichnet werden, leicht an den großen, im Spiremstadium (Prophase) befindlichen Kernen erkennen. Sie können bis zu 22 Tage in diesem Stadium verharren, was möglicherweise mit der inneren Umgruppierung des DNA-Materials zusammenhängt.

Die Tetraden werden nun in zwei Teilungsschnitten (1. und 2. Reifeteilung) auseinandergezogen. Die erste Teilung ist die eigentliche Reduktionsteilung, bei der die (jeweils verdoppelten) mütterlichen und väterlichen Chromosomen voneinander getrennt und in die Kerne von zwei neuen Zellen, den **sekundären Spermatozyten** (Spermatozyten II. Ordnung oder **Präspermatiden**) verlagert werden. Diese Zellen, die jetzt nur noch halb so groß sind, besitzen daher einen reduzierten (haploiden) Chromosomensatz. Sie machen schon bald eine 2. Teilung durch (Äquations-

teilung), bei der die beiden replizierten Chromosomen voneinander getrennt werden. Diejenigen Zellen, die letztlich das X-Chromosom bekommen, werden zu weiblich-bestimmenden Gameten (XX = weiblich), diejenigen, die das Y-Chromosom erhalten, werden zu den männlich-determinierenden Gameten (XY = männlich). Die aus der 2. Reifeteilung hervorgegangenen Zellen, die jetzt als **Spermatiden** bezeichnet werden, stellen die Ausgangszellen für die Spermiohistogenese dar, d.h., sie differenzieren sich weiter zu Spermien aus. Da die 2. Reifeteilung sehr schnell vonstatten geht, sieht man in histologischen Schnitten sekundäre Spermatozyten nur selten. Die aus einer Spermatogonie hervorgegangenen Tochterzellen bleiben durch Plasmabrücken miteinander in Verbindung, so daß in den apikalen Abschnitten der Sertoli-Zellen die Zellen eines Klons immer eng beieinanderliegen.

Tab.19. Die drei **Hauptphasen der Spermienbildung** und Reifung in Hoden und Nebenhoden.

	Zellen	Chromo-somensatz	Phasen	Prozesse	Kompartimente
Goniogenese	A_1–A_6-Spermatogonien Im-Spermatogonien B-Spermatogonien	diploid	Vermehrungs-phase	Wachstum	Basales Kompartiment
Spermato-genese	Spermatozyten I. Ordnung	Tetraden-bildung	Reifungsphase	1. Meiose (Reduktions-teilung)	Blut-Testis-Schranke
	Spermatozyten II. Ordnung (= Präsper-matiden)				Adluminales Kompartiment
				2. Meiose (Äquations-teilung)	
Spermato-histiogenese (Spermio-genese)	Spermien	haploid	Differenzie-rungsphase	Konzentration	Luminales Kompartiment

Spermiohistogenese (Spermiogenese). Die Samenzellbildung beginnt mit einer Verdichtung des Zellkerns. Dann lagert sich der Golgi-Apparat eng an den Zellkern an und bildet ein großes Bläschen aus, indem stark PAS-positive, elektronendichte Granula auftreten, die reich an Glykoproteinen und Hydrolasen sind (Akrosom). **Akrosom** und Golgi-Apparat verdichten sich am vorderen Pol des Zellkerns zur **Kopfkappe**, die den sich verdichtenden Zellkern nach und nach zu zwei Drittel umschließt. Gleichzeitig mit der Akrosomenbildung wandert das Zentriol an den gegenüberliegenden Zellpol und teilt sich in ein proximales und distales Zentriol. Das proximale wird in einen Streifenkörper (SK in Abb. 256) eingeschlossen und bleibt relativ unverändert im Halsteil des späteren Spermiums liegen. Aus ihm geht nach der Befruchtung die erste Teilungsspindel hervor. Vom distalen Zentriol wächst eine Zilie aus, die den Zentralfaden des späteren Spermiums (Axonema) mit einem typischen 9+2-Muster (2 zentrale Einzelfibrillen und 9 periphere Doppelfibrillen) ausbildet (Abb. 256). Daneben treten längsorientierte Mikrotubuli auf, die um die Zilie herum eine Art Manschette formen, wodurch die übrigen Teile des Zytoplasmas allmählich abgetrennt und in das Zytoplasma der Sertoli-Zelle eingeschleust werden. In der Folge konzentriert sich der Zellkern mit seiner Kopfkappe, dem Akrosom, immer mehr, und die Differenzierung des Spermienschwanzes schreitet fort, indem sich weitere Faserelemente um die zentrale Zilie herum ausbilden. Zwischen Hals- und Schwanzteil gruppieren sich mit dem restlichen, noch nicht abgestoßenen Plasma die Mitochondrien eng um den Achsenfaden herum und bilden so das Mittelstück aus (MS in Abb. 256). Dabei hat sich der anfangs in Kernnähe gelegene, elektronendichte Ring (Anulus, An in Abb. 256) als sog. Schlußring nach distal verschoben und damit das Mittelstück gegen den Schwanz abgegrenzt.

Diese Differenzierungsvorgänge vollziehen sich in engem Kontakt mit den **Sertoli-Zellen**, die alle Stoffaustauschvorgänge für die immer einseitiger und biologisch gewissermaßen »hilfloser« werdenden Samenzellen übernehmen. Da die heranreifenden Spermien mehr und mehr ihr Zytoplasma abgestoßen haben, also gewissermaßen nackt sind, müssen die Sertoli-Zellen nicht nur die Zytoplasmareste »verdauen« (nach Art eines Phagozytosevorganges), sondern auch die Stoffwechselprozesse für die Spermien selbst übernehmen. Die Spermaköpfe bleiben daher so lange wie möglich im apikalen Bereich der Stützzellen eingebettet liegen (Abb. 257). Erfolgt schließlich die Abtrennung von den Sertoli-Zellen, ist das jetzt freischwimmende Spermium keineswegs ausgereift und befruchtungsfähig. Erst nach längerem Aufenthalt im Nebenhoden erlangen die Samenzellen ihre volle Befruchtungsfähigkeit. Die von den Sertoli-Zellen freigesetzten Spermien befinden sich aber noch nicht in einem quasi »Außenweltmilieu«. Dadurch, daß die Tubuli seminiferi am Übergang in das Rete testis einen ventilartigen Verschluß ausgebildet haben, kann die in den Samenkanälchen befindliche Flüssigkeit noch eine annähernd intrazelluläre Stoffzusammensetzung aufrechterhalten (sie ist beispielsweise außerordentlich kaliumreich), so daß die darin schwimmenden Spermien nicht vorzeitig absterben. Im Nebenhodengang gewinnen sie dann erneut Kontakt mit den stoffwechselaktiven Zellen des Gangepithels, wodurch dann die endgültige Ausreifung der Samenzellen ermöglicht wird.

Spermatogeneserhythmus. Die Spermatogenese vollzieht sich in einem strengen, zeitlichen Rhythmus, der sich von außen nicht beeinflussen läßt. Beim Menschen beträgt die Zeitspanne für die Spermienbildung 64 Tage. Hinzu kommen noch etwa 12 Tage Reifungszeit im Nebenhoden. Die proliferative Aktivität der Spermatogonien sowie die Aufenthaltsdauer im Nebenhoden können durch Pharmaka, aber auch durch psychische Faktoren verändert werden, die zyklischen Phasen der Spermatogenese selbst jedoch nicht.

Struktur der Spermatozyten. Die menschlichen Samenzellen sind kleine, bewegliche Geißelzellen mit einer Länge von 60 μm, die aus vier Abschnitten bestehen; Kopf, Hals,

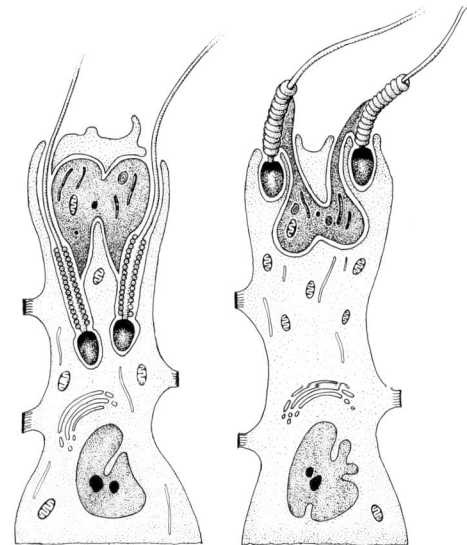

Abb. 256. Inkorporation von Spermatiden in Sertoli-Zellen.

Mittelstück und Schwanz (Abb. 259). Der bir-nenförmig verdickte Kopf (4–5 μm Länge), der vorne etwas abgeplattet ist, besteht im we-sentlichen aus dem stark konzentrierten Zell-kern und einem dünnen Zytoplasmaüberzug, der das enzymreiche, aus dem Golgi-Apparat hervorgegangene **Akrosom** beherbergt **(Kopf-kappe)**. Die Enzyme der Kopfkappe (Akrosin, Hyaluronidase, Hydrolasen) ermöglichen dem Spermium, die Eihüllen (z.B. die Corona radiata) zu durchdringen, die Zona pellucida aufzulösen und in die Eizelle einzudringen (Imprägnation), was zur Befruchtung führt. Der nur 1 μm lange Hals enthält das intakte proximale Zentriol, das bei der Befruchtung mit in das Zytoplasma der Eizelle gelangt. Vom distalen Zentriol sind nur noch Reste vor-handen. Der Spermienhals besitzt Spezial-strukturen, durch die der Kopf gegen das Mittelstück gelenkartig beweglich wird. Das **Mittelstück**, das distal durch den Schlußring (Anulus) abgeschlossen wird, ist vor allem da-durch charakterisiert, daß es dicht gedrängt in zirkulärer Anordnung Mitochondrien enthält (»Spiralfaden«), die sich um das zentrale Fila-

mentsystem herumlegen. Dieses besteht neben dem zentralen Geißelfaden (dem Axonema mit einem 9:2-Muster) noch aus kräftigen Begleit-fasern (Mantelfasern, Außenfibrillen), die vom Hals bis zum Ende des Hauptstückes den ganzen Spermienschwanz in der Längsrich-tung durchziehen, wodurch sich das Zilien-muster auf 9:9:2 erweitert (Abb. 259). Die Mantelfasern werden im Hauptstück (Gesamt-länge 45 μm) dann noch von einer Ringfaser-scheide, die aus zahlreichen, halbkreisförmig zusammenliegenden Rippen besteht, um-geben. Das **Endstück** ist gewissermaßen »nackt« und enthält nur noch die Mikrotubuli des Axonema. Das Filamentsystem des Sper-mienschwanzes ist kontraktil. Das Mittelstück kann als der eigentliche Motor der Schwanz-bewegung angesehen werden, da hier die Mi-tochondrien, die reichlich ATP gespeichert ha-ben, lokalisiert sind. Innerhalb der weiblichen Geschlechtswege schwimmen die Spermien gegen den Strom (negativ rheotaktisch) mit einer Geschwindigkeit von 3–5 mm/Min. Bis zur Ejakulation sind sie zunächst unbeweglich. Erst durch das Prostatasekret und die Enzyme

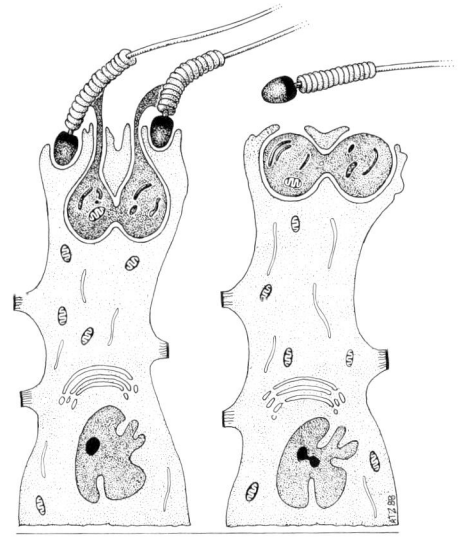

Abb. 257. Phagozytose von Plasmaresten und Frei-setzung der Spermien.

der akzessorischen Geschlechtsdrüsen des Mannes (Kallikrein u. a.) wird der »Motor« angeworfen, so daß die raschen rhythmischen Geißelbewegungen einsetzen. Störungen der Spermienmotilität sind eine häufige Ursache der Infertilität bei Männern.

Hormonelle Regulationen. Die Kompartimentierung der Hodenkanälchen spielt auch für die hormonellen Regulationsmechanismen eine Rolle. Das zwischen den Hodenkanälchen befindliche interstitielle Bindegewebe enthält Gruppen epithelartig zusammenliegender Zellen mit azidophilem, häufig schaumigem Zytoplasma und großen, rundlichen Kernen, die **Leydig-Zwischenzellen** (Abb. 260). Diese Zellen, die insgesamt 10–15% des Hodengewebes ausmachen, produzieren die männlichen Keimdrüsenhormone (Androgene, Testosteron), wozu sie von dem Hypophysenvorderlappenhormon ICSH (oder LH) angeregt werden. Die Androgene können von der Blutseite, d. h. vom Interstitium aus, nur auf das basale Kompartiment wirken, in dem die Spermatogonien liegen. Sie stimulieren daher direkt nur die Goniogenese. Bei den weiteren Entwicklungsschritten müssen die Sertoli-Zellen mitwirken. Diese können durch das Hypophysenvorderlappenhormon FSH angeregt werden, das »**Androgen-Binding-Protein**« (ABP) zu synthetisieren, das die Sertoli-Zellen befähigt, Androgene in ihrem Zytoplasma anzureichern, um eine hohe Androgenkonzentration zu erreichen, die für die Weiterführung der Spermatogenese notwendig ist (Abb. 260).

Man nimmt heute an, daß die Sertoli-Zellen aber auch ihrerseits ein Hormon produzieren, nämlich das **Inhibin,** das die Freisetzung der gonadotropen Hormone im Hypophysenvorderlappen hemmt und damit eine Rückkoppelung ermöglicht. Damit läge hier ein fein abstufbarer hormoneller Regelkreis vor, in dem das Keimepithel selbst ein wichtiges Stellglied wäre.

Die Sertoli-Zellen haben schließlich noch eine andere wichtige Aufgabe. Sie produzieren nämlich auch große Mengen Flüssigkeit, die interessanterweise – ähnlich wie eine *intrazelluläre* Flüssigkeit – reich an Kalium ist.

In dieser speziellen Flüssigkeit können die Spermien, wenn sie aus dem schützenden Zytoplasmamantel der Sertoli-Zellen ausgestoßen und zum **Rete testis** gespült werden, zunächst überleben. Die von den Sertoli-Zellen ins Lumen der Samenkanälchen entlassenen Spermien gelangen über das Rete testis in die Ductuli efferentes, die sie in den stark gewundenen Nebenhodengang transportieren, wo sie weiter ausreifen. Das Rete testis besteht aus einer Anzahl unregelmäßiger, miteinander anastomosierender Räume, die im Mediastinum testis liegen und mit einem flachen bis kubischen Epithel ausgekleidet sind. In das Rete-Labyrinth ragen – wie erwähnt – die Samenkanälchen mit zapfen- oder trichterförmigen Vorsprüngen hinein, durch die ein ventilartiger Verschluß zustande kommt. Das luminale Kompartiment der Hodenkanälchen mit seinem charakteristischen, ionalen Milieu ist auf diese Weise von den Nebenhodengängen biologisch getrennt, was für die Spermatogenese von großer Bedeutung ist. Die relativ inaktiv erscheinenden Epithelzellen des Rete testis besitzen apikal eine kräftige, bewegliche Zilie, die in Richtung Nebenhoden schlägt.

3.1.2 Nebenhoden (Epididymis). Ausreifung und Speicherung der Samenzellen

Im Hoden verlieren die empfindlichen Samenzellen mit Lösung des Zytoplasmakontaktes zu den Sertoli-Zellen ihren biologischen Schutz und ihre nutritive Grundlage. Zwar bringt die kaliumreiche, intraluminale Flüssigkeit der Samenkanälchen zunächst noch keine größeren Gefahren mit sich, der Organismus ist jedoch bestrebt, die Spermien baldmöglichst wieder in ein geeignetes biologisches Milieu und in Kontakt mit lebenden Zellen zu bringen. Diese Aufgabe übernehmen die **Ductuli efferente** (8–12 an der Zahl), die die Verbindung zwischen dem Rete testis und dem Ductus epididymidis herstellen (Abb. 253, 261 u. 262). Das Epithel dieser stark gewundenen Kanälchen erfüllt vor allem zwei verschiedene

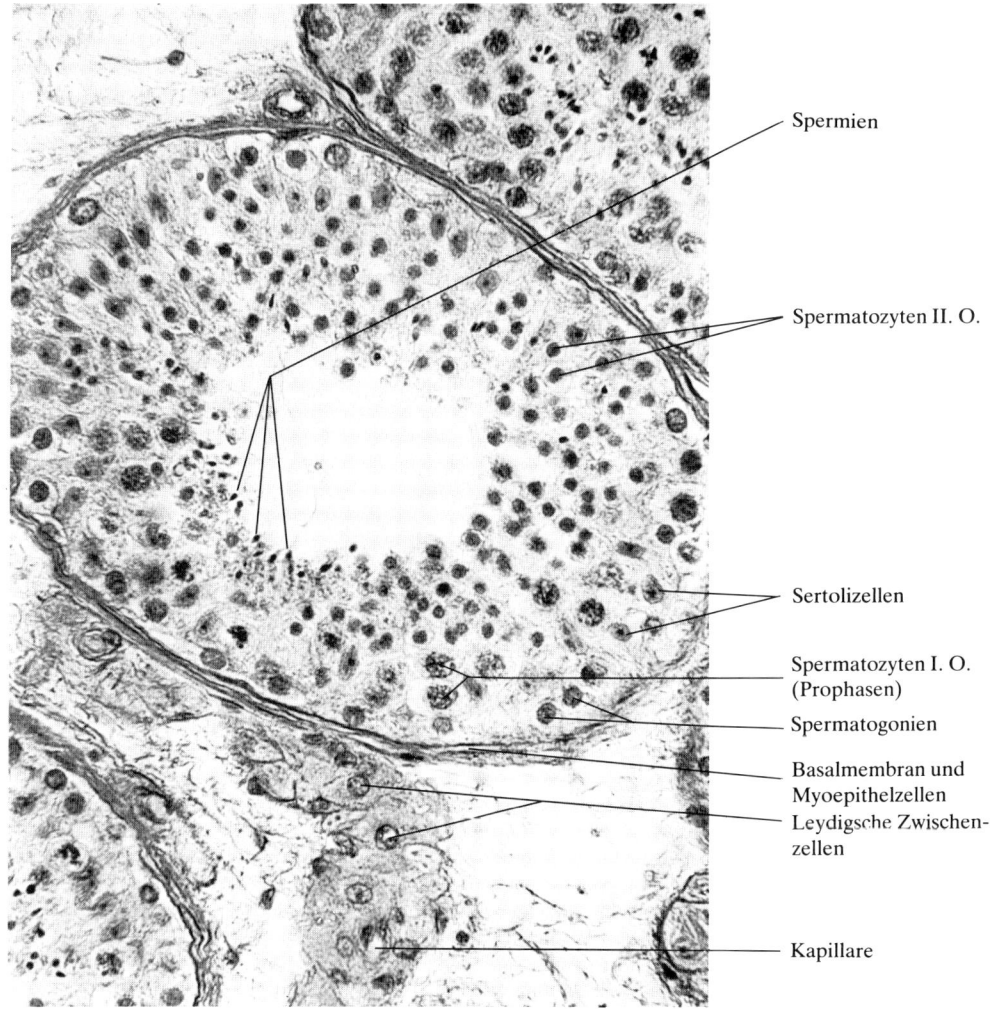

Spermien

Spermatozyten II. O.

Sertolizellen

Spermatozyten I. O.
(Prophasen)

Spermatogonien

Basalmembran und
Myoepithelzellen

Leydigsche Zwischen-
zellen

Kapillare

Abb. 258. Histologischer Schnitt durch ein Hodenkanälchen aus dem menschlichen Hoden (428×). Die Spermatozyten I. Ordnung (I. O.) befinden sich meist im Spiremstadium (Prophase) und sind noch relativ groß. Die Spermatozyten II. Ordnung (II. O.) oder Präspermatiden haben die erste Reifeteilung hinter sich und sind nur noch halb so groß.

Funktionen: 1. ein für das Überleben der Spermien geeignetes ionales Milieu zu schaffen und 2. die Samenzellen zum Nebenhodengang weiter zu transportieren. Im Epithel der Ductuli efferentes haben sich daher zwei verschiedene Zellpopulationen entwickelt, nämlich 1. Flimmerzellen und 2. sezernierende Zellen. Dadurch erhält die luminale Oberfläche des Epithels ein unregelmäßiges, heterogenes Aussehen (Abb. 262). Im Querschnitt erscheinen die Epithelzellen verschieden hoch (wellenförmiges Innenrelief), weil Gruppen mit niedrigen und höheren Zellen miteinander abwechseln. Die niedrigen kubischen Epithelzellen besitzen an ihrer Oberfläche Mikrovilli. Im Zytoplasma finden sich zahlreiche Lysosomen und Vesikel, so daß man auf eine resorptive Kapazität geschlossen hat. Sie

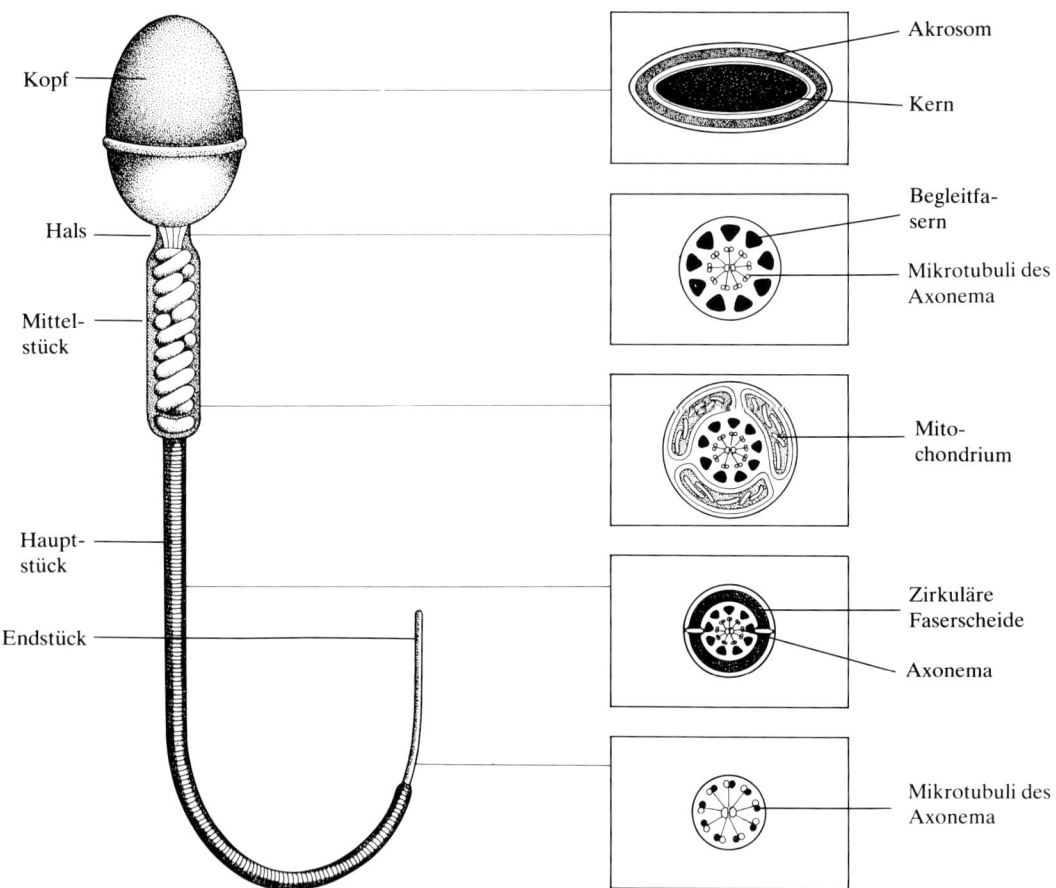

Abb. 259. Aufbau eines menschlichen Spermiums. Das Mittelstück enthält in spiraliger Anordnung dicht gepackt zahlreiche Mitochondrien, der Schwanz die Bewegungsorganellen (Mikrotubuli, Axonema und Begleitfilamente oder Außenfibrillen).

sind aber wahrscheinlich auch sekretorisch aktiv. Die hohen Zylinderzellen besitzen andererseits einen dichten Besatz von Kinozilien, die einen Flimmerstrom für den Weitertransport der Spermien in Richtung Nebenhodengang unterhalten. Dieser wird durch rhythmische Kontraktionen glatter Muskelzellen unterstützt, die die Ductuli efferentes in Form einer dünnen Lamelle außen umhüllen.

Nebenhodengang (Ductus epididymidis). Haben die Spermien den etwa 6 m langen, stark aufgeknäuelten *Ductus epididymidis* erreicht, bleiben sie dort längere Zeit liegen,

reifen dabei weiter aus und werden schließlich befruchtungsfähig. Der Nebenhodengang kann daher auch als Samenspeicher (Receptaculum seminis) bezeichnet werden. Worin diese Ausreifung besteht, ist noch nicht ganz geklärt. Sicher spielt das Epithel, das in mancher Hinsicht den Sertoli-Zellen vergleichbar ist, dabei eine wichtige Rolle. Es handelt sich um ein **zweireihiges**, hohes **Zylinderepithel** mit Stereozilien (Abb. 262 u. 263). L.m. erkennt man 2 Kernreihen: 1. basal gelegene, runde Kerne, die einer nicht geschlossenen Reihe kleiner, pyramidenförmiger und nicht an die Oberfläche reichender Basalzellen zugehören,

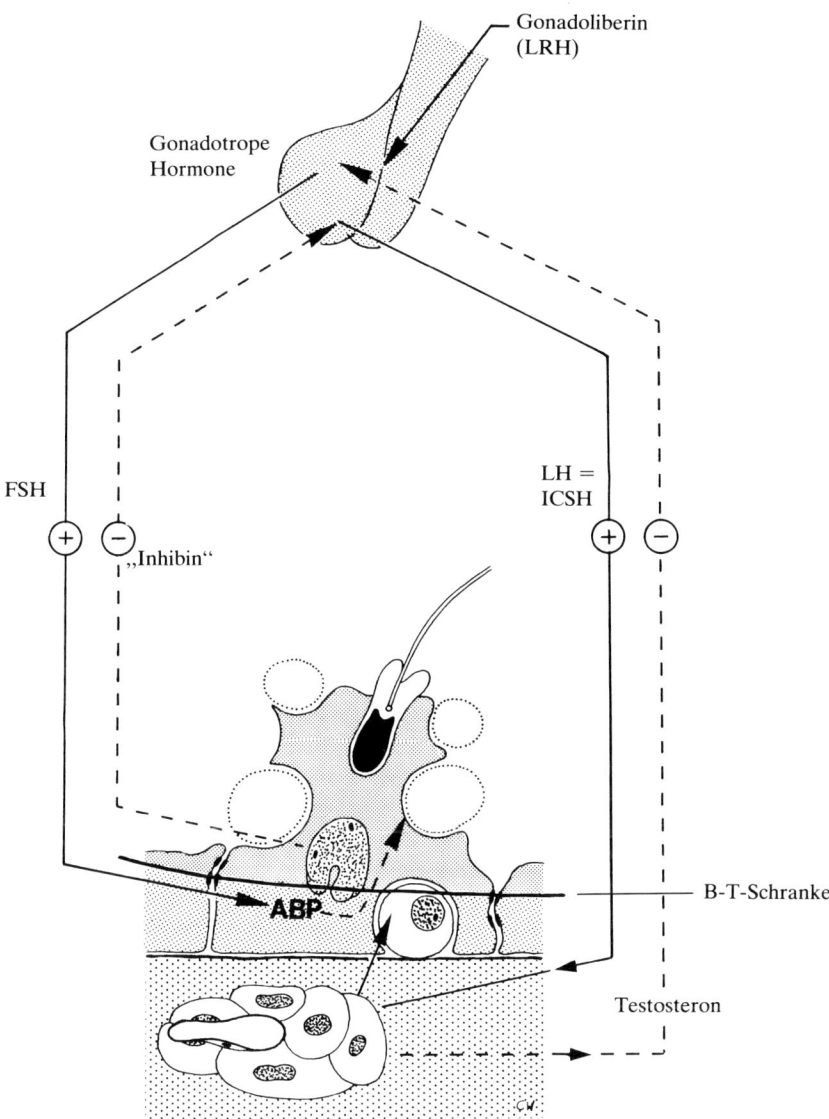

Gonadoliberin
(LRH)

Gonadotrope
Hormone

FSH

LH =
ICSH

„Inhibin"

B-T-Schranke

ABP

Testosteron

Abb. 260. Hormonelle Regelkreise zwischen Hypophyse und männlicher Keimdrüse, B-T-Schranke = Blut-Testis-Schranke; ABP = Androgen-bindendes Protein innerhalb einer Sertoli-Zelle. Das Testosteron wird in den Leydig-Zwischenzellen gebildet.

und 2. längliche, ovale Kerne, die zu den schmalen, hochprismatischen, die Oberfläche bildenden Zylinderzellen gehören (Abb. 262). E.m. können verschiedene Zelltypen unterschieden werden (Hauptzellen, helle Zellen, Basalzellen), die hinsichtlich ihrer Feinstruktur und regionalen Verteilung große Unter-

schiede aufweisen. Die **Hauptzellen** bilden an ihrer Oberfläche große Stereoziliensysteme aus, die sich bei e.m. Vergrößerungen als tannenbaumartige Büschel langgestreckter, äußerst dünner Zytoplasmafortsätze erweisen (Abb. 262 u. 263). Wahrscheinlich hält dieses Stereozilienlabyrinth die Spermien nicht nur mechanisch im Nebenhodengang fest, sondern sorgt auch für das zum Überleben der einseitig differenzierten, zytoplasmaarmen Samenzellen notwendige biologische Milieu sowie für die zugehörigen Stoffaustauschvorgänge. Regionale Unterschiede in der Enzymausstattung dieser Zellen entlang des Nebenhodenganges sprechen dafür, daß die Ausreifung der Spermien in einem funktionellen »Nacheinander« der Prozesse vom Nebenhodenkopf über den Körper bis zum Schwanz hin erfolgt. Die Hauptzellen sind wahrscheinlich in der Lage, mißgebildete Spermien zu phagozytieren und mit Hilfe von Lysosomen abzubauen. Andererseits weist die ausgeprägte Entwicklung bestimmter Zellorganellen (rauhes ER, Golgi-Komplexe, Mitochondrien) auf eine sekretorische Aktivität hin. Bestimmte, die Spermienköpfe einhüllende Glykoproteine, die für die Spermienreifung wichtig sind, werden wahrscheinlich von diesen Zellen synthetisiert. Unter den Hauptzellen findet sich auch eine Zellpopulation, die sich durch einen ho-

hen Gehalt von Karboanhydrase auszeichnet. Wahrscheinlich spielt dieses Enzym bei der Regulation des ionalen Milieus des Nebenhodenganges eine Rolle. Die intraluminale Flüssigkeit besitzt nämlich ein leicht saures Milieu, wodurch die Spermienmotilität gehemmt und die weitere Ausreifung gefördert wird.

Die **hellen Zellen**, die distalwärts zahlreicher werden, zeigen häufig apikale Vorwölbungen, die durch Lipidgranula und Vakuolen entstehen. Sie sind relativ arm an Zellorganellen, insbesondere fehlt das bei den Hauptzellen so charakteristische ER. Die Funktion dieser Zellen, ebenso wie die der Basalzellen, ist nicht geklärt. Die **Basalzellen** sind kleiner als die Hauptzellen, d.h., sie erreichen die Oberfläche nicht. Sie sind ausgesprochen arm an Zellorganellen und wurden daher vielfach als Nachschubzellen bei der Epithelregeneration angesehen. Da sie mit den Hauptzellen ausgiebig verzahnt sind, stellen sie möglicherweise eine Zytoplasmareserve bei wechselnden Dehnungszuständen des Epithels dar.

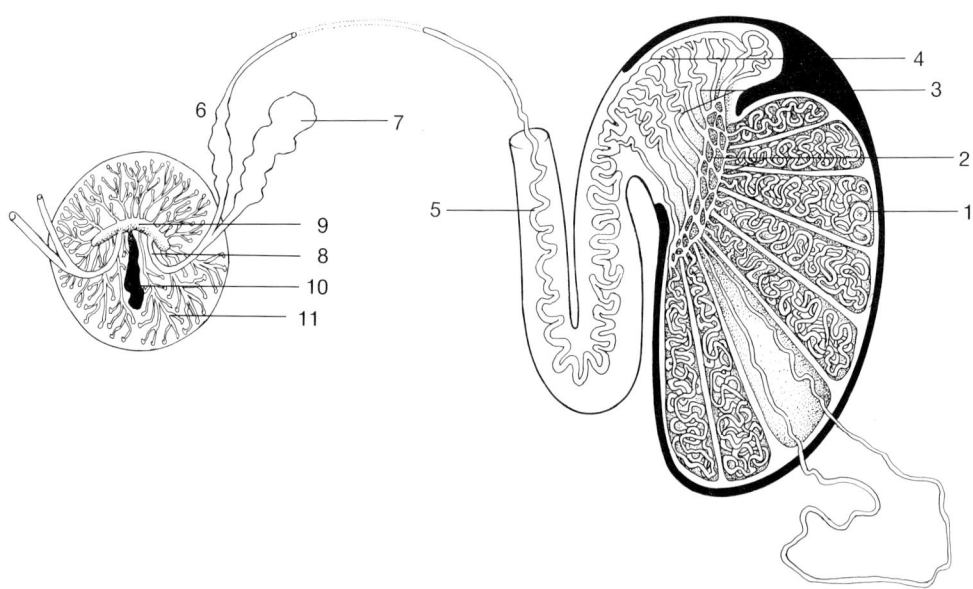

Abb. 261. Schematische Darstellung der männlichen Geschlechtsorgane; Hoden, Nebenhoden und akzessorische Geschlechtsdrüsen. 1 = Tubuli seminiferi des Hodens; 2 = Rete testis; 3 = Ductuli efferentes, 4 = Ductus epididymidis; 5 = Ductus deferens; 6 = Ampulla ductus deferentis; 7 = Vesicula seminalis; 8 = Ductus ejaculatorius; 9 = Urethra; 10 = Utriculus prostaticus; 11 = Prostata.

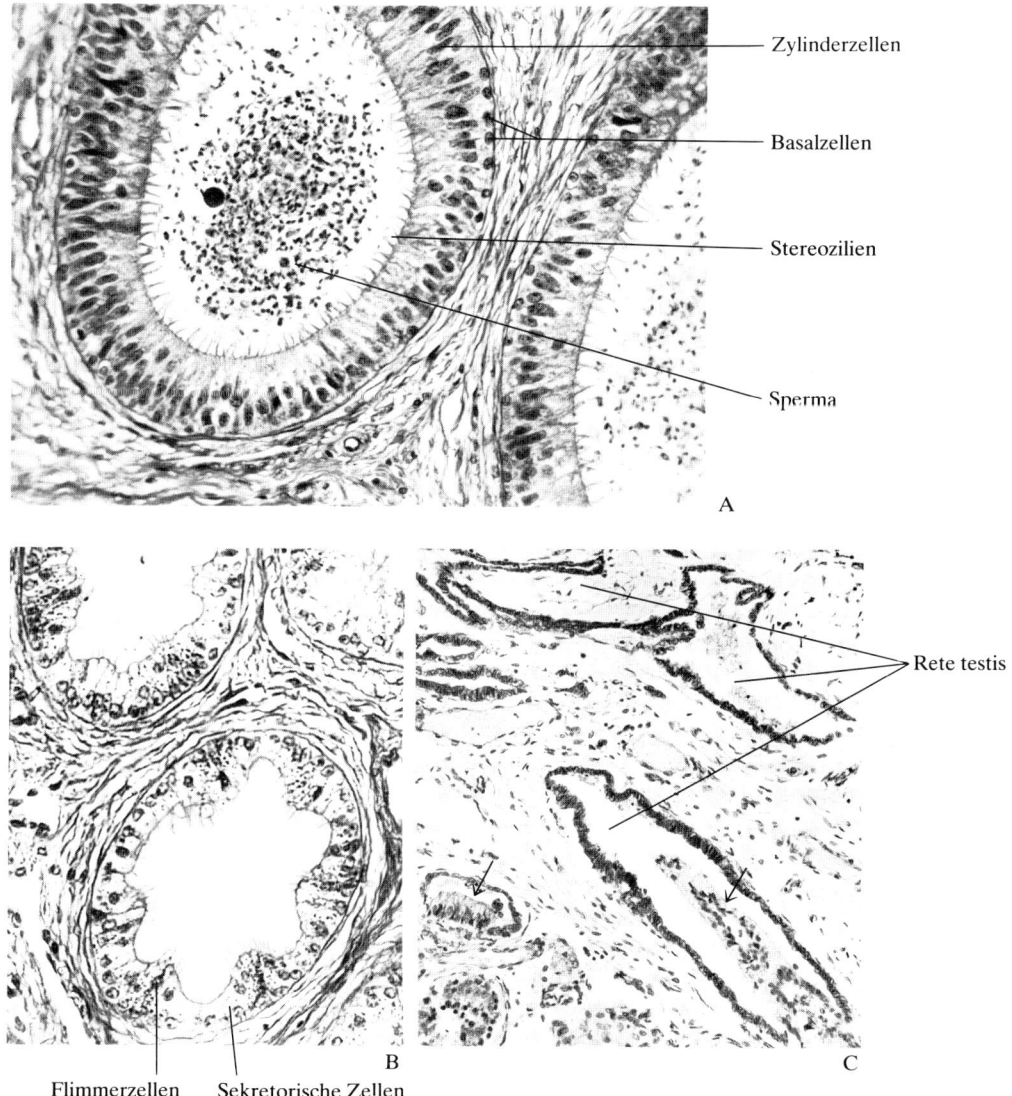

Zylinderzellen

Basalzellen

Stereozilien

Sperma

A

Rete testis

B   C

Flimmerzellen   Sekretorische Zellen

Abb. 262. Histologische Schnitte durch den menschlichen Nebenhoden. A = Ductus epididymidis (210×). Man beachte das relativ gleichmäßige zweireihige Zylinderepithel mit Stereozilien. Im Lumen befindet sich Sperma. B = Ductuli efferentes (210×). Hier findet sich ein ungleich hohes, einschichtiges Epithel mit höheren, kinozilientragenden Zellen und niedrigeren, sekretorischen Zellen. C = Rete testis (75×). Das Epithel ist hier einschichtig abgeplattet bis kubisch. Pfeile: Übergang der Samenkanälchen in das Rete testis. Man beachte die polsterartig vorspringenden Epithelzapfen.

Da dem Epithel kinozilientragende Zellen weitgehend fehlen, erfolgt der Weitertransport der Samenzellen hauptsächlich durch Kontraktion einer zirkulär angeordneten, glatten Muskulatur, die eine relativ dichte, aus mehreren Lagen bestehende Hülle um den Ductus epididymidis herum bildet. Diese Muskelhülle wird distalwärts zunehmend dicker, bleibt aber immer durch eine dünne Schicht lockeren Bindegewebes vom Epithel getrennt (Lamina pro-

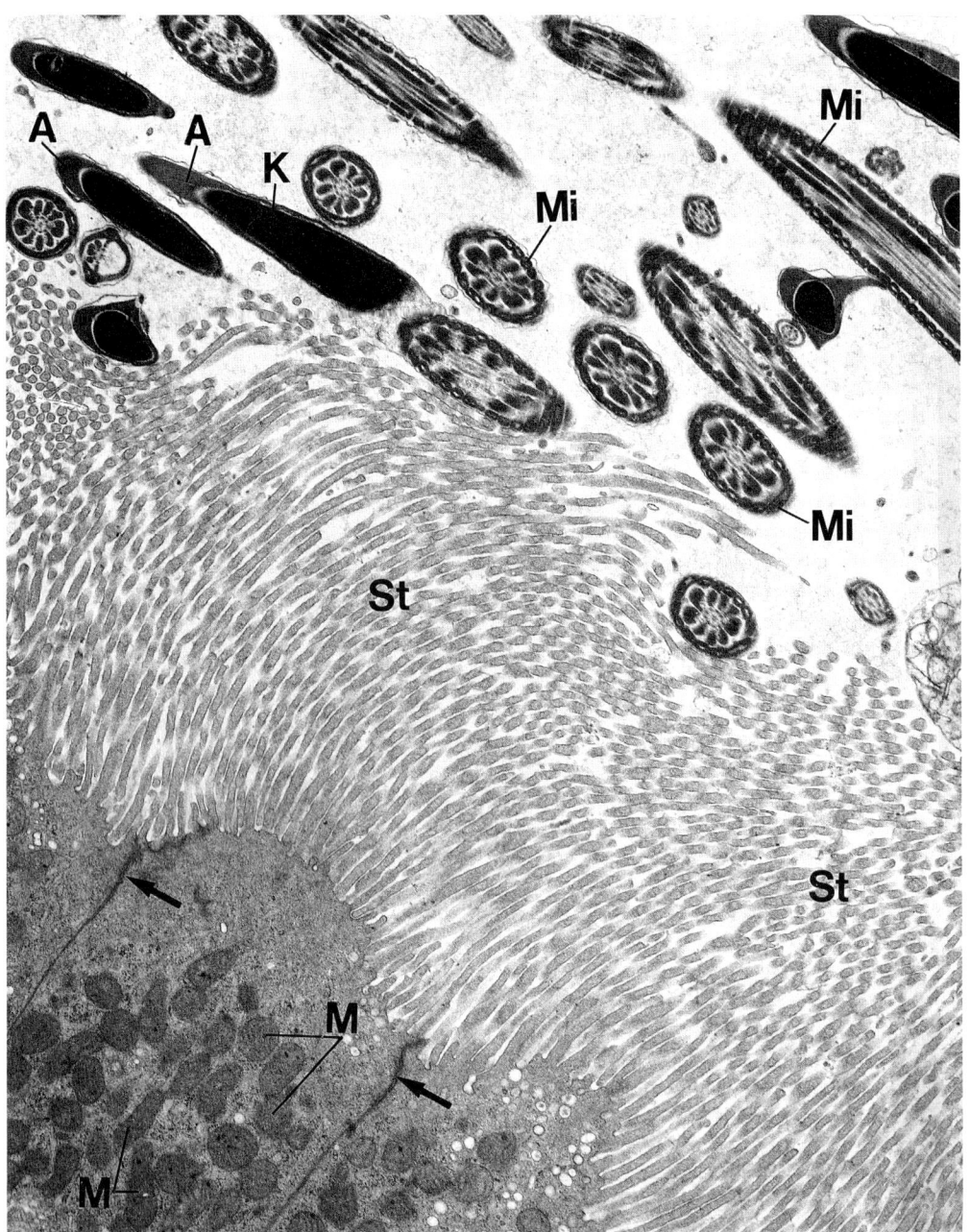

Abb. 263. E.m. Aufnahme vom Nebenhodenepithel der Ratte (21 000×). Im Lumen liegen zahlreiche Spermien, deren Köpfe (K) mit deutlichem Akrosom (A) und Mittelstücke (Mi) längs oder quer angeschnitten sind. Die apikalen Zellabschnitte, die durch ein Schlußleistennetz (Pfeile) miteinander verbunden sind, tragen mächtige Büschel von Stereozilien (St). M = Mitochondrien.

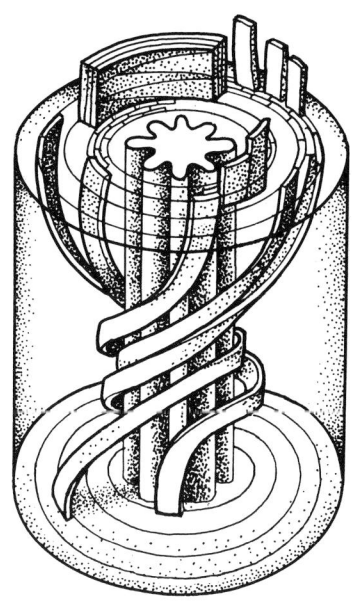

Abb. 264. Schematische Darstellung der Muskel-strukturen im Ductus deferens. Äußere Längs-, mittlere Ring- und innere Längsmuskulatur bilden eine zusammenhängende Muskelspirale.

pria). Durch periodische Kontraktionswellen werden die Spermienkonglomerate dann von Zeit zu Zeit in die distalen Gangabschnitte befördert, von wo aus sie dann bei der Ejakulation ruckartig in den Ductus deferens und weiter nach außen gestoßen werden.

3.1.3 Ableitende Samenwege und akzessorische Geschlechtsdrüsen. Samenleiter und Samenstrang

Funktionell dominiert im Ductus epididymidis das Epithel, im *Ductus deferens* dagegen die Muskulatur. Das Epithel des Samenleiters ist zweireihig und hochprismatisch wie im Nebenhodengang, jedoch sind die Basalzellen zahlreicher. Den Hauptanteil der Wandung macht die Tunica muscularis aus (Dicke etwa 1–1,5 mm), die aus 3 Schichten glatter Muskulatur besteht, nämlich einer äußeren Längs-, einer mittleren Ring- und einer inneren Längs-schicht. Diese Schichten hängen aber konstruktiv so zusammen, daß 2 einander durch-flechtende, gegenläufige Muskelspiralen ent-

stehen (Abb. 264). Der ringförmigen Kontraktionswelle (Auspressung) kann daher eine Längsverkürzung mit gleichzeitiger Erweiterung des Lumens vorausgehen, was ein Ansaugen des Inhaltes bewirkt. Dadurch wird bei der Ejakulation die relativ rasche Entleerung der Samenwege ermöglicht.

Samenstrang. Der Samenleiter ist in den *Samenstrang* eingebettet, der zahlreiche Lymph- und Blutgefäße, Nerven, den quergestreiften M. cremaster sowie den Plexus pampiniformis enthält (Abb. 266). Dieser Plexus besteht aus zahlreichen, vielfach gewundenen und anastomosierenden Venen, die aus dem Hodengewebe kommen und in die V. testicularis münden. In der Wand dieser Venen finden sich auffallend viele, längsorientierte Muskelbündel, so daß sie als Sperrvenen bezeichnet werden können. Die Bedeutung dieser Einrichtungen wird in thermoregulatorischen Funktionen gesehen, da es bei varikösen Erweiterungen zu Temperaturveränderungen im Hodengewebe und zu Schädigungen des Keimepithels kommen kann (Varikozele).

Akzessorische Geschlechtsdrüsen. Im Mündungsbereich der Samenwege, also am

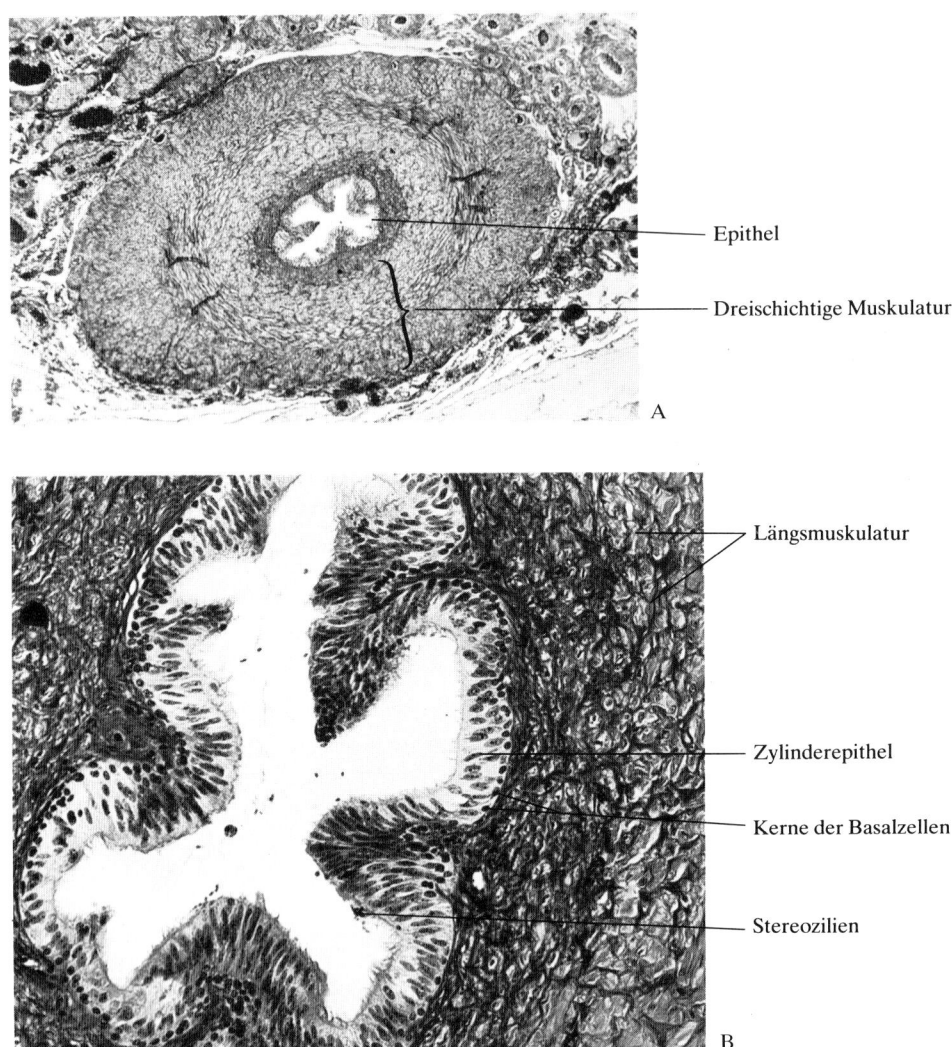

Abb. 265. Querschnitt durch den Ductus deferens aus dem menschlichen Samenstrang. Man beachte die kräftige, dreischichtige Muskulatur, die gefaltete Schleimhaut und das hohe zweireihige Zylinderepithel mit Stereozilien. A = Übersicht (25×); B = Ausschnittvergrößerung (150×).

Übergang zur Urethra, entwickeln sich mehrere Drüsen, die vor allem zwei Aufgaben erfüllen: einmal sezernieren sie Stoffe, die die Harnröhre vor der Ejakulation neutralisieren, damit die Samenzellen durch die sauren Harnreste nicht geschädigt werden, zum anderen produzieren sie Begleit- und Zusatzstoffe, die die Spermien am Leben erhalten, als Energielieferanten dienen und insgesamt das Ejakulat ausmachen.

Vesicula seminalis. Ein großer Teil der Samenflüssigkeit stammt aus den *Bläschendrüsen (Vesiculae seminales, Glandulae vesiculosae),* deren Sekret etwas gelatinös, alkalisch (pH 7,2) und reich an Fruktose ist. Im alkalischen Milieu des Bläschendrüsensekretes nimmt die Motilität der Spermien schlagartig zu, wahrscheinlich durch die Aktivierung bestimmter Enzyme, die in der Kopfkappe untergebracht sind (Akrosin etc.). Die Fruktose

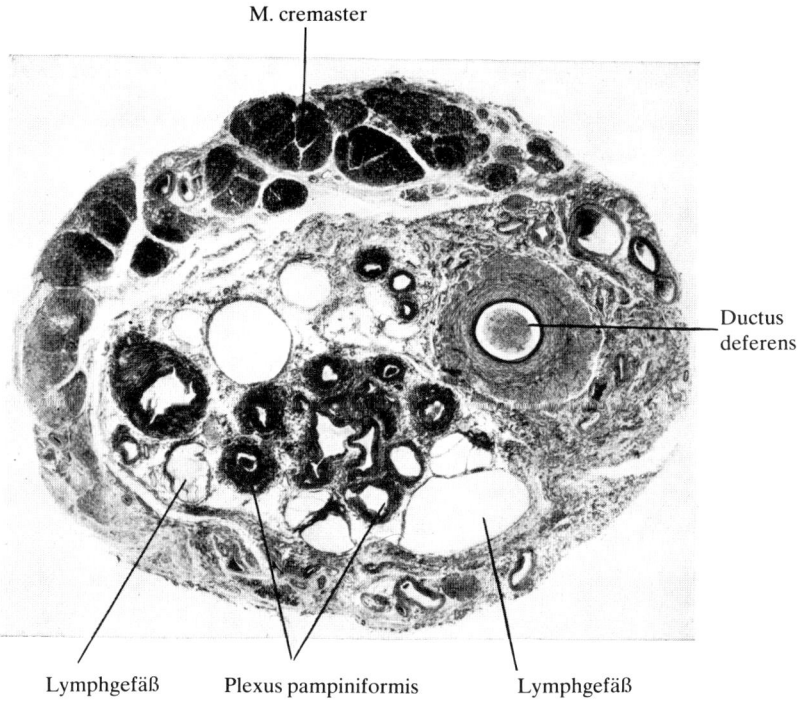

M. cremaster

Ductus deferens

Lymphgefäß   Plexus pampiniformis   Lymphgefäß

Abb. 266. Querschnitt durch den menschlichen Samenstrang mit Ductus deferens und Plexus pampiniformis (12×) (aus Watzka, M.; Kurzlehrbuch der Histologie).

(nicht Glukose) liefert die Energie für die Zilienbewegungen.

Die Bläschendrüse ist embryonal aus dem unteren Ende des Ductus deferens, genauer aus der Ampulla ductus deferentis, ausgesproßt und stellt einen vielfach gewundenen Schlauch dar, dessen Wandung allerdings stellenweise ausgebuchtet ist. Daher sieht man im histologischen Schnitt immer mehrere, meist schräge Anschnitte dieses Schlauches (Abb. 267). Die **Schleimhaut** bildet zahlreiche Buchten und Nischen und trägt ein einschichtiges Zylinderepithel, dessen Zellen alle zur Proteinsynthese nötigen Organellen (ER, Golgi-Apparat, Mitochondrien) enthalten. Das Zytoplasma ist in der Regel reich an sekretorischen Granula. Bei den Proteinen handelt es sich um Globuline. Außerdem wird ein gelbliches, flavinreiches Pigment gebildet, das im UV-Licht stark fluoresziert. Das Bläschendrüsensekret wird mit Hilfe plötzlicher Kontraktionswellen in

den Ductus ejaculatorius befördert und dem Samenzellhaufen aus dem Ductus deferens beigemischt. Die **Muskulatur** der Drüse ist daher gut entwickelt. Sie besteht aus 3 Schichten, deren Bündel sich vielfach im Sinne flach gewundener Spiralen durchflechten. In die Bläschendrüse eingedrungene Spermien werden von der Schleimhaut abgebaut und resorbiert. Als Samenspeicher dient die Drüse jedoch nicht.

Prostata. Die zweite große Geschlechtsdrüse ist die Prostata, die entwicklungsgeschichtlich mehr zur Urethra gehört und eine tubuloalveoläre Drüse darstellt. Sie besteht aus 30–50 Einzeldrüsen, deren Ausführungsgänge auf dem Colliculus seminalis der Harnröhre münden.

In der Prostata lassen sich drei verschiedene Zonen unterscheiden (Abb. 268). Die **periurethrale Zone** umgibt die Harnröhre und enthält zahlreiche kleine Drüsen (periurethrale Drü-

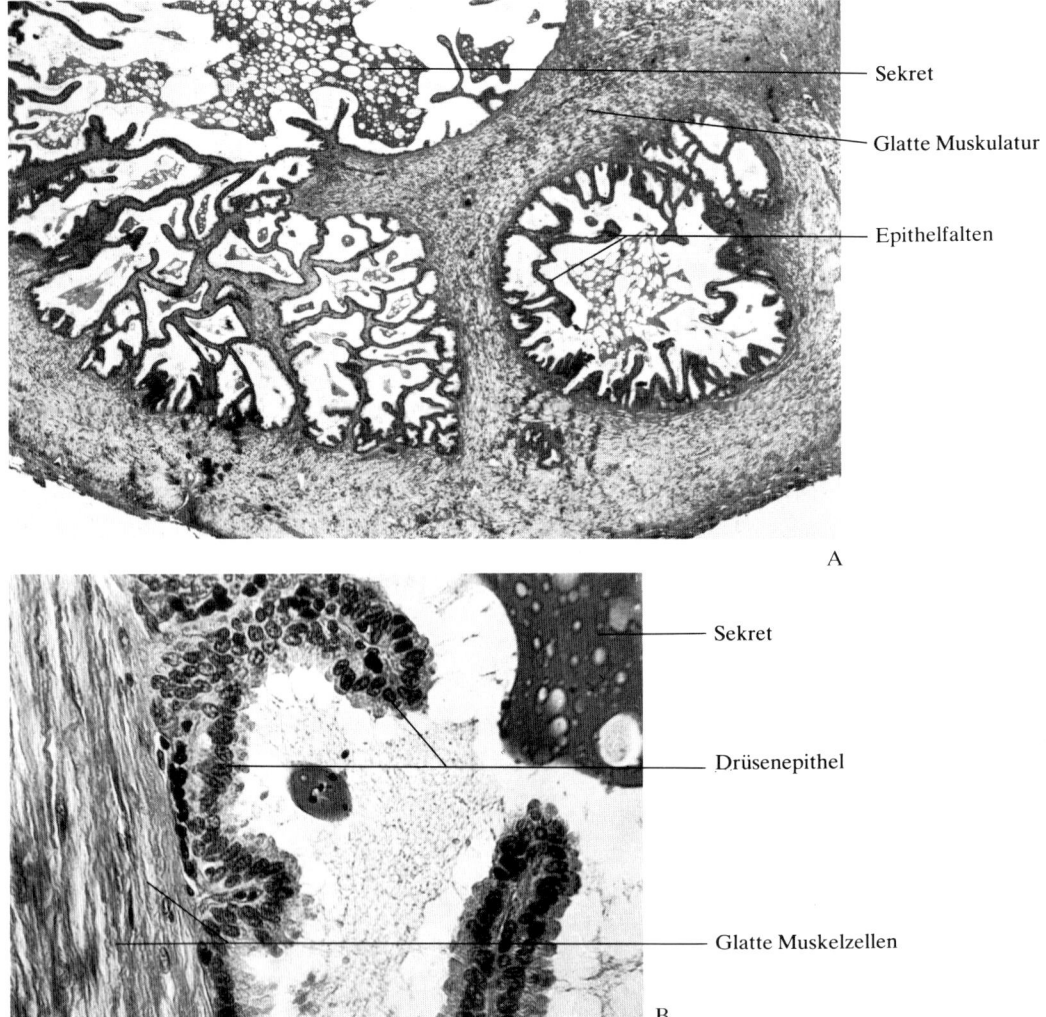

Sekret

Glatte Muskulatur

Epithelfalten

A

Sekret

Drüsenepithel

Glatte Muskelzellen

B

Abb. 267. Querschnitt durch die menschliche Bläschendrüse (Vesicula seminalis). A = Übersicht (25×). Mehrere Abschnitte des Drüsenschlauches sind zu erkennen; B = Ausschnittvergrößerung vom Drüsenepithel (335×). Man beachte die apikale Sekretion der Epithelzellen und die kräftige, glatte Muskulatur.

sen), die mehr zum urethralen Epithel gehören, so daß diese Zone nicht eigentlich der Prostata zugerechnet werden kann. Die Innenzone *(zentrale Zone)* umfaßt im wesentlichen den **Mittellappen** *(Lobus medius).* Sie enthält zahlreiche, stark verzweigte, z.T. sackförmig erweiterte Drüsen, die in der Umgebung der Urethra und der Ductus ejaculatorii in ein dichtes Netz glatter Muskulatur eingebettet liegen. Die **periphere Zone** stellt die eigentliche Prostata dar

(Lobus dexter, Lobus sinister, Isthmus), die hauptsächlich aus gestrecken Drüsenschläuchen mit zahlreichen Ausbuchtungen und Verzweigungen sowie aus Geflechten von glatter Muskulatur und Bindegewebe besteht. Das Ganze wird von einer derben Bindegewebskapsel umschlossen.

Die Prostata sondert ein dünnflüssiges, enzymreiches, leicht saures Sekret ab (pH 6,4), das den Hauptteil des Ejakulats ausmacht und

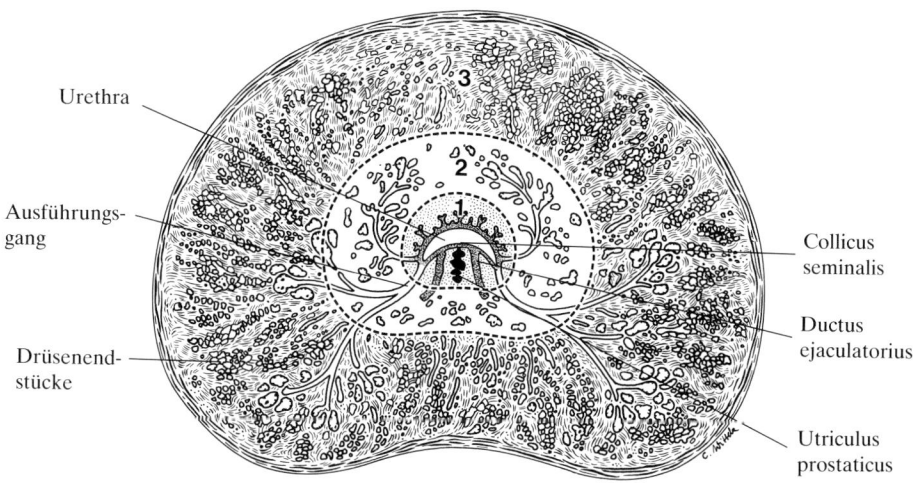

Abb. 268. Querschnitt durch die Prostata (schematisch). 1 = periurethrale Zone mit Schleimhautdrüsen; 2 = zentrale Zone mit submukösen Drüsen (Innenzone, Lobus medius); 3 = periphere Zone (Außenzone) mit Prostatadrüsen und glatter Muskulatur.

dessen charakteristischen, strengen Geruch hervorruft. Das **Prostatasekret** ist reich an Diastasen, sauren Phosphatasen sowie an proteolytischen und fibrinolytischen Enzymen (Plasmin). Im Gegensatz zur Bläschendrüse, deren alkalisches Sekret lediglich die Spermienmotalität fördert, bereitet das Prostatasekret den Befruchtungsvorgang als solchen vor. Es neutralisiert das Milieu in der männlichen Harnröhre und der Vagina, koaguliert das Bläschendrüsensekret, so daß die Spermien zusammengehalten werden, und beseitigt durch seine proteolytischen und fibrinolytischen Enzyme eventuelle Hindernisse in den Geschlechtswegen.

Um bei der Ejakulation eine rasche Entleerung der zahlreichen Drüsenläppchen zu erreichen, ist das interstitielle Bindegewebe der gesamten Drüse mit Bündeln glatter Muskelzellen durchsetzt, die sich vielfach verflechten. Die Prostata ist die einzige Drüse des Körpers, deren Stroma in so reichem Maße von **Muskelbündeln** durchsetzt ist. Die tubuloalveolären Drüsenschläuche der peripheren Zone zeigen häufig Falten und Buchten und besitzen ein einschichtiges oder mehrreihiges Zylinderepithel, dessen Zellen je nach Funktionszustand entweder abgeflacht (Ruhepause)

oder hochzylindrisch (Sekretionsphase) erscheinen (Abb. 269).

Die zelluläre Differenzierung des **Drüsenepithels** ist erstaunlich groß, ohne daß wir heute schon ausreichende funktionelle Gründe dafür angeben könnten. Neben den Proteinesynthetisierenden Hauptzellen, die häufig einen aprokrinen Sekretionsmodus zeigen, kommen kleine, granulierte Zellen, enterochromaffine und Sialomuzine-produzierende Zellen sowie serotoninhaltige, neuroendokrine Zellen vor, die l. m. als argyrophile Zellen bekannt sind. Das Prostatasekret ist daher außerordentlich differenziert und reich an spezifischen Enzymen, was offenbar für die Spermien von großer Bedeutung ist. Die Sekretbildung steht unter dem Einfluß der Geschlechtshormone (Testosteron usw.). Wegen des Eiweißreichtums kommt es, vor allem im Alter, häufig vor, daß das Sekret innerhalb erweiterter Drüsenalveolen ausfällt und eindickt. Hierbei mögen auch lokale, durch Muskelkontraktionen bewirkte Sekretstauungen mitwirken. Aus derart eingedicktem Sekret entstehen dann die meist konzentrisch geschichteten **Prostatasteine,** die nicht selten auch verkalken (Abb. 269).

Glandula bulbourethralis. Die paarigen bulbourethralen Cowper-Drüsen liegen inner-

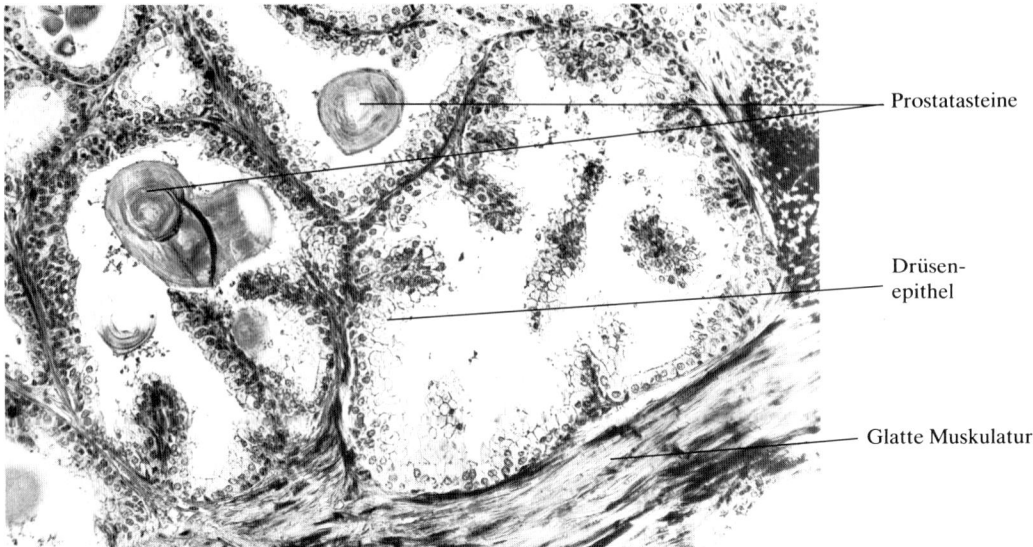

Prostatasteine

Drüsen-
epithel

Glatte Muskulatur

Abb. 269. Histologischer Schnitt durch die menschliche Prostata (150×). Man beachte die kräftigen Bündel glatter Muskulatur zwischen den Drüsenläppchen und die Prostatasteine in den Drüsenlumina.

halb des Beckenbodens im M. transversus perinei prof. und münden jeweils mit einem langen Ausführungsgang in den Anfangsteil der Pars spongiosa urethrae ein. Das alkalische, schleimige und fadenziehende Drüsensekret wird bereits vor der Ejakulation abgesondert, um die Harnreste in der Urethra zu neutralisieren und die Glans penis gleitfähig zu machen. Die **tubuloalveolären Drüsenschläuche** besitzen ein unterschiedlich hohes, prismatisches Epithel, das sich in den erweiterten Drüsenalveolen abflacht. Das Zytoplasma der Drüsenzellen enthält typische Schleimgranula sowie spindelförmige Zelleinschlüsse, die sich mit sauren Farbstoffen anfärben, als Ganzes ausgeschleust werden und außerhalb der Zellen mit dem Schleim verschmelzen.

Da die Drüsen und ihre Ausführungsgänge im Beckenboden lokalisiert sind, findet man auf histologischen Schnitten in der Nachbarschaft meist noch quergestreifte Muskelfasern. Im Drüsenkörper selbst fehlt glatte Muskulatur, so daß die differentialdiagnostische Unterscheidung von den beiden anderen akzessorischen Geschlechtsdrüsen leichtfällt.

3.1.4 Äußere Geschlechtsorgane beim Mann, Penis

Durch die äußeren Geschlechtsorgane kann ein bestimmtes Quantum an Samenflüssigkeit (meist 2–3 ml) als Ejakulat in die Vagina entleert werden. Beim Mann wird der distale Abschnitt der Urethra zur Harnsamenröhre und in das Kopulationsorgan (Penis) eingeschlossen. Er wird von einem besonderen (urethralen) Schwellkörper umschlossen (Corpus spongiosum urethrae), der auch bei der Erektion nicht versteift, so daß das Lumen der Urethra nicht eingeengt wird.

Urethra. Die männliche Harnröhre beginnt am Blasengrund, durchsetzt die Prostata und den Beckenboden, um dann in den Penis einzutreten (Abb. 270). Bis zur Einmündung der beiden Ductuli ejaculatorii auf dem Colliculus seminalis wird sie nur von Harn durchflossen und daher von einem *Übergangsepithel* ausgekleidet. Im Prostataabschnitt tritt dann zunehmend ein **mehrreihiges Zylinderepithel** an die Stelle des Übergangsepithels, das erst an der Penisspitze (Fossa navicularis) in ein geschichtetes Plattenepithel übergeht. Das Epithel vertieft sich an zahlreichen Stellen zu Buchten und Nischen, deren Epithel keine sekretorische Aktivität besitzt. Daneben existieren aber noch echte Drüsen (**Glandulae urethrales, Littré-Drüsen,** Paraurethraldrüsen), deren Drüsenkörper innerhalb des Harnröhrenschwellkörpers liegt. Sie enthalten ein hochprismatisches Epithel, das hauptsächlich Schleim produziert. Bei der Erektion werden die Drüsen ausgequetscht, was ebenfalls die Neutralisierung der Harnröhrenschleimhaut fördert.

Penis. Der **Harnröhrenschwellkörper (Corpus spongiosum urethrae)** weist einen etwas anderen Bau auf als die beiden Penisschwellkörper (Abb. 270). Er wird nicht wie diese von einer derbfaserigen Tunica albuginea umschlossen, so daß bei Blutfüllung keine Versteifung eintritt. Seine kavernösen Venen liegen verhältnismäßig weit auseinander und sind in ein lockermaschiges Bindegewebe, dem Muskelbündel weitgehend fehlen, eingebaut. Die Wand der sinusartigen Bluträume enthält stellenweise **Längsmuskelpolster,** jedoch fehlen ähnliche Regulationseinrichtungen wie bei den Corpora cavernosa des Penis.

Die **Penisschwellkörper (Corpora cavernosa)** bestehen aus vielgestaltigen, kavernösen Räumen, die mit Endothel ausgekleidet sind und dicht zusammenliegen. Im Zwischengewebe kommen reichlich **glatte Muskelbündel** vor, die sich in allen Ebenen des Raumes durchflechten und beim Abklingen der Erektion die Blutkavernen ausquetschen.

Während der Erektion füllen sich die Bluträume durch Erweiterung der spiralig verlaufenden **Rankenarterien** (Aa. helicinae), die Sperrarterien mit Längsmuskelpolstern in der Intima darstellen. Gleichzeitig verengen sich die **arteriovenösen Anastomosen** sowie die abführenden, als **Dorsalvenen** ausgebildeten Sammelvenen. Durch die Anspannung der Bindegewebsfasern in der Tunica albuginea und des Septum penis wird der venöse Rückfluß weiter gedrosselt. Beim Abschwellen des Penis öffnen sich die Drosselvorrichtungen wieder, das Blut fließt durch die arteriovenö-

sen Anastomosen an den kavernösen Räumen vorbei direkt in die Venen, so daß die Kavernen nur noch als endothelbedeckte Spalträume in Erscheinung treten.

Der freie Teil des **Penis** enthält außer den beiden Corpora cavernosa penis, die durch ein derbfaseriges Septum getrennt sind, auch die Urethra mit ihrem lockermaschigen Schwellkörper. Da aber die beiden Penisschwellkörper von einer aus dichten kollagenen Faserbündeln bestehenden, wenig dehnbaren **Tunica albuginea** umgeben sind, die Harnröhre mit ihrem Schwellkörper jedoch außerhalb dieser Tunica liegt, geraten die Penisschwellkörper bei der Blutfüllung während der Erektion zunehmend unter Spannung und werden als zusammenhängender Körper steif, während der Harnröhrenschwellkörper weich und eindrückbar bleibt. Die *Fascia penis* schließt im Gegensatz zur Tunica albuginea alle 3 Schwellkörper in eine gemeinsame Bindegewebshülle ein. Sie ermöglicht durch abzweigende Bindegewebsfasern die geordnete Mitbewegung der Epidermis bei den Größenveränderungen des Organs.

Glans penis. Die *Penisspitze* wird durch die Glans penis abgepolstert, die ausschließlich von Harnröhrenschwellkörper gebildet wird. Hier ist die Haut verschieblich **(Praeputium).** Das die Glans überziehende, drüsenfreie Epithel, ein mehrschichtiges, nichtverhornendes Plattenepithel, liefert ein talgiges Sekret **(Smegma),** das dadurch entsteht, daß die oberflächlichen Epithelzellen verfetten und abschilfern (»flächenhafte, holokrine Drüse«). Die Haut der Penisspitze (Glans und Praeputium) zeichnet sich durch den Besitz zahlreicher intra- und subepithelialer Nervenendigungen sowie sensibler Endorgane aus.

Penis- und **Skrotalhaut** besitzen kein subkutanes Fettgewebe und sind auf diese Weise in besonderem Maße verschieblich. Das Bindegewebe des Corium ist lockermaschig und sehr regelmäßig angeordnet. Im Corium der *Skrotalhaut* sind reichlich glatte Muskelbündel vorhanden, die mit elastischen Sehnen in die Epidermis einstrahlen (elastisch-muskulöse Systeme) und insgesamt als **Tunica dartos** bezeichnet werden. Diese Hautmuskel-

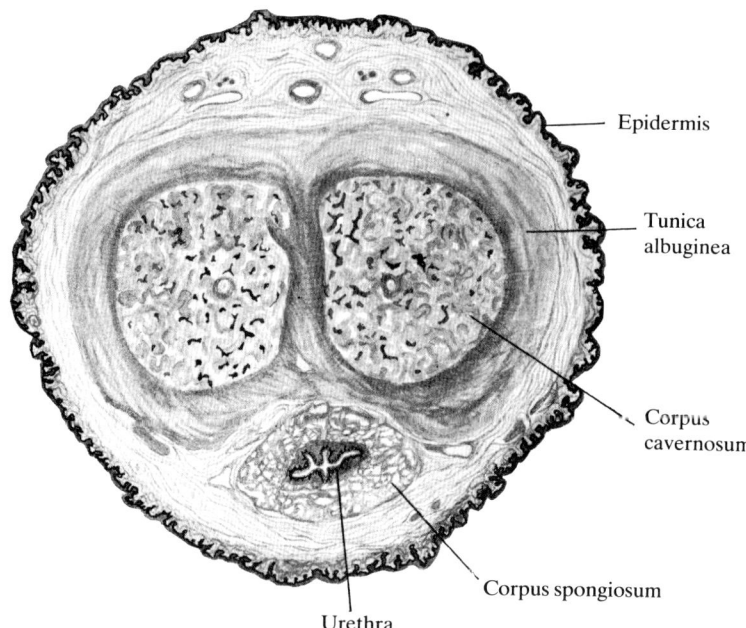

Abb. 270. Histologischer Querschnitt durch den menschlichen Penis (aus Watzka, M.: Kurzlehrbuch der Histologie).

lamelle kann die Oberflächenveränderungen der Haut im Genitalbereich aktiv unterstützen. Die basalen Epithelschichten der Epidermis sind stark pigmentiert, was vielleicht mit den thermoregulatorischen Funktionen des Hodensackes zusammenhängt. In der Skrotalhaut kommen neben Talgdrüsen, die auch außerhalb von Haarbälgen auftreten können, ekkrine Schweißdrüsen, vor allem aber auch zahlreiche **apokrine Duftdrüsen** vor, deren Sekret bei Tieren für das Sexualverhalten wichtig ist.

3.2 Weibliche Geschlechtsorgane

Ähnlich wie die männlichen Fortpflanzungsorgane können auch die weiblichen in drei funktionell verschiedene Abschnitte untergliedert werden: 1. die Keimdrüsen (Ovarien) beherbergen die Urgeschlechtszellen (Oogonien) und ermöglichen deren Ausreifung bis zu den befruchtungsfähigen Eizellen, 2. die ableitenden Geschlechtswege (Tubae uterinae) sorgen für den Eitransport; 3. die äußeren Geschlechtsorgane (Vagina, Labia pudendi, Clitoris) dienen der Kopulation und Aufnahme der Samenzellen. Im Unterschied zum Mann kommt aber bei der Frau noch ein wichtiger Funktionskomplex hinzu. Im Bereich der inneren Geschlechtsorgane vollzieht sich nicht nur die Befruchtung, sondern anschließend auch die Entwicklung des Fetus, der schließlich durch die Vagina nach außen befördert werden muß. Diese zusätzliche Funktion beeinflußt in entscheidender Weise die funktionelle Struktur der weiblichen Geschlechtsorgane und deren hormonelle Steuerungen. Auch die Entwicklung einer funktionsfähigen Milchdrüse gehört in diesen Funktionskomplex.

3.2.1 Weibliche Keimdrüse (Ovarium). Eibildung und Eireifung

Ebenso wie der Hoden ist auch die weibliche Keimdrüse keine »Drüse«, die die Eizellen produziert, sondern ein »Eibett«, in das die

Eizellen während der Embryonalentwicklung von außen eingewandert sind, und in dem sie die biologischen Bedingungen für ihre weitere Entwicklung und Reifung finden. Da die Eizellenentwicklung *(Oogenese)* auf die Vermehrung des Zytoplasmas abzielt, führt sie schließlich zu einer überdimensionierten, übergroßen »Zelle« (∅ 120–150 µm), die ebenso wie die Samenzelle biologisch gesehen nur noch eine »Halbheit« darstellt (Abb. 251) und für sich allein nicht mehr lebensfähig ist. Sie benötigt daher, wie die Samenzelle auch, besondere Hilfszellen, die während und nach den einseitigen Differenzierungsprozessen (Eireifung) die nötigen Stoffaustauschvorgänge unterhalten und dadurch die Eizelle am Leben erhalten. Wegen der Größe der Eizelle können die Hilfszellen aber nicht wie die Sertoli-Zellen der Hodenkanälchen einen tubulösen Epithelverband bilden, sondern müssen für jede einzelne Keimzelle eine geschlossene, epitheliale Hüllschicht schaffen. Diese Hüllzellen (Follikelepithelzellen) stammen ursprünglich aus dem das Ovar überziehenden Keimepithel, das während der Embryonalzeit die Urgeschlechtszellen (Gonozyten) beherbergt. Das Keimepithel, das ein modifiziertes, zylindrisch gewordenes Peritonealepithel (Coelomepithel) darstellt, sproßt während der Embryonalentwicklung in das Stroma der Markregion des Ovars ein und nimmt dabei die Urgeschlechtszellen (Gonozyten) mit (Abb. 271). Dadurch entstehen die *Keimstränge*, in denen sich die Urgeschlechtszellen lebhaft mitotisch teilen und dabei zu *Oogonien* werden. Durch das in die Keimstränge einwachsende Mesenchym werden die Keimstränge in Zellhaufen (Eiballen) gegliedert, die meist einen, durch mitotische Zellteilungen entstandenen Klon von Oogonien beherbergen. Man schätzt, daß die Zahl der Oogonien am Ende der Fetalperiode etwa 1 Mio. beträgt. Innerhalb der Eiballen gehen die meisten Oogonien zugrunde, so daß schließlich nur noch Oogonien übrig sind, die eine dünne, einschichtige Hülle von Follikelepithelzellen besitzen **(Primordialfollikel)**. Zur Zeit der Geburt sind in beiden Ovarien zusammen nur noch

400 000–500 000 Primordialfollikel vorhanden. Mit der Geburt ist die **Vermehrungsperiode** der Eizellen im wesentlichen beendet, so daß die Zahl der Eizellen ständig abnimmt. Schon vor der Geburt, aber vor allem nach der Pubertät (Menarche) beginnen einzelne Primordialfollikel, zu **Primärfollikeln** heranzuwachsen, wobei sich die Eizelle vergrößert und das Follikelepithel kubisch bis zylindrisch wird **(Wachstumsphase)**. Während eines Menstruationszyklus sind es meist 5–15 Eizellen, die gleichzeitig in die Wachstumsphase eintreten. Von ihnen erreicht aber nur jeweils eine die **Reifungsperiode** und wird damit zur befruchtungsfähigen Eizelle (Abb. 272). Die übrigen gehen zugrunde (Follikelatresie). Bemerkenswert ist, daß dieser Prozeß der Primärfollikelbildung ein kontinuierlicher Wachstumsprozeß ist, der weder durch Schwangerschaften noch durch Hypophysenhormone beeinflußt werden kann, während sich der nachfolgende Reifungsprozeß in der Fortpflanzungsperiode der Frau (etwa vom 12. bis zum 50. Lebensjahr), d.h. von der Menarche bis zur Menopause (Klimakterium), in regelmäßigen Rhythmen (Zyklen) von normalerweise 28 Tagen vollzieht. Auf diese Weise kommen nur etwa 450–500 Eizellen überhaupt in ein befruchtungsfähiges Stadium, alle anderen gehen nach und nach zugrunde. Kurz nach Beginn der Geschlechtsreife (Menarche) sind nur noch rund 20 000 Oogonien vorhanden. Man sieht, daß die Eireifung auf einen langdauernden Reduktionsprozeß angelegt ist, während die Spermatogenese auf einem kontinuierlichen, das ganze Leben über anhaltenden Proliferationsprozeß basiert (Abb. 272).

Oogenese. Bei der Eizellenreifung (Oogenese) werden im Prinzip die gleichen Stadien durchlaufen wie bei der Spermatogenese; der Chromosomensatz wird halbiert und die Zellorganellen sowie das Zytoplasma auf die Befruchtung vorbereitet. Jedoch führen die beiden Teilungsschritte bei der Oogenese, zwischen denen jeweils eine Reifeteilung liegt, nicht zu 4 gleichwertigen Zellen, sondern nur zu einer befruchtungsfähigen Zelle und 3 kleinen, rudimentären und später absterbenden

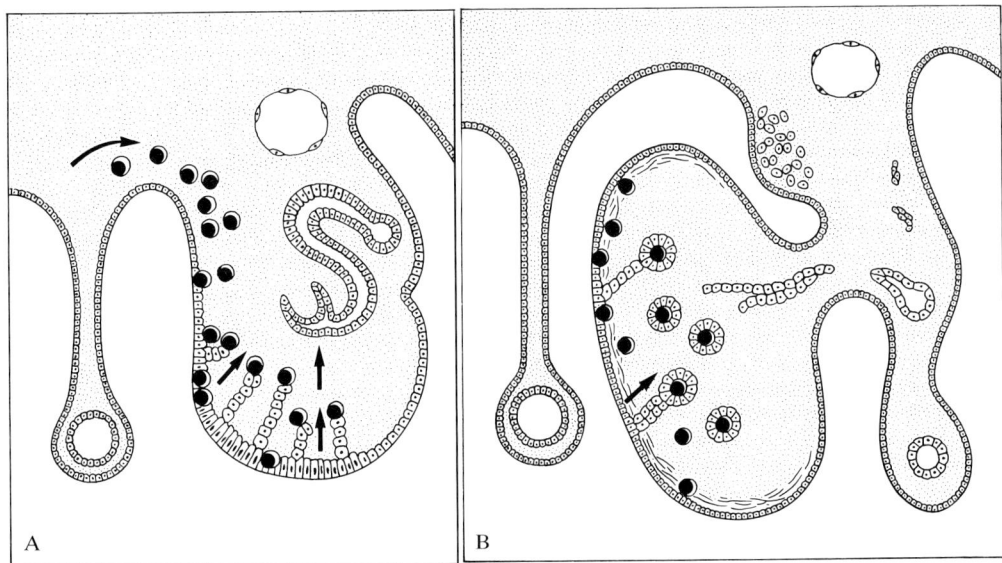

Abb. 271. Entwicklung der weiblichen Keimdrüse (Schema, modif. nach Hamilton, Boyd und Mossman). A = Die Urgeschlechtszellen wandern in das Keimdrüsenblastem ein und liegen hier zunächst im Keimdrüsenepithel (Pfeile); B = Vom Keimepithel wachsen Zellstränge ins Drüsenblastem ein und nehmen die Urgeschlechtszellen mit. Die Stränge gliedern sich in die Eiballen (Pfeile).

Polzellen (Polozyten) (Abb. 272). Die reife Eizelle hat sich also gewissermaßen auf Kosten der Polzellen vergrößert. Die einseitige Massenzunahme des Zytoplasmas und der gleichzeitig eintretende, teilweise Organellenverlust (Reduktion der Mitochondrienzahl, Auflösung von ER und Ribosomen) führen schließlich dazu, daß sich die Stoffwechselprozesse in zunehmendem Maße verlangsamen. Die Zellatmung sinkt auf ein Minimum ab und die Reifeteilungen können nicht zu Ende geführt werden. In diesem Zustand verharrt die Eizelle – gewissermaßen zwischen »Leben und Tod« –, bis durch die Befruchtung die Einseitigkeiten wieder ausgeglichen, die Organellen ergänzt und die »Ganzheit des Systems« wiederhergestellt ist, so daß ein neues Leben beginnen kann. Erst nach der Befruchtung läuft die 2. Reifeteilung ab und erzeugt damit die für die weitere Entwicklung notwendige Haploidie. Die 1. Reifeteilung setzt schon während der Bildung des Primärfollikels ein. Die Oogonie macht die S-Phase (Synthese-Phase) durch, in der sich die Chromosomen verdoppeln. Im Gegensatz zu einer normalen Mitose kommt es aber jetzt zur Aneinanderlagerung der 4 Chromosomen, d. h. zur Tetradenbildung und zum Austausch von Chromosomenabschnitten (Crossing over). Im Gegensatz zur Spermatogenese bleiben aber die Eizellkerne im Diplotänstadium der Prophase stecken und führen die folgende Reduktionsteilung nicht mehr durch. Die Trennung der Chromosomenpaare, d. h. die Beendigung der 1. Reifeteilung, erfolgt erst kurz vor der Ovulation innerhalb des Tertiärfollikels. Da schon im fetalen Ovar Primärfollikel gebildet werden, kann eine Eizelle über Jahrzehnte hinweg im Tetradenstadium der 1. Reifeteilung (Diplotän) verharren.

Klinischer Hinweis. Die klinische Beobachtung, daß chromosomenbedingte Mißbildungen (z. B. Mongolismus, Trisomie 21) bei Kindern älterer Frauen häufiger als bei jüngeren auftreten, wird damit erklärt, daß die Chromosomen so lange im Tetradenstadium verharren.

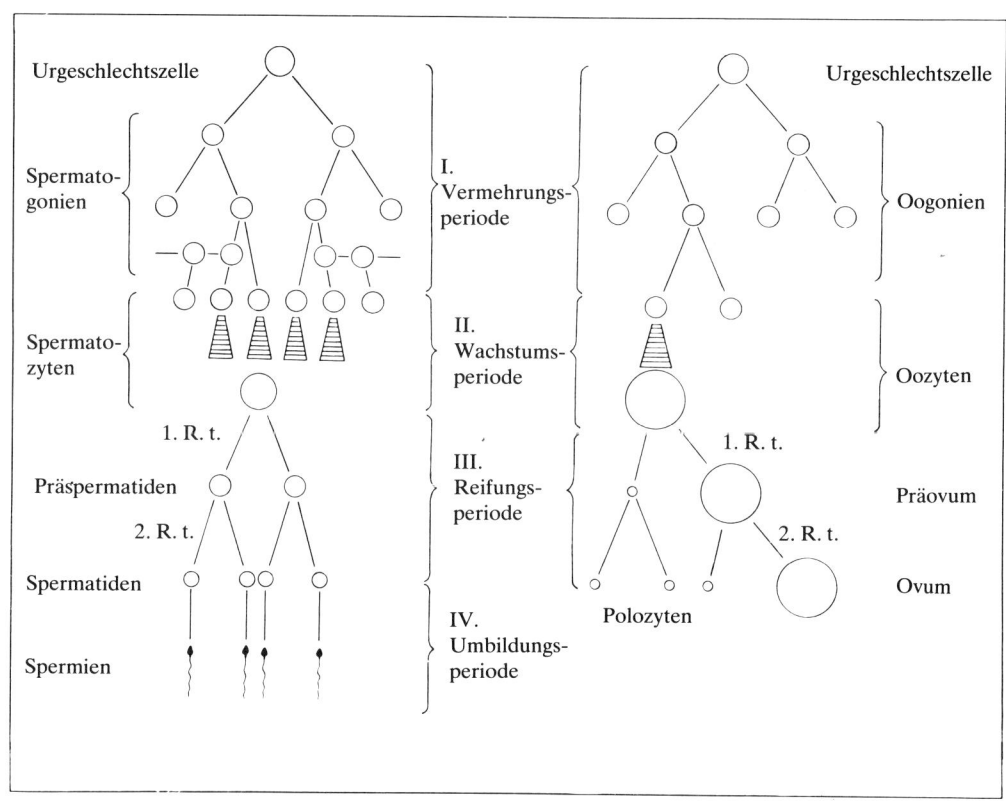

Abb. 272. Vergleich der Spermatogenese (links) mit der Oogenese (rechts) (nach Bucher). Die Vermehrungs- und Wachstumsperioden (I. und II.) sind kontinuierliche Prozesse, die Reifungs- und Umbildungsperioden (III. u. IV.) jedoch rhythmische Vorgänge. R.t. = Reifeteilungen.

Die **Follikelepithelzellen** unterstützen die Syntheseleistungen der Eizelle und übernehmen den Abtransport von Stoffwechselendprodukten. Je mehr die Eizelle heranwächst, um so mehr vergrößern sich auch die umgebenden Follikelepithelzellen. Im Zytoplasma treten vermehrt rauhes ER, auffallend viele Golgi-Systeme sowie zahlreiche Mitochondrien auf, was auf eine intensive Proteinsynthese (hauptsächlich Glykoproteine) hinweist. Die ursprünglich einschichtige Hülle um die Eizelle herum (Primärfollikel) wird daher mehrschichtig, so daß man jetzt von einem **Sekundärfollikel** spricht (Abb. 273 u. 274). Wenn die Eizelle einen Durchmesser von 50–80 μm erreicht hat, wird zwischen Follikelepithel und Eizelle eine l. m. homogen erscheinende, glasig-hyaline Zone sichtbar (**Zona pellucida**), die in der Folgezeit zunehmend dicker wird. Bei e. m. Vergrößerungen sieht man, daß in dieser Zone zahlreiche, feine Mikrovilli der Eizelle mit langgestreckten Zellfortsätzen der Follikelepithelzellen in Kontakt kommen, wodurch ein direkter Stoffaustausch zwischen Eizelle und Follikelepithel möglich wird. Das System der miteinander verzahnten Zytoplasmafortsätze wird durch die Einlagerung von Glykoproteinen und Proteoglykanen, insbesondere von Hyaluronsäure stabilisiert.

Je größer und zellreicher der Sekundärfollikel wird, um so länger werden die Wege für den Stoffaustausch. Es bilden sich dann in der Regel, wenn 6–10 Zellagen entstanden sind, Interzellulärspalten zwischen den Follikelepithelzellen aus. Diese bleiben jedoch durch ein ausgeprägtes System von Nexus (Gap junctions) miteinander verbunden. Gegenüber dem zellreichen Stroma grenzen sie sich durch eine dünne Basalmembran ab, so daß die Follikelepithelschichten immer gefäßfrei bleiben. Eine mit der Blut-Testis-Schranke vergleichbare Barriere existiert scheinbar nicht.

Wenn die Eizelle innerhalb des Sekundärfollikels einen Durchmesser von 120–150 μm erreicht hat, vergrößert sie sich nicht mehr weiter. Jetzt wird die 1. Reifeteilung zu Ende geführt, die erste Polzelle abgeschnürt und ein Teil der für die Eiweißsynthese benötigten Zellorganellen rückgebildet. Die zweite Reifeteilung erreicht noch das Metaphasenstadium, kommt aber nicht mehr zum Abschluß, sondern wird erst nach der Befruchtung zu Ende geführt. Die Eizellreifung ist damit vorerst abgeschlossen. Offenbar ist der Eigenstoffwechsel der Eizelle durch die Massenvermehrung des Zytoplasmas so sehr reduziert, daß die Eizelle »aus eigener Kraft« nicht mehr fähig ist, den Reifungsprozeß zu Ende zu führen. In dieser »labilen Phase« müssen die umgebenden Follikelepithelzellen die überdimensionierte Eizelle am Leben erhalten und jetzt – und das ist eine ganz neue Funktion – zusammen mit den Stromazellen des Ovars die weiteren, bis zur Befruchtung notwendigen Prozesse hormonell vorbereiten und steuern. Die Interzellulärspalten zwischen den Follikelepithelzellen werden jetzt größer, da diese Zellen Hormone, vor allem Follikelhormone (Oestrogene) sowie auch andere Substanzen (z.B. Hyaluronsäure) zu sezernieren beginnen. Die Spalten füllen sich zunächst mit einem granulären, proteinreichen Material, das manchmal in Form klumpenförmiger Konglomerate (Call-Exner-Körperchen) zwischen den Zellen sichtbar wird. Durch die zunehmende sekretorische Aktivität der Follikelepithelzellen vermehrt sich aber die interstitielle Flüssigkeit bald so sehr, daß ein einheitlicher, flüssigkeitsgefüllter Hohlraum entsteht (Antrum folliculi) und der Follikel als Ganzes so groß wird, daß man ihn zuletzt sogar mit dem bloßen Auge er-

kennen kann (**Tertiärfollikel** oder *Bläschenfollikel*, **Graaf-Follikel**, ∅ maximal 1,0 bis 2,5 cm) (Abb. 273 u. 274).

Die hormonsekretorische Aktivität führt zu einer funktionellen Zweiteilung der Follikelepithelzellen. Die die Eizelle unmittelbar umgebenden Follikelzellen bilden den **Eihügel** (**Cumulus oviger** oder *oophorus*), der sich in das Antrum folliculi vorwölbt und mit großen, palisadenförmigen, radiär angeordneten Zellen (**Corona radiata**) an die Eizelle angrenzt. Diese behalten »bis zuletzt«, d.h. bis zur Befruchtung, den Kontakt mit der Eizelle und sorgen für die notwendigen Stoffaustauschvorgänge. Die übrigen, in der Wand des Tertiärfollikels gelegenen Epithelzellen bilden das **Stratum granulosum (Granulosaepithelzellen)** und übernehmen vornehmlich endokrine Funktionen.

Hormonelle Steuerungen. Bei den hormonellen Steuerungsvorgängen spielen vor allem 2 Hormongruppen eine Rolle: 1. die Östrogene (Follikelhormone) und 2. die Progesterone (Gelbkörperhormone). Die Entwicklung und Differenzierung der Follikel erfolgt hauptsächlich unter dem Einfluß der Östrogene, die anfangs vor allem von den Follikelepithelzellen des Stratum granulosum sezerniert werden (Abb. 277). Die Follikelepithelzellen, deren Hormonsekretion durch das follikelstimulierende Hormon des Hyophysenvorderlappens (FSH) angeregt wird, ändern dabei rasch ihre Feinstruktur und beginnen statt des rauhen ER jetzt zunehmend glattes ER und Golgi-Membranen auszubilden.

Mit zunehmender Vergrößerung des Tertiärfollikels kommen aber auch die umgebenden Stromazellen als Östrogenbildner hinzu. In der an das Follikelepithel angrenzenden und durch eine Basalmembran abgegrenzten Schicht, die dann als **Theca folliculi** bezeichnet wird, bildet sich ein dichtes, korbartiges Kapillarnetz aus, das die zahlreichen Stromazellen versorgt. Die Stromazellen vergrößern sich jetzt rasch und entwickeln dabei alle Charakteristika steroidproduzierender Zellen, vor allem eben *glattes ER*. Die schließlich bis zu 15 μm großen, spindelförmigen Stroma- oder **Theka-**

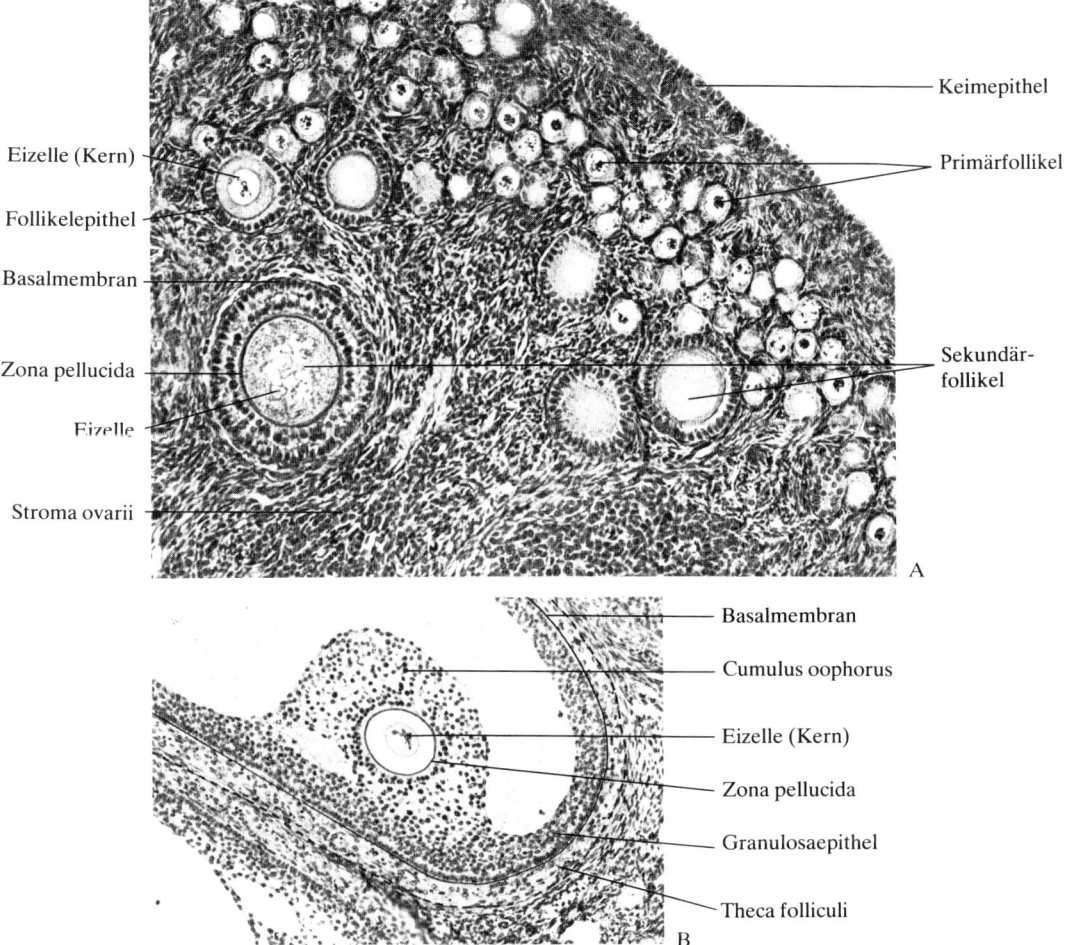

Eizelle (Kern)

Follikelepithel

Basalmembran

Zona pellucida

Eizelle

Stroma ovarii

Keimepithel

Primärfollikel

Sekundär-
follikel

A

Basalmembran

Cumulus oophorus

Eizelle (Kern)

Zona pellucida

Granulosaepithel

Theca folliculi

B

Abb. 273. Histologischer Schnitt durch das Ovar eines Kaninchens (Rindenregion, 105×). Zahlreiche Primärfollikel und einige Sekundärfollikel sind zu erkennen. B = Histologischer Schnitt durch einen Tertiärfollikel
mit Eihügel und Eizelle (Affe, 95×). Man beachte die beginnende Umbildung der Theca folliculi zum Thekaorgan.

zellen besitzen schließlich ein gut ausgebilde-
tes, glattes ER, zahlreiche Mitochondrien sowie in der Regel mehrere Golgi-Systeme und
Vesikelpopulationen. Mit der Größenzunahme
des Tertiärfollikels wächst auch die Thekahül-
le, so daß sich am Tertiärfollikel schließlich
eine gut vaskularisierte, zellreiche und sekretorisch aktive **Theca interna** von einer binde-
gewebs- und faserreichen, gefäßarmen **Theca
externa** unterscheiden läßt. Zwischen den
typischen Thekazellen finden sich vereinzelt

auch Bündel glatter Muskelzellen, die möglicherweise bei der Ovulation eine Rolle spielen.

Stroma ovarii. Da sich die Thekazellen aus
den Stromazellen rekrutieren und bei jeder
Follikelneubildung wieder neu gebildet werden
müssen, laufen im Stroma der Rinde ständig
Regenerationsvorgänge ab. Das Stroma ovarii
behält daher zeitlebens ein *juveniles Aussehen,*
d.h., das Bindegewebe bleibt zellreich und faserarm. Eine weitergehende Differenzierung

des Bindegewebes, vor allem was das kollagene und elastische Fasernetz betrifft, wird vermieden. Eine faserige Umwandlung des Stromas würde auch die Vergrößerung der Follikel sowie deren Wanderung innerhalb des Organs stark behindern.

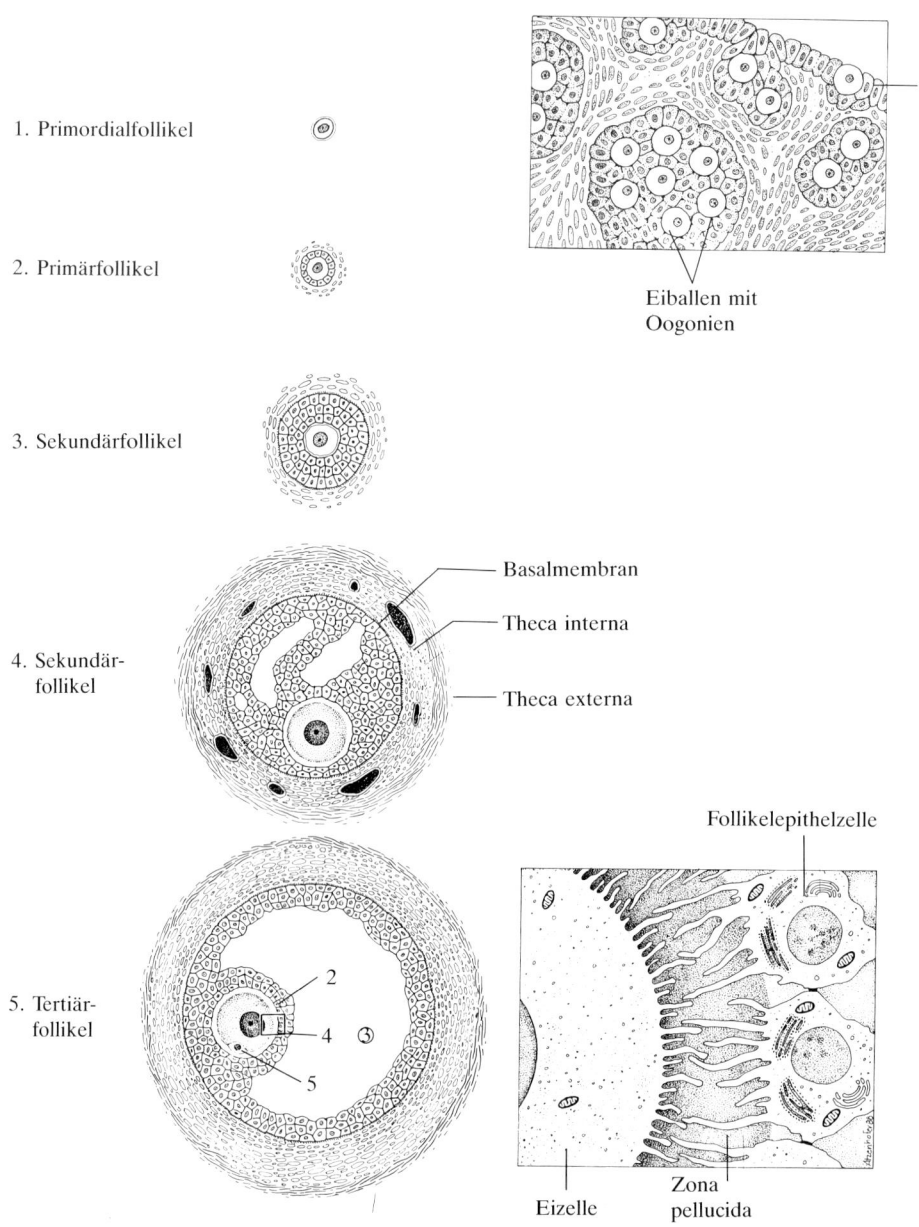

1. Primordialfollikel

2. Primärfollikel

3. Sekundärfollikel

4. Sekundärfollikel

5. Tertiärfollikel

1 — Eiballen mit Oogonien

Basalmembran

Theca interna

Theca externa

Follikelepithelzelle

Zona pellucida

Eizelle

Abb. 274. Hauptstadien der Follikelentwicklung im Ovar. Während der Entwicklung vom Primärfollikel zum Tertiärfollikel (2.–5. Stadium) macht die Eizelle ihre erste Reifeteilung durch, die erst beim Tertiärfollikel beendet ist (Abschnürung der Polzelle). Rechts oben = Rindenzone eines embryonalen Ovars mit zahlreichen Eiballen. Bildung der Primordialfollikel. 1 = Keimepithel mit Oogonie; 2 = Cumulus oviger (Eihügel); 3 = Follikelhöhe mit Liquor folliculi. 4 = Eizelle, 5 = Polzelle.

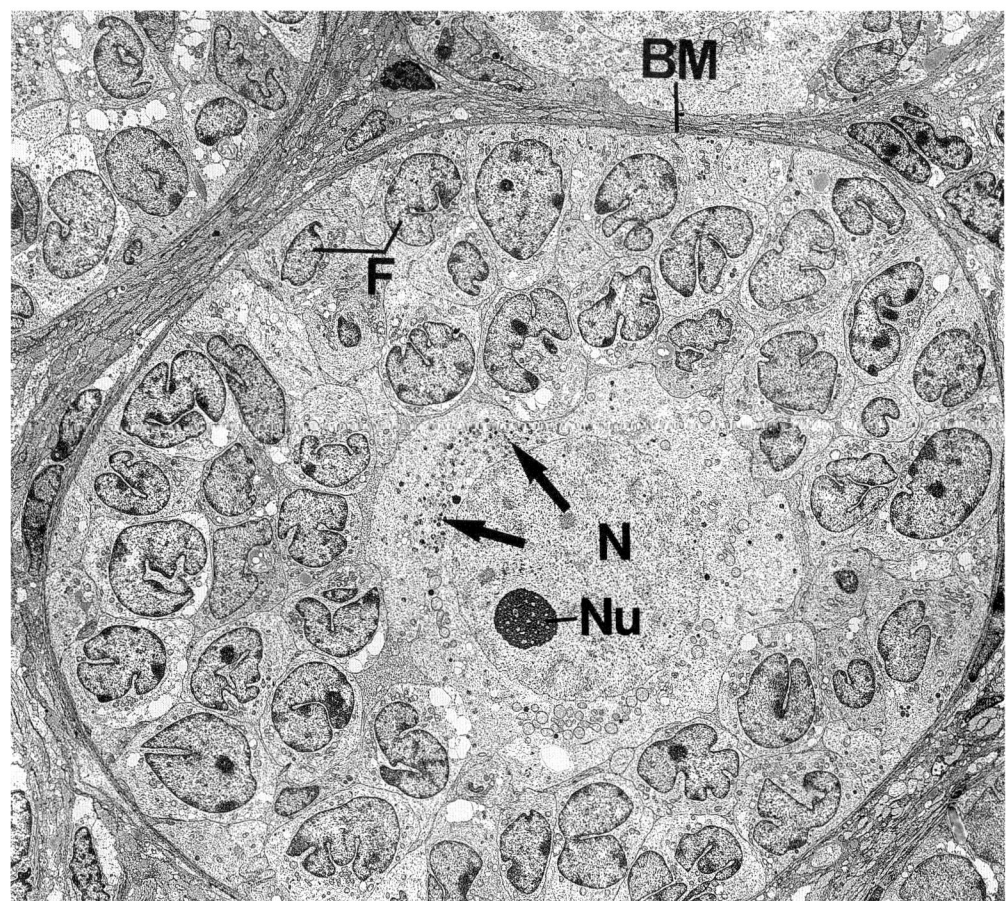

Abb. 275. E.m. Aufnahme von einem Sekundärfollikel. Ovar eines Affen (3500×). BM = Basalmembran; F = Follikelepithelzellen; N = Kern der Eizelle; Nu = Nucleolus; Pfeile = Dottermaterial im Zytoplasma der Eizelle.

Ovulation. Da die Befruchtung beim Menschen nicht im Ovar, sondern in der Tube stattfindet, muß die Eizelle das Ovar verlassen. Dies geschieht durch den *Eisprung (Ovulation)* (Abb. 276 u. 278). Der sich ständig vergrößernde Tertiärfollikel wandert zunächst zur Markzone, schiebt sich aber dann wieder nach außen und gelangt schließlich durch die Rinde hindurch an die Oberfläche des Ovars, die er leicht vorwölbt. Durch rasche Vermehrung des Liquor folliculi gerät der Bläschenfollikel zunehmend unter Spannung, bis er schließlich platzt. Dieses Platzen des Tertiärfollikels (Ovulation), das in der Mitte zwischen dem

12. und 16. Tag eines Zyklus stattfindet, wird durch eine Reihe hormoneller und gewebsmechanischer Vorgänge vorbereitet. Den »Startschuß« gibt eine plötzliche Erhöhung der Östrogenfreisetzung aus den Thekazellen, die sich in der letzten Phase der Ausbildung des Bläschenfollikels stark vermehrt haben. Dadurch wird die FSH-Sekretion im Hypophysenvorderlappen plötzlich gehemmt. Im Ovar kommt es nach einer Phase erhöhter Durchblutung plötzlich zu einer lokalen Ischämie, die zur Ablösung des Eihügels von der Follikelwand führt. Die Eizelle schwimmt dann mit den sie umgebenden Follikelepithel-

zellen der Corona radiata frei in der Follikel-
flüssigkeit. Möglicherweise produzieren dann
die an das vorgewölbte Rindengewebe angrenzenden Zellen proteolytische Enzyme, die das

Bindegewebe der Tunica albuginea, das Keimepithel sowie die Follikelwand selbst auflösen
und damit ein Loch erzeugen, durch das die Eizelle mitsamt den rund 3000–4000 umhüllen-

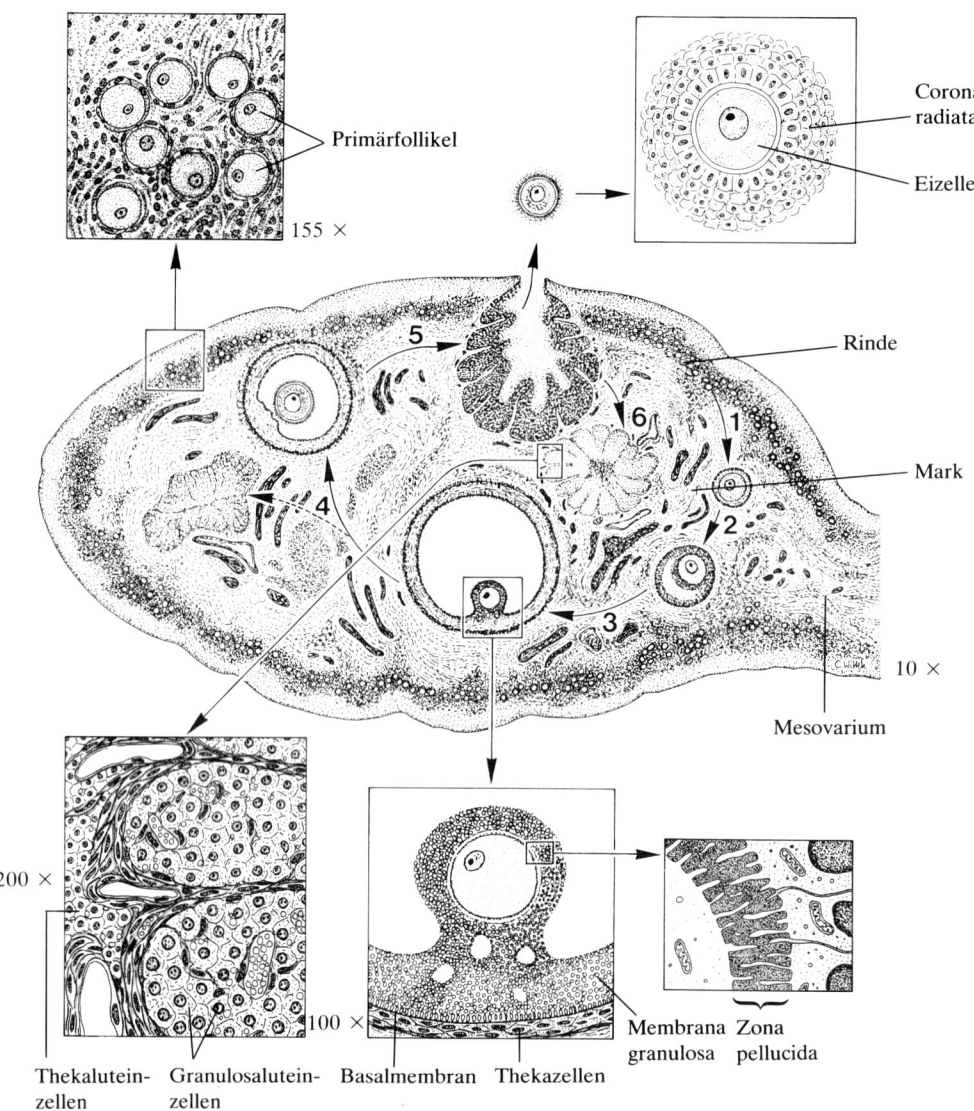

Abb. 276. Stadien der Eireifung im menschlichen Ovar vom Primärfollikel bis zur Ovulation. 1 = Bildung
eines Sekundärfollikels, Einwanderung in die Markzone; 2 = Übergang zum Tertiärfollikel. 3 = Entwicklung
eines Tertiärfollikels (Graaf-Follikel) – Ausschnitt: Cumulus oviger mit Eizelle, Corona radiata und Zona
pellucida (rechts: E.m. Dimension); 4 = Loslösung des Cumulus oviger, der frei im Liquor folliculi schwimmt,
punktierte Linie: Absterben und Degeneration des Tertiärfollikels, Bildung eines Corpus fibrosum; 5 = Ovulation; 6 = Beginnende Ausbildung eines Corpus luteum. Der Ausschnitt zeigt die Vergrößerung der Follikelepithelzellen zu Granulosaluteinzellen und die Umbildung der Thekazellen zu Thekaluteinzellen.

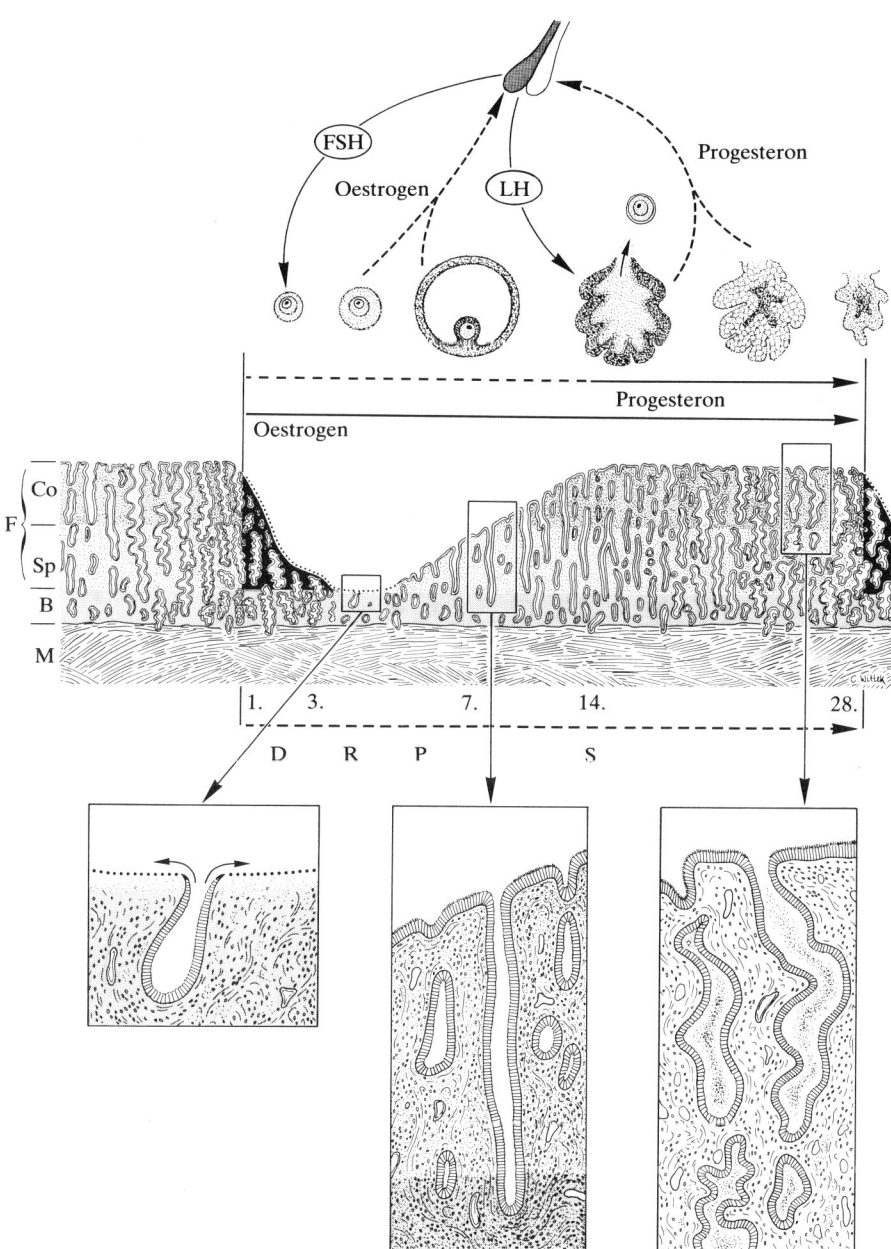

Abb. 277. Zyklus der Uterusschleimhaut in Abhängigkeit vom hormonellen und ovariellen Geschehen. Schichtengliederung des Uterus: Co = Compacta; Sp = Spongiosa; B = Basalis; M = Uterusmuskulatur; F = Functionalis. Phasen des Zyklus (1.–28. Tag): D = Desquamationsphase (absterbendes Gewebe = schwarz); R = Regenerationsphase (die Pfeile in der Ausschnittvergrößerung deuten die Wachtumsrichtung des Epithels der Drüsenreste an), P = Proliferationsphase; S = Sekretionsphase.

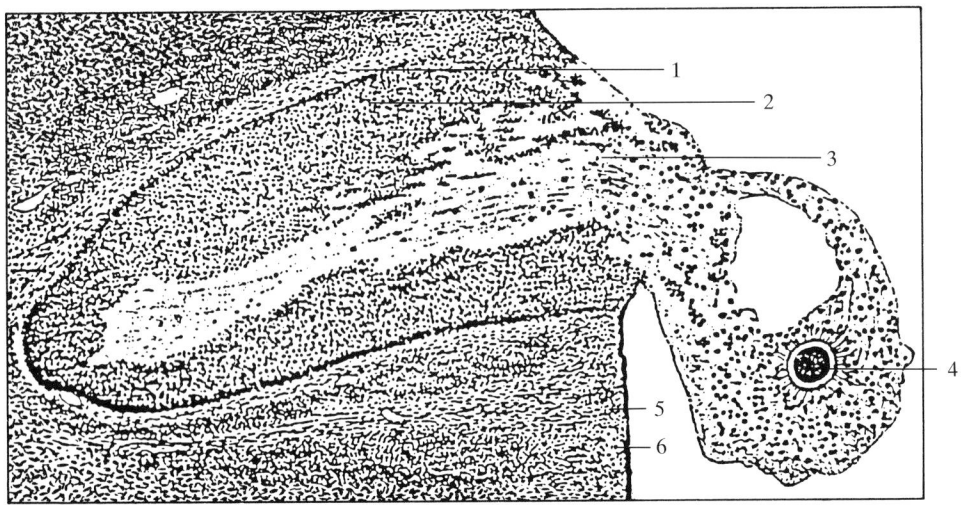

Abb. 278. Frisch geplatzter Eisprung (Ovulation). Tertiärfollikel im Ovar eines Meerschweinchens (nach Sobotta). 1 = Theca int.; 2 = Granulosazellen; 3 = Rupturstelle des Tertiärfollikels; 4 = Eizelle mit Zona pellucida und Corona radiata; 5 = Keimdrüsenepithel, 6 = Stroma ovarii.

den Follikelepithelzellen der Corona radiata und der Liquorflüssigkeit austreten kann (Abb. 278). Dieser Durchtritt, der langsam und gleitend erfolgt, wird vielleicht auch durch die Kontraktion der in der Theca liegenden, glatten Muskelzellen unterstützt. Die Muskulatur quetscht den Follikel gewissermaßen aus, wobei der Eihügelkomplex durch das Rindenloch hindurchgepreßt und zusammen mit dem Liquor in die Ampulla tubae befördert wird. Findet dort keine Befruchtung statt, stirbt die Eizelle mitsamt den Follikelzellen innerhalb von 24 Stunden ab.

3.2.2 Eileiter (Tuba uterina). Eitransport

Die bei der Ovulation aus dem Ovarium ausgestoßene Eizelle gelangt zusammen mit den umgebenden Follikelepithelzellen (Corona radiata usw.) zunächst in den Anfangsteil der Tuba uterina, der ampullär erweitert ist und eine stark gefaltete, nischenreiche Schleimhaut besitzt (Abb. 280). Hier bleibt die Eizelle etwa 12–24 Stunden liegen und »wartet« auf die Imprägnation durch eine Samenzelle (Befruch-

tungsvorgang). Da die Follikelepithelzellen die empfindliche Eizelle wahrscheinlich nicht länger als einen Tag mit Hilfe des Eileitersekretes ernähren können, stirbt der ganze Zellhaufen ab, wenn die Befruchtung ausbleibt. Tritt diese jedoch ein, beginnt sich die Eizelle sofort zu teilen, wobei zunächst aber erst noch die 2. Reifeteilung nachgeholt, eine weitere Polzelle gebildet und das Praeovum in das Ovum umgewandelt werden muß. Erst nach der Verschmelzung der beiden Gameten und nach der Wiederherstellung des diploiden Chromosomensatzes können dann die Furchungsteilungen und damit die embryonalen Entwicklungsvorgänge beginnen. Dann werden die Follikelepithelzellen abgestoßen und gehen zugrunde. Der Keim wandert langsam uteruswärts, wo er sich nach etwa 6 Tagen in die Schleimhaut einnistet (Implantation). Der Tuba uterina, die 12–15 cm lang ist, fallen damit vor allem zwei Aufgaben zu: 1. muß die Tube für den Aufenthalt der ovulierten Eizelle und ihrer Hilfszellen ein geeignetes biologisches Milieu schaffen, so daß die Befruchtung überhaupt stattfinden kann, und 2. muß sie für den zeitgerechten Weitertransport des Keimes bis zum Uterus sorgen.

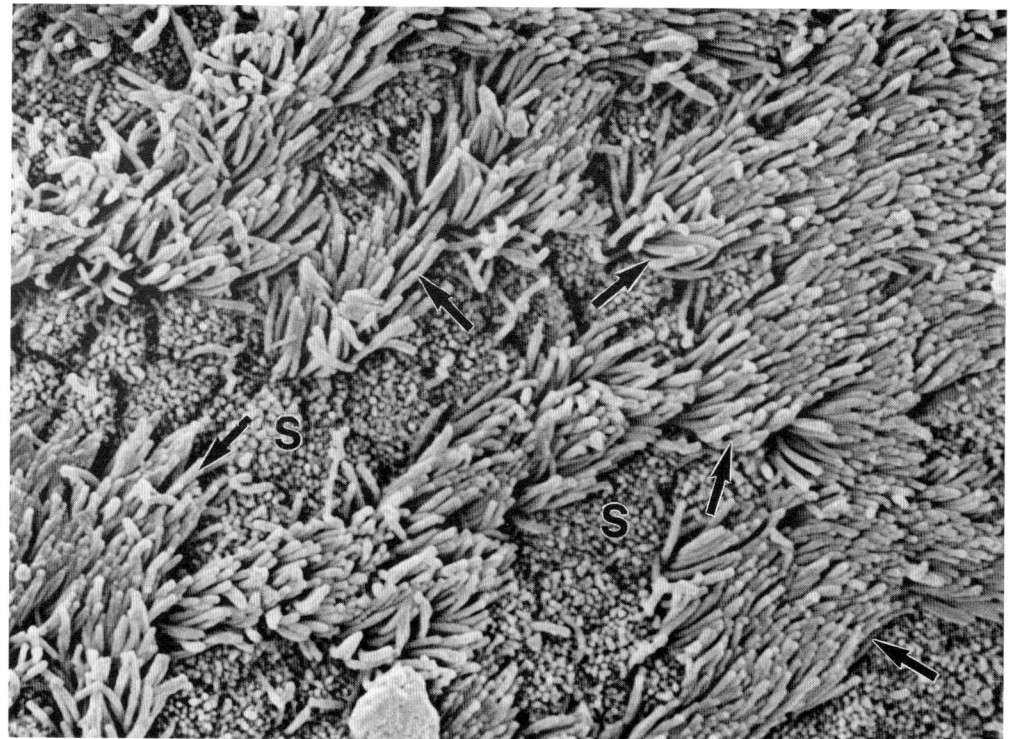

Abb. 279. Raster-e.m. Aufnahme von der Tubenscheimhaut eines Affen (2580×). Die Kinozilien (Pfeile) gehören zu den Flimmerzellen, zwischen denen die sekretorisch-aktiven Zellen (S) liegen.

Ampulla tubae. An ihrem proximalen Ende besitzt die Tube zahlreiche Schleimhautfalten, in deren Nischen die Eizelle bis zum Zusammentreffen mit den Samenzellen, d. h. bis zur Befruchtung liegenbleiben kann (Abb. 280). Die Muskulatur ist im Ampullenbereich nur schwach entwickelt. Im distalen Abschnitt der Tube (Isthmus tubae), der in den Uterus übergeht und länger ist, fehlen größere Schleimhautfalten dagegen weitgehend; das Lumen ist hier relativ eng, so daß es häufig auch zu Schleimhautverklebungen kommt. Die Muskulatur des Isthmusabschnittes ist jedoch besonders kräftig entwickelt, so daß hier die muskulären Transportvorgänge im Vordergrund stehen.

Schleimhaut der Tube. Die Tubenschleimhaut besitzt ein hohes, einschichtiges Zylinderepithel, in dem – den funktionellen Erfordernissen entsprechend – zwei verschiedene Zellformen vorkommen, nämlich 1. sekretorisch-aktive Zellen, die etwas niedriger sind und keine Zilien besitzen, und 2. schmale, etwas höhere Zylinderzellen mit Kinozilien (Flimmerzellen) (Abb. 279). Eine dritte Form ist funktionll wahrscheinlich ohne Bedeutung. Es handelt sich um schmale, dunkle Zellen mit pyknotischen Kernen *(Stiftchenzellen)*, die wahrscheinlich absterbende Elemente oder Übergangsformen darstellen. Die etwas niedrigeren, **sekretorischen Zellen** produzieren außer einem neutralen bis leicht sauren Schleim für den Eitransport aber auch Nährstoffe und Proteine für den Keim selbst. Die von den sekretorischen Epithelzellen abgegebenen Stoffe sind aber auch für die Spermien von Bedeutung. Zucker, bestimmte Proteine und Wirkstoffe, die von der Tubenschleimhaut gebildet werden, sollen die Spermienmotilität fördern und den Prozeß der Kapazitation,

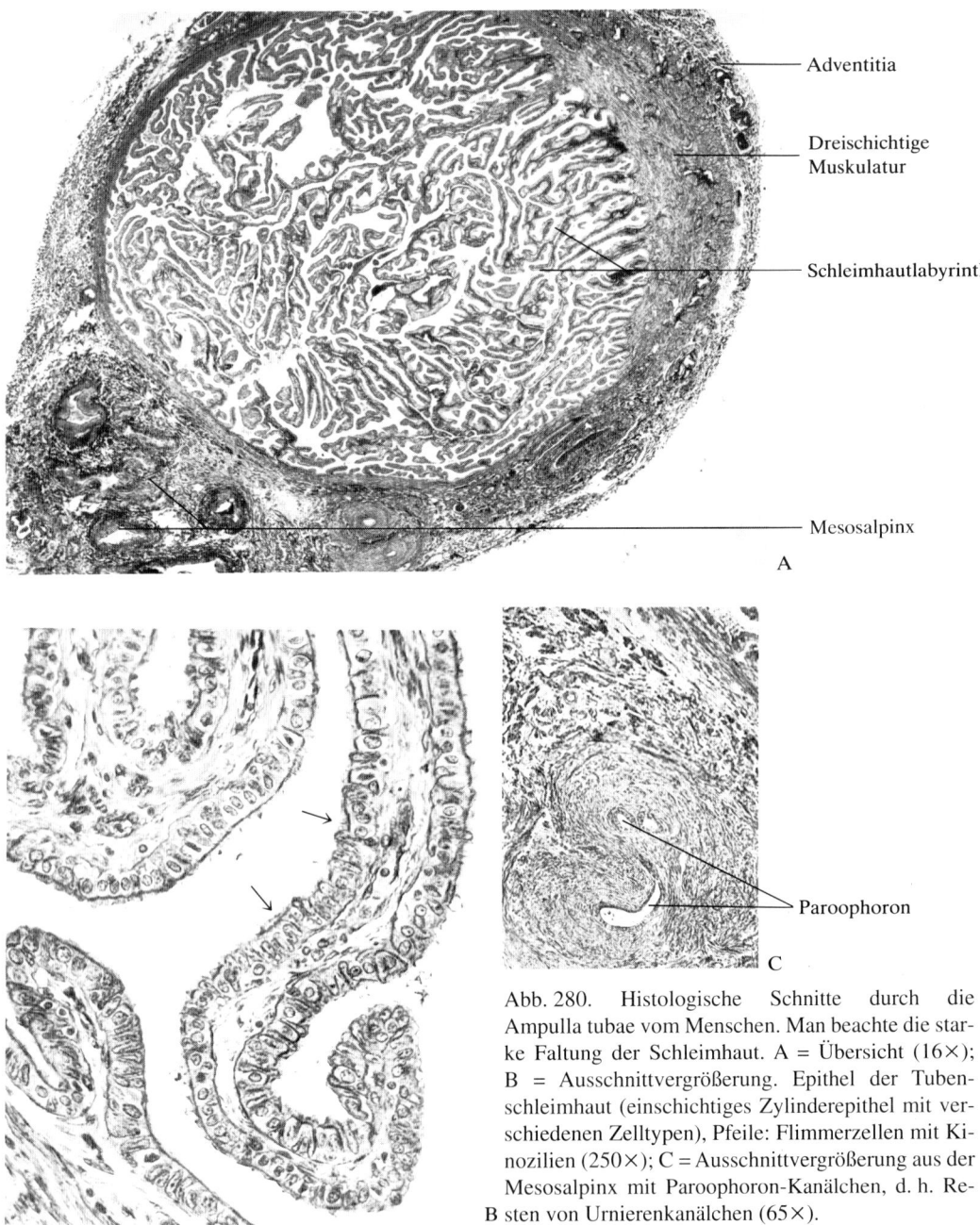

Adventitia

Dreischichtige
Muskulatur

Schleimhautlabyrinth

Mesosalpinx

A

Paroophoron

C

Abb. 280. Histologische Schnitte durch die
Ampulla tubae vom Menschen. Man beachte die starke Faltung der Schleimhaut. A = Übersicht (16×);
B = Ausschnittvergrößerung. Epithel der Tubenschleimhaut (einschichtiges Zylinderepithel mit verschiedenen Zelltypen), Pfeile: Flimmerzellen mit Kinozilien (250×); C = Ausschnittvergrößerung aus der
Mesosalpinx mit Paroophoron-Kanälchen, d. h. Re-
B sten von Urnierenkanälchen (65×).

durch den der Spermienkopf befruchtungsfähig wird, unterstützen. Unter Einwirkung
von Östrogenen nimmt die sekretorische Aktivität der Schleimhaut zu. Da der Östrogenspie-
gel kurz vor der Ovulation stark ansteigt, wird

auch die Schleimsekretion in der Tube stärker
und damit die Tubenschleimhaut auf die Eiauf-
nahme vorbereitet.

Die zweite Zellform zeichnet sich durch den
Besitz von langen, gut differenzierten Kinozi-

lien aus, deren rhythmische Bewegungen den Schleimfilm auf der Oberfläche der Tubenschleimhaut und damit den Eikeim in Richtung Uterus verschieben **(Flimmerzellen)**. Das unmittelbar nach der Ovulation vom Corpus luteum gebildete Progesteron steigert die Schlagfrequenz der Kinozilien, so daß ein beschleunigter Flüssigkeitsstrom resultiert, durch den der Keim distalwärts transportiert werden kann. Bleibt die Befruchtung aus, werden die Zilien teilweise abgestoßen und beginnen erst mit einem neuen Zyklus von den Basalknötchen aus neu auszuwachsen.

Muskulatur und übrige Schichten der Tube. Die Tube besitzt eine uteruswärts zunehmend kräftiger werdende Muskulatur, die aus 3 Schichten besteht: einer äußeren Längs-, einer mittleren Ring- und einer inneren Längsmuskelschicht. Allerdings ist nur die Ringschicht vollständig geschlossen, die übrigen Schichten sind mehr oder weniger unvollständig. Auch hier liegen – ähnlich wie im Ductus deferens – wieder Spiralmuskelsysteme vor, die eine langsame, uteruswärts gerichtete Peristaltik bewirken, durch die der Eitransport gefördert wird.

Tubenschleimhaut und Muskulatur sind durch eine auffallend dünne **Lamina propria** verknüpft, so daß störende Verschiebungen zwischen Muskulatur und Schleimhaut nicht auftreten können. Den äußeren Abschluß der Tube bildet eine Adventitia bzw. Serosa, wodurch die Tube auch innerhalb der Beckenhöhle bis zu einem gewissen Grad beweglich ist. Die Leitungsbahnen erreichen die Tube über die Mesosalpinx, in der häufig epitheliale Reste der Urnierenanlage (Paroophoron) zu finden sind (Abb. 280).

3.2.3 Uterus. Eibett und Fruchthalter

Die Gebärmutter (Uterus) ist dasjenige Organ, das den Keim aufnehmen und zur Entwicklung bringen muß. Für diese komplexe Aufgabe muß der Uterus schrittweise vorbereitet werden. Da der Eitransport im Eileiter nur wenige Tage dauert, würde die Zeit viel zu kurz sein, wenn sich der Uterus erst nach der Ovulation oder nach Ankunft des Keimes im Uteruslumen auf diese Entwicklung vorbereiten würde. Die strukturellen Veränderungen der **Uterusschleimhaut (Endometrium)** beginnen daher bereits während der Oogenese. Gleichlaufend mit der Follikelreifung im Ovar setzen im Uterus gewebliche Umwandlungsprozesse ein, die darauf abzielen, ein für eine eventuell eintretende Embryonalentwicklung geeignetes »Eibett« zu schaffen. Schon in den ersten beiden Wochen nach der Menstruation, in denen ein Primärfollikel zum Tertiärfollikel heranreift, beginnt die Uterusschleimhaut unter dem Einfluß der im Ovar gebildeten Östrogene zu proliferieren (Abb. 281). Die zahlreichen, neugebildeten Stromazellen beginnen mit der Einlagerung von energiereichen Stoffen (Lipide, Glykogen), die dem Keim als erste Nahrung *(Histiotrophe)* dienen sollen. Die ursprünglich mehr mesenchymartigen, verzweigten und netzförmig zusammenhängenden Stromazellen kugeln sich durch diese Stoffeinlagerungen mehr und mehr ab oder werden zu länglichen, schollenartigen Gebilden, die dann als **Deziduazellen** bezeichnet werden. Gleichzeitig wachsen die tubulösen Drüsenschläuche in die Länge, so daß die Schleimhaut insgesamt dicker wird **(Proliferationsphase)** (Abb. 277 u. 281). Ist eine Befruchtung eingetreten, erreicht der Keim in der zweiten Hälfte des Zyklus, etwa 6 Tage nach dem Eisprung (Ovulation), das Uteruslumen. Daher beginnen in dieser Phase die Uterusdrüsen sekretorisch aktiv zu werden. Die Drüsenlumina füllen sich mit Sekret und erweitern sich. Durch weitere Zellproliferationen verlängern sich die Drüsenschläuche und knäulen sich mehr und mehr auf, so daß sie im histologischen Schnitt ein geschlängeltes, sägeblattartiges Aussehen **(Se-**

kretionsphase) bekommen (Abb. 277 u. 281). Wenn sich der Keim dann innerhalb der Schleimhaut einnistet (Implantation) und dort vergrößert, werden die benachbarten Drüsen aufgelöst, so daß auch deren Sekret als Nährstoff für den Keim zur Verfügung steht. Um die Implantation zu erleichtern, lockert sich in der Sekretionsphase auch das interstitielle Bindegewebe der Schleimhaut, hauptsächlich in den tieferen Schichten (**Zona spongiosa**), auf (Abb. 277). Hier werden nicht nur Flüssigkeit und wasserbindende Substanzen (Hyaluronsäure) angereichert, sondern auch Nährstoffe und Glykoproteine deponiert, so daß der Keim durch das umgebende Bindegewebe in seinem anfangs sehr rapiden, zentrifugal gerichteten Wachstum nicht behindert wird. Lumenseitig bleibt die Schleimhaut etwas kompakter (**Zona compacta**), so daß die Entwicklung des Keimes mehr nach basal ausgerichtet wird. Zona compacta und spongiosa umfassen etwa zwei Drittel der Schleimhaut, in der sich in der Hauptsache die Strukturveränderungen während des Zyklus abspielen. Sie werden zusammenfassend als **Functionalis** bezeichnet. Die anschließende Schleimhautzone bildet die **Basalis,** die an den zyklischen Schleimhautveränderungen weniger beteiligt ist (Abb. 277).

Wenn der Keim weiter wächst, genügt die durch Einschmelzung des Gewebes gewonnene Stoffversorgung nicht mehr. Die Histiotrophe wird daher durch die Hämotrophe aus dem Blut ersetzt. Auch auf diese entscheidende funktionelle Notwendigkeit hat sich die Uterusschleimhaut frühzeitig vorbereitet. In der Proliferationsphase entstehen nämlich von der Basalis aus, die über ein eigenes, relativ engmaschiges Kapillarnetz verfügt, lang aufsteigende Arteriolen mit spiraligem Verlauf (**Spiralarterien**), deren Äste sich vornehmlich in der Functionalis verzweigen. Die Uterusschleimhaut besitzt damit zwei funktionell relativ getrennte Gefäßgebiete mit unterschiedlicher Funktion. Nach der Implantation werden die Gefäße der Functionalis frühzeitig durch den wachsenden Keim arrodiert, so daß das Blut ausströmt und zur Versorgung des Keimes dienen kann. Bleibt die Befruchtung aus, wird die Functionalis abgestoßen (**Menstruationsphase**). Diese Abstoßung wird dadurch eingeleitet, daß sich die Spiralarterien, die zudem über Drosselvorrichtungen verfügen, kontrahieren, so daß die Functionalis nicht mehr durchblutet wird und degeneriert (**Ischämiephase**). Der Selbstverschluß der Spiralarterien verhindert auch eine Massenblutung an der doch relativ großen Wundfläche während der Menstruationsphase. Da das Gefäßnetz der Basalis von diesen Vorgängen wenig betroffen ist, bleibt der basale Teil der Schleimhaut erhalten und kann die Regeneration einleiten. Diese geht hauptsächlich von den Enden der Drüsen aus, die noch unverändert in der Basalis stecken. Die Drüsenspitzen ragen auch teilweise bis in die Muskulatur hinein, da die Scheimhaut der Muskulatur direkt anliegt und hier mechanisch verankert ist (Abb. 277 u. 281). Im Gegensatz zu anderen Schleimhäuten des Körpers fehlt damit im Uterus eine eigentliche Submukosa. Der Sinn dieser Konstruktion liegt darin, daß die Uterusdrüsen, ausgehend von den in der Muskulatur verankerten und in der Basalis übriggebliebenen Drüsenspitzen, in kurzer Zeit (in 3 bis 5 Tagen) regenerieren können (**Regenerationsphase**). Durch rasch aufeinanderfolgende Mitosen entstehen hier neue Epithelzellen, die sich an die epithelfreie Oberfläche der Schleimhaut (Wundfläche) vorschieben und zunächst einmal das Oberflächenepithel regenerieren. Dann vermehrt sich auch das zellreiche Bindegewebe der Basalis und die Drüsenschläuche werden wieder länger, so daß die Schleimhaut unter dem Einfluß der Östrogene während der Entwicklung eines neu heranreifenden Follikels erneut wieder in eine Proliferationsphase eintreten kann (Abb. 277 u. 281).

Die luminale Abdichtung der Uterusschleimhaut erfolgt durch ein **einschichtiges Zylinderepithel,** das einem etwas verdichteten, zellreichen Stroma aufliegt. Ein Teil der Epithelzellen besitzt Kinozilien, die in der Mitte des Zyklus an Zahl zunehmen und einen vaginalwärts gerichteten Flimmerstrom unterhalten, der wahrscheinlich für die Wanderung

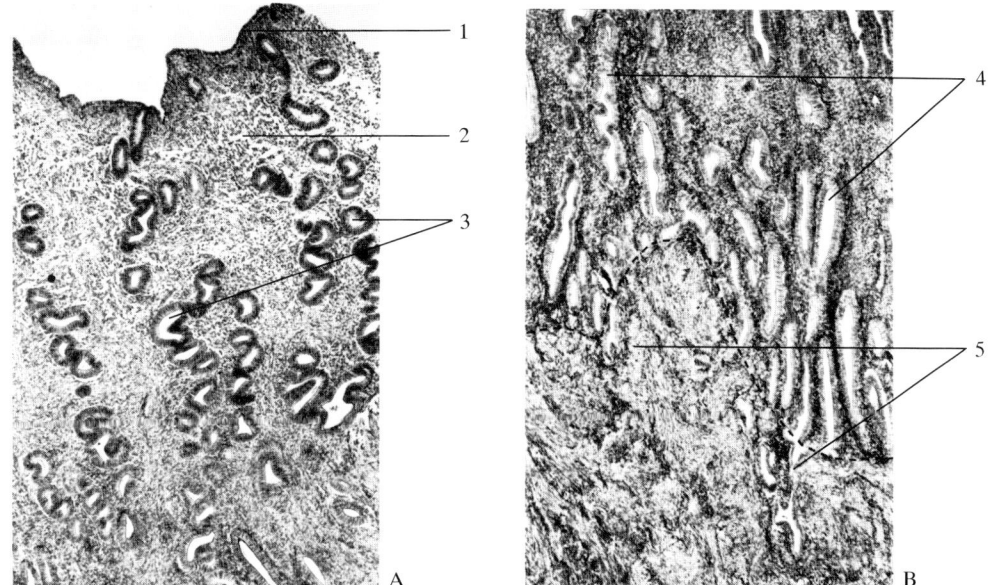

Abb. 281. Histologische Schnitte durch den menschlichen Uterus (37×). A = Proliferationsphase, Functionalis. Man beache die englumigen, leicht geschlängelten Drüsenschläuche; B = Proliferationsphase, Basalis. Die Enden der Drüsenschläuche reichen teilweise in die Uterusschleimhaut hinein. Man beachte das Fehlen einer Submukosa. Die Grenze zwischen Muskulatur und Schleimhaut wurde markiert. 1 = Uterusepithel; 2 = Stroma; 3 = tubulöse Drüsen; 4 = basale Abschnitte der Uterusdrüsen; 5 = Uterusmuskulatur.

der Spermien zur Ampulla tubae von Bedeutung ist. Der Sekretstrom spielt aber vielleicht auch für Selbstreinigungsprozesse des Uterus eine Rolle. Der Hauptteil der Oberflächenepithelzellen ist aber sekretorisch aktiv und bildet nicht nur indifferente Substanzen, die für den Flimmerstrom benötigt werden, sondern auch spezielle Stoffe (Glykoproteine, Uteroglobuline), die eine wichtige Voraussetzung für die Anheftung des Keimes am Oberflächenepithel sowie für die Implantation selbst darstellen. Dies ist – bildlich gesprochen – das (natürlich unbewußte) »Ja der Mutter zum Kind«.

3.2.4 Implantation des Keimes. Plazentaentwicklung

Ist es zur Befruchtung gekommen, setzen bei der Zygote die *Furchungsteilungen* ein, so daß schließlich ein mehrzelliger Keim **(Morula)**

entsteht (Abb. 282). Im Uteruslumen beginnt dann durch Ansammlung von interzellulärer Flüssigkeit die Umwandlung des vielzelligen Morulakeimes in das Keimbläschen, die *Blastozyste,* die sich an die vorbereitende und stark durchsaftete Uterusschleimhaut anlagert (Abb. 282). An der **Blastozyste** lassen sich schon frühzeitig zwei verschiedene Zellgruppen unterscheiden (Abb. 283). Die Bläschenwand besteht aus flachen Zellen, die sich im Anlagerungsbereich rasch vermehren **(Trophoblast).** Die zweite Zellgruppe umfaßt eine Reihe von hellen, im Bläscheninneren zusammenliegenden Zellen, die zunächst nur wenig Vermehrungstendenz zeigen **(Embryoblast).** Zwischen dem 5. und 6. Tag dringt der Trophoblast in die Uterusschleimhaut ein, indem er (wahrscheinlich durch die Sekretion proteolytischer Enzyme) das Uterusepithel auflöst und sich in das dezidual umgewandelte Stroma vorschiebt **(Implantation)** (Abb. 283). Dabei kollabiert die Blastozyste. Um den 11. Tag her-

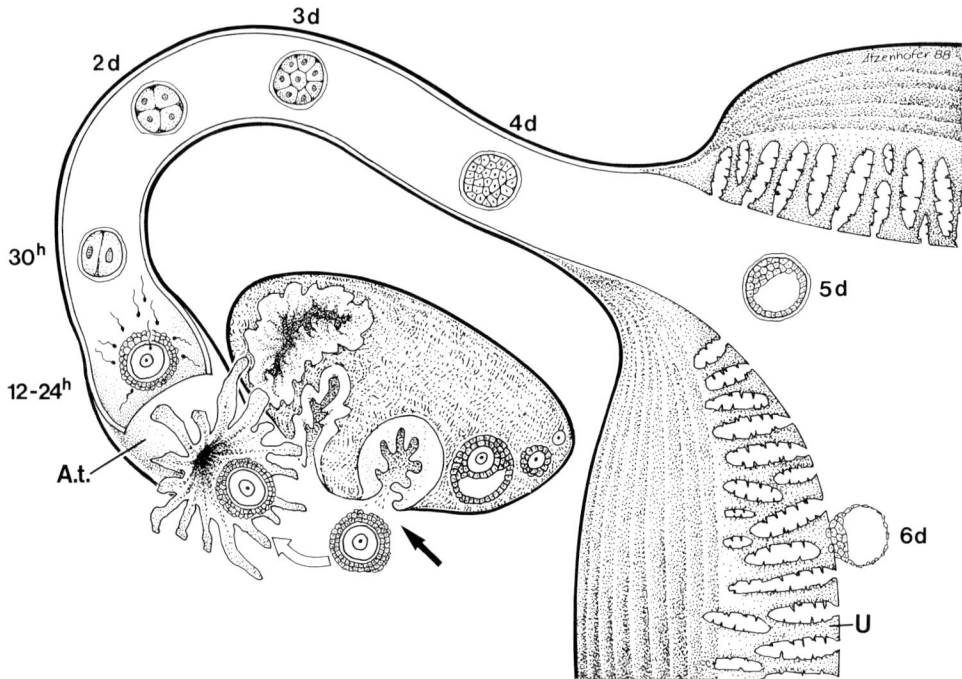

Abb. 282. Erste Entwicklungsstadien der befruchteten Eizelle. Nach der Ovulation (Pfeil) gelangt die Eizelle mit der Corona radiata in die Ampulla tubae (A. t.), wo die Befruchtung stattfinden kann (in vivo liegt die Tubenöffnung dem Ovar eng an). Nach etwa 30 Stunden erfolgt die erste Furchungsteilung; nach 2–4 Tagen ist das Morulastadium erreicht und nach etwa 6 Tagen beginnt die Implantation der Blastozyste in die Uterusschleimhaut.

um ist die Epithelwunde der Uterusschleimhaut weitgehend geschlossen und der Keim ganz in das Stroma implantiert *(interstitielle Implantation)*. Durch Flüssigkeitsvermehrung entstehen jetzt im Embryoblasten zwei kleine Bläschen, das Amnion- und das Dottersackbläschen (Abb. 283), an deren Berührungsstelle der spätere Embryo entsteht, weshalb diese Zone als *Keimscheibe* bezeichnet wird.

Während die Entwicklungsprozesse im Embryoblasten noch sehr langsam vonstatten gehen, entfaltet der Trophoblast ein intensives, peripherwärts gerichtetes Wachstum. Dabei entstehen von einer Innenzone aus, die an den Embryoblasten angrenzt, durch rasch aufeinanderfolgende, mitotische Zellteilungen immer neue Zellen, die sich nach peripher vorschieben **(Zytotrophoblast).** Dabei verlieren sie ihre Zellgrenzen und bilden schließlich ein Synzytium, das nur noch aus einer ungegliederten Zytoplasmamasse besteht, in der zahlreiche Kerne regellos verteilt sind. Der dadurch entstandene **Synzytiotrophoblast** ist außerordentlich stoffwechselaktiv, löst die mütterliche Decidua auf und resorbiert die dabei freiwerdenden Substanzen, die dann über ein lockermaschiges Mesenchym dem Keim zufließen *(Histiotrophe)*. Die im Stroma gelegenen mütterlichen Blutgefäße werden arrodiert, so daß das Blut ausfließt und der Keim in einem Blutsee schwimmt. Die zwischen den Zellsträngen des Synzytiotrophoblasten freibleibenden Hohlräume (Lakunen) füllen sich mit mütterlichem Blut, aus dem der Synzytiotrophoblast ebenfalls Nährstoffe sowie auch Sauerstoff für die Zellatmung entnehmen kann. Der in der Innenzone verbleibende, zellulär gegliederte **Zytotrophoblast** nimmt an

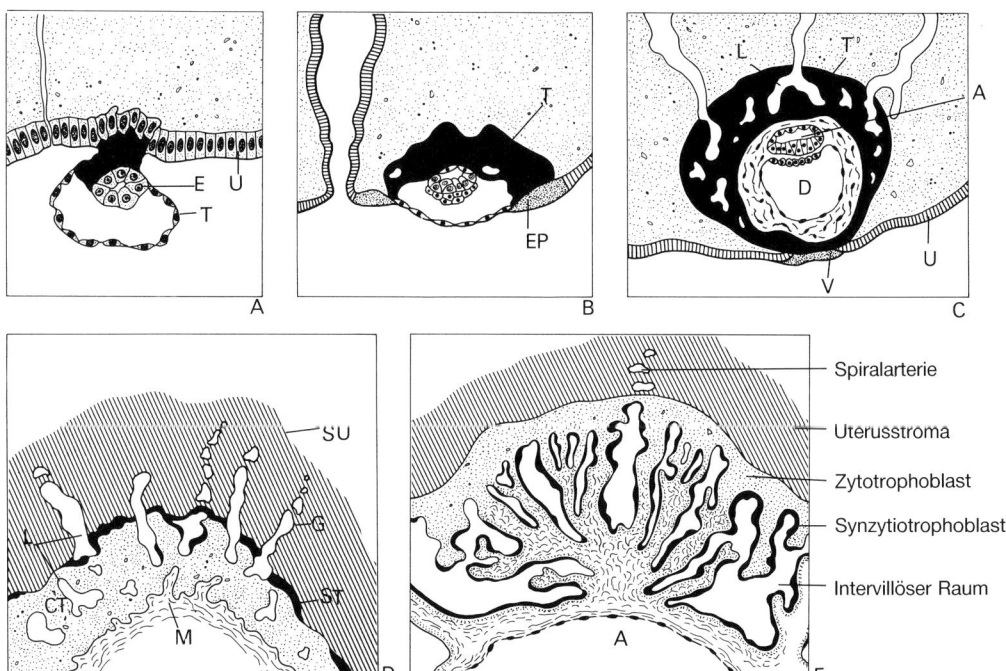

Abb. 283. Erste Stadien der Primitiventwicklung eines menschlichen Keimes. A = beginnende Implantation der Blastozyste. 6 Tage alter Keim; B = beginnende Trophoblastentwicklung (T, schwarz) $7^1/_2$ Tage alter Keim; C = Ausbildung von Amnionhöhle (A) und Dottersack (D). Invasives Wachstum des Trophoblasten (T). 12 Tage alter Keim; C = Randzone des Keimes. Primärzotten (noch ohne Mesenchym) beginnen sich aus dem zellulär gegliederten Zytotrophoblasten (CT) zu bilden. An der Grenzfläche zum Uterusstroma (SU) und den mütterlichen Gefäßen (G) entsteht der nicht zellulär gegliederte Synzytiotrophoblast (schwarz) (ST). 15 Tage alter Keim; E = Plazentaentwicklung, Bildung von Sekundärzotten durch Einwachsen von Mesenchym, 4 Wochen alter Keim. A = Amnionhöhle; CT = Zytotrophoblast; D = Dottersack; E = Embryoblast; G = materne Gefäße; EP = Epithelwucherung; L = Blutlakunen (mit mütterlichem Blut); M = extraembryonales Mesenchym; ST = Synzytiotrophoblast; SU = Stroma der Uterusschleimhaut; T = Trophoblast; U = Uterusepithel; V = Verschlußkoagulum.

diesen Stoffwechselprozessen nicht in nennenswertem Maße teil. Er stellt bis zur Mitte der Schwangerschaft hauptsächlich die Matrix für den Synzytiotrophoblasten dar. Der Trophoblast vergrößert sich nun in der weiteren Entwicklung so stark, daß organisierte Zotten entstehen, die innen vom Zytotrophoblasten ausgefüllt und außen von einem zum Teil dicken Saum eines kernreichen Synzytiotrophoblasten überzogen sind. In diese unregelmäßigen und vielfach vernetzten **Primärzotten** dringt dann im zweiten Schwangerschaftsmonat zunehmend mesenchymales Gewebe vom extraembryonalen Mesenchym ein **(Sekundärzotten).** Zwischen dem 21. und 23. Tag beginnen dann auch fetale Blutgefäße in die Zotten einzuwachsen, so daß diese von jetzt an vaskularisiert sind **(Tertiärzotten).** Da die Zotten außen von mütterlichem Blut umspült werden, bildet die zelluläre Bedeckung der Zotten eine Barriere zwischen fetalem und mütterlichem Blut **(Plazentaschranke).** Das Zottenepithel, das in der Mitte der Schwangerschaft noch aus zwei Zellagen, nämlich dem Synzytiotrophoblasten (außen) und dem Zytotrophoblasten (innen), besteht, verhindert somit den unmittelbaren Kontakt zwischen mütterlichem und kindlichem Blut, so daß Abstoßungsreaktionen (Antigen-Antikörper-Reaktionen) normalerweise nicht auftreten.

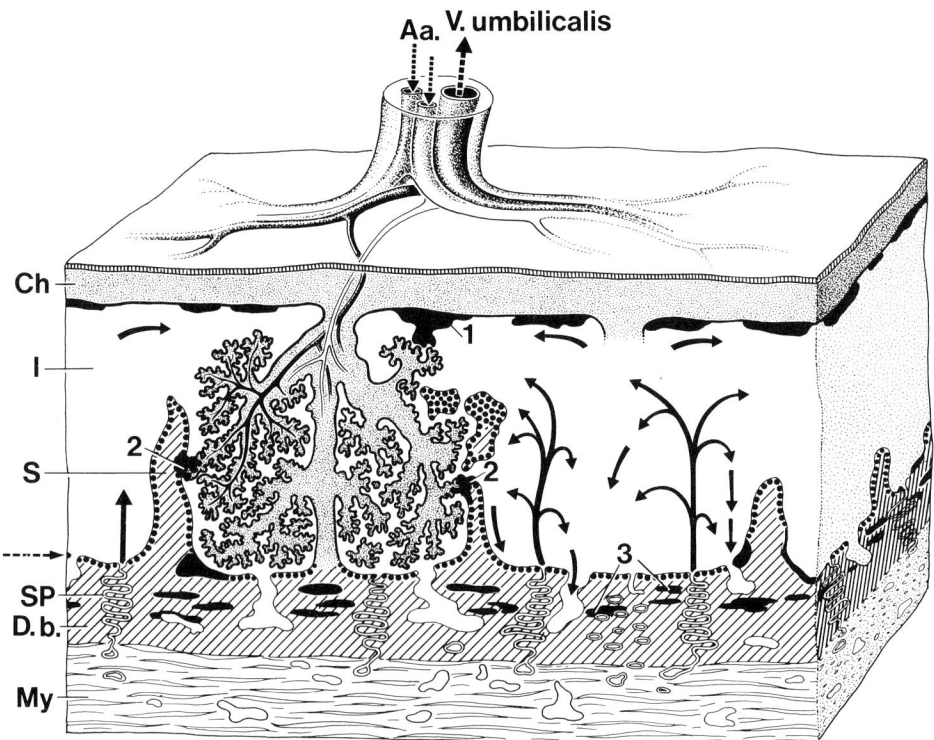

Abb. 284. Aufbau der menschlichen Plazenta. Die jeweiligen Blutströmungen wurden durch Pfeile markiert. Aus den Spiralarterien (Sp) der Decidua basalis spritzt das mütterliche Blut gegen die Chorionplatte (Ch) an den Plazentazotten vorbei (Gegenstromprinzip). In der 2. Hälfte der Schwangerschaft stirbt mehr und mehr Gewebe ab und bildet die sog. weißen Infarkte (Fibrinoid). 1 = subchorialer Langhans-Fibrinoidstreifen; 2 = Rohr-Fibrinoid; 3 = Nitabuch-Fibrinoidstreifen (hier erfolgt die Ablösung der Plazenta nach der Geburt). Unterbrochener Pfeil = Grenze zwischen fetaler und materner Plazenta; Ch = Chorionplatte; D. b. = Decidua basalis; I = intervillöser Raum; My = Myometrium; S = Plazentaseptum; Sp = Spiralarterien.

Die vaskularisierten Zotten umgeben den Embryo anfangs allseitig wie ein Strahlenkranz (Chorion frondosum). Später konzentriert sich aber der zottentragende Teil des Chorions mehr und mehr auf die basale Kontaktzone mit der Uteruswand *(Decidua basalis)*, während der gegen das Uteruslumen vorragende Teil, etwa nach der 8. Woche, zunehmend seine Zotten verliert *(Chorion laeve)*. Hier wird mit der Vergrößerung des Embryos auch die Decidua verdünnt *(Decidua capsularis)* und verklebt schließlich mit der gegenüberliegenden Uterusschleimhaut *(Decidua parietalis)*. wodurch dann das Uteruslumen verschwindet.

Plazenta. Der mit der basalen Decidua in Verbindung bleibende Teil des Chorions differenziert sich zur Plazenta aus, indem die Zotten durch seitliche Sprossungen und Verzweigungen ein immer komplizierter werdendes Strauchwerk ausbilden. Die Zottenbäumchen gehen von der **Chorionplatte** aus, die wie ein Deckel die Plazenta bedeckt und die Nabelstranggefäße (2 Aa. umbilicales und 1 V. umbilicalis) von und zu den Zottenbäumchen führt. Die Chorionplatte ist zur Amnionhöhle hin von dem einschichtigen Amnionepithel überzogen. Von der Basalplatte gehen Septen aus, die die Plazenta in Kammern unterteilen **(Kotyledonen),** in die die Zottenbäumchen von der Chorionplatte aus hineinragen. Die Zwischenräume **(intervillöse Räume)** sind mit mütterlichem Blut gefüllt, das durch Spiralarterien des Endometriums unter relativ hohem Druck von der Basalplatte aus senkrecht gegen die Chorionplatte eingespritzt wird. Das Blut strömt dann langsam, an den Zottenverzweigungen vorbei, zur Basalplatte zurück, wo der größte Teil der ableitenden Venen lokalisiert ist. Im Randgebiet der Plazenta liegen auch größere abführende Venen, die gewissermaßen als Überlaufgefäße funktionieren. Da die Zotten von der Chorionplatte aus mit fetalen Gefäßen versorgt werden, ergibt sich ein Gegenstromsystem (Abb. 284). Das sauerstoffreichste Blut befindet sich unmittelbar unter der Chorionplatte, wo andererseits das aus den Zotten zurückströmende fetale Blut am kohlensäurereichsten ist. Der innerhalb der intervillösen Räume entstandene Sauerstoffgradient unterstützt auf diese Weise den Gasaustausch in der Plazenta.

Während der progressiven Zottenentwicklung sind an den Zottenstämmen etwa 15 Generationen von Seitenästen entstanden, wodurch sich deren Oberfläche auf rund 10 m^2 erhöht. Da die bedeckenden Synzytiotrophoblastzellen einen dichten Saum von Mikrovilli ausbilden, vergrößert sich die Oberfläche nochmals um den Faktor 10 (90–100 m^2). Diese riesige Oberfläche steht im Zusammenhang mit den hochdifferenzierten und vielseitigen Leistungen des Zottenepithels. Wir stehen vor der überraschenden Tatsache, daß praktisch alle Funktionen des heranwachsenden Embryos (Ernährung, Atmung und Exkretion, Steuerung usw.) zuerst von der Plazenta ausgeführt werden und erst nach und nach – wenn der Embryo dafür auch schon eigene Organsysteme entwickelt hat – auf den Embryonalkörper selbst übergehen. Hier findet also ein *»Funktionssprung«* vom Umfeld des Keimes (Chorion, Plazenta) auf den Keim selbst statt, dessen Mechanismen noch weitgehend ungeklärt sind. Interessanterweise vollziehen sich alle, später auf zahlreiche Organsysteme verteilte Funktionen anfangs in einer einzigen Zellpopulation, nämlich im **Synzytio-**

trophoblasten. Diese *nicht* zellulär gegliederte, äußere Zottenbedeckung vermag alle für den Organismus notwendigen Funktionsprozesse zu vollziehen, ohne daß entsprechende Organe dafür differenziert sind. Da keine Interzellularspalten existieren, müssen alle Transportprozesse transzellulär vonstatten gehen. Sauerstoffaufnahme und Kohlenstoffabgabe (Atmung), Flüssigkeits- und Elektrolytaustausch erfolgen durch passive Diffusion, der Glukosetransport durch erleichterte Diffusion. Aminosäuren werden durch aktive Transportvorgänge in das Synzytium eingeschleust und hier in dem reichlich vorhandenen, rauhen ER zur Proteinsynthese verwendet (leberähnliche Funktion der Plazenta). Stoffwechselendprodukte werden vom Synzytiotrophoblasten ausgeschieden und über das mütterliche Blut abtransportiert (nierenähnliche Funktion). Bestimmte Polypeptide und Makromoleküle, z. B. Transferrin, Insulin und Immunglobuline vom Typ IgG, werden durch eine rezeptorvermittelte Endozytose ins Synzytium eingeschleust. Durch die von der Mutter gebildeten Immunglobuline erlangt der Keim zunächst eine passive Immunität gegen Fremdantigene.

Der Synzytiotrophoblast, der auffallend reich an Zellorganellen ist, übernimmt aber nicht nur die Organfunktionen des Embryos und ermöglicht dadurch dessen Wachstum, sondern er beeinflußt auch den mütterlichen Organismus. Schon wenige Tage nach der Implantation beginnt der Synzytiotrophoblast mit der Produktion eines spezifischen Hormons, eines Glykoproteins **(Choriongonadotropin),** das dem Luteinisierungshormon (LH) ähnlich ist, eine weitere Ovulation hemmt und die Entwicklung des Corpus luteum im mütterlichen Ovar fördert. In der zweiten Hälfte der Schwangerschaft bildet das Synzytium auch große Mengen von Östrogen und Progesteron, durch die das Uteruswachstum sowie die Entwicklung der Milchdrüse angeregt wird. Das Hormon Somatomammotropin, das auch auf die Mamma wirken soll, stimuliert in erster Linie den Kohlenhydrat- und Fettstoffwechsel der Mutter, so daß dem Fetus für seine Entwicklung mehr Glukose zur Verfügung gestellt werden kann. Vom funktionellen Gesichtspunkt aus läßt sich das Ganze – etwas überspritzt – vielleicht auch so ausdrücken: der noch ungeborene menschliche Organismus steuert alle Organfunktionen der Mutter sowie das Wachstum des Embryonalkörpers von der Plazenta aus in seinem Sinne, wobei die verschiedensten Prozesse sinnvoll miteinander koordiniert und zu einer übergeordneten Gesamtleistung zusammengefaßt werden. Diese erstaunliche Leistung erbringt in erster Linie der Synzytiotrophoblast, der bis zur Mitte der Schwangerschaft durch progredientes Zottenwachstum seine Oberfläche ständig vergrößert, wobei er aus der Matrix des Zytotrophoblasten kontinuierlich Nachschub erhält. Vom 5. Monat an wird die Teilungsintensität des Zytotrophoblasten langsam geringer. Die unter dem Synzytium gelegene Zytotrophoblastenschicht, die auch als **Langhans-Zellschicht** bezeichnet wird, erschöpft sich und geht nach und nach ganz im Synzytium auf, so daß dann in der 2. Hälfte der Schwangerschaft nur noch eine bedeckende Zellschicht, nämlich die des Synzytiotrophoblasten, auf den Zotten vorhanden ist. Diese Schicht wird stellenweise sehr dünn und geht teilweise sogar zugrunde. Aus degenerierten Gewebselementen und Zottenabschnitten bilden sich dann die sog. weißen Infarkte der Plazenta **(Fibrinoid)**. Die fibrinoide Umwandlung der Zotten ist ein Zeichen eines beginnenden Absterbevorganges, der mit dem »Überspringen« der Funktionsprozesse von der Plazenta auf den Embryo zusammenhängt. Sobald im heranwachsenden Embryonalkörper einzelne Organsysteme ausgereift und funktionsfähig geworden sind, hören die zugehörigen Funktionen innerhalb der Plazenta auf. Das allgemeine Absterben der Plazenta erkennt man histologisch vor allem an der Zunahme des Fibrinoids, das ganze Zottenabschnitte umfassen kann.

Zottenstruktur. In der ersten Schwangerschaftshälfte, d. h. in der jungen Plazenta, ist das Zottenepithel noch zweischichtig und relativ dick (Abb. 285). Der Synzytiotrophoblast trägt überall einen dichten Besatz von Mikrovilli. Das Zytoplasma ist intensiv basophil und reich an rauhem endoplasmatischem Retikulum sowie Golgi-Komplexen. Es enthält zahlreiche Mitochondrien vom tubulären Typ und freie Risosomen, merkwürdigerweise aber kaum glattes ER. In der alten Plazenta nimmt die Zahl der Zellorganellen drastisch ab, in der jungen Plazenta zeigt sich die hohe Proliferationstendenz und die Stoffwechselaktivität des Synzytiums auch daran, daß überall an der Zottenoberfläche **Proliferationsknospen** auftreten, die sich abschnüren und als vielkernige Zellinseln im mütterlichen Blut auftauchen können (Abb. 285). Das Zottenstroma der jungen Plazenta ist saftreich und faserarm. Es enthält außer dünnwandigen Gefäßen und Bindegewebszellen noch eine besondere Zellpopulation, die sich durch große Kerne, zahlreiche Vakuolen und den Gehalt an verschiedenen Glykoproteinen auszeichnet **(Hofbauer-Zellen)** (Abb. 285). Die Funktion dieser Zellen ist noch nicht geklärt. Wahrscheinlich handelt es sich um Makrophagen.

In der **2. Schwangerschaftshälfte** verschwindet der Zytotrophoblast, das Zottenstroma wird faserreicher und derber. Die Gefäße nehmen jetzt mehr und mehr Raum ein und lagern sich dem dünner und zunehmend inaktiver werdenden Synzytiotrophoblasten eng an. Die Grenzfläche zwischen mütterlichem und fetalem Blut wird dadurch verdünnt und die Austauschfläche vergrößert, was funktionell als eine gewisse Kompensation für die nachlassende Stoffwechselaktivität der Plazentazotten angesehen werden kann. Das allmähliche Absterben der Plazenta erreicht schließlich einen Punkt, wo die weitere intrauterine Entwicklung nicht mehr möglich ist und die Geburt eintreten muß, da die ursprünglich extraembryonalen Funktionsprozesse jetzt auf den Fetus übergegangen sind. Mit Einsetzen der Wehen (Kontraktion der Uterusmuskulatur) löst sich die Basalplatte der fetalen Plazenta von der Decidua ab. Die Plazenta wird als Nachgeburt aus dem Uterus ausgestoßen. Auch die Decidua geht zugrunde und wird dann von der Basalis der Uterusschleimhaut aus – wie nach einer Menstruation – regeneriert.

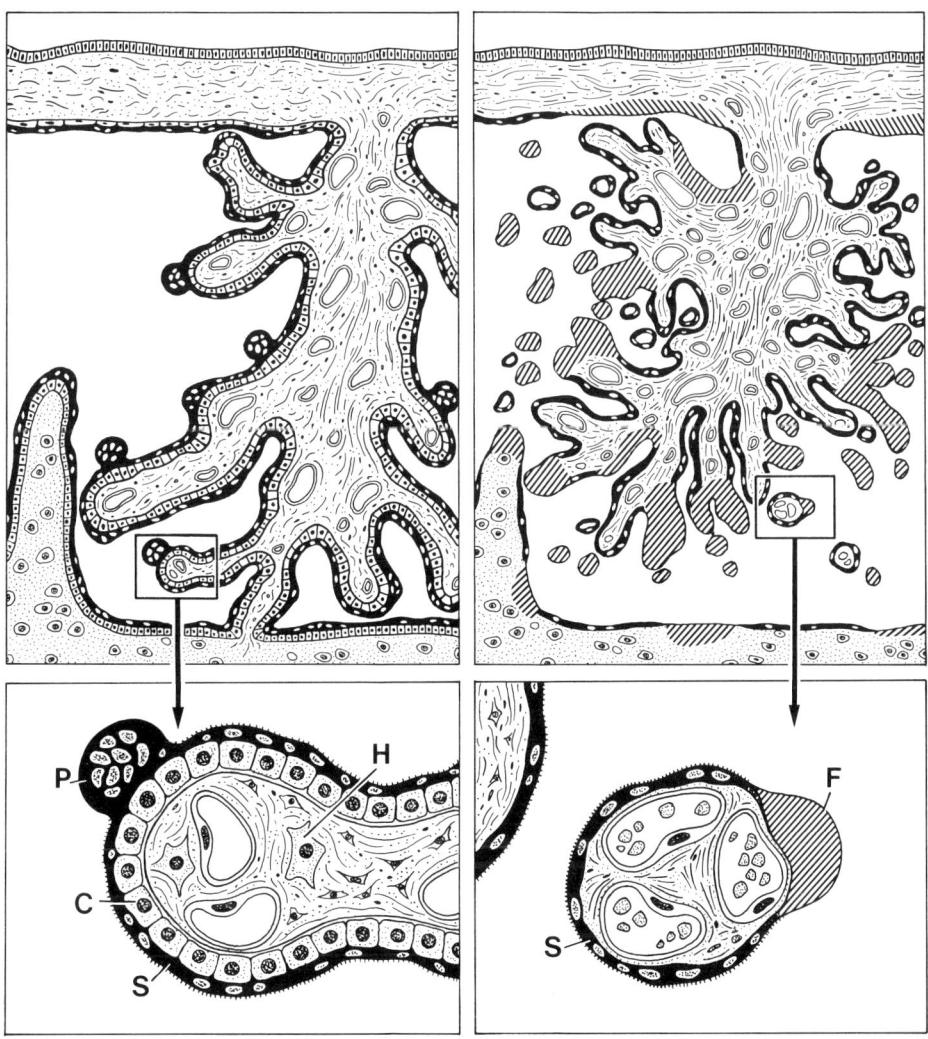

Abb. 285. Gegenüberstellung einer jungen (links) und alten (rechts) Plazenta. In der ersten Hälfte der Schwangerschaft tragen die Zotten ein zweischichtiges Epithel, bestehend aus Synzytiotrophoblast (S) und Zytotrophoblast (C). Bei der alten Plazenta (ab 5. Monat) fehlt der Zytotrophoblast. Die Zotten haben nur noch ein einschichtiges Epithel, das stellenweise degeneriert und zu Fibrinoid (Rohr-F.) wird. C = Zytotrophoblast: F = Fibrinoid (Rohr-F.); H = Hofbauer-Zellen; P = Proliferationsknospen; 5 = Synzytiotrophoblast mit Bürstensaum.

3.2.5 Uterusmuskulatur und Cervix uteri. Geburtsvorgang

Für die Austreibungsphase unter der Geburt entwickelt der Uterus eine außerordentlich dicke Muskelschicht, die aus eng durchflochtenen Bündeln glatter Muskelfasern besteht und insgesamt eine geflechtartige, spiralige Struktur aufweist **(Myometrium).** In der Schwangerschaft vergrößern sich die Muskelzellen auf das 10- bis 20fache (Hypertrophie), wobei sie eine Länge bis zu 500 μm erreichen können. Auch eine Vermehrung ihrer Zahl (Hyperplasie) wurde nachgewiesen. Außerdem wurde auch eine Vermehrung der Bindegewebselemente (kollagene Fasern usw.) beobachtet. Nach der Geburt verkleinern sich die Muskelzellen wieder und erreichen nahezu ihre Ausgangsgröße. Zahlreiche Muskelzellen degenerieren. Auch die kollagenen Fasern werden größtenteils wieder aufgelöst. Gewebstrümmer und Zellreste bleiben jedoch vielfach im Interstitium zurück.

Cervix uteri. Sowohl bei der Entwicklung der Frucht als auch beim Geburtsvorgang nimmt der Halsteil des Uterus (Cervix uteri) eine Sonderstellung ein. Die Zervixschleimhaut, die ein hohes, einschichtiges Zylinderepithel trägt, macht die zyklischen Veränderungen der Korpusschleimhaut nur in beschränktem Umfang mit und wird auch bei der Menstruation nicht abgestoßen. Auch die Zervixmuskulatur, die eine etwas andere Bauweise besitzt als die übrige Uterusmuskulatur, vergrößert sich während der Schwangerschaft nur wenig. Dadurch kann die Zervix einen »Verschlußring« für den Fruchthalter bilden, der bis zum Ende der Schwangerschaft geschlossen bleibt, so daß die Fetalentwicklung ungehindert ablaufen kann. Die Zervikalschleimhaut produziert einen zähflüssigen, fadenziehenden Schleim, der sich im Zervikalkanal ansammelt und im äußeren Muttermund einen **Schleimpfropf** bildet, der die Eingangspforte des Uterus verschließt und das Eindringen von schädigenden Keimen in die Fruchthöhle verhindert. Zur Zeit der Ovulation erhöht sich die Schleimsekretion etwa auf das Zehnfache, wobei der Schleim dünnflüssiger und leichter durchgängig wird. Dies erleichtert die Passage der Spermien, deren Motilität zudem durch bestimmte, im Zervixschleim enthaltene Enzyme (z. B. Kallikrein) gefördert wird. Der Zervixschleim wird von etwa 100 großen, tubulösen Drüsen synthetisiert, die in der Schleimhaut liegen und im Gegensatz zu den Uterusdrüsen verzweigt sind (**Glandulae cervicales**). Die hellen, zylindrischen Drüsen zellen besitzen basal liegende, rundliche Kerne und enthalten apikal Schleimgranula, die sich von Becherzellgranula deutlich unterscheiden. Gegen Ende der Schwangerschaft lockert sich das Stroma der Zervix durch vermehrte Wassereinlagerung und Abbau von kollagenen Fasern auf, wodurch die Zervix dehnungsfähiger und der Geburtsvorgang erleichtert wird.

Portio vaginalis. Die Zervixschleimhaut geht im Bereich der Portio vaginalis in die Vaginalschleimhaut über. Da die Vagina weniger biologische als vielmehr mechanische Aufgaben erfüllt, ergibt sich hier eine wichtige Grenzzone zwischen zwei Funktionsbereichen. Das **einschichtige Zylinderepithel** der Zervixschleimhaut geht auf der Portio vaginalis abrupt in das **mehrschichtige Plattenepithel** der Vagina über, wobei im Übergangsbereich auch andere Epithelformationen vorkommen können (z. B. mehrschichtiges oder mehrreihiges Zylinderepithel). Die Grenze zwischen Zylinderepithel und Plattenepithel liegt in der Regel am äußeren Muttermund, verschiebt sich aber bei Frauen, die mehrmals geboren haben, oft weiter nach distal. Dadurch ergibt sich eine epitheliale Verwerfungszone, in deren Bereich häufig Karzinome auftreten.

3.2.6 Corpus luteum und Thekaorgane. Hormonelle Steuerungen

Das funktionelle Zusammenspiel zwischen Follikelbildung und Eireifung im Ovar auf der einen Seite und den zyklischen Veränderungen im Uterus zur Vorbereitung oder Entwicklung des Keimes auf der anderen wird hormonell sehr differenziert gesteuert.

Corpus luteum. Unmittelbar nach der Ovulation kollabiert der Tertiärfollikel, geht aber nicht zugrunde, sondern entwickelt sich unter dem Einfluß des Luteinisierungshormons (LH) des Hypophysenvorderlappens zu einer hochaktiven, endokrinen Drüse (**Gelbkörper, Corpus luteum),** die vor allem Progesterone produziert und damit die weitere Entwicklung des Eikeimes ermöglicht (Abb. 286). Nach dem Platzen des Tertiärfollikels faltet sich die Follikelwand zunächst mehrfach ein, wobei Blutreste im ehemaligen Innenraum des Follikels liegenbleiben können (**Corpus rubrum**). Dann ordnen sich die Follikelzellen zu ra diären Strängen an, wobei die Thekazellen zusammen mit ihren Blutgefäßen zwischen die Epithelstränge einwachsen. Anschließend vermehren sich beide Zellpopulationen sehr stark. Die Follikelepithelzellen differenzieren sich zu den **Granulosaluteinzellen** und die Thekazellen zu den Thekaluteinzellen. Die Granulosaluteinzellen, die jetzt große Mengen von Progesteronen (Gelbkörperhormone) produzieren, vergrößern sich rasch (Ø 20–30 μm), wobei im Zytoplasma alle für die Steroidsynthese notwendigen Organellen (glattes ER, Golgi-Komplexe, Mitochondrien usw.) ausgebildet werden. Die Granulosaluteinzellen bekommen durch die Einlagerung von Lipochromen und Lipiden eine gelbliche Farbe. Daher kommt die Bezeichnung »Gelbkörper« oder Corpus luteum. Da die Steroide bei der üblichen Präparation histologischer Schnitte aus den Zellen herausgelöst werden, zeigen die Granulosaluteinzellen l.m. meist eine wabenförmige Struktur.

Thekaorgane. Einen wesentlichen Bestandteil des Gelbkörpers bilden auch die **Thekaluteinzellen.** Während die Granulosaluteinzellen aus den Follikelepithelien hervorgehen, stammen die Thekaluteinzellen von den Stromazellen ab, die den Follikel umgeben, und zwar in der Hauptsache von der Theca interna. Die Thekazellen vermehren und vergrößern sich stellenweise so stark, daß man von Thekaorganen gesprochen hat (Abb. 287). Diese Organe beteiligen sich vor allem an der Östrogenbildung, die oft auch dann noch unterhalten wird, wenn die Granulosaluteinzellen schon degeneriert sind.

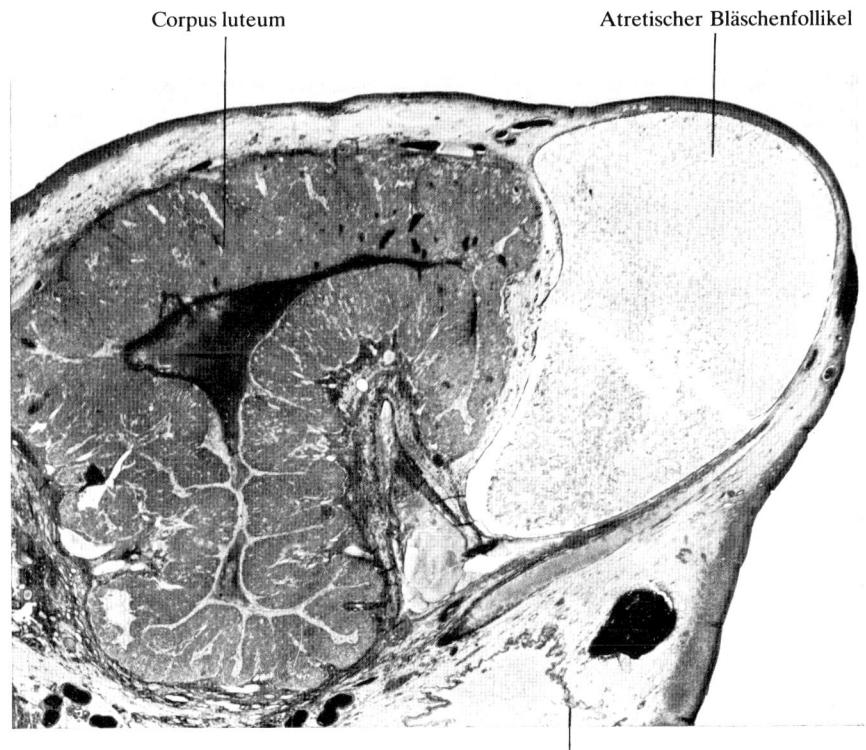

Corpus luteum   Atretischer Bläschenfollikel

Slavianskysche Membran

Abb. 286. Histologischer Schnitt durch ein menschliches Ovar mit einem großen Corpus luteum (10 Tage nach der Ovulation, 39jährige Frau, aus M. Watzka; Kurzlehrbuch der Histologie).

Findet keine Befruchtung statt, geht der Gelbkörper etwa 2 Wochen nach der Ovulation zugrunde und wird zu einem bindegewebigen Narbenkörper **(Corpus albicans, Corpus fibrosum),** dessen hyalinisierte Basalmembran häufig noch nach Jahren isoliert im Stroma liegt. Das histologische Bild des Ovars spiegelt daher die periodischen Auf- und Abbauvorgänge des weiblichen Zyklus deutlich wider. Von jeder Ovulation bleibt eine kleine Narbe zurück, die häufig sogar pigmentiert ist. Da sich im Laufe einer Fortpflanzungsperiode durchschnittlich nur 450–500 Follikel zu Sekundär- und Tertiärfollikeln weiterentwickeln, bilden sich die meisten im Ovar liegenden Primärfollikel wieder zurück **(Follikelatresie).** Die Rückbildung beginnt meist damit, daß der Kern der Eizelle eine exzentrische Lage bekommt und pyknotisch wird. Dann degeneriert die Eizelle und nachfolgend gehen auch die Follikelepithelzellen zugrunde. Die umgebenden Thekazellen können noch längere Zeit funktionstüchtig bleiben. Bei älteren Frauen sind in der Rinde des Ovars meist nur noch wenige Primärfollikel zu finden.

Anovulatorische Zyklen. Bei diesen Zyklen bleibt die Ovulation aus, so daß ein Corpus luteum nicht gebildet wird und die durch Progesteron ausgelöste sekretorische Umwandlung der Schleimhaut zur Vorbereitung der Implantation ausbleibt. Entsprechend erreicht das Endometrium die Sekretionsphase nicht, die Proliferationsphase persistiert und geht direkt in die Menstruationsphase über.

Interstitielle Zellen. Im bindegewebigen Stroma des Ovars kommen bis zur Pubertät häufig Stränge epitheloider Zellen vor (interstitielle Zellen), die reich an Lipiden sind und wahrscheinlich Östrogene produzieren. Sie ähneln in ihrer Feinstruktur den Thekaluteinzellen. Welche Bedeutung sie im Rahmen der geschilderten Ovarialfunktionen haben, ist noch nicht klar. Bei der geschlechtsreifen Frau sind diese Zellgruppen kaum noch zu finden. Im Hilus des Ovars findet man außerdem häufig auch Zellen, die den Leydig-Zellen des Mannes vergleichbar sind. Sie synthetisieren Androgene und enthalten nicht selten kristallartige Einschlüsse, die den Reinke-Kristallen der Leydig-Zellen ähnlich sehen. Im

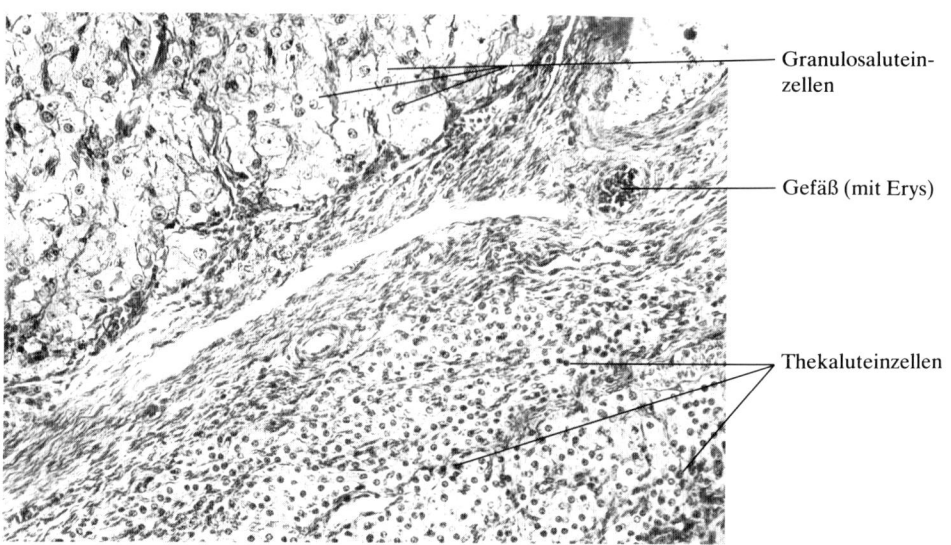

Granulosalutein-
zellen

Gefäß (mit Erys)

Thekaluteinzellen

Abb. 287. Ausschnittvergrößerung aus der Randzone eines Corpus luteum (menschliches Ovar, 150×) (vgl. Abb. 286). Die Granulosaluteinzellen sind in Strängen angeordnet und zeigen eine schaumige Zytoplasmastruktur. Die angrenzenden Stromazellen haben sich vergrößert und sind zu den Thekaluteinzellen geworden.

höheren Lebensalter gehen aber auch diese Zellgruppen meist zugrunde.

3.2.7 Äußere Geschlechtsorgane. Vagina

Die Vagina muß einerseits mechanischen Beanspruchungen standhalten, andererseits aber auch stark erweiterungsfähig sein, um als Geburtskanal dienen zu können. Ihre Schleimhaut trägt daher ein dickes, unverhorntes, **mehrschichtiges Plattenepithel** (Ø etwa 150–200 µm). Das Zytoplasma der Oberflächenzellen (Superfizialzellen) enthält, besonders zur Zeit der Ovulation, reichlich *Glykogengranula,* die nach Abschilfern und Zerfall der Zellen freiwerden und von den in der Vagina vorhandenen Bakterien (Lactobacilli vaginales) zu Milchsäure verarbeitet werden. Dadurch entsteht das saure Milieu der Vaginalschleimhaut, das eine wichtige Abwehrfunktion erfüllt. Da die Glykogenbildung in den Epithelzellen durch Östrogene gesteigert wird, ist letztlich der Hormonspiegel für den Säuregrad der Vaginalflüssigkeit verantwortlich. In der zweiten Hälfte des Zyklus und besonders während der Menstruation nimmt die Glykogenbildung ab und der pH-Wert steigt an. Das Vaginalepithel regeneriert von den Basalzellen, die sich oberflächenwärts zunehmend abflachen. Die Umwandlung der kleinen, rundlichen Basalzellen mit großen Kernen in schollenartig abgeplattete Superfizialzellen mit kleinen pyknotischen Kernen erfolgt unter dem Einfluß der Sexualhormone. Ein Abstrich von der Vaginalschleimhaut kann daher wichtige Aufschlüsse über den Zustand des Hormonsystems geben, wenn man die jeweils vorherrschenden Zelltypen auszählt. In der Regel werden fünf verschiedene Zelltypen unterschieden: Basalzellen, Parabasalzellen, tiefe und oberflächliche Intermediärzellen, Superfizialzellen. Intermediärzellen überwiegen in Abstrichen, die etwa am 6. Tag des Menstruationszyklus abgenommen wurden, während zur Zeit der Ovulation (Östrogensekretion ist maximal) die Superfizialzellen dominieren. Basalzellen findet man in Abstrichen nur nach der Geburt.

> **Klinischer Hinweis.** Vaginalausstriche geben Auskunft über die jeweilige Hormonsituation und lassen Rückschlüsse auf pathologische Epithelveränderungen (Kanzerosen, Tumoren) zu.

Das Vaginalepithel ist durch tiefe Bindegewebspapillen (Papillae occultae) fest mit der angrenzenden **Lamina propria** verbunden. Diese enthält zahlreiche, feine elastische Fasernetze und ein scherengitterartiges Bindegewebsgerüst, wodurch die Vagina, vor allem unter der Geburt, außerordentlich dehnungsfähig wird. Ein dichter Venenplexus ermöglicht weiterhin eine rasche Anpassung an wechselnde Volumenverhältnisse.

An die Lamina propria schließt sich eine relativ schwache **Muskelschicht** an, die ein Geflecht glatter Muskelzellen darstellt. Durch die anschließende **Adventitia,** die hauptsächlich aus straffem Bindegewebe besteht, wird die Vagina in ihre Umgebung fest eingebaut.

Äußere Geschlechtsorgane. Das Vestibulum vaginae wird auch vom Vaginalepithel ausgekleidet. Die für den Geschlechtsakt erforderliche Gleitfähigkeit des Scheidenvorhofes wird durch das Sekret mehrerer kleiner, etwa erbsengroßer **Schleimdrüsen (Gll. vestibulares minores),** die den Urethraldrüsen des Mannes entsprechen, sowie durch Absonderungen der beiden großen **Bartholini-Drüsen (Gll. vestibulares majores)** erreicht. Sie haben denselben histologischen Aufbau wie die Cowper-Drüsen des Mannes und stellen ebenfalls **tubuloalveoläre Schleimdrüsen** dar. Ihre Ausführungsgänge münden in das Vestibulum ein. Unterstützend bei der Kohabitation wirken die Schwellkörper des äußeren Genitalapparates. Der Vorhofschwellkörper **(Bulbus vestibuli),** der ein Homologon des Corpus spongiosum penis darstellt, besteht weitgehend aus sinusartig erweiterten Bluträumen, die bei der geschlechtlichen Erregung durch Sperrarterien rasch gefüllt werden können, wobei die abführenden, muskelstarken Venen gleichzeitig den Blutabstrom drosseln.

Nach Abklingen der Erregung öffnen sich arteriovenöse Kurzschlüsse, so daß das Blut umgeleitet wird und die sinusartigen Bluträume entleert werden. Der Bulbus ist von einer derben Bindegewebskapsel umgeben. Der kräftige, quergestreifte M. bulbocavernosus unterstützt wirkungsvoll die Entleerung des Schwellkörpers.

Die **Clitoris** ist das Homologon des Penis, enthält aber nur die beiden Corpora cavernosa, da die Harnröhre der Frau keine Beziehung zu diesem Organ besitzt. Der histologische Aufbau der Klitorisschwellkörper gleicht weitgehend demjenigen der Corpora cavernosa penis. Die Clitoris wird vorne von einer kleinen, haarlosen Hautfalte (**Praeputium**) überzogen, die außer einer dünnen Epidermis auch verstreut freie Talgdrüsen sowie zahlreiche sensorische Nervenendkörperchen besitzt.

Die **kleinen Schamlippen (Labia minora)** überdecken schützend den Scheideneingang und sind hochsensible, schleimhautartige Hautfalten. Sie bestehen aus fettfreiem, derben Bindegewebe, das reichlich elastische Fasern, Blutgefäße und vor allem Nervenendigungen enthält. Die kleinen Schamlippen sind an der Innenseite noch von dem feuchten, dünnen Vaginalepithel (mehrschichtiges, unverhorntes Plattenepithel) bedeckt, bekommen aber an der Außenseite allmählich den festeren, epidermalen Überzug.

Die **großen Schamlippen (Labia majora)** sind demgegenüber fettreiche, plumpe Hautwülste, die von einer typischen Epidermis mit Haaren und Schweißdrüsen überzogen sind, aber den Scheideneingang nicht verschließen können. Sie enthalten in der Regel *apokrine Duftdrüsen*, meist in Form von Drüsenpaketen, die Geruchsstoffe absondern.

Eine Besonderheit ist die dichte Behaarung durch Terminalhaare sowie die intensive **Pigmentierung** der Epidermis im Schambereich. Meist reichert sich das Pigment in Form von Melaningranula in besonderen Pigmentzellen der Epidermis von Skrotum und Schamlippen an, die vor allem im Stratum basale lokalisiert sind. Nicht selten kommen auch **freie Talgdrüsen** vor, die unabhängig von den Haar-

bälgen an der Hautoberfläche ausmünden und diese mit einer talgigen Schutzschicht überziehen.

Endokrine Regulationen. Der zeitliche, meist 28tägige Rhythmus bei den zyklischen Veränderungen im Bereich der Fortpflanzungsorgane der Frau wird hormonell relativ genau gesteuert. Zwischen dem Hypophysen-Hypothalamus-System und den Keimdrüsen besteht ein mehrgliedriger, endokriner Regelkreis. Der Zyklus beginnt damit, daß das follikelstimulierende Hormon (FSH) des Hypophysenvorderlappens die Thekazellen, vielleicht auch die Follikelepithelzellen, zur Bildung von Östrogenen anregt, was die Entwicklung eines Sekundär- und später Tertiärfollikels aus einem der in der Rinde des Ovars gelegenen Primärfollikel zur Folge hat. Unter der Östrogenwirkung kommt es auch zur Proliferation der Uterusschleimhaut sowie um die Mitte des Zyklus zu einer allmählichen Hemmung der FSH-Sekretion in der Hypophyse (negativer Rückkoppelungsmechanismus). Um den 13. bis 16. Tag erfolgt dann ein plötzlicher Anstieg der Östrogensekretion, die durch die Entwicklung der mächtigen Thekaorgane bei den Teritiärfollikeln bedingt ist und »explosionsartig« die Sekretion größerer Mengen von Luteinisierungshormon (LH) seitens des Hypophysenvorderlappens auslöst (positiver Rückkoppelungsmechanismus). Dadurch kommt es zur Ovulation.

Danach bildet der sich rasch entwickelnde Gelbkörper große Mengen von Gestagenen (Progesteron), aber auch noch Östrogene, wodurch die FSH- und LH-Sekretion des Hypophysenvorderlappens wieder gehemmt wird. Die Gelbkörperhormone stimulieren die Uterusschleimhaut zu erhöhter, sekretorischer Aktivität und zu weiterem Wachstum, so daß die Schleimhaut Nährstoffe einlagert und für die Implantation des Keimes vorbereitet ist. Gegen Ende des Zyklus hört die Hormonsekretion seitens des Gelbkörpers plötzlich auf, so daß die Uterusschleimhaut abstirbt und abgestoßen wird (Menstruation). Wodurch der plötzliche Abbruch der Hormonsynthese *(Luteolyse)* eigentlich ausgelöst wird, ist nicht geklärt. Man nimmt u. a. an, daß er in erster Linie durch plötzlich freigesetzte Prostaglandine und eine dadurch verursachte Hemmung der LH-Wirkung zustande kommt. Ist die Luteolyse einmal in Gang gekommen, fällt der Östrogen- und Progesteronspiegel abrupt ab, und die FSH-Sekretion der Hypophyse nimmt wieder zu, so daß ein neuer Zyklus beginnen kann.

3.2.8 Milchdrüse (Glandula mammaria)

Tritt eine Schwangerschaft ein, setzt schon im 2. Monat die Vergrößerung und Differenzierung der Milchdrüse ein. Unter dem Einfluß der plazentaren Östrogene beginnen in der ersten Hälfte der Schwangerschaft die Drüsengänge auszusprossen, wobei sie schon frühzeitig eine Lichtung bekommen (Kanalisierung der Gänge). Anschließend bilden sich durch die Einwirkung von Progesteron zunehmend Drüsenknospen und Endstücke (Alveolen) aus, die schon vor der Geburt (vom 7. bis 8. Monat an) eine dicke, gelbliche Flüssigkeit, das **Kolostrum** (Vormilch), produzieren. Die eigentliche Milchsekretion wird aber noch gehemmt, wahrscheinlich vor allem durch die plazentaren Hormone selbst. Das Kolostrum enthält zahlreiche Makrophagen, die Fetttröpfchen gespeichert haben und mit der Vormilch ausgestoßen werden (Kolostrumkörperchen). Im Vergleich mit der späteren Milch enthält das Kolostrum wenig Fett, aber viel Proteine. Das definitive Drüsensekret, das etwa vom 3. Tag nach der Geburt zur Verfügung steht, zeichnet sich durch einen besonders hohen Gehalt an Fetten und Eiweißen, an fettlöslichen Farbstoffen (Karotinoiden), Kohlenhydraten, Vitaminen, Spurenelementen, Mineralsalzen und Ionen (Kalzium) sowie erstaunlicherweise auch durch das Vorkommen spezifischer Antikörper (IgA) aus, die bei Immunreaktionen im Darm der Mutter entstanden sind. Da das Neugeborene selbst noch keine Antikörper bilden kann, stellt die Mutter diese mit der Milch zur Verfügung. Um ein derartig hoch differenziertes und spezialisier-

tes Sekret bilden zu können, sind Spezialeinrichtungen erforderlich, die sonst bei anderen Drüsen in dieser Form nicht auftreten.

Im Vergleich zu anderen Drüsen besitzen die Epithelzellen der **Endstücke** (Acini) die einzigartige Fähigkeit, drei verschiedene Sekretionsmechanismen in derselben Zelle unabhängig voneinander abwickeln zu können. Die Sekretion der Fetttröpfchen, der Proteine und der Antikörper erfolgt nämlich jeweils nach einem anderen Modus (Abb. 288). Die Proteinbiosynthese läuft (wie überall) im gut entwickelten rauhen ER mit Hilfe weiterer Zellorganellen ab (Golgi-Komplexe, Mitochondrien, Ribosomen usw.) und führt zur Bildung von großen, proteinhaltigen Sekretgranula, die durch Exozytose, d. h. nach einem merokrinen Sekretionsmodus, aus der Zelle ausgeschleust werden.

Die Fetttröpfchen dagegen bilden sich frei im Zytoplasma, vergrößern sich durch Zusammenschluß mehrerer Kügelchen zu größeren Kugeln und wandern dann in den apikalen Zellabschnitt. Hier schnüren sie sich von der Zelle ab, wobei sie einen Teil des Zytoplasmas und der Zellmembran als Hülle mitnehmen (apokriner Sekretionsmodus) (Abb. 288).

Die Antikörper schließlich stammen von Plasmazellen, die im Stroma der Milchdrüse lokalisiert sind und im Darmtrakt mit Antigenen in Kontakt gekommen sind. Die Antikörper (hauptsächlich IgA) werden dann durch einen rezeptorvermittelten Endozytoseprozeß von basal in die Drüsenzelle eingeschleust und – in Vesikel verpackt – durch das Zytoplasma hindurchtransportiert, um schließlich apikal wieder ausgeschleust zu werden (Abb. 288). Auf diese Weise bekommt der Säugling die für ihn lebenswichtigen Antikörper, die er zur Abwehr von Darminfektionen benötigt.

Die Entleerung des Milchdrüsensekrets wird durch ein gut entwickeltes Netz großer, verzweigter **Myoepithelzellen** unterstützt, die sich zwischen der Basalmembran und den Drüsenzellen ausbreiten.

Drüsenaufbau und funktionsbedingte Veränderungen des Drüsenkörpers. Das

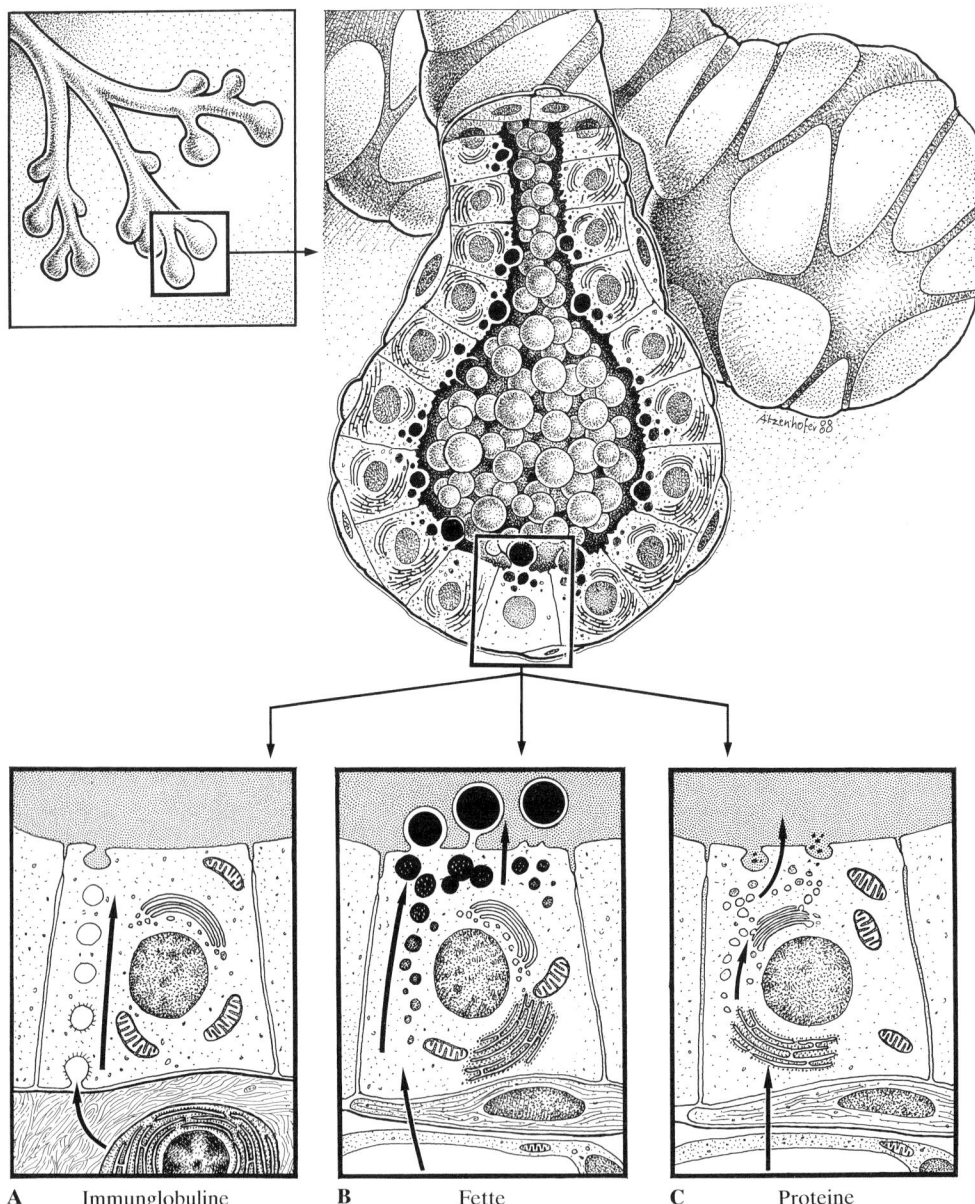

A   Immunglobuline   **B**   Fette   **C**   Proteine

Abb. 288. Feinstruktur der menschlichen Milchdrüse und ihre Beziehung zu den drei wichtigsten Sekretions-produkten. A = transzellulärer Transport von Immunglobulinen (IgA), die in den Plasmazellen des Stromas gebildet worden sind, mit Hilfe von »coated vesicles«; B = Bildung von Milchfett. Apikal entstehen zahlreiche kleine Lipidtropfen (ohne Vesikelmembranen), die sich zu größeren Tropfen zusammenschließen und durch einen apokrinen Sekretionsmodus ins Lumen entleert werden; C = Synthese der Milchproteine mit Hilfe des rauhen ER und Golgi-Apparates.

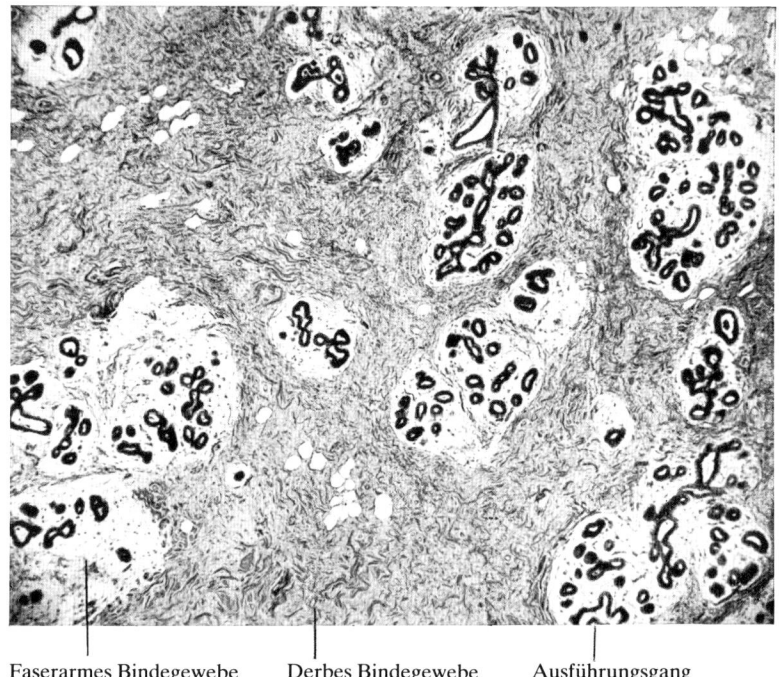

Faserarmes Bindegewebe   Derbes Bindegewebe   Ausführungsgang

Abb. 289. Histologischer Schnitt durch die Milchdrüse einer 43jährigen Frau einige Jahre nach der letzten Laktation (80×) (aus M. Watzka, Kurzlehrbuch der Histologie).

dickflüssige, fett- und eiweißreiche Sekret der Milchdrüse kann nicht durch ein verzweigtes, kompliziert gestaltetes Ausführungsgangsystem, wie es z. B. bei den großen Speicheldrüsen ausgebildet ist, nach außen entleert werden. Die Milchdrüse entwickelt vielmehr eine spezielle Gang- und **Läppchenarchitektur.** Besonders charakteristisch ist, daß sich die Drüse aus etwa 15–25, weitgehend voneinander unabhängigen Drüsenläppchen zusammensetzt. Jedes Läppchen bildet einen langen, etwas trichterförmig erweiterten **Ausführungsgang,** der auf der Brustwarze ausmündet (Abb. 291). Kurz vor seiner Ausmündung auf der Brustwarze bildet sich eine sackartige Erweiterung **(Milchsäckchen, Sinus lactiferi),** in der die Milch vor dem Absaugen gesammelt wird.

Bei der **virginellen Mamma** *(Mamma virginis)* besteht die Drüse praktisch nur aus dem Ausführungsgangsystem, d. h. aus langgestreckten, **tubulösen Drüsenschläuchen**

(Ductus lactiferi), die von einem feinmaschigen, zellreichen Bindegewebe umgeben sind. Dieser Bindegewebskörper in der Umgebung der Drüsen ist funktionell von großer Bedeutung. Er stellt nämlich einen Platzhalter für die Entfaltung des epithelialen Drüsenkörpers dar, der nicht nur das Aussprossen alveolärer Drüsenendstücke aus den tubulösen Gängen in der zweiten Hälfte der Schwangerschaft und damit die Entwicklung einer laktierenden Mamma **(Mamma lactans)** erlaubt (Abb. 290A), sondern der auch die Entwicklung der epithelialen Drüsenläppchen steuert, d. h., eine aktive Leitstruktur repräsentiert. Nach Abstillen des Kindes bilden sich die sezernierenden Endstücke zurück, wobei das umgebende Bindegewebe wiederum eine wichtige Rolle spielt (Abb. 289). Die Rückbildung beginnt zunächst mit einer Sekretstauung, die zur Auflösung der Drüsenalveolen und zum Übertritt von Sekretmaterial und Zellresten ins Bindegewebe führt. Hier entwickeln sich rasch und in großer Zahl

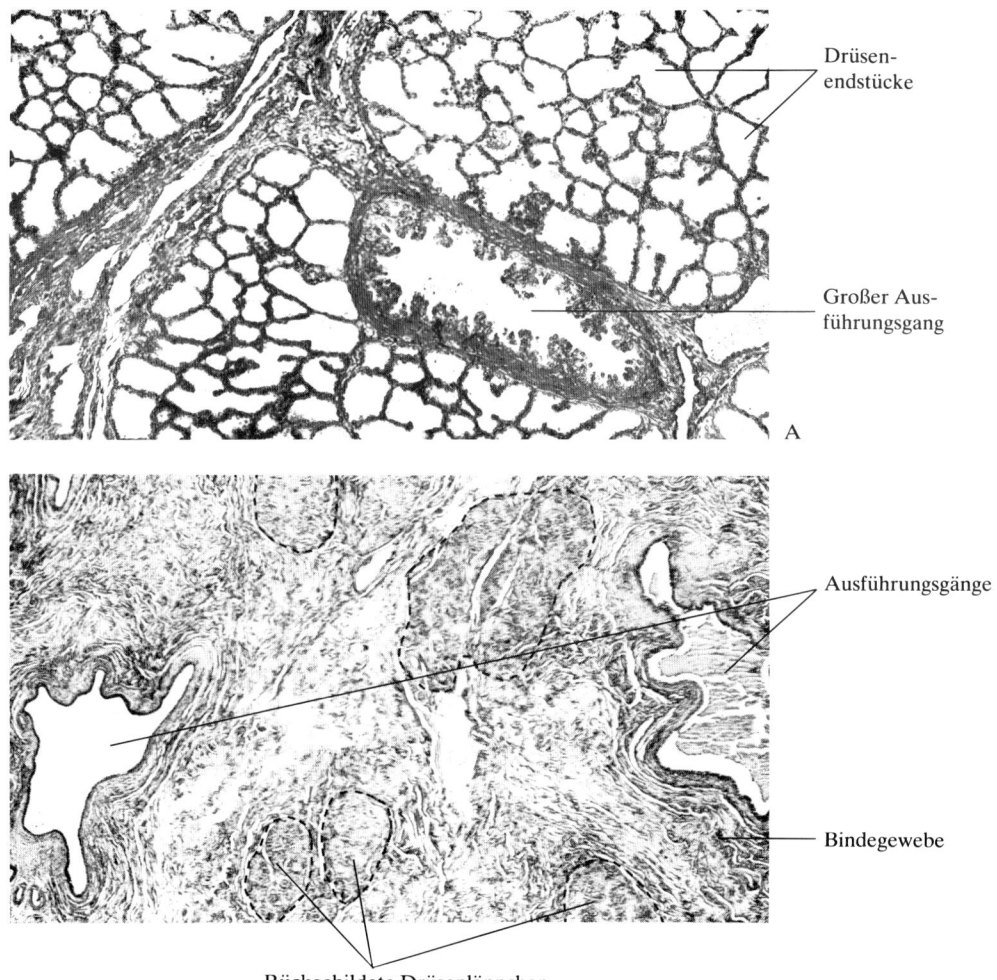

Drüsen-
endstücke

Großer Aus-
führungsgang

A

Ausführungsgänge

Bindegewebe

Rückgebildete Drüsenläppchen

Abb. 290. Histologische Schnitte durch die menschliche Milchdrüse in zwei verschiedenen Funktionsstadien. A = Mamma lactans (100×). Stark erweiterte, sekretorisch aktive Drüsenendstücke; B = Mamma senilis (100×). Die Drüsenendstücke sind weitgehend rückgebildet (markierte Gewebsareale). Das Bindegewebe erscheint verdichtet und derb. Nur das Ausführungsgangsystem ist noch erhalten.

Makrophagen, die die Drüsen- und Sekretreste phagozytieren und abtransportieren. Auch nach weitgehender Rückbildung der sezernierenden Endstücke bleibt um den persistierenden, hauptsächlich aus Gängen bestehenden Drüsenkörper ein zellreiches, juvenil erscheinendes, lockeres Bindegewebe erhalten. In der Zeit zwischen zwei Schwangerschaften dient dieses außerordentlich plastische und umbildungsfähige »Mantelgewebe« als Platzhalter

und Leitstruktur für ein eventuell neuerliches Aussprossen der Drüsenalveolen (Abb. 289).

Am Ende der Fortpflanzungsperiode, wenn die Keimdrüsen ihre hormonelle Tätigkeit eingestellt haben, bildet sich die Milchdrüse schließlich vollständig zurück (Mamma senilis). Die Drüsenläppchen verschwinden und werden durch Bindegewebe ersetzt. Nur das Gangsystem bleibt noch bis zu einem gewissen Grad erhalten. Jetzt verschwindet

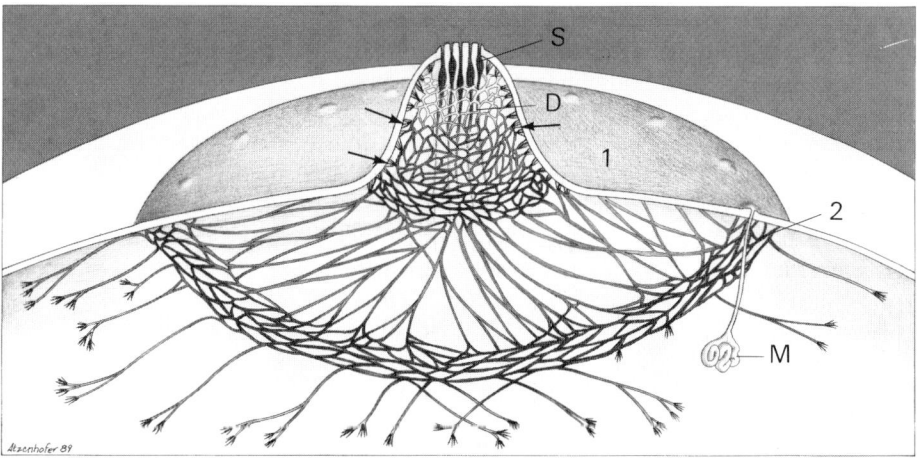

Abb. 291. Schema der Muskelanordnung für Mamille und Areola im erigierten Zustand (nach A. Dabelow).

aber auch das Mantelgewebe, so daß der restliche Drüsenkörper nur noch von einem derben, faserreichen und zellarmen Bindegewebe, in dem versprengte, degenerierte Drüsenläppchen und erweiterte, epithelausgekleidete Gänge auftreten, eingeschlossen wird (Abb. 290B).

Hormonelle Steuerungen. Während der Schwangerschaft kommt die Drüsenentwicklung – wahrscheinlich durch den Einfluß plazentarer Hormone – nur zögernd in Gang. Nach der Geburt fällt diese Hemmung weg, der Östrogen- und Progesteronspiegel sinkt drastisch ab und die Sekretion des mammotropen Hypophysenvorderlappenhormons *Prolaktin* setzt ein, wodurch die sekretorische Aktivität der Drüsenzellen so stark stimuliert wird, daß am 3. Tag nach der Geburt die Milch »einschießt«. Unter Prolaktinstimulation entfalten sich die Drüsenendstücke so stark, daß sie zu großen, eng aneinanderliegenden, sekretgefüllten Alveolen werden, die den ganzen zur Verfügung stehenden Raum ausfüllen (Abb. 290). Durch den Saugakt des Kindes entstehen von der Brustwarze ausgehende, nervöse Erregungen, die dem Hypothalamus zugeleitet werden. Die dort freigesetzten Releasing-Hormone regen dann den Hypo-

physenvorderlappen zur Prolaktinausschüttung an, wodurch die sekretorische Aktivität der Milchdrüse aufrechterhalten wird. Solange das Kind gestillt wird, wird auch – wahrscheinlich hormonell – das Heranreifen weiterer Follikel im Ovar und damit eine erneute Ovulation gehemmt, so daß eine neue Schwangerschaft nicht eintreten kann *(laktogene Amenorrhoe)*. Nach Beendigung der Stillperiode sinkt der Prolaktinspiegel wieder, so daß die normalen, den Zyklus bestimmenden, hormonellen Regulationen wieder in Gang kommen.

Brustwarze (Papilla und Areola mammae). Das Hautareal um die Brustwarze herum ist eine hochempfindliche, sensible Zone, in der unmittelbar unter dem Epithel zahlreiche Meißner-Tastkörperchen, Merkel-Tastscheiben und Krause Endkörperchen so wie auch (meist tiefer in der Subkutis gelegen) Vater-Pacini-Körperchen nachgewiesen worden sind. Die reiche Innervation dieser Region dient aber nicht nur über den Saugreiz des Säuglings hormonellen Regulationen, sondern spielt auch als erogene Zone eine Rolle.

Die Morphologie der **Brustwarze (Papilla)** sowie des Warzenhofes (Areola) ist bis ins Feinste an den Saugakt angepaßt. Ein dichtes

Geflecht glatter, hauptsächlich zirkulär angeordneter **Muskelfasern** mit zahlreichen, elastischen Zwischen- und Endsehnen (elastisch-muskulöses System) (Abb. 291) ermöglicht zusammen mit einem hochdifferenzierten Gefäßapparat die Aufrichtung (Erektion) der Brustwarze, die dann vom Säugling durch rhythmische Kaubewegungen ausgequetscht wird. Dabei werden die bei der Erektion erweiterten und mit Milch gefüllten **Milchsäckchen (Sinus lactiferi)** entleert und gleichzeitig neues Sekret angesaugt. Im Bereich des Warzenhofes, dessen Epidermis stark pigmentiert ist, kommen außerdem Schweiß- und Talgdrüsen sowie in regelmäßigen Abständen auch **apokrine Duftdrüsen** vor **(Montgomery-Drüsen).** Das Sekret dieser Drüsen schützt die Haut der Brustwarze und erzeugt einen artspezifischen Geruch.

3.3 Zusammenfassung

Die Geschlechtsorgane umfassen die Keimdrüsen (Ort der Entwicklung von Keimzellen [Gameten] und der Bildung von Geschlechtshormonen), die Geschlechtsgänge (für Keimzellenreifung, Transport, Befruchtung und Embryonalentwicklung bei der Frau) und die äußeren Geschlechtsorgane (für Kohabitation und Harnentleerung).

Männliche Genitalorgane. Der *Hoden* gliedert sich durch Septen in 200–300 Läppchen (Lobuli testis), die jeweils 2–3 stark aufgeknäuelte Hodenkanälchen *(Tubuli seminiferi)* beherbergen (Gesamtzahl 400–600, Länge jeweils 30–60 cm, Ø 130–300 μm). Die Wand der Hodenkanälchen besteht aus 2 Zellarten: 1. den *Sertoli-Zellen* (sozusagen das Epithel der Kanälchen); 2. darin eingelagert, den *Samenzellen,* samt ihren Vorstufen. Der Basalmembran liegen außen Myofibroblasten auf, so daß die Hodenkanälchen kontraktil sind. Basolateral sind die Sertoli-Zellen durch eine Reihe von Haftplatten (Zonulae occludentes, Desmosomen) verbunden (Ort der Blut-Testis-Schranke, Grenze zwischen basalem und adluminalem Kompartiment).

Die **Spermatogenese** läuft in drei Schritten ab: 1. Vermehrungsperiode (Goniogenese). Die basal liegenden A-Spermatogonien teilen sich mehrfach. Die Stammzelle bleibt im basalen Kompartiment liegen (bivalente Teilung), die B-Spermatogonien treten in das adluminale Kompartiment ein. 2. Reifungsperiode (Spermatogenese): Zwei B-Spermatogonien (primäre Spermatozyten, *Spermatozyten I. Ordnung*) teilen sich (1. Reifeteilung, Reduktionsteilung, Meiose) und liefern vier kleinere (sekundäre) Spermatozyten II. Ordnung oder *Präspermatiden.* Diese teilen sich wieder (2. Reifeteilung, Äquationsteilung) und bilden acht *Spermatiden* mit haploidem Chromosomensatz, die durch Plasmabrücken verbunden im apikalen Zytoplasma der Sertoli-Zellen liegen. 3. Differenzierungsperiode (Spermiohistogenese, Spermiogenese). Die Spermatiden differenzieren sich zu *Spermien.* Der Kern wird konzentriert, der Golgi-Apparat zum enzymreichen Akrosom und das Zytoplasma abgestoßen. Die Zentriolen entwickeln eine hochdifferenzierte, bewegungsfreie Geißel. Diese ist mit dem Spermienkopf gelenkartig verbunden (Hals, Lokalisation des proximalen Zentriols, aus dem nach der Befruchtung die Zentriolen der Eizelle hervorgehen). Die zentrale Zilie (Axonema) geht aus dem distalen Zentriol hervor. Ihr lagern sich außen neun weitere, wesentlich dickere Begleitfasern an. Das Mittelstück (anschließend an den Hals) enthält außerdem die spiralig herumgewickelten Mitochondrien. Im Hauptstück (anschließend an das Mittelstück) ist die Zilie von einer Faserscheide umgeben, die aus zwei Längsleisten und zirkulären Ringfasern besteht. Das Endstück des Schwanzes enthält nur noch die Mikrotubuli des Axonema.

Das *Rete testis* – im Mediastinum testis gelegen – ist ein Hohlraumsystem, das von einschichtigen Platten- oder kubischen Epithel ausgekleidet wird.

Nebenhoden (Epididymis). Die Verbindung zwischen Rete testis und Ductus epididymidis stellen die 12 – 20 Ductuli efferentes dar, die ein unterschiedlich hohes Epithel tragen: 1. Gruppen von niedrigen, kubischen

Zellen für sekretorische und resorptive Leistungen; 2. Gruppen mit kinozilientragenden Zylinderepithelzellen (für Spermientransport).

Der **Ductus epididymidis** ist stark aufgeknäuelt (Ø 150–400 μm, Länge 5–6 m). Das zweireihige, gleichmäßig hohe Zylinderepithel besitzt apikal lange, mikrovilliartige Büschel von Zytoplasmafortsätzen (Stereozilien), zwischen die sich die Spermien einlagern (Samenspeicher, Receptaculum seminis).

Der **Samenleiter (Ductus deferens)** – Fortsetzung des Ductus epididymidis – besitzt eine kräftige, dreischichtige Muskulatur (äußere Längs-, mittlere Ring-, innere Längsschicht, die eine doppelläufige Spirale bildet) und eine elastikareiche Adventitia. Die Schleimhaut hat längsverlaufende Reservefalten (im Querschnitt oft sternförmiges Lumen) und ein hochprismatisches, zweireihiges Epithel mit Stereozilien. Der Ductus deferens liegt im Funiculus spermaticus, der zahlreiche, muskelstarke Venen *(Plexus pampiniformis)*, Lymphgefäße, Arterien, autonome Nervengeflechte und den M. cremaster enthält.

Akzessorische Geschlechtsdrüsen. Die **Samenbläschen (Vesiculae seminales)** sind Ausstülpungen der Ampulla ductus deferentis und mehrfach gewundene Schläuche (daher l.m. immer mehrere Anschnitte). Die Schleimhaut bildet Leisten und Nischen, die ein einschichtiges, stellenweise auch mehrreihiges, hochprismatisches Epithel tragen – häufig apokrine Sekretion eines alkalischen (pH 7,19), eiweißreichen Sekrets (viel Fruktose). Die Tunica muscularis ist relativ dünn und geflechtartig angeordnet.

Die **Prostata** ist eine kompakte, unpaare Drüse, die aus etwa 40 einzelnen tubuloalveolären Drüsen zusammengesetzt ist. Die Endstücke zeigen (je nach Funktionszustand) ein niedriges oder hohes, einschichtiges Zylinderepithel. Im Bindegewebe liegen zahlreiche, glatte Muskelbündel, in den Drüsenlumina häufig Prostatasteine.

Die **Urethra** (Pars prostatica) besitzt proximal noch Übergangsepithel, distal dann mehrreihiges Zylinderepithel, auf dem Colliculus seminalis münden außer den Ausführungsgängen die Prostatadrüsen, die beiden Ductus ejaculatorii und der Utriculus prostaticus (entwicklungsgeschichtlicher Rest der Müller-Gänge).

Der **Penis** besteht aus den Penisschwellkörpern (Corpus cavernosum penis) und dem Harnröhrenschwellkörper (Corpus spongiosum penis) mit der Urethra. Nur die Corpora cavernosa werden von derbfaserigem kollagenem Bindegewebe umhüllt (Tunica albuginea), so daß sie bei Blutfüllung fest werden (Erektion). Die Schwellkörper enthalten große, endothelausgekleidete Hohlräume, in die die Rankenarterien (Aa. helicinae) einmünden (kontraktionsfähige Sperrarterien mit Längsmuskulatur in der Intima). Abflußdrosselung durch Sperrvenen, Blutumleitung durch a.-v. Anastomosen.

Weibliche Genitalorgane. Im **Ovar** entwickeln sich die Eizellen und werden Hormone gebildet. Man unterscheidet Rinde und Mark. Äußere Bedeckung durch das *Keimdrüsenepithel* (umgewandeltes Peritonealepithel = einschichtiges, kubisches oder isoprismatisches Epithel). Mesovarium als Gefäß-Nerven-Straße zur seitlichen Beckenwandung. Die *Oogonien* (Primordialfollikel) liegen in der Rinde (bei der Geburt etwa 500 000, bei der Geschlechtsreife nur noch rund 20 000). Nach der Pubertät beginnt die *Follikelreifung,* die in 3 Stadien abläuft: 1. *Primärfollikel* (Ø 50 μm) – besitzt eine dünne, einschichtige Lage von Follikelepithel; 2. *Sekundärfollikel* – das die Eizelle umhüllende Follikelepithel wird mehrschichtig (Ø 200 μm); Entwicklung einer Zona pelludica (glykosaminoglykanreiche Austauschzone zwischen Eizelle und Follikelepithel) und einer Theca folliculi (Verdichtung des zell- und gefäßreichen Bindegewebes um den Follikel); 3. *Tertiärfollikel* (Graaf-Follikel) (Ø bis zu 1,5 cm, Durchmesser der Eizelle 100–150 μm). Zwischen den Follikelepithelzellen tritt Flüssigkeit auf (Liquor folliculi), so daß eine Höhle entsteht (Antrum folliculi), in die sich die Eizelle mit den benachbarten Follikelzellen (Corona radiata) hinein vorwölbt (Cumulus oviger). Bei der **Ovulation** löst sich der Cumulus ab

Tab. 20. **Vergleich der männlichen und weiblichen Geschlechtsorgane.**

	Geschlechtsorgane			Funktion
Innere	Keimdrüse	Testis	Ovar	Aufnahme und Entwicklung der Keimzellen
	Geschlechtsgänge	Epididymis, Ductus deferens	Tuba uterina	Männl.: Ausreifung und Transport der Keimzellen Weibl.: Befruchtung und Transport des Keimes
		Utriculus prostaticus (rudimentär)	Uterus	Fruchthalter für die Embryonalentwicklung
Äußere	Kopulationsorgane	–	Vagina	Kopulation
		Penis	Clitoris u. Lab. minus	
		Scrotum	Lab. majus	
	Akzessorische Geschlechtsdrüsen	G. bulbourethralis (Cowper)	Gl. vestibularis major (Bartholini)	Vorbereitung des Geschlechtsaktes
		Prostata	–	Aktivierung und Erhaltung der Samenzellen
		Vesicula seminalis	–	

und wird mitsamt der Eizelle in die Ampulla tubae entleert. Die zurückbleibenden Follikelepithelzellen entwicklen sich zu *Granulosaluteinzellen* und damit zum *Corpus luteum* (Gelbkörper), das Progesteron synthetisiert. Die umgebenden Bindegewebszellen entwickeln sich zum *Thekaorgan,* das aus der Theca interna (epithelähnliche Zellen, die gut vaskularisiert sind und Östrogene produzieren) und der Theca externa (faserreiche Schicht mit Stromazellen und Myofibroblasten) besteht (Thekaluteinzellen). Nach Ausbleiben der Befruchtung degeneriert das Corpus luteum zu einem bindegewebigen Narbenkörper *(Corpus albicans)* mit hyalinisierter, verdickter Basalmembran (Slaviansky-Membran).

Der **Eileiter (Tuba uterina)** besitzt anfangs (Ampulla tubae) eine stark gefaltete Schleimhaut mit einem einschichtigen Zylinderepithel, das *drei verschiedene Zellformen* enthält (Flimmerzellen, sekretorisch aktive Zellen ohne Kinozilien und Stiftchenzellen). Die *Tunica muscularis* besteht aus drei Schichten, die untereinander verflochten sind. Äußerer Abschluß durch eine Serosa (Peritoneum), die lateral ein Meso besitzt (Mesosalpinx) mit Gefäßen und Nerven sowie Urnierenresten (Ep- und Paroophoron).

Der **Uterus** besteht aus einem kompakten Muskelkörper *(Myometrium),* der vom Peritoneum überzogen ist *(Perimetrium),* und einer Mukosa *(Endometrium).* Eine Submukosa fehlt. Die Schleimhaut trägt ein einschichtiges, prismatisches, zeitweise kinozilienhaltiges Epithel und enthält tubulöse Drüsen, die bis in die Muskulatur hineinreichen. Die *zyklischen Veränderungen* laufen in vier Phasen ab: *1. Regenerationsphase* (3.–5. Tag p. m., Epithelialisierung der Wundfläche, ausgehend von den Drüsenresten in der Muskulatur);

2. Proliferationsphase (5.–14. Tag p. m.) (Längenwachstum der Drüsen, Vermehrung der Bindegewebszellen); *3. Sekretionsphase* (15.–18. Tag p. m.) (die Drüsen vergrößern sich, werden sekretorisch aktiv und nehmen im Schnitt sägeblattartiges Aussehen an – die Stromazellen lagern Glykogen und Lipide ein (Umwandlung zu Deciduazellen – Auflockerung und Ödematisierung des Interstitiums); *4. Desquamationsphase* (Abstoßung der Schleimhaut) – nur Functionalis, die innere, an die Muskulatur angrenzende Schicht (Basalis) bleibt erhalten.

Vagina – drüsenfreie Schleimhaut mit unverhorntem, mehrschichtigem Plattenpithel, das sich durch Glykogenreichtum auszeichnet. Die Glykogengranula werden von Vaginalbakterien zu Milchsäure verstoffwechselt (Ursache für das saure Scheidenmilieu). Im *Vaginalepithel* lassen sich vier verschiedene Zelltypen unterscheiden (Basalzellen, Parabasalzellen, Intermediärzellen und Superfizialzellen). Je nach der hormonellen Situation und der Phase des Zyklus wechselt das Zellbild beim Vaginalabstrich. Die schwach entwickelte Tunica muscularis besteht aus zirkulären, vernetzten Bündeln glatter Muskulatur.

C Informations- und Steuerungssysteme (Haut, Nervensystem und endokrine Organe)

Die Stoffwechsel- und Transportvorgänge des Organismus bedürfen, um reibungslos vonstatten gehen zu können, einer für das Leben entscheidenden Ergänzung, nämlich eines *Informationsaustausches.* Zwar können die metabolen Vorgänge auch ohne gegenseitige Informationsvermittlung ablaufen, denn die basalen Lebensprozesse sind im allgemeinen autonom. Höhere Leistungen mit ihrer komplexen Verschränktheit der Systeme setzen jedoch einen Informationsaustausch voraus, der ordnend und regelnd in die Lebensprozesse eingreift. Das eine Organ muß gewissermaßen von der Tätigkeit des anderen »wissen«, um seine eigenen Leistungen darauf abstimmen zu können. Harmonie und Ordnung der Funktionsabläufe im Gesamtorganismus kann auf die Dauer nur erhalten bleiben, wenn innerhalb des Organismus ein Austausch von »Informationen« erfolgt. Das Informationssystem ist daher ein Ordnungs- und Regulationssystem, das den Stoffwechsel- und Transportorganen gegenüber eine polar gegensätzliche Aufgabe erfüllt. Primär steht hier nicht der Stoffwechsel, sondern der Austausch von Zeichen oder Signalen im Vordergrund (*»Informationswechsel«).* Natürlich wird dabei auch Energie verbraucht. Aber ähnlich wie bei einer den Verkehr regelnden Lampe nicht der Verbrauch der elektrischen Energie das Wesentliche ist, sondern die Farbe bzw. das Zeichen, so ist auch bei den Organen des Informationssystems das Erregungsmuster bzw. die Form der Signale das eigentlich Entscheidende und nicht der damit verbundene Energieumsatz. An sich verfügt jede lebende Zelle über die Fähigkeit der Reizbarkeit, der Informationsverarbeitung und Reizbeantwortung, auch wenn wie etwa bei den Einzellern

(Protozoen) dafür kein eigenes Organsystem vorhanden ist. Bei den höher organisierten, vielzelligen Lebewesen (Metazoen) haben sich für diese Funktionen zwei Systeme entwickelt, das Nervensystem (NS) und die endokrinen Organe.

1 Endokrine Organe

Die endokrinen Organe sezernieren Wirkstoffe (Hormone), die ins Blut abgegeben und durch die Zirkulation im Körper verteilt werden, um die Funktion bestimmter Zielorgane zu steuern. Ähnlich wie beim NS entwickeln sich auch bei den endokrinen Organen »Informationsketten«, gegebenenfalls mit mehreren Stellgliedern, indem die Wirkstoffe des einen endokrinen Organs auf die Aktivität eines anderen, nachgeschalteten Organs einwirken. Sogar Regelkreise mit Rückkoppelungselementen sind vorhanden. Es ist daher nicht verwunderlich, daß auch Übergänge zwischen NS und endokrinem System vorhanden sind. So gibt es Nervenzellen, die Hormone synthetisieren und diese in ihren Axonen peripherwärts transportieren, wo sie ins Blut abgegeben werden und auf dem Blutweg ihre Erfolgsorgane erreichen (z. B. Neurosekretion) (Abb. 292A). In bestimmten Ganglien (z. B. Nebennierenmark) entwickeln Nervenzellen gar keine Axone mehr, sondern bilden sich zu drüsenartigen Zellen um, die Wirkstoffe (Transmitter) synthetisieren und in die Zirkulation einschleusen, d. h. sich wie endokrine Drüsenzellen verhalten. Solche »paraganglionären« Zellen gehören nicht direkt zum endokrinen System im engeren Sinne, sondern

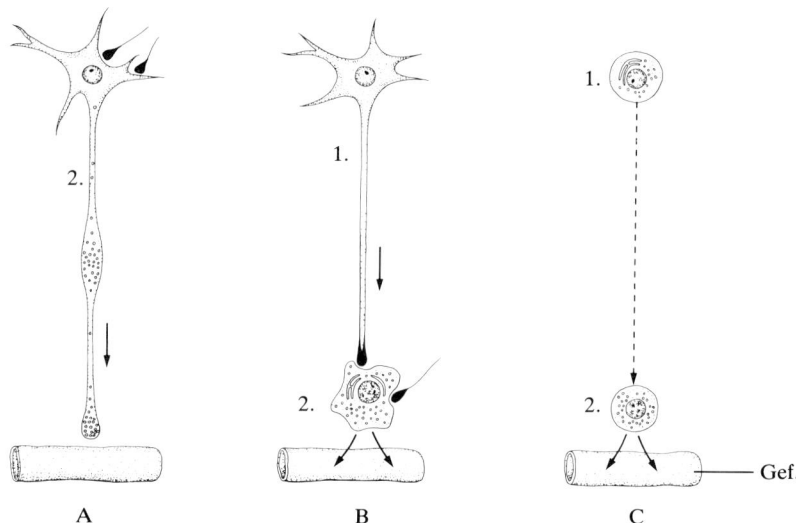

Abb. 292. Verschiedene Mechanismen peripherer Steuerungen im Bereich des autonomen NS und des Endokriniums. 1 = präganglionäres Neuron; 2 = postganglionäres Neuron oder vergleichbare Zelle. A = Hormonbildung im Neuron und Transport im Axon (Neurosekretion); B = Synthese von Neurotransmittern in neurogenen Zellelementen, z. B. in paraganglionären Zellgruppen des NN-Markes; C = Hormonbildung in endokrinen Drüsenzellen. Gef. = Gefäßsystem.

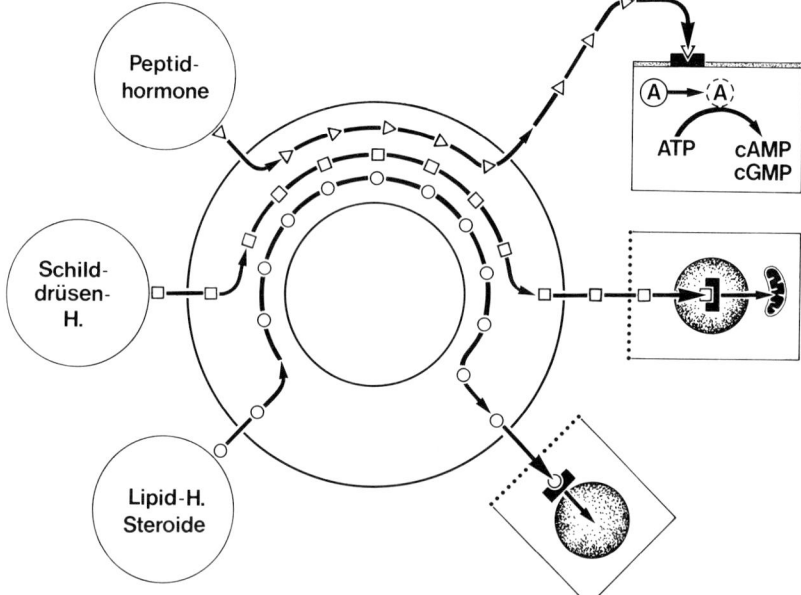

Abb. 293. Schema der drei wesentlichsten Mechanismen der Hormonwirkungen. 1. Peptidhormone gelangen über den Blutkreislauf an ihre Zielzellen, die membranständige Rezeptoren besitzen und über einen »second messenger« in der Zelle die Hormonantwort auslösen. 2. Die Rezeptoren für die Schilddrüsenhormone liegen im Kern der Zielzellen, von wo aus die Hormonantworten, vor allem im Zusammenhang mit den Atmungs- und Stoffwechselfunktionen der Zellen (Mitochondrien), ausgelöst werden. 3. Die Steroidhormone wirken primär auf Rezeptoren, die im Zytoplasma liegen, dann aber im Zellkern auf die DNS-abhängigen Prozesse einwirken.

werden von Nervenzellen stimuliert, stellen also vergleichsweise das zweite (postganglionäre) Neuron eines efferenten vegetativen Reflexbogens dar (Abb. 292B). Bei den endokrinen Organen geht diese Differenzierung dann schließlich noch einen Schritt weiter. Hier wird das stimulierende Neuron (gewissermaßen das präganglionäre Neuron) ebenfalls durch eine endokrin sezernierende Drüsenzelle ersetzt, die dann nicht die nachgeschaltete endokrine Zelle durch ein Axon, sondern durch ein ins Blut abgegebenes Hormon beeinflußt (Abb. 292C). Die neuronale »Reflexkette« ist also der hormonellen Wirkungskette durchaus vergleichbar. Durch die von autonomen Nerven freigesetzten Wirkstoffe (Transmitter) kann die Leistungsbreite der Gewebe lokal verändert und damit eine Anpassung an die allgemeine funktionelle Situation des Organismus erreicht werden. Von den Paraganglien (z. B. Nebennierenmark) kann auf dem Blutweg aber schon ein stärker generalisierender Effekt erzielt werden, wenn dieser auch noch weitgehend unter dem Einfluß des Gesamtnervensystems steht. Mit den endokrinen Organen hat sich jedoch ein Steuerungssystem entwickelt, das nur noch durch das Zwischenhirn-Hypophysen-System mit dem zentralen NS (ZNS) verbunden ist, sonst aber weitgehend unabhängig vom NS als ein selbständiges Regulationssystem arbeitet. Die Hormone können auf dem Blutweg immer alle Gewebe mehr oder weniger gleichzeitig erreichen. Sie erzielen aber nur an denjenigen Zellen spezifische Effekte, die entsprechende Rezeptoren besitzen. Somit hängt die Spezifität der Hormonwirkungen nicht nur von der Art des Hormons, sondern auch von der Art des Wirkungsmechanismus an den Zellen der Zielorgane, d. h. von der Art der Hormon-Rezeptor-Verbindungen, ab. Generell lassen sich drei Hormongruppen unterscheiden (Abb. 293):

1. Die *Peptidhormone,* die in der Regel nicht direkt in den Zellstoffwechsel eingreifen, sondern nur wirken können, wenn spezifische Rezeptoren in der Zellmembran vorhanden sind, mit denen sie sich zu membranständigen Hormon-Rezeptor-Komplexen verbinden können. Diese Komplexe setzen dann über einen zweiten Botenstoff (second messenger) die jeweiligen spezifischen Änderungen der Zellfunktionen in Gang. Alle Hormone mit steuernden Funktionen, wie z. B. die vom Hypophysenvorderlappen gebildeten glandotropen Hormone, die nicht auf die Zielorgane selbst, sondern auf andere Hormondrüsen wirken, sind Peptidhormone. Sie gehören daher funktionell mehr zum Informationssystem.

2. Für die *Hormone der Lipidgruppe* (Steroidhormone) stellt die Zellmembran wegen der Lipidlöslichkeit dieser Hormone keine Schranke dar. Die Hormone gelangen ins Zellinnere und verbinden sich dort mit einem spezifischen Rezeptor zu einem intrazellulären Hormon-Rezeptor-Komplex, der dann vom Zytoplasma aus die Hormonwirkungen, meist über Änderungen bestimmter Transportprozesse, in Gang setzt. Steroidhormone werden hauptsächlich von der Nebennierenrinde und den Keimdrüsen gebildet, Organe, die im Bereich der unteren Körperhälfte liegen und mehr mit den Stoffwechsel- und Fortpflanzungsprozessen zu tun haben.

3. Die *Schilddrüsenhormone,* die sich von der Aminosäure Tyrosin ableiten, nehmen in diesem Zusammenhang eine Mittelstellung ein. Sie wirken unmittelbar auf den Zellkern, wo entsprechende Rezeptoren vorhanden sind. Sie stimulieren vom Zellkern aus den Energieumsatz und die Zellatmung, wobei vor allem die Mitochondrien mit den Enzymen der Atmungskette und den energiereichen Phosphaten (ATP) eine Rolle spielen (Abb. 293).

Endokrine Regelkreise. Das von einer endokrinen Drüse sezernierte Hormon wirkt nicht nur auf die Zellen des jeweiligen Ziel organs ein, sondern gleichzeitig auch auf die Drüse selbst zurück. Ein erhöhter Hormonspiegel im Blut hemmt die sekretorische Aktivität der Drüse, ein erniedrigter Blutspiegel steigert sie (Rückkoppelungsmechanismus). Ähnliche Regelkreise bestehen auch zwischen der Hypophyse und bestimmten endokrinen Organen (Schilddrüse, Nebennierenrinde und Keimdrüsen). Die vom Hypophysenvorder-

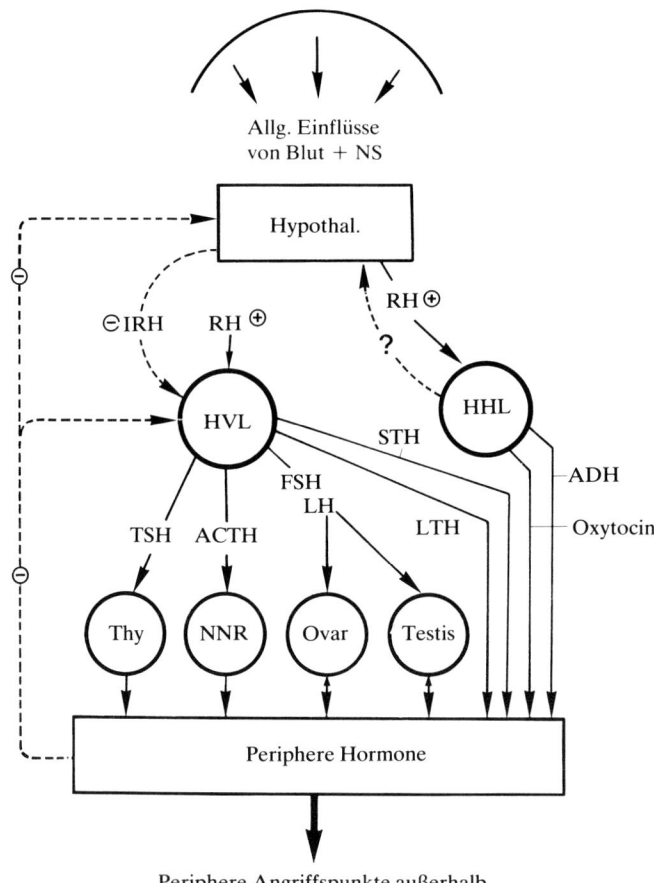

Periphere Angriffspunkte außerhalb
der Regelkreise

Abb. 294. Schema über die wichtigsten Regelkreise im endokrinen System. Gestrichelte Linien = Hemmende
Rückkoppelungen; Ausgezogene Linien = Stimulierende Wirkungen.
ACTH = Adrenokortikotropes Hormon, ADM = Antidiuretisches Hormon, HHL = Hypophysenhinterlappen,
HVL = Hypophysenvorderlappen, IRH = Inhibitorische Releasing Hormone, LH = Luteinisierungshormon,
LTH = Luteotropes Hormon, NNR = Nebennierenrinde, STH = Somatotropes Hormon, Thy = Glandula
thyroidea, TSH = Thyrotropes Hormon

lappen gebildeten glandotropen Hormone (ACTH, TSH usw.) stimulieren die Hormonsekretion dieser Drüsen (Abb. 294). Die dann von den nachgeschalteten Drüsen produzierten Hormone beeinflussen wiederum die Sekretionsleistung der Hyophyse im Sinne einer negativen Rückkoppelung (Abb. 294). So hemmt z. B. das von der Schilddrüse produzierte Thyroxin die Bildung des thyrotropen Hormons (TSH) in der Hypophyse, wie umgekehrt eine Senkung des Hormonspiegels eine Steigerung der sekretorischen Aktivität der Hypophyse und eine vermehrte Abgabe glandotroper Hormone auslöst. Wir haben also jeweils einen Regelkreis vor uns, dessen Sollwert vom Verbrauch der Hormone im Erfolgsorgan bestimmt wird.

Innerhalb der geschilderten hormonellen Regelkreise nimmt der Hypothalamus zusammen mit der Hypophyse eine zentrale Stellung ein (Zwischenhirn-Hypophysen-System). Bestimmte Kerne des Hypothalamus bilden

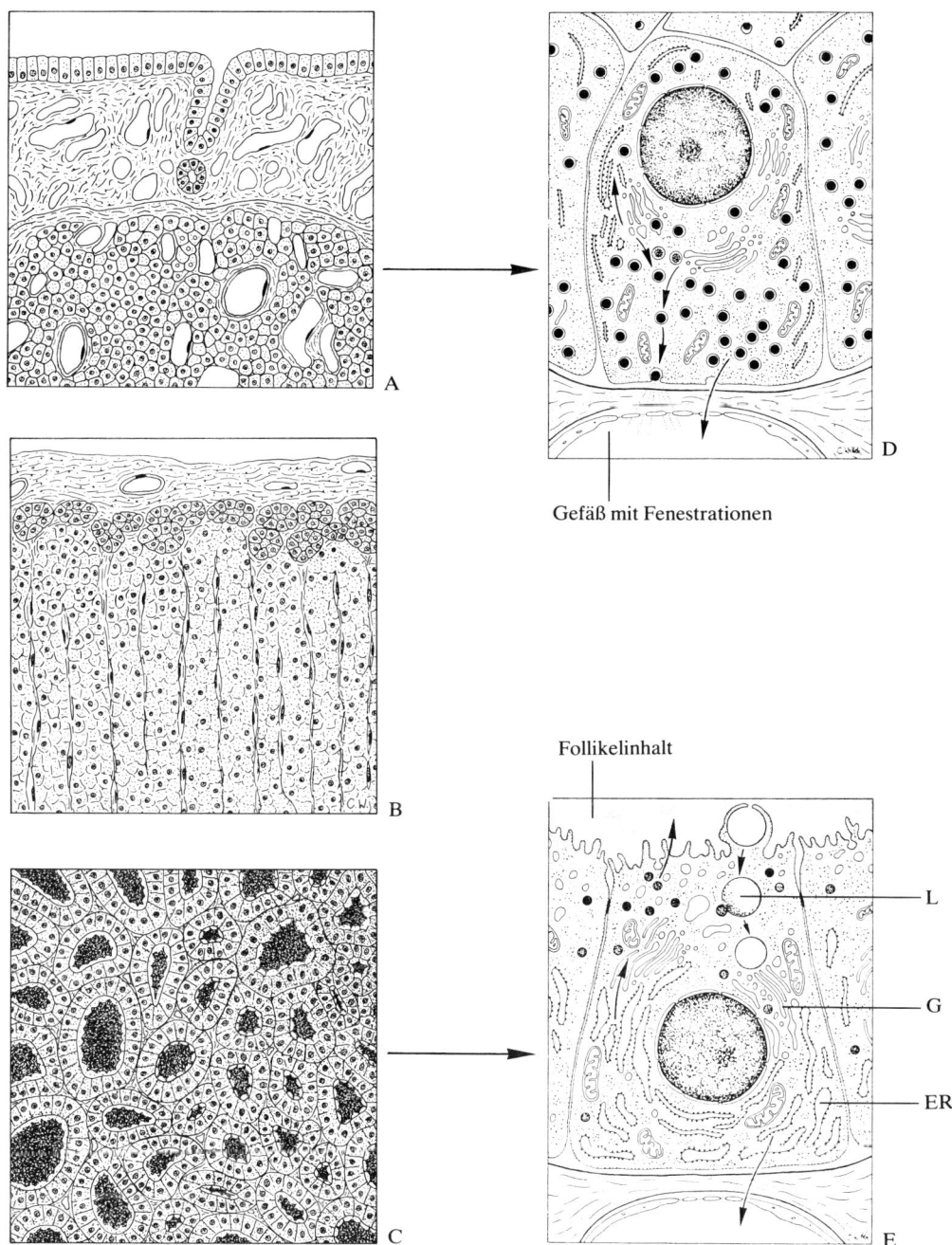

Gefäß mit Fenestrationen

Follikelinhalt

L

G

ER

Abb. 295. Aufbau und Feinstruktur endokriner Drüsen. A = Die endokrinen Drüsenzellen bilden unregelmäßige Zellhaufen (z. B. Epithelkörperchen); B = Die Drüsenzellen bilden radiäre Zellstränge (z. B. Nebennierenrinde); C = In der endokrinen Drüse entstehen Follikel (z. B. Schilddrüse). Sekretionsmechanismen; D = Beispiel für die Bildung und Ausschleusung von Peptidhormonen (schwarze Granula); E = Beispiel für Speicherung und Rückresorption von Hormonen aus dem Follikelinhalt (z. B. Schilddrüse); G = Golgi-Komplex; L = Verschmelzung eines Vesikels mit einem Lysosom; ER = endoplasmatisches Retikulum.

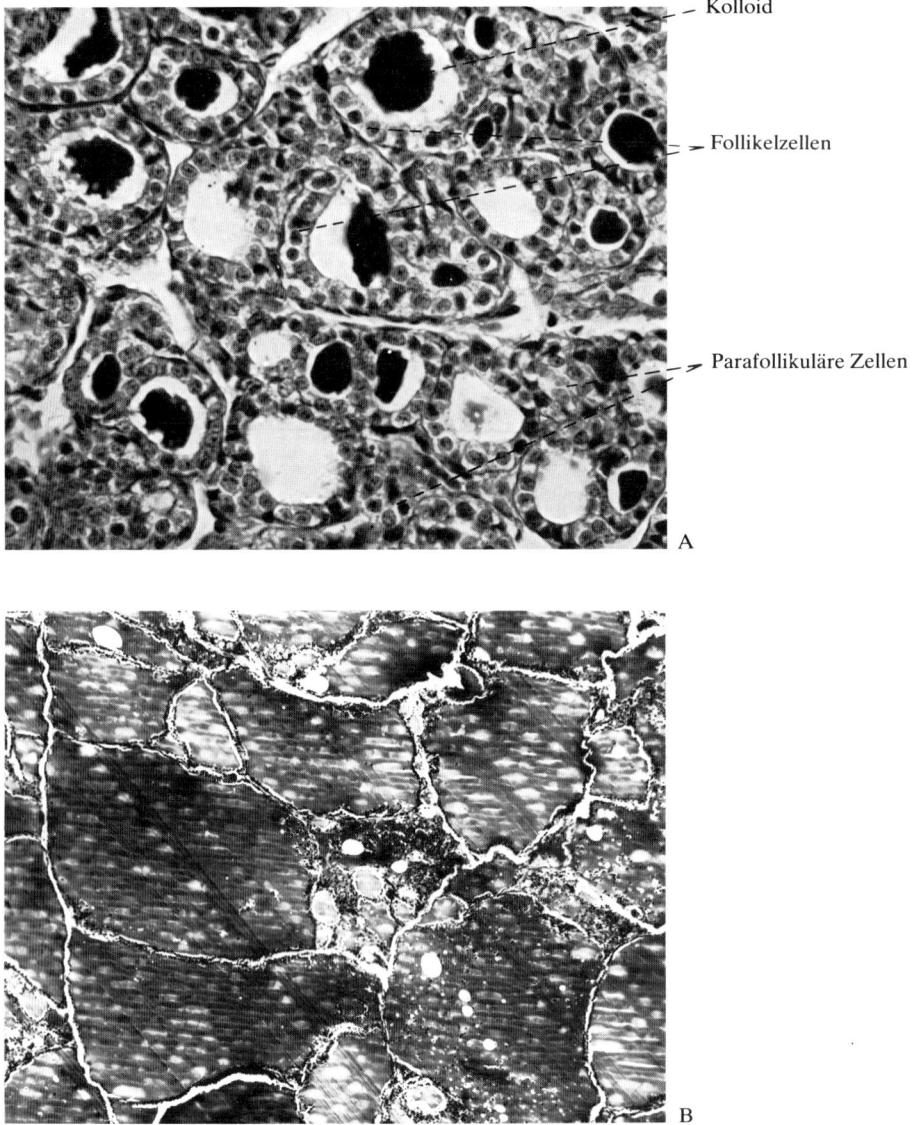

Abb. 296. Histologische Schnitte durch eine aktive (A) und inaktive (B) Schilddrüse vom Menschen (A = 63×; B = 397×). Man beachte die unterschiedliche Größe der Follikel und der Drüsenzellen.

»releasing factors«, die auf die Hypophyse wirken und dort die Ausschüttung der zugehörigen Hormone induzieren. Auch Inhibitoren (»releasing-inhibiting-factors«) sind nachgewiesen worden. Damit ist auch die oberste Stufe endokriner Steuerungen in Form von Regelkreisen strukturiert. Der Hypothalamus kann seinerseits wieder als Teil des ZNS von höheren Hirnzentren oder von im Blut kreisenden Wirkstoffen und Pharmaka beeinflußt werden. Psychische Erregungen können sich via Hypothalamus und Hypophyse auf die Reaktionslage des gesamten endokrinen Systems und Vegetativums auswirken, wie auch umgekehrt eine Dysregulation im Hormonhaushalt psychische Rückwirkungen haben kann.

Allgemeine Struktur endokriner Organe. Histologisch sind alle endokrinen Drüsen durch eine außerordentlich reiche Kapillarisierung und das Fehlen von Ausführungsgängen charakterisiert. Die Zellen ordnen sich entweder zu Ballen oder zu Strängen um die meist plexusartig erweiterten Gefäße an (Abb. 295). E. m. zeigen die Kapillarendothelien immer zahlreiche Fenestrationen, durch die die Einschleusung der meist höhermolekularen Hormone ins Blut erleichtert wird. In einigen endokrinen Organen können epitheliale Bläschen *(Follikel)* auftreten, in denen Hormone oder deren Vorstufen gespeichert werden (z. B. Schilddrüse). In der Regel werden aber die Hormone erst dann synthetisiert, wenn sie auch benötigt werden.

Ein weiteres Formprinzip besteht darin, daß sich das Organparenchym, wie beispielsweise in der Nebennierenrinde, zu radiären Strängen anordnet, die sich dann je nach den funktionellen Verhältnissen verlängern oder verkürzen können (progressive bzw. regressive Transformationen).

Auch das morphologische Bild der **Drüsenzellen** variiert sehr stark, je nachdem welches Hormon produziert wird. Drüsen, die z. B. *Peptidhormone* (Hypophysenvorderlappen, Inselorgan) synthetisieren, besitzen ein gut entwickeltes, ribosomenreiches ER und Golgi-System. Die in diesen Organellen gebildeten Hormone werden jedoch meist nicht in ihrer biologisch wirksamen Form, sondern in einer Vorform gebildet, dann in membranumschlossenen Granula angereichert und durch Exozytose ausgeschleust. Dabei verschmilzt die Granulamembran wieder mit der Zellmembran, so daß die Hormonmoleküle ins Interstitium und weiter durch die Gefäßwand ins Blut gelangen können (Abb. 295D). Vielfach werden die Trägerproteine erst im strömenden Blut abgespalten. Diese Form der Bildung und Absonderung von Peptidhormonen durch schrittweise intrazelluläre (und z. T. auch extrazelluläre) Aufspaltung eines Vorläufermoleküls in unterschiedlich wirksame Fragmente ermöglicht feinabgestufte, biosynthetische Regulationsmechanismen, an denen

auch die jeweiligen Rezeptoren an den Zielzellen beteiligt sind.

Synthetisieren endokrine Drüsenzellen *Steroidhormone,* wie z. B. in der Nebennierenrinde oder den Keimdrüsen, fehlen die für die Proteinsynthese notwendigen Zellorganellen weitgehend, statt dessen findet man vornehmlich ein tubuläres, glattes ER. Bei Drüsen, die sowohl synthetisieren als auch speichern können, wie beispielsweise bei der Schilddrüse, treten in den Zellen neben den hormonsynthetisierenden Organellen auch andere Zellorganellen, wie z. B. Vesikel und Lysosomen, auf (Abb. 295E).

An Form und Größe der verschiedenen Hormongranula kann man, besonders bei e. m. Vergrößerungen, die einzelnen, endokrin tätigen Zellformen und ihre Produkte gut voneinander unterscheiden. L. m. zeichnen sich die endokrinen Drüsenzellen meist durch ihre großen, chromatinarmen Kerne mit deutlichen Nucleoli sowie ihr blasses, häufig granulaenthaltendes Zytoplasma und den engen Kontakt zu weitgestellten Kapillaren aus. Lipidhaltige Granula werden bei Routinefärbungen meist aus der Zelle herausgelöst, so daß das Zytoplasma dann ein wabenartiges, schaumiges Aussehen erhält.

1.1 Schilddrüse

Die Schilddrüse *(Glandula thyroidea)* ist die größte endokrine Drüse des Körpers (Gewicht 20–30 g) und die einzige Drüse, die ihre Hormone in größeren Mengen auch speichern kann.

Sie produziert zwei Hormone, Thyroxin und Calcitonin. Das jodhaltige **Thyroxin** stimuliert den gesamten Stoffwechsel des Organismus. Die Proteinsynthese wird angeregt, der Elektrolytaustausch mit dem Interstitium (Na, K) beschleunigt und zahlreiche Enzyme, vor allem die kohlenhydratabbauenden Enzyme werden aktiviert, so daß die Utilisation der Kohlenhydrate und die Zellatmung verstärkt wird. Dadurch wird vermehrt Energie umgesetzt und der Grundumsatz gesteigert. Da die meisten dieser Prozesse in den Mitochondrien ablaufen, vergrößern sich diese Zellorganellen unter Thyroxineinwirkung beträchtlich. Die Stoffwechselanregung durch Thyroxin führt bei Kindern zu einer Wachstumsbeschleunigung.

> **Klinischer Hinweis.** Das Calcitonin schaltet sich in den Mineralstoffwechsel ein, indem es den Blut-Kalziumspiegel senkt und damit antagonistisch zum Parathyrin der Nebenschilddrüsen wirkt. Eine Überfunktion der Schilddrüse führt zur Grundumsatzsteigerung, zu beschleunigtem Auf- und Abbau von Proteinen, Kohlenhydraten und Fetten sowie zur Übererregbarkeit und Gedankenflucht **(Hyperthyreose);** eine Unterfunktion zeigt sich in einer Verlangsamung der Stoffwechselprozesse, Teigigwerden der Haut **(Myxödem)** sowie bei Kindern in einer Wachstumsverlangsamung und geistigen Retardierung (Kretinismus).

1.1.1 Schilddrüsenfollikel und Thyroxinbildung

Die Schilddrüse wird durch bindegewebige Septen in unregelmäßige Läppchen (Lobuli) gegliedert, die insgesamt 20 bis 30 Millionen **Follikel** beherbergen. Die Schilddrüsenfollikel sind kleine, mit einem einschichtigen Zylinderepithel ausgekleidete Bläschen (Ø 50–500 μm), die mit Kolloid gefüllt sind (Abb. 295 u. 296). Das Kolloid enthält inaktives, an Eiweiß gebundenes Thyroxin (Thyreoglobulin), das in den Follikeln gespeichert wird. Große, reichlich mit Kolloid gefüllte Schilddrüsen mit flachen abgeplatteten Zellen sind sekretorisch inaktiv *(Stapelschilddrüsen),* während Schilddrüsen mit zahlreichen kleinen Follikeln und hohem Epithel eine große sekretorische Aktivität aufweisen.

Die Schilddrüsenzellen verfügen über die Fähigkeit, einerseits Hormone zu synthetisieren und im Kolloid zu speichern, andererseits diese aber auch wieder aus dem Kolloid zu mobilisieren und in umgekehrter Richtung durch die Zelle hindurchzuschleusen und ins Blut abzugeben. Die **Follikelzellen,** die das Thyreoglobulin bilden *(Hauptzellen),* sind damit funktionell nach 2 Seiten hin orientiert: einmal nach basal hin, wo an der Grenzfläche zur Kapillarwand der Austausch mit dem Blut (Aufnahme der Bausteine für das Hormon, vor allem Jod und Aminosäuren, sowie Abgabe der Hormone ins Blut), zum anderen zur apikalen Seite der Zellen hin, wo das Thyroxin in der an Eiweiß gebundenen Speicherform abgegeben, durch Wasserentzug eingedickt und bei Bedarf wieder rückresorbiert werden kann. Bei diesen Prozessen sind unterschiedliche Zellorganellen involviert. Das Thyroxin, das aus zwei Aminosäuren besteht, an die 4 Jodatome gebunden sind (Tetrajodthyroxin, T_4), wird in dem reichlich vorhandenen, rauhen ER synthetisiert und an ein im ER gebildetes Protein (Globulin) gekoppelt. Im benachbarten Golgi-Apparat werden noch Kohlenhydrate angehängt. Das auf diese Weise entstandene Thyroglobulin ist also ein Glykoprotein, das in den Vesikeln des Golgi-Apparates konzentriert und dann apikal an das Kolloid abgegeben wird. Synthetisch aktive, kolloidproduzierende, meist hochzylindrische Epithelzellen enthalten daher immer im apikalen Zellbereich zahlreiche, elektronendichte Vesikel verschiedener Größe **(Kolloidzellen).** Für die Synthese des Thyroxins benötigt die Schilddrüse täglich 150 μg Jod, das größtenteils aus der Nahrung aufgenommen wird. Ein Drittel (ca. 50 μg) stammt aber aus im Körper selbst abgebauten Hormonen – ein Prozeß, der meist in der Niere oder Leber stattfindet, so daß auch hier wieder eine, wenn auch begrenzte Rezirkulation eines lebenswichtigen Stoffes (Jod) existiert. Das Jod muß aus dem Blut durch einen aktiven Transportprozeß in die Zelle eingeschleust werden (Jodpumpe). Es wird aber nicht im ER oder Golgi-Apparat an das Thyroxin gekoppelt, sondern erst extrazellulär, nach der Ausschleusung ins Kolloid, eingebaut (Abb. 297).

Bei Bedarf wird das Hormon aus dem Kolloid wieder mobilisiert und in die Zelle rückresorbiert. Normalerweise besitzt die Follikelzelle apikal zahlreiche unregelmäßige

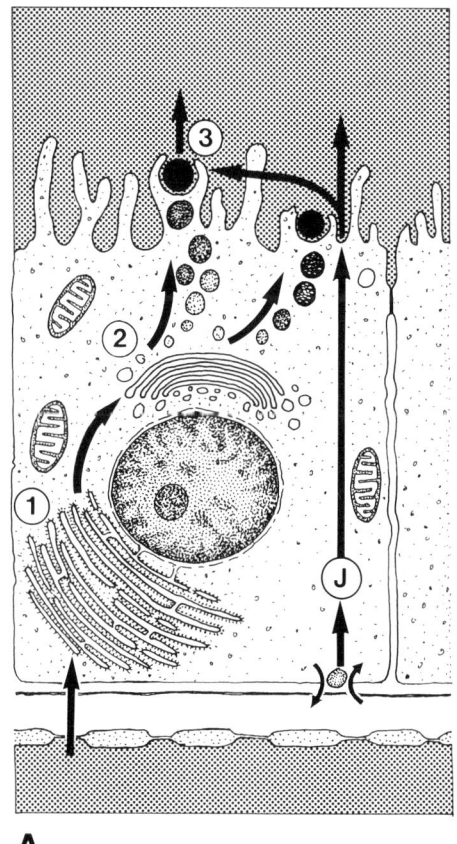

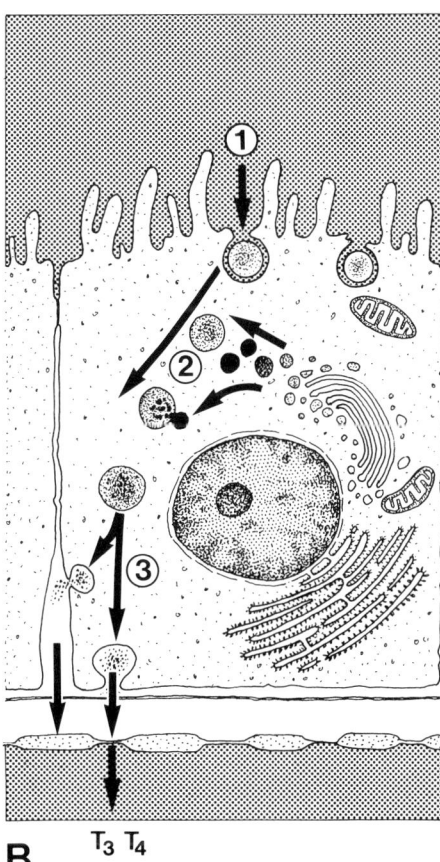

A   **B** T_3 T_4

Abb. 297. Schema der beiden wichtigsten Funktionsprozesse in den Epithelzellen der Schilddrüse.
A = Synthese von Thyroglobulin und dessen Speicherung im Kolloid des Follikels. 1 = Synthese der Proteine im ER; 2 = Bildung von Vesikeln und Jodidoxydation unter Beteiligung des Golgi-Apparates; 3 = Ausschleusung thyroglobulinhaltiger Granula mit Zytoplasmahülle im Lumen (J = Jodmoleküle); B = Reabsorption von Thyroglobulin aus dem Follikelinhalt und Abgabe ins Kapillarblut. 1 = Einschleusung ins Zytoplasma; 2 = Verschmelzung der Granula mit Lysosomen und Spaltung des Thyroglobulins durch lysosomale Enzyme; 3 = Ausschleusung von Thyroxin (T_4) oder Trijodthyronin (T_3) in die Interzellularspalten oder basal ins Stroma, von wo der Übertritt ins Kapillarblut erfolgt.

Mikrovilli. Bei der Kolloidmobilisation vergrößern sich einige dieser Mikrovilli zu länglichen Pseudopodien, die kleine Kolloidtropfen einschließen und ins Zytoplasma endozytotisch einschleusen. Hier verschmelzen die kolloidhaltigen Vesikel dann mit den immer reichlich vorhandenen Lysosomen und wandern langsam basalwärts. In den Lysosomen wird das Protein wieder vom Thyroxin getrennt, so daß dieses leicht durch die basale Zellmembran hindurchdiffundieren kann. Die Follikel sind von einem dichten aber weitlumigen *Kapillarnetz* umgeben, das stark gefensterte Endothelien besitzt und dadurch die Hormoneinschleusung erleichtert.

Alle Phasen der Hormonsynthese, -speicherung und -freisetzung werden durch das thyrotrope Hormon (TSH) des Hypophysenvorderlappens kontrolliert. Nach Gaben von TSH vergrößern sich die Zellen der Schilddrüsenfollikel, werden hochprismatisch und bekommen einen länglichen, bläschenförmigen Kern. Die Mikrovilli verlängern sich und schleusen vermehrt Kolloid ein. Nicht selten sieht man dann l. m. an der Zelloberfläche große Vakuolen *(Randvakuolen),* die allerdings auch durch Schrumpfung des Kolloids entstehen können. TSH-Entzug bewirkt eine Abflachung des Epithels, die häufig mit Vergrößerung der Follikel und Eindickung des Kolloids einhergeht. Die Drüse bekommt ein inaktives Aussehen (Abb. 296B).

1.1.2 Parafollikuläre Zellen der Schilddrüse und Calcitoninbildung

Die Schilddrüse beherbergt noch eine zweite Form endokrin tätiger Zellen, nämlich die **parafollikulären** oder **C-Zellen,** deren Hormon Calcitonin den Blutkalziumspiegel senkt (Abb. 298). Diese Wirkung beruht auf einer Hemmung der Knochenabbauprozesse (Osteolyse), ein gegenüber dem Parathormon der Parathyroidea antagonistischer Effekt, da das Parathormon den Blutkalziumspiegel durch Stimulation der knochenabbauenden Zellen erhöht. Die parafollikulären Zellen sind unregelmäßig zwischen die Hauptzellen der Schilddrüsenfollikel eingestreut und liegen meist mehr basal, so daß sie nicht an das Follikellumen angrenzen (Abb. 298). Sie kommen auch im interfollikulären Bindegewebe (allein oder in Gruppen) vor. Diese Zellen haben entwicklungsgeschichtlich eine andere Herkunft als die follikelbildenden Schilddrüsenzellen. Sie stammen nämlich aus dem Material der fünften Schlundtasche (ultimobranchialer Körper) und sind erst sekundär in die Schilddrüse eingewandert. L. m. erscheinen sie wesentlich heller. Mit Silbersalzen lassen sich im Zytoplasma zahlreiche, kleine (argyrophile) Granula nachweisen, die sich bei e. m. Vergrößerungen als typische Sekretgranula mit einem elektronendichten Kern und einer umhüllenden Membran (Ø 200–300 nm) erweisen. Diese Granula enthalten das **Calcitonin,** sowie außerdem auch noch geringe Mengen

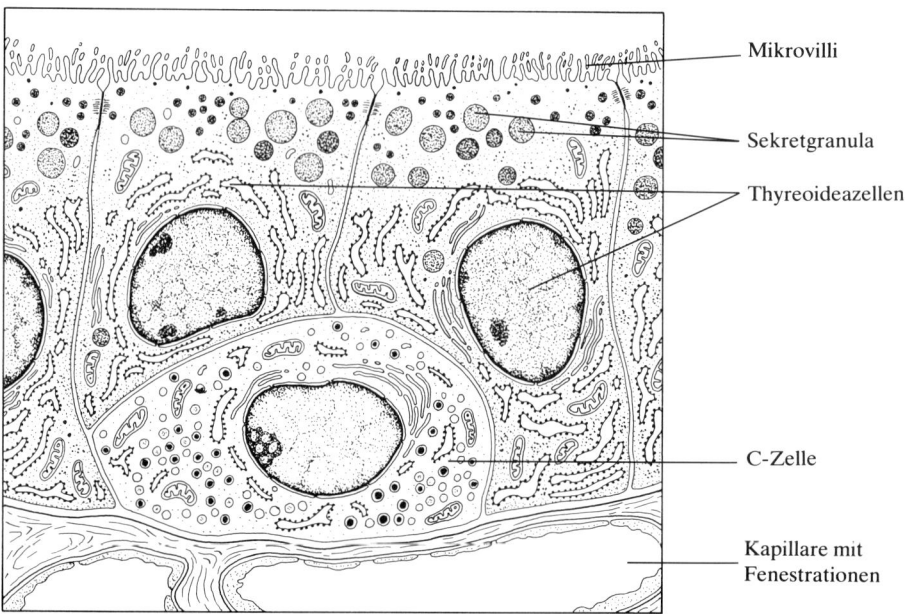

Abb. 298. Feinstruktur der Schilddrüsenzellen (ca. 3200×). Ausschnitt aus der Follikelwandung mit zwei Thyroideazellen und einer im Epithel gelegenen Calcitonin-Zelle (C-Zelle). Beide Zelltypen unterscheiden sich deutlich durch ihre Sekretgranula voneinander.

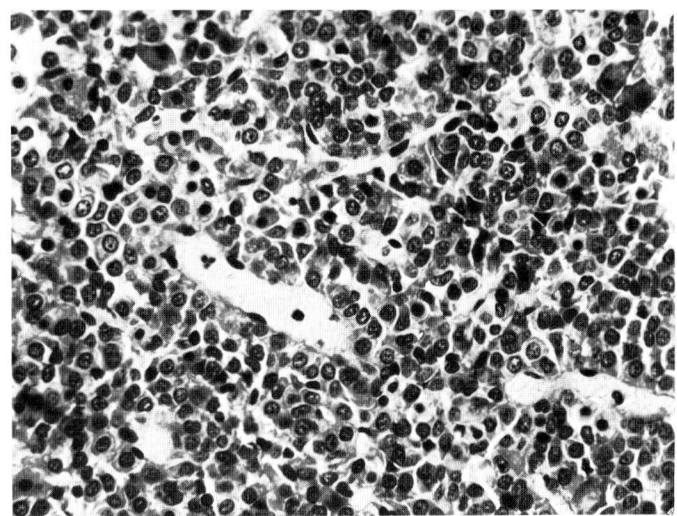

Abb. 299. Histologischer Schnitt durch ein Epithelkörperchen (397×). Man beachte die unregelmäßige Anordnung der Zellen um die Kapillaren herum und die relative Einheitlichkeit der Zellpopulation.

von Somatostatin, Serotonin und Dopamin. *Calcitonin* (Thyrokalzitonin) ist ein Oligopeptid, das sich aus 32 Aminosäuren zusammensetzt. Es wird im rauhen ER der C-Zellen synthetisiert und im Golgi-Apparat in Vesikel verpackt, die sich dann zu den spezifischen Granula weiterdifferenzieren. Im übrigen sind die C-Zellen relativ organellenarm.

Die sekretorische Aktivität der parafollikulären Zellen ist unabhängig von der Hypophyse. Dasselbe gilt auch für die Nebenschilddrüse, für die es ebenfalls kein steuerndes Hypophysenvorderlappenhormon gibt. Die Tätigkeit der parathyroidalen und parafollikulären Zellen ist vielmehr vom Blutkalziumspiegel abhängig, der durch das Parathyrin, das Calcitonin und außerdem noch durch Vitamin D geregelt wird.

1.2 Nebenschilddrüse (Gl. parathyroidea, Epithelkörperchen)

Die *Epithelkörperchen* (vier an der Hinterseite der Schilddrüse gelegene, erbsengroße Drüsen) bestehen aus einer l. m. weitgehend einheitlich erscheinenden Zellpopulation (Abb. 299), nämlich aus den Hauptzellen. Nur ein kleiner Teil (ca. 3%) besteht aus oxyphilen Zellen, die oft in Gruppen zusammenliegen und sich durch eine etwas stärkere Anfärbbarkeit mit sauren Farbstoffen auszeichnen.

Die **Hauptzellen** synthetisieren **Parathormon** oder **Parathyrin,** ein aus 84 Aminosäuren bestehendes Polypeptid. Sie enthalten daher alle für eine Proteinsynthese notwendigen Zellorganellen (rauhes ER, Golgi-Komplexe, Mitochondrien usw.). Die Hauptzellen liegen meist in Gruppen zusammen und bilden gelegentlich auch Follikel. Die hormonproduzierenden Zellen erscheinen basophil und dunkler *(dunkle Hauptzellen).* Die hellen (wasserklaren*) Hauptzellen* sind wahrscheinlich inaktive Zellen, die nur wenige Organellen enthalten. In ihrem Zytoplasma finden sich häufig Ansammlungen von Lipidtropfen und Glykogengranula. Bei der Herstellung l.m. Präparate lösen sich diese Granula auf, so daß die Zellen hell erscheinen. Die dunklen Hauptzellen besitzen spezifische, elektronendichte Sekretgranula (Ø ca. 0,2 μm), die das Parathormon, ein lineares Protein (MG 9500), enthalten. Die Granula werden zuerst in den Golgi-Vesikeln sichtbar und dann ins Interstitium ausgeschleust. Von hier gelangen sie in das Kapillarendothel, wo sie eine Zeitlang gespeichert werden können, bevor sie ins Blut entleert werden.

Die Funktion der **oxyphilen Zellen** ist nicht geklärt. Ihr Zytoplasma ist mit kleinen Mitochondrien und Glykogengranula angefüllt. Daß es sich um absterbende Zellen handelt, wie meist angenommen wird, ist unwahrscheinlich. Sie treten erst nach dem siebten Lebensjahr, besonders zahlreich nach der Pubertät, auf. Ihre Funktion ist noch unbekannt.

1.3 Inselorgan des Pankreas

Das Schilddrüsenhormon Thyroxin stimuliert den Stoffwechsel der Zelle, wobei die Proteinsynthese sowie der Elektrolytaustausch mit dem umgebenden Interstitium angeregt und die kohlenhydratabbauenden Enzyme in der Zelle aktiviert werden, so daß der Energieumsatz steigt. Die Hormone der Langerhans-Inseln im Pankreas, die den endokrinen Anteil der Bauchspeicheldrüse ausmachen, unterstützen diese den Stoffwechsel regulierenden Wirkungen der Schilddrüse, indem sie die dafür nötigen »Brennmaterialien«, vor allem Kohlenhydrate bereitstellen, d. h. den Kohlenhydratstoffwechsel regulieren. Dafür, daß überhaupt Stoffe aus dem Digestionstrakt aufgenommen werden können, sorgt hauptsächlich der exokrine Teil des Pankreas. Der endokrine Teil übernimmt dann die hormonelle Regulation, die mit der Stoffverteilung, hauptsächlich der Kohlenhydrate, aber auch der Fette und Aminosäuren im Organismus zu tun hat. Wiederum sind es zwei antagonistisch wirkende Hormone, nämlich das Insulin und das Glukagon, zu denen aber noch weitere Wirkstoffe (z. B. Somatostatin) hinzukommen.

Das **Insulin** ist ein aus 2 Peptidketten bestehendes Polypeptid. Die beiden Peptidketten (21 bzw. 30 Aminosäuren) sind durch Disulfitbrücken miteinander verknüpft. Insulin aktiviert in der Leber verschiedene Enzyme, durch die die Phosphorylierung der im Darm resorbierten Glukose sowie die anschließende Syn-

these von Glykogen angeregt wird. Dadurch sinkt der Blutzuckerspiegel. Auch in anderen Körperzellen sorgt das Insulin für eine Bereitstellung von Energieträgern, insbesondere von Kohlenhydraten. Da Insulin ein Polypeptid ist, kann es nicht direkt in die Zelle eindringen. Es bindet sich vielmehr an einen membranständigen Rezeptor. Der Insulinrezeptorkomplex ermöglicht dann den Glukosetransport in die Zelle hinein. Die in die Zelle aufgenommene Glukose kann in Form von Glykogen gespeichert, aber auch in Fettsäuren umgewandelt werden. Die in der Leber aus Kohlenhydraten synthetisierten Fette werden dann in Form von Glykoproteinen auf dem Blutwege zum Fettgewebe transportiert und dort gespeichert. Insulin sorgt also dafür, daß die aus dem Darm resorbierten energieliefernden Stoffe (Glukose usw.) in die Zellen eindringen und dort bei Nichtgebrauch gespeichert werden. Dies ist besonders wichtig für die Skelettmuskelzellen sowie für die Zellen des ZNS.

Klinischer Hinweis. Insulinmangel führt zur Erhöhung des Blutzuckerspiegels (Zuckerkrankheit, **Diabetes mellitus**) (Hyperglykämie). Absinken des Blutzuckerspiegels kann zu Einschränkungen der Nervenzelltätigkeit, evtl. mit Bewußtseinsverlust, führen (hypoglykämischer Schock, Koma).

Antagonistisch zum Insulin wirkt das **Glukagon,** das ebenfalls ein im Inselorgan gebildetes Polypeptid (29 Aminosäuren) darstellt. Glukagon stimuliert den Glykogenabbau in der Leber und steigert den Blutzuckerspiegel. Als Polypeptid bildet auch Glukagon in der Zellmembran einen Hormonrezeptorkomplex, der dann die weiteren zellulären Effekte auslöst.

Die **Langerhans-Inseln** (Abb. 300) (insgesamt etwa 1–2 Millionen, Ø 100–200 μm) entwickeln sich embryonal hauptsächlich aus dem Gangepithel der exokrinen Drüse und liegen postnatal »inselartig« zwischen den exokrinen Drüsenanteilen. Sie zeigen den typi-

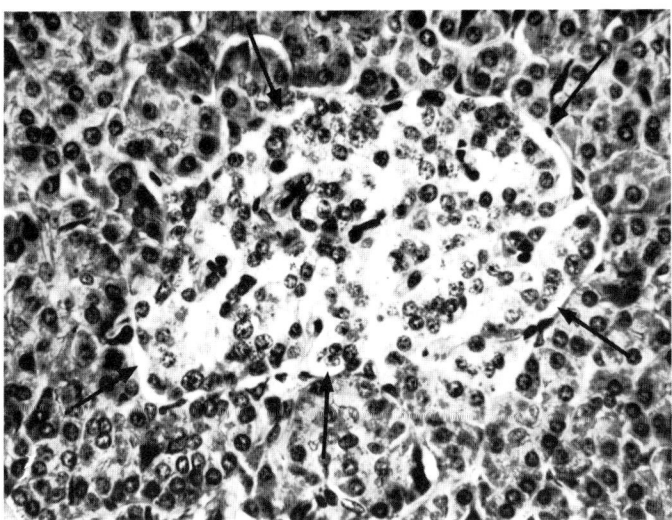

Abb. 300. Histologischer Schnitt durch eine Langerhans-Insel (397×). Die Pfeile markieren die Grenze zwischen Inselorgan und exokrinem Pankreasgewebe. Man beachte das hellere Erscheinungsbild und die unregelmäßigere Anordnung der Zellen im Bereich der Langerhans-Insel.

schen Aufbau endokriner Organe, d. h., ihre Zellen ordnen sich zu Ballen oder Strängen, meist in unregelmäßiger Form, um die weitlumigen Kapillaren herum, an (Abb. 300 u. 301). Das Gefäßendothel ist stark fenestriert und erlaubt Permeationsprozesse in beide Richtungen. Eine dünne Bindegewebsschicht schließt die Inseln außen gegen das exokrine Gewebe ab. Schon l. m. lassen sich aufgrund ihres färberischen Verhaltens verschiedene Zelltypen unterscheiden. Die zahlenmäßig dominierenden, insulinbildenden **Beta-** oder **B-Zellen** (60–80%) färben sich bei histologischen Routinefärbungen nur wenig an, weshalb die Inseln l. m. meist blaß erscheinen. E. m. läßt sich in den B-Zellen eine Population verschieden großer Granula (β-Granula) nachweisen, die einen elektronendichten, oft kristallinen Kern besitzen, der das Granulum meist nicht ganz ausfüllt (Abb. 301). Die β-Granula enthalten den an Zink gebundenen Insulinkomplex, der wie andere Proteine im rauhen ER synthetisiert und über Golgi-Vesikel in die Spezialgranula eingeschleust wird. Für die Insulinsekretion ist ein Mikrofilament-Mikrotubuli-System erforderlich, das mit Hilfe von plumpen, unregel-

mäßigen Mikrovilli in Anwesenheit von Ca^{2+}-Ionen nach Art einer spezialisierten Exozytose den Granulainhalt ins Interstitium und damit in den Kreislauf einbringt.

Die wesentlich seltener vorkommenden **D-Zellen** (5–8%) liegen zwischen den B-Zellen und besitzen weniger elektronendichte »graue« Granula (Ø 150–400 nm), die u. a. Somatostatin enthalten. Ihre Funktion ist unbekannt.

Die eigentlichen Antagonisten der B-Zellen sind die **Alpha-** oder **A-Zellen,** die als Glukagonproduzenten etwa 20% der Gesamtzellpopulation ausmachen und durch große, meist gleichartige, elektronendichte Granula (Ø 200–300 nm) charakterisiert sind (Abb. 301). Sie lassen sich e. m. besonders mit Silbersalzen zur Darstellung bringen (»Silberzellen«). Die A-Zellen liegen bevorzugt am Rande der Inseln, während die B-Zellen im Inselzentrum lokalisiert sind.

Die **C-Zellen** sind organellenarm und hell. Sie besitzen wenig Granula und werden meist für erschöpfte (degranulierte) B-Zellen gehalten. Die **PP-** oder **pankreatisches Polypeptid bildenden Zellen** kommen nur in

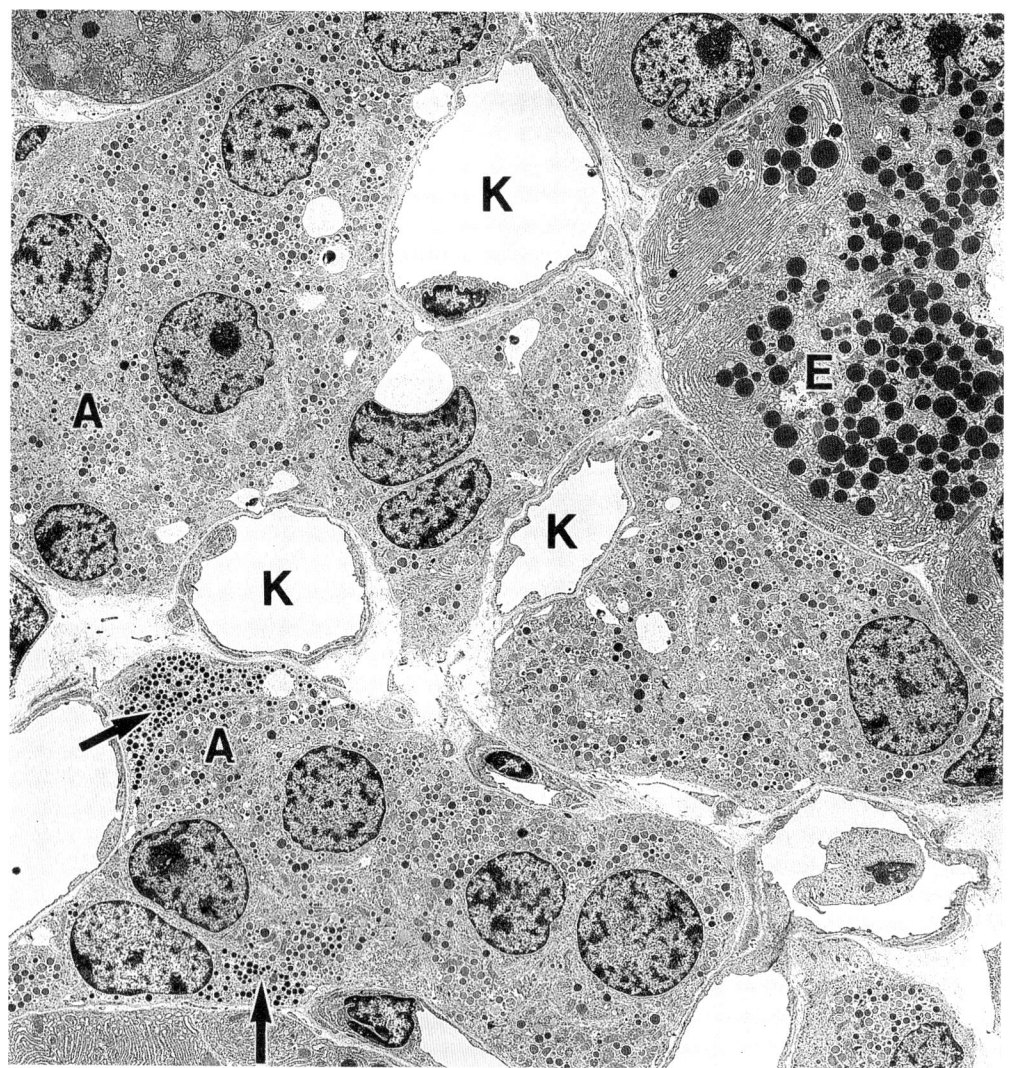

Abb. 301. E. m. Übersichtsaufnahme von der Randzone einer Langerhans-Insel des Pankreas (5200×). Man beachte die zahlreichen, fenestrierten Kapillaren (K), um die sich die granulareichen A-Zellen (A) herumgruppieren. Dazwischen liegen vereinzelte B-Zellen (Pfeile). Am Rand wurde noch etwas exokrines Gewebe (E) mit angeschnitten.

mäanderförmigen Inseln in größerer Zahl vor. Ihre Granula sind klein, teils rund, teils oval und von unterschiedlicher Dichte. Das sezernierte Polypeptid hemmt die Pankreassekretion sowie die Salzsäureproduktion des Magens und wirkt relaxierend auf die Gallenblasenmuskulatur.

Die verschiedenen Zellarten können untereinander in Wechselwirkungen treten, und zwar durch die besondere Gefäßarchitektur der Inseln, über parakrine Sekretionsmechanismen und über direkte Zellkontakte, insbesondere über Nexus (gap junctions). Jede Insel besitzt eine oder zwei afferente Arteriolen, die sich im

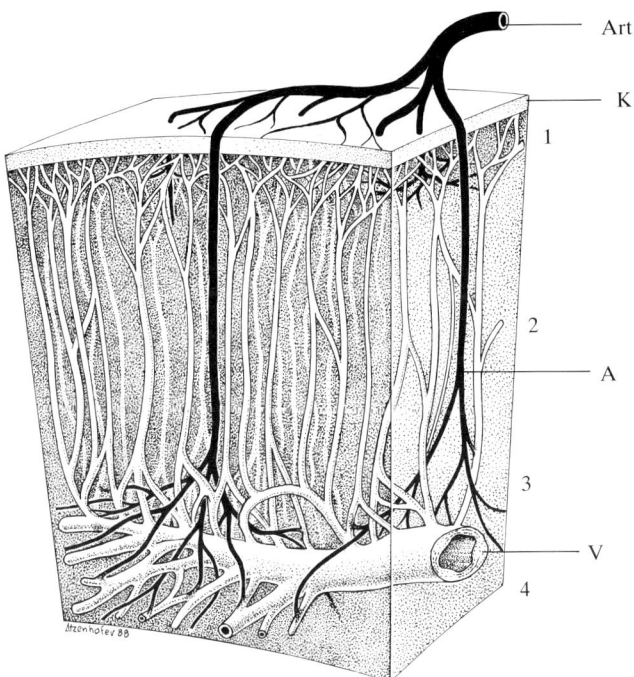

Abb. 302. Schema vom Gefäßsystem der Nebenniere (NN). Es existieren zwei verschiedene Versorgungssysteme. Die zuführenden Arterien (Art) erreichen die NN über die Kapsel (K) und bilden mit ihren Ästen ein radiäres Kapillarnetz in der NN-Rinde, das auch in das Mark übergeht und über die V. suprarenalis (V), die im Mark liegt und eine Sperrvene darstellt, drainiert wird. Darüber hinaus erhält das Mark aber noch eine direkte arterielle Versorgung durch Arteriolen (A), die unverzweigt durch die NN-Rinde hindurchziehen. 1 = Zona glomerulosa; 2 = Zona fasciculata; 3 = Zona reticularis; 4 = Nebennierenmark.

Randbezirk der Inseln in Kapillaren aufzweigen. Hormone, die von Zellen der Randzone sezerniert werden (A-Zellen, D-Zellen), können dadurch stromabwärts zu den B-Zellen gelangen. Da die Inselkapillaren auch auf das Areal des exokrinen Drüsengewebes übergehen, kann dieses mit hohen Insulinkonzentrationen versorgt werden. Die starke Fenestration der Kapillarendothelien erleichtert die Transportprozesse von und zum Blut.

1.4 Nebennieren (Glandulae suprarenales)

Die Nebenniere besteht aus 2 funktionell und entwicklungsgeschichtlich verschiedenen Anteilen. Die Nebennierenrinde (NNR) ist mesodermaler Herkunft und gehört zu den endokrinen Organen; das Nebennierenmark (NNM) ist dagegen ein Paraganglion, dessen Zellen aus der Neuralleiste des Rückenmarkes stammen. Obwohl aus verschiedenen Anteilen hervorgegangen, hat die Nebenniere ein einheitliches Gefäßsystem. Die Arterien erreichen das Organ über die Kapsel, wo ein erstes feines Kapillarnetz entsteht. Größere Arteriolen durchbrechen dann die Kapsel und bilden in der Rinde ein hauptsächlich aus radiär verlaufenden Kapillaren bestehendes Gefäßnetz aus. Die radiären Rindenkapillaren sind dünnwandige, fenestrierte Sinusoide, die im Markbereich in ein weitlumiges, stark vernetztes, venöses Gefäßsystem übergehen, das durch relativ große, muskelkräftige Venen drainiert wird. In der Wand der großen abführenden Venen finden sich immer Längsmuskelpolster in der Intima, so daß diese Venen den Blutrückstrom drosseln oder durch einen totalen Verschluß des Lumens sogar absperren können (Drossel- oder Sperrvenen). Daneben existiert aber noch ein zweites Versorgungssystem, das vor allem durch lange Arteriolen repräsentiert wird, die die Rinde ohne größere Verzweigungen durchsetzen und erst innerhalb des Markes ein Kapillarnetz bilden, das dann ebenfalls über die Markvenen drainiert wird. Erst durch dieses 2. System erhält das NNM seine eigentliche Sauerstoffversorgung.

Das NNM gehört zum autonomen NS und besteht aus Zellen, die Adrenalin und Noradrenalin, die wichtigsten Transmitter des Sympathikus, synthetisieren und ins Blut abgeben. Die NNR-Zellen bilden die Steroidhormone, unter denen die Glukokortikoide die größte Gruppe darstellen. Durch die eigenartige Anordnung des NN-Gefäßsystems müssen die in der Rinde gebildeten Wirkstoffe zuerst das Mark passieren, bevor sie über die abführenden Markvenen in den Kreislauf kommen. Das mit Hormonen angereicherte Blut kann durch die Drosselvenen des Markes in größeren oder kleineren Mengen an das zirkulierende Blut abgegeben werden – eine Regulationsmöglichkeit, die sicher in Streßsituationen eine wichtige Rolle spielt (Abb. 302).

1.4.1 Nebennierenrinde

Die NNR synthetisiert zahlreiche, verschiedenartige Hormone, die alle Steroidhormone sind, d. h. keine Polypeptide, sondern Lipide darstellen, die sich vom Cholesterin ableiten. Die Nebennierenrindenhormone lassen sich in drei Hauptgruppen zusammenfassen: 1. die Glukokortikoide, 2. die Mineralo-Kortikoide und 3. die Androgene. Diese Hormone wirken nicht direkt auf den Zellstoffwechsel, sondern induzieren im Zellkern vom Genom aus die Bildung spezifischer Enzyme im Zytoplasma, durch die dann (indirekt) die Hormonwirkungen zustande kommen (Abb. 303).

Die **Glukokortikoide** fördern allgemein den Proteinabbau, z. B. in der Muskulatur oder im Knochen (eiweißkatabole Wirkung), aber in der Leber den Umbau der freigewordenen Aminosäuren zu Glukose (Stimulierung der Glukoneogenese). Antagonistisch zum Insulin hemmen die Glukosekortikoide den Glukosetransport in die Zelle sowie auch die Glukoseutilisation. Bei den Fetten bewirken die Glukokortikoide einen Fettabbau und eine Erhöhung der Fettsäuren im Blut. Durch Hemmung der Proteinbiosynthese ergibt sich eine immunsuppressive Wirkung.

Die **Mineralokortikoide,** vor allem das *Aldosteron,* beeinflussen nicht so sehr den Zellstoffwechsel als vielmehr den Mineralhaushalt des Körpers. In den distalen Nierentubuli fördert Aldosteron eine Natriumrückresorption und dadurch eine Wasserretention, bei gleichzeitiger K- und H-Ionenexkretion. Ähnliche Ionenverschiebungen stellen sich auch unter dem Einfluß der Mineralokortikoide bei anderen Organen ein (Speicheldrüsen, Schweißdrüsen), wo Flüssigkeitstransporte eine Rolle spielen.

Die **Androgene** stehen im Zusammenhang mit den Fortpflanzungsprozessen. Sie können als die Geschlechtshormone der Nebenniere bezeichnet werden, die ähnlich wie die Hodenhormone (Testosteron) wirken (maskulinisierende und anabole Effekte). Jedoch stammt nur ein Drittel der verfügbaren Androgene aus der Nebennierenrinde, die restlichen $2/3$ aus dem Hoden bzw. aus dem Ovarium.

Klinische Hinweise. Höhere Konzentrationen von *Glukokortikoiden* im Blut können zu Blutzuckersteigerung und diabetogenen Effekten führen. Die Hemmeffekte auf die Proteinbiosynthese können nach Transplantationen für eine Immunsuppression ausgenützt werden. Allgemein wirken Glukokortikoide   entzündungshemmend, jedoch nicht bakterizid.

Mineralokortikoide beeinflussen die Ionentransporte zwischen den zellulären

Schichten   Hormone

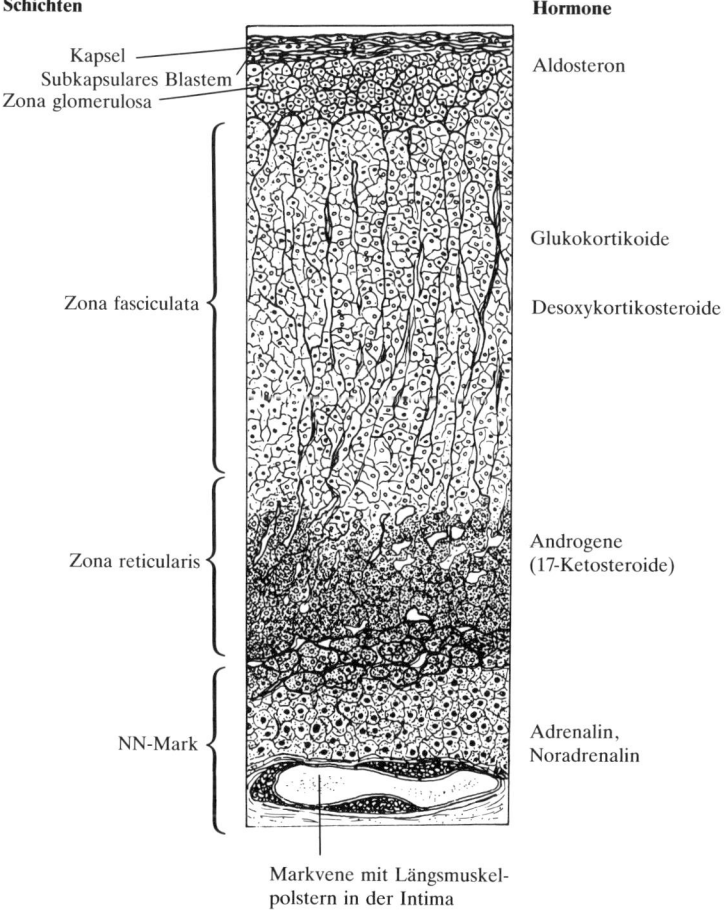

Kapsel
Subkapsulares Blastem
Zona glomerulosa

Aldosteron

Zona fasciculata

Glukokortikoide

Desoxykortikosteroide

Zona reticularis

Androgene
(17-Ketosteroide)

NN-Mark

Adrenalin,
Noradrenalin

Markvene mit Längsmuskel-
polstern in der Intima

Abb. 303. Schema vom Aufbau der menschlichen Nebenniere (ca. 110×). Die radiäre Anordnung der Zellstränge wird deutlich. Die Kapillaren sind weitgehend kollabiert.

und extrazellulären Kompartimenten. Unter
pathologischen Bedingungen können sie
Ödembildungen verursachen.

Für die drei Hauptgruppen der NNR-
Hormone differenzieren sich drei Regionen
heraus, in denen jeweils eine dieser Hormongruppen bevorzugt synthetisiert wird. Die
regionale Differenzierung der NNR ist damit
zugleich auch eine funktionelle. Der Hauptteil
der Nebennierenrinde besteht aus parallel
nebeneinanderliegenden Zellsträngen (Zona
fasciculata), deren Zellen die wichtigsten

Produzenten für die Glukokortikoide sind
(Abb. 304). Unter der Kapsel ordnen sich die
Zellen mehr in Ballen und kleinen Follikeln an
(Zona glomerulosa). Hier werden vor allem
die Mineralokortikoide synthetisiert (Aldosteron). Weiter innen, in der Zwischenzone
zwischen Zona fasciculata und Nebennierenmark, entwickelt sich eine Region, die sich
durch eine intensivere Anfärbbarkeit, unregelmäßige Vernetzung der Zellen und einen
erhöhten Pigmentgehalt, insbesondere Lipofuszin, auszeichnet (Zona reticularis). Die
Zellen der Zona reticularis produzieren
hauptsächlich Hormone mit androgener Wirkung (Abb. 305).

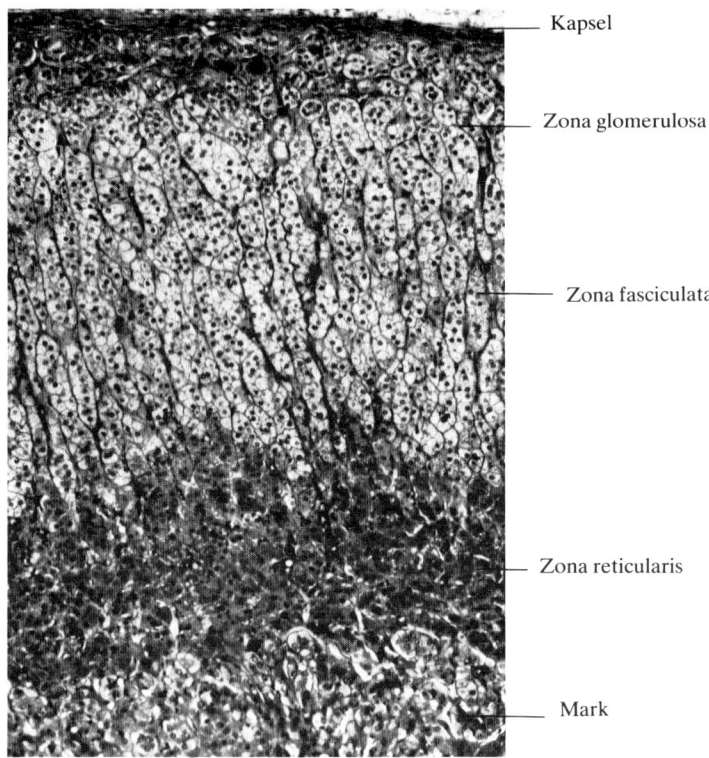

Kapsel

Zona glomerulosa

Zona fasciculata

Zona reticularis

Mark

Abb. 304. Histologischer Schnitt durch die menschliche Nebenniere (Übersicht, 100×). Man beachte die wabenförmige Struktur der Faszikulatazellen, die durch die Auflösung der Lipide bei der Präparation der Schnitte zustande kommt.

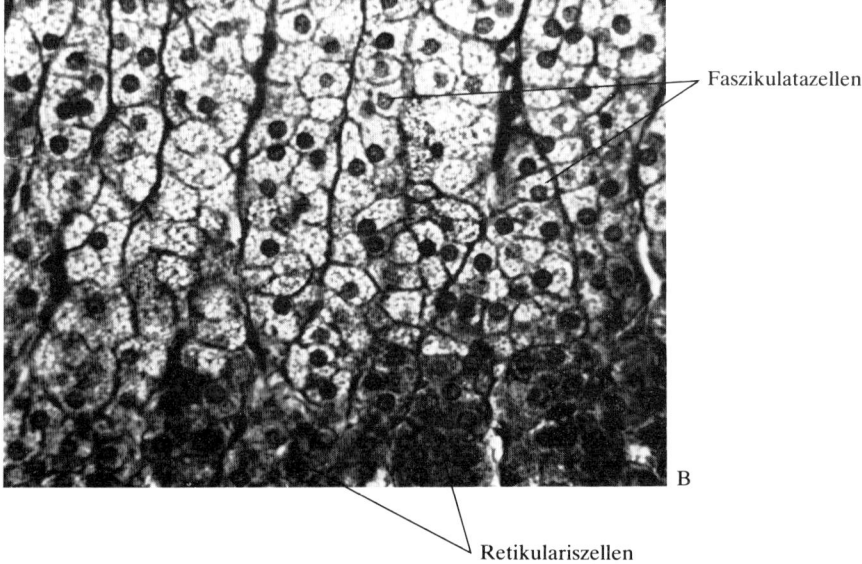

Faszikulatazellen

B

Retikulariszellen

Abb. 305. Histologischer Schnitt durch die menschliche Nebennierenrinde. Grenzbereich zwischen Zona fasciculata und reticularis (Ausschnittvergrößerung aus Abb. 304, 250×).

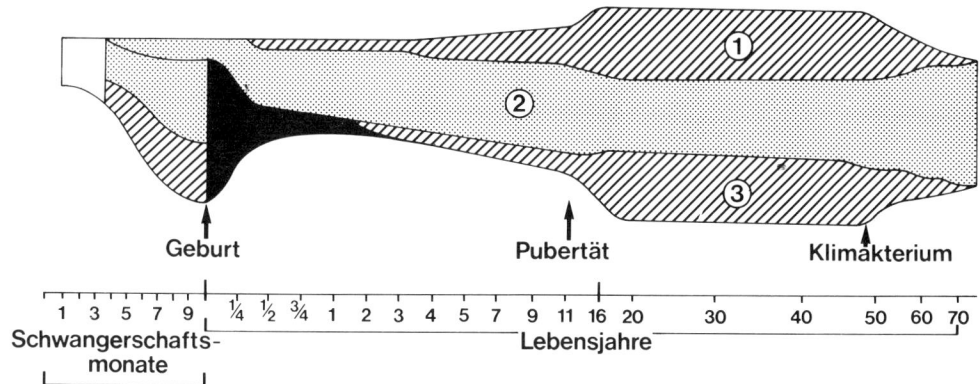

Abb. 306. Lebenskurve der Nebennierenrinde (nach W. Rotter). Nach der Geburt bricht die Rinde weitgehend zusammen und regeneriert sich dann aus dem subkapsulären Blastem. 1 = Zona glomerulosa; 2 = Zona fasciculata; 3 = Zona reticularis.

Der Umfang der Hormonproduktion hängt von der allgemeinen Stoffwechsellage ab und unterliegt einem tagesrhythmischen Wechsel (Zirkadianrhythmus). In den frühen Morgenstunden steigt die Kortisolkonzentration im Blutplasma an und sinkt abends und in der Nacht wieder ab. Bei ständig erhöhter Hormonproduktion vermehren sich die Faszikulatazellen, so daß die Zona fasciculata größer wird *(progressive Transformation)*. Abnehmende funktionelle Beanspruchung der NNR führt zur *regressiven Transformation* mit Verschmälerung der Zona fasciculata und Inaktivierung der Faszikulatazellen. Unter der Kapsel findet sich eine Schicht kleiner, undifferenzierter Zellen, die proliferationsfähig sind und neue Glomerulosa- bzw. Faszikulatazellen bilden können (**subkapsuläres Blastem**). Aus dieser Schicht können neue Faszikulatazellen hervorgehen, so daß sich die Rinde gegebenenfalls wieder verbreitert.

Lebenskurve der Nebennierenrinde. Einschneidende Strukturveränderungen macht die NNR auch im Laufe des Lebens durch. Diese sind vor allem durch drei herausragende, das Endokrinium tiefgreifend beeinflussende Ereignisse charakterisiert, nämlich Geburt, Pubertät und Klimakterium. Vor der Geburt ist die NNR, insbesondere die Zona reticularis, unter der Einwirkung des Choriongonado-

tropins und der mütterlichen Hormone unverhältnismäßig stark entwickelt. Nach der Geburt, d. h. nach Wegfall dieser hormonellen Stimulation, bricht die NNR fast vollständig zusammen und wird während des ersten Lebensjahres vom subkapsulären Blastem ganz neu aufgebaut (Abb. 306). Bis zur Pubertät besteht die NNR fast nur aus der Zona fasciculata. Mit Einsetzen der Pubertät beginnt dann eine deutlichere Ausdifferenzierung der Zona reticularis und glomerulosa, zum Teil auf Kosten der Zona fasciculata, die erst mit dem Nachlassen der geschlechtlichen Aktivität, vor allem bei der Frau mit dem Klimakterium nach dem 50. Lebensjahr, wieder zurückgeht (Abb. 306). Das histologische Bild der NNR sowie auch die feinere Struktur der verschiedenen Zelltypen (Lipidgehalt, Organellenreichtum usw.) spiegelt damit die jeweilige hormonelle und funktionelle Gesamtsituation des Organismus wider.

Nebennierenrindenzellen. Die Haupthormonproduzenten sind die **Faszikulatazellen,** die sich meist in radiären Doppelreihen zwischen die erweiterten Kapillaren (Sinusoide) anordnen. Die Zellen besitzen große, runde Kerne und ein Zytoplasma, das mit Vesikeln und Schläuchen des glatten ER mit großen Mitochondrien vom tubulären Typ, Lipidtropfen und weiteren Organellen angefüllt ist. Da

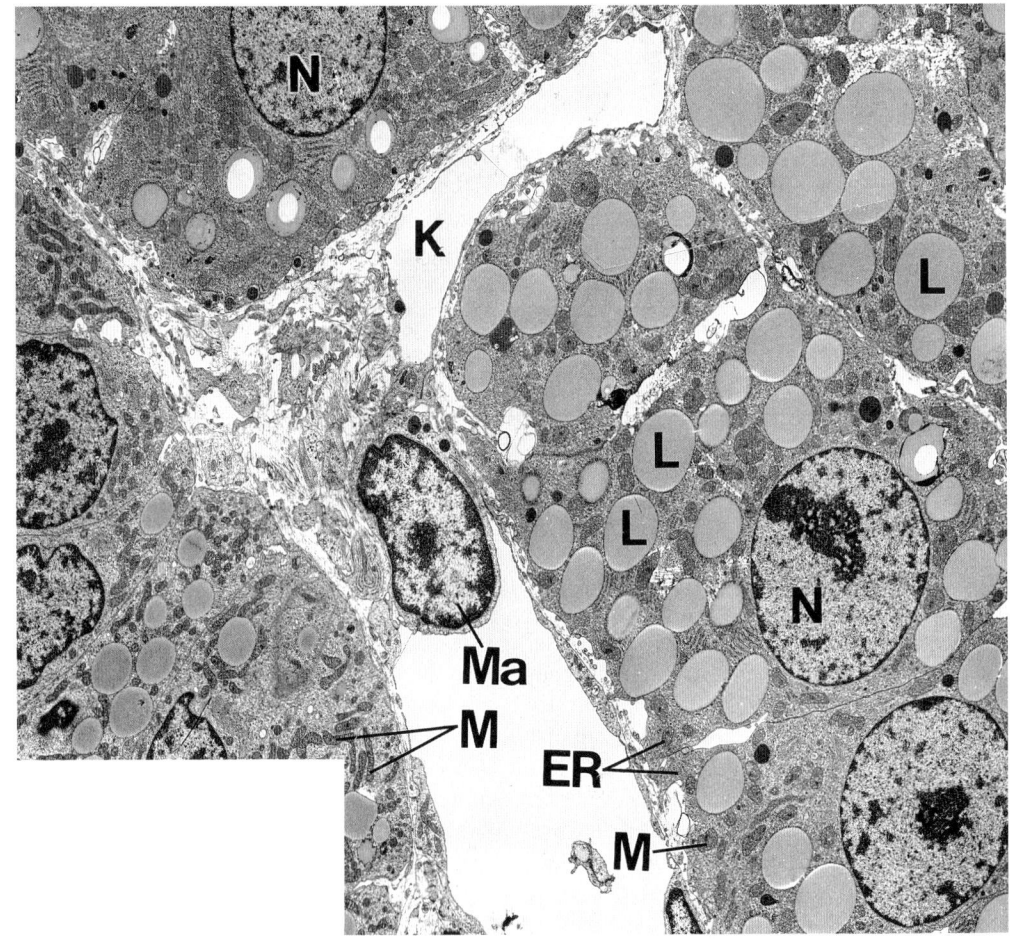

Abb. 307. E. m. Aufnahme von Nebennierenrindenzellen eines Affen (Zona fasciculata) (9720×). Die Zellen sind angefüllt mit hormonhaltigen Lipidgranula (L). Man beachte auch die dünnwandigen, fenestrierten Kapillaren (K). ER = rauhes, endoplasmatisches Retikulum; K = Kapillaren; N = Zellkerne; Ma = Makrophage; M = Mitochondrien vom tubulären Typ; L = Lipidgranula.

die Steroidhormone Lipide und keine Proteine sind, ist das rauhe ER nur spärlich entwickelt. Die Ausgangssubstanz für die Hormonsynthese ist das Cholesterin, das aus dem Blut aufgenommen und in kleinen Vesikeln (Lipidtropfen) angereichert wird. Da sich bei der üblichen Herstellung histologischer Präparate, die reichlich im Zytoplasma vorhandenen Lipidkugeln herauslösen, erscheinen die Zellen l. m. immer stark vakuolisiert (Abb. 304 u. 307).

Die Faszikulatazellen sitzen auf einer teilweise unterbrochenen Basalmembran und bilden gegen die Kapillarwand zahlreiche unregelmäßige Mikrovilli aus. Der perikapilläre Spaltraum ist etwas erweitert und die Wand der Sinusoide größtenteils fenestriert, so daß an dieser Grenzfläche zwischen Parenchym und Gefäßen ein intensiver Stoffaustausch stattfinden kann. Eine Besonderheit stellt das reichliche Vorkommen von **Makrophagen** dar, die aus dem Knochenmark stammen und sich ähn-

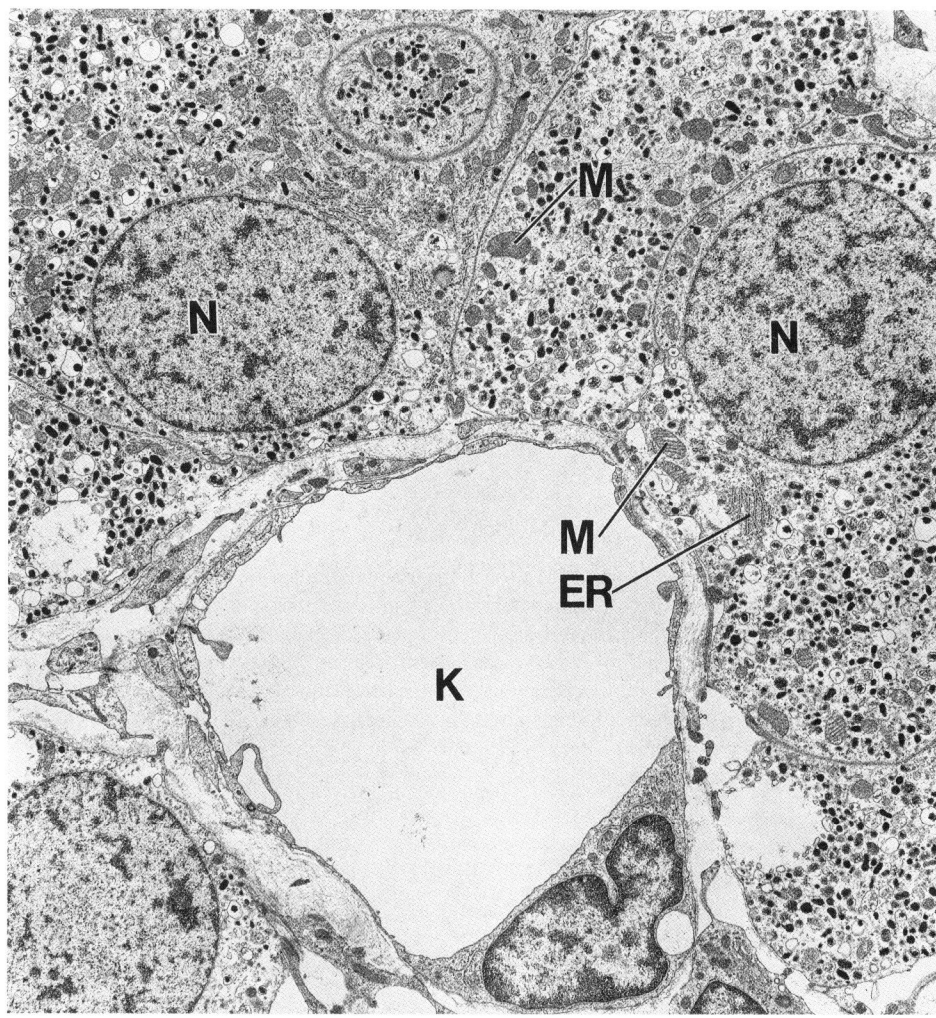

Abb. 308. E. m. Aufnahme von Zellen des Nebennierenmarkes, die sich um eine Kapillare (K) herumgruppieren (14000×). Die Markzellen sind angefüllt mit Granula, in denen Adrenalin und Noradrenalin enthalten ist. N = Zellkerne der Markzellen; M = Mitochondrien.

lich wie die v.-Kupffer-Sternzellen der Leber zwischen die Endothelzellen der Gefäßwand einlagern.

Die **Glomerulosazellen** der NNR zeigen e. m. eine ähnliche Struktur wie die Faszikulatazellen. Auch hier ist das hervorstechendste Merkmal das ausgeprägte glatte ER und die zahlreichen tubulären Mitochondrien. Jedoch ist die sekretorische Aktivität wesentlich geringer, Lipidtropfen sind selten.

Die Zellen der **Zona reticularis** unterscheiden sich deutlich von den anderen Rindenzellen. Sie sind kleiner, dunkler und häufig pigmentiert. Die regelmäßige strangartige Anordnung der Faszikulatazellen geht in der Zona reticularis verloren. Hier bilden sich vielmehr immer unregelmäßige Zellnetze aus, die zwischen den weitlumigen Kapillaren liegen. Das heterogene Zellbild kommt auch dadurch zustande, daß in dieser Zone häufig Zellen

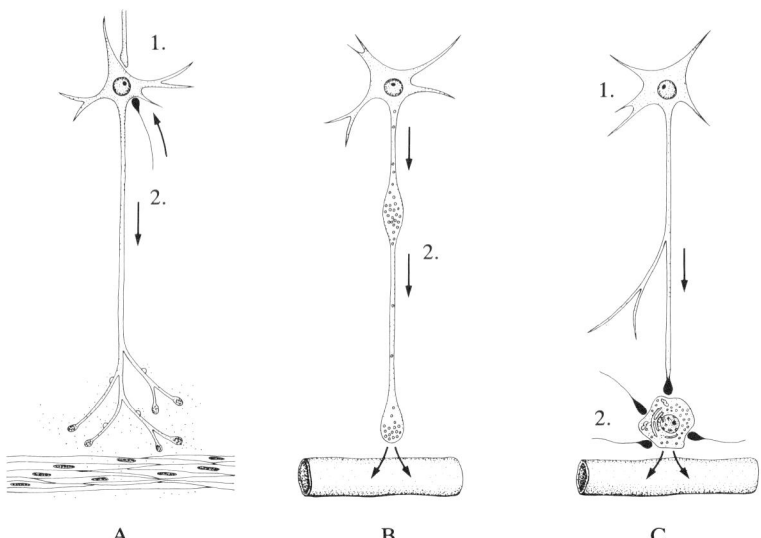

Abb. 309. Vergleich verschiedener neurosekretorischer Innervationsformen im Bereich des autonomen NS. A = Efferente Innervation glatter Muskelzellen durch zwei Neurone, nämlich ein präganglionäres (1.) und ein postganglionäres Neuron (2.). Das postganglionäre Neuron setzt peripher Neurotransmitter frei; B = Neurosekretion im Bereich des Zwischenhirn-Hypophysen-Systems. Die im Perikaryon synthetisierten Hormone werden im Axon peripherwärts transportiert und gelangen auf dem Blutweg zum Erfolgsorgan; C = Paraganglionäre Zellen (z. B. im Nebennierenmark) bilden Neurotransmitter, die über das Gefäßsystem im Organismus verteilt werden. Sie werden von einem präganglionären Neuron (1.) innerviert und stellen selbst eine Art verselbständigtes, postganglionäres Neuron (2.) dar.

pyknotisch werden und zugrunde gehen, so daß man zwischen dunklen (degenerierenden) und hellen (sekretorisch aktiven) Zellen unterschieden hat.

1.4.2 Nebennierenmark und Paraganglien

Unter *Paraganglien* versteht man Zellgruppen, die während der Embryonalentwicklung aus der Neuralleiste ausgewandert sind und drüsigen Charakter angenommen haben. Die paraganglionären Zellen haben ihre nervöse Natur aufgegeben und keine Nervenfortsätze ausgebildet, sondern sind zu Drüsenzellen geworden (Abb. 308 u. 309). Diese Zellen synthetisieren Wirkstoffe der vegetativen Endformation (z. B. Noradrenalin, Adrenalin) und stellen damit gewissermaßen ein postganglionäres Neuron aus einem autonomen Reflexbogen dar. Im Gegensatz zu den postganglionären Neuronen des Sympathikus sondern die paraganglionären Zellen ihre Wirkstoffe aber nicht im Bereich der vegetativen Endformation ab, sondern geben sie wie endokrine Drüsenzellen direkt ins Blut ab.

Dadurch wird statt lokal begrenzter Effekte eine Reaktion hervorgerufen, die das gesamte periphere Vegetativum betrifft. Alle paraganglionären Zellen enthalten aus dem ZNS eine Innervation durch ein präganglionäres Neuron, das meist cholinerg ist (Abb. 309). Damit bleibt die sekretorische Aktivität dieser Zellgruppen immer unter der Kontrolle des autonomen NS.

Das **Nebennierenmark** ist neurogener Herkunft und als das größte persistierende Paraganglion anzusehen. Während der Ontogenese entstehen an vielen Stellen des Körpers paraganglionäre Zellgruppen, die sich aber im Laufe des Lebens zum Teil wieder zurückbilden.

Man unterscheidet zwei verschiedene **Zellformen.** Die Zellen des ersten Typs besitzen große chromaffine Granula (Ø 100–300 nm), die eine Autofluoreszenz zeigen, wenig zahlreich sind und Adrenalin enthalten. Die Zellen des 2. Typs sind dagegen mit zahlreichen kleinen, sehr dichten Granula angefüllt, die einen elektronendichten Kern aufweisen und Noradrenalin enthalten. Außerdem findet man im NNM noch Ansammlungen kleiner, dunkler Zellen, die bei l. m. Vergrößerungen wie Lymphozyten aussehen, in Wirklichkeit aber undifferenzierte Sympathikoblasten darstellen, aus denen sich wieder spezifische, paraganglionäre Zellen differenzieren können.

Die **chromaffinen Markzellen** enthalten nur wenige, kleine Mitochondrien, kaum ER, dagegen viele, freie Ribosomen und einen ausgeprägten Golgi-Komplex. Die spezifischen Granula treten zuerst in den Golgi-Vesikeln auf. Da die Synthese der Katecholamine keine Proteinsynthese darstellt, sondern durch eine enzymatische Umwandlung von Tyrosin über DOPA und Dopamin erfolgt, ist ein ER nicht erforderlich. Die Zellen liegen in Gruppen oder Strängen um erweiterte Kapillaren oder Venolen (Marksinusoide) herum.

Die Katecholamine aus dem NNM dienen überwiegend der Regulation metabolischer Prozesse. Sie setzen katalytisch aus dem Fettgewebe freie Fettsäuren und aus der Leber sowie anderen Organen Glukose frei. Diese Wirkungen werden vorwiegend durch die in der Zellmembran gelegenen β-Rezeptoren vermittelt. Außerdem wirken die Katecholamine auch über α- und β-Rezeptoren auf die Kontraktilität der Blutgefäße ein. Zwischen NNM und NNR liegt eine enge funktionelle Koppelung vor. Über das Paraganglion »NNM« wird die Stoffwechselsteuerung der zellulären Prozesse durch die endokrinen Organe (vor allem durch die Hormone der NNR, der Langerhans-Inseln und der Schilddrüse) an das autonome Nervensystem angeschlossen und damit in die übergeordneten Regulationsmechanismen des NS eingegliedert.

Klinische Hinweise. In Notfallsituationen (Blutverlust, Hypoglykämie, körperliche oder seelische Belastungen) kann die Freisetzung von Katecholaminen aus dem NNM bis zum 10fachen der Ruheausschüttung gesteigert werden. Das führt zur Erhöhung des Glukosespiegels im Blut sowie zur Vasokonstriktion in Haut- und Organgefäßen, aber zur Vasodilatation bei den Skelettmuskel- und Herzkranzgefäßen, so daß insgesamt der Blutdruck und das Herzzeitvolumen steigen. Der Stoffumsatz wird gesteigert, um den Organismus akut leistungsfähiger zu machen. Die zum Teil gegensätzlichen Gefäßreaktionen können aber nur ablaufen, wenn gleichzeitig auch der Kortisolspiegel im Blut ansteigt, was auch der Fall ist (sog. permissive Wirkung der Glukokortikoide für Katecholamine). Ähnliche tagesrhythmische Schwankungen, wie sie bei den Glukokortikoiden beobachtet wurden, liegen auch bei der Katecholaminausschüttung aus dem Nebennierenmark vor.

1.5 Zwischenhirn-Hypophysen-System

Adenohypophyse (Vorderlappen, Zwischenlappen und Pars tuberalis), Neurohypophyse (Hinterlappen, Infundibulum) und Hypothalamus bilden zusammen eine Funktionseinheit (Zwischenhirn-Hypophysen-System), die das oberste Steuerungsorgan des gesamten Endokriniums darstellt. Die Adenohypophyse steuert mit ihren glandotropen Hormonen die Sekretionsleistung von Schilddrüse, Nebennierenrinde und Keimdrüsen, produziert aber auch direkt wirkende Hormone, wie das Wachstumshormon und Prolaktin. Die Neurohypophyse hat Verbindung mit dem Hypothalamus, ein übergeordnetes Steuerungszentrum für das autonome Nervensystem.

Die etwa 0,5 g schwere Hypophyse besteht aus zwei funktionell und entwicklungsgeschichtlich verschiedenen Anteilen (Abb. 310), einem glandulären Anteil (Adeno-

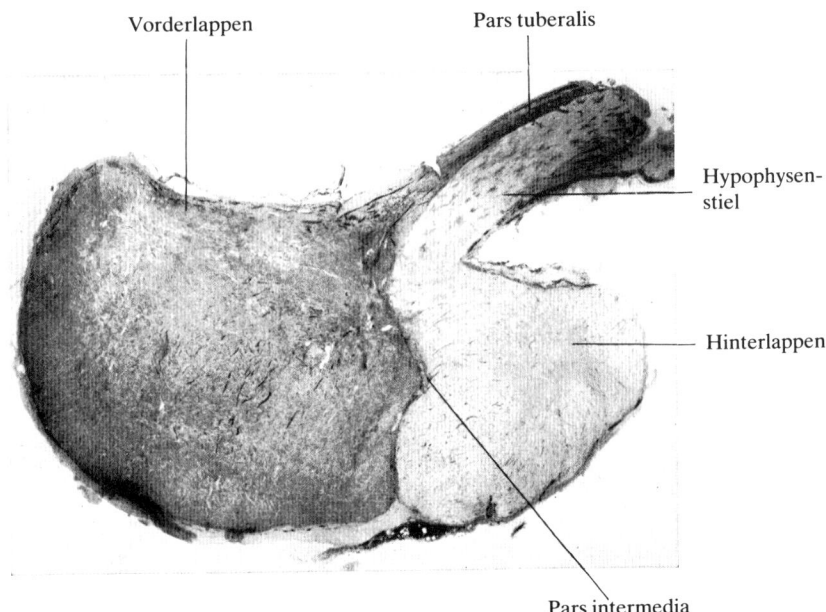

Abb. 310. Längsschnitt durch die menschliche Hypophyse (8×) (aus Watzka, M.; Kurzlehrbuch der Histologie). Zwischen Hypophysenvorder- und -hinterlappen liegt eine Zwischenzone (Pars intermedia), in der zahlreiche, große Follikel auftreten. Der Hypophysenstiel steht mit dem Zwischenhirn in Verbindung.

hypophyse), der aus einer Ausstülpung der ektodermalen Mundbucht hervorgegangen ist, und einem neurogenen Anteil (Neurohypophyse), der mit dem Zwischenhirn in Verbindung steht. Ein Teil der Adenohypophyse lagert sich manschettenartig um den Hypophysenstiel herum und wird als Trichterlappen bezeichnet (Pars tuberalis, Pars infundibularis). Die Zwischenzone zwischen Vorder- und Hinterlappen (Zona intermedia) ist beim Menschen wenig entwickelt. Bei vielen Tieren wird sie zu einem eigenen Zwischenlappen mit besonderer Funktion und Struktur.

1.5.1 Adenohypophyse

Der glanduläre Teil der Hypophyse zeigt den Bau einer endokrinen Drüse und bildet eine Vielzahl spezifischer Hormone. Die Zellen gruppieren sich zu Strängen oder Ballen um weitlumige, fenestrierte Gefäße (Sinusoide), können sich aber auch zu Follikeln zusammen-lagern. Entsprechend der Vielzahl der im Vorderlappen synthetisierten Hormone, ist das Zellbild sehr vielgestaltig. Sezernierende Zellen besitzen große, chromatinarme Kerne und je nach Sekret in verschiedener Weise anfärbbare Granula. Erschöpfte oder zugrundegehende Zellen zeigen pyknotische Kerne und ein schlecht anfärbbares Zytoplasma. Die Drüsenzellen sind so zahlreich und dicht gepackt, daß für das interstitielle Bindegewebe kaum Platz bleibt (Abb. 311). Sie werden allgemein nach ihrem färberischen Verhalten in chromophobe (ca. 60%) und chromophile Zellen (ca. 40%) unterteilt. Früher dachte man, daß die schlecht anfärbbaren, **chromophoben Zellen** undifferenzierte Reservezellen (Stammzellen) sind, aus denen sich die spezifischen, hormonproduzierenden **(chromophilen) Zellen** rekrutieren. Bei e. m. Vergrößerungen zeigte sich jedoch, daß viele dieser Zellen noch Granula enthalten, also nur ruhende oder zeitweise inaktive, hormonproduzierende Zellen darstellen. Nur ein kleiner Teil der chromophoben Zellen (ca.

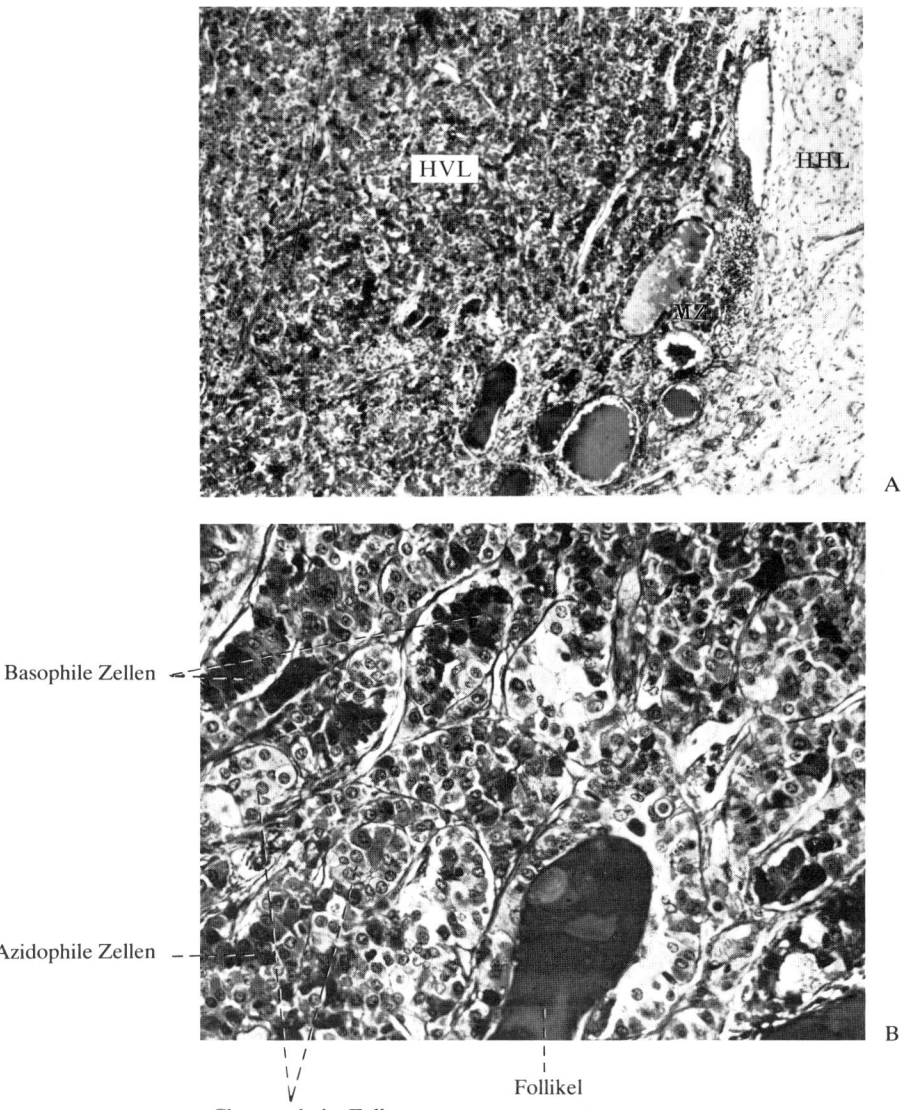

Abb. 311. Histologischer Schnitt durch die menschliche Hypophyse. A = Übersicht (63×). Der zellreiche Hypophysenvorderlappen (HVL) unterscheidet sich deutlich vom faserreichen, zellarmen Hinterlappen (HHL). In der Zwischenzone (MZ) liegen mehrere Follikel; B – Ausschnittvergrößerung aus dem Vorderlappen (252×). Man beachte die zahlreichen, verschiedenen Zelltypen.

10–20%) repräsentiert den Stammzellenpool, aus dem sich immer wieder neue, spezifische Zellen differenzieren.

Die **Spezialzellen** differenzieren sich in zahlreiche Zelltypen, deren Art und Häufigkeit von den jeweiligen funktionellen Notwendigkeiten in der Peripherie abhängt. Meist produ-

ziert eine bestimmte Zellform nur ein Hormon, das meist ein Proteohormon oder Glykoprotein ist, das innerhalb der Zelle im ER entsteht, im Golgi-Komplex angereichert bzw. verdichtet und schließlich in Spezialgranula im Zytoplasma gestapelt wird. Daher zeigen fast alle Spezialzellen e. m. eine typische Granulierung sowie ein für sie charakteristisches Färbeverhalten. Nach Kresazanfärbung erscheint ein Teil der Zellen leuchtend rot (azidophile Zellen), ein anderer blau (basophile Zellen). Da viele der Hypophysenhormone Glykoproteine sind, kann auch die PAS-Färbung gut zur Zelldifferenzierung herangezogen werden. Danach bleiben die azidophilen und chromophoben Zellen relativ ungefärbt, während die Gruppe der basophilen Zellen sich intensiv PAS-positiv anfärbt.

Die von der Adenohypophyse gebildeten Hormone stimulieren in der Hauptsache die Aktivität der nachgeschalteten endokrinen Drüsen (glandotrope Hormone). Die Schilddrüse wird durch das TSH (Thyroidea-stimulierendes Hormon), die Keimdrüsen werden durch die gonadotropen Hormone (FSH, LH) und die Nebennierenrinde wird durch das ACTH (Adrenokortikotropes Hormon) aktiviert. Steigern diese Drüsen ihre Hormonproduktion, wirkt der erhöhte Blutspiegel auf die Hypophysentätigkeit hemmend ein (negative Rückkoppelung).

Das **Thyroidea-stimulierende Hormon** Thyrotropin (TSH) ist ein Glykoprotein (MG ca. 2800), das von basophilen thyrotropen Zellen (β_2-Zellen) synthetisiert wird. Thyrotropin bewirkt eine Proteolyse von Thyroglobulinen in der Schilddrüse und dadurch eine Freisetzung von Thyroxin, außerdem auch eine Stimulation der Thyroxin-Synthese und Vergrößerung der Schilddrüsenzellen. Die Thyrotropin-produzierenden Zellen des Vorderlappens liegen meist in Gruppen zusammen, abseits von den Sinusoiden, was möglicherweise die Einschleusung ins Blut etwas verlangsamt. Die β_2-Zellen sind längliche, polygonale Zellen mit sehr kleinen, meist in der Peripherie der Zellen gelegenen Granula (Ø 140–160 nm), die sich, da sie Glykoproteine enthalten, mit der PAS-Färbung rot darstellen lassen.

Mit Hilfe des **adrenokortikotropen Hormons** (ACTH, Kortikotropin), das ebenfalls von basophilen kortikotropen Zellen (β_1-Zellen) gebildet wird, steuert die Hypophyse die sekretorische Aktivität der Nebennierenrinde und beeinflußt dadurch indirekt den Zellstoffwechsel. Das Hormon wird in einer höhermolekularen Vorform als Glykoprotein-Prohormon synthetisiert (sog. Pro-opio-melanocortin, MG 31000), aus dem durch proteolytische Spaltung einerseits ACTH, andererseits das LTH (Lipotropes Hormon) entsteht. LTH, dessen Funktion noch unbekannt ist, kann wieder in Melanotropin (MSH) und β-Endorphin, eine Substanz mit opiumähnlicher Wirkung, zerfallen. Diese Hormone werden in 200–250 nm große, nicht sehr zahlreiche Granula innerhalb der kortikotropen Zellen angereichert, die wegen des Kohlenhydratanteils der Hormone PAS-positiv sind. Die kortikotropen Basophilen sind ungleichmäßig im Vorderlappen verteilt, wandern aber oft in die Grenzzone zum Hinterlappen ein.

Durch die **gonadotropen Hormone** (FSH, LH) steuert die Hypophyse die rhythmischen Prozesse der Fortpflanzungsorgane, indem sie die endokrinen Zellgruppen der Keimdrüsen wechselseitig stimuliert. Beide Hormone sind Glykoproteine, die von basophilen gonadotropen Zellen (δ-Zellen) gebildet werden. Es ist noch nicht geklärt, ob beide Hormone in einer Zelle entstehen können, oder ob für jedes Hormon ein spezieller Zelltyp vorhanden ist. Die rundlichen Zellen liegen meist in der Nachbarschaft der Sinusoide und besitzen elektronendichte Granula (Ø 200–250 nm), FSH regt im Ovar die Follikelreifung, beim Mann indirekt über die Sertoli-Zellen die Spermatogenese an. LH stimuliert bei der Frau die Östrogenproduktion in den Follikeln, die Ovulation und die Gelbkörperbildung, beim Mann regt es die Leydig-Zwischenzellen zur Testosteronsynthese und -freisetzung an.

Neben den glandotropen Hormonen produziert die Hypophyse aber auch noch zwei direkt wirkende Hormone, das Somatotropin und das Prolaktin. Das **Somatotropin** (STH), ein Proteohormon ohne Kohlenhydratanteil, ist ein Wachstumshormon, das generell im Organismus die Proteinsynthese anregt und dadurch wachstumsfördernd wirkt. In der Leber bewirkt es die Bildung kleinerer Proteine (Somatomedine), die über Knorpelprolifera-

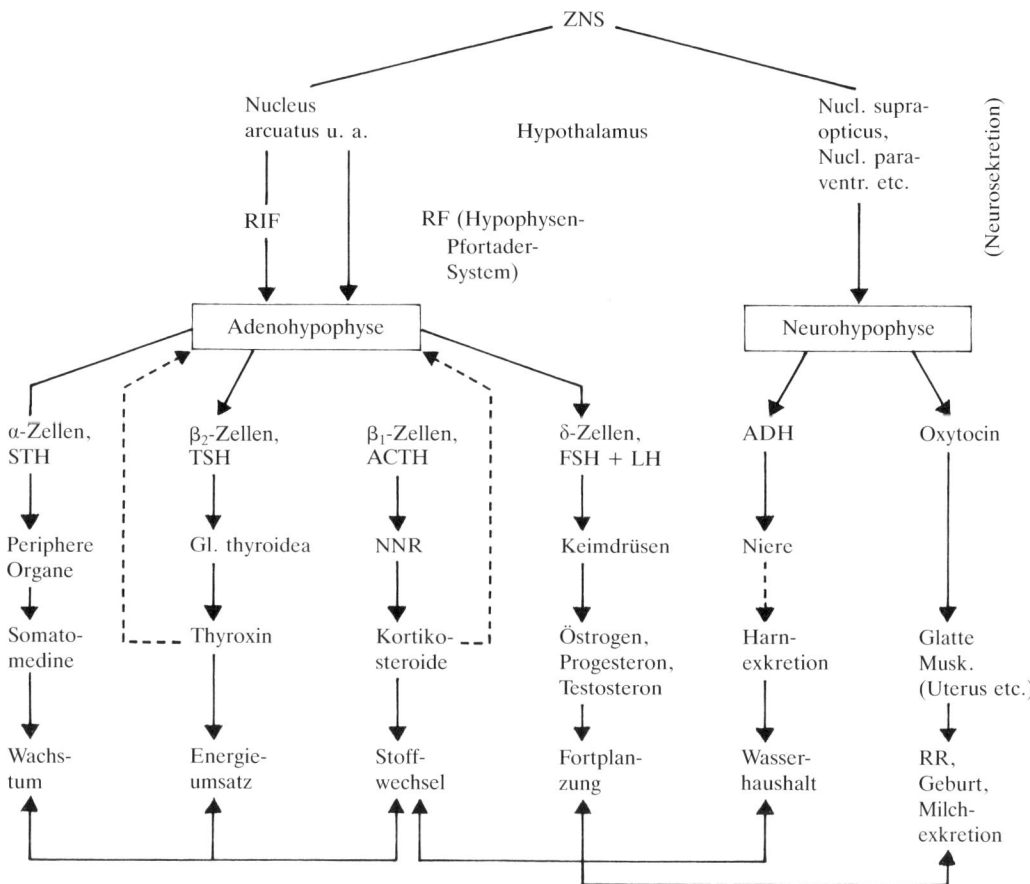

Abb. 312. Funktionelle Gliederung des Hypophysen-Zwischenhirn-Systems und dessen Beziehungen zu den endokrinen und peripheren Organen.

tionen das Längenwachstum der langen Röhrenknochen fördern. Die Somatotropin-produzierenden somatotropen Zellen sind azidophil (α-Zellen) und liegen gewöhnlich in Gruppen um die Sinusoide herum. Sie sind leicht an ihren großen, dicht zusammenliegenden Granula (Ø 350–400 nm) zu erkennen und besitzen alle für eine Proteinsynthese nötigen Zellorganellen.

Das **Prolaktin** wird in nennenswerten Mengen nur während der Schwangerschaft gebildet. Das höhermolekulare Proteohormon (205 Aminosäuren, MG 25 000) fördert das Wachstum der Milchdrüse sowie die Milchbildung. Bereits in der 5. Woche der Schwan-

gerschaft steigt der Prolaktinspiegel allmählich an. Die Milchsekretion wird jedoch bis zur Geburt durch Östrogene und Progesteron gehemmt. Die prolaktinbildenden, **mammotropen Zellen** zählen auch zu den azidophilen Zellen (ε-Zellen), die normalerweise im Vorderlappen unregelmäßig verstreut sind und kaum in Erscheinung treten. Während der Schwangerschaft vergrößern sie sich jedoch unter dem Einfluß der Östrogene sehr stark (sog. Schwangerschaftszellen), entwickeln reichlich ER und Golgi-Komplexe sowie große, ungleichförmige Granula (Ø 550–600 nm). Nach dem Stillen verschmelzen die Granula mit Lysosomen und

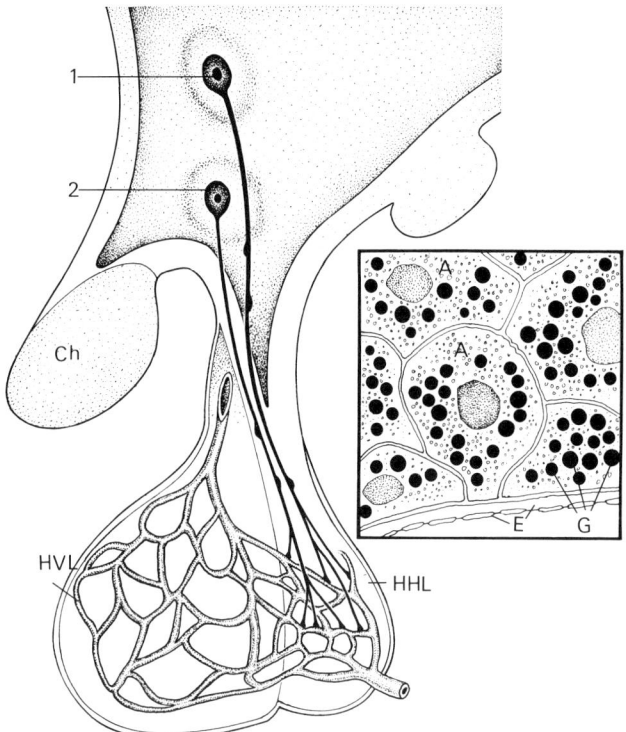

Abb. 313. Zwischenhirn-Hypophysen-System. Schema der neurosekretorischen Bahnen, die vom Nucleus paraventricularis (1) und Nucleus supraopticus (2) ausgehen und im Hypophysenhinterlappen enden. Das in den Axonen distalwärts transportierte Neurosekret wird in die Hinterlappengefäße entleert. Die Ausschnittvergrößerung (rechts) zeigt mehrere neurosekretorische Granula (G) innerhalb von Axonen (A). E = fenestriertes Kapillarendothel; Ch = Chiasma opticum; HHL = Hypophysenhinterlappen; HVL = Hypophysenvorderlappen.

werden innerhalb der Zelle abgebaut (Krinophagie, Autophagie).

Der **Hypophysenzwischenlappen** *(Pars intermedia)* ist relativ gefäßarm, besitzt aber merkwürdigerweise auffallend viele marklose Nerven. Bei niederen Wirbeltieren (Fischen, Amphibien) wurde eine funktionelle Beziehung zum Pigmentstoffwechsel nachgewiesen. Die Hauptzellen des Zwischenlappens produzieren hier nämlich das Polypeptidhormon **Melanotropin** (Melanozyten-stimulierendes Hormon, MSH), das die Melaninsynthese in den Melanozyten der Haut anregt und die Ausbreitung der Pigmentgranula entlang der Zellfortsätze so beeinflußt, daß die Pigmentierung der Haut mit der Farbtönung der jeweiligen Umgebung korrespondiert (Mimikri-

Effekt). Beim Menschen stimuliert das in der Pars intermedia gebildete MSH wahrscheinlich nur noch die Melaninsynthese in den Melanozyten und Pigmentzellen.

Am Hypophysenstiel liegt die **Pars tuberalis,** die noch zur Adenohypophyse gehört. Sie besteht aus epithelähnlichen Strängen kubischer bis zylindrischer Zellen, die häufig Lipidtropfen und Glykogengranula enthalten. Die Funktion der Pars tuberalis ist noch nicht bekannt.

1.5.2 Neurohypophyse und Hypothalamus

Die Eingliederung der endokrinen, von der Adenohypophyse gesteuerten Funktionssysteme in den Gesamtorganismus geschieht über das ZNS, und zwar über den Hypothalamus. Im Bereich des Tuber cinereum liegen Zellgruppen, die »Releasing-Faktoren« synthetisieren, die dann in der Eminentia mediana des Infundibulums freigesetzt und über das Gefäßsystem zur Adenohypophyse transportiert werden. Für jede der glandotrope Hormone produzierenden Zellgruppen steht ein entsprechender Faktor zur Verfügung, so für die thyrotropen Zellen der Thyrotropin-Releasing-Faktor Thyroliberin (TRH). Für die gonadotropen Zellen existieren die Gonadotropin-Releasing Faktoren (Gn RH) Folliberin (FSH-RF) und Luliberin (LH-RF). Die kortikotropen Zellen werden schließlich von einem Kortikotropin-Releasing-Faktor (Corticoliberin) gesteuert, der die Hormonsekretion in der NNR fördert.

Hypophysäres Pfortadersystem. Die Releasingfaktoren des Hypothalamus gelangen nicht über den allgemeinen Kreislauf oder auf nervösem Wege, sondern über das hypophysäre Pfortadersystem in die Adenohypophyse (Abb. 313). Der Hypophysenstiel, der untere Abschnitt des Hypothalamus, die Eminentia mediana und das Tuber cinereum werden von der oberen Hypophysenarterie versorgt, deren Äste unter der Ventrikelwand und im Infundibulumbereich zahlreiche, haarnadelartige Kapillarschlingen (Spezialgefäße) sowie ein dichtes Kapillarnetz ausbilden. Diese Kapillaren (Primärplexus) werden durch einige größere Venenstämme drainiert, die abwärts durch den Hypophysenstiel zur Adenohypophyse ziehen und sich dort erneut in ein Kapillargeflecht auflösen (Sekundärplexus). Die Venen, die die beiden Kapillarsysteme verbinden, bilden damit ein Pfortadersystem, das die Releasingfaktoren vom Hypothalamus unmittelbar zu den Spezialzellen der Adenohypophyse transportieren kann.

Das Kapillarnetz des Hypophysenvorderlappens erhält aber auch noch einen Zustrom aus den Gefäßen der Neurohypophyse, die von der unteren Hypophysenarterie versorgt wird. Ein eigenes Gefäßsystem besitzt der Hypophysenvorderlappen also nicht. Er wird ausschließlich über den Hinterlappen und die Hypothalamusgefäße versorgt.

Neurosekretion. Das Gefäßnetz des Hypophysenhinterlappens ist aber noch in einem anderen funktionellen Zusammenhang von Bedeutung. Es nimmt nämlich Hormone auf, die in bestimmten Kernen des Hypothalamus (Nucleus supraopticus und paraventricularis) synthetisiert und dann nicht über das Hypophysen-Pfortader-System oder den allgemeinen Kreislauf, sondern in den Axonen dieser Nervenzellen selbst distalwärts transportiert werden *(Neurosekretion).*

In die Sinusoide der Adenohypophyse strömen die hypothalamischen Steuerfaktoren über das Pfortadersystem ein, in die Kapillaren des Hypophysenhinterlappens gelangen die Neurosekrete des Hypothalamus über die Nerven selbst. Beide Kapillarnetze anastomosieren in der Pars intermedia und werden durch gemeinsame Venen drainiert. Mit Hilfe des Hinterlappensystems greift der Hypothalamus direkt (unter Umgehung der Adenohypophyse und ihrer glandotropen Steuerungen) in zwei biologische Elementarfunktionen des Organismus ein, nämlich durch das Hormon *Vasopressin (Adiuretin)* in den Wasserhaushalt und durch das Oxytocin in den Geburtsvorgang. Beide Hormone werden in den genannten großzelligen Kernen des Hypothalamus (Nucleus paraventricularis und Nucleus supraopticus) synthetisiert. Die zugehörigen Nervenzellen zeichnen sich durch reichliche ER- und Golgi-Membranen, Mitochondrien und zahlreiche kleine Granula (Ø 120–200 nm) aus, die die Vorstufen dieser Hormone, meist an »Trägerproteine« (Neurophysine) gebunden, enthalten. Die hormonhaltigen Granula wandern dann im Axoplasma der Neuriten durch den Hypophysenstiel bis zum Hinterlappen. Dabei können lokale Axonanschwellungen auftreten, die mit Granula angefüllt sind *(Herring-Körper).* Die Axone enden mit verbreiterten Fußplatten an den Hinterlappengefäßen, die in der Regel fenestriert und sehr dünnwandig sind. Die Hypothalamuskerne sind außerordentlich reich vaskularisiert. Die vasopressinbildenden Zellen dieser Kerne werden vom Gefäßsystem aus stimuliert und sondern bei Bedarf Vasopressin ab. Dieses Hormon erhöht die Wasserpermeabilität der Sammelröhren in der Niere und steigert damit die Harnkonzentration (antidiuretisches Prinzip, ADH). Vasopressin wirkt außerdem noch auf die Arteriolenmuskulatur konstriktorisch, so daß der Blutdruck steigt und die Zirkulation in den Hypothalamuskernen verbessert wird.

Oxytocin, das zweite Hinterlappenhormon, stimuliert die während der Schwangerschaft sensibilisierte glatte Muskulatur des Uterus und löst gegen Ende der Schwangerschaft die Wehen aus. Es fördert auch die Kontraktion der myoepithelialen Zellen an den Milchdrüsenendstücken und damit die Milchabsonderung. Die Oxytocinausschüttung wird durch Saugreize an der Mamille (Saugreflex) gesteigert.

Da die hormonproduzierenden Zellen im Hypothalamus liegen, findet man im **Hypophysenhinterlappen** nur noch die marklosen Nervenfasern, die aus den Hypothalamuskernen stammen, sowie eine besondere Form von Gliazellen (**Pituizyten**), die die Nervenfasern einhüllen und stoffwechselmäßig versorgen. Die Pituizyten stehen durch Nexus miteinander in Verbindung. Enge Kontakte bestehen auch zu den Blutgefäßen. Ihre funktionelle Bedeutung ist noch nicht hinreichend geklärt.

> **Klinischer Hinweis.** Aufgrund von Hypothalamusschädigungen kann es zu einer verminderten Adiuretin-Ausschüttung und damit zu vermehrter Harnausscheidung kommen. Es entsteht das Krankheitsbild des **Diabetes insipidus** (Wasserharnruhr). Die Patienten können bis zu 20 l Harn pro Tag verlieren (Polyurie) und müssen entsprechend viel trinken.

1.6 Epiphyse
(Glandula pinealis, Zirbeldrüse)

Im Gegensatz zur Neurohypophyse entwickelt sich die Epiphyse im Dach des Zwischenhirns und beeinflußt gewissermaßen »von oben« Hypothalamus und Zwischenhirn-Hypophysen-System. Das in der Epiphyse synthetisierte Hormon ist das **Melatonin,** das die gonadotrope Aktivität der Adenohypophyse (antigonadotropes Prinzip) hemmt. Durch Belichtung läßt sich die sekretorische Aktivität der Epiphyse hemmen, durch Dunkelaufenthalt erhöhen. Die Epiphyse funktioniert auch als biologische Uhr, die die rhythmischen (zirkadianen) Prozesse im Körper koordiniert und regelt. Der rhythmische Wechsel von Licht und Dunkelheit überträgt sich möglicherweise durch Aktivitätsänderungen im autonomen NS (Sympathikus) unmittelbar auf die Epiphyse, die ihre sekretorische Aktivität im gleichen Rhythmus ändert. Diese periodischen Aktivitätsschwankungen verändern dann entsprechend die Aktivität der Hypothalamuskerne bzw. der Neurohypophyse und wirken damit als Zeitgeber für deren zirkadiane Rhythmen. Man nimmt heute an, daß die Zirbeldrüse auf alle endokrinen Organe einen regelnden Einfluß hat (meist durch inhibitorische Impulse), und daß sie auch die Aktivität des sympathischen Systems reguliert.

Die menschliche *Epiphyse* zeigt einen kompakten, durch Septen gegliederten Aufbau. Melatonin wird von den **Pinealzellen (Hauptzellen)** enzymatisch aus Serotonin gebildet. Die Pinealozyten sind verzweigte, schwach basophile, epitheloide Zellen, die freie Ribosomen, etwas Ergastoplasma und zahlreiche Vesikel eines atypischen, glatten ER enthalten. Sie lassen sich an den großen, oft gelappten Kernen mit deutlichem Nucleolus erkennen. Die Pinealzellen bilden lange, radiäre Fortsätze, die mit kolbenartig verdickten Enden zu den bindegewebigen Septen und Gefäßen hinziehen. Die reichlich vorhandenen sympathischen Nervenfasern, die innerhalb der Epiphyse ihre Markscheide verlieren und hauptsächlich vom oberen Halsganglion stammen, übermitteln wahrscheinlich die vegetativen Impulse an das Parenchym.

Etwa 5–10% des Gewebes besteht aus **Interstitialzellen,** die zahlreiche, intrazytoplasmatische Filamente und einen dunklen, länglichen Zellkern besitzen. Sie sind mit Astrozyten zu vergleichen. Ob sie ausschließlich Stützfunktionen erfüllen, ist nicht geklärt.

Die menschliche Epiphyse wächst bis zum 7. Lebensjahr, beginnt aber vom 14. Lebensjahr Involutionserscheinungen zu zeigen. Diese bestehen in einer allmählichen Hyalinisierung von Zellsträngen und Bindegewebssepten sowie in der Entwicklung sog. **Corpora arenacea** (Acervulus, Hirnsand); das sind kleine, konzentrisch geschichtete Kalkkonkremente, die aus Kalziumphosphat und Kalziumkarbonat bestehen und deren Entstehungsmodus nicht geklärt ist. Vielleicht sind sie ein Nebenprodukt der sekretorischen Aktivität der Pinealzellen. Da die Trägerproteine der Hormone Kalzium binden, kann es zusammen mit absterbenden Zellen leicht zur Bildung von Kalkkonkrementen kommen. Jedenfalls nehmen die Corpora arenacea im Alter zu.

1.7 Zusammenfassung

Die endokrinen Drüsen produzieren Hormone, die direkt ins Blut abgegeben werden. Daher fehlt ein Ausführungsgangsystem. Die ausgedehnten Kapillarnetze besitzen fenestrierte Endothelien. Peptidhormon-synthetisierende Drüsenzellen enthalten reichlich rauhes ER, steroidbildende Zellen glattes ER. Oberstes Steuerungszentrum ist das *Hypothalamus-Hypophysen-System.* Im Hypothalamus entstehen Steuerhormone (Releasing-Faktoren und Release-inhibiting-Faktoren) für nahezu alle Zellen der Adenohypophyse, die 1. glandotrope Hormone (für nachgeschaltete endokrine Drüsen) und 2. Effektorhormone (für direkte periphere Hormonwirkungen) produzieren. Außerdem bildet der Hypothalamus selbst auch zwei Effektorhormone (Oxytocin und Vasopressin), die in den Neuronen des Nucleus supraopticus und paraventricularis synthetisiert und innerhalb der Axone zur *Neurohypophyse* transportiert werden (Neurosekretion).

Die Neurohypophyse besitzt spezialisierte Gliazellen (Pituizyten) und ein weites Kapillarnetz, das die Hypothalamushormone aufnimmt. Oxytocin führt zur Kontraktion sensibilisierter glatter Muskelzellen (z. B. beim Uterus zur Wehenanregung); Vasopressin steigert den Blutdruck und die Konzentrationsleistung der Nieren (antidiuretisches Hormon oder Adiuretin, ADH). Die Hypothalamushormone, vor allem die Steuerhormone, gelangen über das Hypophysenpfortadersystem in das Kapillarnetz der Adenohypophyse.

Die **Adenohypophyse** (Vorderlappen, Pars tuberalis und intermedia) bildet *glandotrope Hormone* (gonadotrope Hormone für die Keimdrüsen, thyrotropes Hormon für die Schilddrüse, kortikotropes Hormon für die Nebennierenrinde) und *Effektorhormone* (Somatotropin [Wachstumshormon], Melanotropin [melanozytenstimulierendes Hormon] und Prolactin [milchdrüsenproliferation- und -sekretionsförderndes Hormon]). L. m. unterscheidet man drei Zelltypen (azidophile, basophile und chromophobe Zellen). Immunhistochemisch lassen sich fast alle hormonproduzierenden Zellen voneinander unterscheiden. Chromophob sind die Stammzellen, aus denen neue Spezialzellen hervorgehen.

Die **Schilddrüse (Gl. thyroidea)** bildet als einzige endokrine Drüse konstant Follikel, in denen Hormone gespeichert werden (Kolloid). Die *Follikelzellen* produzieren *Thyroxin* (Tetrajodthyronin) und Trijodthyronin, die an Proteine gekoppelt werden (Thyroglobulin); die *C-Zellen (parafollikuläre Zellen)* bilden Calcitonin. Thyroxin stimuliert den Zellstoffwechsel und steigert den Grundumsatz, *Calcitonin* regelt zusammen mit dem Epithelkörperchenhormon Parathyrin den Kalzium-Phosphat-Stoffwechsel. Es senkt den Blutkalziumspiegel (durch Hemmung der Osteoklastenaktivität). Die Schilddrüsen-Follikel (Ø 0,1–1,0 mm) werden von einer einschichtigen Lage kubischer bis zylindrischer Zellen (je nach Funktionszustand) gebildet, die viel rauhes ER, Golgi-Komplexe und osmiophile Sekretgranula enthalten. Die C-Zellen stammen aus dem ultimobranchialen Körper, sind heller als die Follikelzellen und enthalten eine große Zahl dunkler Granula (Ø 100–240 nm).

Die **Epithelkörperchen (Gll. parathyroideae)** produzieren Parathyrin (Parathormon), das den Blutkalziumspiegel erhöht (Stimulation der Osteoklasten). Die Drüse zeigt ein relativ einheitliches Zellbild. Die *Hauptzellen* bilden Zellhaufen und Stränge, zwischen denen weite Kapillaren liegen. Daneben kommen (in kleinen Gruppen) *oxyphile Zellen* vor, die azidophil sind (insgesamt nur etwa 3%). Ihre Funktion ist unbekannt.

Das **Inselorgan des Pankreas** (*Langerhans-Inseln,* Gesamtzahl etwa 1–2 Mio.) produziert in den *B-Zellen* (Beta-Zellen) das blutzuckersenkende Insulin (80% der Inselzellen), in den *A-Zellen* (Alpha-Zellen) (ca. 15–20%) das blutzuckersteigernde Glukagon und in den relativ seltenen *D-Zellen* Somatostatin und β-Endorphin. Die C-Zellen sind nichtgranulierte Zellen, wahrscheinlich degranulierte B-Zellen. Jede Insel besteht aus netzartig verbundenen Zellsträngen (Ø 100–500 μm), die embryonal aus den Ausführungsgängen des exokrinen Pankreas ausgesproßt sind. Zwischen den Zellsträngen liegen weite Kapillaren mit den fenestrierten Endothelzellen. Die A-Zellen liegen bevorzugt in den Randzonen der Inseln. Sie enthalten große, gleichförmige, elektronendichte Granula (Ø rund 300 μm). Die B-Zellen liegen im Zentrum der Inseln, enthalten den an Zink gebundenen Insulinkomplex in heterogenen Granula mit elektronendichten, oft kristallartigen Kernen. Die D-Zellen (nur ca. 5%) besitzen unterschiedlich große, homogen erscheinende, wenig elektronendichte Granula (Ø 150–400 nm) und wenig Zellorganellen.

Die **Nebenniere (Gl. suprarenalis)** setzt sich aus zwei verschiedenen Anteilen zusammen. Die Rinde entsteht embryonal aus dem Zoelomepithel (mesodermaler Ursprung), das Mark aus der Neuralleiste. Die Nebennierenrinde gliedert sich in drei Zonen (von außen nach innen): 1. *Zona glomerulosa* (Zellnester und Ballen, liegen dicht unter der Kapsel und dem subkapsulären Blastem) – Bildung der Mineralokortikoide; 2. *Zona fasciculata* (längs-

gestreckte Zellstränge, zwischen denen weite Kapillaren [Sinuoide] liegen – große, lipidreiche Zellen, l. m. schaumiges Zytoplasma) – Bildung der Glukokortikoide; 3. *Zona reticularis* (netzartig zusammenhängende Zellen, intensiv azidophil, die im Alter viel Lipofuszin enthalten) – Bildung von Hormonen mit androgener Wirkung. Die Zellen der Zone zwei und drei werden von der Hypophyse stimuliert (ACTH), diejenigen der Zone eins nur vom Renin-Angiotensin-System. Die Nebennierenrindenzellen zeichnen sich durch große Mitochondrien vom Tubulustyp und ein ausgedehntes, glattes ER aus (für Steroidhormonsynthese).

Das **Nebennierenmark** ist ein sympathisches Paraganglion. Die hellen, polygonalen Zellen enthalten Granula, die sich mit Chromsalzen wegen ihres Gehaltes an Adrenalin bzw. Noradrenalin anfärben lassen (chromaffines Paraganglion). Die Granula zeigen meist einen dunklen Kern und einen helleren Hof (Ø 100–300 nm). Präganglionäre Symphatikusneurone bilden an den Markzellen, die eigentlich das zweite oder postganglionäre Neuron repräsentieren, cholinerge Synapsen.

Das *Gefäßsystem der Nebenniere* ist einheitlich. Die Arterien durchsetzen die Kapsel und versorgen Rinde und Mark zusammen. Die abführenden Venen liegen im Mark (Sperrvenen mit Längsmuskelpolstern in der Intima). Einzelne Arterien umgehen die Rinde und ziehen direkt ins Mark.

Progressive Transformation – Verbreiterung der Faszikulatazone – bei Funktionssteigerung der Nebennierenrinde (z. B. in Streßsituationen). Regressive Transformation – Verschmälerung der Zona fasciculata.

Keimdrüsen. Im *Hoden* bilden die *Leydig-Zwischenzellen* das männliche Geschlechtshormon (Testosteron). Die großen, polygonalen Zellen liegen in Gruppen im interstitiellen Bindegewebe zwischen den Hodenkanälchen. Im Ovar entstehen bei der Follikelreifung Zellpopulationen mit endokriner Aktivität. Die Follikelepithelzellen produzieren unter dem Einfluß des von der Hypophyse gebildeten FSH Östrogene. Nach der Ovulation bilden sich die Follikelepithelzellen zu den Granulo-

Tab. 21. **Zellformen und Hormone der Adenohypophyse.**

Zellformen		Färbung Orange G	PAS	Granula-Durchmesser	Hormone	Wirkung
Azidophile Zellen (ca. 35%)	α-Zellen (somatotrop)	+	–	300–400 nm	Somatotropin (GH, STH)	Wachstumshormon Steigerung der Proteinsynthese
	? (mammotrop)	+	–	200–600 nm	Prolaktin (PRL)	Förderung des Milchdrüsenwachstums und der Milchsekretion,
	η-Zellen	+	–		Prolaktin (Schwangerschaftszellen)	besonders nach eingetretener Schwangerschaft
Basophile Zellen (ca. 15%)	β₁-Zellen (kortikotrop)	–	+	200–250 nm	Corticotropin (ACTH)	Stimulation der Nebennierenaktivität (Glukokortikoide, Androgene)
	(melanotrop)	–	+		Melanotropin (MSH)	Zwischenlappenhormon, Melanozyten-stimulierendes Hormon
	β₂-Zellen (thyrotrop)	–	+	120–140 nm	Thyrotropin (TSH)	Freisetzung und Förderung der Synthese von Thyroxin in der Schilddrüse
	δ-Zellen (gonadotrop)	–	+	200 nm	Follitropin (FSH) Lutropin (LH)	Stimulation der endokrinen Zellen der Keimdrüsen FSH = Follikel-stimulierendes Hormon LH = Luteinisierungshormon
Chromophobe Zellen (ca. 50%)	Sternzellen Stammzellen degranulierte Zellen	– – –	– – –	– – –	– –	∅

saluteinzellen um (Corpus luteum), die, durch LH stimuliert, Progesterone synthetisieren. Aus der umgebenden Theca gehen die Theka-organe hervor *(Thekaluteinzellen),* die Östrogene produzieren. Bei eingetretener Schwangerschaft bildet sich das Follikelepithel zum *Corpus luteum graviditatis* um, das eine hochaktive endokrine Drüse darstellt. In der Plazenta werden von den Chorionzotten Östro-

gene, Progesteron und vor allem gonadotrope Hormone (Choriongonadotropin) gebildet (hauptsächlich von Synzytiotrophoblasten).

Zirbeldrüse (Epiphysis cerebri, Corpus pineale) – entwickelt sich aus dem Zwischenhirndach. Das Parenchym gliedert sich in Stränge und Läppchen, dazwischen liegt reichlich Bindegewebe mit Gefäßen und sympathischen Nerven. Die Hauptzellen *(Pinealozyten)*

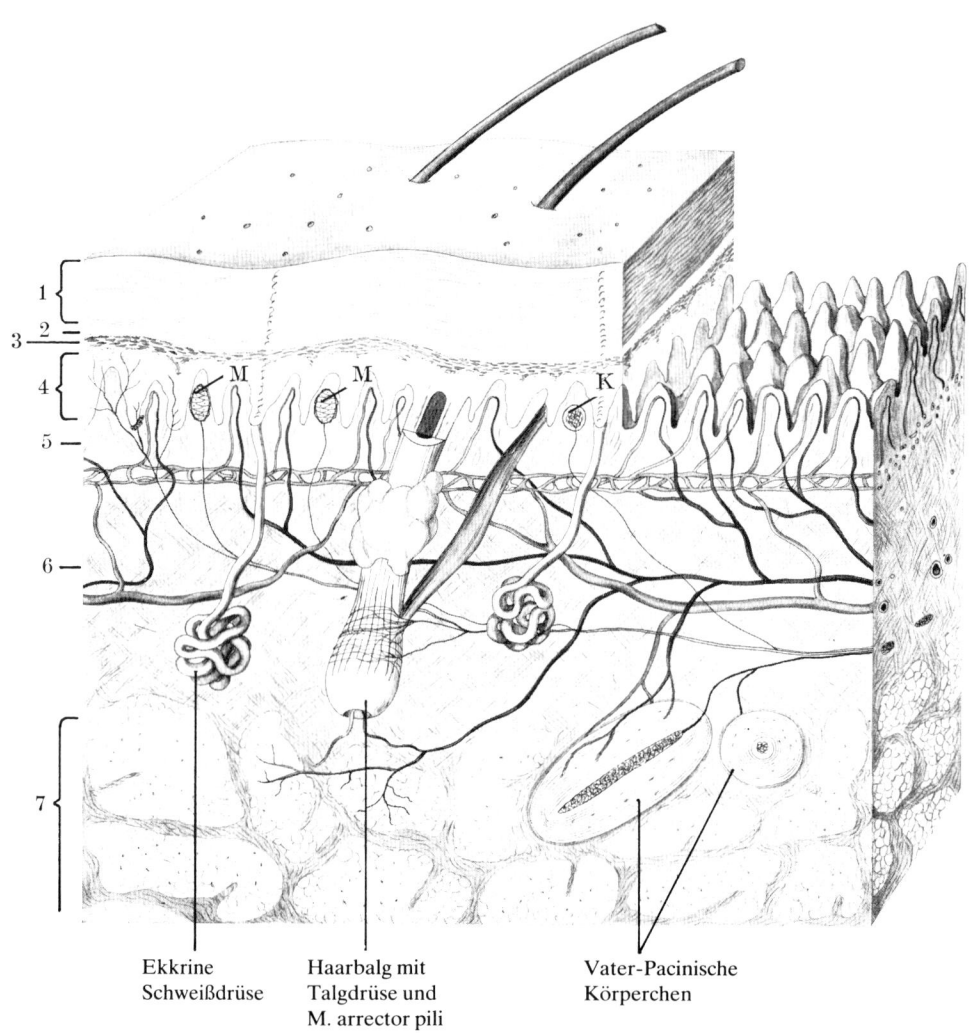

Ekkrine Schweißdrüse   Haarbalg mit Talgdrüse und M. arrector pili   Vater-Pacinische Körperchen

Abb. 314. Strukturschema und Schichtengliederung der Haut. Der Papillarkörper ist mit der Epidermis durch zapfenartige Papillen fest verbunden. In der Lederhaut findet sich ein ausgedehnter, venöser Gefäßplexus, der der Thermoregulation dient. M = Meißner-Tastkörperchen; K = Krause-Endkörperchen. 1 = Stratum corneum; 2 = Stratum lucidum; 3 = Stratum granulosum; 4 = Stratum germinativum; 5 = Stratum papillare; 6 = Stratum reticulare; 7 = Subcutis.

produzieren *Melatonin,* das enzymatisch aus Serotonin entsteht und die Freisetzung gonadotroper Hormone in der Adenohypophyse hemmt. Die Melatoninbildung ist lichtabhängig (Zirkadianrhythmus, »innere biologische Uhr«). Im Alter treten vermehrt knollenartige Konkremente (Hirnsand, *Acervulus*) auf.

2 Hautorgan

Nervensystem und Haut haben denselben Ursprung; sie entwickeln sich aus dem Ektoderm. Während die Haut den Organismus von der Umwelt abschließt und damit eine individuelle Innenwelt schafft, schließt sich das Nervensystem (NS) durch die Sinnesorgane teilweise wieder gegenüber der Umwelt auf und ermöglicht dadurch die vielfältigen Kommunikationen zwischen Umwelt und Individuum. Aus seiner Lage an der Grenze zwischen Innen- und Außenwelt erklären sich die zahlreichen Funktionen des Hautorgans, einerseits bildet es den schützenden Abschluß des Organismus und bewahrt dessen Integrität, nicht nur in mechanischer Hinsicht, sondern auch im Hinblick auf den Wärme- und Wasserhaushalt, andererseits liefert es dem Nervensystem durch zahlreiche, hochspezialisierte Sinnesorgane Informationen von der jeweiligen Reizsituation an der Grenzfläche zwischen Innen- und Außenwelt. Darüber hinaus hat die Haut auch eine wichtige Funktion als Immunorgan (s. S. 190).

Obwohl die Haut in den verschiedenen Regionen der Körperoberfläche sehr unterschiedlich strukturiert ist, besitzt der Hautmantel einen einheitlichen Schichtenbau. Er besteht, ähnlich wie die Schleimhaut, aus 3 Schichten, nämlich der epithelialen Deckschicht *(Epidermis),* der bindegewebigen Lederhaut *(Dermis, Corium)* und der Unterhaut *(Tela subcutanea* oder *Subkutis).* Der Submukosa der Schleimhäute entspricht die Unterhaut, die eine fettreiche, relativ dicke Bindegewebslamelle darstellt und die eigentliche Haut *(Cutis)* vom Muskelmantel abgrenzt. Die Kutis ihrerseits besteht 1. aus der derben Bindegewebsschicht *(Dermis* oder *Corium),* die der Lamina propria der Schleimhaut vergleichbar ist, und 2. aus

dem Epithel *(Epidermis),* das die gefäßreichen, subepithelialen Schichten nach außen abdichtet und den Kontakt mit der Umwelt herstellt. Die Sinnesorgane der Haut liegen entweder im Epithel selbst oder an den Grenzflächen zwischen den 3 Hauptschichten. Im Zusammenhang mit der Wärmeregulation steht die Entwicklung der *Haarorgane,* die aber auch für die Sinnesfunktionen der Haut von Bedeutung sind. Der hochdifferenzierte *Drüsenapparat* der Haut übernimmt Stoffwechselaufgaben, spielt aber auch für den Wasserhaushalt, die Wärmeregulation und die Exkretion eine Rolle.

2.1 Schutz- und Sinnesfunktionen der Haut

2.1.1 Kutis als Schutzeinrichtung

Epidermis. Während die Schleimhäute gegen ihre Oberfläche gewissermaßen »offen« sind, um die Austauschvorgänge mit den im Lumen befindlichen Stoffen unterhalten zu können, muß die Haut nach außen hin abgeschlossen sein, um einen mechanischen und biologischen Schutz für den Organismus darstellen zu können und Flüssigkeitsverluste zu vermeiden. Das Ektoderm entwickelt sich daher an der Körperoberfläche zu einem mehrschichtigen Plattenepithel, dessen oberflächliche Zellagen verhornen, so daß die interzellulären Saftspalten nach außen abgedichtet sind. Von funktionellen Gesichtspunkten aus lassen sich daher an der Epidermis zwei Hauptschichten unterscheiden (Abb. 314): 1. die basale Keimschicht **(Stratum germinativum)** und 2. die oberflächliche Hornschicht **(Stratum corneum).** Die Keimschicht besteht aus mehreren Lagen polygonaler Zellen **(Stratum spinosum)** und einer einschichtigen Lage hochzylindrischer Zellen, die der Basalmembran aufsitzen und die Matrix für die darüberliegenden Zellschichten abgeben **(Stratum basale).** Die Umwandlung der Zellen des Stratum spinosum zu verhornenden Zellen beginnt mit der Einlagerung von basophilen Keratohya-

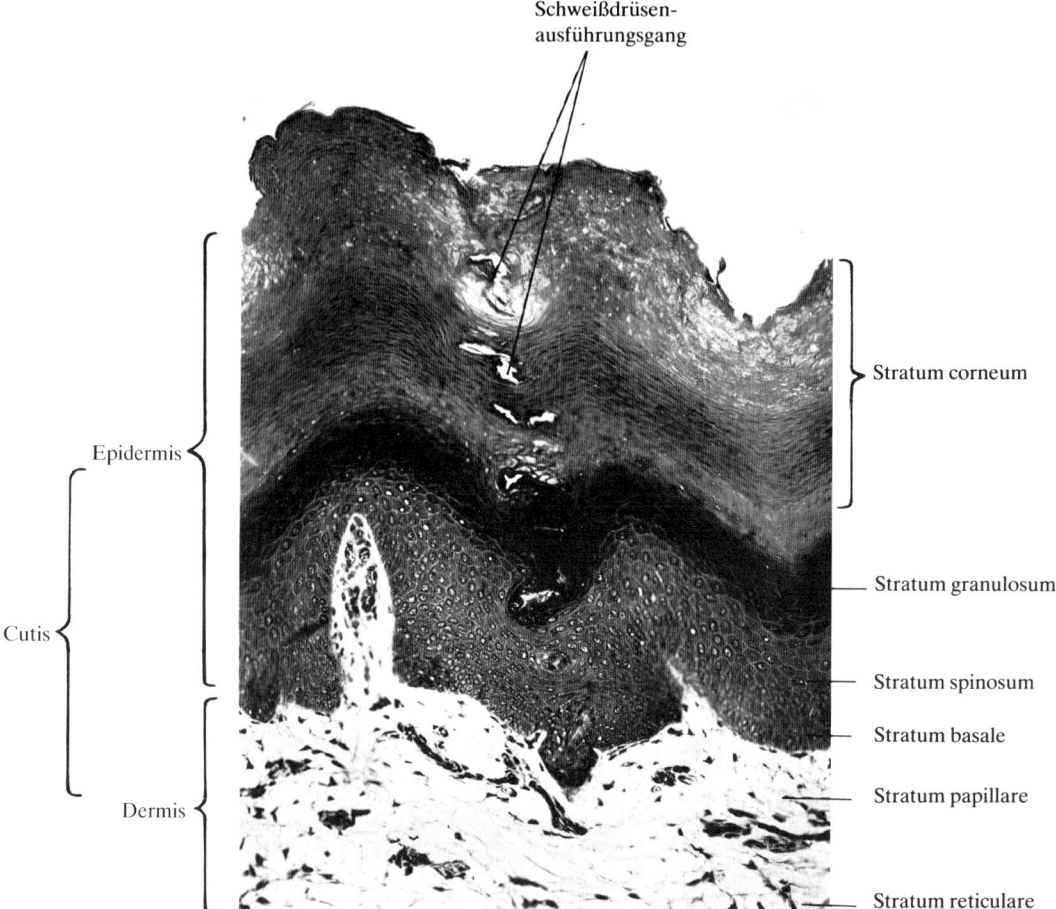

Abb. 315. Histologischer Schnitt durch die Haut der Handfläche (Palma manus) zur Darstellung der Schichtengliederung von Epidermis und angrenzender Lederhaut (158×).

linkörnchen (**Stratum granulosum**). Keratohyalin ist ein histidinreiches Protein, dessen Bedeutung als Vorstufe der Verhornung aber noch umstritten ist. In den Zellen des *Stratum spinosum* und *granulosum (Keratinozyten)* treten ferner lamellierte Granula auf, die Glykoproteine und Phospholipide enthalten. Diese Substanzen werden in die Interzellularspalten entleert, wodurch diese nach außen abgedichtet werden, so daß die Haut vor Flüssigkeitsverlusten geschützt ist. An das Stratum granulosum schließt sich bei dicken Hautstellen (Handfläche, Fußsohle) ein **Stratum lucidum** an, das weitgehend homogen erscheint. In

dieser Schicht, die in der Epidermis dünnerer Hautstellen fehlt, sind Zellkerne und Zellorganellen nicht mehr zu erkennen. Im Stratum corneum lagern sich die durch die Anreicherung von Keratin allmählich absterbenden Epithelzellen flächenhaft übereinander und schilfern dann an der äußeren Oberfläche einzeln oder in Gruppen ab. *Keratin* ist ein Skleroprotein, das aus disulfidgruppenreichen Proteinketten besteht. Die Keratinisierung steht im Zusammenhang mit dem Abbau der Zellorganellen und der Verdichtung der aus den basalen Schichten mitgebrachten *Tonofibrillen* (Keratin).

Man hat errechnet, daß täglich insgesamt 6 bis 14 g Hornsubstanz abgestoßen wird. Das setzt eine intensive Regeneration seitens des Stratum germinativum voraus, wo immer zahlreiche Mitosen zu finden sind. Die neu gebildeten Zellen schieben sich im Laufe von durchschnittlich 30 Tagen an die Oberfläche der Epidermis, wobei sie sich zunehmend abplatten und dabei langsam verhornen.

Die mechanische Festigkeit der Epidermiszellen untereinander kommt, wie oben dargestellt (s. S. 74), durch intrazelluläre **Tonofibrillen** zustande, die durch alle Zellagen hindurch ein einheitliches, trajektoriell geordnetes Fasersystem ausbilden, das an den Zellgrenzen durch Desmosomen zusammengehalten wird (Abb. 50). Im Bereich der Desmosomen werden diese Filamente zwar unterbrochen, laufen aber in der Nachbarzelle in gleicher Richtung weiter. Dadurch entsteht ein zusammenhängendes Fibrillengerüst, aus dem sich die individuelle Zelle durch Unterbrechung ihrer desmosomalen Kontakte, ähnlich wie bei einem Druckknopfsystem, jederzeit herauslösen kann, um sich in eine neue Zellschicht hineinzuschieben. Das *Desmosomensystem* ermöglicht also gleichzeitig den festen Kontakt der Zellen untereinander sowie deren Verschiebungen bei der Regeneration. Außerdem können die Interzellularspalten bis zur Abdichtung durch Phospholipide im Stratum granulosum jederzeit für Flüssigkeit durchgängig bleiben, ohne daß die mechanische Festigkeit leidet oder die Ernährung des Epithels gefährdet wird. Im histologischen Präparat erscheinen die Epithelzellen meist geschrumpft, so daß die Interzellularspalten erweitert sind. Dabei bleiben jedoch die desmosomalen Verbindungen als »Interzellularbrücken« erhalten, was den Zellen der Keimschicht ein stacheliges Aussehen verleiht (Stratum spinosum = Stachelzellschicht).

Dermis (Corium). Zur mechanischen Verankerung der Epidermis in der Lederhaut bildet die Keimschicht an der Grenze zur Dermis fingerförmige Epithelzapfen aus, die sich mit entsprechenden papillenartigen Erhebungen der Lederhaut (**Stratum papillare**, *Papil-*larkörper*) verzahnen (Abb. 314 u. 315). In die Bindegewebspapillen ragen langgestreckte Kapillarschlingen vor, die bis an das Epithel heranreichen und den intensiven Stoffaustausch, der für die Regeneration des Epithels erforderlich ist, unterhalten. Die Verzapfung des Epithels mit dem Corium vergrößert aber nicht nur die Oberfläche für die Austauschvorgänge, sondern erhöht auch den mechanischen Zusammenhalt beider Schichten. Die Basalzellen der Epidermis sind mit **Hemidesmosomen** an der Basalmembran fixiert (Abb. 51B). Die an den Papillarkörper anschließenden Schichten der Lederhaut besitzen eine straffe Bindegewebsarchitektur aus scherengitterartig angeordneten, kollagenelastischen Faserlamellen, in die die Anhangsgebilde der Haut (Haare, Drüsen usw.) sowie auch die Gefäße und Nerven systemgerecht eingelagert sind (**Stratum reticulare**). Die Scherengitterstruktur der Lederhaut ermöglicht eine geordnete Verschiebung der Haut als Ganzes und ist die morphologische Grundlage der Plastizität und Verformbarkeit des Hautmantels.

An mechanisch besonders stark belasteten Hautstellen (Nägel, Fußsohlen, Handflächen) verdickt sich das Stratum corneum erheblich (der Durchmesser kann mehrere Millimeter erreichen). In der Dermis treten dann kräftige, kollagenfaserige Stränge auf (*Retinacula*), die die Epidermis oder die Nagelplatten am Knochen verankern.

Pigmentierung der Haut. Ein wirkungsvoller Schutz vor übermäßiger Belichtung, insbesondere durch ultraviolette Strahlen, kommt durch die Pigmentierung der basalen Epidermisschichten zustande. Die Pigmentation kommt durch die Einlagerung von kleinen melaninhaltigen Pigmentgranula (**Melanosomen**) zustande. Sie ist ein äußerst komplizierter Vorgang. Merkwürdigerweise können die Epidermiszellen (Keratinozyten) keine Pigmentgranula bilden. Diese entstehen vielmehr meist in eigenen, an der Grenze zwischen Epidermis und Dermis gelegenen, sternförmigen Zellen (**Melanozyten**), die aus der Neuralleiste stammen und sekundär in die Haut einwan-

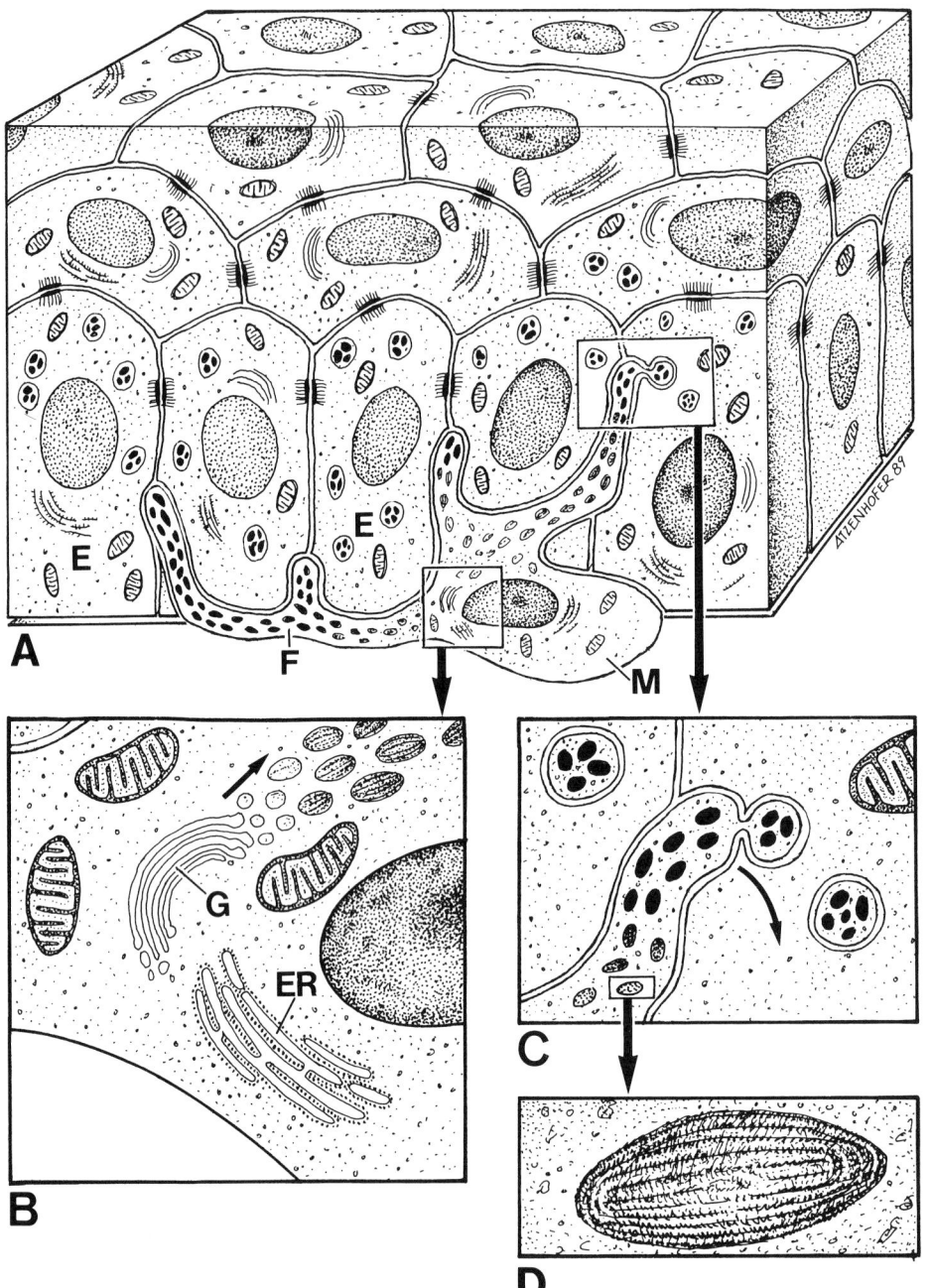

Abb. 316. Struktur eines Melanozyten an der Grenze zur Epidermis (nach Fitzpatrick und Szabo). Der Melanozyt (M) dringt mit zahlreichen Fortsätzen (F) zwischen die basalen Epithelzellen (E) vor. Im Zytoplasma entwickeln sich vom Golgi-Apparat (G) aus melaninhaltige Granula (Melanosomen) (Pfeil in Abb. B), die in die Zellfortsätze einwandern und von dort aus ins Zytoplasma der Epithelzellen eingeschleust werden (Abb. C). Abb. D = Praemelanosom ohne Melaningranula.

dern. Diese Zellen besitzen als einzige eine Tyrosinaseaktivität, die sich histochemisch mit DOPA nachweisen läßt. Das Enzym Tyrosinase entsteht im rauhen ER der Melanozyten und wird in kleinen, aus dem Golgi-Apparat hervorgehenden Bläschen gespeichert. Diese Bläschen differenzieren sich dann weiter zu den **Prämelanosomen**, die ein längsorientiertes Filamentgerüst sowie Tyrosinase in seiner inaktiven Form enthalten. Durch UV-Licht (auch durch Röntgenstrahlen) kann dann die Tyrosinase aktiviert und Melanin gebildet werden, das sich in so großen Mengen in den Prämelanosomen anreichert, daß das Filamentgerüst nicht mehr erkennbar ist. Die dadurch entstandenen *Melanosomen* wandern nun innerhalb der dendritischen Fortsätze der Melanozyten nach peripher und werden dann in kleinen Bläschen von der Zelle abgeschnürt. Die Fortsätze liegen ohne desmosomale Kontakte frei zwischen den basalen Epidermiszellen, so daß die abgeschnürten Bläschen mit ihren Melanosomen in die Epidermiszellen aufgenommen werden können (Abb. 316). Die Melanozyten entleeren also ihre Melanosomen in die Epidermiszellen, die diese Granula nicht selbst bilden können. Dieser eigenartige Vorgang wird als **Zytokrinie** bezeichnet.

Durch intensive Sonnenbestrahlung kann die lokale Pigmentierung verstärkt werden, wobei aber nicht die Zahl der Melanozyten, sondern nur die Zahl der Pigmentgranula zunimmt. Bestimmte Hautareale sind regelmäßig intensiver pigmentiert als die übrige Haut, so z. B. der Warzenhof der Brust, die Haut der äußeren Geschlechtsorgane, die Achselhaut und die Zirkumanalregion.

2.1.2 Haare als Schutz- und Wärmeorgane

Bei Säugetieren bewirkt das Haarkleid (Fell) einen wirksamen Wärmeschutz. Beim Menschen sind die kräftigen, terminalen Haare größtenteils verlorengegangen. Die Schutzfunktion haben hier vor allem die mit den kleinen, verbliebenen Haaren verbundenen Talgdrüsen, deren Sekret die Haut einfettet,

sowie die Schweißdrüsen übernommen. Auch spielen die Haare für Tast- und Berührungsempfindungen eine große Rolle.

Das **Haarorgan** besteht aus dem Haar selbst, einem organisierten Hornfaden, der dem Stratum corneum der Epidermis vergleichbar ist, der epithelialen Wurzelscheide, die mit dem Stratum germinativum zusammenhängt, der bindegewebigen Wurzelscheide *(Haarbalg)*, an der ein glatter Muskel *(M. arrector pili)* ansetzt, und einer Talgdrüse, die das Haar sowie auch die Hautoberfläche einfettet. Die Haarwurzel ist außerdem von einem dichten Netz feiner sensibler Nerven umgeben.

Jedes **Haar** steckt in einer **Haarwurzel (Radix pili)**, die mit einer kolbenartigen Verdickung **(Haarzwiebel, Bulbus pili)** endet (Abb. 317 u. 318). Der Bulbus umgreift die Bindegewebe und Gefäße enthaltende **Haarpapille** und stellt die Matrix für das Haarwachstum dar. Die Wachstumsgeschwindigkeit der Haare variiert sehr stark und kann durch äußere und innere (z. B. hormonelle) Faktoren erheblich verändert werden (Wachstum der Kopfhaare ca. 1 cm/Monat). Die an die Haarpapille angrenzenden Basalzellen teilen sich rasch und formen sich zu einem Hornfaden (Haar) um, der aus Mark und Rinde besteht und außen von einem dünnen Häutchen aus dachziegelartig übereinanderlagernden Hornschüppchen *(Haarkutikula oder Epidermicula)* überzogen wird. Ein Negativ dieser Schüppchenstruktur findet sich an der Innenwand der Wurzelscheide in Form der *Scheidenkutikula*. Haar- und Scheidenkutikula sind so ineinander verzahnt, daß das Haar trotz der Wachstumsverschiebungen innerhalb der Wurzelscheide relativ fest verankert ist. Im oberen Bereich der Wurzelscheide löst sich diese Verzahnung allmählich, so daß das Haar beweglich wird und die Hautoberfläche frei überragt *(Haarschaft oder Scapus)*.

Je nachdem, in welcher Form und Verteilung die Epithelzellen der Haarzwiebel Luftbläschen (graue Haare) oder Pigmentgranula (Melanosomen) aus den hier immer sehr zahlreich vorhandenen Melanozyten einlagern, ergibt sich die charakteristische Fär-

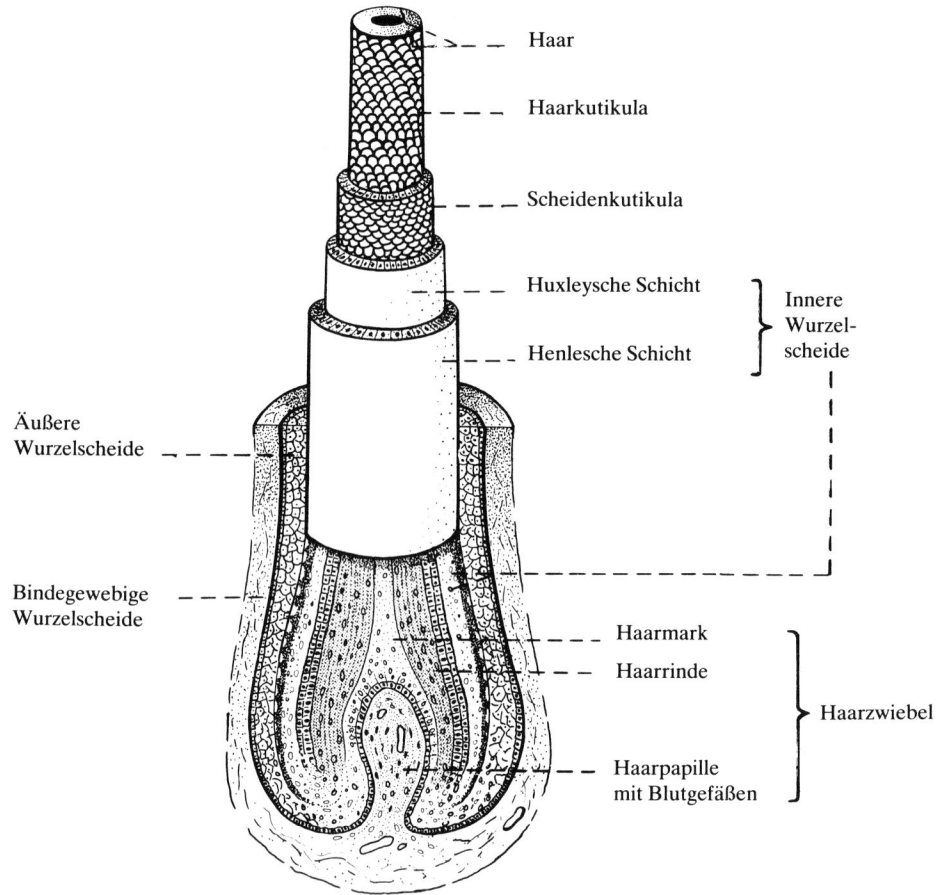

Haar

Haarkutikula

Scheidenkutikula

Huxleysche Schicht

Henlesche Schicht

Innere Wurzel-scheide

Äußere Wurzelscheide

Bindegewebige Wurzelscheide

Haarmark

Haarrinde

Haarzwiebel

Haarpapille mit Blutgefäßen

Abb. 317. Aufbau eines Haares mit Wurzelscheiden im Bereich der Haarzwiebel (modif. nach Benninghoff).

bung der Haare. Hört die regenerative Aktivität der Haarzwiebel auf, löst sich das Haar von der Papille ab und schwillt zu einem pinselartig aufgefächerten »Haarkolben« an, der langsam aus den Wurzelscheiden nach oben verdrängt wird und schließlich ausfällt (**Kolbenhaar**). Gleichzeitig entsteht aus der Wurzelscheide eine neuer Epithelstrang, der an seinem inneren Ende eine neue Haarzwiebel entwickelt, die schließlich ein Ersatzhaar produziert *(Haarwechsel)* (Abb. 319 u. 320).

Die **Wurzelscheide** hat die Aufgabe, das in Entwicklung begriffene Haar zu schützen und in der Dermis zu verankern. Sie gliedert sich in die *äußere epitheliale Wurzelscheide*, die dem Stratum germinativum der Epidermis

entspricht, und die *innere epitheliale Wurzelscheide*, die dem Stratum granulosum bzw. lucidum vergleichbar ist (Abb. 317 u. 318). Der zelluläre Aufbau der Wurzelscheide entspricht weitgehend dem der Epidermis. So zeigt die äußere epitheliale Wurzelscheide eine Gliederung in eine Schicht zylindrischer Basalzellen, die der Basalmembran aufsitzen (dem Stratum basale vergleichbar), und eine Schicht polygonaler Zellen, die wie die Zellen des Stratum spinosum gebaut sind. Die innere epitheliale Wurzelscheide gliedert sich in ähnlicher Weise in eine einschichtige Lage flacher bis kubischer Zellen außen (**Henle-Schicht**) und eine 1 bis 3 Lagen umfassende Schicht unregelmäßiger Zellen innen (**Huxley-Schicht**),

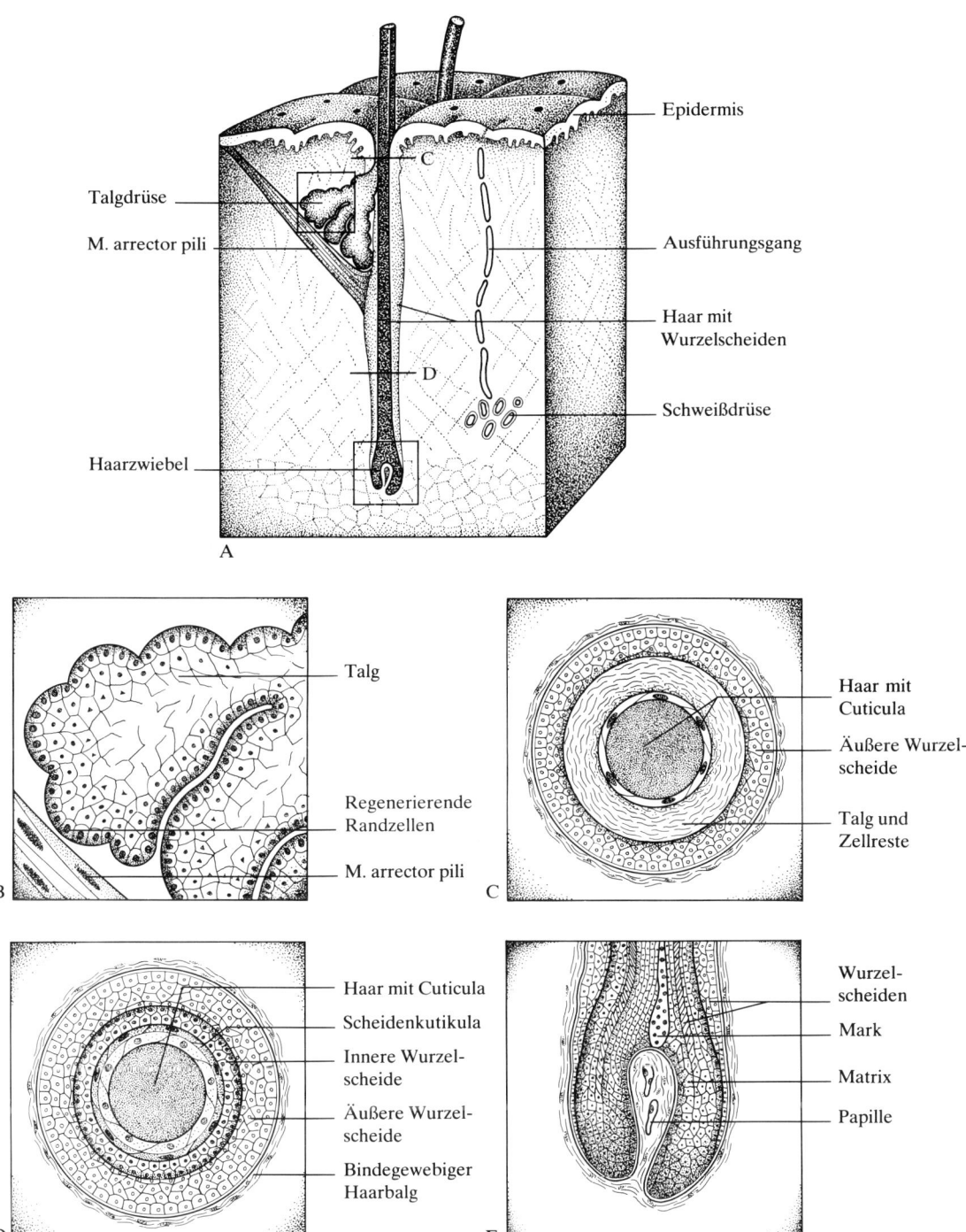

Abb. 318. Aufbau und Lage des Haarorgans. A = Übersicht; B = Ausschnittvergrößerung aus der Talgdrüse; C = Haarquerschnitt oberhalb der Talgdrüsenmündung; D = Haarquerschnitt unterhalb der Talgdrüse; E = Längsschnitt durch die Haarzwiebel.

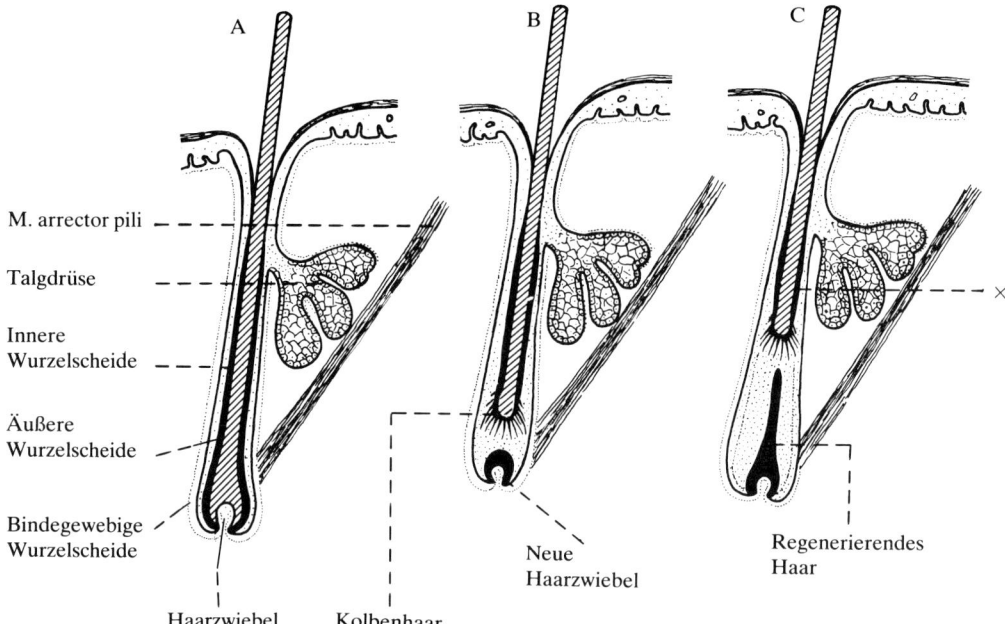

Abb. 319. Strukturveränderungen der Haare beim Haarwechsel (modif. nach Bucher). A = Normales Haar; B = Das abgestorbene Haar wird zum Kolbenhaar. Ein neues Haar wächst von der Haarzwiebel aus; C = Beginnende Haarregeneration von der Haarzwiebel aus. × = Ausfallendes Haar.

die durch Einlagerung von Keratohyalinkörnchen ihre Verwandtschaft mit dem Stratum granulosum zeigt. Die innere Wurzelscheide hört oberhalb der Talgdrüseneinmündung auf. Der abgesonderte Talg mischt sich mit den Zellresten der inneren Wurzelscheide und füllt den Spaltraum zwischen Haar und Wurzelscheide, der oberflächennah häufig taschenartig erweitert ist *(Haartrichter)*.

Die *bindegewebige Wurzelscheide* **(Haarbalg)**, die sich aus der Dermis differenziert, hüllt das Haarorgan ein, dient dem Aufrichtemuskel (M. arrector pili) als Ansatz und beherbergt die zahlreichen feinen Nervenendigungen.

Die **nervösen Endformationen** *an den Haarbälgen* spielen für die Tastempfindungen eine wichtige Rolle. An der Grenze zwischen der äußeren Wurzelscheide und dem bindegewebigen Haarbalg existiert ein feinmaschiges Nervengeflecht, das hauptsächlich auf Änderungen von Hautreizen bei Berührungen und Vibration anspricht (Geschwindigkeitsdetektoren).

Talgdrüsen (Glandulae sebaceae) und Fettmantel der Haut. Die Hautoberfläche besitzt einen dünnen Fettfilm, der hauptsächlich aus dem Sekret der Talgdrüsen, einem Gemisch aus Cholesterin, freien Fettsäuren, Triacylglyzerinen und anderen Estern, besteht. Dieser Film setzt die Wasserdurchlässigkeit der obersten Epidermisschichten herab, verhindert dadurch Flüssigkeitsverluste durch die Haut und hält die Hornschicht geschmeidig. Die Haut der Handflächen und Fußsohlen, die keine Haare und keine Talgdrüsen besitzt, kann daher bei längerem Aufenthalt im Wasser leicht aufweichen und schrumpfen (»Waschfrauenhände«).

Die **Talgdrüsen** *(Glandulae sebaceae pilorum)* sind holokrine (alveoläre) Drüsen, die in der Regel aus der äußeren Wurzelscheide der Haarwurzel hervorgehen (Abb. 321). An einigen Körperstellen, hauptsächlich den Körperöffnungen, kommen jedoch auch freie Talgdrüsen vor (Nasenflügel, Lippen, Augenlid, Brustwarze, Anus, Labium minus, Präputi-

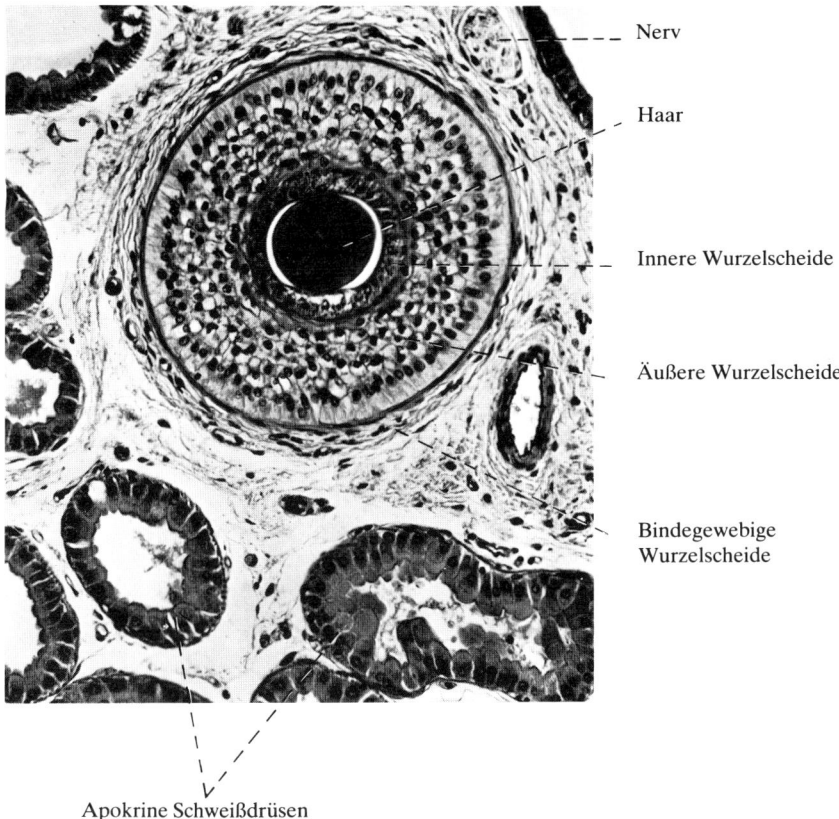

Nerv

Haar

Innere Wurzelscheide

Äußere Wurzelscheide

Bindegewebige
Wurzelscheide

Apokrine Schweißdrüsen

Abb. 320. Histologischer Schnitt durch eine Haarwurzel (Achselhaut, 158×). Das Haar liegt in der Nähe von apokrinen Schweißdrüsen (Gll. sudoriferae majores). Man beachte die Schichtengliederung der Haarwurzel.

um). Die Randzone der Drüsenläppchen *(Talg-kolben)* besteht aus epithelialen, sich rasch teilenden Zellen *(Keimschicht)*, die sich gegen das Lumen zu durch Einlagerung von Fetttröpfchen vergrößern, ein schaumiges Aussehen annehmen und schließlich völlig vertalgen *(Talgzellen)*. Die anfangs rundlichen Kerne werden erst pyknotisch, dann sternförmig und verschwinden schließlich ganz. Der Talg (Sebum) wird zusammen mit Zellresten über einen breiten Ausführungsgang in den Haarbalg und weiter in den Haartrichter entleert *(holokrine Extrusion)*, von wo er sich auf der Hautoberfläche ausbreitet. Die Talgsekretion erfolgt kontinuierlich, kann aber hormonell gesteigert (Androgene, Progesteron) oder gehemmt werden (Östrogene).

2.1.3 Sinnesfunktionen der Haut

Sensible Endorgane kommen in allen Schichten der Haut vor. Von morphologischen Gesichtspunkten aus kann man intra- und subepitheliale, freie und eingekapselte Nervenendigungen unterscheiden. Entsprechend der Vielfalt der Reizqualitäten *(Modalitäten)* existiert in der Haut ein breites Spektrum morphologischer Differenzierungen, angefangen von einfachsten Nervenendigungen bis zu komplizierten eingekapselten Rezeptororganen (Abb. 322).

Die einfachste Form der Sinnesempfindung, gewissermaßen eine Urform der Perzeption überhaupt, liegt bei der Schmerzwahrnehmung *(Nozizeption)* vor, die von stark

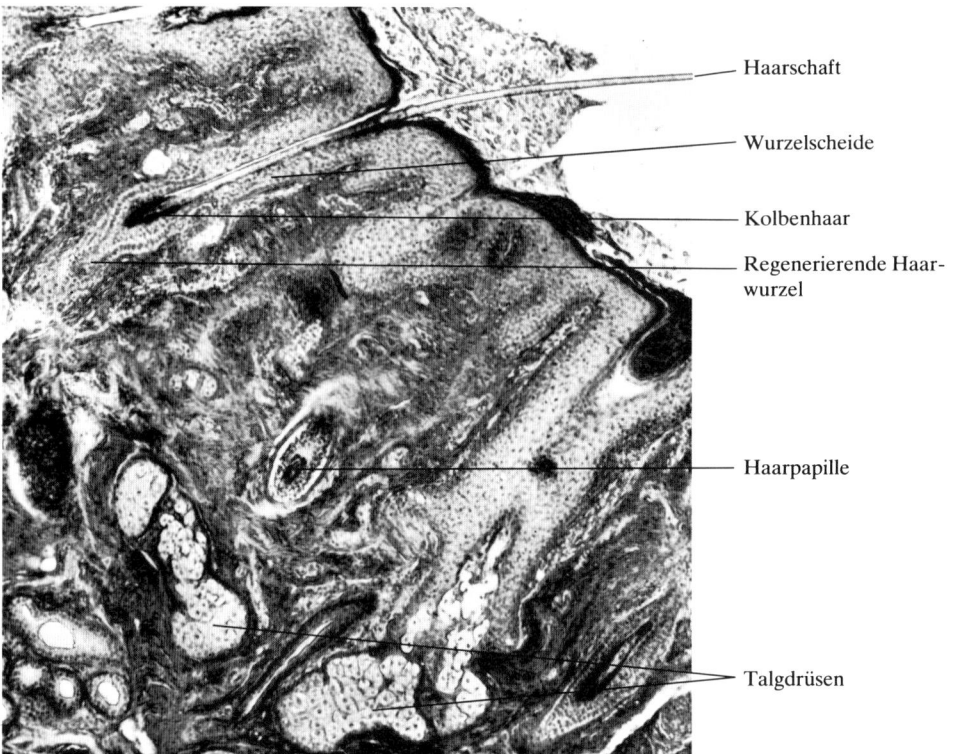

Abb. 321. Histologischer Schnitt durch die Haut des äußeren Gehörganges (25×). Mehrere Haare mit Wurzelscheiden und Talgdrüsen sind zu erkennen.

verzweigten Endigungen markloser Neurone innerhalb oder unterhalb des Epithels ausgeht. Auf gleichbleibenden Druck oder Dehnung, aber auch auf Abkühlung, reagieren die **Merkel-Zellen** an der Grenze der Epidermis oder die **Ruffini-** und **Krause-Körperchen**, die innerhalb der Dermis lokalisiert sind (Intensitätsdetektoren). In den Spitzen des Papillarkörpers liegen die **Meißner-Körperchen** (Abb. 323) unmittelbar unter der Epidermis. Diese tannenzapfenartig gebauten Tastkörperchen bestehen aus keilförmig übereinander geschichteten, neurogenen Hilfszellen (Teloglia bzw. Schwann-Zellen), zwischen die sich feinste Nervenendigungen ausbreiten. Dadurch, daß das Ganze von einer festen Bindegewebskapsel umgeben ist, muß sich bei Berührungs- oder Vibrationsreizen das Zellgefüge verfor-

men, wodurch die Nervenendigungen gereizt werden. Die Meißner-Körperchen gehören zu den schnell adaptierenden Mechanorezeptoren der Haut, die besonders zahlreich in der unbehaarten Haut mit hoher taktiler Sensibilität (Fingerbeeren, Lippen, Genitalhaut) vorkommen.

Die größten und höchstentwickelten Sinnesorgane der Haut sind die **Vater-Pacini-Lamellenkörperchen**, die meist in Gruppen an der Grenze zur Subkutis liegen und eine Größe von 2 bis 4 mm erreichen können. Sie bestehen aus einem länglichen Innenkolben, dem eigentlichen Rezeptor, sowie 50 bis 60 zwiebelschalenartig angeordneten Lamellen aus neurogenen Hilfszellen (Abb. 322 und 323). Der Innenkolben enthält neben dünnen, längs angeordneten Schwann-Zellen ein äußerst feines

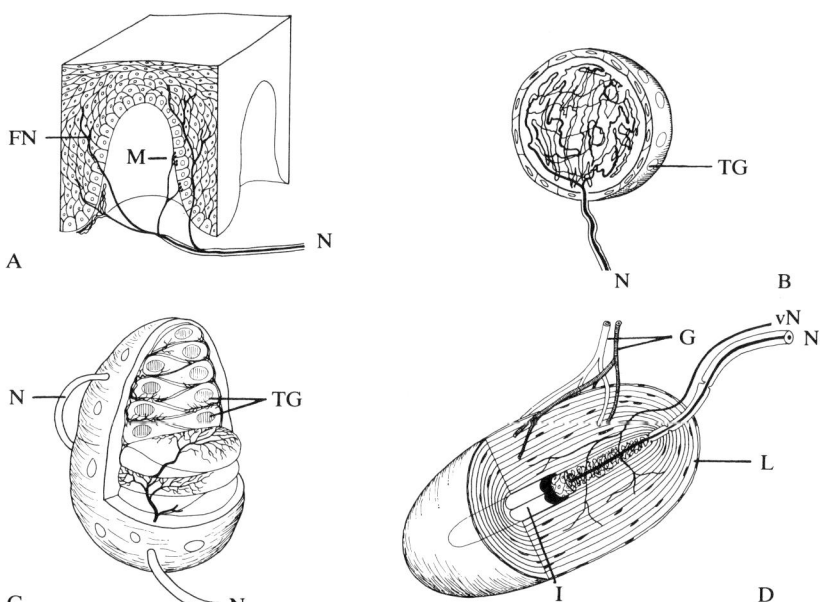

Abb. 322. Schema der wichtigsten Hautrezeptoren. A = Freie Nervenendigungen (FN) in der unbehaarten Epidermis sowie Merkel-Tastscheiben (M); B = Eingekapseltes Endknäuel (Krause-Körperchen); C = Meißner-Tastkörperchen; D = Vater-Pacini-Lamellenkörperchen mit Lamellen (L) und nervösem Innenkolben (I). Die Lamellenkörperchen sind vaskularisiert und besitzen eine autonome Innervation. N = Nervenfasern; vN = autonome Nervenfasern; TG = Teloglia; G = Gefäße.

Gespinst markloser Nervenästchen, die außerhalb des Lamellenkörperchens in ein 6–10 μm dickes, markhaltiges afferentes Axon übergehen (Abb. 322 D). Die Vater-Pacini-Körperchen registrieren nur die Beschleunigung eines Hautreizes bei Berührungen oder Vibrationen (Beschleunigungsdetektoren). Dabei wirken die Lamellen wie ein Filter, der nur die Beschleunigung, nicht aber die Eindrucktiefe eines Reizes bis zum Innenkolben durchdringen läßt.

Terminalorgane der Extremitäten (Nägel). Die Endabschnitte der Zehen und Finger spielen als Tast- und Wahrnehmungsorgane eine besonders wichtige Rolle. Statt einzelner Hornfäden (Haare) entwickeln sich hier Hornplatten (Nägel), die als Widerlager für die gegenüberliegenden Tastballen dienen. Der

Nagel stellt in Bau und Entwicklung gewissermaßen ein flächenhaftes Haar dar. Er entsteht in der epithelialen **Nagelwurzel**, die etwa 5 mm tief in einer Hauttasche *(Nageltasche)* steckt und durch Zellvermehrung kontinuierlich neues Material für den verhornenden Nagel liefert *(Matrixzone)* (Abb. 324). Unterhalb der Nagelplatte besteht die Epidermis nur aus einem Stratum basale und Stratum spinosum, die nicht an der Nagelbildung beteiligt sind **(Hyponychium)**. Die Epithelzapfen bilden längsgerichtete Leisten, zwischen die entsprechende, tief ins Epithel eindringende Leisten des Papillarkörpers mit langen, korkenzieherartigen, teilweise geknäuelten Kapillarschlingen vorragen. Dieses Gefäßmuster, das an Heizungsspiralen erinnert, bedingt die rötliche Farbe der Nägel. Der weißliche Halbmond

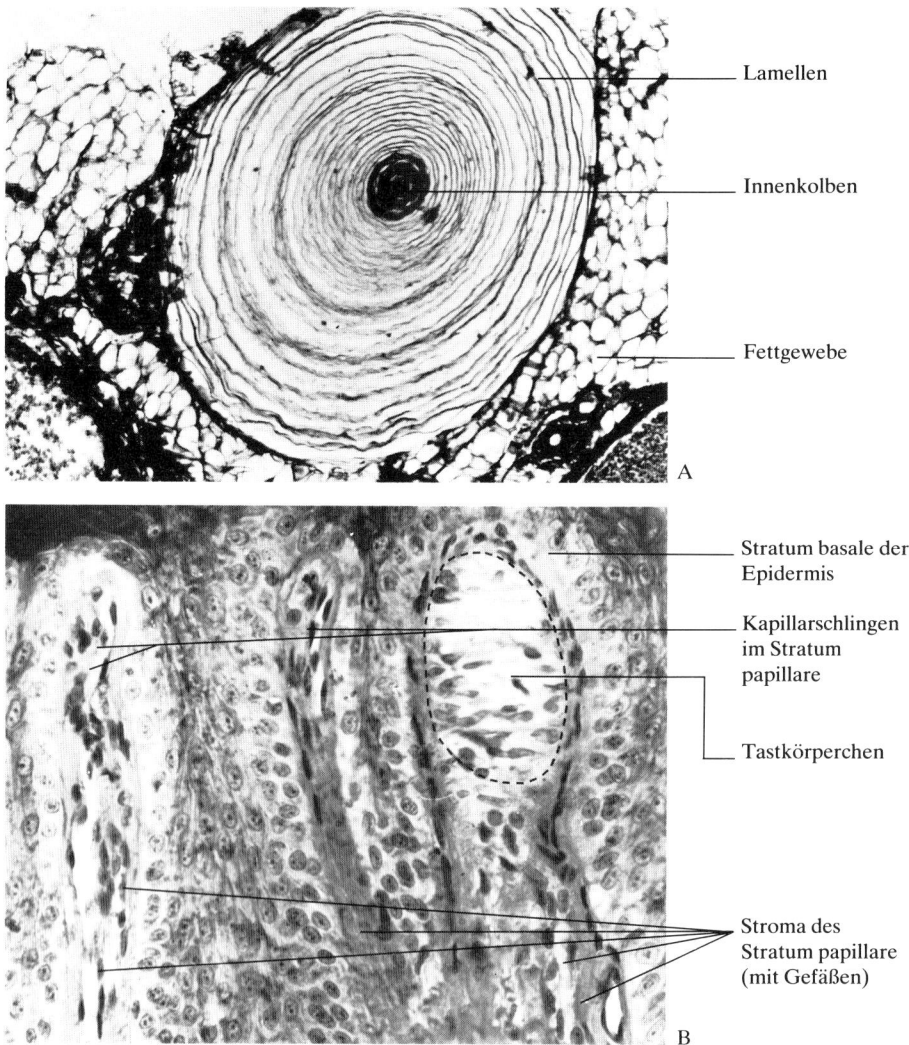

Lamellen

Innenkolben

Fettgewebe

A

Stratum basale der
Epidermis

Kapillarschlingen
im Stratum
papillare

Tastkörperchen

Stroma des
Stratum papillare
(mit Gefäßen)

B

Abb. 323. Histologische Schnitte durch zwei verschiedene Hautsinnesorgane. A = Querschnitt durch ein Vater-Pacini-Lamellenkörperchen (893×); B = Längsschnitt durch ein Meißner-Tastkörperchen der Haut (335×). Die Grenze des Tastkörperchens zum angrenzenden Bindegewebe der Papille wurde durch eine gestrichelte Linie markiert.

(Lunula) entspricht der Ausdehnung der darunterliegenden Matrixzone *(proximale Nagelmatrix)*, die oben von einer Hautfalte überdeckt wird **(Eponychium)**.

Die in der Nageltasche gebildeten Matrixzellen verhornen, ohne daß dabei Keratohyalinkörnchen in Erscheinung treten. Die im Nagel übereinandergeschichteten Hornplätt-chen enthalten ein Skleroprotein, das einen höheren Schwefelanteil hat als das der Hornschicht und in das dicht zusammengepreßte Tonofibrillen eingelagert sind. Ähnlich wie bei Sperrholzplatten lagern sich längs- und querorientierte Fibrillensysteme schichtweise übereinander, was die hohe Festigkeit der Nagelplatte bewirkt.

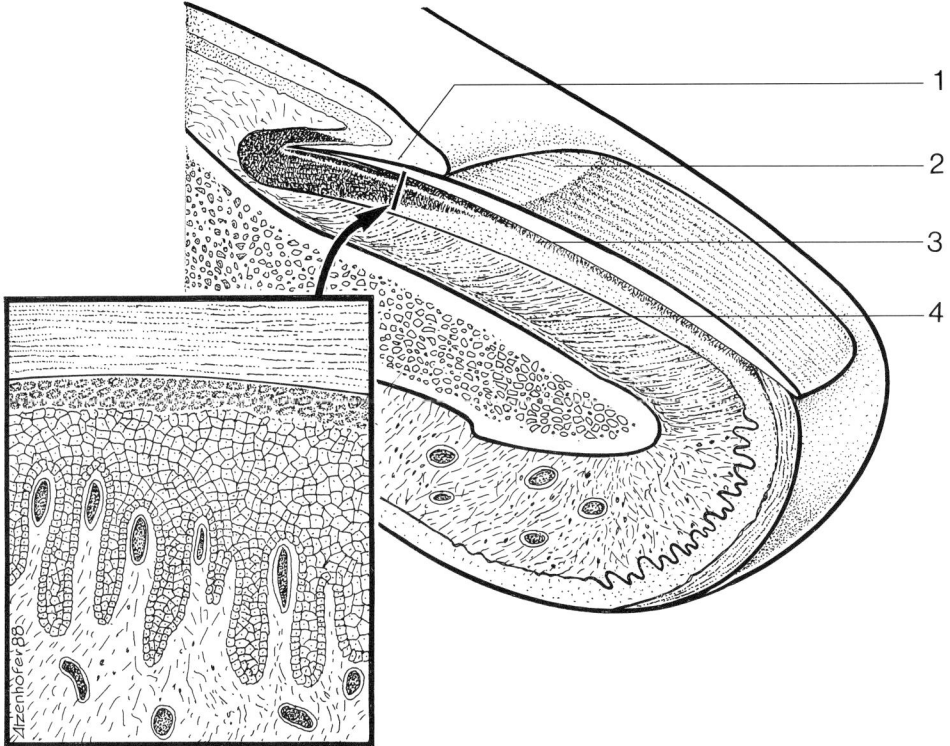

Abb. 324. Struktur von Nagel und Nagelbett. Man beachte die starke Verzahnung der Epidermis mit dem Papillarkörper im Bereich des Nagelbettes (Ausschnittvergrößerung, Frontalschnitt). 1 = Eponychium; 2 = Lunula; 3 = Hyponychium; 4 = Retinacula unguis.

Im **Nagelbett** fehlt eine Subkutis mit lockerem Binde- und Fettgewebe. Statt dessen ist eine gefäßreiche, aus derbem Bindegewebe bestehende Dermisschicht entwickelt. Die Dermis wird von radiär verlaufenden, straffen Bindegwebssträngen durchzogen (*Retinacula*), durch die die Nagelplatte an dem hier scheibenförmig verbreiterten Knochen der Endphalanx fixiert wird.

Auch das **Gefäßsystem** weist im Bereich der Endglieder strukturelle Besonderheiten auf. Einerseits bestehen hier knäuelartige Gefäßkonvolute, deren Wandungen zahlreiche epitheloide Zellen enthalten. Sie werden als **Glomusorgane** bezeichnet (*Hoyer-Grosser-Organe*). Sie produzieren vermutlich vaso-

aktive Substanzen, die entweder lokal oder systemisch wirksam werden. An den Fingerspitzen wurden auch echte arteriovenöse Anastomosen gefunden, die eine Blutumleitung ermöglichen und damit die für die Sinneswahrnehmungen so wichtige Gewebsspannung regeln.

Faltenmuster der Haut. Das Oberflächenrelief der Epidermis ist größtenteils zufällig. Durch Furchen werden unregelmäßige Felder abgegrenzt, auf denen in der Regel die Schweißdrüsen ausmünden (Poren), während die Haare in den Furchen oder an den Kreuzungsstellen der Furchen stehen (**Felderhaut**). An den Endgliedern der Finger tritt ein konstantes Linienmuster auf, das für jedes In-

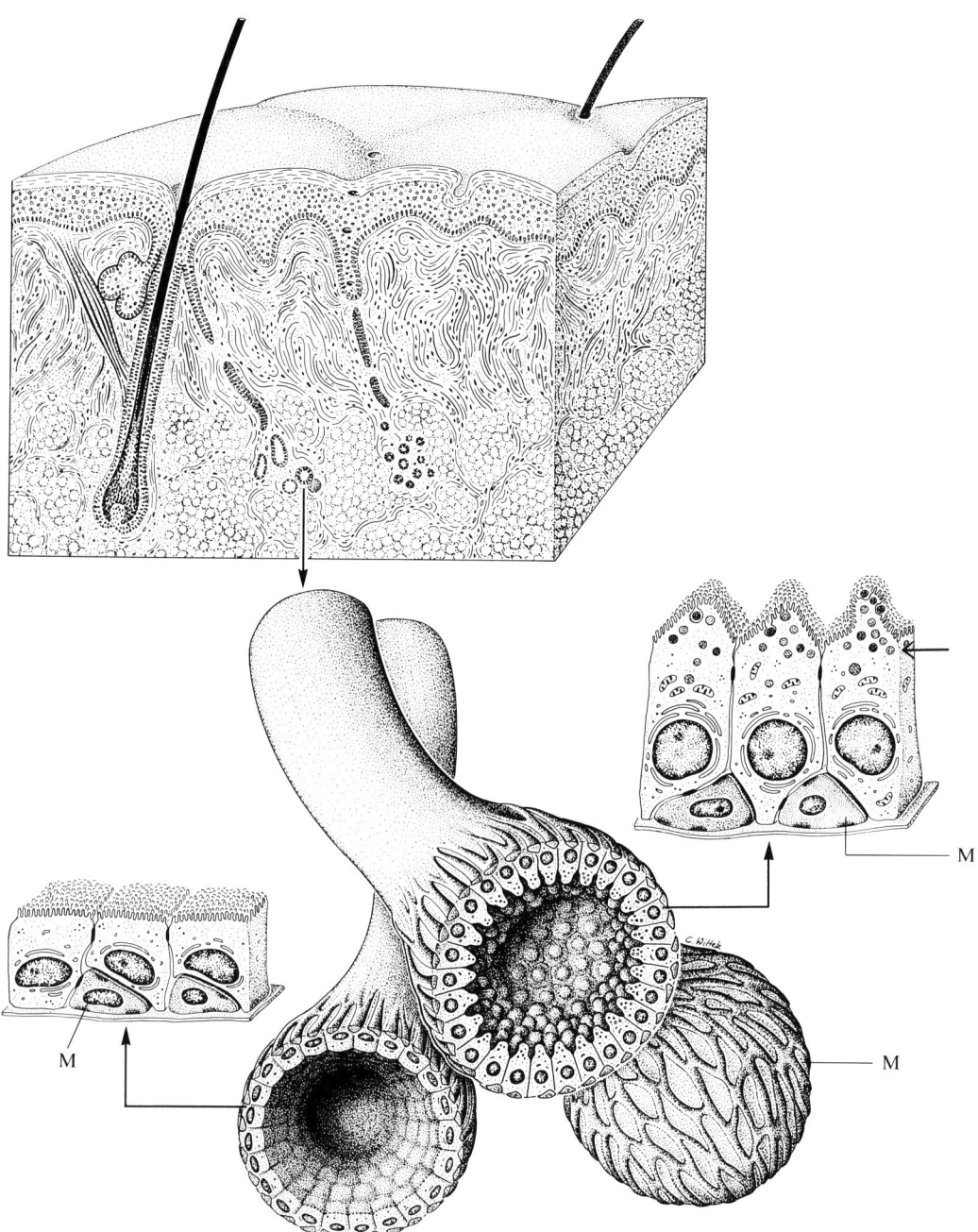

Abb. 325. Struktur der apokrinen Schweißdrüsen der Haut (Duftdrüsen). In Ruhe besitzen diese Drüsen ein niedriges, organellenarmes Epithel (links); bei der Sekretion vergrößern sich die Zellen (rechts) und schnüren apikal granulahaltige Zytoplasmateile (Pfeil) ab. Basal liegen glatte Muskelzellen (M), die die Drüsenendstücke korbartig umhüllen. Die Ausführungsgänge münden in die Haarbälge ein.

dividuum charakteristisch ist *(Fingerabdruck)*. Dieses ergibt sich dadurch, daß das Hautareal im Bereich der Leisten gegen die Dermis ebenfalls leistenartige Epithelzapfen (Drüsenkämme usw.) ausbildet, während im Bereich der Furchen nur die weniger prominenten Haft-

kämme differenziert sind **(Leistenhaut)**. Das Relief von Papillarkörper und Epidermis gleicht sich also wie Bild und Spiegelbild, so daß ein charakteristisches Linienmuster zustande kommt, das erblich fixiert ist und sich zeitlebens nicht verändert.

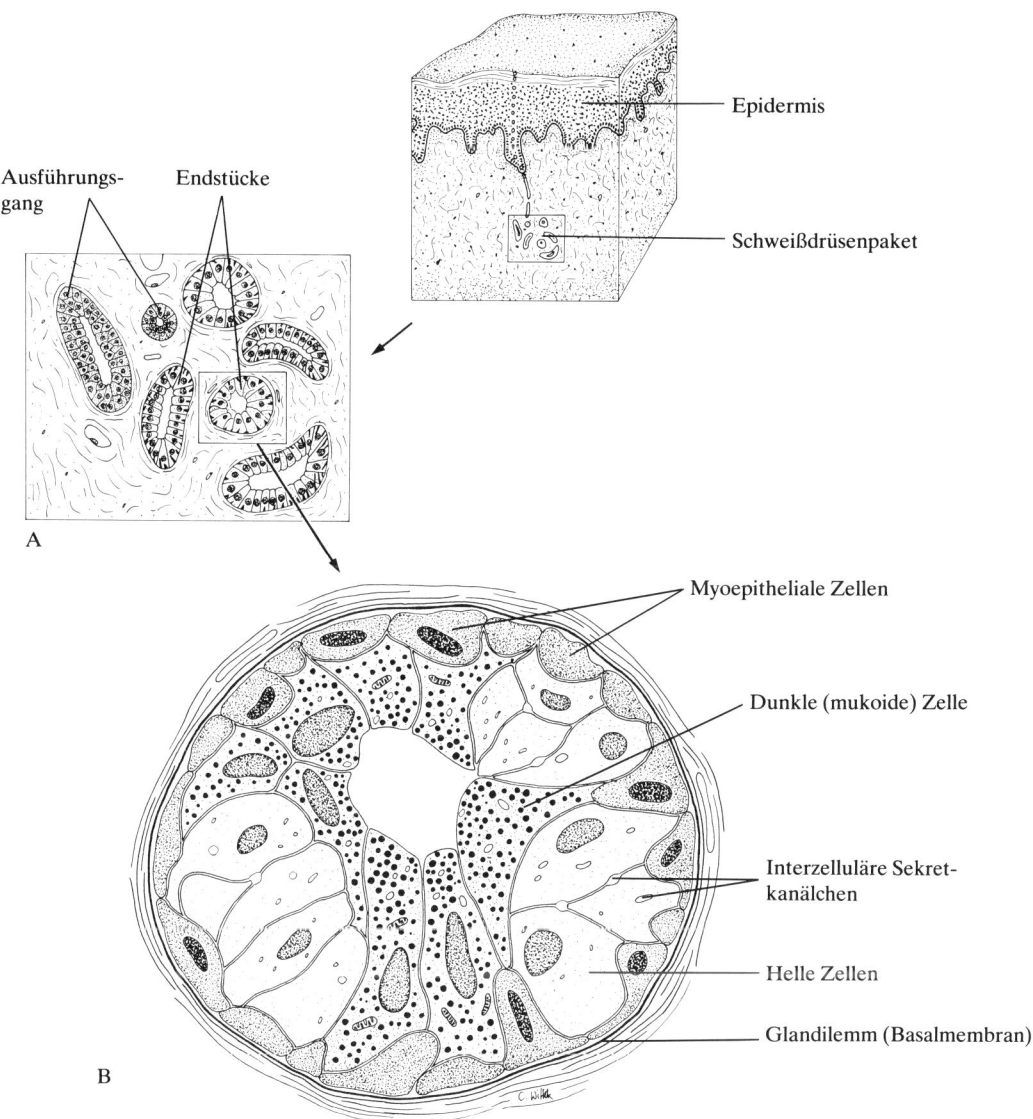

Abb. 326. Aufbau einer ekkrinen Schweißdrüse. A = Histologische Dimension (210×). Mehrere Anschnitte vom Ausführungsgang und Endstück eines tubulösen Drüsenschlauches sind zu erkennen; B = Bei e.m. Vergrößerungen können dunkle und helle Zellen sowie Myoepithelzellen unterschieden werden (1020×).

Ekkrine Schweißdrüse
(Knäueldrüse)

Ausführungsgang einer
ekkrinen Schweißdrüse

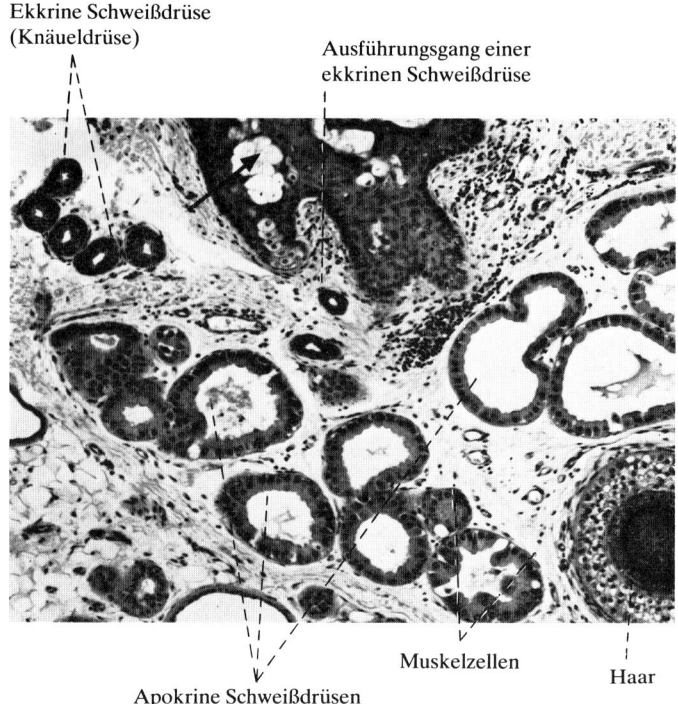

Apokrine Schweißdrüsen

Muskelzellen

Haar

Abb. 327. Histologischer Schnitt von der Achselhaut mit zahlreichen Anschnitten von Schweißdrüsenend-
stücken. Pfeil = Anschnitt einer holokrinen Talgdrüse im Bereich des Haarbalges (100×).

2.2 Stoffwechselfunktionen der Haut. Drüsenapparat

Bei niederen Wirbeltieren, z. B. Amphibien,
spielt die Haut als Exkretions- und Atmungsorgan eine für den Organismus lebenswichtige
Rolle. Beim Menschen treten die Stoffwechselleistungen zurück. Immerhin kann die Haut
durch ihre *Schweißdrüsen* erhebliche Mengen
an Wasser, Kochsalz und Kalium ausscheiden.
Auch Harnstoff kann durch die Hautdrüsen,
wenn auch in geringen Mengen, sowie – bei
starker, körperlicher Arbeit – auch Milchsäure
ausgeschieden werden. Mit den Hornschüppchen der Epidermis und dem Talg der endokrinen Talgdrüsen können ebenfalls Stoffwechselendprodukte nach außen abgegeben
werden. Eine Sonderstellung nehmen die apokrinen Schweißdrüsen (Duftdrüsen) ein.
   **Apokrine Schweißdrüsen (Gll. sudoriferi
apocrinae).** Apokrine Duftdrüsen kommen

beim Menschen nur noch an wenigen Stellen
der Körperoberfläche vor, wo sie meist in die
Haarbälge einmünden (Achselhöhle, Brustwarze, äußerer Gehörgang, Augenlid, Anus
und äußere Genitalorgane) (Abb. 325). Die
sezernierenden Endstücke zeichnen sich
durch ein weites Lumen sowie ein einschichtiges Drüsenepithel aus, das ein gut entwickeltes ER, zahlreiche Lysosomen sowie häufig
auch eisenhaltige Einschlüsse enthält. Zwischen Basalmembran und Epithel befindet
sich eine Schicht länglicher, spindelförmiger
Myoepithelzellen, die wie glatte Muskelzellen kontraktil sind und das Sekret aus den Endstücken ausquetschen können (Abb. 325). Aus
der Höhe der Epithelzellen kann die sekretorische Aktivität abgelesen werden. Flache Zellen sind in Ruhe befindliche Zellen, die ihr
Sekret bereits abgestoßen haben; hohe Zellen,
oft mit kuppenartigen Protrusionen, sind sekretorisch aktive Zellen, die mit fett- und

cholesterinhaltigem eiweißreichen Sekret vollgestopft sind.

Der Zusammenhang zwischen Sexualorga-
nen und apokrinen Schweißdrüsen wird u. a.
daraus ersichtlich, daß die Drüsentätigkeit erst
mit der Pubertät beginnt, in der Schwangerschaft zunimmt, sich mit den zyklischen Veränderungen des weiblichen Organismus entsprechend verändert und nach der Menopause
wieder aufhört. Die größte »apokrine Drüse«
dieser Art ist die *Milchdrüse (Gl. mammaria)*.

**Ekkrine Schweißdrüsen (Glandulae su-
doriferi merocrinae).** Die Oberfläche der
Epidermis wird von einem schützenden Säure-
und Fettmantel überzogen, dessen Stoffe von
verschiedenen Hautdrüsen gebildet werden.
Der Talg stammt von den Talgdrüsen, die an
den Haarbälgen sitzen. Die saure, salzreiche
Flüssigkeitsschicht der Epidermis wird aber
von den *ekkrinen Schweißdrüsen* abgesondert,
die in wechselnder Dichte über die gesamte
Körperoberfläche verteilt sind (Gesamtzahl
etwa 3–4 Millionen). Die **Schweißdrüsen** sind
lange, unverzweigte Epithelschläuche, die sich
an der Grenze von Dermis und Subkutis auf-
knäueln (**tubulöse Knäueldrüsen**). Die geknäuelten Schlauchabschnitte stellen die
ekkrin sezernierenden Endstücke dar, die
aus einer ein- bis zweischichtigen Lage kubischer Zellen bestehen und unvollständig von
Myoepithelzellen umgeben sind. E. m. lassen
sich in den Endstücken helle und dunkle
Drüsenzellen unterscheiden (Abb. 326). Die
dunklen Zellen erreichen die Basalmembran
nicht, enthalten viele Ribosomen, ER und
zahlreiche Sekretgranula. Man nimmt an, daß
diese Zellen, die häufig auch Glykogen, Pigment und Lipidtropfen enthalten, wasserbindende Glykoproteine sezernieren, ohne daß
jedoch die Natur dieser Stoffe schon geklärt
wäre. Die hellen Zellen haben Kontakt mit der
Basalmembran und entwickeln hier zahlreiche
Membraneinfaltungen, wie sie für Zellen, die
aktive Ionen- und Flüssigkeitstransportprozes-
se unterhalten, charakteristisch sind.

Die **Ausführungsgänge,** die von einem
zweischichtigen, kubischen Epithel ausgekleidet sind, verlaufen leicht geschlängelt durch
die Lederhaut und enden an den Epithelzapfen
der Epidermis, die daher auch als »Drüsenkämme« bezeichnet werden. Innerhalb der
Epidermis existiert nur ein spiralig geknäuelter
Gang, der keine eigene zelluläre Wandung
mehr besitzt. Die Ausführungsgänge leiten das
Sekret nicht nur passiv nach außen ab, sondern
können auch selektiv Elektrolyte und Wasser
rückresorbieren.

Die Bedeutung der Schweißdrüsen für den
Stoffwechsel sowie den Wasser- und Elektrolythaushalt wird heute noch vielfach unter-
schätzt. Harnpflichtige und andere Substanzen
werden nicht nur durch die Nieren, sondern
auch durch die Schweißdrüsen ausgeschieden.
Alkohol kann z. B. unter bestimmten Bedingungen durch Nieren und Schweißdrüsen in
gleichen Mengen ausgeschieden werden. Eine
besondere Rolle spielen sie aber für die Wärmeregulation des Körpers.

Subkutis, Isolierung und Fettspeicher.
Die Subkutis *(Tela subcutanea)* besteht aus
lockerem, unregelmäßig angeordnetem Bindegewebe, das stellenweise reichlich Fettgewebe
(Unterhautfettgewebe) enthält. Diese Haut-
schicht kann außerordentlich dick werden.
Sie dient aber nicht nur als Energiereserve
(Fettspeicher und Wasserspeicher), sondern
gewinnt an mechanisch belasteten Körperstellen durch eine trajektoriell angeordnete Kam-
merung der Fettläppchen auch eine Bedeutung
für die Druckverteilung und die Gewebsme-
chanik dieser Hautareale.

2.3 Regulatorische Funktionen der Haut. Gefäßsystem und Wärmeregulation

Die Haut ist auch eines der wichtigsten thermoregulatorischen Organe. Aus dieser Funktion wird der eigenartige Bau des Hautgefäß-
systems verständlich. Die Haut besitzt nämlich
eigentlich keine Kapillarnetze. Nur die an der
Dermis-Subkutis-Grenze gelegenen Drüsen,
die Haarschäfte und Sinnesorgane sind von
dichten Kapillargeflechten umgeben. Die Dermis selbst enthält keine Kapillarnetze üblicher
Art. Statt dessen existiert aber ein ausgedehn-

tes, weitmaschiges Venennetz an der Grenze zwischen Epidermis und Dermis. Dieser subepitheliale Venenplexus (**venöses Hauptnetz**) besitzt ein relativ großes Fassungsvermögen für das aus dem Papillarkörper abströmende Blut und funktioniert wie ein großflächiger »Kühler«, der enorme Wärmemengen abstrahlen kann (Abb. 314). An den Akren (Nasenspitze, Finger-, Lippen- und Zehenspitzen) sind außerdem arteriovenöse Anastomosen differenziert, durch die das arterielle Blut, ohne in die peripheren Kapillarnetze einzuströmen, direkt in die abführenden Venen umgeleitet werden kann. Dadurch wird das rückströmende venöse Blut »aufgeheizt«, so daß größere Wärmeverluste an den Akren vermieden werden. Umgekehrt führt eine Vasokonstriktion der arteriovenösen Kurzschlußgefäße zu einer vermehrten Durchblutung in den Endstrombahnen dieser Regionen und damit auch zu einer vermehrten Wärmeabstrahlung.

Außer an den Akren sind in der Haut echte Kapillarnetze nicht ausgebildet. In den Bindegewebspapillen des Stratum papillare findet man aber haarnadelförmige Kapillarschlingen, deren zuführende Arteriolen aus Endarterien stammen. An Stellen, an denen die Bindegewebspapillen sehr lang und die darüberliegenden Epidermisschichten sehr dünn sind, schimmert das Blut in den kapillaren Gefäßschlingen durch die Epidermis hindurch (z. B. Zone des Lippenrotes, Nagelbett). Hier läßt sich die Durchblutung auch in vivo vitalmikroskopisch beobachten *(Kapillarmikroskopie)*.

Wärmeregulation durch Schweißdrüsen. Einen wichtigen Anteil an der Wärmeregulation haben auch die ekkrinen Schweißdrüsen, da die von ihnen abgesonderte Flüssigkeit auf der Hautoberfläche verdunstet und damit dem Körper Wärme entzieht. Da pro cm^2 zwischen 100 und 600 Schweißdrüsen vorhanden sind, kann die Flüssigkeitsabscheidung sehr effektiv sein. Bei extremen Temperaturen sind Schweißdrüsenabsonderungen bis zu 10 l/Tag beobachtet worden. Da mit dem Schweiß auch Natrium, Chlorid und andere Substanzen ausgeschieden werden, müssen diese beim Schwitzen aus der Nahrungsaufnahme ersetzt werden.

2.4 Zusammenfassung

Hautorgan. Zwei Formen: 1. Felderhaut. Die Oberfläche zeigt feine, durch Furchen begrenzte rhombische Felder. In den Furchen stehen die Haare, in den Feldern münden die Schweißdrüsen. 2. Leistenhaut (z. B. Handfläche, Fußsohle) – hier fehlen Haare. Kennzeichnend sind zahlreiche Schweißdrüsen. Das Muster der Hautleisten ist individuell verschieden (Fingerabdruck).

Schichtengliederung der Haut: 1. Epidermis (Hautepithel); 2. Dermis oder Corium (Lederhaut, Bindegewebe); 3. Tela subcutanea (Subcutis, subkutanes Binde- und Fettgewebe). Epidermis und Dermis bilden zusammen die Cutis.

Epidermis. Mehrschichtiges, verhornendes Plattenepithel. *Schichten:* Stratum (Str.) basale, Str. spinosum (zusammen Keimschicht oder Str. germinativum), Str. granulosum (Zellen [Keratozyten] enthalten Keratohyalinkörnchen), Str. lucidum (homogen erscheinende Schicht), Str. corneum (Hornschicht). Zusammenhalt der Zellen durch Desmosomen und intrazelluläre Tonofibrillen (Keratinfilamente). Außer den Epithelzellen (Keratinozyten) beherbergt die Epidermis noch Spezialzellen: Melanozyten (Pigmentzellen), Langerhans-Zellen (verzweigte Einzelzellen, gehören zum Immunsystem, Fähigkeit zur Antigenpräsentation), Merkel-Zellen (Tastzellen, Mechanorezeptoren).

Dermis (Corium) – besteht aus einem gefäßreichen Bindegewebe (mit kollagenen und elastischen Fasern) und ist zapfenartig mit dem Epithel verzahnt (Str. papillare). Die tieferen Schichten bestehen aus einem gitterartig geordneten, straffen, kollagenen Bindegewebe (Str. reticulare). Im Str. papillare liegen Gefäßschlingen, die haarnadelförmig in die Papillen vorragen und vom venösen Hauptnetz (Funktion: Thermoregulation) drainiert werden. Ein eigenes Kapillarnetz fehlt. In den Papillen liegen auch die Meißner-Tastkörperchen, tannenzapfenartige, eingekapselte Endorgane, die aus neurogenen Stützzellen und feinen, dazwischenliegenden Nervenendigungen bestehen. An der Grenze zur Subkutis liegen Vater-Pacini-Lamellenkörperchen (Mechanorezeptoren). Sie bestehen aus einem stabförmigen Innenkolben ($\varnothing$ 2–10 μm) mit terminalen Nervennetzen und zwiebelschalenartig geschichteten Lamellen (Anzahl 20–60).

Hautdrüsen: 1. **Ekkrine Schweißdrüsen** (Gll. sudoriferae eccrinae) – lange, tubulöse Schläuche, deren Endabschnitt stark aufgeknäuelt im Corium liegt. Die Ausführungsgänge besitzen ein zweischichtiges, kubisches Epithel, die aufgeknäuelten Endstücke außer den Drüsenzellen (zwei Zelltypen: dunkle und helle) noch Myoepithelzellen innerhalb der Basalmembran. 2. **Apokrine Schweißdrüsen** (Gll. sudoriferae apocrinae, Duftdrüsen) – verzweigte, alveoläre Drüsen – besitzen oft weitlumige Endstücke mit unterschiedlich hohen Drüsenzellen und kontraktilen Myoepithelzellen (Spindelzellen). Vorkommen: Achselhöhle, Mons pubis, große Schamlippen, Augenlider (Moll-Drüsen, Gll. ciliares), Gehörgang (Gll. ceruminosae), Mamma (Montgomery-Drüsen, Gll. aveolares). 3. **Talgdrüsen** (Gll. sebaceae) – holokrine, mehrlappige, alveoläre Drüsen – meist zum Haar gehörig. Freie Talgdrüsen kommen nur vereinzelt vor (Lippenhaut, Augenlid, Brustwarze, Wangenschleimhaut, kleine Schamlippen).

Haarorgan. Man unterscheidet Wollhaare (Lanugo) (beim Neugeborenen am ganzen Körper) und Terminalhaare (Kopfhaut, Schamregion, Achselhaut). Aufbau: Haar (Pilum); Wurzelscheide; Haarmuskel (M. arrector pili) und Talgdrüse. **Schichtengliederung der Haarwurzel:** 1. bindegewebige Wurzelscheide (Haarbalg); 2. epitheliale Wurzelscheide. Sie besteht aus zwei Schichten, der äußeren Wurzelscheide (vergleichbar dem Str. basale und spinosum der Epidermis) und der inneren Wurzelscheide (außen Henle-Schicht = 1 Lage flacher Zellen, innen Huxley-Schicht = 1–3 Lagen unregelmäßiger Zellen, vergleichbar Str. spinosum und lucidum der Epidermis); 3. Scheidenkutikula – dachziegelartig überein-

anderliegende Zellen – verzahnen sich mit der 4. Haarkutikula; 5. Haar mit Rinde und Mark (vergleichbar Str. corneum).

Haarfollikel setzt sich aus der becherartigen Haarzwiebel (Bulbus pili), der in den Becher eingestülpten Haarpapille (Bindegewebe, Gefäße) und dem umgebenden Bindegewebsmantel zusammen. Von hier gehen das Wachstum des Haares und die Entwicklung neuer Haare (Haarwechsel) aus. Haarfarbe kommt durch Einlagerung von Melaningranula zustande. Graue Haare entstehen durch Einschluß von Luftbläschen.

3 Zentrales Nervensystem

3.1 Rückenmark (RM)

Die Zellkörper der Neurone des Rückenmarks (RM) bilden die graue Substanz (**Substantia grisea**), die schmetterlingsförmig um den Zentralkanal herum liegt und sich in 3 Säulen gliedert (Columna ant., lat. und post.). Die weiße Substanz (**Substantia alba**) lagert sich um die graue Substanz mantelartig herum und enthält vor allem die (meist markhaltigen) Nervenfasern. Sie wird durch die ein- bzw. austretenden Faserbündel der vorderen und hinteren Wurzel in 3 Stränge gegliedert, die man als Vorder-, Hinter- und Seitenstrang bezeichnet (Funiculus ant., lat. und post.) (Abb. 328).

Die Neuriten der *afferenten Systeme* erreichen das Rückenmark über die hintere Wurzel (Radix post.), die der efferenten Systeme verlassen es über die vordere Wurzel (Radix ant.). Die Perikarien der afferenten Neurone, die entweder von den Hautsinnesorganen (Oberflächensensibilität) oder von den Muskelrezeptoren (Tiefensensibilität) kommen, liegen in den **Spinalganglien.** Es handelt sich um große, pseudo-unipolare Ganglienzellen, die von einer geschlossenen Lage Satelliten- oder Mantelzellen umgeben sind.

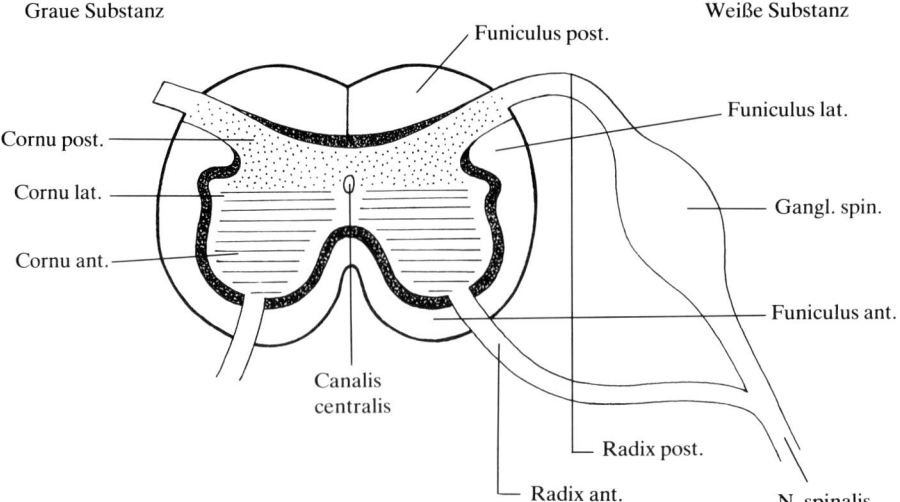

Graue Substanz · Weiße Substanz

Funiculus post.

Cornu post.

Cornu lat.

Cornu ant.

Canalis centralis

Funiculus lat.

Gangl. spin.

Funiculus ant.

Radix post.

Radix ant.

N. spinalis

Abb. 328. Grundgliederung des menschlichen Rückenmarks. Sensible Funktionsbereiche (dorsal) punktiert, motorische Bereiche (ventral) schraffiert. Grundbündel dunkel.

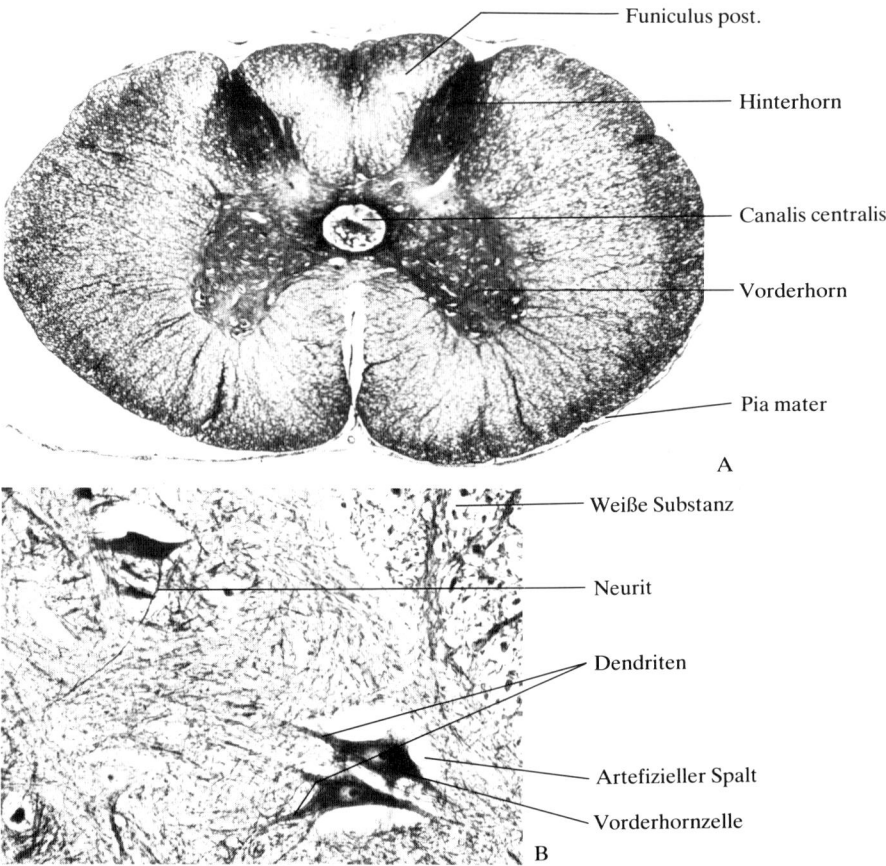

Funiculus post.

Hinterhorn

Canalis centralis

Vorderhorn

Pia mater

A

Weiße Substanz

Neurit

Dendriten

Artefizieller Spalt

Vorderhornzelle

B

Abb. 329. Histologischer Schnitt durch das menschliche Rückenmark (Silberimprägnation); A = Übersicht (20×). Die Pia mater hat sich teilweise abgelöst; B = Ausschnittvergrößerung aus dem Bereich des Vorderhorns (200×).

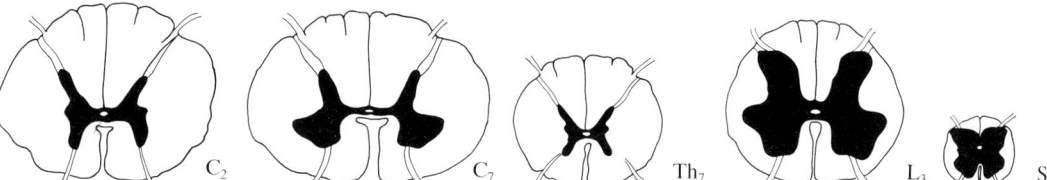

Abb. 330. Querschnitte durch das menschliche Rückenmark in verschiedenen Segmenten. Man beachte die unterschiedliche Massenverteilung von weißer und grauer Substanz (schwarz).

Die Perikarien der efferenten *Neurone* (**Motoneurone**) liegen in den Vordersäulen des RM (Vorderhornzellen). Es handelt sich um große multipolare Ganglienzellen, deren Neuriten über die vordere Wurzel bis zur Skelettmuskulatur ziehen (motorische Vorderhornzellen) (Abb. 329).

Da die Zellkörper der Motoneurone innerhalb des RM, diejenigen der sensorischen jedoch außerhalb, d.h. im Spinalganglion liegen, wird das Vorderhorn breiter als das Hinterhorn. In denjenigen Rückenmarkssegmenten, in denen die motorischen Ursprungszellen für große Innervationsgebiete (z.B. Extremitäten)

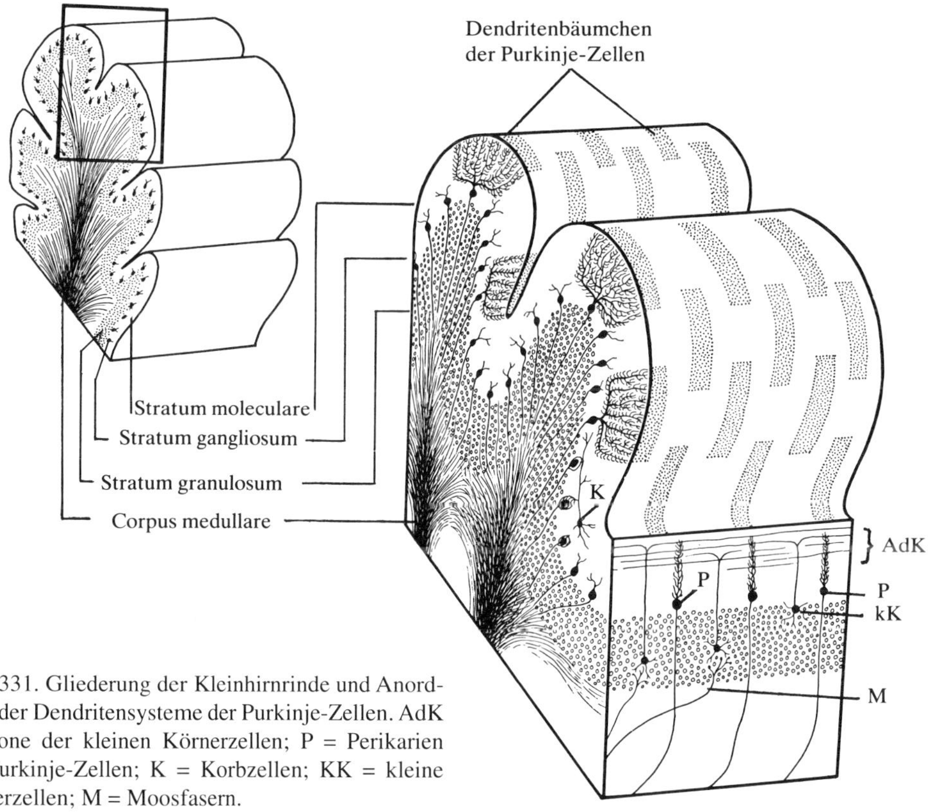

Abb. 331. Gliederung der Kleinhirnrinde und Anordnung der Dendritensysteme der Purkinje-Zellen. AdK = Axone der kleinen Körnerzellen; P = Perikarien der Purkinje-Zellen; K = Korbzellen; KK = kleine Körnerzellen; M = Moosfasern.

lokalisiert sind, erscheinen die Vorderhörner breit und ausladend, während sie im Bereich der Brustsegmente, die nur die Interkostal- und Rückenmuskulatur zu innervieren haben, grazil und schmal sind. Der **Rückenmarks-querschnitt** spiegelt damit die jeweilige funktionelle Situation der Peripherie wider (Abb. 330). Die Seitensäulen (Columnae lat.) beherbergen die Zellkörper der Ursprungszellen des autonomen NS (efferente Neurone des Sympathikus), deren Axone entweder durch die vordere oder hintere Wurzel das Rücken-

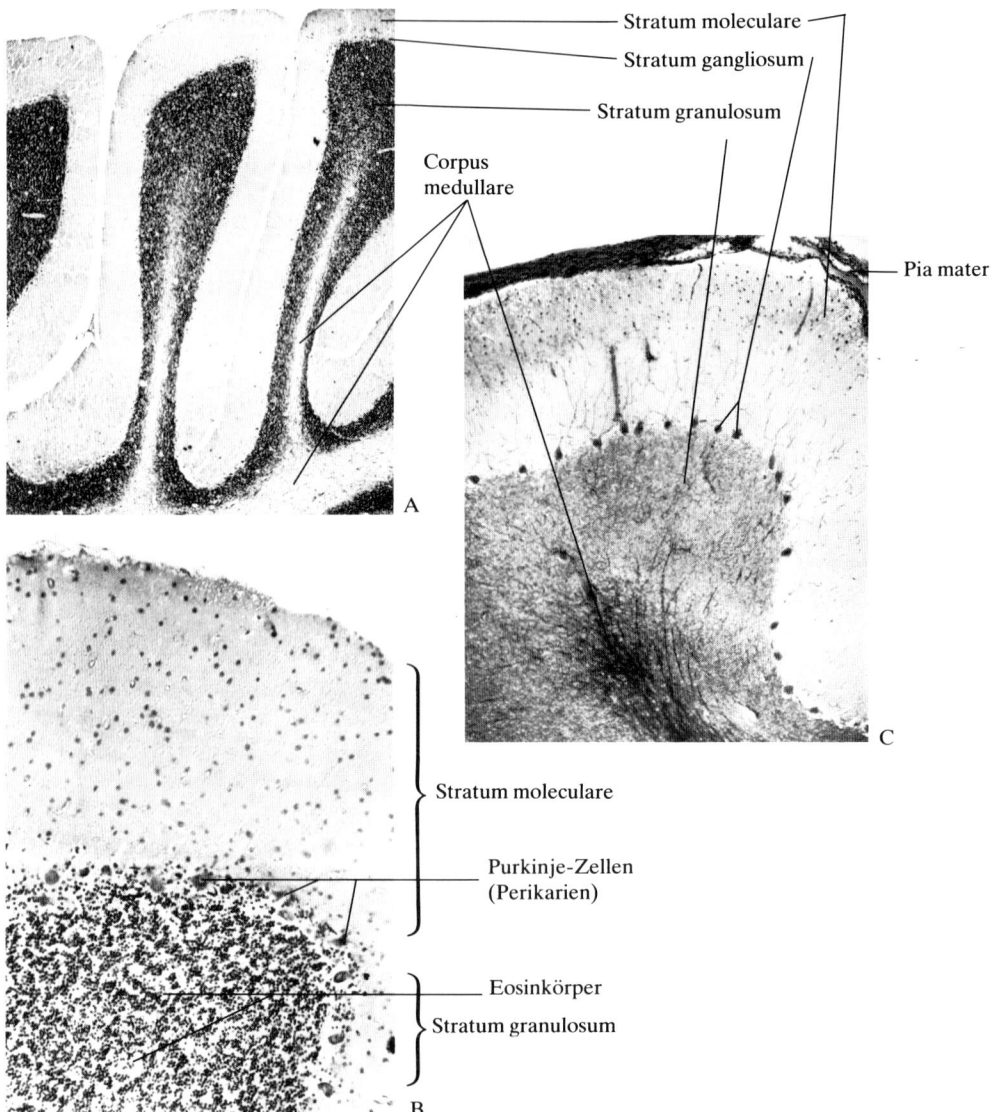

Abb. 332. Histologische Schnitte durch die menschliche Kleinhirnrinde. A = Nissl-Färbung (15×); B = Nissl-Färbung (93×); C = Silberimprägnation (37×). Man beachte die Schichtengliederung der Kleinhirnrinde und die Lage der Purkinje-Zellen zwischen Körner- und Molekularschicht.

mark verlassen. Die Seitensäule verbreitert sich im Hirnstamm zur Formatio reticularis, die vor allem die Schaltelemente der autonomen Systeme beherbergt. Die Gesamtheit der Schaltzellen des RM selbst bildet um die graue Substanz herum eine besondere Zone die **Grundbündel** (Abb. 328). Sie stellen den *Eigenapparat* des RM dar, der alle im RM ablaufenden Schaltungen besorgt. Je stärker das RM differenziert ist, um so ausgeprägter ist dieser Eigenapparat.

3.2 Kleinhirn

Das Kleinhirn ist der zentrale Integrationsort für Regulation und Koordination der gesamten Körpermotorik. Er erhält seine Informationen nicht nur aus der Muskulatur, sondern auch aus dem Labyrinthorgan und der Großhirnrinde. Die Integration dieser verschiedenartigen Afferenzen und die Bildung der daraus resultierenden efferenten Erregungen ist eine Funktion der **Purkinje-Zellen,** die zu den größten Nervenzellen des Nervensystems zählen. Ihre Zellkörper liegen in der Kleinhirnrinde alle in einer Ebene (**Stratum ganglionare),** nämlich zwischen der außen angrenzenden, zellarmen Molekularschicht (**Stratum moleculare)** und der zellreichen Körnerschicht (**Stratum granulosum)** innen (Abb. 331–333). Die Dendriten der Purkinje-Zellen verzweigen sich in der Molekularschicht, wo sie riesige, spalierbaumartige Büschel bilden, die immer senkrecht zum Windungsverlauf, d.h. in der Sagittalebene, angeordnet sind. Die Dendritenbäumchen der Purkinje-Zellen erhalten afferente Erregungszuflüsse einmal durch Parallelkontakte mit den **Kletterfasern** (Axone von Neuronen der unteren Olive), zum zweiten aber auch durch Synapsen mit den Axonen der **kleinen Körnerzellen** des Stratum granulosum, die immer parallel zur Windungsrichtung, d. h. senkrecht zur Ebene der Purkinje-Dendritenbäume, verlaufen (Abb. 331). Die Dendriten der Körnerzellen bilden andererseits innerhalb der Körnerschicht mit afferenten Nerven (sog. **Moosfasern**) aus afferenten Systemen des

Rückenmarks, des Gleichgewichtsorgans und des Großhirns komplizierte Synapsenkonglomerate (**Glomerula cerebellaria),** die l.m. als »Parenchyminseln« oder **Eosinkörper** in Erscheinung treten. Eine dritte wichtige Zellform stellen die **Korbzellen** dar. Die Neuriten der Korbzellen bilden um die Perikarien der Purkinje-Zellen Faserkörbe mit zahlreichen axosomatischen Synapsen. Die Korbzellen verknüpfen damit die Zellkörper der Purkinje-Zellen untereinander. Ihre Ausbreitungsebene ist daher senkrecht zu der der Axone der kleinen Körnerzellen orientiert (Abb. 331).

Die Kleinhirnrinde, die der Koordination der Körpermotorik im dreidimensionalen Raum dient, weist also auch in ihrem neuronalen Aufbau eine auf die drei Raumdimensionen bezogene Gliederung auf.

Die *efferenten Erregungen* des Kleinhirns gehen hauptsächlich von den **Purkinje-Zellen** aus und sind meist inhibitorischer Natur. Der basal am Perikaryon entspringende, relativ lange Neurit zieht zunächst durch die Molekularschicht, wo er markhaltig wird und rückläufige Kollateralen zu den Eosinkörpern und den Korbgeflechten der benachbarten Purkinje-Perikarien abgibt. Er tritt dann in das **Marklager (Corpus medullare)** ein und endet entweder an den zentralen Kernen des Kleinhirns (z.B. Nucleus dentatus oder Dachkerne) oder an den motorischen Kernen des Hirnstammes. Die modulierende und koordinierende Wirkung für die Körpermotorik, die die Efferenzen des Kleinhirns ausüben, kommen in der Hauptsache durch Hemmungseffekte auf die dem RM übergeordneten, zentralmotorischen Systeme zustande. Direkte Bahnen zu den Motoneuronen des RM besitzt das Kleinhirn nicht.

3.3 Großhirnrinde

3.3.1 Isocortex, Neocortex

Der Hauptteil der Großhirnrinde zeigt einen charakteristischen **6-Schichten-Bau** (Isocortex), der darauf beruht, daß immer Schichten

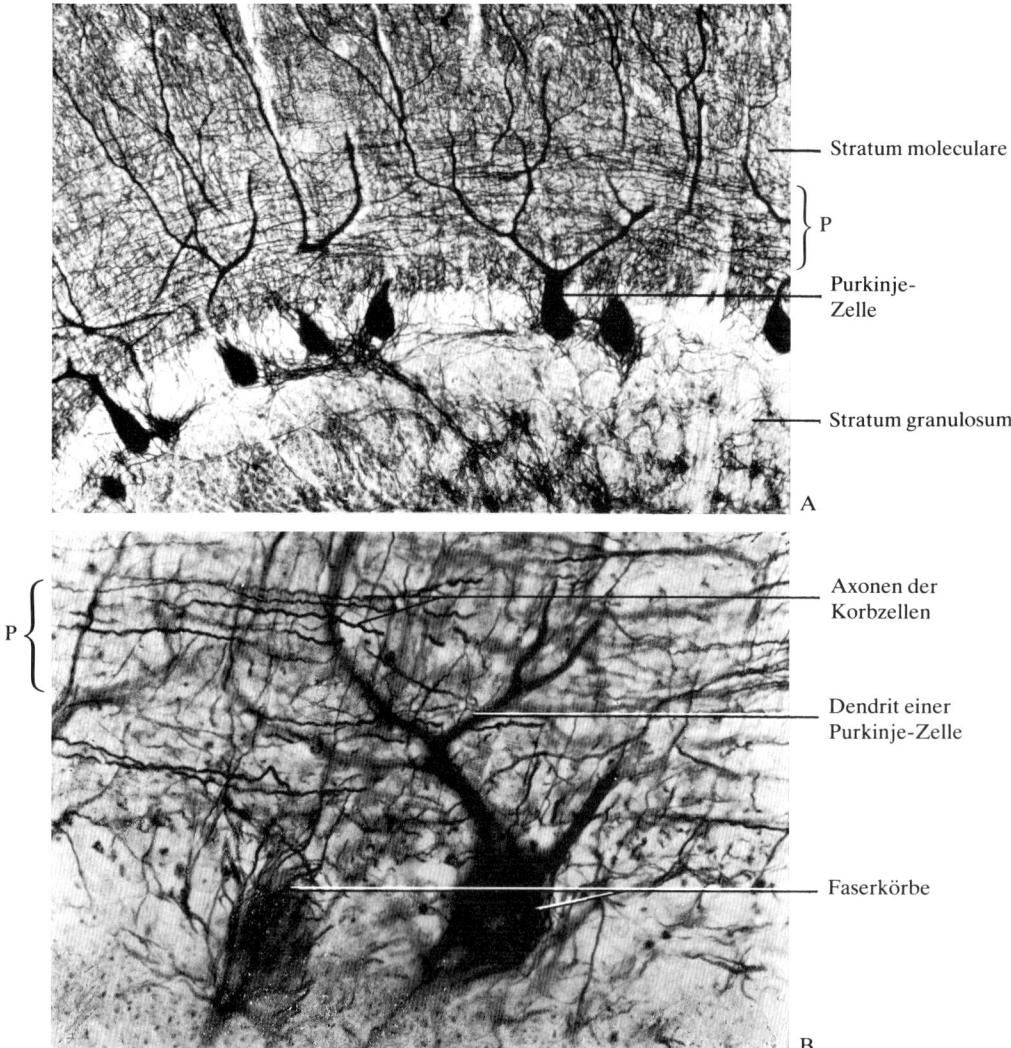

Abb. 333. Histologischer Schnitt durch die Kleinhirnrinde des Menschen. Die Purkinje-Zellen und der Plexus supraganglionaris treten im Silberbild besonders deutlich hervor (Silberimprägnation; A = 192×; B = 540×).

mit mehr assoziativen und sensorischen Funktionen mit solchen überwiegend motorischen Charakters abwechseln. Schematisch sind diese funktionellen Zusammenhänge in Tab. 22 zusammengestellt. Die Schichten können jedoch niemals scharf voneinander abgegrenzt werden. Die efferenten Erregungen gehen von den Pyramidenzellen aus. Die Neurone für die assoziativen Verschaltungen liegen in den Körner-schichten. So enthalten die Schichten II und IV **(Lamina granularis ext.** und **int.)** hauptsächlich Sternzellen und Korbzellen. Neurone für die Verarbeitung afferenter Erregungen sowie für assoziative Funktionen. Die Schichten III und V beherbergen die kleinen und großen Pyramidenzellen, die die langen efferenten (motorischen) Bahnsysteme (Pyramidenbahn usw.) aufbauen. Die großen Pyramidenzellen der

Tab. 22. **Schichtengliederung der Hirnrinde** mit den zugehörigen Zellformen.

		Schichten	Wichtigste Zellformen	Dominierende Funktionen	Tangentiale Faserschichten
A	I	Lam. zonalis	Tangentiale Fasern	Unspez. Afferenzen	
	II	Lam. granularis ext.	Korbzellen (–) Sternzellen (+)	Assoziationen	Lam. tangentialis
B	III	Lam. pyramidalis ext.	Kleine Pyramidenzellen	Efferente Bahnen	Lam. suprastriata
	IV	Lam. granularis int.	Schaltzellen	(Assoziationen u. spez. Afferenzen)	Stria ext.
	V	Lam. pyramidalis int.	Große Pyramidenzellen	Efferente Bahnen	
C	VI	Lam. multiformis	Schaltzellen (Martinotti etc.)	Assoz. für alle Rindenfelder	Stria. int.

Schicht V werden auch als **Betz-Riesenzellen** bezeichnet. Ihre Hauptdendriten steigen senkrecht zur Rinde auf und bilden zahlreiche, reihenweise hintereinander angeordnete, axodendritische Synapsen mit bestimmten Schaltzellen der afferenten Systeme (Sternzellen), die für die Rindenarchitektur äußerst charakteristisch sind (**Dornenapparat** oder Patronengurtsynapsen). Die horizontal abzweigenden Basaldendriten der Pyramidenzellen verzweigen sich dagegen mehr in ihrer jeweiligen Schicht, wo sie ähnliche Synapsen mit anderen Schaltzellen eingehen. Die Schaltneurone sind damit vornehmlich in denjenigen Schichten lokalisiert, die afferente Faserzuflüsse erhalten und die zwischen den beiden Pyramidenschichten liegen. Die **Lamina zonalis** *(Molekularschicht)* (Schicht I), die hauptsächlich assoziative Aufgaben hat und die unspezifische Afferenzen aus allen Bereichen aufnimmt, enthält vor allem tangentiale Faserzüge und Nervenzellen mit oberflächenparallel verlaufenden Fortsätzen *(Cajal-Horizontalzellen, Spindelzellen)*. In der **multiformen Schicht** (Schicht VI) sind neben Schaltzellen unterschiedlicher Form vor allem auch Zellen zu finden, deren Neuriten nicht mit den efferenten Bahnen zusammen die Rinde verlassen, sondern die in umgekehrter Richtung oberflächenwärts verlaufen *(Martinotti-Zellen)* und dadurch die oberflächlichen und tieferen Rindenschichten miteinander verknüpfen (Abb. 334 u. 335).

Durch besonders ausgiebige Horizontalverknüpfungen entstehen in der inneren Körnerschicht sowie in der Schicht der großen Pyramidenzellen (Schicht IV und V) kräftige *tangentiale Nervenfaserzüge* als Ausdruck assoziativer Funktionen (*Stria ext.* und *int.,* innerer und äußerer Baillarger-Streifen). Etwas weniger ausgeprägt sind derartige Tangentialfaserzüge in der Molekularschicht (**Lamina tangentialis**) und in der Zone zwischen Schicht II und III (**Lamina suprastriata**) (Abb. 334).

Die radiären Faserbündel werden nach innen zu immer zahlreicher und dichter, wodurch das Marklager entsteht (weiße Substanz, **Corpus medullare**). Sie enthalten die Neuriten der afferenten bzw. efferenten Projektionssysteme.

Im Gegensatz zum Kleinhirn ist also die Großhirnrinde auf die intrakortikale Verarbeitung der einlaufenden Afferenzen und nicht so sehr auf die sofortige Reizbeantwortung hin angelegt. Je umfangreicher und komplexer die assoziativen bzw. inhibitorischen Systeme werden, vor allem im Bereich der oberflächlichen Schichten, um so höher entwickelt ist das Gehirn und um so stärker treten die höheren, integrativen Leistungen in Erscheinung

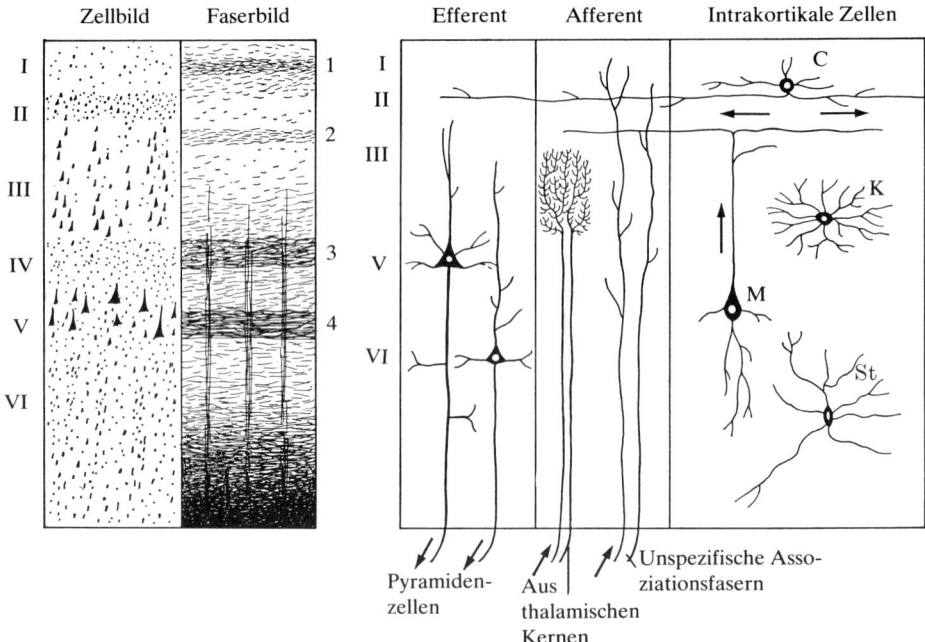

Abb. 334. Aufbau der Großhirnrinde. Normaltyp des Isocortex mit sechs Schichten (I–VI). Assoziationsfaser-schichten (1–4): 1 = Lamina tangentialis; 2 = Lamina suprastriata; 3 = Stria externa (äußerer Baillarger-Streifen); 4 = Stria interna (innerer Baillarger-Streifen). M = Martinotti-Zelle; C = Cajal-Horizontalzelle; K = Korbzelle; St = Sternzelle.

(Speicherung, Modulation und Abwandlung von Einzelfunktionen wie z. B. beim Sprechen oder Schreiben, Lernvorgänge usw.).

3.3.2 Hippokampusrinde, Allocortex

Die Hippokampusformation steht mit zahlreichen Kernen des Hirnstammes in Verbindung und erhält afferente Erregungen aus allen Sinnessystemen, wodurch ihr eine zentrale Stellung im Sensorium zufällt *(limbisches System)*. Von diesem System lassen sich vor allem emotionale Reaktionen auslösen (Aggressivität, Wut, sexuelle Erregungen), die mit starken vegetativen Erregungen einhergehen.

Im Gegensatz zur Großhirnrinde mit ihrem sechsschichtigen Aufbau *(Isocortex)* ist im Hippokampusgebiet eine archaische Rindenstruktur erhalten geblieben *(Allocortex)*. Außer

der stark verbreiterten Molekularschicht sind nur zwei Schichten ausgebildet, nämlich eine äußere Pyramidenzellschicht und eine innere Schicht polymorpher Zellen. Die Molekularschicht enthält eine besonders gut ausgeprägte Tangentialfaserschicht *(Lamina medullaris involuta)*. An der Grenze zur Pyramidenzellschicht findet sich eine weitere Zone tangentialer, markhaltiger Fasern, die mit dem äußeren Baillarger-Streifen des Isocortex vergleichbar ist *(Stratum lacunosum)*. Die Pyramidenzellen des Allocortex haben ein etwas anderes Aussehen als die des Isocortex. Ihr länglicher Zellkörper bildet große, fächerförmige Dendritenbüschel nach beiden Seiten hin aus, die ausgiebige synaptische Kontakte mit den beiden angrenzenden Schichten eingehen.

Die einfachere Bauweise des Allocortex und insbesondere das Fehlen ausgeprägter zwischenzelliger Schaltapparate mit assozia-

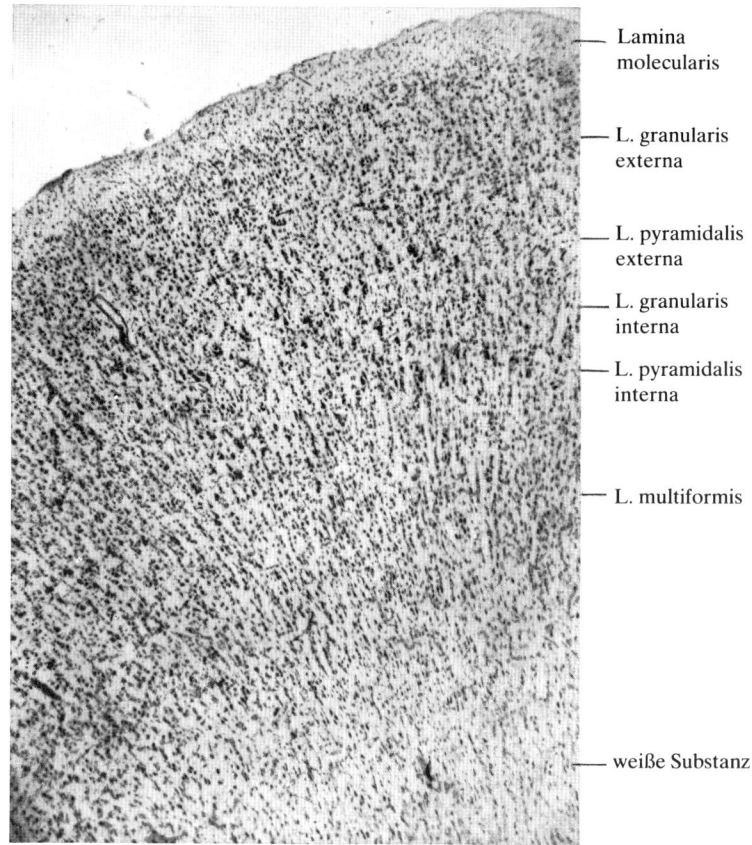

Abb. 335. Histologischer Schnitt durch die menschliche Großhirnrinde (Nissl-Färbung, 30×; aus M. Watzka: Kurzlehrbuch der Histologie). Man beachte die nur undeutlich hervortretende Schichtengliederung.

tiver Funktion führt wahrscheinlich zu einem rascheren und effektiveren Ausstoß von Efferenzen, eine wichtige Voraussetzung für die besonderen Funktionen dieser Rindengebiete.

3.4 Hirnhäute und Liquorzirkulation

Die normale Funktion des ZNS ist weitgehend davon abhängig, daß die empfindlichen, nervösen Gebilde vor schädigenden Einflüssen aus der Umwelt oder vor Änderungen des inneren Milieus geschützt werden. Der mechanische Schutz kommt durch die knöcherne Schädelkapsel bzw. die Wirbelsäule sowie die

Aufhängung im Durasystem (Dura mater, Falx cerebri, Tentorium usw.) zustande. Der biologische Schutz wird durch die Einbettung in einen Flüssigkeitsmantel erreicht. Diese Flüssigkeit (**Liquor cerebrospinalis**) ist im Subarachnoidalraum untergebracht, d.h. zwischen der Arachnoidea und der gefäßführenden Pia mater. Die Pia liegt der Hirnoberfläche eng an und setzt sich mit Gefäßen und Bindegewebe in die Hirnsubstanz fort *(Piatrichter)*. Die Arachnoidea haftet dagegen an der Dura. Von außen nach innen folgen daher aufeinander: Schädelknochen, Dura mater, Arachnoidea und Pia mater (Abb. 336).

Liquorzirkulation. Der *Liquor* (Menge etwa 100–150 ml) befindet sich in einer stän-

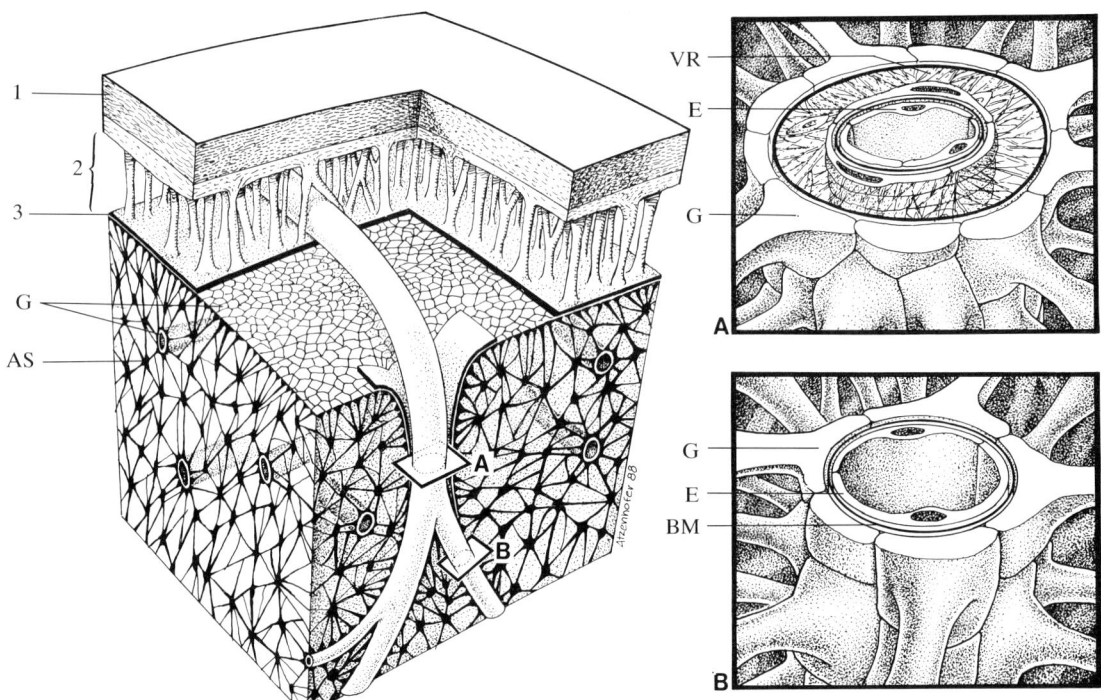

Abb. 336. Struktur der Hirnhäute und Gliagrenzmembranen. Die füßchenartig verbreiterten Fortsätze (G) der Astrozyten (AS) grenzen die Hirnoberfläche gegen die Hirnhäute sowie innerhalb des Gehirns auch gegen die Gefäßwand (E) ab. Größere Gefäße nehmen die Pia und die angrenzende Gliagrenzmembran (G) zunächst noch ein Stück weit mit in die Hirnsubstanz hinein (Piatrichter, P), wodurch sich der liquorgefüllte Virchow-Robin-Raum (VR) bildet (Ausschnitt A). Dieser verschwindet dann im Kapillarbereich (Ausschnitt B). **Hirnhäute:** 1 = Dura mater; 2 = Arachnoidea mit Subarachnoidalraum; 3 = Pia mater.

digen Zirkulation. Er ist in gewisser Hinsicht mit der Extrazellulärflüssigkeit der Körperorgane vergleichbar, jedoch unterscheidet er sich von ihr durch einen auffallend hohen Natrium- und einen geringen Kalium- und Glukosegehalt. Da das Gehirn keinen erweiterungsfähigen Extrazellulärraum besitzt, ist die durch die Liquorzirkulation erreichte »Lymphdrainage« biologisch für die Funktion des ZNS von großer Wichtigkeit. Eiweißkörper, Stoffwechselendprodukte und selbst Zellelemente können durch das Liquorsystem wieder aus dem Gehirn entfernt werden. In diesem Zusammenhang ist auch die Tatsache von Bedeutung, daß Liquor nicht nur im Subarachnoidalraum und den Ventrikeln, sondern auch in der Hirnsubstanz selbst vorhanden ist. Der Subarachnoidalraum setzt sich nämlich entlang den mit der Pia eindringenden Gefäßen bis in die Gehirnmasse fort und bildet um die Gefäße herum kleine, scheidenartige Räume (perivaskuläre Liquorscheiden, **Virchow-Robins-Räume).** Diese Spalträume werden von einer gliösen, von protoplasmatischen Astrozyten gebildeten Grenzmembran abgedichtet **(Membrana limitans gliae perivascularis).** Je kleiner die Arterien werden, um so schmäler werden die perivaskulären Spalträume, bis sie schließlich im Kapillarbereich ganz verschwinden. Hier lagert sich die gliöse Grenzmembran dann der Kapillarwand direkt an (Abb. 336).

Wird ein Vitalfarbstoff intravenös injiziert, so färben sich alle Organe des Körpers mit Ausnahme des Nervengewebes an. Das Nervensystem bleibt ungefärbt, weil der Farbstoff an der **Blut-Hirn-Schranke** zurückgehalten wird. Wasser, Atemgase und Glukose passieren die Schranke frei, Elektrolyte (Kalium, Natrium, Chloride) nur in geringem Maße, Schwermetalle (Silbergranula, Gold, Arsen) und großmolekulare Stoffe (Proteine) gar nicht. Das morphologische Korrelat für diese Schranke ist das Kapillarendothel der Hirnkapillaren, dessen Interzellularspalten durch *Zonulae occludentes* abgedichtet sind.

Plexus choroideus und Liquorbildung. Die in die Ventrikelräume des Gehirns hineinragenden Plexus choroidei produzieren etwa 50% des Liquor cerebrospinalis int. Die andere Hälfte kommt aus den subependymalen Gefäßgeflechten im Bereich der Ventrikelwandung. Ein beträchtlicher Teil der Liquorflüssigkeit wird auch durch die Plexus choroidei bzw. die Ventrikelwand wieder rückresorbiert.

Die **Liquorbildung** erfolgt z.T. durch Filtration, z.T. durch eine erleichterte Diffusion sowie durch aktive Sekretionsprozesse im Plexusepithel. Die Plexus werden von einem einschichtigen Epithel überzogen. Das Plexusepithel setzt sich in das Ependym der Ventrikelwandung fort. Die Kapillaren der zottenartig in die Ventrikel hineinragenden Plexus sind weitlumig und stark vernetzt. Ihr Endothel ist fenestriert, so daß die Permeabilität sehr groß ist. Das **kubische bis zylindrische Plexusepithel** besteht hauptsächlich aus Zellen, deren morphologische Struktur auf eine aktive Flüssigkeitssekretion hinweist. Sie besitzen zahlreiche, große Mitochondrien, intrazytoplasmatische Vesikel und apikal einen Haftplattenkomplex, der Zonulae occludentes enthält. Diese Zonulae sind die morphologischen Korrelate für die **Blut-Liquor-Schranke,** durch die die im Blut zirkulierenden Stoffe gehindert werden, in den Liquor überzutreten. Daneben existieren aber auch Zellen, die hauptsächlich mit der Rückresorption befaßt sind. Sie zeigen ein ausgeprägtes, basales Labyrinth von Zytolemmeinfaltungen sowie

zahlreiche, unregelmäßige Mikrovilli zur Vergrößerung der apikalen Zelloberfläche. Im Plexusepithel kommen auch Kinozilien vor, die offenbar die Strömung der Liquorflüssigkeit unterhalten. Einige Zellen enthalten auch paraplasmatische Einschlüsse der verschiedensten Art (Lipidtropfen, Glykogenpartikel, Lipofuszingranula, Kalkkonkremente), die im Alter zunehmen und sich stellenweise zu Hirnsand *(Acervulus)* verdichten können.

Arachnoideagranulationen und Liquorabfluß. Die Pacchioni-Granulationen bestehen aus einem lockermaschigen Netzwerk verzweigter, fibrozytenartiger Zellen, die in ein lamellenartiges Fasergeflecht mit Grundsubstanz eingebettet sind. Die Granulationen sind Bildungen der Arachnoidea, die sich blumenkohlartig in das Lumen der Sinus durae matris vorstülpen und blutseitig von einem einschichtigen Plattenepithel überzogen sind, das stellenweise große, intrazelluläre Vakuolen sowie transzelluläre Poren besitzt. Der »Stromakern« dieser Granulationen wird von zahlreichen Strömungskanälchen durchsetzt, die mit dem Subarachnoidalraum in Verbindung stehen.

3.5 Zusammenfassung

Das zentrale NS (RM, Gehirn) besteht aus erregungsleitenden, nervösen Elementen (Neuronen) und nichtnervösen Hilfszellen (Neuroglia). Das Nervengewebe grenzt sich überall gegen das gefäßführende Bindegewebe vollständig ab (Membrana limitans gliae perivascularis). Zwischen der perivaskulären Grenzmembran und den Gefäßen liegt der Virchow-Robins-Raum, der mit Liquor gefüllt ist. Das morphologische Substrat der Blut-Hirn-Schranke sind die Zonulae occludentes der Kapillarendothelien.

Rückenmark (Medulla spinalis). Die H-förmige *graue Substanz (Substantia grisea)* liegt innen, um den Ependym-ausgekleideten Zentralkanal herum *(Canalis centralis)* und läßt sich in drei Säulen gliedern *(Columna ant., lat. und post.).* In der Vordersäule (auch

Vorderhorn) befinden sich, zu Kernen geordnet, z. T. sehr große Nervenzellen (Motoneurone) (Wurzelzellen der efferenten Systeme), aber auch kleinere Neurone (Binnenzellen) sowie Gliazellen. In der Seitensäule liegen die (meist kleineren) Wurzelzellen des autonomen NS (Sympathikus), in der wesentlich schmäleren Hintersäule die Hinterhornkerne der afferenten Systeme. Die *weiße Substanz (Substantia alba)* läßt sich ebenfalls in drei Stränge aufgliedern *(Funiculus post., lat. und ant.).* Der Hinterstrang enthält die Hinterstrangbahnen (Fasciculus gracilis und cuneatus), der Seitenstrang hauptsächlich die Pyramidenbahn, die spinozerebellaren und retikulospinalen Bahnen, der Vorderstrang die vestibulospinalen und spinothalamischen Bahnen.

Kleinhirn (Cerebellum). Das Kleinhirn dient der Koordination der Motorik und der Regulation des Muskeltonus. Die Rinde ist dreischichtig: 1. *Molekularschicht (Stratum moleculare).* Sie enthält die spalierbaumartig verzweigten Dendriten der Purkinje-Zellen mit ihren Kletterfasern (Parallelkontakte) und Schaltzellen für die assoziativen Verknüpfungen der Dendritenbäumchen (Sternzellen und Korbzellen); 2. *Purkinje-Zellschicht (Stratum ganglionare).* Diese umfaßt nur die Zellkörper der Purkinje-Zellen mit den Faserkörben der Korbzellen; 3. *Körnerschicht (Stratum granulosum).* Sie enthält viele kleine Körnerzellen, aber auch große Sternzellen und Golgi-Zellen. Die Körnerzellen liegen in Häufchen zusammen. Dazwischen befinden sich kernfreie Inseln mit l. m. körniger, eosinophiler Grundstruktur *(Parenchyminseln, Glomeruli cerebellares).* Hier enden die Moosfasern und bilden zahlreiche Synapsen mit den Dendriten der Körnerzellen. Im *Kleinhirnmark (Corpus medullare)* verlaufen die afferenten Fasersysteme (Kletterfasern, Moosfasern usw.) und die Neuriten der Purkinje-Zellen (efferente Systeme).

Großhirn (Cortex cerebri). Man unterscheidet den Isocortex (Neocortex, Endhirnrinde, sechsschichtig) und den Allocortex (Archicortex, dreischichtig, zum limbischen System gehörig).

Schichtengliederung des Isocortex (von außen nach innen): 1. *Molekularschicht (Lamina molecularis oder zonalis)* – enthält nur wenige Assoziationsneurone (z. B. Cajal-Zellen) und oberflächenparallel verlaufende Tangentialfasern; 2. *äußere Körnerschicht (Lamina granularis ext.)* – hier liegen vor allem Körnerzellen für assoziative Verknüpfungen; 3. *äußere Pyramidenschicht (Lamina pyramidalis ext.)* – enthält zahlreiche kleine Pyramidenzellen, deren Spitzendendriten vertikal bis zur Hirnoberfläche ziehen und Tausende von Dornensynapsen besitzen. Die Basaldendriten verzweigen sich mehr horizontal; 4. *innere Körnerschicht (Lamina granularis int.)* – zeigt in den einzelnen Rindengebieten starke Größenunterschiede – vorherrschend sind Körnerzellen für assoziative Querverbindungen. Tangentiale Faserzüge bilden hier den deutlichen äußeren Baillarger-Streifen – besonders stark entwickelt in der Sehrinde (daher Area striata); 5. *innere Pyramidenschicht (Lamina pyramidalis int.)* – charakteristisch sind die großen Pyramidenzellen (Betz-Riesenzellen). Ihre Neuriten bilden die langen efferenten Bahnen des Großhirns. Durch Querverknüpfungen entsteht der innere Baillarger-Streifen. Die zur Hirnoberfläche aufsteigenden Dendriten bilden ausgedehnte Dornensynapsen (patronengurtartige Hauptdendriten); 6. *Spindelzellschicht (Lamina multiformis)* – hier findet man verstreut unterschiedlich geformte Neurone. Anschließend folgt das Marklager (Corpus medullare cerebri).

Allocortex (Hippokampusformation, Gyrus involutus) – besitzt einen vereinfachten Schichtbau (funktionell dreischichtig). Schichtengliederung: 1. Lamina medullaris involuta (innen, mit zahlreichen Tangentialfasern); 2. Stratum moleculare (ausgedehnte Körnerschicht); 3. Stratum lacunosum mit ausgeprägten Tangentialfasern, vergleichbar mit dem äußeren Baillarger-Streifen des Neocortex; 4. Stratum lucidum (Schicht der Pyramidenzellen).

Hirnhäute, Liquorzirkulation. Man unterscheidet (von außen nach innen): Dura mater, Arachnoidea und Pia mater. Zwischen Arachnoidea und Pia liegt der Subarachnoidalraum mit Liquor cerebrospinalis ext. Die *Arachnoidea* liegt der Dura eng an – bildet ein spinnwebenartiges Balkengerüst zwischen Pia und Dura – und setzt sich in die Perineuralscheide der Hirnnerven und in das perivaskuläre Bindegewebe der Hirngefäße fort.

Die *Plexus choroidei* produzieren den Hirnliquor *(Liquor cerebrospinalis int.)* (Volumen 100–160 ml, tgl. Produktion etwa 700 ml). Sie bestehen aus lockerem, gefäßreichem Bindegewebe, das durch ein einschichtiges kubisches Epithel abgedeckt ist. Hier besteht keine Blut-Hirn-Schranke. Die dem Epithel benachbarten Kapillaren sind fenestriert.

Die *Pacchioni-Granulationen (Granulationes arachnoideales)* sind zottenförmige Ausstülpungen der Arachnoidea und ragen in die Sinus durae matris oder Schädelvenen hinein. Sie werden von flachen Bindegewebszellen bedeckt, die häufig intrazelluläre Vakuolen enthalten. Sie dienen dem Liquorabfluß ins Blut.

4 Sinnesorgane

Bei den Sinnesorganen steht die afferente Erregungsleitung funktionell im Vordergrund. Es gibt zwar auch efferente Bahnen. Ihre Aufgabe besteht aber nicht in der Sinneswahrnehmung selbst, sondern lediglich in der Optimierung und Modulation der spezifischen Afferenzen (z. B. durch Veränderung der Reizschwelle). Jedes afferente System beginnt mit einer *Rezeptorzelle,* die sich auf die Perzeption eines bestimmten Reizes spezialisiert hat. Der *ad äquate Reiz,* d. h. derjenige Reiz, der von der jeweiligen Sinneszelle perzipiert werden kann, löst – wahrscheinlich durch spezifische Membranveränderungen   ein *Rezeptorpotential (Generatorpotential)* aus, das dann in ein für jedes Rezeptorsystem charakteristisches Frequenzmuster von Aktionspotentialen umgewandelt wird. Die Rezeptorzelle hat also eine Wandlerfunktion *(Transducer),* die eben-

falls wieder für jedes System spezifisch ist. Welche strukturellen Voraussetzungen die Reizaufnahme hat, ist im einzelnen noch nicht bekannt. Sicher ist nur, daß die Rezeptormembran eine spezifische, der jeweiligen Reizart angepaßte Zellmembran besitzt, deren Permeabilität, besonders für Na^+-Ionen, durch den Reiz verändert wird. Viele Rezeptororgane benötigen daher noch Hilfszellen, die den exogenen Reiz so transformieren, daß die Rezeptormembran adäquat erregt werden kann. Meist stammen diese Hilfszellen aus der Neuralleiste, sind also neurogener Herkunft und während der Embryonalentwicklung mit den afferenten Nerven in die Peripherie gewandert. Bei den großen Sinnesorganen (Auge, Ohr) entwickeln sich darüber hinaus komplexe Hilfsapparate, die dem eigentlichen Rezeptor vorgeschaltet sind.

4.1 Sehorgan (Auge)

Das Auge hat sich auf die Lichtperzeption spezialisiert. Das rezeptorische System (Retina und Sehnerv) ist ein nach außen vorgestülpter Teil des Zwischenhirns, so daß die Photorezeptoren eigentlich Gehirnzellen darstellen. Während der Embryonalentwicklung wächst beiderseits vom Zwischenhirn je ein *Augenbläschen* aus, das mit dem Ektoderm Kontakt bekommt und sich zum **Augenbecher** einstülpt. Aus dem Ektoderm entsteht dann das Linsenbläschen, das den Augenbecher anfangs weitgehend ausfüllt. Der Augenbecher besteht aus 2 Blättern, die an der Pupillaröffnung ineinander übergehen. Das äußere Blatt wird hinten zum einschichtigen Pigmentepithel, im Ziliarkörperbereich zum Pigmentepithel und im Irisbereich zum Muskelblatt, aus dem die beiden glatten Irismuskeln *(M. sphincter* u. *M. dilatator pupillae)* hervorgehen. Das innere Blatt des Augenbechers entwickelt sich hinten zur Netzhaut *(Retina),* die die Photorezeptoren enthält, im Ziliarkörperbereich zum unpigmentierten Ziliarepithel und in der Iris zum einschichtigen Pigmentepithel.

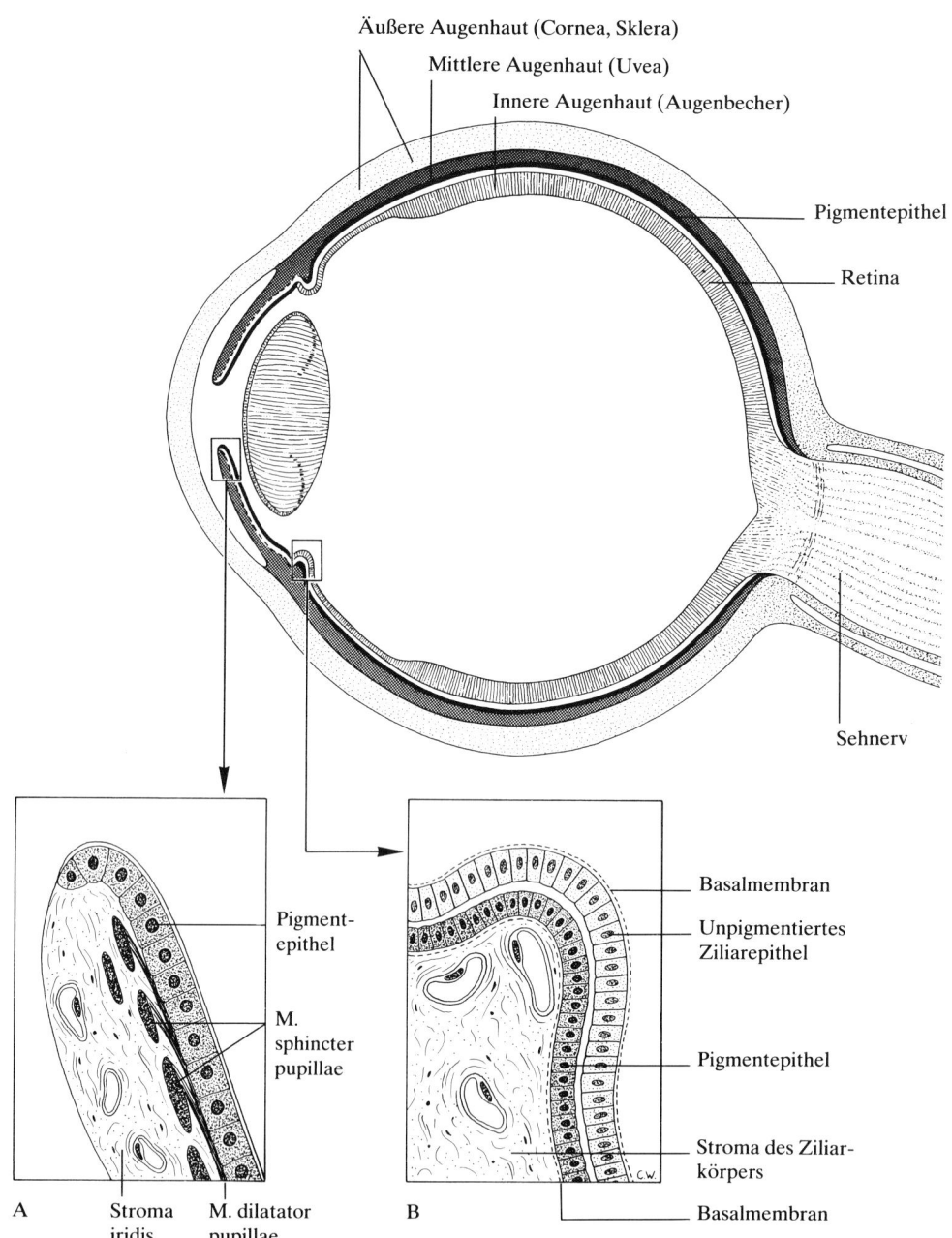

Äußere Augenhaut (Cornea, Sklera)

Mittlere Augenhaut (Uvea)

Innere Augenhaut (Augenbecher)

Pigmentepithel

Retina

Sehnerv

Pigment-epithel

M. sphincter pupillae

A   Stroma   M. dilatator
     iridis   pupillae

Basalmembran

Unpigmentiertes Ziliarepithel

Pigmentepithel

Stroma des Ziliar-körpers

B   Basalmembran

Abb. 337. Entwicklung der verschiedenen Schichten des Auges im Anschluß an die Einstülpung der embryo-nalen Augenblase zu einem doppelwandigen Augenbecher. A = Iris, pupillennaher Abschnitt mit Umschlag-rand des Augenbechers; B = Vorderer Teil der Ziliarfortsätze mit dem zweischichtigen Ziliarepithel (Basal-membranen gestrichelt). Die dem unpigmentierten Ziliarepithel aufliegende Basalmembran wird später zur Membrana limitans interna.

Aus dem umgebenden Mesenchym des Augenbechers (Mesektoderm) entwickeln sich die äußere Augenhaut *(Cornea, Sclera)* sowie die mittlere Augenhaut (Uvea), die aus der die Netzhaut versorgenden Gefäßschicht (Aderhaut oder *Choroidea*), aus dem Ziliarkörper, der den Ziliarmuskel *(M. ciliaris)* und die Ziliarfortsätze *(Proc. ciliares)* umfaßt, und

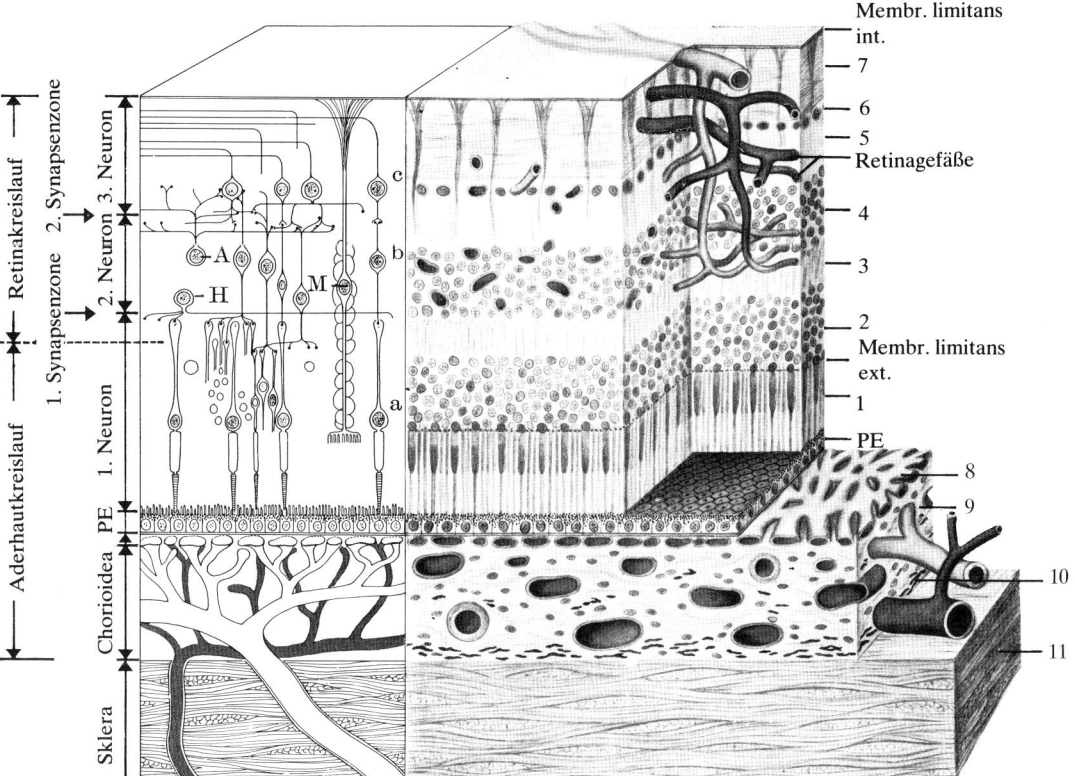

Abb. 338. Strukturschema von Netzhaut und Choroidea im Fundusbereich des Auges. A = amakrine Zelle; H = Horizontalzelle; M = Müller-Stützzelle; PE = Pigmentepithel; a, b, c, = 1.–3. Netzhautneuron. Schichtengliederung der Retina: 1 = Stäbchen und Zapfen; 2 = äußere Körnerschicht; 3 = äußere retikuläre Schicht; 4 = innere Körnerschicht; 5 = innere retikuläre Schicht; 6 = Optikusganglienschicht; 7 = Optikusfaserschicht. Schichtengliederung von Aderhaut u. Sclera: 8 = Choriocapillaris; 9 = Strat. vasculare; 10 = Suprachorioidea; 11 = Sclera.

Tab. 23. **Schichtengliederung des Auges** (vgl. Abb. 337); PE = Pigmentepithel; UPE = unpigmentiertes Epithel.

	Vorne		Hinten
Tunica oculi ext.	Cornea		Sclera
Tunica oculi media (Uvea)	Irisstroma	Ziliarkörper	Choroidea
Tunica oculi int. (Augenbecher)	Muskelblatt d. Iris	PE	PE
	PE der Iris	UPE	Retina

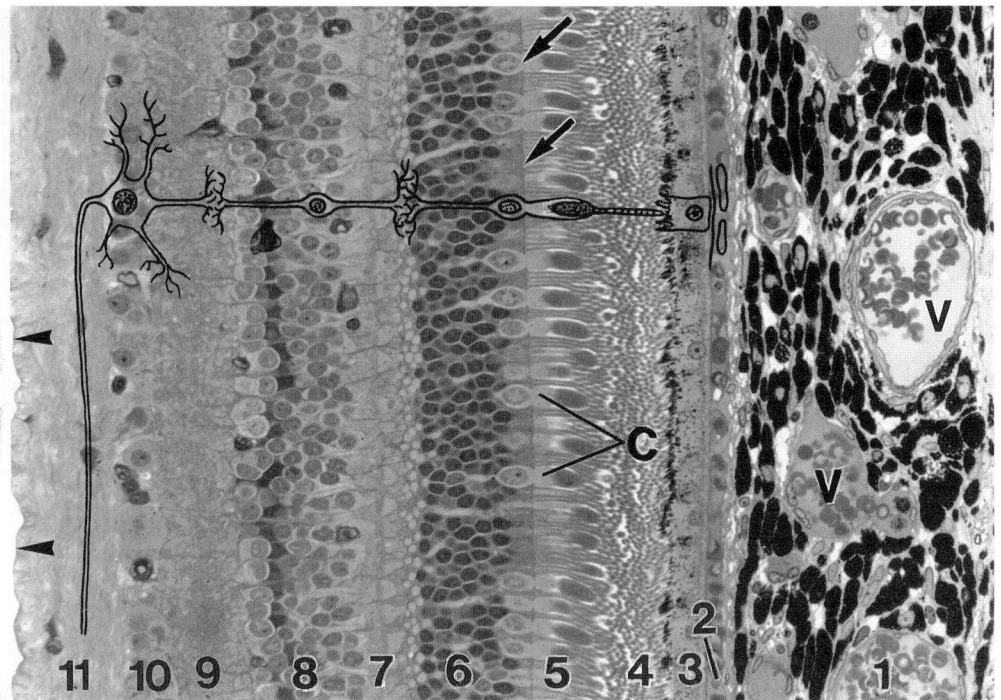

Abb. 339. Schichtengliederung der Netzhaut (histologischer Schnitt durch die Affenretina, 450×) (vgl. Abb. 338). C = Zapfeninnenglieder; V = Gefäße der Aderhaut; Pfeilköpfe = Membrana limitans int.; Pfeile = Membrana limitans ext. (Glaskörpergrenzfläche). 1 = Aderhaut (Choroidea); 2 = Choriocapillaris; 3 = retinales Pigmentepithel; 4 = Außenglieder der Photorezeptoren; 5 = Innenglieder der Photorezeptoren; 6 = äußere Körnerschicht; 7 = äußere plexiforme Schicht; 8 = innere Körnerschicht; 9 = innere plexiforme Schicht; 10 = Optikusganglienschicht; 11 = Nervenfaserschicht.

dem Irisstroma besteht. Daraus resultiert die charakteristische Schichtengliederung des Augapfels (Abb. 337) (Tab. 23).

4.1.1 Netzhaut und Photorezeptoren

Da die Netzhaut aus einer Ausstülpung des Zwischenhirns entstanden ist, entwickelt sich in ihr eine ähnliche Schichtengliederung wie in der Hirnrinde. Histologisch können 10 Schichten unterschieden werden (Abb. 338 u. 339). Die *äußere Körnerschicht* enthält vornehmlich die Kerne der **Rezeptorzellen** (4 bis 6 Kernreihen), die *innere Körnerschicht* in der Hauptsache die Perikarien des ersten Schaltneurons (bipolare Ganglienzellen – **Ganglion retinae,**

6 bis 10 Kernreihen) und schließlich eine innerste, einschichtige Zellage, die **Optikusganglienzellen (Ganglion n. optici),** deren Neuriten den Sehnerven bilden. Dazwischen liegen retikuläre oder plexiforme Schichten, in denen hauptsächlich die Schaltneurone mit ihren Synapsen lokalisiert sind. Den inneren Abschluß bildet die Membrana limitans int., die an den Glaskörper angrenzt und eine Art Basalmembran darstellt.

Funktionell können innerhalb der Retina *drei Neurone* und *zwei Synapsenzonen* unterschieden werden (Abb. 338). Das erste Neuron ist unipolar und stellt die Photorezeptoren dar. Das zweite Neuron umfaßt die bipolaren Schaltzellen, das dritte die multipolaren Optikusganglienzellen, deren Neuriten mit dem

Sehnerven zum Corpus geniculatum lat. verlaufen und erst dort auf das vierte Neuron der Sehbahn umgeschaltet werden. Neben diesen projektiven Schaltungen existieren aber auch noch Querverbindungen. In der äußeren plexiformen Schicht sind es vor allem die **Horizontalzellen,** deren Neuriten bis zu 1000 μm lang werden können und damit zahlreiche Photorezeptoren zusammenfassen. In der inneren plexiformen Schicht liegen die **Amakrinen,** die sowohl mit den Dendriten der Optikusganglienzellen als auch mit denen der bipolaren Schaltzellen Synapsen bilden. Der innere Zusammenhalt des Retinagewebes wird durch

die **Müller-Zellen** (Radialfaserglia) erreicht, die die Retina radiär durchziehen und die Membrana limitans ext. aufbauen. Sie haben aber nicht nur mechanische Aufgaben, sondern spielen auch für die retinalen Stoffwechsel- und Austauschprozesse eine wichtige Rolle. Die *Membrana limitans externa,* die die Perikarien der Photorezeptoren und die inneren Netzhautschichten von der Stäbchen- bzw. Zapfenschicht trennt, ist keine Basalmembran, sondern eine Zone desmosomaler Verknüpfungen zwischen den Zellmembranen der Müller-Zellen und der Photorezeptoren. Eine Schrankenfunktion kommt ihr nicht zu.

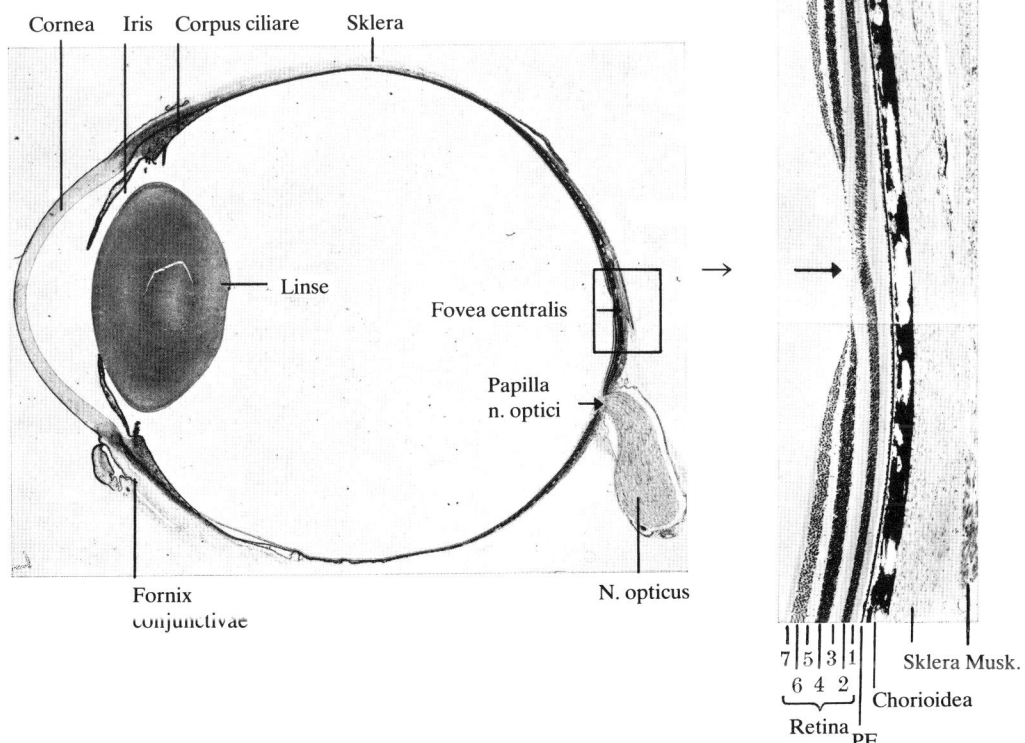

Abb. 340. Histologischer Schnitt durch das Auge eines Affen (Sagittalschnitt durch die Mitte des Auges mit Sehnerv und Fovea centralis, Übersicht, 7×, Ausschnittvergrößerung rechts, 100×). Schichtengliederung der Retina: 1 = Photorezeptoren; 2 = äußere Körnerschicht; 3 = äußere retikuläre Schicht; 4 = innere Körnerschicht; 5 = innere retikuläre Schicht; 6 = Optikusganglienschicht; 7 = Optikusfaserschicht; PE = Pigmentepithel; Musk. = Augenmuskulatur.

Abb. 341. Schema vom Akkommodationsapparat des Auges. Die vordere und hintere Fixation des Ziliarmuskels ist angegeben. 1 = Linse; 2 = Zonulaapparat; 3 = M. ciliaris; 4 = Aderhaut.

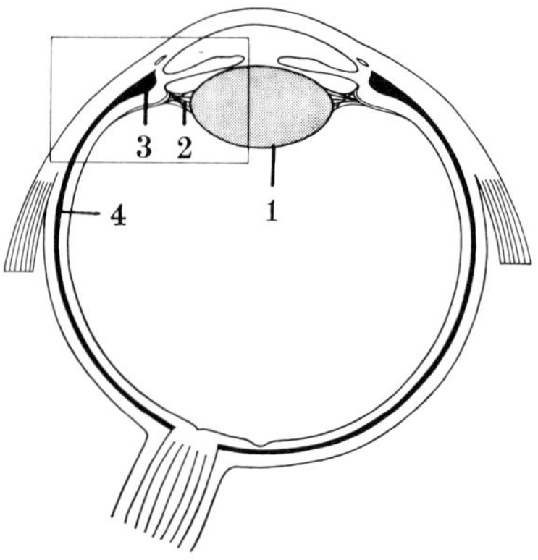

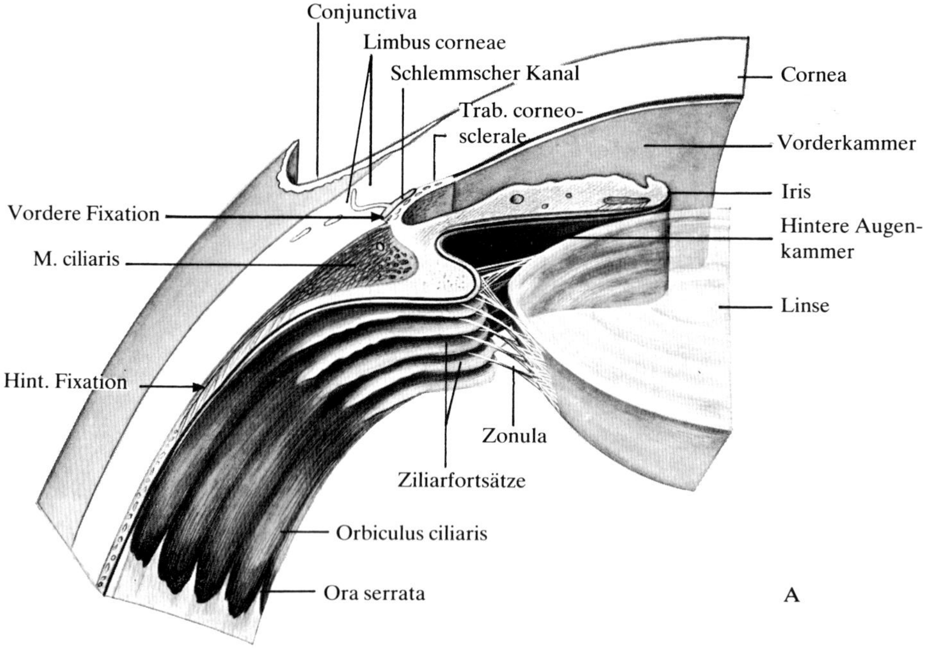

Conjunctiva
Limbus corneae
Schlemmscher Kanal
Trab. corneo-sclerale
Cornea
Vorderkammer
Iris
Hintere Augen-kammer
Vordere Fixation
M. ciliaris
Linse
Hint. Fixation
Zonula
Ziliarfortsätze
Orbiculus ciliaris
Ora serrata

A

Macula lutea und Fovea centralis. Durch die Einstülpung des embryonalen Augenbläschens zum Augenbecher sind die Photorezeptoren an die lichtabgewandte Seite der Retina verlagert worden *(Inversion des Auges),* so daß die Netzhaut eigentlich nur unscharfe Bilder liefern könnte. Daher entwickelte sich bei den höheren Primaten eine Stelle schärfsten Sehens *(Macula lutea* und *Fovea centralis),* wo die optisch »störenden«, inneren Netzhautschichten bis auf die Schicht der Photorezeptoren nach der Seite verlagert worden sind, so daß das Licht die Sinneszellen direkt erreichen kann (Abb. 340). Im fovealen Bereich ist außerdem die Zahl der Photorezeptoren stark vermehrt, wodurch die optische Auflösung vergrößert und die Bildqualität verbessert wird.

Funktionell lassen sich in der Netzhaut zwei Rezeptorarten unterscheiden: Stäbchen und Zapfen. Die **Stäbchen** sind hochempfindliche Hell-Dunkel-Rezeptoren (Dämmerungssehen, Helligkeitsempfindlichkeit) und stark untereinander verschaltet (Summation); die **Zapfen**

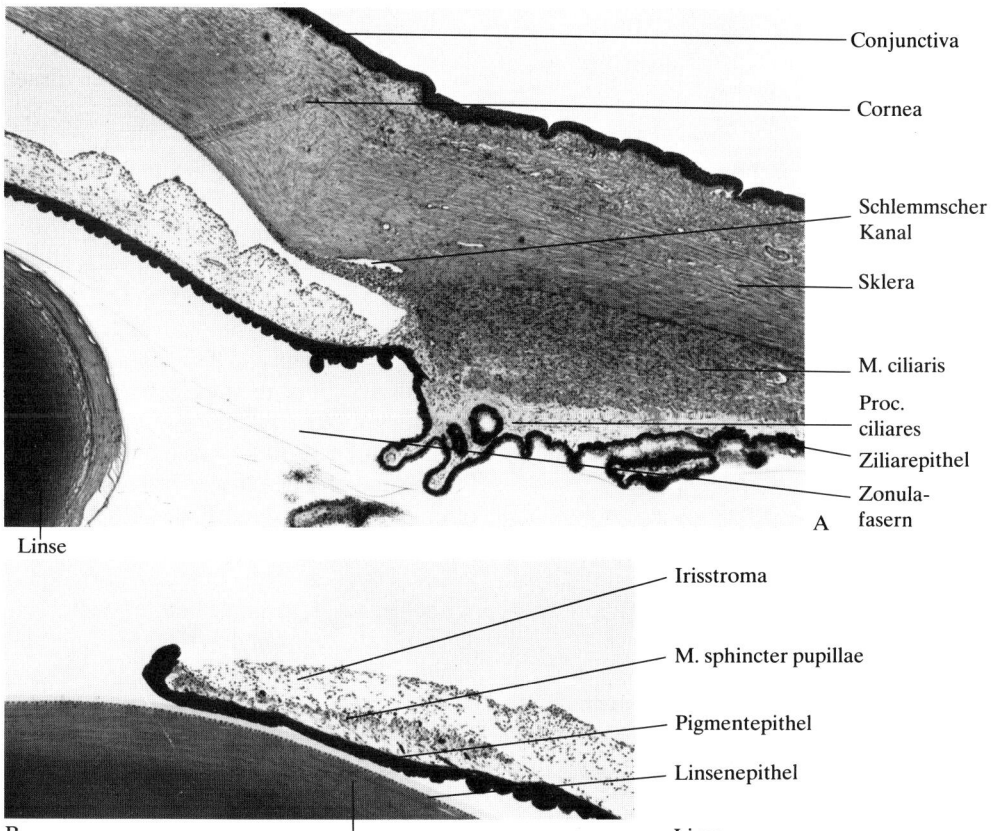

Abb. 342. Histologischer Schnitt durch das vordere Augensegment eines menschlichen Auges. A = Iriswurzel, Kammerwinkelregion, Ziliarkörper und Linsenrand (30×); B = Irisrand und Linsenvorderfläche. Das Pigmentepithel der Iris krempelt sich etwas nach vorne um. Das Linsenepithel liegt unter der Linsenkapsel (48×).

dienen dagegen dem Farbsehen, sind individueller verschaltet und finden sich vermehrt in der Netzhautmitte, während die Stäbchen zur Retinaperipherie hin zahlreicher werden. Die *Fovea enthält ausschließlich Zapfen.* Nach neueren Vorstellungen lassen sich 3 verschiedene Zapfenarten unterscheiden: S- oder blauempfindliche Zapfen (Absorptionsmaximum bei 440–450 nm), M- oder grünempfindliche Zapfen (Maximum = 530–540 nm) und die L- oder rotempfindlichen Zapfen (Maximum bei 560–580 nm). Die Photorezeptoren werden durch die Bipolaren und Optikusganglienzellen zu Schalteinheiten zusammengefaßt (Reizfelder), die peripher größer sind als zentral. Dadurch wird peripherwärts zwar die

Lichtempfindlichkeit gesteigert, das Bildraster aber vergröbert und das Auflösungsvermögen verringert. In der Netzhautmitte ist dagegen die projektive Erregungsleitung auf wenige Elemente beschränkt und die rezeptiven Felder sind relativ klein. Dies hat eine Steigerung des Auflösungsvermögens, eine Verfeinerung des Bildrasters, andererseits aber auch eine Herabsetzung der Empfindlichkeit zur Folge. Wesentlich für die erhöhte Leistung des retinalen Apparates in der Netzhautmitte ist auch die Kontraststeigerung unterschiedlich heller Gegenstandspunkte, die durch eine laterale Hemmung vermittels der Horizontalzellen und amakrinen Zellen erreicht wird. Die »Individualisierung« der Projektionsschaltungen in

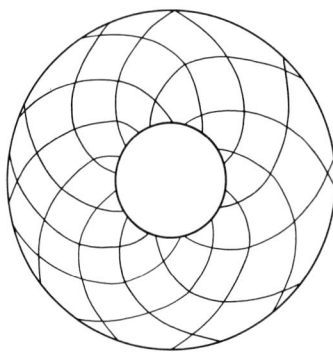

Abb. 343. Anordnung des Irisbindegewebes (Stroma iridis) in Form eines regelmäßigen Bogengitters (nach Rohen).

der Makularegion sowie die Kontraststeigerung durch die Horizontalverknüpfungen macht die Fovea funktionell zur *Stelle des schärfsten Sehens.* Zwischen Peripherie und Fundusmitte besteht ein Leistungsgradient. Man kann daher von einer **Zentralisation** des Auges sprechen. Um aber den Erregungsvorgang in der Netzhaut zu verstehen, müssen wir die Struktur der Photorezeptoren und der zugehörigen Schaltneurone noch etwas genauer betrachten.

Jeder *Photorezeptor* besteht aus einem Außen- und einem Innenglied, einem kerntragenden Perikaryon und einem füßchenartig verbreiterten Fortsatz, der die kompliziert gestalteten, invaginierten Synapsen beherbergt. Die Innenglieder sind mit großen Mitochondrien, Granula und ER angefüllt und durch ein aus einem Zentriol hervorgegangenes Cilium mit dem Außenglied verbunden. Der eigentlich lichtempfindliche Teil ist das Außenglied, das aus zahlreichen, dicht aufeinandergeschichteten Membranscheibchen (Disci) besteht, die die Sehstoffe, und zwar bei den Stäbchen das Rhodopsin (Sehpurpur) und bei den Zapfen das Iodopsin, enthalten. Die Disci werden durch Licht zerstört, an den Enden der Außenglieder kontinuierlich abgestoßen, dann von den angrenzenden Pigmentepithelzellen phagozytiert und in Phagolysosomen abgebaut.

Die Außenglieder werden von den Innengliedern aus kontinuierlich regeneriert. Die dadurch sich ergebenden intensiven Erneuerungs- und Stoffwechselprozesse zwischen Pigmentepithel und Photorezeptoren können aber nur bei einer ausreichenden Gefäßversorgung vonstatten gehen. Die Schicht der Photorezeptoren bis hin zur äußeren plexiformen Schicht (1. Synapsenzone) wird von der Aderhaut aus versorgt (Abb. 338). Die Aderhaut bildet zur Netzhaut hin ein außerordentlich dichtes, weitlumiges Gefäßnetz aus, die **Choriocapillaris,** deren Kapillaren an der Pigmentepithelseite fenestriert sind. Das Pigmentepithel kann auf diese Weise einen intensiven Stoffaustausch zwischen Aderhaut und Photorezeptoren unterhalten. In dieser Konstruktion liegt sicherlich die biologische Bedeutung der in der Evolution aufgetretenen Inversion des Wirbeltierauges, dessen Photorezeptoren nicht dem Licht zugewandt, sondern umgekehrt vom Licht abgewandt, d. h. invers, orientiert sind.

Die übrigen Schichten der Retina, d.h. die ableitenden Neurone, werden von innen her durch Äste der *A. centralis retinae,* die Endarterien sind und einen anderen Bau als die Aderhautgefäße haben, versorgt. Sie gleichen in ihrer Struktur den Hirngefäßen und sind wenig permeabel.

4.1.2 Hilfseinrichtungen des Auges (Akkommodationsapparat, Irisblende, Bewegungs- und Lidapparat)

Der nervöse Apparat wird durch 4 funktionelle Systeme ergänzt, so daß das visuelle System insgesamt aus 5 funktionellen Systemen besteht. Das erste dieser Hilfssysteme ist der Akkommodationsapparat, das zweite die Irisblende, das dritte der Bewegungsapparat des Auges und das vierte schließlich der Lid- und Tränenapparat.

Akkommodationsapparat. Unter *Akkommodation* versteht man die Fähigkeit des Auges, durch eine Brechkraftänderung der Linse den Strahlengang des einfallenden Lichtes so

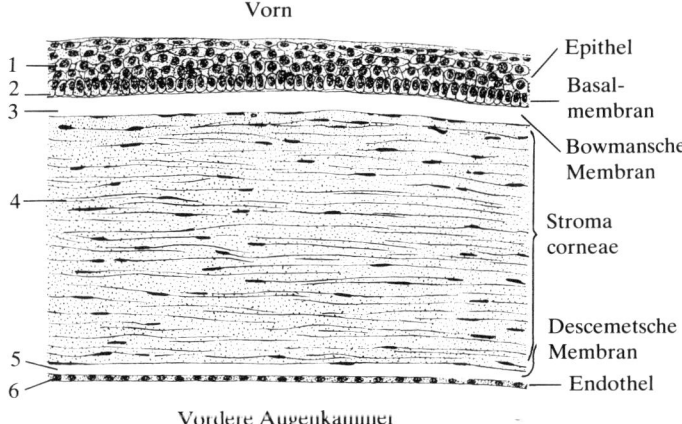

Abb. 344. Schichtengliederung der Cornea (nach Bargmann). Man beachte die regelmäßige Anordnung der Stromalamellen, zwischen die Keratozyten eingelagert sind. 1 = Hornhautepithel (fünfschichtiges, unverhorntes Plattenepithel); 2 = Basalmembran des Korneaepithels; 3 = Membrana limitans anterior (Bowman-Membran); 4 = Substantia propria (Stroma corneae); 5 = Membrana limitans posterior (Descemet-Membran); 6 = Hornhautendothel (einschichtiges Plattenepithel).

zu verändern, daß auch nahegelegene Gegenstände auf der Netzhaut scharf abgebildet werden. Die Akkommodation, d. h. die Naheinstellung des optischen Systems, wird durch eine Kontraktion des Ziliarmuskels eingeleitet.

Der **Ziliarmuskel (M. ciliaris)** erscheint auf dem Sagittalschnitt dreiseitig (Abb. 341 u. 342). Vorne ist er an einem Skleravorsprung *(Skleralsporn)* und hinten an der flächenhaft ausgebreiteten, elastischen Aderhautmembran (Bruch-Membran), die zwischen Choriocapillaris und Pigmentepithel liegt, befestigt. Der Muskel besteht aus drei Portionen. Außen verlaufen hauptsächlich längsorientierte Faserbündel (Brücke-Portion), innen zirkuläre (Müller Portion) und dazwischen retikuläre Faserbündel. Konstruktiv gesehen ist aber der Muskel ein zusammenhängendes Maschenwerk glatter Muskelbündel, deren Verflechtungswinkel von außen nach innen allmählich größer wird. Bei der Kontraktion lagern sich die retikulären Muskelbündel in zirkuläre um. Eine kräftige zirkuläre Portion ist also stets ein Ausdruck besonderer akkommodativer Leistungen und tritt nur bei Tieren mit größerer Akkommodationsbreite auf (Primaten, Mensch).

Die **Linse** entsteht embryonal aus einem epithelialen Bläschen, dessen hintere Zellen zu langgestreckten, stäbchenförmigen Zellen **(Linsenfasern)** auswachsen und damit den zentralen Hohlraum allmählich ausfüllen. Im Zentrum verlieren die Linsenfasern schließlich ihre Zellorganellen, insbesondere den Zellkern und damit ihren Zellcharakter. Vom Epithel des embryonalen Linsenbläschens bleibt nur vorne das einschichtige, kubische **Linsenepithel** und vom Lumen ein schmaler subepithelialer Spalt übrig. Das Linsenepithel behält zeitlebens eine gewisse regenerative Kapazität, so daß sich über den Linsenäquator hinweg immer neue Zellen auf die zentralen Linsenfasern auflagern. Die Linse, die ein rein epitheliales Organ darstellt, wird also im Laufe des Lebens dicker. Linsenfasern und Linsenepithel werden in eine elastisch verformbare Linsenkapsel eingeschlossen, an der der Aufhängeapparat (Zonula) angreift. Durch die Spannung des Zonulaapparates bekommt die Linse eine bikonvexe Form.

Die **Zonula** (*Apparatus suspensorius lentis*) ist ein kompliziertes Fasersystem, das sich von der Ora serrata bis zur Linse ausspannt und aus zahlreichen feinen Fibrillenbündeln besteht, die durch eine glykosaminoglykanreiche Hüllsubstanz zusammengehalten werden. Die Zonulafasern befestigen sich an der Membrana limitans int., die dem Ziliarepithel fest anliegt. Bei der **Akkommodation** kontrahiert sich der Ziliarmuskel und bildet einen nach vorn-innen vorspringenden Wulst, die Muskelkante, aus. Dadurch werden die vorderen Anteile des Zonulasystems entspannt, so daß sich die Kapselspannung der Linse verringert und die Linsenkrümmung zunimmt. Dies hat dann eine Erhöhung der Brechkraft zur Folge.

Blendenapparat (Iris). Zur Erhöhung der Tiefenschärfe und zum Schutz der Retina vor Überbelichtung braucht der optische Apparat eine Blende. Diese Funktion übernimmt die Iris, die ihren Pupillardurchmesser von 8 auf 1,5 mm einengen kann. Die dazu notwendigen Gestaltveränderungen werden durch eine Muskellamelle und ein geordnetes, verstellbares Gefäßbindegewebsgerüst hervorgerufen. Kreisförmig um die Pupillaröffnung herum zieht der glatte **M. sphincter pupillae,** der parasympathisch versorgt wird und die Pupille verengt. Radiär dazu verläuft der ebenfalls glatte **M. dilatator pupillae,** der flächenhaft in der hinteren Gewebsschicht der Iris ausgebreitet ist, sympathisch versorgt wird und durch sog. Speichenbündel mit dem Sphinkter zusammenhängt. Er kann die Pupille erweitern. Dem Muskelblatt der Iris liegt hinten das einschichtige Pigmentepithel der Iris, das durch seine dichte Pigmentierung den Lichteinfall ins Auge hemmt, unmittelbar an.

Das Bindegewebsgerüst der Iris **(Stroma iridis)** besteht beim Menschen aus feinen, kollagenen Faserbündeln, die eine sehr regelmäßige, »bogengitterartige« Anordnung besitzen (Abb. 343). Die zahlreichen Blutgefäße sind in dieses regelmäßig kreuzende Maschenwerk systemgerecht eingelagert, d. h., die Knickungswinkel der Gefäße entsprechen den Kreuzungswinkeln des bindegewebigen Bogengitters. Auf diese Weise kann das Gefäßbindegewebsgerüst allen Pupillareinstellungen zwanglos folgen.

Lid- und Tränenapparat. Der Lidapparat hat die Aufgabe, das Sehorgan mechanisch zu schützen (Lider) und durch regelmäßige Befeuchtung die Hornhaut durchsichtig zu erhalten. Er versieht den Dienst eines Pförtners, der den Sehapparat zur Umwelt in Beziehung setzt. Das Auge liegt zwar an der Oberfläche, kann aber im Gegensatz zum Ohr durch die Lider, die als spezialisierte Hautfalten aufzufassen sind, jederzeit vor Lichtreizen geschützt werden. Die Innenseite dieser Hautfalten wird von einer hochspezialisierten Schleimhaut (*Bindehaut,* **Conjunctiva**) überzogen. Der Bindehautsack wird hauptsächlich durch die *Tränendrüse,* die sich aus dem Konjunktivaepithel entwickelt hat, befeuchtet. Die Befeuchtung des Auges mit Tränenflüssigkeit ist ein wichtiger biologischer Vorgang. Ohne den Lid- und Tränenapparat würde die Cornea austrocknen und trüb werden.

Cornea. Im Gegensatz zur Sclera ist die *Cornea* gefäßlos und transparent (Abb. 344). Der Hauptteil der Cornea besteht aus äußerst dünnen, kollagenen Fasern, die zu flächenhaften Lamellen zusammengeschlossen sind und durch eine homogene Zwischensubstanz, die reich an sauren Glykosaminoglykanen ist, zusammengehalten werden **(Stroma corneae).** Zwischen den Lamellen liegen längliche Stromazellen **(Keratozyten),** die für den Umsatz der Zwischensubstanz und der Kollagenfasern verantwortlich sind. Die äußerst regelmäßige Anordnung der kollagenen Fasern sowie die Tatsache, daß Zwischensubstanz und Fasern den gleichen Brechungsindex haben, sind die wichtigsten Voraussetzungen für die Transparenz der Cornea. Um diese Struktur zu erhalten, muß das Stroma ständig entwässert werden. Nimmt die Grundsubstanz zuviel Wasser auf, quillt das Stroma und die Cornea wird trüb. Für die kontinuierliche Entwässerung des Hornhautstromas, d. h. für die Erhaltung der Transparenz, spielt die Tatsache, daß das Stroma an beiden Grenzflächen von einer geschlossenen Epithelschicht überzogen ist, eine

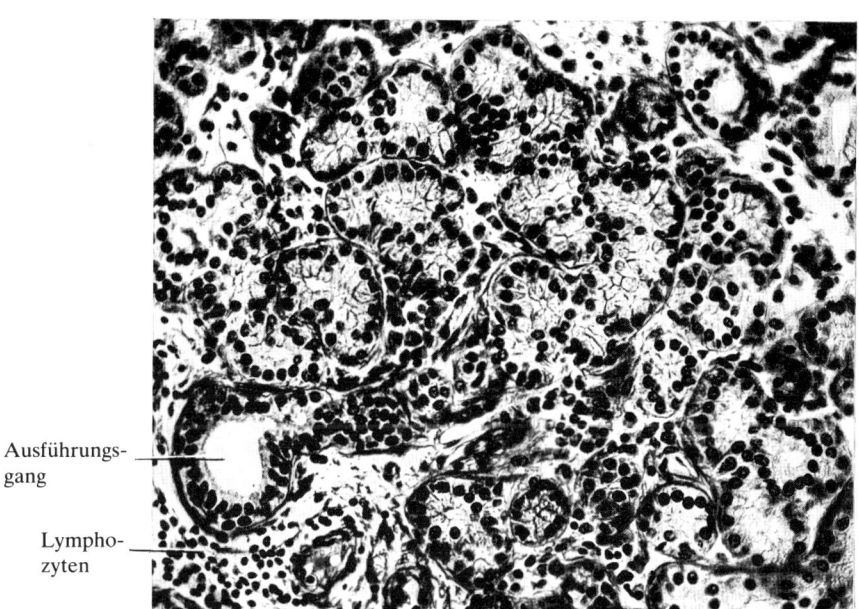

Ausführungs-
gang

Lympho-
zyten

Abb. 345. Histologischer Schnitt durch die menschliche Tränendrüse. Das interstitielle Bindegewebe enthält regelmäßig zahlreiche Lymphozyten und Plasmazellen (400×) (aus M. Watzka: Lehrbuch der Histologie).

wichtige Rolle. Vorne befindet sich das Korneaepithel, das ein mehrschichtiges, unverhorntes Plattenepithel darstellt, hinten das Korneaendothel, das durch die **Descemet-Membran** (Membrana limitans post.) vom Stroma getrennt ist (Abb. 344). Für die Entwässerung des Stromas ist das Endothel funktionell am wichtigsten. Wird das Endothel entfernt, beginnt das Stroma zu quellen und die Hornhaut wird undurchsichtig. Das Korneaepithel besteht aus sehr regelmäßig angeordneten, flachen, polygonalen Zellen, die durch aktive, energieverbrauchende Ionenpumpen ständig Wasser aus dem Hornhautstroma herauspumpen. Die Interzellularspalten sind durch Zonulae occludentes abgeschlossen, so daß ein gerichteter Flüssigkeitsstrom zustande kommt. Das Zytoplasma ist reich an Mitochondrien und verschiedenen, für aktive Transportvorgänge benötigten Enzymen wie z. B. K-Na-ATPasen, Carboanhydrasen.

Lidapparat. Die Lider befeuchten die Cornea und sorgen für die Verteilung der Tränenflüssigkeit auf dem Auge (sog. präkornealer Tränenfilm). Die Lipidkomponente des Tränenfilms kommt von den **Meibom-Drüsen (Glandulae tarsales),** die holokrine Talgdrüsen darstellen und sich in der Entwicklung von den Haarbälgen der Wimpernhaare (Zilien) isoliert und eigene, am Lidrand ausmündende Ausführungsgänge ausgebildet haben. Die Meibom-Drüsen werden von einem dichten, kollagen-elastischen Faserfilz umhüllt, wodurch eine feste Platte innerhalb der Lider entsteht **(Tarsus)** (Abb. 346). In die Tarsalplatte strahlt der M. tarsalis ein, der aus glatten, hauptsächlich vertikal orientierten Muskelbündeln besteht und die tonische Grundeinstellung der Lidöffnung bewirkt. Die willkürlichen Lidbewegungen werden von der quergestreiften Schließmuskulatur (M. orbicularis oculi) und (beim Oberlid) von dem M. levator palpebrae sup., der von hinten-oben in das Lid einstrahlt, ausgeführt.

Der **M. orbicularis oculi** ist ein quergestreifter Hautmuskel, dessen Bündel dachziegelartig übereinandergeschichtet sind, so daß er bei der Lidöffnung gerafft werden kann.

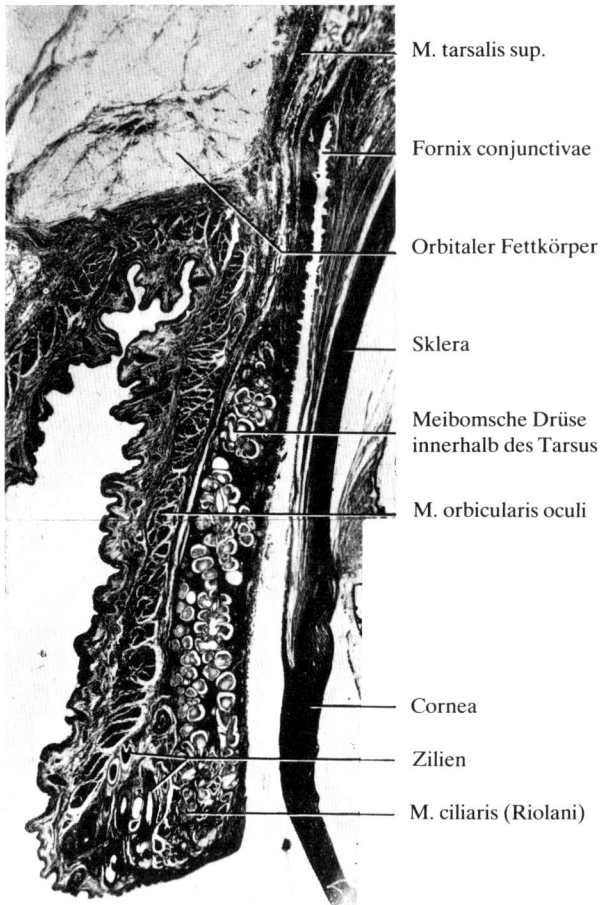

M. tarsalis sup.

Fornix conjunctivae

Orbitaler Fettkörper

Sklera

Meibomsche Drüse
innerhalb des Tarsus

M. orbicularis oculi

Cornea

Zilien

M. ciliaris (Riolani)

Abb. 346. Histologischer Schnitt durch das menschliche Oberlid (10×). Das Lid wurde in Öffnungsstellung fixiert. Die Levatoraponeurose strahlt oberhalb des M. tarsalis sup. in das Lidbindegewebe zwischen die dachziegelartig übereinanderliegenden Bündel des M. orbicularis oculi ein.

Zwischen die Orbikularisplatten strahlen die gitterartig gekreuzten Sehnenfasern der Levatoraponeurose ein, die schließlich in das feine, sehr regelmäßige, gitterartig angeordnete Lidbindegewebe übergehen und sich dadurch an der Lidhaut verankern. Die Lider führen beim Lidschluß eine komplizierte, nach medial gerichtete Wischbewegung aus, wodurch die Tränenflüssigkeit gleichmäßig auf der Hornhaut verteilt wird. Medial befinden sich die Tränenkanälchen *(Canaliculi lacrimales),* die die überschüssige Tränenflüssigkeit über den *Ductus nasolacrimalis* zur Nasenhöhle hin ableiten.

Bindehaut (Conjunctiva). Die Innenfläche der Lider wird von einer Schleimhaut bedeckt, die ein **mehrreihiges** bis mehrschichtiges **Zylinderepithel** trägt, das am Lidrand in ein mehrschichtiges, unverhorntes Plattenepithel übergeht und sich am Hornhautrand (Limbus corneae) in das Korneaepithel fortsetzt. Es enthält zahlreiche Becherzellen, die die Schleimkomponente des Tränenfilms produzieren. Wie jede Schleimhaut ist die Conjunctiva auch zur

Rückresorption von Stoffen, insbesondere von Wasser und Elektrolyten, befähigt.

Tränendrüse (Gl. lacrimalis). Der wichtigste Lieferant für die Tränenflüssigkeit ist die Tränendrüse. Diese **tubuloalveoläre Drüse** ist während der Embryonalentwicklung an mehreren Stellen aus dem Fornixepithel ausgesproßt, woraus sich die Tatsache erklärt, daß die Drüse ihr Sekret durch 12–15 Ausführungsgänge in den Fornix conjunctivae entleert. Die relativ weitlumigen Endstücke sehen in HE-Präparaten einheitlich und strukturell wenig differenziert aus (Abb. 345). Mit histochemischen Methoden hat sich jedoch zeigen lassen, daß mehrere Zelltypen mit unterschiedlicher Funktion vorhanden sind. Die in den Endstücken produzierten Proteine (Prolaktin, Laktoferrin, antibakterielle Lysozyme usw.) werden in membranumschlossenen Vesikeln (Sekretgranula) konzentriert, die meist im api-

kalen Bereich der Zellen liegen. Basal ist in der Regel die Zellmembran stark eingefaltet, was l.m. als Basalstreifung erscheint. Diese Strukturen stehen in Zusammenhang mit dem Flüssigkeitstransport, der größtenteils durch aktive Pumpleistungen der Zellen erfolgt.

Eine Besonderheit der Tränendrüse stellt das lockere, zellreiche, interstitielle Bindegewebe dar, das auffallend viele Lymphozyten und Plasmazellen enthält. Die in den Plasmazellen synthetisierten Antikörper, hauptsächlich IgA, gelangen größtenteils in die Tränenflüssigkeit und damit auf die Hornhautoberfläche.

Moll-Drüsen (Gl. ciliares). Wie an allen Körperöffnungen kommen auch um die Lidspalte herum apokrine Schweißdrüsen vor, die bei Tieren mit den Fortpflanzungs- und Arterkennungsmechanismen zu tun haben. Beim Menschen haben sie keine größere Bedeutung

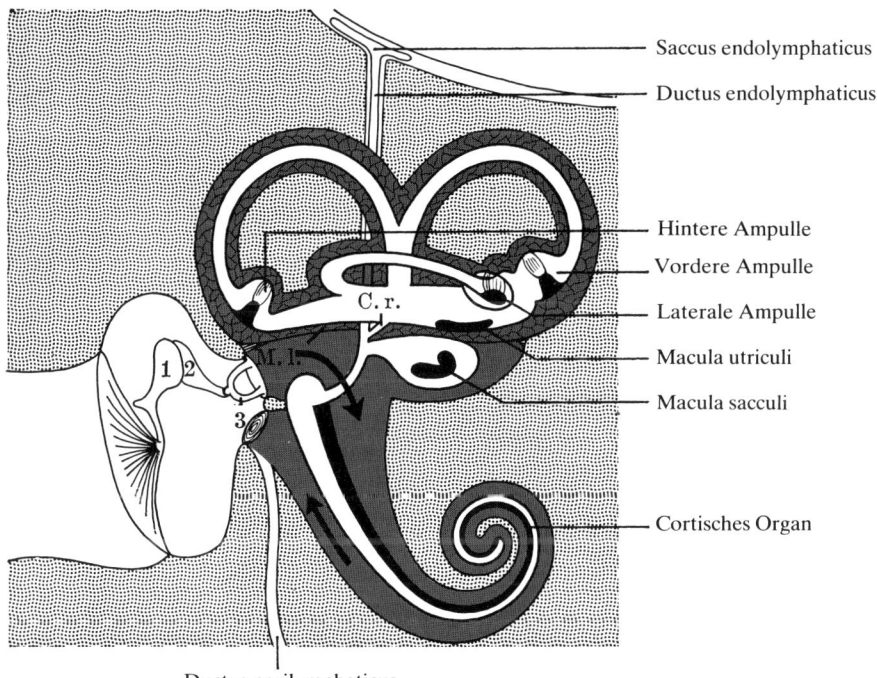

Abb. 347. Aufbau des Gehör- und Gleichgewichtsorgans. Endolymphräume = weiß; Perilymphräume = grau; Sinnesendstellen = schwarz; C.r. = Canalis reuniens; M. l. = Membrana limitans. Gehörknöchelchen: 1 = Hammer; 2 = Amboß; 3 = Steigbügel.

mehr. Die Drüsenzellen der großlumigen Endstücke dieser »Duftdrüsen« sondern mit Hilfe
apokriner Sekretionsmechanismen Duftstoffe
und Proteine ab, die über die Haarbälge der
Zilien an den Lidrand gelangen.

Zilien. Die *Wimperhaare,* die meist in
2–3 Reihen den vorderen Lidrand besetzen,
haben ihre Aufrichtemuskeln (Mm. arrectores
pilorum) und ihre Talgdrüsen, die zu den
Meibom-Drüsen geworden sind, verloren. Sie
regenerieren schneller als die Kopfhaare, so
daß man in Lidquerschnitten häufig Kolben-
haare findet. Die Lebensdauer der Zilien beträgt etwa 100–150 Tage, die der Kopfhaare
dagegen 3–5 Jahre.

4.1.3 Flüssigkeitssystem des Auges

Das Innere des Auges wird hinten vom Glaskörper und vorne vom Kammerwasser ausgefüllt. Lymphgefäße sind im Auge nicht
vorhanden.

Der **Glaskörper (Corpus vitreum),** der
funktionell zur Retina gerechnet werden muß,
ist eine organisierte, von einer semipermea-
blen Membran umgebene Gallerte, die ein
hydrophiles Gel darstellt, das zu 98% aus
Wasser besteht. Dieses Wasser ist nicht frei,
sondern an Eiweiß (Vitrein) und Hyaluronsäure gebunden. Zusammen mit einem Netzwerk
feinster Fibrillen geben diese Stoffe dem Glaskörper eine relativ stabile Festigkeit, ohne jedoch die Transparenz zu gefährden.

Das **Kammerwasser** *(Humor aquosus)*
wird von den reich vaskulisierten Ziliarfortsätzen *(Processus ciliares)* in die hintere
Augenkammer sezerniert und gelangt von hier
durch die Pupille in die Vorderkammer, aus der
es dann durch das Maschenwerk des Trabekel-
werkes *(Trabeculum corneosclerale)* hindurch
in den ringförmigen Schlemm-Kanal *(Sinus
venosus sclerae)* abfließt (Abb. 341). Dieser
Kanal steht mit dem intra- und episkleralen
Venennetz in Verbindung, so daß das Kammerwasser letztlich wieder ins Blut zurückfließt.
Die Kammerwasserzirkulation spielt nicht nur
für die Regelung des intraokularen Druckes,
sondern auch für die Ernährung der angrenzenden Gewebe (Cornea, Linse usw.) eine
wichtige Rolle.

4.2 Gehör- und Gleichgewichtsorgan

Die Rezeptoren für *vestibuläre* und *akustische
Reize* liegen in einem gemeinsamen Sinnesorgan, dem Innenohr, das sich in 2 Teile
gliedern läßt, nämlich die Bogengänge mit
Utriculus und Sacculus (Labyrinthorgan)
und die Schnecke (Cochlea) (Gehörorgan)
(Abb. 347). Die in diesem Sinnesorgan lokalisierten Sinneszellen haben sich einerseits auf
die Einwirkungen der Schwerkraft bzw. die
Bewegungen des Körpers im Raumfeld der
Erde (Gleichgewichtsorgan), andererseits auf
die Perzeption von Luftschwingungen (Gehörorgan) spezialisiert, wobei die Umweltreize im
Bereich des Innenohres jeweils in spezifische
Flüssigkeitsbewegungen und dann in mechanische Veränderungen an den Sinneszellen
transformiert werden, die diese wiederum in
elektrische Potentialänderungen verwandeln
und dem NS zuleiten.

4.2.1 Labyrinthorgan
(Gleichgewichtsapparat)

Das häutige, mit Endolymphe gefüllte *Labyrinth* ist in das Felsenbein eingelagert, liegt
aber dem Knochen nicht direkt an, sondern
wird gewissermaßen »schwebend« in einer
Perilymphflüssigkeit gehalten. Der Perilymph-
spalt ist schmal und wird im Bogengang-
abschnitt des Labyrinths von bindegewebigen
Bälkchen durchsetzt. Der Knochen verdichtet
sich in der Umgebung des Labyrinths zum
knöchernen Labyrinth, das aber vom übrigen
Felsenbein nicht scharf abzugrenzen ist. Der
an das Labyrinth angrenzende Knochen zeichnet sich durch eine besondere Härte aus (»Felsenbein«) und zeigt nach dem dritten Lebensjahr praktisch keine Umbauvorgänge mehr.

Bogengangsystem. Die *Gleichgewichts-
rezeptoren* sind in den drei ampullenförmigen

Erweiterungen der Bogengänge (Ampullae) sowie in der Wand von Utriculus und Sacculus (Macula utriculi und sacculi) untergebracht. Es existieren damit in diesem Bereich des Innenohres 5 Sinnesendstellen. Jede der 3 **Ampullen** enthält eine leistenartige Epithel-erhebung (Crista ampullaris) mit einem bü-schelförmigen, gallertigen Aufsatz **(Cupula),** der etwa 1 mm hoch ist und bis zur gegenüber-liegenden Ampullenwandung reicht (Abb. 347 u. 348). Die Cupula kann innerhalb der Am-pulle seitlich ausgelenkt werden, da sie durch

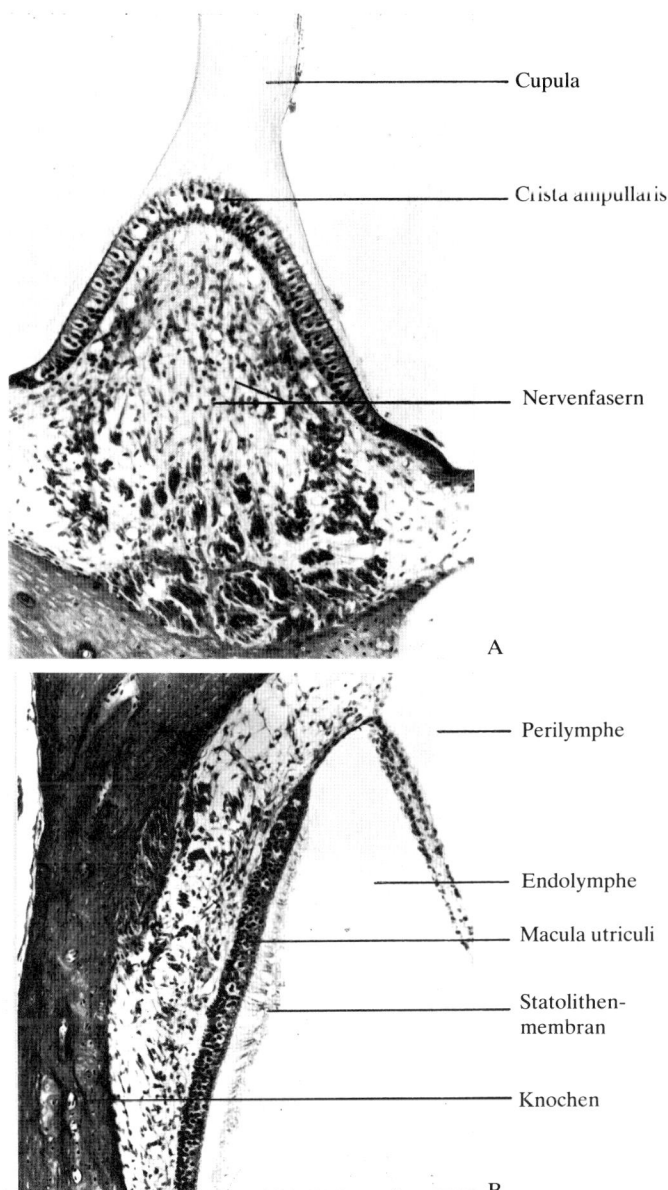

Cupula

Crista ampullaris

Nervenfasern

A

Perilymphe

Endolymphe

Macula utriculi

Statolithen-
membran

Knochen

B

Abb. 348. Histologische Schnitte durch die Sinnesendstellen des Labyrinthorgans (120×). A = Crista ampulla-ris mit Cupula; B = Macula sacculi mit Statolithenmembran.

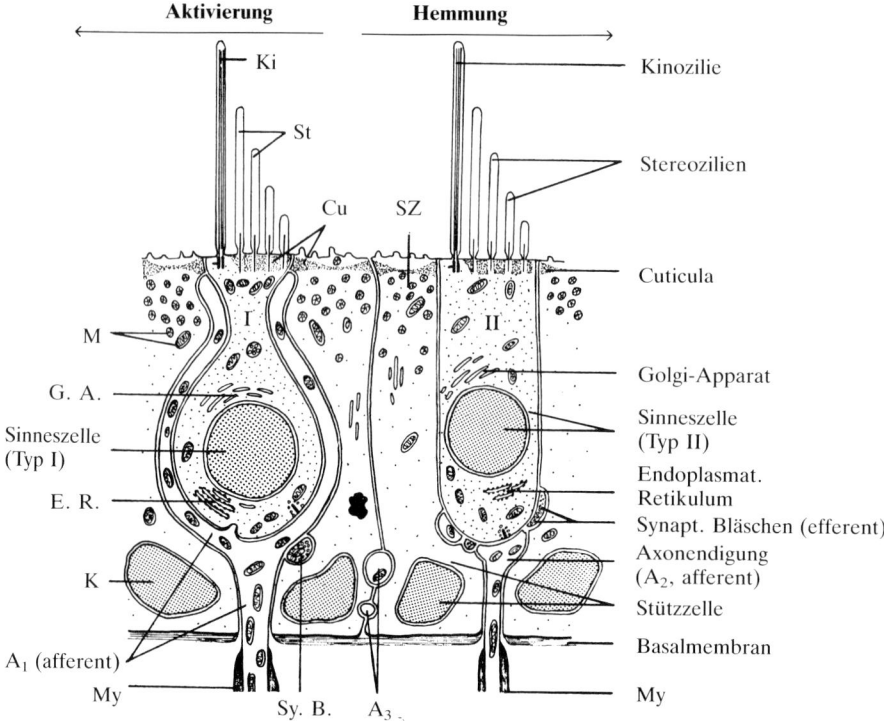

Abb. 349. Feinstruktur der vestibulären Rezeptoren (nach Engström). A_1 = flaschenförmige Axonendigung; A_2 = kolbenartige Axonendigung; A_3 = interzelluläre, marklose Axone. Einige Axonendigungen enthalten synaptische Bläschen (Sy. B.). I = Sinneszelle (Typ I); II = Sinneszelle (Typ II); BM = Basalmembran; Cu = Cuticula; G. A. = Golgi-Apparat; K = Zellkern; Ki = Kinozilien; M = Mitochondrien; My = Myelinscheide (Beginn der markhaltigen Faserstrecke); St = Stereozilien; SZ = Stützzellen.

einen schmalen Gleitspalt von der epithelialen Crista getrennt ist. Der Zusammenhalt zwischen Cupula und Crista wird durch langgestreckte Protoplasmafortsätze *(Stereozilien)* der in der Crista liegenden Sinneszellen erreicht. Jede Sinneszelle besitzt etwa 60–80 Stereozilien und zusätzlich noch 1 Kinozilie (Abb. 349). Die Sinneszellen, die typisch sekundäre Sinneszellen darstellen, werden von Stützzellen in ihrer Lage gehalten und gehen breitflächige, synaptische Kontakte mit den peripheren Fortsätzen der primären afferenten Neurone ein, die bipolare Ganglienzellen sind. Außerdem findet man hier auch efferente Axonendigungen, die sich immer durch den Besitz zahlreicher, heller Vesikel auszeichnen (Abb. 349). Generell unterscheidet man zwei

verschiedene **Sinneszelltypen:** Beim I. Typ umgibt eine einzelne Nervenfaser becherartig die ganze, etwas flaschenförmige Sinneszelle; beim II. Typ kommen mehrere Axone mit dem basalen Teil der meist zylindrischen Zelle in Berührung. Durch Bewegungen des Kopfes in einer der drei Ebenen des Raumes gerät die Endolymphe der in der entsprechenden Ebene gelegenen Bogengänge in Bewegung, wobei die Endolymphflüssigkeit wegen ihrer Trägheit etwas zurückbleibt und dadurch die Cupula in der Gegenrichtung auslenkt. Die Flüssigkeitsbewegung führt zu einer Verbiegung (Scherung) der in die Cupula hineinragenden Stereozilien der Sinneszellen, wodurch an den synaptischen Kontaktstellen ein Rezeptorpotential erzeugt wird. Dabei bewirkt eine

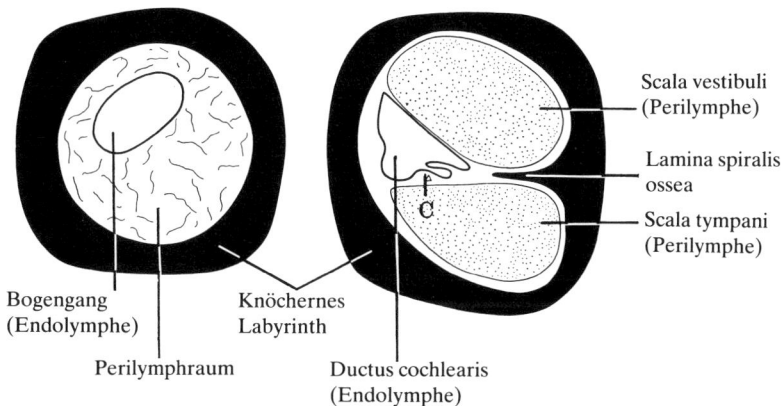

Scala vestibuli
(Perilymphe)

Lamina spiralis
ossea

Scala tympani
(Perilymphe)

Bogengang
(Endolymphe)

Knöchernes
Labyrinth

Perilymphraum

Ductus cochlearis
(Endolymphe)

Abb. 350. Querschnitt durch einen Bogengang (links) und durch den Ductus cochlearis, um deren unterschiedliche Fixation am knöchernen Labyrinth (schwarz) zu zeigen. Weiß = häutiges, mit Endolymphe gefülltes Labyrinth; punktiert = Perilymphräume.

Abscherung in Richtung des Kinoziliums eine Aktivierung und eine solche in der Gegenrichtung eine Hemmung der Ruhepotentiale (Abb. 349).

Maculae staticae. Die Makulaorgane (Macula utriculi und sacculi) sind für Drehbewegungen unempfindlich. Diese Sinnesorgane sprechen vielmehr auf die Erdbeschleunigung (Gravitationsbeschleunigung) an, registrieren also die jeweilige Stellung des Körpers (Kopfes) im Schwerefeld der Erde. Die Rezeptorfelder im Utriculus und Sacculus besitzen einen etwas anderen Bau als die Cristae ampullares. Das Epithel ist hier durch unterschiedlich lange Stützzellen zu einer 1 bis 2 mm breiten, ovalen oder herzförmigen Macula verdickt. Die wesentlich kürzeren Stereozilien dieser Sinneszellen ragen in eine gallertige Deckschicht hinein, in die hexagonale Partikel eingelagert sind **(Statolithen)**, die kalziumphosphat- und kalziumkarbonathaltige Kristalle vom Typ des Aragonits darstellen. Man bezeichnet diese Schicht daher als **Statolithenmembran.** Basal bilden die Sinneszellen mit den peripheren Fortsätzen bipolarer Ganglienzellen breitflächige, synaptische Kontakte. Da die Dichte der Statolithenmembran doppelt so groß ist wie die der Endolymphe, muß die Schwerkraft eine Lageveränderung der Membran und damit eine Abscherung der Sinneshaare bewirken. Dies ist der adäquate Reiz für das Sinnessystem.

4.2.2 Gehörorgan

Cochlea und Haarzellen. Die auditiven Rezeptoren sind im Schneckengang (Cochlea) untergebracht, der vom Sacculus des Labyrinthorgans ausgeht und sich beim Menschen $2^1/_2\times$ um eine zentrale, knöcherne Spindel *(Modiolus)* herumwindet. Das eigentliche Sinnesorgan **(Corti-Organ)** folgt den Schneckenwindungen in ganzer Länge, stellt also im Gegensatz zu den vestibulären Sinnesendstellen ein Band dar, das vom Vestibulum bis zur Schneckenspitze reicht *(Papilla spiralis)* (Abb. 347). Der Schneckengang lagert sich mit seiner lateralen Wand der Knochenwand direkt an und ist mit dieser durch Bindegewebe fest verwachsen. Durch eine vom Modiolus ausgehende Knochenleiste *(Lamina spiralis ossea)* wird der Perilymphraum in eine obere *Scala vestibuli* und in eine untere *Scala tympani* geteilt (Abb. 350 u. 351). Der häutige Schneckengang *(Ductus cochlearis)* stellt damit einen keilförmigen, dreiseitigen Spiralkanal dar, der an der Spitze des Modiolus blind

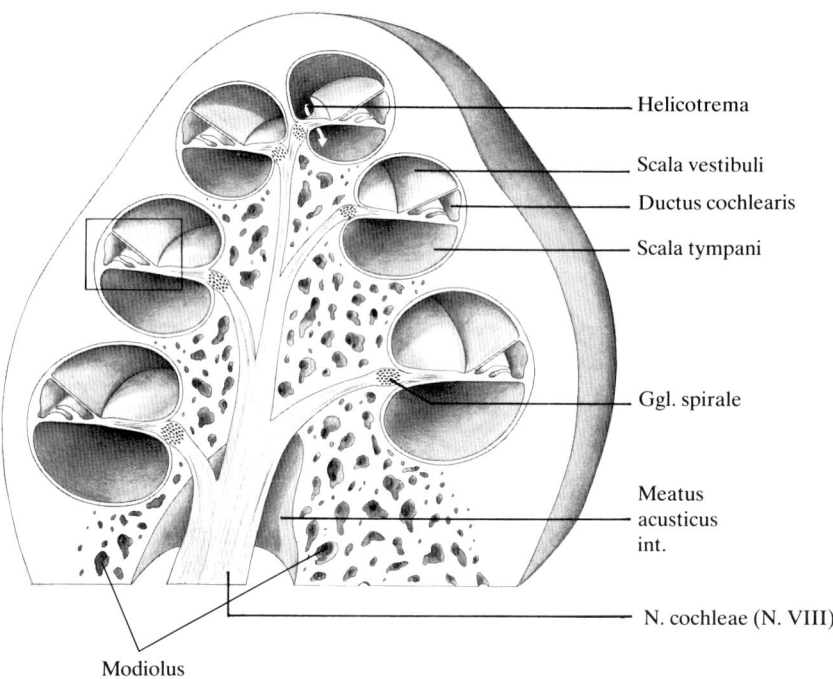

Helicotrema

Scala vestibuli

Ductus cochlearis

Scala tympani

Ggl. spirale

Meatus
acusticus
int.

N. cochleae (N. VIII)

Modiolus

Abb. 351. Längsschnitt durch die Cochlea mit dem spiralig gewundenen Schneckengang. Das Rechteck markiert den Ductus cochlearis mit dem Corti-Organ (vgl. Abb. 352 u. 354).

endet. An dieser Stelle kommunizieren die beiden Perilymphgänge miteinander **(Helico- trema)** (vgl. Pfeil in Abb. 351). Schneidet man die Schnecke achsenparallel in der Mitte durch, so wird der spiralig gewundene Schneckengang mit den beiden angrenzenden Perilymphgängen (oben die Scala vestibuli und unten die Scala tympani) mehrmals ge- troffen (Abb. 351). Die Schneckenspindel *(Modiolus)* besteht aus einem lockermaschi- gen, spongiösen Knochen, der den ebenfalls spiralig gedrehten Hörnerven enthält. Von der Lamina spiralis ossea geht die *Basilarmem- bran* aus, auf der das Corti-Organ ruht. Sie be- festigt sich an der gegenüberliegenden Kno- chenwand mit einem fächerartig ausstrahlen- den Band **(Lig. spirale).** Die drei Wände des Schneckenganges sind unterschiedlich struk- turiert (Abb. 350). Die obere, zur Scala vesti- buli gerichtete Trennwand ist äußerst dünn und trägt ein stark abgeflachtes Epithel (Membrana vestibularis, Reissner-Membran). Sie überträgt

die vom Vestibulum, d. h. von der Gehör- knöchelchenbrücke, fortgeleiteten Schwingun- gen der Perilymphe auf die Endolymphe des Schneckenganges.

Stria vascularis. Die *laterale Wand* wird von einem mehrschichtigen, relativ dicken Epithel überzogen *(Stria vascularis).* Dieses Epithel, das als einziges Epithel des Körpers vaskularisiert ist, d.h., intraepitheliale Gefäße besitzt, regelt wahrscheinlich die Stoffwech- selvorgänge des Corti-Organs, das selbst gefäßfrei ist. Die Endolymphe gleicht nämlich in ihrer Zusammensetzung eher einer intra- als einer extrazellulären Flüssigkeit. Sie ist z. B. im Gegensatz zur Perilymphe außer- ordentlich reich an K^+-Ionen und arm an Na^+-Ionen. Ändert sich ihre ionale Zusammen- setzung, tritt ein Hörverlust ein. Die Aufrecht- erhaltung der ionalen Konzentrationsunter- schiede zwischen Peri- und Endolymphe ist offenbar für den Sinnesprozeß entscheidend wichtig. Dies ist nur durch aktive Zellprozesse

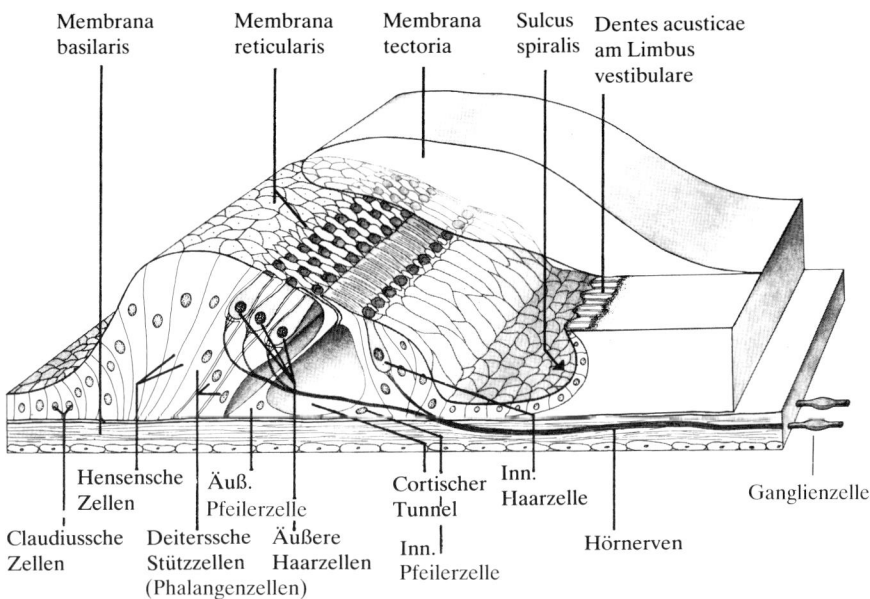

Membrana basalis — Membrana reticularis — Membrana tectoria — Sulcus spiralis — Dentes acusticae am Limbus vestibulare

Hensensche Zellen — Äuß. Pfeilerzelle — Cortischer Tunnel — Inn. Haarzelle — Ganglienzelle

Claudiussche Zellen — Deiterssche Stützzellen (Phalangenzellen) — Äußere Haarzellen — Inn. Pfeilerzelle — Hörnerven

Abb. 352. Feinstruktur des Corti-Organs im Bereich der mittleren Schneckenwindung. Drei Reihen, auf Lücke stehende, äußere Haarzellen und eine Reihe innerer Haarzellen sind zu erkennen.

möglich, die vom Stria-Epithel geleistet werden. Die Feinstruktur dieser mitochondrienreichen Epithelzellen, unter denen man zwei verschiedene Formen (chromophile und chromophobe) unterscheiden kann, sowie ihr enger Kontakt zu den intraepithelialen Kapillaren deuten auf intensive Stoffwechsel- und Austauschvorgänge hin, durch die die ionale Zusammensetzung der Endolymphe konstantgehalten und damit die Erregungsfähigkeit des Sinnesepithels erhalten werden kann.

Corti-Organ. Auf der *dritten Wand* des Schneckenganges, die durch die Basilarmembran verspannt ist, ruht das *Corti-Organ.* Hier erfolgt die Perzeption der Hörreize. Der einschichtige Epithelüberzug der Basilarmembran *(Claudius-Zellen)* wird nach der Mitte des Schneckenganges zu durch hohe zylinderförmige, lückenlos aneinandergereihte Zellen *(Hensen-Zellen)* ersetzt (Abb. 353). An diese Zellen schließen sich die sesselförmigen **Deiters-Stützzellen (Phalangenzellen)** an, die sich aber nicht mehr lückenlos aneinanderreihen, sondern in der oberen Hälfte für die eigentlichen Rezeptorzellen *(Haarzellen)*

Platz frei lassen (Abb. 353). Diese sitzen daher als **äußere Haarzellen** in Reihen geordnet, in den »Sesseln« der Deiters-Zellen, ohne die Basilarmembran zu berühren. In der Basalwindung der Schnecke finden sich drei Reihen **äußerer Haarzellen,** in der Mittel- und Spitzenwindung kommen jeweils eine 4. und 5. Reihe hinzu, so daß die Zahl der äußeren Haarzellen spitzenwärts zunimmt. An diesen Zellen schließen sich weiter innen die **Pfeilerzellen** an. Diese formieren sich zu zwei Reihen, die so gegeneinander geneigt sind, daß sie mit ihren Fortsätzen gelenkartig zusammenstoßen, mit ihren Fußplatten aber auseinanderweichen und breit auf der Basilarmembran aufsitzen. Dadurch umgrenzen sie einen dreiseitigen, endolymphgefüllten Tunnel (Corti- oder innerer Tunnel). Die Pfeiler sind durch intraepitheliale Filamente versteift. Die Kopfteile der Pfeilerzellen verbinden sich zu einer durchlöcherten Platte **(Membrana reticularis),** die den oberen Abschluß des Corti-Organs bildet. In die Lücken dieser Retikularismembran sind die Haarzellen eingefügt. Innen an die Pfeilerzellen schließt sich eine weitere Reihe von

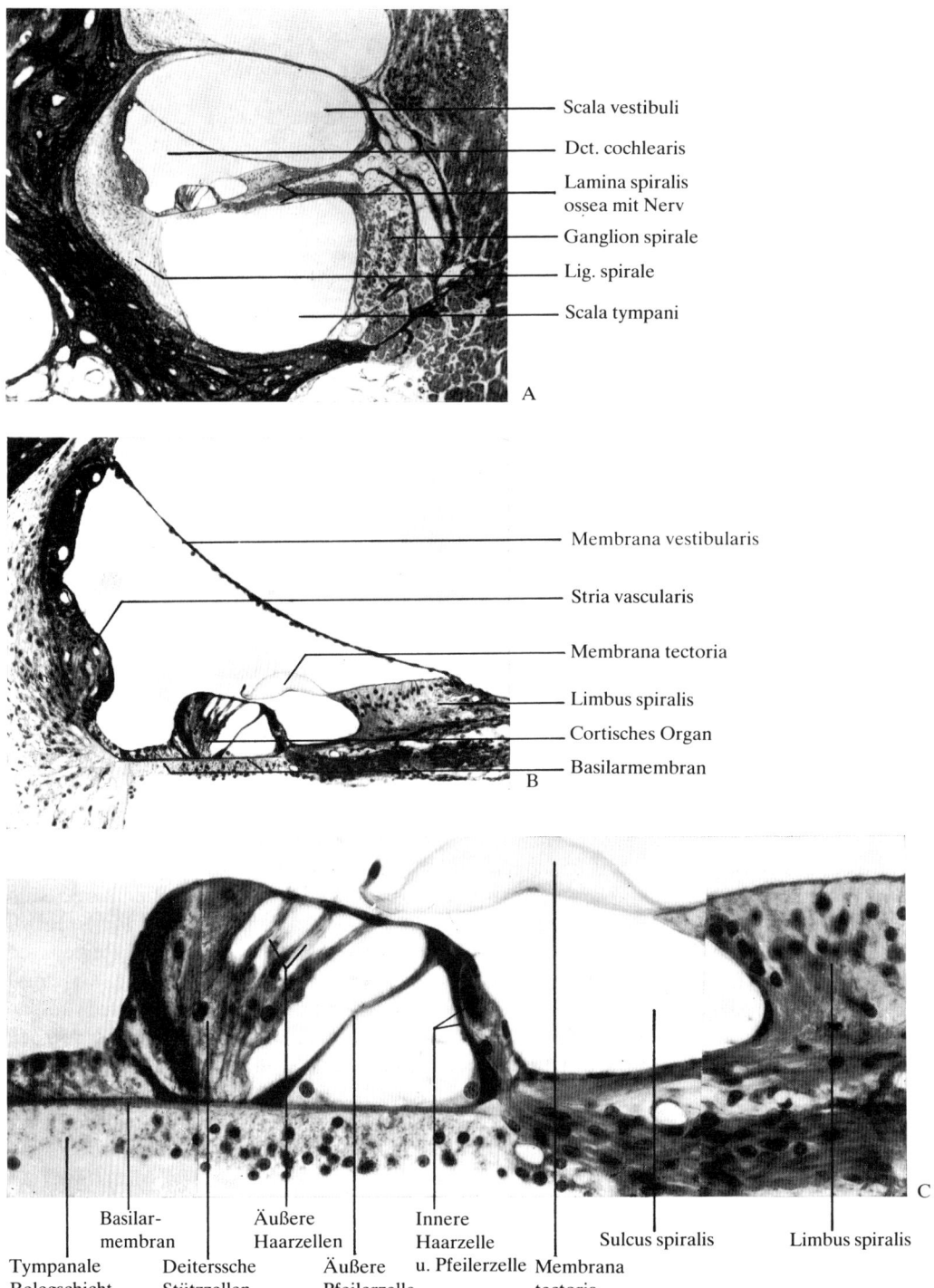

Scala vestibuli

Dct. cochlearis

Lamina spiralis
ossea mit Nerv

Ganglion spirale

Lig. spirale

Scala tympani

A

Membrana vestibularis

Stria vascularis

Membrana tectoria

Limbus spiralis

Cortisches Organ

Basilarmembran

B

C

| Basilar-
membran | | Äußere
Haarzellen | | Innere
Haarzelle | | Sulcus spiralis | Limbus spiralis |
| Tympanale
Belegschicht | Deiterssche
Stützzellen | | Äußere
Pfeilerzelle | u. Pfeilerzelle | Membrana
tectoria | | |

Abb. 353. Histologischer Schnitt durch das Innenohr mit Ductus cochlearis und Corti-Organ, in stufenweisen Vergrößerungen (Versilberung nach A. Bodian. A = 63×; B = 100×; C = 540×).

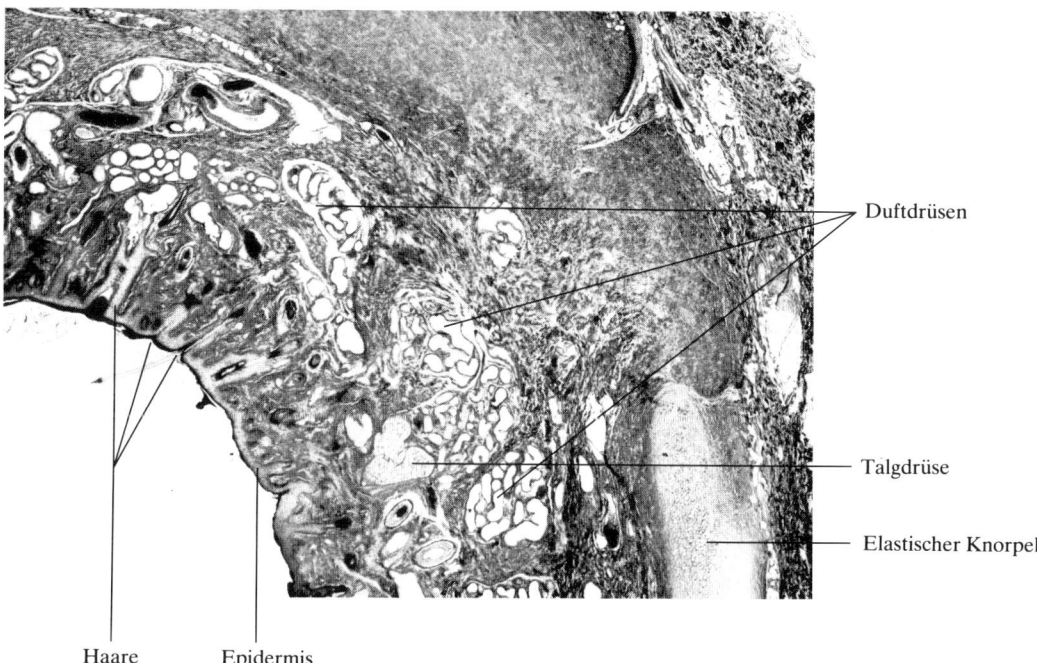

Abb. 354. Histologischer Schnitt durch den menschlichen Gehörgang (25×). Man beachte die zahlreichen Duftdrüsen (Glandulae ceruminosae) und die kleinen Lanugohärchen.

Haarzellen an, die **inneren Haarzellen,** die ebenfalls in sesselartigen Deiters-Phalangen- oder -Stützzellen sitzen, aber im Gegensatz zu den äußeren Haarzellen immer einreihig bleiben. Modioluswärts wird dann das Epithel des Corti-Organs niedriger und besteht schließlich nur noch aus indifferenten, platten Zellen, die den Boden des *Sulcus spiralis* bilden.

Die **Rezeptorzellen** *(Haarzellen)* besitzen an ihrer Oberfläche feinste Sinneshärchen, die apikal in einer Cuticula-artigen Zytoplasma- verdichtung wurzeln und die Membrana reti- cularis überragen. Sie können als eine Spezial- form von Mikrovilli aufgefaßt und daher als Stereozilien bezeichnet werden. Die Tatsache, daß die Sinneshaare außen länger als innen und etwas bogen- bzw. U-förmig auf der Zell- oberfläche angeordnet sind, hat wahrschein- lich funktionelle Gründe, denn für die Hör- wahrnehmung spielt die Verbiegung der Haare eine entscheidende Rolle. Wie diese zustande kommt, ist immer noch nicht restlos geklärt. Im allgemeinen nimmt man an, daß zumindest

die äußeren Rezeptorzellen mit ihren Sinnes- haaren einen direkten Kontakt mit der darüber- liegenden **Membrana tectoria** haben. Die gallertige, relativ steife Membran geht von einer epithelialen Leiste aus *(Limbus spiralis),* die an der Knochenleiste des Modiolus hängt. Sie überdeckt das Corti-Organ vollständig (Abb. 352 u. 353). Schwingungen der Basi- larmembran könnten daher zu Reibungen zwischen der Membrana tectoria und den Sinneshaaren der Rezeptorzellen oder zu Ver- biegungen der Sinneshaare durch Flüssigkeits- verschiebungen führen, was den adäquaten Reiz für das auditive System darstellt.

Mittelohr. Das Innenohr benötigt für eine adäquate Reizaufnahme Hilfseinrichtungen, die die Schallwellen (Luftschwingungen) in Wasserwellen transformieren und dabei so verstärken, daß die resultierenden Flüssig- keitsbewegungen für die minuziösen Haarzel- len auch perzipierbar sind. Diese Aufgabe übernehmen Trommelfell und Gehörknöchel- chenbrücke.

Die **Gehörknöchelchen** (Hammer, Amboß und Steigbügel) bestehen aus Lamellenknochen mit gelegentlichen Knorpelresten und sind im Mittelohrraum untergebracht, der embryonal aus einer Schlundtasche hervorgegangen und daher noch mit **Respirationsschleimhaut** ausgekleidet ist. Das Respirationsepithel ist aber im Mittelohr wesentlich dünner als im Nasenraum. Es ist meist einschichtig (platt bis kubisch) und ohne Drüsen. Nur im distalen Teil der **Tuba auditoria** zeigt die Mittelohrschleimhaut wieder den typischen Bau einer Respirationsschleimhaut mit seromukösen Drüsen und Kinozilien-tragenden Zylinderzellen. Die Bewegungen der Kinozilien dienen der Ableitung des Sekrets und sind in Richtung Pharynx gerichtet.

Die Mittelohrschleimhaut würde die Luft nach und nach resorbieren und damit die Schallwellenübertragung durch die Gehörknöchelchenbrücke unmöglich machen, wenn nicht beim Schlucken ständig etwas Luft aus dem Nasen-Rachen-Raum durch die Ohrtrompete nachströmen würde. Die Tubenschleimhaut wird distal von der Schädelbasis durch einen im Schnitt halbmondförmigen **Mischknorpel** (elastischer *und* Faserknorpel) verspannt und offengehalten. Dieser Knorpel formt eine Rinne, die lateral durch eine bindegewebige Membran verschlossen ist, an der Fasern des quergestreiften *M. tensor veli palatini* ansetzen. Beim Schlucken kontrahieren sich diese Muskeln mit, so daß das Tubenlumen vergrößert und das Mittelohr belüftet wird.

Die Gehörknöchelchenbrücke wird durch das **Trommelfell,** das die Schallwellen frequenzsynchron aufnimmt, in Schwingungen versetzt. Im Bereich der Pars tensa ist das Trommelfell, das nur etwa 100 μm dick ist, straff gespannt und daher gut schwingungsfähig. Das Kollagenfasergerüst *(Stratum fibrosum)* zeigt eine den Spannungsänderungen angepaßte Struktur, innen überwiegen konzentrische, außen radiäre Faserzüge. In der nicht zur Schallwellenübertragung benützten Pars flaccida ist das Bindegewebe dagegen lockermaschig und reicher an Grundsubstanz. Dem Fasergerüst des Trommelfells lagert sich

außen ein dünnes, mehrschichtiges Plattenepithel *(Stratum cutaneum)* und innen die einschichtig gewordene, drüsenfreie Mittelohrschleimhaut (Stratum mucosum) auf. Das Trommelfell besitzt außerdem eine reiche Gefäß- und Nervenversorgung, so daß in gewissen Grenzen auch eine Regeneration möglich ist.

Äußeres Ohr und **Gehörgang** fungieren als Schallfänger. Der Gehörgang kann als ein eingestülpter Teil der äußeren Haut angesehen werden, woraus sich sein histologischer Aufbau erklärt (Abb. 354). Sein knorpeliger Abschnitt wird durch einen **elastischen Knorpel** versteift und offengehalten. Die zugehörige quergestreifte Muskulatur ist beim Menschen rudimentär und kann die Ohrmuschel kaum noch bewegen. Die Haut des Gehörganges ist fest mit dem Periost verwachsen, unverschieblich und sehr reich innerviert, was auch eine Schutzeinrichtung darstellt.

Charakteristisch sind die zahlreichen **apokrinen Knäueldrüsen (Gll. ceruminosae),** deren Sekret mit Talg und abgeschilferten Epidermiszellen das Ohrschmalz *(Cerumen)* bildet (Abb. 354). Die apokrinen Schweißdrüsen münden entweder zusammen mit den Talgdrüsen in die Haarbälge ein oder enden unmittelbar neben diesen am Gehörgangepithel. Sie spielen beim Menschen funktionell kaum noch eine Rolle. Bei Tieren dienen sie ebenso wie die Duftdrüsen der übrigen Körperöffnungen der Arterkennung und spielen bei Sexualreflexen eine Rolle. Im äußeren Abschnitt des Gehörganges kommen außerdem grobe, derbe Schutzhaare vor, die den Eingang jedoch nur unvollkommen schützen können.

4.3 Zusammenfassung

Sehorgan. Zum Sehorgan gehören: Augapfel (Bulbus oculi), Augenmuskeln, Augenlider mit Muskulatur und Bindehaut (Conjunctiva), Tränendrüse und ableitende Tränenwege.

Bulbus oculi – kugelförmiges, in drei Schichten gegliedertes Organ. Man unter-

Tab. 24. **Schichtengliederung des Auges im hinteren Segment (Fundus oculi).**

Äußere Augenhaut (Tunica oculi ext.)	Sclera					
Mittlere Augenhaut (Tunica oculi media)	Choroidea	1. Lamina suprachoroidea 2. Lamina vasculosa 3. Lamina choriocapillaris			Bruch- ← Membran	
Innere Augenhaut (Tunica oculi int.)	Retina	Pars pigmentosa	Retinales Pigmentepithel (Stratum pigmentosum retinae)		Blut- Retina- ← Schranke	Aderhautgefäße
		Pars nervosa	1. Stratum neuroepitheliale (Stäbchen- u. Zapfenschicht) 2. Stratum nucleare ext. (äußere Körnerschicht) 3. Stratum plexiforme ext. (äußere plexiforme Schicht)	1. Neuron	Membrana ← limitans ext.	
			4. Stratum nucleare int. (innere Körnerschicht – Ganglion retinae) 5. Stratum plexiforme int. (innere plexiforme Schicht)	2. Neuron		
			6. Stratum ganglionare (Optikusganglienschicht) 7. Stratum neurofibrarum (Optikusfaserschicht)	3. Neuron		Retinagefäße
					Membrana ← limitans int.	

scheidet ein hinteres Segment (Fundus oculi mit Retina und Optikuspapille, Aderhaut, Sclera) und ein vorderes Segment (beherbergt die Hilfssysteme, Akkommodationsapparat, Ziliarkörper, Iris, Linse, Cornea).

Schichtengliederung des Auges:

1. Äußere Augenhaut (Tunica oculi ext.) – Cornea, Sclera.
2. Mittlere Augenhaut (Tunica oculi media) – Iris, Corpus ciliare und Choroidea (zusammen Uvea).
3. Innere Augenhaut (Tunica oculi int.) –
   a) äußeres Blatt des Augenbechers (Muskelblatt der Iris, Pigmentepithel vom Ziliarkörper und Retina;
   b) inneres Blatt des Augenbechers (iridiales Pigmentepithel, unpigmentiertes Epithel des Ziliarkörpers, Retina).

Retina – enthält die Photorezeptoren (1. Neuron) und die zugehörigen Schaltzellen: bipolare Ganglienzellen (2. Neuron), Optikusganglienzellen (3. Neuron), die Interneurone

(Horizontalzellen zwischen 1. u. 2. Neuron), amakrine Zellen (zwischen 2. u. 3. Neuron), die retinalen Gliazellen (Müller-Zellen) und die Retinagefäße (Äste der A. u. V. centralis retinae). Bei den **Photorezeptoren** unterscheidet man Stäbchen (Gesamtzahl etwa 120 Mio. für Dämmerungssehen, Hell-Dunkel-Wahrnehmung, skotopisches System) und Zapfen (Gesamtzahl etwa 6 Mio. für Farbwahrnehmung, photopisches System – drei Zapfentypen zur Perzeption von kurz-, mittel- und langwelligem Licht). Jeder Rezeptor besitzt ein Außenglied (Länge 15–20 μm), das aus Stapeln von Querscheiben (Disci) besteht (Lipoproteinlamellen mit den spezifischen Sehpigmenten: Rhodopsin bei den Stäbchen, Jodopsin bei den Zapfen), ein Innenglied mit zahlreichen Mitochondrien, ER, Golgi-Membranen, einem Perikaryon mit Zellkern, einem Zellfortsatz und einem Endkolben oder Endknopf, der invaginierte Synapsen ausbildet. Außen- und Innenglied sind durch ein Cilium (9×2+0-Muster) verbunden. Das Innenglied produziert die Sehstoffe, die entlang der Zilie in das Außenglied wandern und in die Disci inkorporiert werden. Apikal werden die Disci abgestoßen, vom retinalen Pigmentepithel phagozytiert und abgebaut (Erneuerungsprozeß der Photorezeptoren – Dauer für die Regeneration eines Stäbchenaußengliedes etwa 10 Tage [Ratte]).

Macula lutea mit Fovea centralis – Stelle schärfsten Sehens (Ø etwa 2 mm). Die Netzhaut erscheint eingedellt (die Schaltneurone sind zur Seite verlagert) – nur noch Zapfen sind hier dem Licht ausgesetzt. Discus n. optici (Sehnervenkopf). Optikusnervenfasern gehen in den Sehnerven über, daher hier keine Photorezeptoren (blinder Fleck, Ø etwa 1,6 mm). Nach Durchtritt durch die Lamina cribrosa der Sclera werden die Optikusfasern markhaltig (Verdickung des Sehnerven).

Retinales Pigmentepithel (PE) – einschichtiges, hochprismatisches Epithel mit zahlreichen, langen Mikrovilli, die mit den Außengliedern der Photorezeptoren verzahnt sind (für Stofftransporte von und zu den Sinneszellen). Seitlich existieren Zonulae occludentes (Blut-Retina-Schranke), Desmo-

somen und Nexus. Das PE enthält zahlreiche Pigmentgranula, viel glattes ER, zahlreiche Mitochondrien und Phagolysosomen (mit Resten der Außengliedscheibchen). Das ausgedehnte System basaler Zellmembraneinfaltungen dient dem Flüssigkeits- und Elektrolyttransport.

Die **Aderhaut (Choroidea)** breitet sich zwischen Sclera und Pigmentepithel der Retina aus. *Schichten:* 1. Choriocapillaris (an das Pigmentepithel angrenzend – ein dichtes, weitlumiges Kapillarnetz zur Versorgung von Photorezeptoren und PE) – Bruch-Membran (Grenzmembran zwischen Choriocapillaris und PE) – besteht aus Basalmembran, elastischen Fasernetzen (Ansatz der hinteren Ziliarmuskelsehnen) und kollagenen Faserbündeln; 2. mittlere Gefäßschicht (Lamina vasculosa, enthält die größeren zu- und abführenden Gefäße und Nerven für die gesamte Uvea); 3. Lamina suprachoroidea (dünne lamelläre Grenzschicht zur Sclera hin).

Ziliarkörper (Corpus ciliare) – enthält den M. ciliaris (glatter Muskel für den Akkommodationsvorgang) und die Ziliarfortsätze (Proc. ciliares, etwa 70–80), blattartige Vorsprünge, die gut vaskularisiert sind (Ort der Kammerwasserproduktion) und von einem doppelten Epithel überzogen werden (innen: unpigmentiertes Ziliarepithel, außen: ziliares Pigmentepithel).

Iris (Regenbogenhaut) – hängt peripher am Ziliarkörper (Iriswurzel) und funktioniert als Lochblende. Für die Pupillomotorik stehen zwei glatte Muskeln zur Verfügung, der M. sphincter pupillae (zirkulär um die Pupille herum) und der M. dilatator pupillae (dünne Lamelle durch die ganze Iris hindurch). Schichtengliederung: Vorderblatt der Iris (besitzt zur Vorderkammer hin keine geschlossene, endotheliale Abdeckung), Stroma iridis (besteht aus dünnen kollagenen Fasern, elastische Fasern fehlen) und zahlreichen Blutgefäßen, Hinterblatt (Irismuskulatur und iridiales Pigmentepithel).

Die bikonvexe **Linse** ist hinten stärker gekrümmt als vorne und durch den Zonulaapparat (Zonula ciliaris), der am Ziliarkörper befestigt ist, aufgehängt. Die Entspannung der vorderen Zonulafasern führt zu einer stärkeren Linsenkrümmung und damit zur Akkommodation. In der Linsenkapsel (Ø vorne 10–20 μm, hinten 5 μm) strahlen die Zonulafasern ein; unter der Kapsel liegt (nur vorne) das Linsenepithel – ein einschichtiges, kubisches Epithel. Die Linse besteht aus dicht zusammenliegenden, in Lamellen geordneten Linsenfasern (7–10 mm lange, hexagonale, prismatische Fasern, Ø 2–10 μm), die am Linsenäquator aus dem Linsenepithel hervorgegangen sind, aber Kern und Zellorganellen verloren haben.

Cornea – durchsichtiger, vorderer Teil der äußeren Augenhaut – beiderseits von Epithelien bedeckt und durchsichtig. Schichtengliederung: 1. Korneaepithel (mehrschichtiges, unverhorntes Plattenepithel), 2. Bowman-Membran (Membrana limitans ant.), 3. Stroma corneae (regelmäßig angeordnete Lamellen kollagener Fasern, die in eine glykoproteinreiche, metachromatische Grundsubstanz eingebettet sind) – dazwischen liegen reihenweise Stromazellen (Keratozyten, Fibroblasten), 4. Descemet-Membran (Membrana limitans post. – eine verdickte Basalmembran), 5. Korneaendothel (einschichtiges Plattenepithel, Ø 5–6 μm – wichtig für aktive Flüssigkeitstransporte zur Entwässerung des Stromas).

Kammerwasserzirkulation. Das Kammerwasser (Humor aquosus) wird von den Ziliarfortsätzen gebildet, umspült die Linse, gelangt durch die Pupille in die Vorderkammer und fließt durch den Schlemm-Kanal (Sinus venosus sclerae) wieder ab – wichtig für den Linsenstoffwechsel und die Augendruckregulation.

Lidapparat – besteht aus der Tranendruse, den Augenlidern, der Bindehaut (Conjunctiva) und den ableitenden Tränenwegen (Canaliculi lacrimales, Ductus nasolacrimalis). Die **Lider** sind Hautfalten, die durch den Tarsus (Faserplatte, die aus kollagenen und elastischen Faserwicklungen um zentral gelegene, große Talgdrüsen herum [Meibom-Drüsen] besteht) versteift und durch quergestreifte Muskulatur (M. orbicularis oculi) bewegt

werden. Die Tarsalplatten werden jeweils durch einen glatten Muskel (M. tarsalis sup. u. inf.) gehalten. Schichten: 1. Epidermis, 2. Dermis (Corium) – fettfreies, gitterartig angeordnetes, kollagenes Bindegewebe (die Subkutis fehlt), 3. M. orbicularis oculi, 4. Tarsus, 5. Conjunctiva (mehrreihiges Zylinderepithel mit Becherzellen, Lymphfollikeln und vereinzelten akzessorischen Tränendrüsen). Am Lidrand kommen apokrine Duftdrüsen (Gll. ciliares, Moll-Drüsen) vor, die sich entwicklungsgeschichtlich von den Haaren (Wimpern, Zilien, 2–3 Reihen kräftiger Haare) getrennt haben.

Die **Tränendrüse (Gl. lacrimalis)** mündet mit 8–10 Ausführungsgängen in den oberen lateralen Fornix conjunctivae ein. Sie ist eine verzweigte, tubulöse Drüse (l. m. rein serös), sezerniert aber auch Schleimstoffe und zahlreiche andere Substanzen für den kornealen Tränenfilm. Im Bindegewebe finden sich auffallend viele Plasmazellen – einheitliches Ausführungsgangsystem (z. B. keine Sekretrohre).

Gehörorgan. Man unterscheidet drei hintereinandergeschaltete Abschnitte: das Innenohr (Cochlea mit Sinneszellen und Hörnerven), das Mittelohr als schalleitenden Apparat (mit der Gehörknöchelchenbrücke) und das äußere Ohr (Ohrmuschel, Gehörgang, Trommelfell).

Die mit Endolymphe gefüllte **Schnecke (Cochlea)** läuft in $2\frac{1}{2}$ Windungen um die Schneckenspindel **(Modiolus)** herum. Im Modiolus verlaufen die Hörnerven mit den (bipolaren) Ganglienzellen (1. Neuron der Hörbahn) sowie die versorgenden Gefäße. Der blind endende **Ductus cochlearis** hängt an einer spiraligen Knochenleiste des Modiolus (Lamina spiralis ossea) und wird von zwei perilymphatischen Gängen umgeben (Scala vestibuli – oben, Scala tympani – unten). Er bekommt dadurch eine dreiseitige Form. Grenzmembran zur Scala vestibuli ist die **Membrana vestibularis** (Reissner-Membran), die beiderseits nur von einem dünnen einschichtigen Plattenepithel bedeckt ist und keine Gefäße enthält. Die seitliche Wand trägt ein vielschichtiges Epithel, das als einziges

Epithel des Körpers intraepitheliale Kapillaren besitzt *(Stria vascularis)*. Es produziert die kaliumreiche Endolymphe. Die basale Wand bildet die **Basilarmembran,** die außen in das *Lig. spirale* übergeht und an der Lamina spiralis ossea fixiert ist. Auf ihr ruht das **Corti-Organ** *(Organon spirale)* mit den Sinneszellen und der Limbus spiralis mit der Membrana tectoria. Die Basilarmembran wird zur Schneckenspitze hin kontinuierlich länger (Hören hoher Töne – unten, tiefer Töne – oben). Das Corti-Organ enthält unten eine Reihe innerer und drei Reihen äußerer **Haarzellen** (Sinneszellen). Nach oben zu vermehrt sich die Zahl der äußeren Haarzellen (3–5) (Gesamtzahl 3500 innere und 20000 äußere Haarzellen). Die Haarzellen (sekundäre Sinneszellen) sitzen in sesselartigen Ausnehmungen von Stützzellen **(Deiters-Phalangenzellen)** und sind apikal durch die **Membrana reticularis** fixiert; sie erreichen also die Basilarmembran nicht. Ihre mikrovilliartigen Fortsätze (Sinneshaare, etwa 50–60, Länge 4–5 μm) überragen die Membran und bekommen dadurch Kontakt mit der **Membrana tectoria.** Basal besitzen die Haarzellen synaptische Kontakte mit afferenten und efferenten Nervenendigungen. Im Zentrum des Corti-Organs befindet sich eine Reihe äußerer und innerer Pfeilerzellen, die gelenkartig miteinander verbunden und gegeneinander etwas verschieblich sind. Sie begrenzen den inneren Tunnel. Seitlich schließen sich an die Phalangenzellen die zylinderförmigen Hensen- und dann die kubisch flachen Claudius-Stützzellen an, die den Sulcus spiralis ext. auskleiden. Innen sitzt auf der Lamina spiralis ossea der Limbus spiralis, von dessen oberer Kante (Labium vestibulare) die **Membrana tectoria** ausgeht, die den Sulcus spiralis int. sowie die Membrana reticularis mit allen Haarzellen überdeckt.

Die Schallwellenübertragung erfolgt über die Gehörknöchelchenbrücke auf die Peri-lymphgänge und sekundär auf den Ductus cochlearis, dessen Schwingungen zu Bewegungen der Membrana tectoria und dadurch zu minuziösen Verbiegungen der Haarzellen-Mikrovilli führen, die ihrerseits wieder Aktionspotentiale an den basal liegenden Nervenendigungen auslösen.

Mittelohr. Der Mittelohrraum (Paukenhöhle oder Cavum tympani) ist durch die **Tuba auditoria** (Eustachi-Röhre) mit dem Epipharynx verbunden (Luftdruckausgleich). Er enthält die drei Gehörknöchelchen (Hammer, Amboß und Steigbügel) und wird von einer dünnen Schleimhaut mit einem einschichtigen, platten bis kubischen, drüsenfreien Epithel ausgekleidet. Die Tube besitzt ein zweireihiges, drüsenfreies Zylinderepithel, das pharynxwärts allmählich in eine Respirationsschleimhaut (mit Becherzellen, Kinozilientragenden Zellen und subepithelialen, seromukösen Drüsen) übergeht. Der distale Abschnitt besitzt einen rinnenartig geformten Knorpel (elastischer oder gemischter Knorpel) mit einer faserreichen Membran und dem M. tensor veli palatini.

Das **Trommelfell (Membrana tympani)** wird größtenteils durch den Hammergriff verspannt (Pars tensa), bleibt jedoch im oberen Viertel locker (Pars flaccida). Außen liegt ein mehrschichtiges, kaum verhornendes Plattenepithel, innen einschichtiges Plattenepithel, dazwischen die aus straffen (radiären und zirkulären) kollagenen Fasern bestehende Lamina propria.

Der **äußere Gehörgang** wird zu $^2/_3$ von elastischem Knorpel, zu $^1/_3$ von Knochen versteift. Das mehrschichtige, verhornende Plattenepithel ist dünner als die Epidermis im Gesicht. Im Corium liegen Talgdrüsen (meist an feinen Lanugohärchen hängend) und Duftdrüsen (apokrine **Gll. ceruminosae**).

Die **Ohrmuschel** besitzt elastischen Knorpel und eine festanliegende, gefäßreiche Epidermis.

Sachverzeichnis